Springer-Lehrbuch

W0087241

Joachim Grifka

Jürgen Krämer

Orthopädie
Unfallchirurgie

9., überarbeitete Auflage

Mit 639 Abbildungen und 61 Tabellen

Unter Mitarbeit
von C. Baier, B. Craiovan, P. Lechler, M. Madl, T. Renkawitz,
J. Schaumburger, H.-R. Springorum, W. Teske, S. Winkler

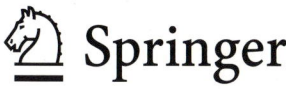 Springer

Prof. Dr. med. Dr. h. c. Joachim Grifka,
Direktor der Orthopädischen Klinik
für die Universitätsklinik Regensburg
Asklepios Klinikum Bad Abbach GmbH
Kaiser-Karl V-Allee 3
93077 Bad Abbach

Prof. Dr. med. Jürgen Krämer †
Ehemaliger Direktor der Orthopädischen
Universitätsklinik
St. Josef Hospital Bochum
Gudrunstr. 56
44791 Bochum

ISBN-13 978-3-642-28874-6   ISBN 978-3-642-28875-3 (eBook)
DOI 10.1007/978-3-642-28875-3

Die Deutsche Nationalbibliothek verzeichnet diese Publikation in der Deutschen Nationalbibliografie;
detaillierte bibliografische Daten sind im Internet über http://dnb.d-nb.de abrufbar.

Springer Medizin
© Springer-Verlag Berlin Heidelberg 1983, 1989, 1993, 1996, 1998, 2002, 2005, 2007, 2013

Dieses Werk ist urheberrechtlich geschützt. Die dadurch begründeten Rechte, insbesondere die der Übersetzung, des Nachdrucks, des Vortrags, der Entnahme von Abbildungen und Tabellen, der Funksendung, der Mikroverfilmung oder der Vervielfältigung auf anderen Wegen und der Speicherung in Datenverarbeitungsanlagen, bleiben, auch bei nur auszugsweiser Verwertung, vorbehalten. Eine Vervielfältigung dieses Werkes oder von Teilen dieses Werkes ist auch im Einzelfall nur in den Grenzen der gesetzlichen Bestimmungen des Urheberrechtsgesetzes der Bundesrepublik Deutschland vom 9. September 1965 in der jeweils geltenden Fassung zulässig. Sie ist grundsätzlich vergütungspflichtig. Zuwiderhandlungen unterliegen den Strafbestimmungen des Urheberrechtsgesetzes.

Produkthaftung: Für Angaben über Dosierungsanweisungen und Applikationsformen kann vom Verlag keine Gewähr übernommen werden. Derartige Angaben müssen vom jeweiligen Anwender im Einzelfall anhand anderer Literaturstellen auf ihre Richtigkeit überprüft werden.

Die Wiedergabe von Gebrauchsnamen, Warenbezeichnungen usw. in diesem Werk berechtigt auch ohne besondere Kennzeichnung nicht zu der Annahme, dass solche Namen im Sinne der Warenzeichen- und Markenschutzgesetzgebung als frei zu betrachten wären und daher von jedermann benutzt werden dürfen.

Planung: Christine Ströhla
Projektmanagement: Axel Treiber
Lektorat: Dr. Monika Merz, Sandhausen
Projektkoordination: Barbara Karg
Umschlaggestaltung: deblik Berlin
Fotonachweis Umschlag: © DenisNata / Fotolia.com
Satz, Neuzeichnungen und digitale Bearbeitung der Abbildungen:
Fotosatz-Service Köhler GmbH – Reinhold Schöberl, Würzburg

Gedruckt auf säurefreiem und chlorfrei gebleichtem Papier

Springer Medizin ist Teil der Fachverlagsgruppe Springer Science+Business Media
www.springer.com

Vorwort zur 9. Auflage

Das Fachgebiet Orthopädie und Unfallchirurgie lässt sich am besten durch Darstellungen verstehen, die in einfachen Übersichten und kurzen Texten Zusammenhänge erklären und gut bebildert sind. Schon deswegen ist dieses Lehrbuch einer Internet-Schlagwortsuche überlegen.

Außerdem sind in diesem Buch alle typischen Fragen der schriftlichen IMPP-Examina berücksichtigt, damit die Leser optimal für die Sachfragen und die Falldarstellungen vorbereitet sind. Somit bietet dieses Buch die beste Vorbereitung für die mündliche wie schriftliche Prüfung.

Beim Hausarzt sind etwa 40% der Patienten wegen Erkrankungen der Knochen, Gelenke und der Wirbelsäule in Behandlung. Dieses Buch liefert die Basis für Diagnostik und Therapie und ist daher auch für jeden hausärztlich Tätigen eine wichtige Grundlage.

Der Dank für das Zustandekommen dieses Buches gilt meinem ehemaligen Mentor, Herrn Prof. Dr. Krämer, für die Erstellung des Buches aus einem Vorlesungsskript vor 30 Jahren, allen ärztlichen Mitarbeitern, die zu dieser 9. Auflage beigetragen haben sowie Herrn Gerlach und Herrn Bahringer aus unserer Medienabteilung für das Bildmaterial.

Prof. Dr. med. Joachim Grifka
Regensburg, im März 2013

Vorwort zur 1. Auflage

Mit dem Wandel des Medizinstudiums ändern sich auch die Lehrbücher. Zur Examensvorbereitung benötigt der Medizinstudent Unterlagen, die ihm einerseits das notwendige Wissen für seine spätere ärztliche Tätigkeit auch in Spezialdisziplinen wie der Orthopädie vermitteln, andererseits muss er sich in möglichst kurzer Zeit einen Wissensstand erarbeiten, der es ihm erlaubt, schriftliche Fragen zu beantworten, die z. T. einer berufsfremden Eigengesetzlichkeit unterliegen. In einem Seminar für Examenssemester, das seit 10 Jahren zunächst in Düsseldorf und nun auch in Bochum im letzten klinischen Semester abgehalten wird, haben wir versucht, beide Aufgaben miteinander zu verbinden. Als Unterlage diente ein Skript, das nun als Taschenbuch erscheint.

Ich danke allen meinen Doktoranden und Seminarstudenten, die bei der Manuskriptgestaltung und Fragenzusammenstellung halfen. Bei meiner Frau bedanken wir uns für die schönen Zeichnungen.

J. Krämer
Bochum – Formentera im Frühjahr 1983

Orthopädie · Unfallchirurgie

Kennzeichnung IMPP-relevanter Sachverhalte:

! gelegentlich gefragt

!! wiederholt gefragt

!!! häufig gefragt

Einleitung: Einstieg ins Thema

Inhaltliche Struktur: klare Gliederung durch alle Kapitel

Leitsystem: schnelle Orientierung über alle Kapitel und den Anhang

Verweise auf Abbildungen, Kapitel und Tabellen: deutlich herausgestellt und leicht zu finden

Übersichten helfen beim schnellen Lernen

Schemazeichnungen veranschaulichen komplexe Sachverhalte

Wichtig: zentrale Informationen auf einen Blick

Einleitung

Zum Verständnis der Schultererkrankungen ist die Topografie dieser Region wichtig. Über die Darstellung in den einzelnen anatomischen Lehrbüchern hinaus gilt unser Interesse vor allem der funktionellen Anatomie des korakoakromialen Nebengelenkes.

!! 8.1 Funktionelle Anatomie

8.1.1 Gelenke

Die Schulter besteht aus einem Hauptgelenk zwischen Humeruskopf und Schulterpfanne (**Humeroskapulargelenk**) und den Nebengelenken:

- **Akromioklavikulares** Nebengelenk (Schultereckgelenk) und ergänzend das **Sternoklavikulargelenk**, in der Bewegung gegenüber der Klavikula.
- **Thorakoskapulares** Nebengelenk. Gleitfähige Weichteile zwischen Skapula und Thoraxwand. Klinisch erkennt man diese am Auftreten von Geräuschen und Schmerzen beim Bewegen (schmerzhaftes **Schulterblattkrachen**).
- **Subakromiales** Nebengelenk zwischen dem Tuberculum majus des Humeruskopfes und dem darüber befindlichen korakoakromialen Bogen des Schulterblatts.

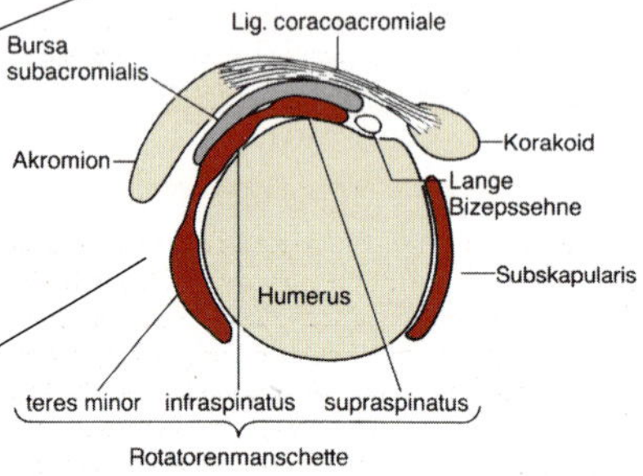

Abb. 8.1 Rotatorenmanschette im Schnittbild

> **Der kleine Gelenkflächenkontakt zwischen Humeruskopf und Glenoid mit einer vorwiegend muskulärligamentären Führung macht das Schultergelenk anfällig gegen Traumen.**

Die häufigsten Verletzungen sind **Rotatorenmanschettenläsionen** und **Schulterluxationen**.

8.2 Klinische Untersuchung

Sie besteht, wie bei allen anderen Regionen des Bewegungssystems, aus Inspektion, Palpation und Funktionsprüfung.

■ Inspektion

Schon beim Entkleiden können sich erste Hinweise für eine Schulterproblematik zeigen (Ausgleichsbewegungen beim Ausziehen des Pullovers, Vernachlässigen eines Armes).

Bei Betrachten der Schulterkulisse achtet man auf einen möglichen **Hochstand** einer Schulter. Dieser kommt beim angeborenen Schulterblatthochstand (Sprengel[1]-Deformität), bei der Skoliose durch die Thoraxdeformierung, bei einseitiger Atrophie (Lähmung) oder Aktivitätshypertrophie der Schultermuskeln (◘ Abb. 8.4, ► Übersicht 8.1) vor.

Übersicht 8.1 Schulterblatthochstand

- Sprengel-Deformität
- Skoliose
- Lähmung
- Aktivitätshypertrophie (z. B. Schwimmer durch Deltamuskeltraining)

8.3 Subakromialsyndrom (SAS, Periarthropathia humeroscapularis, PHS)

┌─ **Subakromialsyndrom (SAS)** ─

Sammelbezeichnung für alle degenerativen Veränderungen unterhalb des Schulterdaches, sowie der im Zusammenhang damit auftretenden Schmerzen und Funktionsstörungen.

Periarthropathia humeroscapularis (PHS), die früher übliche Bezeichnung, sollte hervorheben, dass vor allem die periartikulären Weichteile betroffen sind.

■■ Ätiopathogenese

Die topografischen und funktionellen Besonderheiten des subakromialen Gelenks führen im Laufe des Lebens zu Verschleißerscheinungen an der Rotatorenmanschette und an der langen Bizepssehne mit ihren Begleitgeweben.

---

1 Otto Sprengel, Chirurg, Braunschweig (1852–1915)

Schlüsselbegriffe sind fett hervorgehoben

Fußnoten weisen auf den Namensgeber einer Erkrankung hin

Definition: Erklärung zentraler Begriffe zum besseren Verständnis

■ **Tab. 8.1** Differenzialdiagnose zwischen SAS (PHS) und zervikobrachialem Syndrom (CBS)

SAS (PHS)	CBS
An der Schulter lokalisierter Hauptschmerz	Diffuser Schulter-Nacken-Schmerz
Diffuser Armschmerz, keine Parästhesien	Segmental lokalisierter Armschmerz, Parästhesien
Schmerz abhängig von Schulterbewegungen	Schmerz abhängig von HWS-Bewegungen
Nächtlicher Schmerz nur beim Liegen auf der kranken Schulter	Nächtlicher Schmerz in jeder Lage

■■ Diagnostik

Das **Röntgenbild** zeigt mitunter wolkige Verkalkungen, die in der Gegend der Bursa subacromialis oder an der Ansatzstelle der Supraspinatussehne lokalisiert sind. Sie sind Ausdruck des gestörten Stoffwechsels.

Fallbeispiel

Carla Kalk, 52-jährige Studienrätin, klagt über chronische Schulterbeschwerden links seit einigen Monaten. Intensität und Schmerzcharakter seien wechselnd, intermittierend wäre die Schulter leicht überwärmt mit deutlichem Bewegungsschmerz.

Befund
Aktuell umschriebene Rötung, leichtgradige Überwärmung. Deutlicher Druckschmerz unter dem lateralen Akromion. Schulterbeweglichkeit im Seitenvergleich schmerzbedingt hochgradig eingeschränkt mit einer maximalen Abduktion von 70° und einer Anteflexion von 85°.

Ultraschall und Röntgen
Rotatorenmanschette intakt, ansatznahes unscharf abgrenzbares Kalkdepot im M. supraspinatus. Im Ultraschall deutliche Doppelkonturierung der Bursa subacromialis passend zu einer Bursitis.

Diagnose
Aktivierte Tendinosis calcarea.

Therapie
Konservativ: Kühlung, orale Analgetika und Antiphlogistika, Injektion mit Versuch der Aspiration verflüssigter Kalkanteile.

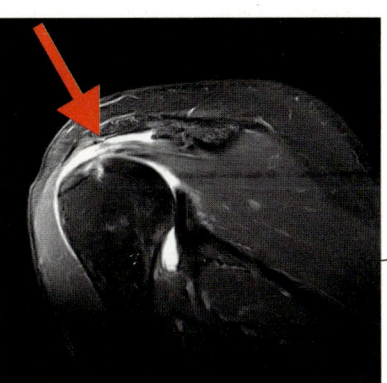

■ **Abb. 8.7** MRT: Rotatorenmanschettenruptur mit ausgeprägtem Gelenkerguss. Die Sehne ist retrahiert, weswegen man die Lücke vor dem Ansatz am Tuberkulum sieht

■■ Einteilung
Je nachdem, welcher Teil des periartikulären Gewebes an der Schulter gerade betroffen ist und klinische Erscheinungen verursacht, unterscheidet man im Rahmen des SAS einzelne Krankheitsbilder. Die Unterteilung erfolgt nach Schmerzlokalisation, -auslösbarkeit und -intensität, die jeweils bestimmten pathologisch-anatomischen Situationen im Kapselbandapparat zugeordnet werden können.

Beim **rezidivierenden SAS** zeichnet sich dabei ein bestimmter Verlauf ab. Am Anfang stehen vorübergehende Reizerscheinungen im Bereich der Schleimbeutel, im Peritendineum der Rotatorenmanschette und der Bizepssehne mit reversiblen, meist schmerzbedingten Bewegungseinschränkungen. Es folgen dann die strukturell bedingten Krankheitsbilder, bedingt durch Verklebungen des Gleitgewebes (Schultersteife), Kalkeinlagerungen und Sehnenrisse.

Navigation: Seitenzahl und Kapitelnummer für die schnelle Orientierung

Tabellen: Fakten übersichtlich dargestellt

Über **600 Abbildungen** veranschaulichen komplexe Sachverhalte

Fallbeispiele: typische Fälle zum besseren Verständnis

Einheitliche Gliederung aller Krankheitsbilder

Die Autoren

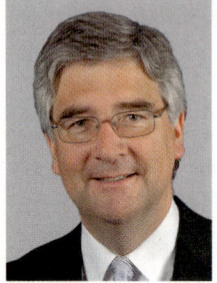 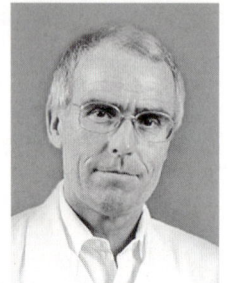

Prof. Dr. med. Dr. h. c.
Joachim Grifka

Prof. Dr. med. Jürgen Krämer †

Mitarbeiter Orthopädische Klinik für die Universität Regensburg im Asklepios Klinikum Bad Abbach

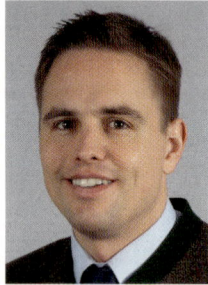 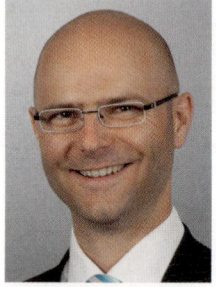 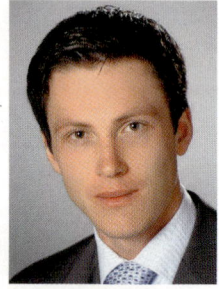 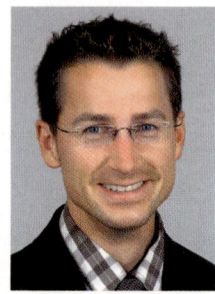

Dr. med. Clemens Baier

Dr. med. Benjamin Craiovan

Dr. med. Philipp Lechler

Dr. med. Maximilian Madl

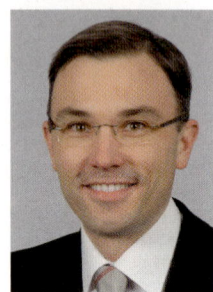 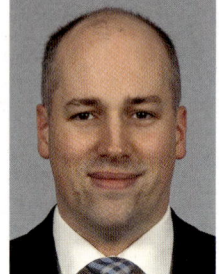 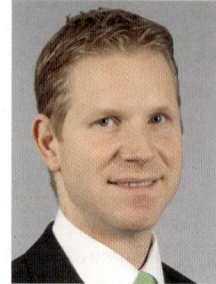 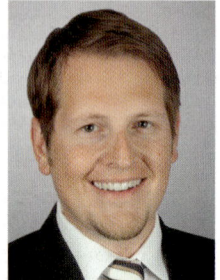

Priv.-Doz. Dr. med. habil.
Tobias Renkawitz

Dr. med.
Jens Schaumburger

Dr. med.
Hans-Robert Springorum

Dr. med. Sebastian Winkler

Mitarbeiter St. Josef-Hospital Klinik für Orthopädie und Unfallchirurgie Bochum

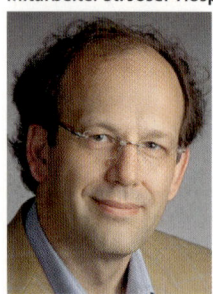

Dr. med. Wolfram Teske

Inhaltsverzeichnis

1	**Einführung, Anatomie, Biomechanik und Pathophysiologie**	1
1.1	Einführung	3
1.2	Anatomie	5
1.3	Biomechanik und Statik	7
1.4	Allgemeine Pathophysiologie der Halte- und Bewegungsorgane	20
1.5	Verletzungen der Bewegungsorgane	28

2	**Anamnese und klinische Untersuchung**	47
2.1	Anamnese	48
2.2	Untersuchungsbefund	48
2.3	Weiterführende Untersuchungsverfahren	51

3	**Behandlungsmethoden**	63
3.1	Nichtoperative Therapie orthopädischer Erkrankungen	64
3.2	Operative Therapie orthopädischer Erkrankungen	74
3.3	Sozialrecht, Rehabilitation	78
3.4	Konservative Frakturbehandlung	82
3.5	Operative Therapie unfallchirurgischer Erkrankungen	84
3.6	Rehabilitation in der Unfallchirurgie	92

4	**Generelle Erkrankungen**	93
4.1	Kongenitale Deformierungen	95
4.2	Metabolische Knochenerkrankungen und Knochenumbaustörungen	101
4.3	Entzündliche Knochenerkrankungen	112
4.4	Tumoren und tumorähnliche Erkrankungen im Knochen	116
4.5	Erkrankungen der Muskeln, Sehnen und Schleimbeutel	133
4.6	Erkrankungen der Gelenke	138
4.7	Neurogene Erkrankungen mit Auswirkungen auf die Bewegungsorgane	150

5	**Wirbelsäule**	155
5.1	Grundlagen zur Orthopädie der Wirbelsäule	156
5.2	Anlagebedingte Störungen	160
5.3	Entzündliche Wirbelsäulenerkrankungen	176
5.4	Degenerative Wirbelsäulenerkrankungen	181
5.5	Tumoren der Wirbelsäule	200
5.6	Verletzungen der Wirbelsäule	201
5.7	Begutachtung	210

6	**Brustkorb**	213
6.1	Trichterbrust (Pectus excavatum)	214
6.2	Kielbrust (Pectus carinatum)	214
6.3	Neurovaskuläre Engpasssyndrome am Hals-Thorax-Übergang (Thoracic-outlet-Syndrom)	215
6.4	Verletzungen des knöchernen Brustkorbs	216

7	**Hals**	219
7.1	Schiefhals (Torticollis)	220

8   Schulter 223
8.1   Funktionelle Anatomie 224
8.2   Klinische Untersuchung 225
8.3   Subakromialsyndrom (SAS, Periarthropathia humeroscapularis, PHS) 228
8.4   Omarthritis, Omarthrose 235
8.5   Arthrose des Schultereckgelenks (AC-Gelenkarthrose) 237
8.6   Verletzungen der Schulter 237
8.7   Begutachtung 252

9   Arm und Hand 253
9.1   Entwicklungsstörungen und Anomalien 255
9.2   Erworbene Störungen von Ellenbogengelenk und Unterarm 257
9.3   Verletzungen des Oberarmes und des Ellenbogengelenkes 260
9.4   Erworbene Störungen von Handgelenk und Hand 265
9.5   Verletzungen von Unterarm und Handgelenk 271
9.6   Verletzungen der Hand 275
9.7   Verletzungsfolgen an Unterarm, Handgelenk und Hand 286

10   Hüftregion 289
10.1   Klinische Untersuchung des Hüftgelenks 290
10.2   Grundlagen zur Orthopädie der Hüfte 291
10.3   Angeborene und konstitutionell bedingte Störungen 292
10.4   Erworbene Störungen 306
10.5   Verletzungen des Beckens 316
10.6   Verletzungen des Hüftgelenkes und des Oberschenkels 319

11   Kniegelenk 327
11.1   Grundlagen und funktionelle Anatomie des Kniegelenks 328
11.2   Angeborene Störungen 332
11.3   Entzündungen 337
11.4   Neurogene Arthropathie 338
11.5   Degenerative Veränderungen 338
11.6   Tumoren und geschwulstartige Affektionen 347
11.7   Verletzungen des Kniegelenkes 348
11.8   Begutachtung 357

12   Unterschenkel und oberes Sprunggelenk 359
12.1   Unterschenkel 360
12.2   Verletzungen und Verletzungsfolgen des Unterschenkels 362
12.3   Verletzung des oberen Sprunggelenkes 367

13   Fuß 373
13.1   Grundlagen zur Orthopädie des Fußes 375
13.2   Angeborene Deformitäten 377
13.3   Erworbener Plattfuß, Spreizfuß 384
13.4   Entzündliche und degenerative Veränderungen 386
13.5   Aseptische Nekrosen 386
13.6   Knochenvorsprünge am Fuß, Fersenschmerzen 388
13.7   Neurogene Störungen (Lähmungsfolgen) 389
13.8   Tarsaltunnelsyndrom 389
13.9   Zehendeformitäten 390
13.10 Verletzungen des Fußes 393
13.11 Verletzungsfolgen des Fußes 397

14   Begutachtung   399

14.1   Versicherungen   400

14.2   Soziales Entschädigungsrecht und Schwerbehindertenrecht   401

14.3   Gutachtenform   401

15   Raritätenlexikon/besondere Bezeichnungen   403

Stichwortverzeichnis   413

Einführung, Anatomie, Biomechanik und Pathophysiologie

1.1   Einführung – 3

1.1.1 Berufe – 3
1.1.2 Sensus orthopaedicus – 3
1.1.3 Räumliches Vorstellen und detektivisches Denken – 4
1.1.4 Operieren – 4
1.1.5 Langzeitdenken – 5

1.2   Anatomie – 5

1.2.1 Gestaltwandel – 5
1.2.2 Ossifikationszentren – 7

1.3   Biomechanik und Statik – 7

1.3.1 Von der Funktions- zur Strukturstörung – 7
1.3.2 Ossäre und artikuläre Formstörungen – 8
1.3.3 Statikstörungen – 9
1.3.4 Lenden-Becken-Beinwinkel (LBB) – 12
1.3.5 Haltungsstörungen – 12
1.3.6 Funktionsstörungen – 13
1.3.7 Bewegungsstörungen des Rumpfes (Schober-Zeichen) – 17
1.3.8 Bewegungseinschränkung der Gelenke, Kontrakturen – 17

1.4   Allgemeine Pathophysiologie der Halte-
       und Bewegungsorgane – 20

1.4.1 Schädigungen durch biomechanische Faktoren – 20
1.4.2 Degeneration – 20
1.4.3 Alterung – 21
1.4.4 Reaktive Phänomene bei degenerativen Prozessen – 22
1.4.5 Präexistente Schädigungen und Störungen – 22
1.4.6 Weichteilschädigungen – 27
1.4.7 Bedeutung und Häufigkeit der einzelnen ätiologischen Faktoren
       und Pathomechanismen – 27

1.5 Verletzungen der Bewegungsorgane – 28

1.5.1 Frakturen – 28

1.5.2 Frakturkomplikationen – 34

1.5.3 Luxationen – 38

1.5.4 Verletzungen von Gelenken, Sehnen und Bändern – 39

1.5.5 Kindliche Frakturen und Luxationen – 41

1.5.6 Polytrauma – 42

Einleitung

Orthopädie und Unfallchirurgie

Orthopädie ist die Lehre von den Erkrankungen und Verletzungen der Halte- und Bewegungsorgane. Die Bezeichnung wurde von Andry[1] geprägt und bedeutet aus dem Griechischen übersetzt so viel wie »Erziehung zur aufrechten Haltung«.

Verletzungen und der Versuch sie kompetent zu behandeln, sind so alt wie die Menschheit selbst. Der 4.000 Jahre alte, aus der 12. Dynastie stammende ägyptische Papyrus »Edwin Smith« gibt hiervon ein beeindruckendes Zeugnis. Die Traumatologie musste sich im Laufe ihrer Entwicklung immer den besonderen Anforderungen ihrer Zeit stellen, stellvertretend genannt seien die moderne Industrialisierung und die Entwicklung des mechanisierten Krieges.

In der Behandlung von Erkrankungen wurden viele Fortschritte durch immer weiter entwickelte moderne Behandlungsverfahren möglich, z. B. das Ultraschall-Screening der Säuglingshüfte zur Vermeidung der Hüftdysplasie.

Das Fachgebiet Orthopädie und Unfallchirurgie vereint als medizinisches Fach die Kernkompetenz für das Bewegungssystem. In der Organisation der Traumaversorgung hält es fachübergreifend engen Kontakt zu den verwandten Fachdisziplinen mit traumatologischen Anteilen, wie z. B. der Viszeralchirurgie, der Neurochirurgie, der Gefäßchirurgie, der Thoraxchirurgie, der Mund-Kiefer-Gesichtschirurgie, der Augenheilkunde, der Anästhesie und Intensivmedizin. Die Zusammenarbeit erfordert einen engen kollegialen Schulterschluss zum Wohle der anvertrauten Patienten.

1.1 Einführung

Zur **Diagnostik** orthopädischer Erkrankungen gehört neben der genauen klinischen Untersuchung der Stütz- und Bewegungsorgane auch die fachgebundene Labor-, Ultraschall- und Röntgendiagnostik. Ergänzend setzt man andere Untersuchungsverfahren ein wie Computertomografie, Kernspintomografie, Szintigrafie, Elektrodiagnostik und Endoskopie.

Die **Behandlung** umfasst konservative Maßnahmen wie Lagerung, manuelle Therapie und Redression (▶ Abschn. 3.1.2), Anlegen spezieller Verbände, lokale Injektionen, physikalische Therapie, Krankengymnastik und operative Maßnahmen mit der gesamten Wirbelsäulen- und Extremitätenchirurgie.

Die Behandlung Verletzter erfolgt häufig unter Zeitdruck mit der Notwendigkeit rascher Entscheidun-

gen. Die zielführende Diagnostik und Einleitung der adäquaten Behandlung stellen besondere psychische und physische Anforderungen an den behandelnden Arzt und sein Team. Führungsqualität und Organisationsvermögen haben daher einen hohen Stellenwert.

Die **Rehabilitation** nach Erkrankungen und Verletzungen der Halte- und Bewegungsorgane findet ambulant bzw. in speziellen Einrichtungen stationär statt. Ziel ist einerseits die Vorbeugung von Schäden und Verbrauchserscheinungen der Bewegungsorgane und andererseits der Wiederherstellung der Funktion nach Verletzungen. Beides dient dem Erhalt und Wiedergewinn der Patientenautonomie.

1.1.1 Berufe

Der **Facharzt für Orthopädie und Unfallchirurgie** ist entweder in einer Praxis, Rehabilitationseinrichtung oder als orthopädischer Chirurg in einer Klinik tätig. Er arbeitet mit den folgenden Berufsgruppen eng zusammen:

- **Orthopädietechniker** versorgen konservativ und operativ behandelte Patienten mit orthopädischen Hilfsmitteln wie Orthesen (Schienen, Korsetts), Bandagen und Prothesen.
- Der **Orthopädieschuhtechniker** ist für die Herstellung und Anpassung von orthopädischen Schuhen sowie Zurichtungen am Konfektionsschuh zuständig.
- **Krankengymnasten, Ergotherapeuten** und **Masseure** haben einen wesentlichen Anteil an der konservativen Orthopädie und Rehabilitation.
- Hoher technischer Aufwand mit motorgetriebenen Instrumenten, intraoperativen bildgebenden Verfahren und komplexes Instrumentarium erfordern speziell ausgebildete **Operationsschwestern**, die dem orthopädischen Chirurgen assistieren.

1.1.2 Sensus orthopaedicus

Wer sich länger mit der Orthopädie beschäftigt, bekommt Blick, Gefühl und besonderes Vorstellungsvermögen für die Veränderungen der Stütz- und Bewegungsorgane (▶ Übersicht 1.1).

- **Sehen**

Der **orthopädische Blick** erfasst schon von weitem geringe Fehlhaltungen und fehlerhafte Bewegungsabläufe wie leichtes Schwanken des Oberkörpers beim Hüfthinken, En-bloc-Bewegungen des Bechterew-Kranken

---

1 Nicolaus Andry (1741)

1

oder Nachziehen des Fußes bei der Peroneusparese. Bei näherer Betrachtung fallen Veränderungen der Rückenform, Asymmetrien der Schultern, Gelenk- und Gliedmaßenfehlstellung auf. Das Wesen vieler orthopädischer Erkrankungen und Verletzungen ist bereits **optisch zu erfassen**.

■ **Tasten**

Untersuchung und Behandlung der Stütz-und Bewegungsorgane erfordern einen speziellen **Tastsinn** sowie **räumliches Vorstellungsvermögen**.

Während Bewegungseinschränkungen noch einfach zu erkennen sind und in Winkelgraden angegeben werden können, muss man Hypermobilitäten fühlen, wie z. B. Instabilitäten der Säuglingshüfte, Kapselbandläsionen am Kniegelenk oder gelockerte Bewegungssegmente an der Wirbelsäule. Gelenkgeräusche und Schnappphänomene werden eher gefühlt als gehört.

> **Übersicht 1.1 Sensus orthopaedicus**
>
> 1. Orthopädischer Blick
> 2. Tastsinn
> 3. Räumliches Vorstellungsvermögen und detektivisches Denken
> 4. Atraumatisches Operieren
> 5. Langzeitdenken

1.1.3 Räumliches Vorstellen und detektivisches Denken

Um Funktionsstörungen in der Tiefe zu erfassen, muss man über räumliches Vorstellungsvermögen sowie gute anatomische Kenntnisse verfügen.

> ❯ **Orthopädie und Unfallchirurgie sind angewandte Anatomie – mehr als jedes andere Fach in der Medizin.**

Bildgebende Verfahren wie Röntgen, CT, MRT und Sonografie geben weitere Informationen. Dabei ist das Sichtbarmachen tiefer gelegener Weichteilstrukturen mit dem Ultraschallkopf, dem »verlängerten Finger des Orthopäden«, von besonderer Bedeutung.

In der Traumatologie gestattet die exakte Analyse des Unfallereignisses in Verbindung mit einer sorgfältigen klinischen Untersuchung Aussagen zum erlittenen Verletzungsmuster. Detektivisch zielgerichtet wird die Verdachtsdiagnose durch bildgebende Verfahren erhärtet. Beim Polytrauma wird unter Zeitnot manchmal schon therapiert, während die Diagnostik noch

läuft. Hier ist neben Entschlusskraft ein hohes Maß klinischer Erfahrung unabdingbar.

Aus dem Inspektions- und Tastbefund ergibt sich oft schon der **therapeutische Ansatz**. Sobald Funktionsstörungen erfühlt sind, erfolgt die korrigierende Gegenbewegung, wie z. B. die **Reposition** der Fraktur oder der **Redressionsgriff** (▶ Abschn. 13.2.1) beim angeborenen Klumpfuß. Aus solchen Korrekturgriffen erfährt der Orthopäde Möglichkeiten und Grenzen seiner konservativen bzw. operativen Maßnahmen.

Nach der Korrektur bzw. Reposition erfolgt die **Retention**, d. h. die erzielte Korrektur muss auch gehalten werden. Dazu dienen konservative Schienen und Verbänden und stabilisierende operative Verfahren. Krankengymnastische Übungen begleiten die Therapie von Anfang an.

1.1.4 Operieren

Tastsinn, Gefühl und räumliches Vorstellungsvermögen sind in der orthopädischen Chirurgie besonders gefragt. Anatomische Orientierungspunkte an Knochen und Sehnenansätzen werden nicht nur gesehen, sondern mit dem Finger, quasi als Sonde, in der Tiefe ertastet, wie z. B. der Trochanter minor und das Tuberculum innominatum am proximalen Femurende zur intertrochantären Umstellungsosteotomie oder der Processus coracoideus für die Eingriffe an der Schulter. Komplexe Frakturen am durch ein Trauma geschädigten Knochen können nicht vollständig frei gelegt werden. Sie werden unter genauer Kenntnis der Anatomie mit Gefühl und räumlichem Vorstellungsvermögen exakt rekonstruiert.

Der Umgang mit Muskeln, Bändern und Knochen erfolgt besonders behutsam. Diese Strukturen haben zwar eine ihren Aufgaben entsprechende Kraft und Stabilität, sind jedoch harten Operationsinstrumenten, insbesondere auch bei erlittenen Verletzungen, gegenüber sehr empfindlich. Beim Eintreiben von Meißeln, Markraumnägeln oder zementfreien Endoprothesen verhalten sich Knochen ähnlich wie Weichholz: Sie spalten und brechen, wenn man nicht entsprechend vorbohrt und gefühlvoll einpasst. So erfordert insbesondere die Frakturversorgung mit »eingebautem« Drehmomentschlüssel, z. B. beim Anziehen von Schrauben und Drähten, ein besonderes Gefühl für die Knochenbruchgrenze, um den Anforderungen an übungsstabile postoperative Verhältnisse gerecht zu werden.

Der orthopädische Chirurg denkt bei all seinen Maßnahmen an die **weitere Behandlung** und **Rehabilitation**. Die Rekonstruktion von Knochen, Sehnen,

Bändern und Gelenkkapseln erfolgt möglichst schonend und Anatomie-gerecht. Denn diese Strukturen benötigt er für die rasche Wiederherstellung der Funktion. Zur Erhaltung der Propriozeptoren am Kapselbandsystem und zur Verringerung postoperativer Wundschmerzen bevorzugt man deswegen in der orthopädischen Chirurgie immer mehr endoskopische und mikrochirurgische Verfahren.

1.1.5 Langzeitdenken

Das Denken an das Nachher bezieht sich auch auf das Langzeitergebnis. Besonders in der Kinderorthopädie müssen Statik, Achsenverhältnisse sowie mögliches Fehl- und Korrekturwachstum z. B. nach Epiphysenverletzungen, im weiteren Verlauf berücksichtigt werden. Die orthopädische Behandlung bzw. Nichtbehandlung wirkt sich oft erst nach Jahrzehnten aus, wie z. B. bei einer nicht ausreichend korrigierten Hüftdysplasie mit später entstehender Coxarthrose. In der Versorgung von Verletzungen gibt es oft nur eine einzige Gelegenheit ein gutes Ergebnis zu erzielen, der orthopädische Chirurg sollte sie nutzen können.

Auch oder gerade langfristig sollte der Patient mit dem Behandlungsergebnis seines Orthopäden zufrieden sein.

Wenn Vorlesung, Praktikum und Lehrbuch der Orthopädie und Unfallchirurgie neben Kenntnissen auch ein wenig vom »Sensus orthopaedicus« vermittelt haben, ist der Lehrauftrag erfüllt.

1.2 Anatomie

Orthopädie und Unfallchirurgie sind angewandte Anatomie der Halte- und Bewegungsorgane. Deswegen empfiehlt es sich, den Anatomieband »Bewegungssystem« griffbereit zu haben. Einige Abschnitte haben als »orthopädische Wetterecken« besondere Bedeutung und sollten rekapituliert werden, z. B. untere Hals- und Lendenwirbelsäule, Kopf-Hals-Übergang, Rotatorenmanschette der Schulter, Hüft-, Knie- und Sprunggelenk, proximale Hand- und Fußwurzelknochen, Großzehengrundgelenk. Weniger oft kommen vor z. B. distale Hand- und Fußwurzelknochen, Einzelheiten des Thorax und der Brustwirbelsäule.

Aus der Entwicklungsgeschichte ist das Erscheinen der Knochenkerne wichtig, ebenso wie typische Skelettveränderungen, die sich im Laufe des Lebens ergeben.

Orthopädische Biomechanik ist funktionelle Anatomie und Pathologie der Stütz- und Bewegungsorga-

ne. Man muss neben den normalen auch die fehlerhaften Formen und Funktionen der Knochen, Gelenke und Muskeln definieren und erklären können, z. B. Kontraktur, Ankylose, Luxation usw. Aus der Form ergibt sich die Funktionsstörung, die sich am besten einprägt, wenn man sie selbst vorführt, wie z. B. die verschiedenen Hüftgelenkskontrakturen oder das Duchenne-Trendelenburg-Hinken. Hier zeigt es sich, wer Orthopädie verstanden hat.

Fragen nach der orthopädischen Pathophysiologie erlauben Rückgriffe auf die allgemeine Pathologie, wenn es gilt, Begriffe wie Alterung, Degeneration, Entzündung und Zirkulationsstörungen vorzutragen.

1.2.1 Gestaltwandel

Die Grenzen des Normalen und Anfänge des Pathologischen am Skelettsystem des Menschen sind fließend. Wann ist einer klein, groß, aufrecht oder krumm? Die individuelle Schwankungsbreite ist sehr groß. Normwerte mit ihren physiologischen Varianten orientieren sich an der altersabhängigen Gestalt des Menschen, die sich im Laufe des Lebens ständig ändert (◘ Abb. 1.1). Dabei ergibt sich ein charakteristischer Gestaltwandel sowohl in der Frontal- als auch in der Sagittalebene. Orthopädische Erkrankungen können die altersspezifische Erscheinungsform des Menschen grotesk steigern, wie z. B. das O-Bein des Kleinkindes durch Rachitis oder der Altersrundrücken durch Osteoporose.

Im **1. Lebensjahr** besteht noch eine physiologische Beugehaltung im Hüftgelenk. Der Rücken ist gerade. Die physiologische O-Beinstellung (Säuglings-O-Bein) verliert sich nach Gehbeginn und geht in eine physiologische X-Beinstellung (Genu valgum) über, die im 3.–4. Lebensjahr ihr Maximum erreicht.

> **Genua valga mit einem Innenknöchelabstand bis zu 5 cm sind im Vorschulalter nicht behandlungsbedürftig.**

Zur gleichen Zeit besteht eine ebenfalls physiologische Valgusstellung der Ferse. Beim **kindlichen Knicksenkfuß** handelt es sich um eine meist harmlose bis zu einem gewissen Grad physiologische Fußfehlstellung im Kleinkindesalter mit verstärkter Valgusstellung des Fersenbeins (Knickfuß) mit Abflachung der medialen Fußwölbung (Senkfuß). Beim Zehenspitzenstand kommt es zum vollständigen Ausgleich der Fehlform: Die Ferse korrigiert sich in eine Varusstellung und der mediale Fußrand wölbt sich. Die Prognose eines flexiblen Knicksenkfußes ist gut. Die meisten Knicksenkfüße bedürfen keiner Therapie, da eine Spontankor-

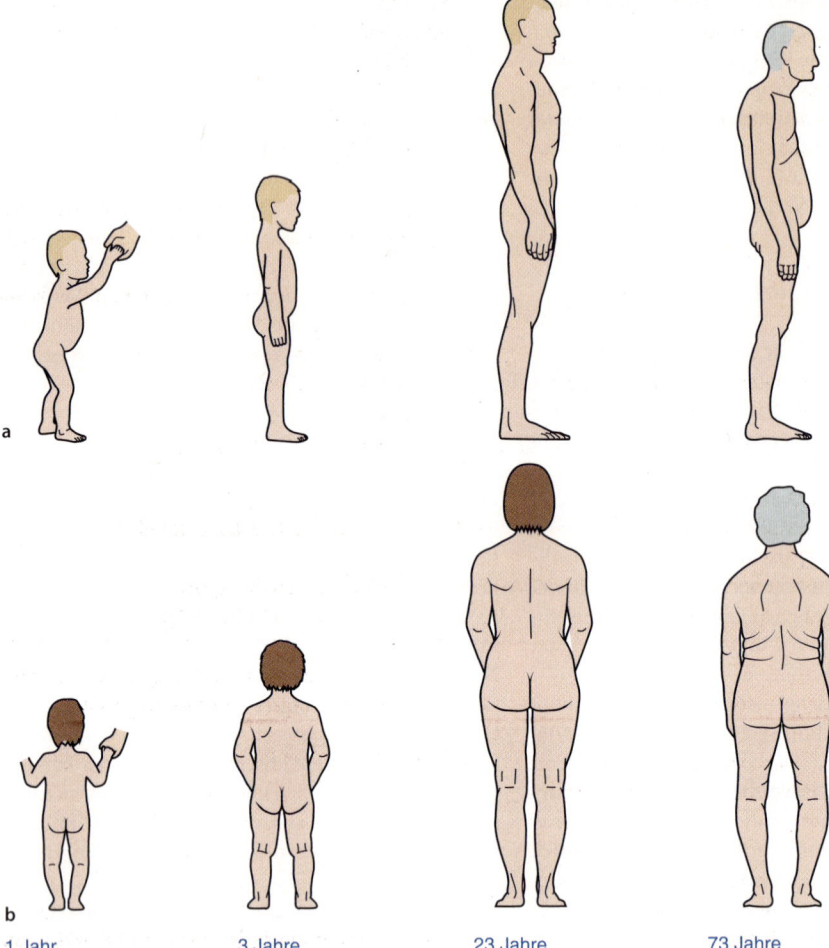

a

b

1 Jahr
Gerader Rücken, gebeugte
Hüftgelenke, O-Beine,
verstärkt bei:
Rachitis, Crus varum cong.
(einseitig)

3 Jahre
Gerader Rücken,
X-Beine, Knickfüße,
verstärkt bei:
Knickplattfuß, rachitischen
X-Beinen

23 Jahre
Normal, Student/in im
Examenssemester

73 Jahre
Verkürzter Rumpf mit BWS-Kyphose und
Faltenbildung, verstärkt als Tannenbaum-
rücken bei Osteoporose.
Dünne O-Beine (Alters-O-Bein),
verstärkt bei medialer Kniearthrose.
Hüftbeugestellung, verstärkt bei Coxarthrose.

◘ **Abb. 1.1 a, b** Gestaltwandel des Menschen in der **a** Sagittal- und **b** Frontalebene

rektur im Schulalter erfolgt. Auch beim 3-Jährigen bestehen noch Knickfüße, der Rücken ist gerade, d. h. die physiologischen Krümmungen in der Sagittalebene bilden sich erst im weiteren Verlauf. Im Vorschulalter kann es (vorübergehend) zu einem Einwärtsgang kommen, bedingt durch eine Antetorsion des Schenkelhalses (Coxa antetorta).

> ❯ **Sog. Wachstumsschmerzen gibt es im Wachstumsalter nicht!**

Wenn Schmerzen an den Bewegungsorganen im Wachstumsalter auftreten, muss dem immer nachgegangen werden.

Im **Alter** verkürzt sich der Rumpf durch Bandscheibensinterung und Zunahme der Brustkyphose (Altersrundrücken). Entsprechend kommt es zur Vorwölbung des Bauches und Faltenbildungen am Rumpf, die sich bei der Osteoporose bis zum sog. Tannenbaumrücken steigern können. Überlange Arme, Hängebauch und dünne O-Beine vervollständigen das Erscheinungsbild des alten Menschen. Steigerungen finden sich bei der Hüft- und Kniearthrose. Natürlich sind die z. T. grotesken Altersveränderungen der Gestalt nicht zwangsläufig. Eine »artgerechte Haltung« des Menschen, mit vernünftiger Ernährung, Sport, Gymnastik und ausreichend Bewegung, garantiert neben den ganzen Vorteilen für die Gesundheit auch ein passables Erscheinungsbild im Alter.

Um das Abweichen von der physiologischen zur pathologischen Gestalt besser erkennen zu können, gibt es neben dem geschulten Blick des Orthopäden noch einige Anhaltspunkte in Zentimetern und Winkelgraden.

❯ **Innenknöchelabstand beim X-Bein und Femurkondylenabstand beim O-Bein sollten nicht mehr als 4 cm betragen. Genauere Messdaten liefern Ganzbein-Standaufnahmen.**

Neben den Veränderungen der äußeren Gestalt gibt es auch altersabhängige Skelettentwicklungen, die man nur im Röntgenbild zu sehen bekommt. Dazu zählen z. B.

- Abnahme des Schenkelhalswinkels,
- Abnahme der Schenkelhalsantetorsion,
- Verschmälerung der Zwischenwirbelabschnitte,
- Verschmälerung der Gelenkspalten,
- Verringerung der Knochendichte.

1.2.2 Ossifikationszentren

Besonderheiten des wachsenden Knochens ergeben sich durch das Vorhandensein von Wachstumszonen und noch nicht verknöchertem Knorpel, die röntgenologisch transparent sind. Die Ossifikation der Röhrenknochen beginnt zuerst im Mittelstück, in der Diaphyse. An den Knochenenden entstehen dann Knochenkerne bzw. Ossifikationspunkte.

Beim reifen Neugeborenen sind die Mittelstücke der langen Röhrenknochen ossifiziert. Von den kurzen Knochen besitzen Wirbelkörper, Talus und Kalkaneus einen Knochenkern. Die Handwurzelknochen fehlen zu diesem Zeitpunkt noch. In den ersten 6 Lebensjahren treten die Knochenkerne in den übrigen Epiphysen und kurzen Knochen auf.

Apophysen (sekundäre Epiphysen) treten um das 10. Lebensjahr auf und tragen zur endgültigen Ausmodellierung des Knochens bei. Klinische Bedeutung hat die Apophyse der Tuberositas tibiae. Dort gibt es eine wichtige aseptische Knochennekrose, den Osgood-Schlatter. Im 15.–17. Lebensjahr beginnt die Verknöcherung der Epiphysenfugen, bei Mädchen 2 Jahre früher als bei Jungen.

Skelettentwicklungsstörungen dokumentieren sich im Röntgenbild u.a. in einer veränderten Erscheinungszeit der Knochenkerne.

Ein **verzögertes Erscheinen aller Knochenkerne** gibt es bei folgenden Erkrankungen:

- Rachitis
- Myxödem
- Kretinismus
- M. Addison
- Unterernährung
- Hypophysärer Minderwuchs

Es gibt auch lokale Entwicklungsstörungen. So erscheinen z. B. bei der kongenitalen Hüftgelenksluxation die Hüftkopfkerne verspätet.

Ein **vorzeitiges Erscheinen der Knochenkerne** beobachtet man bei:

- Pubertas praecox
- Hypophysärem Riesenwuchs
- Hyperthyreose
- Chronischen Entzündungen

1.3 Biomechanik und Statik

1.3.1 Von der Funktionszur Strukturstörung

Es gibt ausgleichbare und nicht ausgleichbare Form- und Funktionsstörungen am Bewegungssystem.

> **Funktionelle Störungen**
>
> Ausgleichbare Abweichungen von der Neutral-Null-Stellung nennt man funktionelle Störungen.

Sind bereits Änderungen der Form und Struktur eingetreten, ist die Störung nicht mehr ausgleichbar.

Bei den meisten angeborenen orthopädischen Erkrankungen liegen von vornherein **strukturelle Veränderungen** vor, wie z. B. bei den Missbildungen. Hier ist eine Normalisierung nicht möglich, allenfalls eine Reparatur. Auch viele erworbene Störungen des Bewegungssystems haben einen strukturellen Charakter, wie z. B. Arthrosen, Rheuma und Tumoren.

Bei einigen Erkrankungen ist die Störung zunächst funktionell und wird mit zunehmender Dauer durch das Eintreten irreversibler Kontrakturen, Verkürzungen und Knochendeformierungen strukturell. Bei diesen Leiden sind Früherkennung und Frühbehandlung von großer Bedeutung.

❯ **Funktionelle Störungen sind noch ausgleichbar, strukturelle Störungen sind nicht mehr ausgleichbar.**

Eine Beinlängendifferenz ruft zunächst einen Beckenschiefstand mit noch ausgleichbarer (funktioneller)

1

◘ **Tab. 1.1** Abgrenzung funktioneller und struktureller Störungen

Funktionell	Strukturell
Skoliotische Fehlhaltung	Skoliose
Haltungsinsuffizienz	Haltungsschaden
Spitzfußhaltung	Spitzfuß
Schmerzhafte Bewegungs-einschränkung	Kontraktur

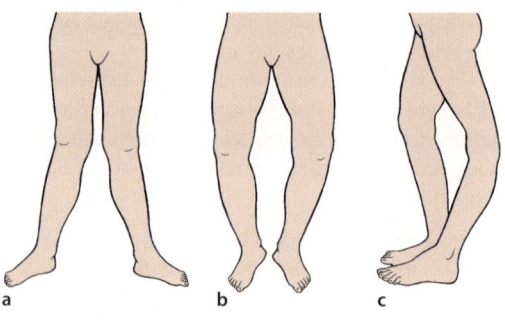

◘ **Abb. 1.2** **a** Genu valgum, **b** Genu varum, **c** Genu recurvatuma

Seitverbiegung der Wirbelsäule (WS) hervor. Wird die Beinlängendifferenz am wachsenden Skelett nicht ausgeglichen, so verformen sich die Wirbel und Zwischenwirbelabschnitte durch ständige asymmetrische Belastung: Die Skoliose wird strukturell.

Auch Achsenabweichungen der WS anderer Genese (idiopathische Skoliose, juvenile Kyphose) sind zunächst funktionell, erst im weiteren Verlauf stellen sich strukturelle Veränderungen ein (◘ Tab. 1.1).

1.3.2 Ossäre und artikuläre Formstörungen

┌─ **Achsfehler** ─────────────────────────
│ Achsfehler sind Abweichungen von der physio-
│ logischen Achse an der WS, an den Extremitäten
│ oder an Extremitätenabschnitten.
└──────────────────────────────────────

Achsfehler am Bein mit der Hauptkrümmung im Kniegelenk werden als
- **Genu valgum** (X-Bein),
- **Genu varum** (O-Bein) oder
- **Genu recurvatum** (Knickbein) bezeichnet (◘ Abb. 1.2).

Zu einem **Genu recurvatum** kommt es z. B. nach einem Ausfall der Kniestrecker durch eine Poliomyelitis – damit das Knie nicht nach vorne durchknickt. Wenn man bei der Lagerung nicht aufpasst, kann sich nach der Lähmung auch eine Kniebeugekontraktur entwickeln.

Rekurvation heißt nach hinten durchgebogen, **Antekurvation** nach vorne.

❯ **Die nicht ausgleichbare Antekurvationsstellung im Kniegelenk ist gleichbedeutend mit einer Kniebeugekontraktur.**

Achsfehler, wie z. B. X- und O-Bein, sind typische multiätiologische Deformitäten. In Frage kommen
- in Fehlstellung verheilte Frakturen,
- lokalisierte Erkrankungen der Wachstumsfugen,
- Tumoren und Entzündungen,
- Rachitis.

┌─ **Torsionsfehler** ─────────────────────
│ Torsionsfehler sind Verdrehungen um die eigene
│ Achse.
└──────────────────────────────────────

Torsionsfehler sind der Horizontalebene zuzuordnen und kommen sowohl an den Extremitäten als auch an der WS vor. Torsionsfehler der WS sind mit einer Verdrehung der übrigen Skelettanteile des Rumpfes verbunden. An der BWS kommt es zu einer Verwerfung des Thorax mit Hervortreten der Rippen auf der Konvexseite (Rippenbuckel) und Eindellung auf der gegenüberliegenden Thoraxhälfte (Rippental). An der LWS treten als Folge der Torsion konvexseitig die langen Rückenstreckmuskeln stärker hervor (Lendenwulst).

Die **Antetorsion des Schenkelhalses** spielt bei der kongenitalen Hüftluxation eine Rolle: Schenkelhals und Kopf sind nach vorn verdreht, sodass der Hüftkopf vorn etwas aus der Pfanne herausschaut. Es gibt auch eine vermehrte Antetorsion des Schenkelhalses ohne Hüftdysplasie. Diese Kinder haben einen Innenrotationsgang und sitzen gern im sog. umgekehrten Schneidersitz. Die Ganganomalie verschwindet von selbst, sobald sich während des Wachstums die Schenkelhals-Antetorsion physiologisch reduziert.

Anlagebedingte Torsionsfehler gibt es außerdem am proximalen Humerusende bei der habituellen Schulterluxation und am Unterschenkel, meist als Innenrotationsfehler: Das Knie zeigt geradeaus, der Fuß steht nach innen (◘ Abb. 1.3).

Längendifferenzen der Extremitäten sind entweder angeboren oder erworben. Es handelt sich um eine

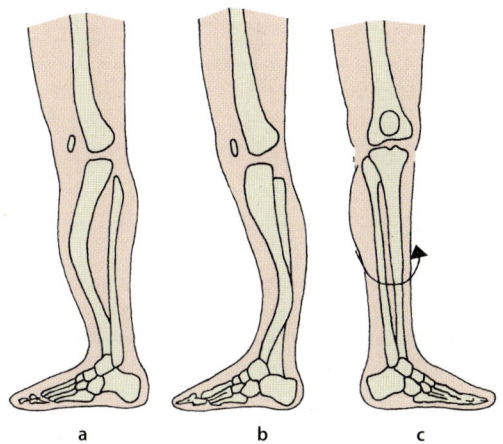

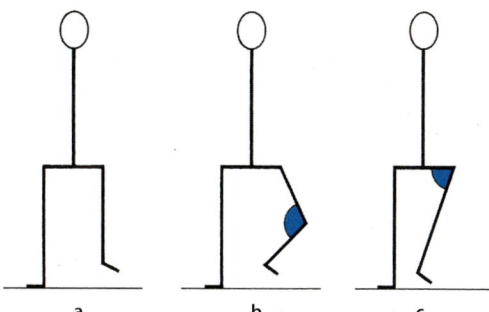

Abb. 1.4 a–c Beinlängendifferenzen: **a** anatomische Bein-verkürzung. Funktionelle Beinverkürzung: **b** Kniebeugekon-traktur, **c** Adduktionskontraktur

Abb. 1.3 a Antekurvations-, **b** Rekurvations-, **c** Torsions-abweichung

typische multiätiologische Deformität. Unterschied-liche Beinlängen finden sich beim partiellen Riesen-wuchs, bei Lähmungen, nach Frakturen und Gelenker-krankungen (Hüftluxation, M. Perthes, Koxitis, Epi-physenlösung).

> ❱ **Die Längendifferenz der Beine führt zum Beckenschiefstand mit Seitverbiegung der WS und Spitzfußhaltung am zu kurzen Bein.**

Gemessen wird die Längendifferenz durch:
- Messen des Abstands zwischen der Spina iliaca anterior superior und Innen- bzw. Außenknöchel.
- Unterlegen verschieden dicker Brettchen unter das zu kurze Bein bis Beckengradstand erreicht ist.
- Röntgenologische Ganzaufnahmen der Beine. Dabei wird der Abstand zwischen Kopfmittel-punkt und dem Spalt des oberen Sprunggelenks gemessen.
- Seitenvergleich der Gelenkspalten mittels einer speziellen sonografischen Vorrichtung.

Durch diese Messungen und Röntgenaufnahmen er-fährt man auch, ob es sich
- um eine **absolute** Beinverkürzung mit Minde-rung des Abstandes zwischen Hüftkopf und Fuß oder
- um eine **relative** Beinlängendifferenz mit Ver-kürzung des Abstands zwischen Hüftkopf und Beckenkamm handelt.

Letzteres liegt z. B. bei der kongenitalen Hüftluxation vor: Bei einseitiger Hüftluxation ist der Hüftkopf-Fuß-Abstand seitengleich, der Beckenkamm-Fuß-Abstand

der Luxationsseite ist trotzdem geringer als auf der ge-sunden Seite.

> ❱ **Eine funktionelle Beinverkürzung liegt vor, wenn das Knie- oder Hüftgelenk nicht gerade gestreckt werden kann oder wenn eine Ad-duktionskontraktur im Hüftgelenk vorliegt.**

Das Bein kann durch eine Spitzfußkontraktur auch funktionell zu lang sein (**Abb. 1.4**).

Damit es nicht zu Rückwirkungen auf die WS kommt, müssen Beinlängendifferenzen ausgeglichen werden. Bei geringeren Längenunterschieden genügt eine Absatzerhöhung bzw. Schuhsohlenerhöhung. Mehr als 4 cm müssen mit einem orthopädischen Schuh ausgeglichen werden. Operativ kann man das längere Bein verkürzen (Verkürzungsosteotomie durch Herausnahme eines Knochenstückchens) oder das kürzere Bein verlängern. Die Korrektur sollte mög-lichst am erkrankten Bein erfolgen.

> ❱ **Am wachsenden Skelett besteht noch die Möglichkeit, die Wachstumsfugen am länge-ren Bein vorübergehend zu verklammern, und dadurch aufzuhalten.**

1.3.3 Statikstörungen

Die Statikstörung kann lokalisiert sein, wie beim X- und O-Bein, oder mehrere Abschnitte des Skelett-systems betreffen, wie bei der schlechten Haltung. Hier findet sich neben dem Rundrücken noch ein Nach-vorn-Stehen der Schulter, Beckenkippung nach vorn und Vorwölbung des Bauches.

Bedeutungsvoll sind statische Störungen im Be-reich des für die aufrechte Haltung (Statik) wichtigen Systems WS-Becken-Bein. Ausgleichsbewegungen sind bis auf den relativ starren Kreuzbein-Becken-

1

Übergang an allen Gelenken, vor allem an der LWS und an den Hüftgelenken, möglich. Ist die Statik in einem Abschnitt dieses Systems gestört, so entstehen kompensatorische Abweichungen von der physiologischen Körperhaltung in anderen Bereichen, um den Gesamtkörper der Schwerkraft entsprechend lotgerecht einzustellen.

Kompensatorische Abweichungen sind zunächst funktionell, können aber nach längerem Bestehen strukturell, d. h. nicht mehr ausgleichbar werden. Statische Störungen sind nach allen Richtungen hin möglich. Statikstörungen in der Horizontalebene sind die typischen Torsionsabweichungen, z. B. bei der Skoliose oder den Drehfehlstellungen an den Extremitäten mit Außen- und Innenrotationsfehlern. In der **Frontalebene** finden sich folgende Seitabweichungen:

- Skoliose,
- Beinlängendifferenz,
- Beckenschiefstand,
- X-Bein,
- O-Bein,
- Knickfuß.

Die statischen Formabweichungen der Frontalebene erkennt man am besten, wenn man hinter dem Patienten steht.

Statische Formabweichungen der **Sagittalebene**, d. h. von vorn nach hinten, sind:

- vermehrte Brustkyphose (M. Scheuermann),
- Hyperlordose der LWS,
- Beckenvor- und -rückkippung,
- Beugekontrakturen im Hüft- und Kniegelenk,
- Ante- und Rekurvationsstellungen der langen Röhrenknochen am Bein,
- Spitzfuß.

Oft sind die Statikstörungen kombiniert. So bewirkt z. B. eine Spitzfußkontraktur in der Frontalebene infolge der funktionellen Beinverlängerung einen Beckenschiefstand mit Seitverbiegung der WS. In der Sagittalebene wird beim Bemühen, die Ferse trotz der Spitzfußkontraktur auf den Boden zu bringen, das Knie nach hinten durchgedrückt: Es entsteht ein Genu recurvatum.

Als weiteres Beispiel für Statikstörungen in der Frontalebene wurde schon die **Beinverkürzung** mit kompensatorischem Beckenschiefstand und Seitenverbiegung der WS zur verkürzten Seite hin erwähnt.

> **Bei einer linksseitigen Beinverkürzung kommt es zur linkskonvexen Seitverbiegung der LWS.**

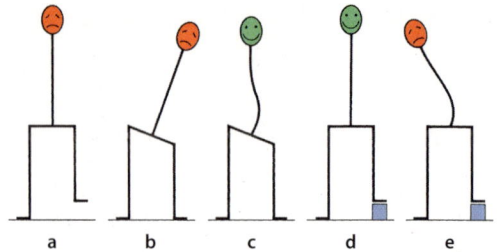

☐ **Abb. 1.5 a** Beinlängendifferenz mit **b** kompensatorischem Beckenschiefstand und **c** Seitverbiegung der LWS. **d** Beinlängenkorrektur mit Schuherhöhung bei noch ausgleichbarer Seitbiegung der WS. **e** Schuhausgleich bei fixierter WS-Seitverbiegung führt zum Überhang des Rumpfes zur anderen Seite

Das rechte Hüftgelenk ist adduziert, das linke abduziert (☐ Abb. 1.5b). Der Patient versucht, durch Plantarflexion die Beinlängendifferenz auszugleichen, was eine Spitzfußentwicklung fördert. Erfolgte hier keine kompensatorische Verbiegung der WS, stünde der Rumpf zur Seite weg (Überhang des Rumpfes, ☐ Abb. 1.5b), was für die Rumpfmuskeln vermehrte Haltearbeit bedeuten und mit entsprechenden Schmerzen einhergehen würde. Außerdem ist der Mensch immer bemüht, den Kopf mit gerader Blickrichtung über den Körperschwerpunkt zu halten.

> **Solange die Verbiegung der LWS noch ausgleichbar ist, muss man den Schuh auf der verkürzten Seite erhöhen.**

Wenn die Skoliose allerdings schon fixiert ist, erscheint ein solcher Ausgleich nicht mehr sinnvoll, weil es dann wiederum zum Überhang des Rumpfes kommt (☐ Abb. 1.5e).

Umgekehrt kann eine **strukturelle Skoliose der WS**, die keine entsprechenden Gegenkrümmungen aufweist, von oben her einen Beckenschiefstand mit scheinbarer Beinlängendifferenz verursachen.

Bei der Behandlung solcher Statikstörungen nimmt man einen Beckenschiefstand in Kauf, um den oberen Teil des Rumpfes aufrecht zu halten, d. h. der Kopf soll möglichst lotrecht über der Mitte der Auftrittsfläche stehen. Deswegen ist es bei einer strukturellen Skoliose mit Überhang des Rumpfes durchaus gerechtfertigt, das Becken auf der Überhangseite durch Schuherhöhung anzuheben, um Kopf und obere Rumpfhälfte in eine Mittelstellung zu bringen (☐ Abb. 1.6).

Eine Zentralstellung bei den Statikstörungen nimmt das Becken ein. Funktionelle und strukturelle Störungen der Hüftgelenke haben sowohl Rückwirkungen nach oben auf die WS als auch nach unten auf das Bein.

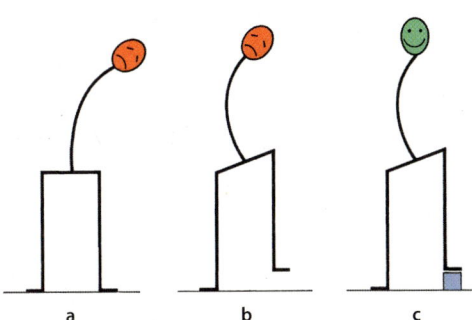

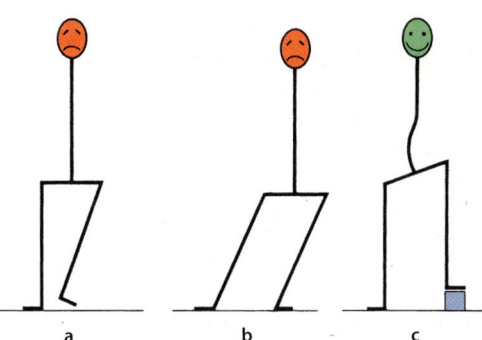

Abb. 1.6 a Strukturelle Verbiegung der WS ohne ausreichende Gegenkrümmung. **b** Kompensatorischer Beckenschiefstand mit scheinbarer Beinverkürzung. **c** Schuherhöhung auf der scheinbar verkürzten Seite, der Kopf steht lotrecht über der Auftrittsfläche, beide Beine stehen auf dem Boden

Abb. 1.7 a Adduktions-(Anspreiz)-Kontraktur der Hüfte mit funktioneller Beinverkürzung. **b** Stellt sich der Patient auf beide Beine, so muss er das andere Hüftgelenk abduzieren. Mit gespreiztem Bein kann man auf die Dauer nicht gehen und stehen. **c** Parallel unterstellte Beine erfordern eine Schuherhöhung auf der kranken (kontrakten) Seite

> ❯ Bei einer **Adduktionskontraktur** der Hüfte kommt es zur scheinbaren Beinverkürzung der erkrankten Seite.

Gleichzeitig entstehen Beckenschiefstand und Skoliose. Der Patient sagt dann, sein Bein sei kürzer geworden, außerdem stünde die Hüfte weiter heraus (❏ Abb. 1.7). Die Therapie besteht in Krankengymnastik, evtl. Durchtrennung der Adduktorensehnen am Beckenansatz.

Umgekehrt ist es bei einer **Abduktionskontraktur** (Abspreizkontraktur), wenn das Bein in der Hüfte nicht adduziert, d. h. angespreizt werden kann.

Da den Ausgleichsbewegungen an Becken und WS Grenzen gesetzt sind, verbleibt bei stärkeren Hüftgelenkkontrakturen eine deutliche funktionelle Beinlängendifferenz mit Verkürzungshinken. Dabei ist das Bein mit einer Adduktionskontraktur der Hüfte scheinbar zu kurz und das mit der Abduktionskontraktur scheinbar zu lang bzw. das gegenüberliegende gesunde zu kurz (❏ Abb. 1.8).

Zu den **Statikstörungen in der Sagittalebene** mit dorsoventraler Verlaufsrichtung zählen:
- an der WS: Verstärkung, Abflachung oder Umkehrung der physiologischen Lordosen bzw. Kyphosen,
- am Becken: Vorkippung, Rückkippung,
- an Hüfte und Knie; Beuge- und Streckkontraktur, Rekurvation,
- am Fuß: Spitzfuß, Hackenfuß.

Eine Zentralstellung nimmt auch hier wieder das Becken mit dem Drehpunkt im Hüftgelenk ein. Für die Stabilisierung des Beckens über dem Drehpunkt Hüft-

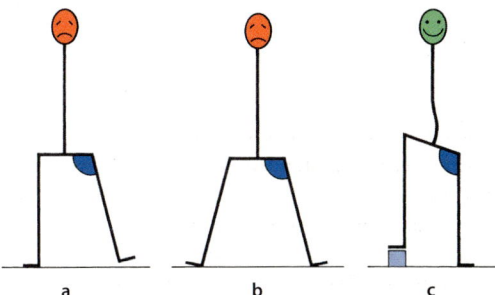

Abb. 1.8 a Abduktions-Abspreiz-Kontraktur der Hüfte mit funktioneller Beinverlängerung. **b** Stellt der Patient sich auf beide Beine, so muss er das andere Bein abduzieren. So kann man auf die Dauer nicht stehen und gehen. **c** Parallel unterstellte Beine erfordern eine Erhöhung auf der gesunden Seite

gelenk sind die Bauch-, Rücken- und Oberschenkelmuskeln verantwortlich.

Bei normaler Lendenlordose und gerade unterstelltem Bein steht das Becken in Mittelstellung (❏ Abb. 1.9).

> ❯ Eine **Beckenvorkippung** ist immer mit einer verstärkten Lendenlordose verbunden.

Man spricht deswegen auch vom lordosierten Becken. Die Beckenvorkippung kommt bei der schlechten Haltung mit Bauchmuskelinsuffizienz, beim Hohlrundrücken, bei der Hüftbeugekontraktur, Bauchmuskellähmung, Hüftluxation und Spondylolisthese vor.

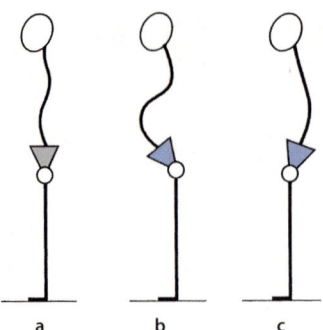

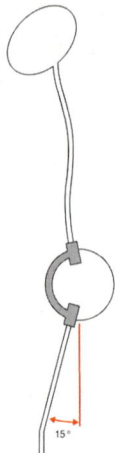

■ **Abb. 1.9 a** Beckengradstand: normale Lendenlordose. **b** Beckenvorkippung: verstärkte Lendenlordose. **c** Becken-rückkippung: Lumbalkyphose

┌─ **Kyphosiertes Becken** ───────────────────
│
│ Die Beckenrückkippung mit abgeflachter
│ oder sogar kyphosierter LWS bezeichnet man
│ als kyphosiertes Becken.
│
└──

Die Beckenrückkippung tritt ein bei Rückenmuskel-insuffizienz oder wenn das Hüftgelenk über 90° ge-beugt ist, wie z. B. beim Sitzen. Eine pathologische Lumbalkyphose findet sich bei Spondylitis tuberculosa, Lumbago, lumbalem Scheuermann, Bechterew und bei Vorderkanteneinbruch eines oder mehrerer Lenden-wirbelkörper. Beim Prüfen einer Beugekontraktur an der Hüfte gleicht man die Lendenlordose durch Hüft-beugung und Beckenrückkippung aus (■ Abb. 10.3).

1.3.4 Lenden-Becken-Beinwinkel (LBB)

Die Oberschenkelachse steht im Ruhezustand nicht in Verlängerung der Rumpfachse senkrecht unter dem Körper, sondern in einem leichten Beugewinkel von 15°, dem Lenden-Becken-Beinwinkel (LBB). Ursächlich hierfür sind noch entwicklungsgeschichtliche Reste vom Vierfüßlergang sowie die relativ stärkere ventrale Hüft-gelenkskapsel mit dem Lig. iliofemorale. Die stabilen Kapselverhältnisse sorgen dafür, dass sich Oberschen-kelbewegungen in der Sagittalebene – also Beugung und Streckung – schon frühzeitig auf die Beckenstellung und somit auf die Lendenwirbelsäule auswirken.

Hüftbeugung führt zur Beckenrückkippung mit Kyphosierung der LWS, und Hüftstreckung bzw. Über-streckung bedeutet Beckenvorkippung mit Verstär-kung der Lendenlordose (■ Abb. 1.10, ■ Abb. 1.11).

Wenn verkürzte Muskeln und Bänder beim untrai-nierten Menschen dem Lenden-Becken-Bein-System nur wenig Spielraum lassen, setzt der Übertragungs-

■ **Abb. 1.10** Ventraler und dorsaler Muskel-Bänder-Kom-plex stehen bei einem Hüftbeugewinkel von 15° im Gleich-gewicht

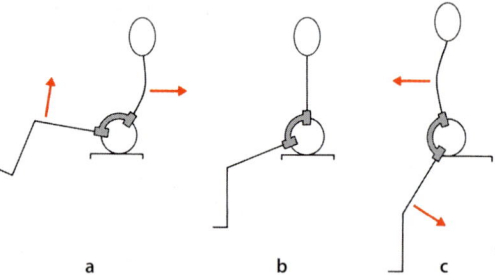

■ **Abb. 1.11 a, c** Wenn durch mehr Beugung oder Streckung dorsale bzw. ventrale Muskeln, Bänder und Hüftkapselanteile angespannt werden, bewegt sich die Lendenwirbelsäule mit und zwar bei **a** Beugung zur Lumbalkyphose und bei **c** Stre-ckung zur Lordose, **b** stellt die Mittelstellung dar. Über den Hebel der Oberschenkel kann man ohne Muskelbetätigung Einfluss auf die Stellung der Wirbelsäule nehmen

mechanismus von der veränderten Beinstellung auf die Wirbelsäule schon frühzeitig ein, d. h. es kommt schon bei relativ geringen Beugewinkeln zum Rundrücken und bei Streckung zum Hohlkreuz. Eine wesentliche Aufgabe der Rückenschule besteht darin, Körperhal-tungen und Bewegungsabläufe so auszurichten, dass sich die anfälligen lumbalen Bewegungssegmente in einer belastbaren Mittelstellung befinden.

1.3.5 Haltungsstörungen

Viele orthopädische Krankheiten sind durch ihr äuße-res Erscheinungsbild geprägt und deswegen schon auf den ersten Blick zu erkennen.

Zu den **angeborenen** Deformitäten zählen die mit Minderwuchs einhergehenden Missbildungen des Gesamtskeletts:

- M. Morquio (M. Brailsford),
- M. Pfaundler-Hurler,
- Chondrodystrophie.

Als typische **erworbene** Haltungsstörung mit pathologischer Rumpfhaltung ist der Haltungsschaden anzusehen. Bei schmerzhaften Erkrankungen der WS kommt es zu pathologischen Rumpfhaltungen, die für das jeweilige Leiden charakteristisch sind. Dazu zählt z. B. die ischiatische Fehlhaltung beim lumbalen Bandscheibenvorfall oder der akute Schiefhals beim Zervikalsyndrom. Die Fehlhaltung ist hier als **Schonhaltung** anzusehen: Der Patient nimmt die Position ein, die ihm am wenigsten Beschwerden bereitet.

Die Fehlinnervation der Haltemuskulatur an Rumpf und Extremitäten bei Erkrankungen des zentralen Nervensystems führt ebenfalls zu einer pathologischen Haltung. Para-, Hemi- und Tetraplegien haben bei **spastischen oder schlaffen Lähmungen** jeweils ein charakteristisches Erscheinungsbild und Bewegungsmuster. Typisch ist z. B. bei der **spastischen Tetraplegie** die Gesamthaltung mit:

- gebeugten Hüft- und Kniegelenken,
- adduzierten und innenrotierten Hüften,
- Spitzfüßen,
- pronierten Unterarmen (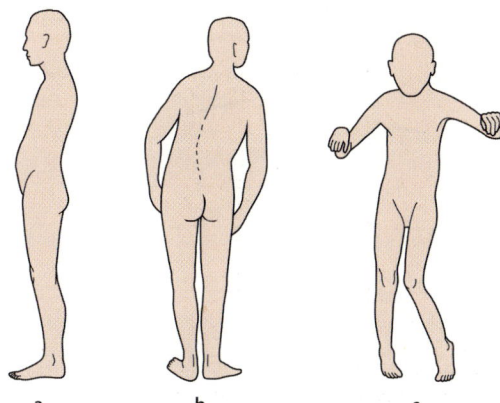 Abb. 1.12c) und
- Scherengang (Überkreuzen der Beine) durch Hypertonus der Adduktoren.

◘ **Abb. 1.12 a–c** Haltungsstörungen: **a** schlechte Haltung, **b** ischiatische Fehlhaltung, **c** Fehlhaltung bei spastischer Tetraplegie mit Scherengang

1.3.6 **Funktionsstörungen**

Gangbildstörungen

Die Beurteilung des Gangbildes ist ein wesentlicher Teil der orthopädischen Untersuchung. Aus dem Gangbild ergeben sich Hinweise auf den Habitus und psychischen Zustand des Patienten. Durchtrainierte und wohlgelaunte Menschen laufen anders als abgeschlaffte. Man kann aber hier noch nicht von einer regelrechten Gangstörung sprechen, die sich nur bei Form- und Funktionsstörungen der unteren Extremitäten findet. Wir unterscheiden verschiedene Formen der Gangstörungen.

▪ Innenrotationsgang

Bei dieser Gangstörung, die bis zu einem gewissen Grad noch als physiologisch und gewohnheitsbedingt zu betrachten ist, läuft der Patient mit den Fußspitzen nach innen und rollt den Fuß über den Fußaußenrand

ab. Man sagt: »Er läuft über den großen Onkel«. Die Schuhe werden außen zuerst abgelaufen.

Die Rotation der Hüftgelenke wird mit Vorteil in Bauchlage geprüft. Bei idiopathischer **Coxa antetorta** (◘ Abb. 1.13) findet sich oft eine Innenrotationsfähigkeit von 70–90° bei stark verminderter Außenrotation. Aufgrund der nahezu in 90% eintretenden Spontankorrektur der idiopathischen Coxa antetorta während des Wachstums ist die zunächst entscheidende Therapie die Aufklärung und Beratung. Eine operative Behandlung mit Derotationsosteotomie kommt nur in Extremfällen bei Antetorsionswinkel über 50° infrage. Die Prognose des Innenrotationsganges aufgrund einer idiopathischen Coxa antetorta ist durchweg gut, da sich in den meisten Fällen bis zum Wachstumsabschluss die pathologische Antetorsion zu physiologischen Werten zurückbildet.

> **In aller Regel gute Prognose der idiopathischen Coxa antetorta mit Rückbildung bis zum Wachstumsabschluss.**

Neben dem habituellen Nach-innen-Aufsetzen der Füße, das häufig bei Kindern im Vorschulalter anzutreffen ist, kommt der Innenrotationsgang bei allen Hüfterkrankungen vor, die mit einer vermehrten Antetorsion im Schenkelhals einhergehen:

- kongenitale Hüftluxation,
- in Fehlstellung verheilte Schenkelhalsfraktur,
- Coxa antetorta (idiopathisch).

Bei der frühkindlichen Hirnschädigung gehört der Innenrotationsgang zum Bewegungsmuster. Ossäre Rotationsfehler mit nachfolgendem Innenrotationsgang sind im Verlauf der ganzen Beinachse möglich.

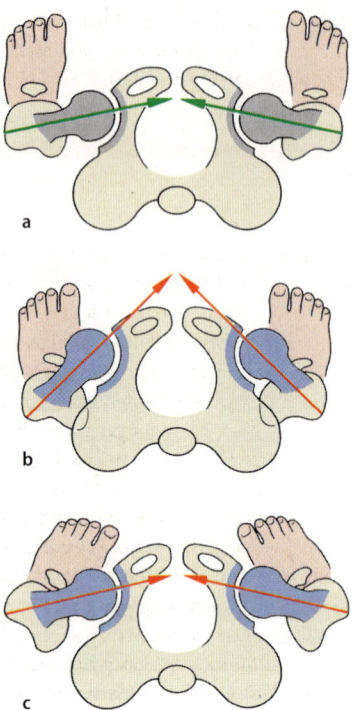

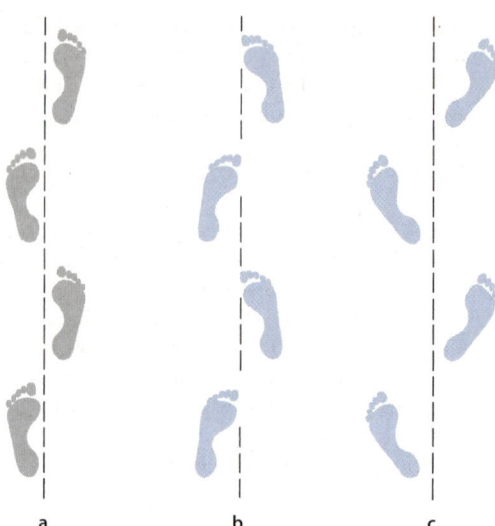

Abb. 1.14 a–c Störung des Gangbilds: **a** Normal-, **b** Innen-rotations-, **c** Außenrotationsgang

Abb. 1.13 a–c Innenrotationsgang bei Coxa antetorta. **a** Normalbefund: Bei der physiologischen Antetorsionsstel-lung des Schenkelhalses stehen Kniescheiben und Füße nach vorn. Der Hüftkopf steht regelgerecht in der Gelenk-pfanne. **b** Coxa antetorta mit pathologischer Antetorsion des Schenkelhalses von über 40°. Wenn Füße und Knieschei-ben geradeaus gerichtet sind, steht der vordere Hüftkopf-anteil nicht regelrecht in der Gelenkpfanne. **c** Ausgleich der Coxa antetorta durch Innenrotation. Der Hüftkopf steht wieder regelrecht in der Gelenkpfanne wie in a. Kinder mit verstärkter Antetorsion der Schenkelhälse sitzen gern im sog. umgekehrten Schneidersitz

Sie sind entweder anlagebedingt oder, was am häufigs-ten ist, eine Folge von Frakturen, die in Rotationsfehl-stellung verheilt sind. Schließlich kann die Ursache noch am Fuß selbst liegen. Hier kommen Klump- und Hohlfuß in Frage (► Übersicht 1.2).

Übersicht 1.2 Innenrotationsgang (Innendrehgang)
- Pathologische Antetorsion des Schenkelhalses (**◘** Abb. 1.13)
- Gewohnheit
- Rotationsfehler des Ober- bzw. Unterschenkels
- Spastische Lähmung
- Klumpfuß, Hohlfuß

▪ Außenrotationsgang

Dieses Gangbild beobachtet man häufig bei hoch-gewachsenen adipösen Menschen und bei Platt-füßigen: Die Fußspitzen werden nach außen aufgesetzt (wie Charlie Chaplin). Der Fuß wird über den Fuß-innenrand abgerollt, dementsprechend sind die Schuhsohlen zuerst innen abgelaufen. Neben dem ge-wohnheitsmäßigen Nach-außen-Aufsetzen der Füße findet sich ein Außenrotationsgang bei pathologischer Retrotorsion des Schenkelhalses, die nach Schenkel-halsfrakturen und einer Epiphysenlösung als Fehlstel-lung verbleiben kann. Eine Außenrotationsstellung kann auch nach Frakturen am Ober- und Unterschen-kel auftreten (► Übersicht 1.3).

Übersicht 1.3 Außenrotationsgang
- Gewohnheit
- Pathologische Retrotorsion des Schenkelhalses
- Rotationsfehler des Ober- bzw. Unterschenkels
- Knick- oder Plattfuß (**◘** Abb. 1.14)

▪ Hinken, Humpeln

Die wichtigste Störung des Gangbildes ist das Hinken. Je nach Ursache gibt es verschiedene Formen, die durch Leitsymptome gekennzeichnet sind (**◘** Tab. 1.2):
- **Verkürzungshinken.** Beinlängendifferenzen von mehr als 1 cm führen zum Verkürzungshinken. Es sieht aus, als ob der Patient mit dem längeren Bein jedes Mal auf eine kleine Stufe tritt. Durch

Spitzfußhaltung auf der zu kurzen Seite kann die Beinlängendifferenz funktionell ausgeglichen und das Hinken verhindert werden. Den gleichen Effekt hat auch die Schuherhöhung zum Beinlängenausgleich.

– **Schonhinken, Schmerzhinken.** Wenn das Belasten eines erkrankten Beins Schmerzen bereitet, ist der Patient bemüht, die Extremität zu schonen und die Auftrittsphase beim Gehen möglichst kurz zu halten. Beim Stehen belastet er ohnehin nur das gesunde Bein. Die einseitige Beinbelastung beim Stehen ist mit einem Beckenschiefstand und einer Seitverbiegung der WS verbunden. Nach längerem Bestehen können sich auch im Bereich der Rumpfmuskeln Insuffizienzerscheinungen und bandscheibenbedingte Beschwerden einstellen.

– **Hüfthinken, Trendelenburg[2]-Hinken.** Diese Form des Hinkens tritt bei positivem Trendelenburg-Phänomen ein. Normalerweise wird das Becken – auch beim Stand auf einem Bein – waagerecht gehalten. Diese Haltefunktion üben die Hüftabduktoren – im Wesentlichen die Mm. glutaei (medius und minimus) – aus, die vom großen Rollhügel zum Beckenkamm ziehen. Sind diese insuffizient, so sinkt das Becken beim Stand auf dem kranken Bein zur gesunden Seite ab (positives Trendelenburg-Phänomen, ◘ Abb. 1.15).

– **Hüfthinken, Duchenne[3]-Hinken.** Bei dieser Form des Hinkens wird der Rumpf bei einer Schwäche der Hüftmuskulatur zur Balance genutzt. Beim Stehen auf einem Bein müssen die Hüftabduktoren der Last des Oberkörpergewichtes auf der Seite des längeren Hebelarmes entgegenwirken (◘ Abb. 1.16a). Ist die Muskulatur insgesamt geschwächt oder sind die Hebelverhältnisse beispielsweise durch Verkürzung der Wirkstrecke der Muskulatur ungünstig, dann kann durch die Neigung des Oberkörpers zur Seite des Standbeines der Hebelarm für das Oberkörpergewicht verringert werden (◘ Abb. 1.16b). Bei beidseitiger Betroffenheit resultiert eine Gangstörung mit Hin- und Herschwenken des Oberkörpers, die als Duchenne-Zeichen bezeichnet wird. Es entsteht das typische Bild des Entenwatschelns. Ursachen für das Hüfthinken sind:
   - Insuffizienz der Hüftabduktoren durch Lähmung und Atrophie.
   - Ineffektivität der Hüftabduktoren bei Annäherung von Ansatz und Ursprung, z. B. bei kongenitaler Dislokation der Hüfte, M. Perthes, Coxa vara, Epiphysenlösung, posttraumatischem Trochanterhochstand, Schenkelhalspseudarthrose.

> **Trendelenburg-Hinken: Becken sinkt zur gesunden Seite; Duchenne-Hinken: Rumpf neigt sich zur kranken Seite.**

– **Hinken aufgrund von Gelenksteifen (Schiebegang).** Wenn das Hüftgelenk versteift ist, kann das Bein in der Schwungphase nicht nach vorn geschwungen werden, weil die Hüftbeugung fehlt. Um das Bein nach vorn zu bringen, schiebt der Patient die ganze Beckenhälfte vor. Es entsteht der charakteristische Schiebegang. Dieser kommt auch bei der sog. Hüft-Lenden-Strecksteife vor, bei der die Hüftbeugung durch Kontraktur der Ischiokruralmuskeln funktionell behindert ist.

– **Spastischer Gang, Scherengang.** Es handelt sich hier um Gangstörungen aufgrund komplexer Behinderungen des Bewegungssystems bei zentralen neurologischen Störungen. Das Gangbild bei spastischer Tetraplegie ist durch folgende Merkmale gekennzeichnet: Die Füße werden nur im Vorfuß belastet (Spitzfuß, Hüft- und Kniegelenke sind auch in der Belastungsphase gebeugt). Wegen der Adduktionskontraktur der Hüftgelenke reiben die Knie beim Gehen aneinander. (Zur Eigentümlichkeit des Gangbildes bei neurologischen Erkrankungen wie Parkinson, Kleinhirntumoren usw. sei auf GK Nervenheilkunde verwiesen).

> **Der spastische Gang wirkt gebremst.**

– **Steppergang, Storchengang.** Wenn der plantar flektierte Fuß weder aktiv (Peroneuslähmung) noch passiv (Achillessehnenverkürzung) dorsal extendiert werden kann, ist er beim Gehen eine Behinderung. Es kann außerdem nur der Vorfuß belastet werden. Das Bein ist durch den nach unten hängenden Fuß funktionell zu lang. Damit der Vorfuß beim Durchschwingen auf Unebenheiten des Bodens nicht hängen bleibt, muss das Bein stärker angehoben werden. Beim Aufsetzen des spitzfüßigen Beins wird das Kniegelenk außerdem nach hinten durchgedrückt, wodurch auf Dauer ein Knickbein (Genu recurvatum) entstehen kann.

– **Hackengang.** Eine wichtige Phase beim Gehen, Springen, Hüpfen und Treppensteigen ist das Abstoßen vom Fußboden, das im Wesentlichen vom Triceps surae bewerkstelligt wird. Fällt dieser durch Lähmung (Polio, Meningomyelozelen:

---

2 Friedrich Trendelenburg, Chirurg, Rostock (1844–1924)
3 Guillaume Duchenne, Neurologe, Paris (1806–1875)

1

▣ **Tab. 1.2** Ursachen und Merkmale des Hinkens	
Ursache	**Merkmal**
Verkürzungshinken	Stufensteige
Schmerzhinken	Kurzer Auftritt
Hüfthinken	Entenwatscheln

MMC) oder Achillessehnenriss aus, so entsteht der Hackengang: Der Patient kann nur kurze Schritte vollführen ohne den Fuß regelrecht abzurollen und den Vorfuß zu belasten. Er kann sich nicht auf die Zehenspitzen stellen.

■ **Gehhilfen**

Bei starker Gehbehinderung oder wenn ein Bein überhaupt nicht belastet werden darf, sind Gehhilfen erforderlich. Sie dienen dazu, einen Teil der Körperlast vom geschwächten oder lädierten Bein zu nehmen und auf die oberen Extremitäten umzuleiten (▣ Abb. 1.17).

> **Einseitige Gehhilfen trägt man auf der Gegenseite des Beins, das entlastet werden soll.**

Als weitere Gehhilfen kommen Achselstützen oder Gehwagen in Frage. Nach Verletzungen und Operationen ist es wichtig, mit Gehhilfen von der totalen Entlastung über die Teilbelastung zur Vollbelastung überzugehen.

Komplexe Bewegungsstörung der oberen Extremität

Die Bewegungsunfähigkeit der oberen Extremität kann verschiedene Ursachen haben. Bei starken Schmerzen, z. B. nach Oberarmbrüchen, Schulterluxationen, und bei Schultersteife (engl. frozen shoulder), ist der Arm wie gelähmt und wird vom Patienten nicht bewegt, um die Schmerzen nicht noch zu verstärken. Davon abzugrenzen sind die echten Lähmungen bei Armplexusläsionen. Zentral bedingte Koordinationsstörungen mit eingeschränkter Greifbewegung finden sich bei vielen neurologischen Erkrankungen (verwiesen sei auf GK Neurologie). Nach längerem Bestehen solcher Lähmungen stellen sich **Kontrakturen** ein, und zwar:

- an der Schulter die Adduktionskontraktur,
- am Ellenbogen die Beugekontraktur,
- an der Hand die Volarflexions- und Pronationskontraktur.

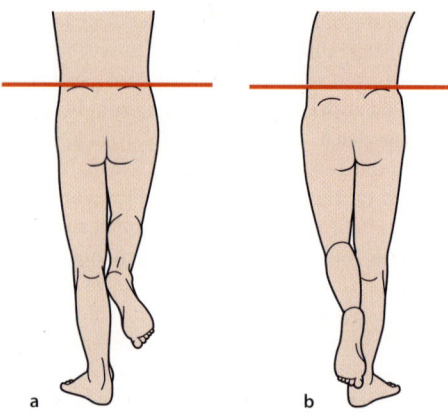

▣ **Abb. 1.15 a, b** Trendelenburg-Zeichen. **a** Negativ: normal. **b** Positiv: Bei Schwäche der kleinen Glutäalmuskulatur sinkt das Becken auf der gegenüberliegenden Seite unter die Horizontale ab

Oberkörpergewicht

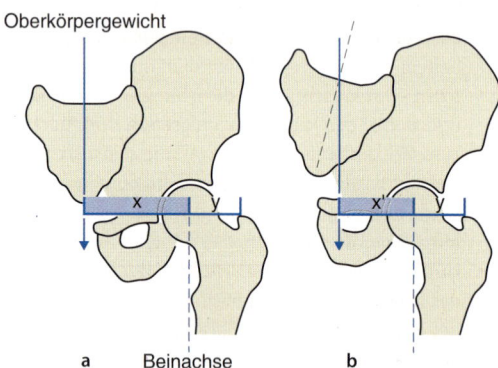

a   Beinachse   b

▣ **Abb. 1.16 a** Der lange Lastarm mit dem Oberkörpergewicht muss von den kleinen Glutaen gehalten werden. **b** Mit der Seitneigung des Oberkörpers wird der Lastarm (x′) kürzer

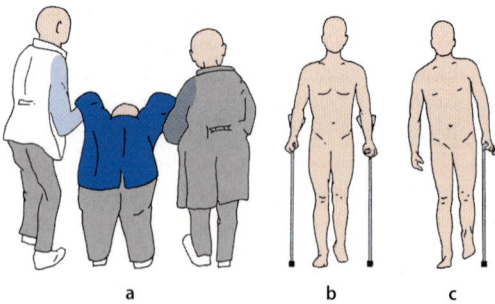

a   b   c

▣ **Abb. 1.17 a–c** Gehhilfe durch **a** Stabilisierung mittels Helfer, **b** Unterarmgehstützen, **c** Handstock

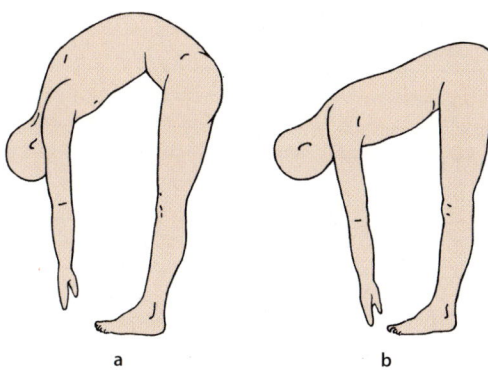

◨ **Abb. 1.18 a** Gleichmäßige Entfaltung der normalen WS. **b** Starre WS, trotzdem beträgt der Fingerspitzen-Boden-Abstand 0 cm wegen einer guten kompensatorischen Hüftbeugung

1.3.7 Bewegungsstörungen des Rumpfes (Schober-Zeichen)

Der Rumpf ist normalerweise nach allen Seiten hin beweglich. Bei der Rumpfbeugung nach vorn kommt es zu einer gleichmäßigen Entfaltung der Dornfortsatzreihe. Die Rumpfbeweglichkeit lässt sich mit dem Schober[4]-Zeichen messen (▶ Abschn. 5.1.2, ◨ Abb. 5.4).

Bei eingeschränkter Rumpfbeweglichkeit ist diese Distanz geringer. Der Fingerspitzen-Boden-Abstand beträgt beim Jugendlichen normalerweise 0 cm. Mit zunehmendem Alter kommt es zur physiologischen Einschränkung der Rumpfbeweglichkeit. Einige Erkrankungen gehen mit Bewegungsstörungen des Rumpfes einher. Diese können vorübergehend (z. B. Hexenschuss) oder von dauernder Natur sein (Bechterew-Erkrankung). Beim M. Scheuermann betrifft die Bewegungsstörung nur einen bestimmten Rumpfabschnitt, die untere BWS. Eine **fixierte Fehlstellung** findet sich vorübergehend bei der ischiatischen Fehlhaltung und Hüft-Lenden-Strecksteife. **Dauernde Fehlstellungen** bestehen bei allen strukturellen Achsenabweichungen der WS, wie z. B. bei der Skoliose oder beim Hohlrundrücken.

❯ Bei einer Starre des Rumpfes, wie sie häufig bei der Bechterew-Erkrankung anzutreffen ist, kann die Unfähigkeit der Rumpfbeugung durch eine gute Hüftbeweglichkeit kompensiert werden (◨ Abb. 1.18).

4 Paul Schober, prakt. Arzt, Wildbad (1865–1943)

1.3.8 Bewegungseinschränkung der Gelenke, Kontrakturen

Je nach Ursache, Umfang und Dauer unterscheidet man verschiedene Formen der Bewegungseinschränkung von Gelenken. Die Gelenksteife kann angeboren (z. B. angeborene Kniestrecksteife) oder erworben (z. B. Schultersteife) sein. Die Ursache liegt entweder im Gelenk selbst (z. B. Meniskuseinklemmung, Arthrose) oder außerhalb (z. B. durch Sehnenverkürzung). Bei Nerven- und Muskelschäden unterscheidet sich die aktive von der passiven Beweglichkeit. Was das Ausmaß der Gelenkbeweglichkeit betrifft, so gibt es von der freien Beweglichkeit bis zur vollständigen Einsteifung alle Übergänge.

Ankylose

> **Ankylose**
>
> Gelenkversteifung durch feste Verbindung (Fusion) der artikulierenden Gelenkflächen.

Bei der **fibrösen** Ankylose sind die Gelenkpartner bindegewebig, bei der **ossären** Ankylose knöchern untereinander verbunden. Ankylosen kommen vor bei bakteriellen und rheumatischen Gelenkentzündungen, Gelenktrümmerfrakturen, Blutergelenken und nach Operationen, vor allem wenn das operierte Gelenk lange fixiert werden musste. Knöcherne Ankylosen, vor allem an der Hüfte, finden sich nach bakteriellen Entzündungen.

Kontraktur

> **Kontraktur**
>
> Gelenkzwangsstellung mit verminderter bis aufgehobener Bewegungsfähigkeit.

Das Gelenk kann in jeder Stellung verharren. Am häufigsten sind Beugekontrakturen, weil die Beugemuskeln, z. B. an Hüfte, Knie und Ellenbogen, stärker als ihre Antagonisten sind. Aber auch Streck-, Innen-, Außenrotations-, Ab- und Adduktions- sowie Pro- und Supinationskontrakturen kommen vor. Nach der Ätiologie und Pathogenese unterscheidet man:

- **Ontogenetische Kontrakturen.** Beispielsweise angeborener Klumpfuß, angeborene Kniestrecksteife, Arthrogryposis.
- **Neurogene Kontrakturen.** Lähmungsklumpfuß, Kontrakturen bei Polio, spastische Lähmungen, Myelomeningozelen usw.
- **Dologene Kontraktur (Schmerzkontraktur).** Jedes Gelenk hat bei einer Kapselschwellung oder

1

bei einem Erguss eine Position, die die wenigsten Schmerzen bereitet, weil Gelenkkapsel und Bänder entspannt sind. An der Hüfte ist es die Flexions-, Außenrotations-, Abduktionsstellung, an Knie und Ellenbogen die Beugehaltung, die am meisten Erleichterung bringt. Wird diese Stellung wegen der anhaltenden Schmerzen länger beibehalten, so entsteht eine Kontraktur: Aus der zunächst haltungsbedingten wird eine strukturelle Fehlstellung.

- **Dermatogene Kontraktur.** Narbige Schrumpfungen, wie z. B. nach Verbrennungen der Haut, können ein Gelenk in eine Zwangsstellung ziehen. In der Kniekehle führen solche Narben zur Kniebeugekontraktur, in der Halsregion entsteht ein narbenbedingter Schiefhals, am Rumpf entsteht eine Skoliose und nach Operationen in der Hohlhand, besonders in Grundgelenknähe, können Beugekontrakturen der Finger entstehen.
- **Arthrogene Kontraktur.** Darunter fasst man alle Kontrakturen zusammen, die von einem der Gelenkanteile ausgehen, also von Knorpelunebenheiten, Kapselbandschrumpfungen, Verklebungen der Gelenkinnenhaut, bakteriellen Entzündungen und Rheuma. Arthrogen sind auch die Gelenksperren durch freie Gelenkkörper (Osteochondrosis dissecans) und Meniskuseinklemmung.
- **Tendomyogene Kontraktur.** Auch außerhalb des Gelenks gelegene Muskel- und Sehnenerkrankungen führen zu Kontrakturen. Narbige Schrumpfungen der Muskulatur, wie bei der Volkmann-Kontraktur und beim M. Sudeck, oder Verkürzungen der Muskeln und Sehnen kommen als Ursache in Frage.
- **Kontraktur als Lagerungsdeformität.** Diese stellt die wichtigste Kontrakturform dar, weil sie durch adäquate Prophylaxe vermieden werden kann. Lagerungsdeformitäten entstehen durch unsachgemäße Lagerung von immobilisierten Patienten, die aus Krankheitsgründen (Lähmung, Verletzung, Bewusstlosigkeit) längere Zeit liegen müssen. Neben Dekubitalgeschwüren stellen sich Kontrakturen ein, und zwar (◨ Tab. 1.3):
  - an der Schulter die Adduktionskontraktur,
  - an der Hüfte die Beuge- und Außenrotationskontraktur,
  - die Kniebeugekontraktur und vor allem
  - die Spitzfußkontraktur.

> Eine wichtige Maßnahme zur Beseitigung von Kontrakturen ist die Krankengymnastik mit aktiven und passiven Bewegungsübungen.

◨ **Tab. 1.3** Kontrakturen

Ursache	Merkmal	Beispiel
Ontogenetisch	Angeboren	Angeborener Klumpfuß
Neurogen	Lähmung	Lähmungsklumpfuß
Dologen	Entlastungshaltung	Ischialgie
Arthrogen	Im Gelenk	Rheuma
Dermatogen	Narbenschrumpfung	Fingerbeugekontraktur
Tendomyogen	Sehnenmuskelschrumpfung	Volkmann-Kontraktur
Lagerungsdeformität	Fehler der Lagerung	Spitzfuß

Zur Vorbereitung und als Begleitmaßnahmen dienen:
- Wärmeanwendungen und Massage von Narbe, Muskeln, Bändern, Sehne,
- Aufwärmen und Vorbereitung des Muskels durch Kontraktion gegen Widerstand,
- vorsichtige Dehnung des kontrahierten Muskels in der postisometrischen Entspannungsphase,
- Traktion und Gleitmobilisation direkt am Gelenk,
- Stimulation und Kräftigung der Antagonisten,
- Dauerzüge, Streckverbände, Lagerungsschienen und motorgetriebene Bewegungsschienen in den Behandlungspausen.

Sprechen alle konservativen Maßnahmen nicht an, erfolgt die Kontrakturbeseitigung operativ durch Verlängerung verkürzter Sehnen, z. B. Achillotenotomie beim Spitzfuß oder Arthrolysen mit operativer Lösung intraartikulärer Verwachsungen.

Maßnahmen zur **Kontrakturprophylaxe** sind:
- aktives und passives Durchbewegen der kontrakturgefährdeten Gelenke,
- korrekte Lagerung in Funktionsmittelstellung: abduzierte Schulter, gebeugter Ellenbogen, 20° nach dorsal extendiertes Handgelenk, Streckung der Finger im DIP+PIP, 80° Flexion im MCP, gestrecktes Hüft- und Kniegelenk, Rechtwinkelstellung am Fußgelenk,
- spezielle Hilfsmittel, z. B. der Bettkasten am Fußende zur Spitzfußprophylaxe, untergelegte Kissen, Extensionslagerungsschienen, Wechsellagerung. Medikamente (z. B. Muskelrelaxantien) richten bei Kontrakturen nichts aus.

Luxation

Wenn sich ein Gelenk über die normalen Ausmaße hinaus bewegen lässt, handelt es sich um eine pathologische Gelenkbeweglichkeit, wobei das, was man noch als normal bezeichnen kann, nicht genau definiert und in Winkelgraden festgelegt ist. Die individuellen Unterschiede sind groß, sie hängen von Alter, Geschlecht und Trainingszustand ab. Junge asthenische Frauen weisen häufig eine generalisierte Überstreckbarkeit der Gelenke auf, die man nicht als pathologisch bezeichnen kann. Besonders Knie-, Ellenbogengelenke und Finger lassen sich bei einigen Menschen erstaunlich weit nach dorsal durchbiegen (z. B. Genu recurvatum). Solange diese Befunde symmetrisch sind und keine Beschwerden verursachen, ist eine Behandlung nicht erforderlich.

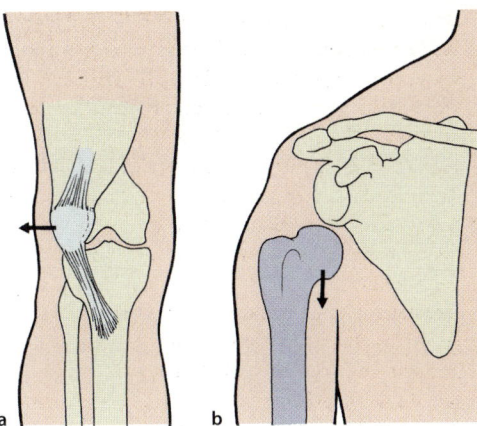

Abb. 1.19 a Habituelle Patellaluxation nach lateral, **b** habituelle Schulterluxation nach kaudal

> **Erst wenn sich die Gelenkpartner teilweise oder ganz voneinander trennen und in Fehlstellung zueinander geraten, spricht man von Subluxation bzw. Luxation.**

Das Schultergelenk zeigt die größte Luxationsbereitschaft, weil die artikulierenden Kontaktflächen der Gelenkpartner sehr klein sind. Eine Stabilisierung erfolgt durch das Labrum und die kapsuläre bzw. muskuläre Führung. Diese Sicherung ist sehr anfällig, sodass Lähmungen und Verletzungen an der Schulter häufig zu Luxationen führen.

Habituelle Luxation

Häufige und ohne besondere Gewalteinwirkung auftretende Verrenkungen (**Abb. 1.19**).

Als Ursachen der Gelenkluxation kommen in Frage:
- **Ontogenetische Störungen.** Typisches Beispiel ist die kongenitale Hüftluxation aufgrund einer angeborenen Hüftgelenksdysplasie. Auch die habituelle Patellaluxation ist im Wesentlichen auf anlagebedingte Störungen zurückzuführen: schlaffer Kapselbandapparat am Knie, X-Bein, Abflachung des lateralen Femurkondylus.
- **Traumatische Luxationen.** Verletzungen des Kapselbandapparats sind die häufigsten Ursachen für Luxationen. Durch Zerreißung von Kapselanteilen und Führungsbändern kommt es zur Trennung der artikulierenden Gelenkflächen. Dieser Mechanismus ist praktisch an jedem Gelenk möglich, am häufigsten tritt er jedoch am Schulter-, Ellenbogen-, Knie- und Sprunggelenk auf. Heilt der Kapselbanddefekt nicht aus, so entstehen rezidivierende, evtl. habituelle Luxationen, am häufigsten an der Schulter. Neben der Ver-

letzung mit Abriss der Kapsel vom vorderen Pfannenrand spielt hier auch eine anlagebedingte Bereitschaft zur Luxation eine Rolle.
- **Erkrankungen des Kapselbandapparats.** Diese Luxationen setzen oft allmählich ein, wie z. B. beim Gelenkrheuma oder bei schweren degenerativen und neuropathischen Gelenkleiden (z. B. tabische Arthropathie). In den gelockerten Gelenken sind die Gelenkpartner abnorm gegeneinander verschieblich und schwer zu stabilisieren. Es kommt zum Schlottergelenk. Die rheumatische Entzündung greift im Verlauf der Erkrankung von der Gelenkinnenhaut auch auf die Gelenkkapsel und Bänder über und zerstört diese. Im Zusammenhang mit den gleichzeitig auftretenden Deformierungen der Gelenkflächen entstehen pathologische Gelenkbeweglichkeiten und Achsenabweichungen. Typisch ist die Subluxation der Fingergrundgelenke mit Ulnardeviation beim Rheuma. Am Fuß finden sich ähnliche Veränderungen an den Zehengelenken.
- **Lähmungsluxationen.** Auch außerhalb des Gelenks liegende Störungen führen zu Luxationen. Die Verrenkung tritt aufgrund mangelnder muskulärer und ligamentärer Stabilisierung ein. Lähmungsluxationen treffen bevorzugt die Schulter. Eine Armplexuslähmung hat z. B. regelmäßig einen allmählichen Austritt des Humeruskopfes aus der Schultergelenkpfanne zur Folge. An der Hüfte gibt es die Lähmungsluxation, z. B. bei der MMC. Auch hier wandert der Hüftkopf allmählich aus der Pfanne (**Tab. 1.4**).

◻ **Tab. 1.4** Luxationen

Ursache	Merkmal	Beispiel
Ontogenetisch	Angeboren	Hüftluxation
Traumatisch	Kapselband-ruptur	Schulter
Habituell	Disposition	Patella, Schulter
Rheuma	Kapselband-zerstörung	Fingergrund-gelenke
Lähmung	Instabil	Schulter

◻ **Tab. 1.5** Biomechanik der Bewegungsorgane

Positiva	Negativa
Bewegung	Immobilisation
Schwerkraft	Schwerelosigkeit
Wechsel zwischen Be- und Entlastung	Gleichbleibende Be- oder Entlastung
Muskelaktivität	Muskelinaktivität
Glatte Gelenkflächen	Inkongruente Gelenkflächen
Normale Belastung	Fehl-, Überbelastung

1.4 Allgemeine Pathophysiologie der Halte- und Bewegungsorgane

1.4.1 Schädigungen durch biomechanische Faktoren

Positive biomechanische Faktoren wie **Schwerkraft, Bewegung, Beschleunigung, Druck- und Zugreize** sind natürliche biologisch-mechanische Beanspruchungen und Impulse für unsere Stütz-, Halte- und Bewegungsorgane. Bleiben z. B. biomechanische Faktoren wie Schwerkraft und Bewegung über längere Zeit aus (Weltraumkapsel), so kommt es zur Demineralisierung des Skeletts und zur Muskelatrophie.

Muskelaktivität fördert nicht nur Wachstum und Durchblutung des betätigten Muskels, sondern bewirkt auch eine bessere Durchblutung und Mineralisation der mit beanspruchten Knochen, womit deren Bruchfestigkeit erhöht wird. Gleiches gilt für Gelenkkapseln, Sehnen und Bänder, deren Rissfestigkeit erhöht wird.

Bewegung fördert durch den Wechsel zwischen Be- und Entlastung den Stoffaustausch im Gelenkknorpel und in den Bandscheiben, die durch Diffusion ernährt werden. Darin liegt die Bedeutung von Bewegung und Muskelaktivität bei der krankengymnastischen Übungsbehandlung und für die Prävention von degenerativen Erkrankungen des Skelettsystems (◻ Tab. 1.5).

Negative biomechanische Faktoren können zu **Fehlbelastungen** und Überbeanspruchung am Skelettsystem führen. Dazu zählen z. B. Immobilisation sowie **Achsfehler** der langen Röhrenknochen, die Fehlbelastungen der benachbarten Gelenke hervorrufen. Achsfehler der WS (z. B. Skoliose) führen zur Überbeanspruchung der Rumpfmuskeln. Ein instabiles Gelenk (Wackel-Schlotter-Gelenk) ist durch Bänderschlaffheit vermehrt aufklappbar. Die Folge ist, dass der Kapselbandapparat des Gelenks weiter überdehnt wird, außerdem kommt es zur Fehlbelastung des Gelenkknorpels mit Entstehung einer Arthrosis deformans. **Inkongruenzen der Gelenkflächen**, die nicht mehr richtig aufeinander passen, entstehen auf verschiedenartige Weise: Frakturen mit Gelenkbeteiligung hinterlassen oft Stufen in den Gelenkflächen. Typisch ist z. B. die Stufenbildung nach Patellafraktur mit nachfolgender Arthrosis deformans im Femoropatellargelenk. Stufen entstehen auch häufig nach Tibiakopffrakturen durch Absinken des Tibiakopfplateaus im frakturierten Abschnitt. Deformierungen mit Inkongruenzen der Gelenkflächen entstehen aber auch nach Entzündungen, Nekrosen und Knorpelerkrankungen (Arthrosis deformans).

❯ **Biologisches Grundgesetz nach Arndt[5]-Schulz[6]: Schwache Reize fördern, starke hemmen, stärkste lähmen die Lebenstätigkeit – also: Adäquate Belastung regt an, übermäßige schadet.**

1.4.2 Degeneration

Die Degeneration des Binde- und Stützgewebes ist Ursache vieler orthopädischer Erkrankungen: Arthrose, Bandscheibenschaden, Tendinose. Bei der Entwicklung degenerativer Veränderungen des Binde- und Stützgewebes sind verschiedene Faktoren begünstigend.

▪ **Endogene Faktoren**
Konstitution, ererbte Gewebequalität und individuelle Belastbarkeit des Stütz-, Halte- und Bewegungsapparats sind für den Entstehungszeitpunkt und den Aus-

---

5 Rudolf Arndt, Psychiater, Greifswald (1835–1900)
6 Hugo Schulz, Pharmakologe, Greifswald (1835–1932)

prägungsgrad einer degenerativen Erkrankung maßgebend. Trotz ungünstiger äußerer Umstände, z. B. nach einer Gelenkverletzung mit Stufenbildung, kann sich eine Arthrose im betroffenen Gelenk erst sehr spät oder überhaupt nicht bilden. Dafür ist die natürliche Widerstandskraft des Gelenkknorpels, der hier starken punktförmigen Belastungen ausgesetzt wird, verantwortlich. Weitere Faktoren sind geschlechts- und rassenspezifische Merkmale.

■ **Exogene Faktoren**

Traumen, Fehl- und Überbelastungen, Entzündungen sowie Ernährungsstörungen können degenerative Veränderungen des Binde- und Stützgewebes verursachen und verschlimmern.

❯ **Dystrophe Prozesse (Ernährungsstörungen) im bradytrophen Bandscheibengewebe und im Gelenkknorpel werden durch Bewegungsmangel eingeleitet.**

Der diffusionsabhängige Stoffaustausch in diesen Geweben ist auf den Wechsel zwischen Be- und Entlastung, also auf Bewegung angewiesen. Im Allgemeinen ist Bewegungsmangel durch Automatisierung der Umwelt als eine wesentliche Ursache der zunehmenden degenerativen Gelenk- und Bandscheibenerkrankungen zu sehen.

1.4.3 Alterung

Binde- und Stützgewebe zeigen auch ohne spezielle konstitutionelle Voraussetzung oder Umwelteinflüsse im Laufe des Lebens zunehmende Alterungserscheinungen, die die Entstehung degenerativer Erkrankungen begünstigen.

Die **Bandscheiben** verlieren durch Abnahme der Mukopolysaccharide und Wasserverlust ihre innere Spannkraft und zeigen schon frühzeitig Gefügelockerungen, Risse und Sequesterbildungen, die die pathologisch-anatomische Grundlage für bandscheibenbedingte Beschwerden (HWS-LWS-Syndrom) bilden.

Auch im **Gelenkknorpel** findet sich mit zunehmendem Alter eine Minderung der Mukopolysaccharide, Abnahme der Permeabilität für Nährstoffe und Verringerung der Zellzahl. Dadurch wird der Gelenkknorpel weniger widerstandsfähig gegen exogene Schäden (z. B. Trauma, Immobilisation, Entzündung) und entwickelt eher Erweichungen, Erosionen und Risse, die die Arthrosis deformans einleiten. Die Dehnbarkeit und Elastizität von **Sehnen, Faszien** und **Bändern** lässt aufgrund einer Verminderung der Anzahl elastischer Fasern nach. Spontanrupturen der Sehnen (bevorzugt Achilles- und Bizepssehne) treten bei alten Menschen eher auf als bei jungen.

❯ **Die Alterung des Knochens geht mit Entkalkung, Kortikalisverdünnung sowie Verminderung der Trabekel einher.**

Dadurch bricht der Knochen u. U. schon bei relativ geringer mechanischer Beanspruchung, bevorzugt am distalen Radiusende und am Schenkelhals; die Wirbel sintern. Die Erweiterung der Trabekelabstände mit Höhlenbildung im Knochen kennzeichnet auch die Erkrankung: Osteoporose.

Es muss nochmals ausdrücklich darauf hingewiesen werden, dass die Alterung des Bindegewebes an

◻ Tab. 1.6 Alterung als degenerative Erkrankungen begünstigender Faktor

Gewebe	Physiologische Alterserscheinung	Pathologisch-anatomische Veränderung	Degenerative Erkrankung
Band-scheiben	Wasserverlust	Risse	HWS-Syndrom
	Abnahme der Mukopolysaccharide	Lockerung	LWS-Syndrom
	Quelldruckerniedrigung	Sequesterbildung	
Gelenk-knorpel	Reduzierte Permeabilität für Nährstoffe	Erweichung, Erosion	Arthrose
	Abnahme der Mukopolysaccharide	Risse	
Sehnen	Abnahme der elastischen Fasern	Risse, Teilrisse	Spontane Sehnenruptur
	Verminderte Rissfestigkeit	Nekrosen	Insertionstendopathie
Knochen	Entkalkung	Frakturen	Osteoporose
	Kortikalisverdünnung	Knochensinterung	
	Erweiterung der Trabekelabstände		

sich noch keine Krankheit ist. Sie ist dem Grauwerden der Haare und der Faltenbildung der Haut gleichzusetzen. Durch Alterung wird lediglich das Verhältnis zwischen Belastung und Belastbarkeit zuungunsten der Belastbarkeit beeinflusst (◘ Tab. 1.6).

1.4.4 Reaktive Phänomene bei degenerativen Prozessen

■ **Im Gelenk**

Bei der beginnenden Arthrose können pathologisch-anatomische Veränderungen und klinische Symptome noch sehr gering sein oder sogar fehlen (latente Arthrose). Am Anfang stehen Reiben und Knirschen beim Durchbewegen der betroffenen Gelenke, hinzu kommen belastungsabhängige Schmerzen und bei einer sog. aktivierten Arthrose ein entzündungsähnlicher Reizzustand mit reaktiver Synovialitis, Kapselschwellung, Gelenkerguss, Überwärmung und Spontanschmerzen. Im Röntgenbild sieht man eine Gelenkspaltverschmälerung, subchondrale Sklerosierungen der Knochen mit Zystenbildungen und Randwülste an den Gelenkkanten (Osteophyten, ◘ Abb. 1.20).

Zu den **Späterkrankungen** gehören schließlich Gelenkfehlstellungen (z. B. X-Bein, O-Bein, Subluxation), Lockerung des Kapselbandapparates mit Wackel- bzw. Schlottergelenkbildung. Auch kann ein arthrotisches Gelenk fast vollständig einsteifen (Wackelsteife).

■ **An der WS**

Während bei den degenerativen Gelenkerkrankungen die pathologischen und anatomischen Veränderungen sowie die röntgenologisch sichtbaren Erscheinungen im Allgemeinen parallel zu den klinischen Symptomen verlaufen und eine gewisse Progredienz zeigen, ist dies bei den degenerativen WS-Erkrankungen nicht der Fall. Die reaktiven Phänomene bei der Bandscheibendegeneration mit Verschmälerung des Zwischenwirbelabschnitts, subchondralen Sklerosierungen der angrenzenden Wirbeldeckplatten (Osteochondrose, Diskose) und Randwulstbildungen an den Wirbelkanten nehmen zwar im Laufe des Lebens zu, haben aber keine wesentliche klinische Bedeutung. Beschwerdeverursachend bei den degenerativen WS-Erkrankungen sind die Segmentlockerungen und Verlagerungen von Bandscheibengewebe (Prolaps), die zunächst noch keine röntgenologisch sichtbaren Phänomene hervorrufen (◘ Abb. 1.21).

Spondylose und Osteochondrose treten erst später als Zeichen früher durchgemachter Bandscheibenlockerungen auf.

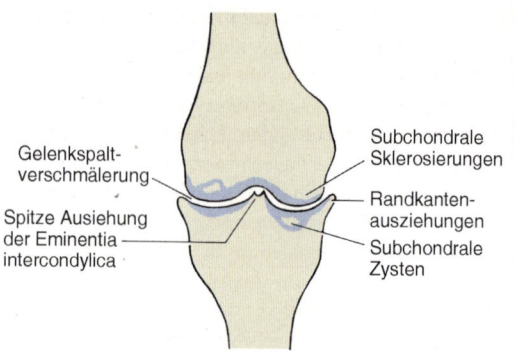

◘ **Abb. 1.20** Reaktive Veränderungen bei der Arthrose am Beispiel des Kniegelenks

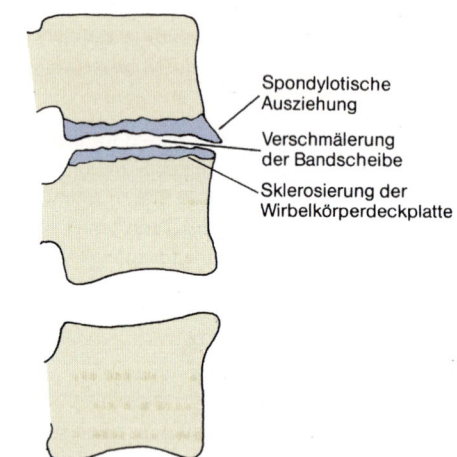

◘ **Abb. 1.21** Reaktive Veränderungen bei degenerativen Prozessen an der WS

1.4.5 Präexistente Schädigungen und Störungen

Viele orthopädische Erkrankungen treten als Sekundärschäden auf. Das primäre Geschehen kann ontogenetisch, biomechanisch oder degenerativ sein. Darüber hinaus gibt es noch weitere ätiologische Faktoren, wie Entzündung, Trauma, Inaktivität und Immobilisation, Systemfaktoren, Zirkulationsstörungen und neurotrophische Störungen, präarthrotische Deformitäten und Tumoren.

Entzündung

Orthopädische Erkrankungen können als Residuen vorangegangener Entzündungen auftreten. Neben rheumatischen Entzündungen kommen vor allem bakterielle Entzündungen in Frage. Sie entstehen entweder durch direkte Einbringung des Erregers bei einer offenen Verletzung, Operation und Injektion oder indirekt auf hämatogenem Weg nach einem bakteriellen Entzündungsprozess an anderer Stelle (Tonsillitis, Furunkel, pathogene Darmkeime, Infektionskrankheiten). Bakterielle Entzündungsprozesse können sich grundsätzlich an jeder Stelle des Bewegungssystems abspielen. Je nach Lokalisation bezeichnet man sie als:

- Osteomyelitis = Knochenmarkentzündung,
- Spondylitis = Wirbelentzündung,
- Koxitis = Hüftgelenkentzündung,
- Gonitis = Kniegelenkentzündung,
- Omarthritis = Schultergelenkentzündung usw.

> **Hauptmanifestationsort bei der hämatogenen Absiedlung von Erregern sind die gut durchbluteten Metaphysen der langen Röhrenknochen und die Wirbelspongiosa.**

Trauma

Traumatische Einwirkungen auf die Bewegungsorgane können je nach Ausmaß und Richtung unterschiedliche Folgen haben. Prellungen, Zerrungen und Distorsionen heilen im Allgemeinen folgenlos aus. Massive Gewalteinwirkungen führen zu Frakturen, Luxationen und Zerreißungen. Insbesondere bei größeren Gewalteinwirkungen nimmt die Verletzungsschwere zu. Betroffen sind nicht nur Knochen, Gelenke und Bänder, sondern auch Weichteile, Gefäße und Nerven. Es können größere Blutungen mit Volumenverlust und entsprechenden Folgen für den Gesamtorganismus resultieren. Daher müssen bei der Erstversorgung Maßnahmen zur Vorbeugung bzw. Bekämpfung eines Schocks eingeleitet werden (▶ Abschn. 1.5.6). Durch sofort einsetzende adäquate Therapie ist in vielen Fällen eine völlige Wiederherstellung zu erzielen, ohne dass Form- und Funktionsstörungen verbleiben.

Beispiele
- Sofortige Achillessehnennaht nach Achillessehnenruptur,
- stabile Osteosynthese bei Frakturen.

Wenn keine Restitutio ad integrum erreicht werden kann, treten posttraumatische Schäden auf. In Fehlstellung verheilte Frakturen führen zu Achsabweichungen und Torsionsfehlern.

Typische **posttraumatische Fehlstellungen als präexistente Schädigungen** und Störungen für Folgeerkrankungen (Arthrosis deformans) sind:

- nach Schenkelhalsbruch: posttraumatische Coxa vara, Coxa valga,
- nach Ober-, Unterschenkelbruch: posttraumatisches X-O-Bein,
- nach Knöchelbruch: posttraumatischer Knickfuß, Varusstellung der Ferse,
- nach Fersenbeinbruch: posttraumatischer Plattfuß,
- nach suprakondylärem Oberarmbruch: Cubitus valgus, Cubitus varus,
- nach Radiusfraktur an typischer Stelle: Bajonettstellung im Handgelenk,
- nach epiphysären oder epiphysenfugennahen Frakturen bei Kindern: partielle Verknöcherung und Schiefwuchs.

Nach **unvollständig verheilten Kapselbandläsionen** entsteht eine Bandinsuffizienz mit posttraumatischer Gelenkinstabilität.

Beispiele
- Innen-, Außen- und Kreuzbandinsuffizienz am Knie,
- Innen- und Außenbandinsuffizienz am oberen Sprunggelenk.

Diese Gelenke sind ebenfalls durch eine posttraumatische Arthrosis deformans gefährdet.

Rezidivierende Luxationen können auch traumatischen Ursprungs sein: Nach der ersten traumatischen Luxation eines Gelenks ist der Kapselbandapparat an einer bestimmten Stelle so schlaff, dass es immer wieder, auch bei geringeren Gewalteinwirkungen, zu Luxationen kommt.

Beispiele
- Habituelle Schulterluxation,
- habituelle Patellaluxation.

Allerdings sind gewisse dispositionelle Faktoren für die Manifestation dieser Leiden mitentscheidend. Auch anscheinend geringe traumatische Einwirkungen können Schäden am Bewegungssystem hervorrufen, wenn sie über längere Zeit einwirken. **Mikrotraumen und Vibrationen**, wie sie z. B. bei der Betätigung von Pressluftwerkzeugen auftreten, verursachen eine Arthrose im Ellbogengelenk oder die spontane Osteonekrose des Mondbeins (Lunatummalazie). Über längere Zeit einwirkende Mikrotraumen sind neben einem gewissen dispositionellen Faktor auch verantwortlich für die Entstehung von:

- Insertionstendopathien (z. B. Tennisellenbogen) und
- Ermüdungsbrüchen (z. B. Marschfraktur).

1

Immobilisationsschaden

Inaktivität und Immobilisation reduzieren den Stoffaustausch im Gelenkknorpel derart, dass nach mehreren Wochen Veränderungen auftreten, welche die Belastbarkeit des Gelenks vermindern. Kommt eine inadäquate Belastung hinzu, so können Knorpelläsionen entstehen. Dies ist z. B. der Fall, wenn man den Patienten nach längerer Gipsimmobilisation sofort auftreten und voll belasten lässt. Zunächst ist hier **Teilbelastung** angebracht.

Präarthrotische und prädiskotische Deformitäten

Präarthrotische Deformität

Präexistente Schäden und Störungen, die zur Arthrosis deformans führen, werden als präarthrotische Deformitäten bezeichnet.

Dieser Begriff ist im weitesten Sinne zu verstehen. Auch fernab vom betroffenen Gelenk können Deformitäten bestehen, die zur Arthrose führen, wie z. B. ein X- oder O-Bein. Ebenso hinterlassen Entzündungen und vorübergehende Stoffwechselstörungen oft irreversible Schäden an Gelenkinnenhaut und Knorpel, die präarthrotisch sind (◘ Abb. 1.22).

Ähnlich wie präarthrotische Deformitäten zur Arthrosis deformans führen, gibt es auch Form- und Funktionsstörungen am Bewegungssystem, die die Entwicklung der Bandscheibendegeneration (Diskose) an der WS begünstigen. Analog den präarthrotischen Deformitäten werden sie als prädiskotische Deformitäten bezeichnet.

Prädiskotische Deformität

Unter prädiskotischer Deformität versteht man Veränderungen am Skelettsystem, die eine anhaltende asymmetrische Belastung einer oder mehrerer Zwischenwirbelabschnitte zur Folge haben.

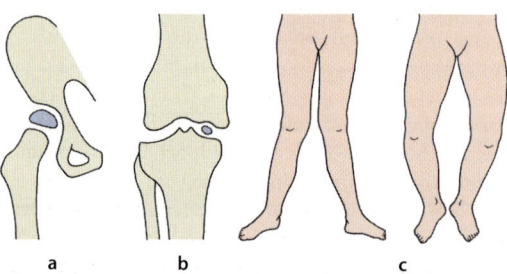

◘ **Abb. 1.22 a–c** Präarthrotische Deformitäten: **a** M. Perthes, **b** Osteochondrosis dissecans, **c** X- und O-Bein

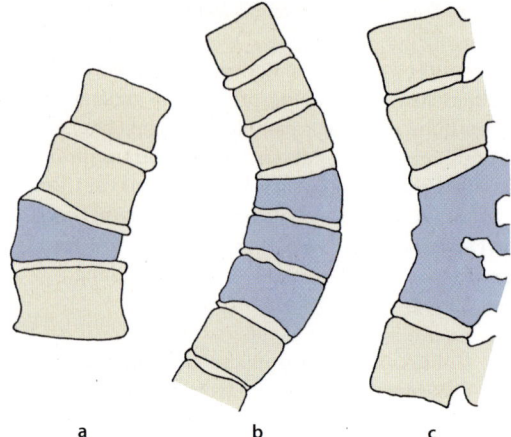

a   b   c

◘ **Abb. 1.23 a–c** Prädiskotische Deformitäten: **a** Keilwirbel, **b** M. Scheuermann, **c** Blockwirbel. Die der Deformität benachbarten Bandscheiben sind durch asymmetrische Belastung überbeansprucht

Eine asymmetrische Einstellung des Zwischenwirbelabschnitts ist sowohl in der Sagittal- als auch in der Frontalebene möglich. Zu den prädiskotischen Deformitäten (◘ Abb. 1.23) zählen:

- Beinlängendifferenz,
- M. Scheuermann,
- Keilwirbel,
- asymmetrische Übergangswirbel,
- Spondylolyse,
- in Fehlstellung verheilte Wirbelfrakturen,
- Entzündungen.

Präarthrotische und prädiskotische Deformitäten stellen nur ein Krankheitspotential dar, sie müssen nicht unbedingt zur Krankheit führen. Endogene Faktoren (individuelle Belastbarkeit) und Beanspruchung der vorgeschädigten Anteile des Skelettsystems sind für den Manifestationszeitpunkt und das Ausmaß der sekundären Verschleißerkrankungen maßgebend (◘ Abb. 1.24).

Systemfaktoren

Während angeborene Defekte, Verletzungen, degenerative und bakterielle Veränderungen eher lokalisiert auftreten, gibt es ätiologische Momente, die systemisch bedingt sind. Zu den Systemfaktoren mit Manifestation am Bewegungssystem zählen:

- **Immunpathologische Prozesse:** etwa die Erkrankungen des rheumatischen Formenkreises: rheumatische Arthritis, M. Bechterew, M. Still, M. Reiter, Arthritis psoriatica.

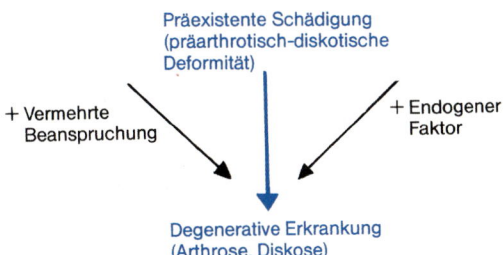

Präexistente Schädigung
(präarthrotisch-diskotische
Deformität)

+ Vermehrte
Beanspruchung

+ Endogener
Faktor

Degenerative Erkrankung
(Arthrose, Diskose)

Abb. 1.24 Darstellung der Faktoren, die zur degenerativen Erkrankung führen

- **Metabolische Störungen:** etwa Gicht und Pseudogicht, Diabetes mellitus, Hunger- und Mangelosteopathie.
- **Vitaminmangelkrankheiten:** Vitamin-C-Mangel verursacht subperiostale Blutungen, die sich im Röntgenbild als schalenartige Verkalkungssäume um den Knochen zeigen. Vitamin-D-Mangel führt zur Rachitis.
- **Hormonelle Störungen:** Bei einigen Drüsenstörungen kommt es auch zu Störungen am Skelettsystem.
  - **Nebenschilddrüse:** Überfunktion (Hyperparathyreoidismus), z. B. durch ein Nebenschilddrüsenadenom: Osteodystrophia fibrosa generalisata.
  - **Hypophyse:** Unterfunktion (zu wenig STH): hypophysärer Minderwuchs, Überfunktion (zu viel STH): hypophysärer Riesenwuchs, solange die Wachstumsfugen noch offen sind. Wenn eine Überproduktion von Wachstumshormon im Erwachsenenalter stattfindet, kommt es zur Akromegalie. Bei der Dystrophia adiposogenitalis kommt es neben der Fettsucht und dem Hypogonadismus häufig zu folgenden Skeletterkrankungen: Epiphysenlösung, X-Bein, Plattfüße.
  - **Schilddrüse:** Unterfunktion: Kretinismus am Skelettsystem mit Minderwuchs (dysproportioniert, kurze Extremitäten), Wirbelverformungen (platt- oder keilförmig, pathologische Kyphose), O-Beine, epiphysäre Wachstumsstörungen. Überfunktion: manchmal mit einer Osteoporose einhergehend, sonst für das Skelettsystem ohne Bedeutung.
  - **Nebennierenrinde:** Überfunktion: führt zum Cushing-Syndrom am Skelettsystem mit Osteoporose, Spontanfrakturen und Hüftkopfnekrosen.
- **Gerinnungsstörungen.** Hier kommt es zu Gelenkblutungen, am bedeutendsten ist die Bluterkrankheit.

Zirkulationsstörungen (spontane Osteonekrosen, aseptische Knochennekrosen, Osteochondrosen)

Lokale Durchblutungsstörungen kommen bei einigen wichtigen Skeletterkrankungen als ätiologischer Faktor in Frage, so z. B. bei den ischämischen Knochennekrosen. Diese können scheinbar ohne äußere Ursache entstehen und heißen dann spontane Osteonekrosen (Osteochondrosen, aseptische Knochennekrosen).

Spontane Osteonekrosen

Spontane Osteonekrosen sind lokalisierte Durchblutungsstörungen an bestimmten Epi- und Apophysen, bedingt durch ein Missverhältnis zwischen Durchblutungsangebot und -nachfrage.

Zu solchen Missverhältnissen kann es, z. B. in bestimmten Wachstumsphasen, in denen an die Blutversorgung des Knochens große Anforderungen gestellt werden, kommen. Der betroffene Knochenabschnitt verliert durch die ischämische Nekrose an Stabilität und verformt sich (**Abb. 1.25**, **Tab. 1.7**, ► Übersicht 1.4).

Die einzelnen Krankheitsbilder werden in den jeweiligen Kapiteln in der speziellen Orthopädie besprochen. Neben diesen spontanen Osteonekrosen gibt es noch zahlreiche andere Lokalisationen, die allerdings wegen ihrer Seltenheit weniger von Bedeutung sind.

Übersicht 1.4 Gemeinsamkeiten der spontanen Osteonekrosen

- Bis auf die spontanen Osteonekrosen des Mittelfußköpfchens und des Os lunatum betreffen alle das wachsende Skelett. Die Lunatumosteonekrose hat den spätesten Altersgipfel.
- Am Gelenk ist immer ein Gelenkkopf und nicht die Pfanne betroffen.
- Die unteren Extremitäten sind häufiger betroffen als die oberen, wohl wegen der stärkeren Belastung.

Die idiopathische Hüftkopfnekrose beim Erwachsenen müsste hier eigentlich auch aufgeführt werden. Da, wie die Bezeichnung idiopathisch schon sagt, die Ätiologie noch nicht ganz geklärt ist, erscheint eine Aufführung unter den Zirkulationsstörungen und ischämischen Nekrosen jedoch nicht gerechtfertigt.

1

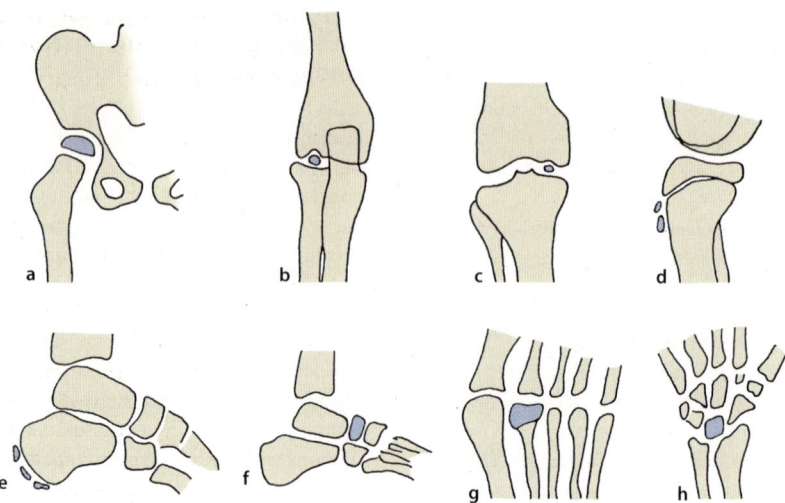

◻ **Abb. 1.25 a–h** Spontane Ostéonekrosen: **a** Hüftkopfepiphyse (M. Perthes), **b** Ellenbogen (M. Panner), **c** Knie (Osteochondrosis dissecans, M. König), **d** Tibiaapophyse (M. Osgood-Schlatter), **e** Apophysitis calcanei (M. Haglund), **f** Os naviculare pedis (M. Köhler I), **g** Mittelfußköpfchen (M. Köhler II), **h** Os lunatum (M. Kienböck)

◻ **Tab. 1.7** Nekrosen und deren Eigennamen

Lokalisation	Eigenname
Hüftkopf	Perthes
Capitulum humeri	Panner
Knie	König
Tibia	Osgood-Schlatter
Kalkaneus	Haglund
Kahnbein	Köhler I
Mittelfußköpfchen	Köhler II
Mondbein	Kienböck

Periphere Durchblutungsstörungen

Sie betreffen nur indirekt das Skelettsystem und sind vor allem für die Differenzialdiagnose von Bedeutung. Patienten mit arteriellen Durchblutungsstörungen klagen über Beschwerden in beiden Beinen in Form krampfartiger Wadenschmerzen, die nach einer bestimmten Wegstrecke auftreten und nach dem Stehenbleiben wieder verschwinden. Ein belastungsabhängiger Schmerz, der vom Kapselbandapparat ausgeht, hält nach der zunächst weiter an. Die Hauptlokalisation der durchblutungsbedingten Schmerzen an den Akren entspricht auch nicht den orthopädischen Erkrankungen. Weitere Differenzierung: Fuß-

pulse, Ergometertest, Oszillografie, Angiografie usw. Differenzialdiagnostisch kommt die Claudicatio intermittens spinalis bei lumbaler Wirbelkanalstenose in Frage.

Neurotrophische Störungen

Erkrankungen des Nervensystems ziehen sekundär auch Veränderungen des Skelettsystems nach sich. Die mit der Nervenläsion verbundene Immobilisation führt zu einer Atrophie der Muskeln, Bänder und Knochen und macht sich dort nach längerem Bestehen als Osteoporose bemerkbar. Am wachsenden Skelett sind bei neurogenen Erkrankungen lokalisierte Wachstumsstörungen die Folge.

Beispiele
- Eine geburtsbedingte Armplexuslähmung führt zum Minderwachstum des Armes.
- Eine Rumpfmuskellähmung ruft asymmetrisches Wirbelkörperwachstum mit struktureller Skoliose hervor.

Beim **CRPS (complex regional pain syndrome**, früher: **Sudeck-Dystrophie)** wird als Ätiologie eine neurotrophische Störung vermutet. Durch ein Trauma, das mitunter sehr gering sein kann (Bagatelltrauma), wird auf reflektorischem Weg eine Dystrophie (Reflexdystrophie) der betroffenen Extremität eingeleitet.

Neurogene Osteoarthropathien sieht man bei Nervenerkrankungen, die mit einem Mangel an Tiefensensibilität einhergehen.

Beispiele

- **Tabische Arthropathie** mit schweren arthrotischen Veränderungen und Fehlstellungen ohne wesentliche Schmerzen, betroffen sind vor allem die unteren Extremitäten.
- Die **Arthropathie bei Syringomyelie** betrifft besonders die oberen Extremitäten.
- **Neurogene Arthropathie**, z. B. im Rahmen der diabetischen Neuropathie.

1.4.6 Weichteilschädigungen

■ Druckschäden der Haut

Sie treten auf bei fehlerhaft angelegten Schienen und Gipsverbänden, besonders häufig und gefährlich sind Druckstellen und Ulzera bei trophischen Störungen. Die entstandenen Druckulzera heilen nicht ab. Prädilektionsstellen für **Druckstellen der Haut** sind:

- Darmbeinkämme,
- Kreuzbein,
- Patella,
- Fibulaköpfchen
- Ferse.

> Diese Lokalisationen müssen im Gipsverband besonders abgepolstert werden.

■ Narbenkontrakturen

Diese treten nach ausgedehnten Weichteilschädigungen auf und sind grundsätzlich an allen Weichteilen und Gelenken möglich. Narbenbedingte Form- und Funktionsstörungen treten z. B. nach Verbrennungen auf. Am Hals kann durch einseitigen Narbenzug ein narbenbedingter Schiefhals entstehen. Ausgedehnte Narben am Rumpf führen zur Skoliose. Narben in der Ellenbeuge oder in der Kniekehle führen dort zu Beugekontrakturen.

■ ■ Therapie

Orthopädische Hilfsmittel sind hier Schienen und Apparate. Wenn die Kontrakturen bereits eingetreten sind und es sich um verhärtete Narben handelt, sind konservative Maßnahmen meistens nicht mehr erfolgversprechend. Hier hilft dann nur noch eine Operation mit Z-förmiger Verlängerung des verkürzten Hautareals.

■ ■ Prophylaxe

Richtige Lagerung in Funktionsmittelstellung des Gelenks bei Weichteilverletzungen.

1.4.7 Bedeutung und Häufigkeit der einzelnen ätiologischen Faktoren und Pathomechanismen

Viele orthopädische Erkrankungen lassen sich eindeutig auf einen einzigen ätiologischen Faktor zurückführen (monofaktorielle Ätiologie). Dazu zählen die ontogenetischen Störungen mit angeborenen Defekten, Dysplasien und Aufbaustörungen der Gewebe. Auch bakterielle Entzündungsprozesse, Verletzungsfolgen und Vitaminmangelerkrankungen sind in ihrer Entstehung auf eine einzige Ursache zurückzuführen. Bei der Pathogenese und weiteren Entwicklung der Erkrankungen spielen schon wieder anlagebedingte Faktoren eine Rolle. Es wurde darauf hingewiesen, dass z. B. die Entwicklung einer posttraumatischen Arthrose nach einer bestimmten Gelenkverletzung individuell verschieden, je nach Qualität und Widerstandskraft des Knorpels, verläuft.

> Bei der Entstehung von Skeletterkrankungen wirken in den meisten Fällen mehrere Faktoren zusammen.

Häufig ist die Kombination konstitutioneller Momente mit anlagebedingter Schwäche bestimmter Gewebeabschnitte oder des ganzen Skelettsystems (ontogenetischer Faktor) mit einem Trauma. Typische Beispiele sind hier die habituellen Luxationen des Schultergelenks und der Patella. Auch bei degenerativen Erkrankungen (Arthrosen, Bandscheibenschäden), rheumatischen Entzündungen, hormonellen Störungen, metabolischen Erkrankungen (Gicht), ischämischen Knochennekrosen, neurotrophischen Störungen (M. Sudeck) und Tumoren ist die Anlage zur Entwicklung dieser Leiden gegeben. Manifestation und Ausprägung der Erkrankung werden durch äußere Umstände bestimmt.

■ Symptomatik orthopädischer Erkrankungen

Die allgemeinen Symptome bei Erkrankungen des Skelettsystems gliedern sich entsprechend der Anamnese und dem Untersuchungsgang in subjektive Angaben des Patienten und objektive Befunde. Dabei unterscheidet man Befunde, die bei der Inspektion, Palpation und Funktionsprüfung am Bewegungsapparat zu erfassen sind. Hinzu kommen spezielle Untersuchungsmethoden, wie Röntgen, Labor, Szintigramm, Arthrogramm usw. Einige Befunde sind mehreren verschiedenen Krankheiten gemeinsam, andere findet man nur bei einem Krankheitsbild, welchem dementsprechend eine große diagnostische Aussagekraft zukommt. Das Vorhandensein eines solchen krankheitsspezifischen Symptoms weist mit großer Sicherheit auf

1

⬛ Tab. 1.8 Krankheitsspezifische Einzelbefunde am Bewegungssystem

Klinischer Einzelbefund	Diagnose
Verschiebeschmerz der Patella	Chondropathia patellae
Drehmann-Zeichen	Epiphysenlösung
Aus- und Einrenkungsphänome an der Säuglingshüfte	Kongenitale Hüftluxation
Druckschmerz über dem Epicondylus lateralis humeri	Tennisellenbogen

das betreffende Leiden hin. Diagnosesichernd ist z. B. der Erregernachweis im Gelenkpunktat oder das Ergebnis der histologischen Untersuchung bei Tumoren und spezifischen Entzündungen. Besonders wertvoll sind jedoch krankheitsspezifische Symptome, die schon nach der ersten körperlichen Untersuchung ohne spezielle Zusatzuntersuchungen eine Diagnosestellung erlauben. Einige orthopädische Krankheiten sind schon aufgrund ihres typischen Erscheinungsbilds zu erkennen, z. B. Trichterbrust, Klumpfuß, Hallux valgus (⬛ Tab. 1.8).

Andere haben einen typischen Einzelbefund bei der Palpation oder Funktionsprüfung, der nur für eine Krankheit kennzeichnend ist. Auch hier gibt es Sondersituationen und Ausnahmen.

Die meisten Befunde am Bewegungssystem sind krankheitsunspezifisch, d. h. sie treffen auch für mehrere Krankheiten zu. Ein Gelenkerguss kann z. B. arthrotisch, entzündlich oder traumatisch sein.

Erst weitere diagnostische Kriterien wie Anamnese und Punktionsergebnis führen zur Diagnose. Auch Achsfehler der Extremitäten, Skoliosen, Bewegungs- und Haltungsstörungen, Ganganomalien und Atrophien sind gemeinsame Symptome verschiedener Krankheiten. Erst in ihrer Kombination sind sie krankheitsspezifisch.

1.5   Verletzungen der Bewegungsorgane

Unfallchirurgie beschäftigt sich mit der gestörten Anatomie und Physiologie von Patienten, die durch ein plötzlich auftretendes Ereignis (Unfall) eine Verletzung erlitten haben. Das Ziel ist, die Anatomie und die körperlichen Funktionen so gut wie möglich und möglichst vollständig wieder herzustellen. Wie die Orthopädie, so ist auch die Unfallchirurgie angewandte Anatomie und Physiologie der Halte- und Bewegungsorgane.

Überschneidungen mit dem ursprünglichen orthopädischen Fachgebiet sind häufig und vielfältig.

Dem wurde vor einigen Jahren berufspolitisch Rechnung getragen, indem die Weiterbildungen der beiden Fächer zu einem gemeinsamen Facharzt für Orthopädie und Unfallchirurgie zusammen gelegt wurden. Sämtliche konservative und operative Behandlungsmöglichkeiten mit ihren Indikationen und speziellen Vor- und Nachteilen sollten bekannt sein. Sowohl die konservative als auch die operative Therapie erfordern umfangreiche theoretische wie auch praktische Kenntnisse sowie manuelles Geschick. Weiterhin sind Kenntnisse über die Rehabilitation erforderlich, um die Behandlung zum gewünschten Erfolg zu führen.

Die akuten Maßnahmen der ABC-Regel sowie die stabile Seitenlagerung und die Volumensubstitution werden in der Notfallmedizin abgehandelt. Bei Verletzungen der Bewegungsorgane ist eine stabile Lagerung vordringlich. Außerdem gilt die PECH-Regel (**P**ause, **E**is, **C**ompression, **H**ochlagerung. Original RICE für **r**est, **i**ce, **c**ompression, **e**levation) auch bei Weichteilverletzungen.

1.5.1   Frakturen

> **Fraktur**
>
> Wenn eine von außen einwirkende direkte oder indirekte Gewalt die Festigkeit oder Elastizität des Knochens übersteigt, entsteht eine Fraktur.

Diese besteht aus mindestens 2 Fragmenten, die durch einen Bruchspalt getrennt sind.

Mit dem Begriff Fraktur meinen wir normalerweise eine **traumatische** Fraktur. Dies bedeutet, die einwirkende Gewalt war hoch genug einen gesunden Knochen zu brechen. Eine Fraktur kann jedoch auch bei krankhafter Vorschädigung des Knochens (**pathologische** Fraktur, **Spontanfraktur**) oder aufgrund repetitiver Mikrotraumen (**Ermüdungsfraktur**) entstehen (⬛ Tab. 1.9).

◘ Tab. 1.9 Übersicht Frakturarten	
Frakturart	**Entstehungsmechanismus**
Traumatische Fraktur	Einmalige, plötzlich von außen auftreffende direkte oder indirekte Gewalt bei gesunden Knochen
Pathologische Fraktur (Spontanfraktur)	Entstehung ohne adäquate Gewalteinwirkung bei krankhaft verändertem Knochen, z. B. durch primäre Knochentumoren, osteolytische Knochenmetastasen, Osteoporose, Osteomalazie, Osteomyelitis
Ermüdungsfraktur	Wiederkehrende Mikrobewegungen führen schließlich ohne zusätzliche Gewalteinwirkung zu einer Fraktur, z. b. Marschfraktur der Mittelfußknochen, Abbruch der Dornfortsätze des 7. HWK oder des 1. und 2. BWK, sog. Schipperkrankheit bei chronischer Belastung infolge ständigen Schaufelns

Frakturtypen (Formen)

Der vorliegende Frakturtyp oder die Frakturform ist einerseits abhängig von Form und Festigkeit des Knochens, andererseits von der Art der eintreffenden Gewalt. Prinzipiell unterscheiden wir eine direkte und eine indirekte Gewalteinwirkung.

▪ Biegungsbruch

Direkte oder indirekte Gewalteinwirkung auf den Knochen führt zur Überschreitung der Elastizitätsgrenze. Auf der Konvexseite des Knochens tritt eine Zug-, auf der Konkavseite des Knochens eine Druckspannung auf. Schließlich reißt der Knochen auf der Konvexseite ein und auf der Konkavseite wird ein Biegungskeil ausgesprengt.

Beispiel Schienbeinbruch des Fußgängers bei Anprall einer PKW-Stoßstange (◘ Abb. 1.26).

▪ Drehbruch (Torsionsfraktur)

Indirekte Gewalteinwirkung durch Drehung um die Längsachse bei einseitig fixiertem Knochen führt zu einer spiralförmigen Fraktur. Bei vollständiger Umdrehung kommt es zum Ausbruch eines sog. Drehkeils. Dieser ist nicht mit dem Biegungskeil zu verwechseln und entsteht ohne zusätzliches Biegemoment.

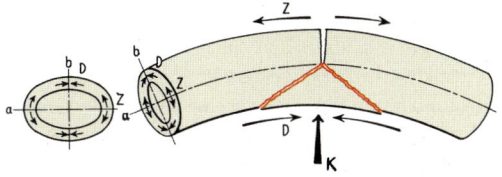

◘ **Abb. 1.26** Schematische Darstellung der Entstehung einer Biegungsfraktur: *K* einwirkende Gewalt, *D* Druckspannung, *Z* Zugspannung. Druck- und Zugspannungen entstehen nicht nur in der Längsachse, sondern auch zirkulär

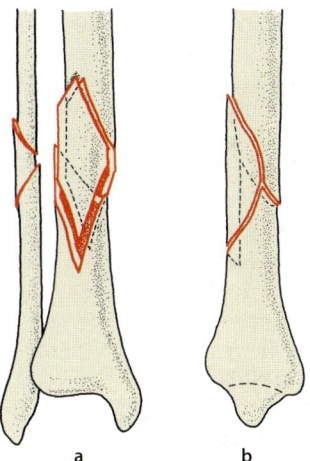

◘ **Abb. 1.27 a, b** Fraktur mit ventralem Drehkeil. **a** a.-p., **b** seitlich

Beispiel Unterschenkelbruch des Skifahrers bei nicht auslösender Sicherheitsbindung (◘ Abb. 1.27).

▪ Schub- oder Abscherbruch

Direkte Gewalteinwirkungen auf den Knochen führen zum Abscheren.

Beispiele Knorpel-Knochen-Absprengungen (Flake fractures) bei Gelenkverrenkungen, Radiusköpfchenmeißelfraktur, pertrochantäre Femurfraktur.

▪ Abrissbruch

Entstehung durch direktes Trauma auf einen Knochen mit gleichzeitig wirkenden Zugkräften über Band- oder Sehnenansätze auf den Knochen. Durch diese kommt es in der Regel zu einer Dislokation der Fraktur. Die Fraktur verläuft typischerweise quer zur Zugrichtung.

Beispiele Olekranonfraktur, Patellafraktur.

1

■ Stauchungsbruch (Kompressionsfraktur)

Indirekte Gewalteinwirkung durch Stauchung, meist in der Körperlängsachse. Dieser betrifft in der Regel spongiösen Knochen, an dem die wabenartige Struktur irreversibel komprimiert wird.

Beispiele Wirbelkörperfraktur, Tibiakopfimpressionsfraktur, Fersenbeinfraktur.

■ Trümmerbruch

Er entsteht infolge einer heftigen Krafteinwirkung auf einen Knochen, was zur Zersplitterung desselben in viele Frakturfragmente führt. Diese sind typischerweise disloziert. In der Regel geht eine solche Fraktur mit einer starken Weichteilverletzung einher.

Beispiele Unterschenkeltrümmerbruch nach Motorradunfall.

■ Verrenkungsbruch (Luxationsfraktur)

Hierbei handelt es sich um eine gelenknahe Fraktur in Kombination mit einer Verrenkung des Gelenkes. Entweder ist es durch die Gewalteinwirkung gleichzeitig zu einer Fraktur und einer Verrenkung, oder durch die Luxation zu einer Fraktur (Abscherfraktur) gekommen.

Beispiele Humeruskopfluxationsfraktur, Flake Fracture bei Patellaluxation.

■ Etagenfraktur (Stückbruch)

Infolge direkt eintreffender Gewalt über eine große Fläche kommt es zu 2 Frakturen in unterschiedlicher Höhe mit dazwischen liegendem Knochenfragment.

Beispiele Stoßstangenverletzung am Unterschenkel des Fußgängers.

■ Ketten- (Serienfraktur)

Mehrere Frakturen an einer Extremität durch Gewalteinwirkung in Richtung der Extremität. Meist handelt es sich um einen Sturz aus großer Höhe oder ein schweres Anralltrauma an das Knie in gebeugtem Zustand.

Beispiele Fersenbeinfraktur, Schienbeinkopffraktur und Azetabulumfraktur bei Sturz aus großer Höhe. Patellafraktur, Femurfraktur und Azetabulumfraktur bei Anprall an das Armaturenbrett (Dashboard-Fraktur).

■ Schussbruch

Fraktur eines Knochens infolge einer Schussverletzung. In der Regel Trümmer- bzw. Splitterbruch. Die

Tab. 1.10 Unvollständige Frakturen

Frakturart	Definition
Fissur	Spaltförmige Knochenverletzung ohne klaffende Fragmente
Infraktion	Unvollständige Unterbrechung des Knochens
Grünholz-fraktur	Der erhaltene dicke Periostschlauch verhindert weitestgehend die Dislokation. Im Bereich der Fraktur ist das Periost wulstartig eingestaucht

einzelnen Bruchfragmente sind weit in den Weichteilen verstreut. Haut, Weichteile und evtl. Kleidungspartikel werden in den Bereich des Knochens verschleppt. In der Regel bestehen ein erheblicher Weichteilschaden und eine erhöhte Infektionsgefahr.

■ Unvollständige Frakturen

Fissur, Infraktion und Grünholzfraktur sind unvollständige Frakturen, sie führen nicht zu einer vollständigen Kontinuitätsunterbrechung des Knochens (□ Tab. 1.10). Die Grünholzfraktur ist eine Sonderform dieser Frakturen im Kindesalter (▶ Abschn. 1.5.5).

Frakturdislokationen

Nur selten verbleibt eine vollständige Fraktur in anatomisch korrekter Position. In der Regel führen die Gewalteinwirkung oder der Muskelzug zu einer Verschiebung der Fragmente. Es werden Längsverschiebung, Seitverschiebung, Rotationsverschiebung und Achsenknickung unterschieden (□ Abb. 1.28). Eine Fraktur kann gleichzeitig in mehreren Richtungen verschoben sein.

Frakturklassifikationen

Eine Frakturklassifikation ist nur dann hilfreich, wenn sie die Schwere der Knochenverletzung berücksichtigt und als Basis für die Behandlung und die Evaluation der Ergebnisse dient. Durch die Beschreibung der Verletzungsschwere soll sich also direkt eine Behandlungsoption für den klinischen Alltag ergeben. Durch die Vergleichbarkeit der Verletzungen anhand einer Klassifikation lassen sich auch die Ergebnisse unterschiedlicher Behandlungen vergleichen.

Verschiedene Autoren haben Klassifikationen für Frakturen oder Verletzungen bestimmter Körperregionen veröffentlicht, mit denen sie sich besonders beschäftigt haben (z. B. Neer für die subkapitale Humerusfraktur). Diese Klassifikationen gelten jeweils

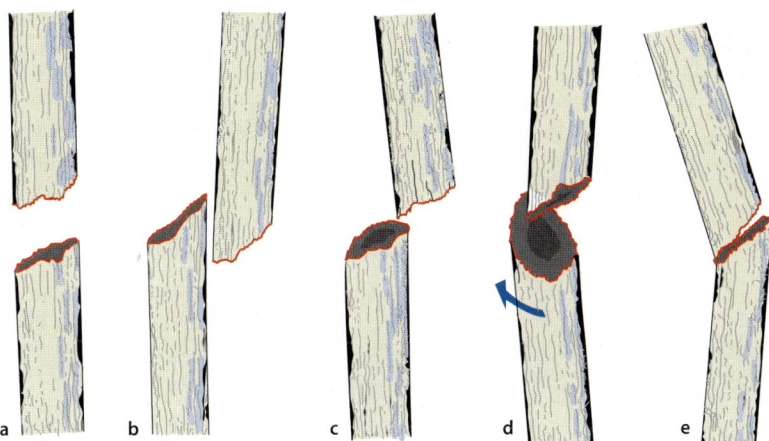

Abb. 1.28 a–e Frakturdislokationen: **a** Längsverschiebung mit Verlängerung (Dislocatio ad longitudinem cum distractione), **b** Längsverschiebung mit Verkürzung (Dislocatio ad longitudinem cum contractione), **c** Seitverschiebung (Dislocatio ad latus), **d** Rotationsverschiebung (Dislocatio ad peripheriam), **e** Achsknickung (Dislocatio ad axim)

nur für Frakturen einer bestimmten anatomischen Region. Für fast jede Lokalisation gibt es mehrere Klassifikationen. Die Klassifikationen, die den o. g. Anforderungen am ehesten entsprechen, sind dann in der Regel gebräuchlich.

1990 wurde die **Comprehensive Classification of Fractures (CCF)** von einer Arbeitsgruppe unter der Leitung von Maurice E. Müller vorgestellt. Diese Klassifikation beruht auf einer Analyse von 150.000 vollständig dokumentierten Frakturen der **Arbeitsgemeinschaft für Osteosynthese (AO)** und wird im deutschsprachigen Raum als **AO-Klassifikation** bezeichnet.

Im Unterschied zu anderen Klassifikationen werden hier sämtliche Frakturen aller Regionen des Skeletts abgebildet. Die Einteilung des Schweregrades erfolgt einerseits aufgrund der Röntgenmorphologie und andererseits aufgrund chirurgisch-anatomischer Kenntnisse in Hinblick auf zu erwartende Komplikationen. Zunächst werden der Skelettabschnitt und die Lokalisation durch Zahlen verschlüsselt. Der weitere, wichtigere Teil der Verschlüsselung bezeichnet die Verletzungsschwere. Unterteilt wird in die **Typen A, B und C**. Typ-A bezeichnet jeweils die einfache, Typ-C die schwerste Form der Fraktur. Die Frakturtypen werden wiederum in 3 **Gruppen (I, II, III)** mit ansteigender Verletzungsschwere unterteilt. Diese lassen sich nochmals in 3 **Untergruppen (1, 2, 3)** unterteilen, die wiederum nach aufsteigender Verletzungsschwere geordnet sind. Die Unterteilung in die Gruppen und insbesondere die Untergruppen ist schwierig, verlangt Erfahrung und ist häufig erst intraoperativ möglich.

Im alltäglichen Gebrauch ist die Zuordnung zum Frakturtyp und evtl. der Frakturgruppe (z. B. B oder B-2) gebräuchlich und ausreichend:

- Für den metaepiphysären (als gelenknahen) Bereich bezeichnet der **Typ-A** eine extraartikuläre, einfache Fraktur.
- Der **Typ-B** bezeichnet eine in das Gelenk ziehende einfache Fraktur und somit aus einem Fragment und einer stabilen Säule bestehend mit einer erhaltenden Verbindung eines nicht frakturierten Gelenkanteils mit der Metaphyse.
- Der **Typ-C** bezeichnet eine kombinierte Fraktur aus einer metaphysären Frakturlinie und einer in das Gelenk ziehenden Frakturlinie. Dabei kann es sich auch um eine Trümmerzone im gelenktragenden oder/und metaphysären Bereich handeln.

Im diaphysären Bereich wird ein einfacher Bruch mit nur 2 Hauptfragmenten als **A-Fraktur** bezeichnet. Die **B-Fraktur** weist ein zusätzliches Fragment (Dreh- oder Biegungskeil) auf. Bei einer Mehretagen- oder Mehrfragmentfraktur handelt es sich um eine **C-Fraktur** (**Abb. 1.29**).

Klinik der Fraktur

Typischerweise besteht ein Schmerz und die betroffene Extremität wird in einer Schonhaltung gehalten. Manche Frakturen lassen sich bereits an einer typischen Fehlstellung der Extremität erkennen. Bei der klinischen Untersuchung entscheiden wir zwischen **sicheren** und **unsicheren Frakturzeichen** (▸ Übersicht 1.5).

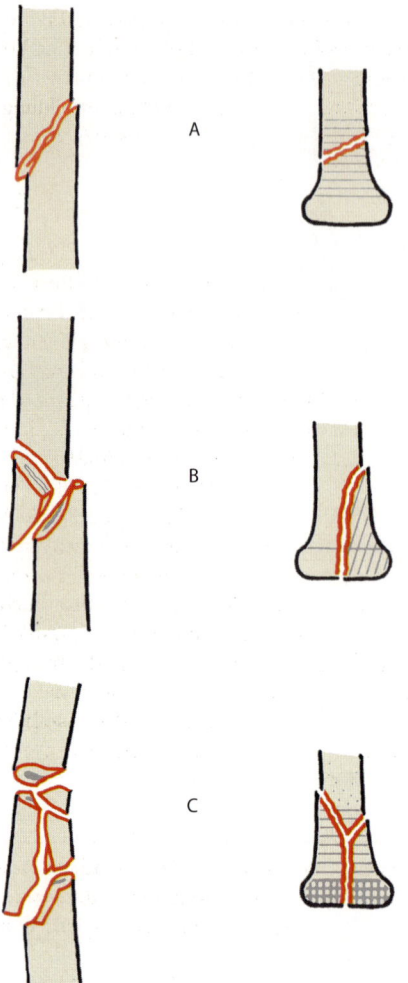

Da die Fraktur mit bildgebenden Verfahren nachgewiesen werden kann, sollte heute bei der klinischen Untersuchung auf den Nachweis sicherer Frakturzeichen wie Krepitation und abnorme Beweglichkeit verzichtet werden, da dieses sehr starke Schmerzen verursacht. Überprüft werden sollte aber in jedem Fall die periphere Motorik, Sensibilität und Durchblutung, um Verletzungen von Nerven, Blutgefäßen oder Sehnen zu erkennen bzw. auszuschließen.

> ❯ **Bei Frakturen immer die periphere Durchblutung, Motorik und Sensibilität überprüfen.**

Diagnostik

Zur Sicherung der Diagnose wird der entsprechende Abschnitt der Extremität in 2 Ebenen (a.-p. und seitlich) geröntgt. Bei manchen Frakturen (z. B. Schulter oder Radiusköpfchen) kann die Röntgenaufnahme in einer 3. Ebene erforderlich sein. Bei bestehender Unsicherheit, ob eine Fraktur vorliegt und unter speziellen Fragestellungen zur Operationsplanung erfolgt die Durchführung einer **Computertomografie**. Diese wird insbesondere bei Wirbelfrakturen, Becken- und Acetabulumfrakturen, Gelenkfrakturen und Kalkaneusfrakturen angefertigt. Die Anfertigung einer **Kernspintomografie** (Magnetresonanztomografie, MRT) ist Ausnahmen vorbehalten und zeigt z. B. die Schwere einer Gelenkkontusion mit Knochenmarködem und Mikrofrakturen unterhalb des und im Gelenkknorpel und gibt Hinweise auf das Alter einer Fraktur. Die **Skelettszintigrafie** wird in der Frakturdiagnostik nur selten eingesetzt, um zwischen einer alten oder frischen Fraktur zu unterscheiden.

> ❯ **Bei dem Verdacht auf eine Fraktur wird immer eine Röntgenuntersuchung in 2 Ebenen durchgeführt.**

🔳 **Abb. 1.29** Schematische Darstellung der Einteilung der Frakturen der langen Röhrenknochen mit den Typen A bis C im Schaftbereich und im gelenknahen Bereich. *A* Einfache diaphysäre bzw. metaphysäre Fraktur. *B* Fraktur mit Keilausbruch in der Diaphyse, nach Reposition erhaltener Kontakt zwischen den Hauptfragmenten. Im gelenknahen Bereich partielle Gelenkfraktur mit teilweise erhaltenem Kontakt zwischen Gelenkfläche und Diaphyse. *C* Fraktur in der Diaphyse ohne Kontakt zwischen den Hauptfragmenten. Beim Gelenkbruch ist jede Verbindung zwischen Gelenkfläche und Schaft unterbrochen

Frakturheilung

Voraussetzungen für eine ungestörte Frakturheilung (Knochenbruchheilung) sind eine hinreichende Reposition der Frakturfragmente, die ausreichende Ruhigstellung und eine gute Vaskularisation der Fragmente. Sind diese Voraussetzungen gegeben, so ist der Knochen in der Lage in einer Restitutio ad integrum auszuheilen. Die Heilungsdauer ist an verschiedenen Skelettabschnitten unterschiedlich (🔳 Abb. 1.30).

Die »normale« Knochenbruchheilung erfolgt über die Ausbildung eines Frakturkallus, da der Frakturspalt nicht vollständig geschlossen ist und keine vollständige Ruhigstellung möglich ist. Diese Frakturheilung vollzieht sich bei konservativer Behandlung, man spricht von einer **sekundären Frakturheilung**.

Übersicht 1.5 Klinische Frakturzeichen

- Sichere Zeichen: Fehlstellung, Knochenreibung (Crepitatio), abnorme Beweglichkeit
- Unsichere Zeichen: Schmerz, Schwellung, Hämatom, Funktionsverlust

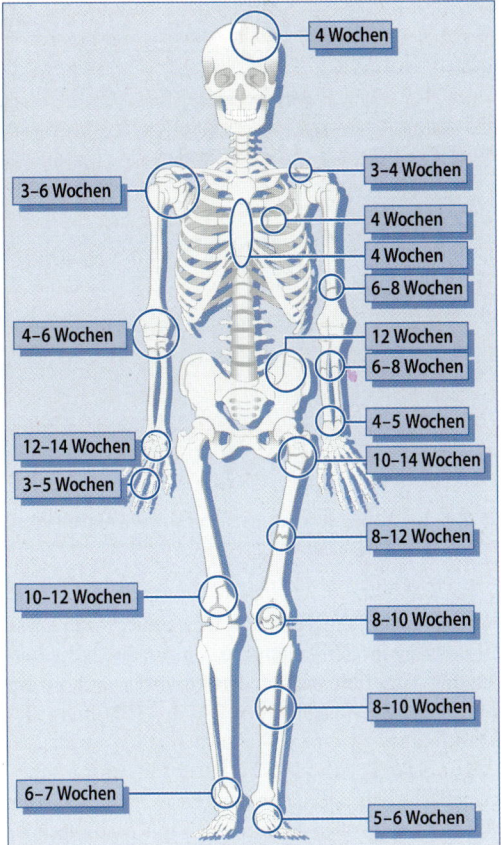

	4 Wochen
3–6 Wochen	3–4 Wochen
	4 Wochen
	4 Wochen
	6–8 Wochen
4–6 Wochen	12 Wochen
	6–8 Wochen
	4–5 Wochen
12–14 Wochen	10–14 Wochen
3–5 Wochen	
	8–12 Wochen
10–12 Wochen	
	8–10 Wochen
	8–10 Wochen
6–7 Wochen	
	5–6 Wochen

◘ **Abb. 1.30** Heilungsdauer von unterschiedlichen Frakturen bei konservativer Behandlung in Wochen

Lediglich wenn die Fraktur operativ anatomisch eingerichtet und durch eine Osteosynthese vollständig bewegungsfrei fixiert ist, kommt es zu einer direkten Frakturheilung über den Spalt ohne Ausbildung eines Kallus. Man spricht von einer **primären Knochenbruchheilung**.

▪ Sekundäre Knochenbruchheilung

Nach Einrichtung der Fraktur und Ruhigstellung derselben kommt es im Bereich des Frakturhämatoms langsam zu einem Umbau zu Bindegewebe. Sukzessive bildet sich eine periostale und endostale bindegewebige Kallusmanschette, die in ihren Anfängen als Reizkallus und im späteren Verlauf mit zunehmender Festigkeit als Fixationskallus bezeichnet wird. Mit zunehmender Verfestigung über den Fixationskallus kommt es zum Aufbau von Faserknochen. Im Abschluss der Heilung kommt es unter Belastung durch die Ausbildung von lamellären Knochen zu einem Remodelling des Knochens, der jetzt überflüssige Kallus wird abgebaut. Bei Versorgung einer Fraktur mit einer nicht vollständig stabilen Osteosynthese wie z. B. der Marknagelung, dem Fixateur externe und der biologischen Osteosynthese (▶ Abschn. 3.4) kommt es aufgrund fehlender vollständiger Stabilität oder unvollständiger Reposition ebenfalls zur sekundären Knochenbruchheilung (◘ Abb. 1.31).

▪ Primäre Knochenbruchheilung

Ist die Fraktur durch eine Osteosynthese in anatomischer Stellung (ohne Distanz im Frakturspalt) sicher fixiert, so kommt es zur Kontaktheilung oder primären

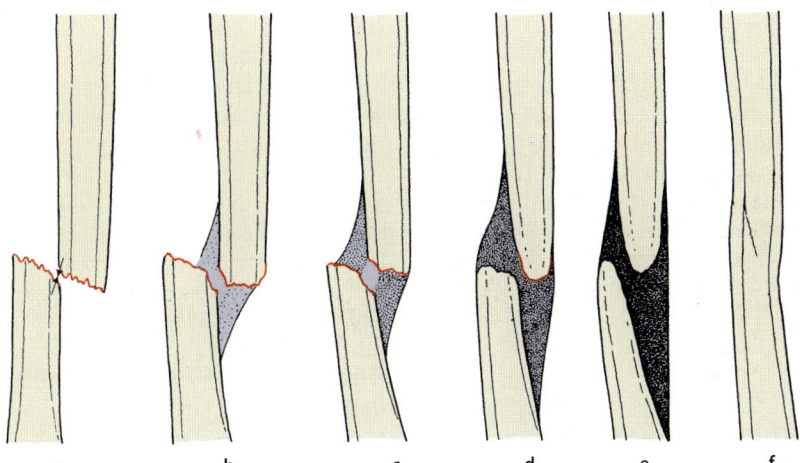

a   b   c   d   e   f

◘ **Abb. 1.31 a–f** Heilung eines Femurschaftbruches bei einem Kind unter Extensionsbehandlung: **a** nach eingerichteter Extension, **b** Reizkallus nach 3 Wochen, Resorptionserscheinungen an den sich berührenden Kortikalisenden, **c** Fixationskallus nach 7 Wochen, **d–f** Umbau nach 18 Wochen, 1 Jahr und 4 Jahren

1

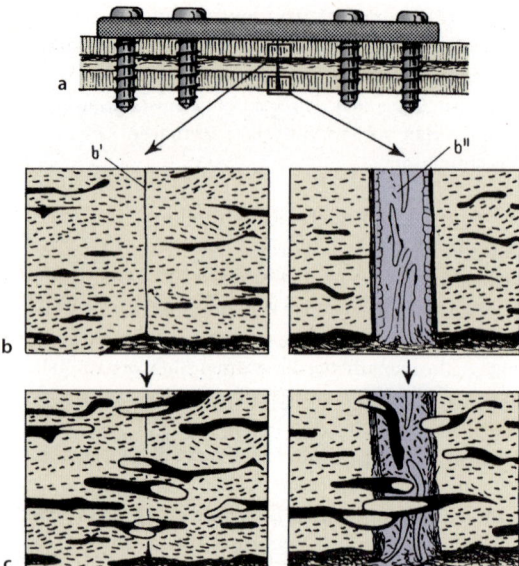

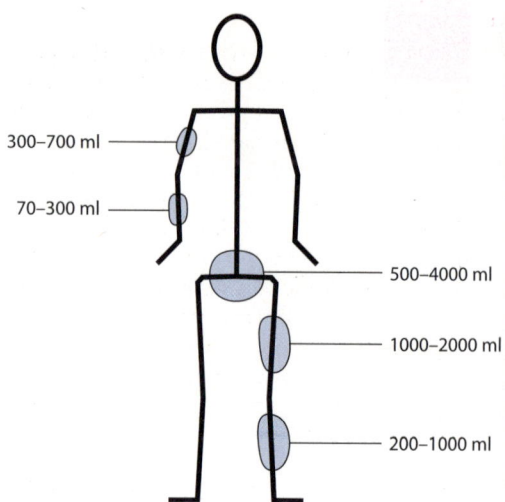

300–700 ml

70–300 ml

500–4000 ml

1000–2000 ml

200–1000 ml

◘ **Abb. 1.33** Durchschnittliche Blutverluste in Abhängigkeit von der Frakturlokalisation

◘ **Abb. 1.32 a** Primäre oder direkte Frakturheilung unter stabilen Osteosynthesebedingungen (am Hunderadius). Direkt unter der Zuggurtungsplatte ist die Kortikalis aufs engste adaptiert. Die histomorphologischen Heilvorgänge, die hier stattfinden, bezeichnet man als Kontaktheilung (*b′*). In der gegenüberliegenden Kortikalis zeigt sich eine feine Spaltlücke. Sie kam dadurch zustande, dass der leicht gebogene Röhrenknochen durch die Kompressionsplatte gestreckt wurde und die plattenferne Kortikalis etwas auseinanderwich. Die Knochenneubildungsvorgänge an solchen Stellen nennt man Spaltheilung (*b″*), **b** nach 3–4 Wochen, **c** nach 5–6 Wochen

Knochenbruchheilung. Osteoklasten- und Osteoblastentätigkeit laufen parallel nebeneinander, sodass keine Resorptionssäume entstehen. Neu gebildete Osteome wachsen über den Frakturspalt in die gegenseitige Kortikalis ein. Aufgrund des histologischen Bildes wird dies mit einem Bohrkopf verglichen.

Ist der Frakturspalt – bei stabiler Osteosynthese – nicht vollständig geschlossen, so kommt es zur sog. **Spaltheilung**. Hier wird der verbliebene Spalt vom Periost und Endost zunächst mit Geflechtknochen aufgefüllt und dann sekundär in lamellären Knochen umgewandelt. Auch hier ist kein äußerer Kallus sichtbar (◘ Abb. 1.32).

1.5.2   Frakturkomplikationen

Blutverlust

In Abhängigkeit vom Ausmaß der einwirkenden Gewalt entstehen bei einer Fraktur immer Begleitver-

letzungen der umgebenden Weichteile. Auch ohne Zerreißung großer Arterien kommt es durch die Verletzung von Blutgefäßen des Periostes und in der umgebenden Muskulatur sowie der Eröffnung des Markraumes zu einem Frakturhämatom, welches in Abhängigkeit von der Frakturlokalisation unterschiedliche Ausmaße annehmen kann. Es kann hierbei durchaus zu großen Blutverlusten mit nachfolgender Hypovolämie und hypovolämischem Schock kommen (◘ Abb. 1.33).

Gefäß- und Nervenverletzungen

Grundsätzlich kann es bei einer Fraktur infolge der eintreffenden Gewalt immer zu einer Mitverletzung eines großen Blutgefäßes oder von Nerven kommen. An manchen Stellen sind sowohl Gefäße als auch Nerven bei Frakturen besonders gefährdet. Zu nennen sind hier die Verletzung des N. radialis bei Oberarmschaftbrüchen, die Verletzung des N. medianus und der A. brachialis bei suprakondylären Oberarmbrüchen, die Verletzung des N. ischiadicus bei Hüftgelenksluxationsbrüchen und die Verletzung der A. poplitea und des N. peroneus bei kniegelenksnahen Frakturen oder Kniegelenksluxationen.

Haut- und Weichteilverletzungen
Definitionen

Geschlossene Fraktur – Solange die Haut über der Fraktur unverletzt ist, handelt es sich um eine geschlossene Fraktur.

Offene Fraktur – Liegt eine Eröffnung der Haut vor, handelt es sich um eine offene Fraktur.

▪ Offene Frakturen

Je nach Schwere und Art der Gewalteinwirkung variiert bei einer offenen Fraktur auch das Ausmaß der Haut- und Weichteilzerstörung über der Fraktur. Die einfachste **Klassifikation nach Saegesser** unterscheidet 3 Grade:

- **Grad I** beschreibt eine Durchspießung des Knochens von innen nach außen.
- Bei **Grad II** liegt eine größere Weichteilschädigung infolge Gewalteinwirkung von außen nach innen vor. Entsprechend erhöht sich die Infektionsgefahr.
- Bei **Grad III** besteht ein ausgedehnter Haut- und Weichteildefekt mit offenliegender Fraktur und evtl. begleitender Gefäß- und Nervenverletzung.

Gebräuchlich sind inzwischen die Klassifikationen nach Tscherne und Oestern (☐ Tab. 1.11) und nach Gustilo und Anderson (☐ Tab. 1.12).

▪ Geschlossene Frakturen

Auch wenn der Weichteilmantel über der Fraktur geschlossen bleibt, kann ein erheblicher Weichteilschaden vorliegen. Das Ausmaß des Weichteilschadens beeinflusst die Frakturheilung und die Gesamtprognose. Die Schwere der Verletzung wird mit Hilfe der Klassifikation nach Tscherne und Oestern beschrieben (☐ Tab. 1.13).

Kompartmentsyndrom

> **Kompartmentsyndrom**
>
> Druckerhöhung in Muskellogen durch Frakturhämatom und Muskelödem mit nachfolgender Kompression der Gefäße und Nerven.

Unbehandelt resultiert aus einem Kompartmentsyndrom eine **ischämische Muskelnekrose**.

Aufgrund von Frakturhämatom und traumatisch bedingtem Muskelödem kommt es zur Schwellung in den Muskel-Faszienlogen, die kaum dehnungsfähig sind. In der Folge resultieren eine venösen Stase und später auch arterielle Durchblutungsstörungen. Infolge der Nervenkompression treten periphere Sensibilitätsstörungen und später auch motorische Störungen auf.

Prinzipiell kann ein Kompartmentsyndrom in jeder Muskelloge auftreten. Aufgrund der anatomischen Verhältnisse ist am häufigsten der Unterschenkel betroffen (▶ Abschn. 12.2.2). Von den 4 Muskellogen des Unterschenkels ist wiederum die Tibialis-anterior-Loge am stärksten gefährdet. Am zweithäufigsten betrifft das Kompartmentsyndrom den Unterarm. Unbehandelt resultiert infolge der Muskelnekrose eine **ischämische**

☐ **Tab. 1.11** Einteilung der offenen Frakturen nach Tscherne und Oestern

Gradeinteilung	Definition
I	Durchspießung, einfache Fraktur, geringe Kontamination
II	Umschriebene Weichteilkontusion, auch komplexe Fraktur, erhöhte Kontamination
III	Starke Weichteilzerstörung mit Gefäß- und Nervenverletzung, Trümmerfrakturen, starke Kontamination
IV	Subtotale oder totale Amputation

☐ **Tab. 1.12** Klassifikation offener Frakturen nach Gustilo und Anderson

Gradeinteilung	Definition
I	Saubere Durchspießungsverletzung (<1 cm) von innen, einfache Fraktur
II	Weichteilschaden, Décollement, einfache Fraktur
III	Massiver Weichteilschaden, komplexe Fraktur
IIIa	Noch adäquate Knochendeckung
IIIb	Freiliegender Knochen
IIIc	Rekonstruktionspflichtige Gefäßverletzung

☐ **Tab. 1.13** Klassifikation geschlossener Frakturen nach Tscherne und Oestern

Gradeinteilung	Definition
0	Keine Weichteilverletzung, einfache Fraktur
I	Schürfung oder indirekte Gewebekontusion durch Fragmentdruck von innen, einfache bis mittelschwere Fraktur
II	Kontaminierte Schürfung oder direkte Gewebekontusion von außen, schwere Fraktur
III	Ausgedehnte Weichteilverletzung, ggf. Décollement, schwere Frakturform

Kontraktur. An der oberen Extremität wird diese Volkmann[7]-Kontraktur genannt (► Abschn. 9.7.2).

Thrombose

Sowohl durch das Weichteiltrauma mit Hämatom als auch durch die Immobilisation bzw. Einschränkung der Beweglichkeit resultiert eine venöse Stase in der betroffenen Extremität, was zu einer deutlichen Erhöhung des Thromboserisikos führt. Soweit die Fraktur bzw. operative Versorgung es zulassen, ist eine rasche Mobilisation der Extremität anzustreben. Darüber hinaus erfolgt eine physikalische (Antithrombosestrümpfe) und medikamentöse (niedermolekulare Heparine) Thromboseprophylaxe.

Frakturkrankheit

Die primäre Schädigung durch den Unfall und die anschließende Immobilisierung einer Extremität kann zu Dystrophie und Atrophie von Haut-, Muskeln und Weichteilen sowie Knorpelatrophie und Knochenentkalkung, Bandinsuffizienz und Gelenkkapselschrumpfung führen. Diese schwerwiegenden Veränderungen werden als Frakturkrankheit bezeichnet. Im ungünstigsten Fall verbleibt eine dauerhafte Bewegungseinschränkung bis hin zur Gelenkeinsteifung.

Komplex regionales Schmerzsyndrom (engl. complex regional pain syndrome (CRPS))

Das CRPS, früher M. Sudeck[8] oder Algodystrophe genannt, ist nicht mit der Frakturkrankheit identisch. Seine Ursache ist unbekannt, es werden neurovaskuläre Fehlsteuerungen diskutiert. Das CRPS tritt in der Regel nach einem Unfall auf, kann aber auch postoperativ auftreten. Vorwiegend sind das Handgelenk und die Hand von dieser reaktiven dystrophischen Erkrankung betroffen. Charakterisiert ist sie durch lokale Durchblutungsstörungen, Schmerzen und Funktionseinschränkung (► Abschn. 9.7.3).

Verzögerte Frakturheilung, Pseudarthrose

Voraussetzungen für eine ungestörte Knochenbruchheilung sind der möglichst enge Kontakt der Frakturfragmente, eine ausreichende Durchblutung der Fragmente und eine Ruhigstellung. Eine Beeinträchtigung der Durchblutung und der nachfolgenden Knochenbruchheilung kann einmal durch die Schwere des Traumas verursacht sein, aber auch operative Maßnahmen mit Reposition und Osteosynthese können, besonders bei unsachgemäßer Technik, die Durchblutung weiter vermindern. Darüber hinaus kann die Durchblutung aufgrund von Erkrankungen, wie z. B. einer peripheren arteriellen Verschlusskrankheit oder einem Diabetes mellitus reduziert sein.

> ### Verzögerte Frakturheilung
>
> Wenn bei einer Fraktur nach 3–4 Monaten im Röntgenbild keinerlei Anzeichen einer knöchernen Durchbauung des Frakturspaltes oder einer Kallusbildung erkennbar sind, spricht man von einer verzögerten Frakturheilung.

Klinisch bestehen häufig weiterhin Schmerzen im Frakturgebiet.

> ### Pseudarthrose (Falschgelenkbildung)
>
> Finden sich nach 6 Monaten keine röntgenologischen Zeichen einer Frakturüberbauung und ist die Fraktur auch klinisch nicht fest (Schmerzen, Fehlbeweglichkeit) sprechen wir von einer Pseudarthrose.

Für die Entstehung einer Pseudarthrose kommen im Wesentlichen 4 Ursachen in Betracht (► Übersicht 1.6).

> ### Übersicht 1.6 Ursachen einer Pseudarthrose
> — Mangelnde Ruhigstellung im Frakturgebiet
> — Mangelnde Durchblutung der Knochenfragmente
> — Defekt im Bereich der Fraktur
> — Infektion

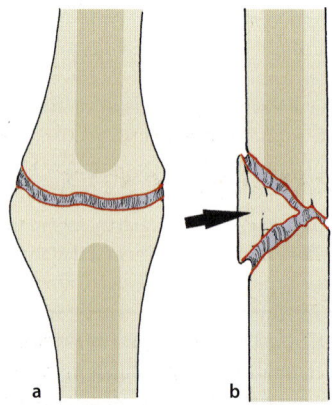

■ **Abb. 1.34 a, b** Pseudarthrose: **a** hypertroph, **b** atroph

---

7 Richard von Volkmann, Chirurg, Halle und Greifswald (1830–1889)
8 Paul Hermann Martin Sudeck, Chirurg, Hamburg (1866–1945)

Tab. 1.14 Übersicht der Pseudarthroseformen

Pseudarthroseform	Ursache	Morphologie	Therapie
Hypertrophe Pseudarthrose (Elefantenfuß-Pseudarthrose)	Mechanische Unruhe im Frakturgebiet bei ausreichender Durchblutung	Gut sichtbarer Frakturspalt mit elefantenfußartiger Verbreiterung beider korrespondierender Fragmentenden. Der Frakturspalt ist mit Faserknorpel aufgefüllt	Anfrischen des ehemaligen Frakturspalts, erneute Stabilisierung durch Reosteosynthese
Atrophe (avitale) Pseudarthrose	Schlechte oder fehlende Durchblutung der Fragmente, evtl. zusätzlich Instabilität	Aufgrund einsetzender Resorption abgerundete Fragmentenden im Sinne einer Verjüngung	Resektion atrophen Gewebes ohne die Durchblutung zu vermindern, sichere Stabilisierung, autologe Knochentransplantation
Defektpseudarthrose	Knöcherner Defekt im Bereich der Fraktur, welcher nicht überbrückt werden kann, evtl. in Kombination mit Instabilität	Wie bei der avitalen Pseudarthrose, Abrundung und Verjüngung mit Distanz zwischen den Fragmenten	Resektion avitalen Gewebes, sichere Stabilisierung, Defektauffüllung mit autologer Spongiosa, bei großen Defekten ggf. Kallusdistraktion über einen Ringfixateur
Infektpseudarthrose	Postoperative Infektion	Keine Zeichen einer Knochenneubildung, im Verlauf ebenfalls Abrundung der Fragmente wie bei der avitalen Pseudarthrose	Radikale operative Infektsanierung, Stabilisierung durch Osteosynthese (z. B. Fixateur externe), Nekrosektomie, Defektauffüllung mit autologer Spongiosa

Alternativ bzw. in Ergänzung zur Spongiosaplastik ist die Verwendung von Knochenwachstums-Stimulatoren möglich z. B. bone morphogenic protein (BMP) II + VII

Die Beschreibungen der Pseudarthrose erfolgen teils nach ihrem morphologischen Bild, teils nach ihrer Entstehungsursache (■ Tab. 1.14, ■ Abb. 1.34).

Osteitis (Knochenentzündung)

> **Osteitis**
>
> Die nach einem Trauma entstandene Knochenentzündung bezeichnen wir als Osteitis. Sie tritt entweder nach operativer Behandlung der Fraktur oder aufgrund einer offenen Fraktur auf.

■ Akute Osteitis

Bei der **akuten posttraumatischen Osteitis** findet sich das typische klinische Bild mit lokalen Entzündungszeichen wie Rötung, Überwärmung und Schwellung, evtl. auch Sekretion sowie Fieber, Leukozytose und CRP-Anstieg.

■■ Therapie

In einem solchen Fall sollte eine sofortige operative Wundrevision mit Wundspülung, ausgiebigem Debridement und evtl. Spülung mit antiseptischen Lösungen oder Einbringen von antibiotikahaltigen Medikamententrägern erfolgen. Zur Ausheilung des Infektes ist Stabilität im Frakturbereich erforderlich. Eine stabile Osteosynthese sollte daher belassen werden. Lockere Osteosynthesematerialien müssen entfernt werden, ggf. ist eine Reosteosynthese (dann z. B. über Fixateur externe) durchzuführen. Zusätzlich erfolgt eine systemische Antibiose, die nach vorliegendem Antibiogramm aus dem Wundabstrich angepasst wird.

> ❯ **Es muss alles getan werden die Infektion zu bekämpfen, da sonst eine chronische Osteitis entsteht.**

■ Chronische Osteitis

Diese zeigt nur geringe Allgemeinsymptome. Lokal kommt es intermittierend zu Rötungen und Schwellung, ggf. mit Fistelbildung. In dieser Phase findet sich auch eine Leukozytose und eine CRP- und BSG-Erhöhung. Röntgenologisch zeigt sich typischerweise ein gemischtes Bild mit periostalen Anlagerungen in Nachbarschaft von Osteolysen. Es kommt zur Sequesterbildung, der aufgrund der Verdichtung der Knochenstruktur im Röntgenbild als sehr röntgendicht imponiert: Man spricht von einer sog. **Totenlade**.

1

☐ **Tab. 1.15** Luxationsursachen

Luxationsform	Ursache
Traumatisch	Eine adäquate Gewalteinwirkung führt zur Luxation, in der Regel Erstereignis
Rezidivierend	Nach einer traumatischen Erst- luxation, aufgrund der entstande- nen Schädigung am Kapselband- apparat, wiederholte Luxationen ohne adäquates Trauma
Habituell	Luxation ohne adäquates Trauma bei anlagebedingter Gelenk- dysplasie oder hyperlaxen Bändern
Pathologisch	Luxation ohne adäquates Trauma durch neurogene Erkrankung, Infektion oder tumoröse Gelenk- zerstörung
Angeboren	Seit der Geburt bestehende Ge- lenkanomalie

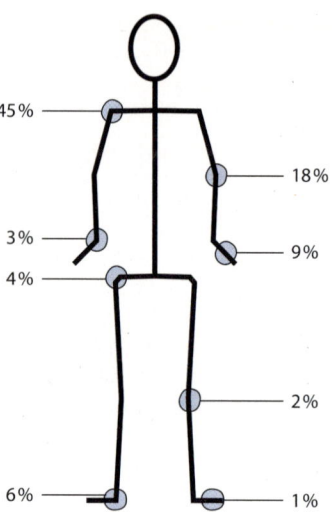

☐ **Abb. 1.35** Prozentuale Häufigkeitsverteilung der Luxa- tionen

┌─ **Subluxation** ─────────────────────────
│ Eine Subluxation ist lediglich ein Teilkontakt-
│ verlust und kehrt normalerweise von allein in die
│ richtige Position zurück
└──

▪▪ Therapie

Die Therapie bei der chronischen Form besteht eben- falls in einem radikalen Debridement mit Sequestrek- tomie. Falls eine Infektpseudarthrose vorliegt (☐ Tab. 1.14), ist eine Stabilisierung erforderlich. Nach Sanie- rung des Infektes ist ggf. die Defektauffüllung mit autologer Spongiosaplastik erforderlich. Bei einer chronischen Osteitis kann niemals sicher von einer Ausheilung ausgegangen werden. Die Osteitis kann nach Jahren vollständiger Symptomfreiheit plötzlich erneut aufflackern.

1.5.3 Luxationen

┌─ **Luxation (Verrenkung)** ──────────────
│ Unter einer Luxation oder Verrenkung verstehen
│ wir den vollständigen Kontaktverlust der gelenk-
│ bildenden Knochen.
└──

Wir unterscheiden zwischen traumatischer, rezidivie- render, habitueller, pathologischer und angeborener Luxation (▶ Abschn. 1.3.8, ☐ Tab. 1.15). Oft werden re- zidivierende Luxationen mit zu den habituellen Luxa- tionen gerechnet.

Bei weitem am häufigsten ist das Schultergelenk von Luxationen betroffen (☐ Abb. 1.35).

Bei der traumatischen Luxation kommt es immer zu erheblichen **Begleitverletzungen** des Gelenkes. Be- troffen sind die Kapsel- und Bandstrukturen des Ge- lenkes, welche zerreißen können. Häufig resultiert, insbesondere am Schultergelenk, eine Taschenbildung. Daneben kann es auch zu knöchernen Verletzungen mit Abscherfrakturen an der Gelenkpfanne oder Im- pressionsbrüchen kommen.

▪▪ Klinik

Klinisch wird die betroffene Extremität typischerweise in einer Schonhaltung gehalten. Es besteht eine Fehl- stellung. Je nach betroffenem Gelenk ist eine leere Ge- lenkpfanne zu tasten. Wir unterscheiden **sichere** und **unsichere** Luxationszeichen (▶ Übersicht 1.7).

┌─ **Übersicht 1.7 Klinische Luxationszeichen** ─
│ ▬ Sichere Zeichen: Fehlstellung, leere Gelenk-
│   pfanne, federnde Fixation im Gelenk, ausge-
│   renkter Gelenkkopf
│ ▬ Unsichere Zeichen: Schmerz, Schwellung,
│   Funktionseinschränkung
└──

> Bei Luxation initial immer Überprüfung der peripheren Durchblutung, Motorik und Sensibilität; erneute Überprüfung nach Reposition.

■■ Therapie

Nach Sicherung der Diagnose durch Röntgen des betroffenen Gelenkes in 2 Ebenen erfolgt die möglichst rasche Reposition der Luxation. Für das jeweilig betroffene Gelenk werden unterschiedliche Repositionstechniken benutzt. Die Repositionsmanöver sollen niemals brüsk durchgeführt werden. Sie sind in entsprechender Analgesie und ggf. Sedierung durchzuführen. Falls erforderlich wird die Reposition in Narkose durchgeführt. Lässt sich eine Luxation geschlossen nicht wieder einrichten (z. B. verhakte hintere Schulterluxation), so muss die Reposition operativ offen erfolgen. Nach erfolgter Reposition erfolgt stets eine Röntgenkontrollaufnahme in 2 Ebenen.

Die weitere Behandlung richtet sich danach, ob mögliche Begleitverletzungen vorliegen. In der Regel erfolgt eine vorübergehende Ruhigstellung des Gelenkes. Die Dauer der Ruhigstellung ist abhängig vom betroffenen Gelenk und dem Alter des Patienten. Etwaige Begleitverletzungen werden ggf. operativ behandelt.

1.5.4 Verletzungen von Gelenken, Sehnen und Bändern

Durch direkte Gewalteinwirkung auf ein Gelenk kommt es zur Gelenkkontusion (Prellung), indirekte Gewalteinwirkungen führen zur Verletzung von Bändern und Sehnen. Die Kontusion und insbesondere Luxationen (▶ Abschn. 1.5.3) können zu Abscherverletzungen von Knorpel und Knochen (osteochondrale Flakes) oder Knorpel allein (chondrale Flakes) führen.

Gelenkkontusion

Direkte Gewalteinwirkung auf ein Gelenk führt zur Kontusion. Verletzt werden hierbei der Gelenkknorpel und die Gelenkkapsel mit der Synovialis. Bei entsprechender Gewalteinwirkung kann es zu Impressionsfrakturen kommen. Am häufigsten betroffen sind das Knie- und Ellenbogengelenk.

Durch die **Knorpelkontusion** kommt es zu feinen Rissen im Knorpel selbst und den Kollagenfasern. Es resultiert ein Knorpelödem, das wiederum zur Verstärkung der Rissbildung beiträgt. Eine Auffaserung des Knorpels kann die Folge sein. Die Kontusion der Synovia und freigesetzte Knorpelzellen führen zur Ausbildung eines Gelenkergusses. Durch die Verschlechterung der Knorpelernährung infolge des Gelenkergusses und durch das Einwandern von Leukozy-

ten wird der Knorpelschaden verstärkt. Bei Vorliegen eines **Hämarthros** schreitet die Schädigung stärker voran, da im Blutserum Enzyme in großer Menge vorhanden sind.

■■ Diagnostik

In jedem Fall muss eine Röntgenuntersuchung des Gelenkes in 2 Ebenen zum Nachweis bzw. Ausschluss einer Fraktur (im Einzelfall zusätzliche Ebenen, z. B. Patella tangential) veranlasst werden; bei entsprechender Klinik ggf. Durchführung einer MRT.

■■ Therapie

Die typische Gelenkprellung wird mittels vorübergehender Ruhigstellung und lokal kühlenden und antiphlogistischen Maßnahmen behandelt. Zusätzlich erfolgt die Gabe von Analgetika und ggf. nichtsteroidaler Antiphlogistika.

■■ Prognose

In der Regel gut. Ist der Verlauf bei gesundem Gelenk protrahiert, sollte eine weitere Diagnostik erfolgen. Liegt bereits ein Vorschaden (Arthrose) des verletzten Gelenkes vor, so ist der Verlauf in der Regel deutlich schwerwiegender mit verlängerter Schmerzphase und Ausbildung eines Gelenkergusses (Verschlimmerung eines vorbestehenden Leidens).

Chondrale Verletzungen

Bei entsprechendem Verletzungsmechanismus (in der Regel Luxation) kommt es zur Abscherverletzung von Knorpelfragmenten bzw. Knorpel-Knochen-Fragmenten. Häufig sind diese Verletzungen im Kniegelenk bei der Patellaluxation. Entsprechend der Luxationsrichtung nach lateral kommt es zur Abscherung am medialen Patellapol oder an der lateralen Femurkondyle. Typischerweise findet sich ein Gelenkerguss. Bei Punktion ist der Erguss hämorrhagisch und als Zeichen der Knocheneröffnung sind Fettaugen aufgelagert.

> Bei der Gelenkpunktion beweisen Fettaugen auf dem blutigen Erguss eine Fraktur, z. B. osteochondrales Fragment.

■■ Diagnostik

Wie bei jeder Gelenkverletzung Röntgenuntersuchung des betroffenen Gelenkes in 2 oder mehr Ebenen. Eine Knorpelabscherung ist röntgenologisch nur nachzuweisen, wenn knöcherne Anteile mit abgeschert sind (osteochondrales Fragment). Die reine Knorpelabscherung ist im konventionellen Röntgenbild nicht sichtbar. Bei entsprechender Klinik und Gelenkerguss ggf.

1

Durchführung einer MRT. Kleine Fragmente können auch hier übersehen werden. Das immer vorhandene Knochenmarködem ist im Zusammenhang mit dem Unfallmechanismus richtungsweisend. Eventuell ist zur weiteren Diagnostik und dann ggf. gleichzeitigen Therapie eine Arthroskopie erforderlich.

■■ **Therapie**

Osteochondrale und chrondrale Flakes sollten refixiert werden. Falls möglich kann dies arthroskopisch erfolgen. In der Regel ist eine umschriebene Arthrotomie erforderlich. Die Refixierung lässt sich zumeist mit resorbierbarem Material durchführen. Bei kleinen Knorpelfragmenten erfolgt die Entfernung der freien Gelenkkörper, im Defekt wird der Knochen angebohrt, um die Bildung von Ersatzfaserknorpel zu induzieren.

Bandverletzungen

Bandverletzungen resultieren aus indirekter Gewalteinwirkung auf die Gelenke. Hieraus resultiert eine **Dehnung, Zerrung oder Ruptur** der Bänder. Dehnung und Zerrung sind inkomplette Bandverletzungen unterschiedlichen Ausmaßes, wobei verschiedene Bezeichnungen synonym verwandt werden.

> ❯ **Der häufig verwandte Begriff der Distorsion beschreibt eigentlich einen Unfallmechanismus und ist keine Diagnose.**

Jedoch wird der Begriff Distorsion fälschlich sowohl für eine Banddehnung wie auch eine Bandzerrung verwendet. Dehnung und Zerrung sind im klinischen Alltag nicht sicher voneinander abzugrenzen.

■■ **Klinik**

Das klinische Bild der Bandverletzung hängt von der Art der Gewalteinwirkung ab:
- **Bänderdehnung (Überdehnung):** Bandverlängerung, makroskopisch keine Auffälligkeiten, mikroskopisch Ödem und Kollagenauffaserung.
- **Zerrung:** Überdehnung des Bandes mit makroskopisch sichtbaren Teilrupturen und Einblutungen.
- **Ruptur:** Komplette Kontinuitätsdurchtrennung, ggf. Diastase.

Bei einer Bandzerrung kann ein blutiger Gelenkerguss vorhanden sein, bei der Bandruptur ist ein Hämarthros obligat.

■■ **Diagnostik**

Die immer höher auflösenden Sonografiegeräte ermöglichen eine sichere Einschätzung oberflächennaher Bandverletzungen z. B. am Knie, Sprunggelenk, Ellenbogen.

■■ **Therapie**

Bei einfachen **Dehnungen** mit geringer Symptomatik wird mittels kühlender Maßnahmen, vorübergehender Bandagierung oder Tapeverbänden behandelt.

Bandzerrungen werden mittels vorübergehender Ruhigstellung behandelt, die Ruhigstellung erfolgt, soweit möglich, mit Schienen, die nicht die vollständige Bewegung verhindern, sondern das Gelenk lediglich in der Achse der Bandruptur stabilisieren. Die Schienenbehandlung wird in der Regel an die Beschwerden angepasst und kann z. B. am OSG zwischen 1–6 Wochen dauern. Eventuell kann nach Abschwellung auf einen Tapeverband umgestellt werden.

Die **komplette Bandruptur** z. B. VKB bedarf i.d.R. einer operativen Rekonstruktion. Abhängig von Art und Lokalisation kann aber auch konservativ behandelt werden, z. B. bei Innenbandruptur des Kniegelenks mit Gelenkschienen mit limitierten Bewegungsmaß.

Knöcherne Bandausrisse werden in der Regel operativ refixiert, zumeist ist anschließend eine vorübergehende Ruhigstellung erforderlich.

Es hat sich in der Praxis bewährt, nach konservativer Therapie einer Bandruptur den Patienten 8–10 Wochen nach Trauma erneut zu untersuchen. Sollten Gelenkinstabilitäten verblieben sein, bedürfen diese ggf. einer operativen Bandplastik, um einer Arthrose vorzubeugen.

Sehnenverletzungen

Infolge indirekter Gewalteinwirkung kann es an den Gelenken nicht nur zu Bandverletzungen, sondern auch zu Rupturen der Sehnenscheiden mit **Luxation der Sehnen** aus ihrer anatomischen Führung kommen (z. B. Peronealsehnen am Außenknöchel).

Sofern die Sehnen nach Reposition im Gleitlager verbleiben, genügt häufig eine konservative Behandlung, sonst ist eine Rekonstruktion der Sehnenscheiden erforderlich. Bei veralteten Luxationen werden plastisch-operative Korrekturen zur Rekonstruktion einer Sehnenführung durchgeführt.

Die **Rupturen großer Körpersehnen** (z. B. Achillessehne, Patellarsehne, Quadrizepssehne, lange Bizepssehne und Rotatorenmanschette) sind nur selten rein traumatisch bedingt. Die Degeneration des Sehnengewebes beginnt ab dem 20. Lebensjahr und schreitet individuell unterschiedlich rasch fort (▶ Abschn. 1.4.3). Zumeist handelt es sich um degenerativ bedingte Rupturen bei Fehl- oder Überlastung, häufig beim Sport. Traumatisch bedingte Rupturen durch direkten Anprall kommen ebenfalls vor.

1.5.5 Kindliche Frakturen und Luxationen

Aufgrund der Besonderheiten des wachsenden Skeletts finden wir spezielle Frakturformen und es ergeben sich Unterschiede in der Behandlung im Vergleich zum Erwachsenen.

Das Längenwachstum des kindlichen Knochens erfolgt über die Epiphysenfuge, das Dickenwachstum über die Kambiumschicht des Periostes.

Nach Frakturen im diaphysären Bereich resultiert in der Regel ein vermehrtes Längenwachstum. Bei meta-epiphysären Frakturen mit Beteiligung der Wachstumszone können ein partiell vermindertes Längenwachstum und damit ein Fehlwachstum resultieren.

Aufgrund der guten Heilungstendenz des kindlichen Knochens lassen sich die meisten Frakturen konservativ behandeln. Bei einigen Frakturen ist eine operative Behandlung erforderlich. Eine gestörte Knochenbruchheilung mit Ausbildung einer Pseudarthrose ist im Kindesalter selten. Aufgrund der erheblichen Regenerationsfähigkeit des kindlichen Knochens werden Achsfehler spontan korrigiert. Bei jüngeren Kindern können Achsabweichungen an der oberen Extremität bis 10° toleriert werden. An der unteren Extremität werden Varus-/Valgusfehlstellungen bis zu 20° und Ante- sowie Rekurvationsfehlstellungen bis zu 15° spontan ausgeglichen.

> **Rotationsfehlstellungen werden vom kindlichen Skelett nicht spontan ausgeglichen und müssen korrigiert werden.**

Grünholzfraktur

Abgeleitet vom Brechen eines grünen jungen Astes, bei dem die äußere elastische Schicht erhalten bleibt, während das Holz im Inneren bricht.

> **Grünholzfraktur**
>
> Bei der Grünholzfraktur bricht die Kortikalis ganz oder teilweise, während der kräftige Periostschlauch ganz oder teilweise intakt bleibt (◘ Abb. 1.36).

Reißt der Periostschlauch einseitig ein, so kann dieser in den Frakturspalt interponieren und ein **Repositionshindernis** darstellen.

> **Wulstbruch**
>
> Bei dieser Sonderform der Grünholzfraktur kommt es aufgrund einer Stauchung im metaphysären Bereich zur Kompression der Spongiosa und Aufwulstung der noch weichen Kortikalis.

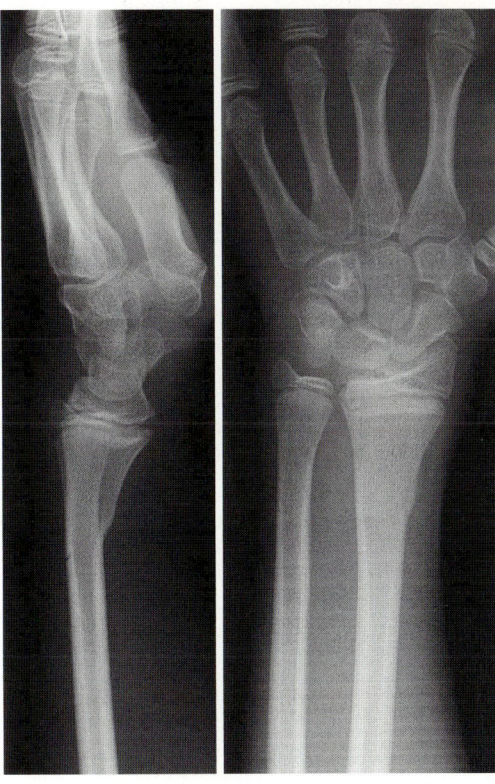

◘ **Abb. 1.36** Grünholzfraktur

■■ Therapie

Aufgrund des dicken Periostschlauches können kindliche Schaftfrakturen vielfach konservativ behandelt werden. Die Fraktur wird geschlossen reponiert. Wenn der eingeschlagene Periostschlauch ein Repositionshindernis darstellt, kommt als konservative Behandlungsmaßnahme am Oberschenkel und am Oberarm eine Extensionsbehandlung in Frage. Alternativ muss eine offene Reposition durchgeführt werden.

Epiphysenfugenverletzungen

Gelenknahe Frakturen können zur Verletzung der Epiphysenfuge führen. Unterschieden werden

- die Lösung,
- die Lösung mit Fraktur und
- die Kontusion der Epiphysenfuge.

Die Frakturen können neben der Wachstumsfuge die Metaphyse, die Epiphyse oder beide betreffen. Die Einteilung der Epiphysenverletzungen erfolgt nach **Salter**[9] **oder Aitken** (◘ Abb. 1.37).

---

9 Robert Salter, 1924–2010, zeitgenössischer kanadischer Orthopäde

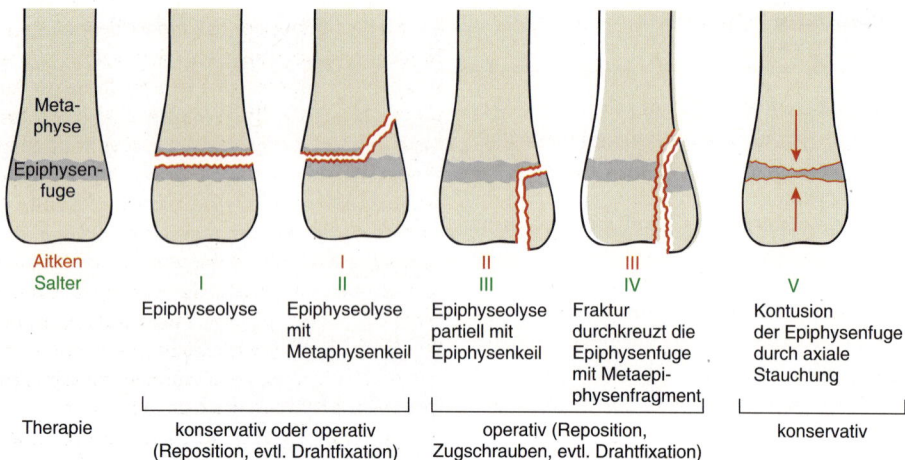

Abb. 1.37 Die Epiphysenfuge trennt eine metaphysäre und eine epiphysäre Hälfte. Die für das Wachstum wichtige Proliferationszone liegt in der epiphysären Hälfte. In der gegen Scherkräfte anfälligen metaphysären Hälfte spielen sich die Epiphysenlösungen ab. Alle Verletzungen der Epiphyse und epiphysären Hälfte der Wachstumsfuge führen zu Wachstumsstörungen. Eine Einteilung der Epiphysenfugenverletzungen erfolgt nach Aitken oder Salter. In der Aitken-Klassifikation ist die Epiphysiolyse nicht enthalten. Salter führt als 5. Gruppe die Epiphysenstauchung auf

Bei der **reinen Epiphysiolyse** (Salter I) handelt es sich um eine Abscherfraktur in der Verknöcherungszone der Epiphysenfuge. Das Stratum germinativum ist nicht betroffen. Entsprechend ist mit einer Wachstumsstörung nicht zu rechnen.

Die **Epiphysiolyse mit Aussprengung eines metaphysären Biegungskeils** (Salter II, Aitken I) betrifft ebenfalls nicht das Stratum germinativum, sodass auch hier mit keiner Wachstumsstörung zu rechnen ist.

Bei der **Epiphysenfraktur mit Epiphysiolyse** (Salter III, Aitken II) handelt es sich um eine Gelenkfraktur. Die Fraktur läuft durch das Stratum germinativum. Es besteht die Gefahr einer Wachstumshemmung mit resultierendem Fehlwachstum.

Die **epi-metaphysäre Fraktur** (Salter IV, Aitken III) ist ebenfalls eine Gelenkfraktur. Sie entsteht durch einen vertikalen Scher-/Stauchungsmechanismus. Auch hier verläuft die Fraktur durch das Stratum germinativum, sodass mit einer Wachstumshemmung gerechnet werden muss.

Durch eine starke Stauchung kommt es zur **Kontusion der Epiphysenfuge** (Salter V). Durch die Quetschung des Stratum germinativum kommt es zu einer partiellen oder vollständigen Zerstörung der Wachstumszone. Es resultiert eine Epiphysiodese oder zumindest eine partielle Wachstumsstörung mit Fehlwachstum.

▪▪ Therapie

Die Epiphysiolyse und Aitken-I-Fraktur können, nach erfolgter Reposition, konservativ behandelt werden.

Um eine Redislokation zu verhindern, ist eine perkutane Drahtosteosynthese häufig sinnvoll. Die Wachstumshemmung bei der Aitken-II- und Aitken-III-Fraktur resultiert aus einer Einsprossung von Bindegewebe in den Frakturspalt und in das Stratum germinativum. Um diese Einsprossung und die resultierende Wachstumshemmung zu verhindern, ist eine anatomische Reposition und sichere Osteosynthese erforderlich. Sinnvoll ist hier vielfach eine Zugschraubenosteosynthese, die so ausgeführt werden kann (und muss), dass die Schrauben die Epiphysenfuge nicht kreuzen.

1.5.6 Polytrauma

> **Polytrauma**
>
> Verletzungen mehrerer Körperregionen, von denen eine oder die Kombination aller Verletzungen lebensbedrohlich ist.

Beim schwerverletzten Patienten kommt es infolge Blutverlust, Sauerstoffmangel, Wundkontamination und begleitendem Schmerz zur Überforderung der körpereigenen Abwehrsysteme. Ohne geeignete Gegenmaßnahmen resultiert ein Multiorganversagen (MOV). Aufgrund der bestehenden Lebensgefahr ist rasches Handeln erforderlich. Die Diagnostik muss rasch und zielgerichtet erfolgen und darf die Behandlung nicht unnötig verzögern. Erste therapeutische Maßnahmen (Kreislaufstabilisation, Atmung) erfolgen bereits während der laufenden Diagnostik.

▪▪ Frühversorgung und Transport in die Klinik

❯ **Die Behandlung des Polytraumas folgt dem Grundsatz »treat first what kills first«.**

Die fachgerechte Behandlung beginnt im Rahmen der Rettungskette bereits an der Unfallstelle (▶ Übersicht 1.8).

Übersicht 1.8 Diagnostisches ABCDE und die resultierenden Sofortmaßnahmen der Frühversorgung

Airway: Verlegung der Atemwege? Freimachen, ggf. Sicherung (z.B. Trachealtubus, Larynxtubus), wenn gesichert: Anlage einer HWS-Orthese
Breathing: Spontanatmung vorhanden? Sauerstoffgabe; Wenn keine Spontanatmung oder nur insuffizient: künstliche Beatmung, ggf. Thoraxdrainage bei Pneumothorax
Circulation: großlumige i.v. Zugänge legen, lebensbedrohliche Blutungen finden und komprimieren, bei Hypovolämie erfolgt Infusionstherapie, Analgesie
Disability (Neurologie): grob neurologischen Status erheben (GCS)
Exposure, Enivronment (Entkleidung): körperliche Untersuchung, ggf. Reposition und Schienen von Frakturen, Wundverband, ggf. Wärmen des Patienten (Vermeidung einer Hypothermie)

Im Unterschied zu den anglo-amerikanischen Ländern gibt es in Deutschland das Notarztsystem mit dem sog. »stay and play« Prinzip. Der schwerstverletze Patient wird am Unfallort durch die alarmierten Sanitäter und einen oder mehrere Notärzte stabilisiert. Die prähospitale Phase sollte nur kurz sein (»golden hour of shock«). Die obig genannten Sofortmaßnahmen erfolgen strukturiert und sind an das standardisierte Vorgehen nach PHTLS® (prehospital trauma life support) und ATLS® (advanced trauma life support) angelehnt.

Die Deutsche Gesellschaft für Unfallchirurgie (DGU) empfiehlt die Durchführung einer Notfallnarkose bei persistierender Hypoxie ($SO_2 < 90\%$) trotz O_2-Gabe, schwerem Schädel-Hirn-Trauma (GCS < 9), schwerem Thoraxtrauma und persistierender hämodynamischer Instabilität(RR < 90mm Hg).

Die Volumentherapie von Traumapatienten sollte differenziert und primär mit kristalloiden Lösungen erfolgen. Werden kolloidale Lösungen (HAES, Hydroxyethylstärke) eingesetzt, so sollte HAES 130/0,4 verwendet werden.

Ein Spannungspneumothorax liegt klinisch nach Kontrolle der korrekten Tubuslage vermutlich bei einseitig fehlendem Atemgeräusch vor. Rippenserienfrakturen erhöhen das Risiko zusätzlich. Weitere Symptome sind schwere respiratorische Störungen, eine obere Einflussstauung, Kreislaufschock. Eine sofortige Entlastung mittels Thoraxdrainage ist bei lebensbedrohlichem Zustand des Patienten durchzuführen.

Bei Schädel-Hirn-Verletzten ist auf das Einhalten eines systolischen Blutdrucks nicht unter 90 mm Hg zu achten. Die arterielle Sauerstoffsättigung sollte über 90% liegen. Die Halswirbelsäule ist stets von Anfang an vor weitergehenden Maßnahmen zu schützen und wird mittels HWS-Orthese immobilisiert.

Der Transport des Verletzten erfolgt umgehend luft- oder bodengebunden in ein lokales, regionales oder überregionales Traumazentrum. Zusammen mit der Rettungsleitstelle trifft der Notarzt die Wahl der geeignetsten Klinik. Diese ist entscheidend für die weitere Therapie und das »outcome« des Patienten. Bedacht werden muss u.a.: aktueller Zustand des Patienten (stabil, instabil?), Schwere der Verletzungen (z. B. Wirbelsäulentrauma, Schädel-Hirn-Trauma), Angebot an Fachdisziplinen vor Ort, Besonderheiten der Verletzungen (Verbrennungen? Pädiatrisches Trauma).

▪▪ Diagnostik und Therapie in der Klinik

Beim Eintreffen in der Ziel-Klinik wird der Polytraumatisierte im sog. Schockraum versorgt. Hier wartet ein fest vorgegebenes Team aus unterschiedlichen Fachdisziplinen auf den Patienten. Nach der Übergabe durch den Notarzt erfolgt der weitere Handlungsablauf nach einem standardisierten Algorithmus z. B. ATLS®. Erneut findet eine zügige, orientierende, körperliche Erstuntersuchung (primary survey) nach dem ABCDE – Prinzip statt. Ergänzt wird diese durch eine Abdomen-Sonografie (FAST, focused assessment sonography of trauma) und ggf. Röntgenaufnahmen des Thorax und Beckens. Funktionseinschränkungen oder Lebensbedrohungen werden schnell erfasst und sofort behoben (z.B. Thoraxdrainage, Beckenkompression). Bei Schädel-Hirn-Traumata (GCS < 13) besteht die Indikation zum CCT.

Da man in Studien einen eindeutigen Überlebensvorteil fand, wird bei Schwerstverletzten immer mehr dazu übergegangen nach der körperlichen Erstuntersuchung sofort ein Spiral-CT des Körpers (sog. Trauma-Spirale, vom Kopf bis zur Symphyse) anzufertigen. Ergänzend können relevante Extremitätenverletzungen miterfasst werden.

Bei unmittelbar lebensbedrohlichen Verletzungen erfolgt im Anschluss an die körperliche Erstuntersuchung und die FAST eine sofortige Not-Operation des Patienten, auch ohne weitere Bildgebung.

Bei stabilen Verhältnissen schließt sich nach der CT eine ausführlichere Zweituntersuchung des Patienten (secondary survey) von Kopf bis Fuß an, welche um nötige Zusatzdiagnostik ergänzt wird (z.B. Röntgen, Angiografie etc.)

▪▪ Operative Therapie des Polytraumas

In der **1. Operationsphase** werden lebensrettende Notoperationen unmittelbar durchgeführt. Es handelt sich um chirurgische Behandlung von Blutungen in die Körperhöhlen, die Entlastung der Perikardtamponade, die Entlastung eines pathologisch erhöhten intrakraniellen Drucks bei epi- und raumforderndem subduralem Hämatom auch durch osteoklastische Trepanation. Ziel ist einen stabilen Allgemeinzustand des Patienten und eine Intensivpflege- und Lagerungsfähigkeit zu gewährleisten. Viele Polytraumatisierte haben ferner eine Gerinnungsstörung, die ebenso therapiert werden muss.

Im Anschluss werden in der **2. Operationsphase** Verletzungen der Hohlorgane, offene Frakturen, Luxationen, Instabilitäten der Wirbelsäule und des Beckens behandelt. Nach den Prinzipien der »damage control surgery« werden nur die unbedingt erforderlichen operativen Maßnahmen durchgeführt. Dies ist ein deutlicher Gegensatz zur Versorgung isolierter Verletzungen. Als Beispiel seien das abdominelle packing einer Leberruptur (Kompression der Leber durch Bauchtücher statt zeitintensiver Naht oder Leberteilresektion) und die Anlage eines Fixateur externe zur temporären Frakturstabilisierung auch ohne exakte Reposition genannt. Die definitive Versorgung erfolgt dann zu einem späteren Zeitpunkt, wenn der Patient sich erholt hat.

In der **3. Operationsphase** werden nach Stabilisierung des Patienten unter besseren Ausgangsvoraussetzungen die ggf. noch erforderlichen definitiven Eingriffe durchgeführt. Die 3. Phase kann sich über Wochen bis Monate erstrecken.

Fast immer sind Rehabilitationsmaßnahmen nach Abschluss der akuten Krankenhausphase angezeigt.

▪▪ Prognose

Die Prognose richtet sich vor allem nach der Schwere der erlittenen Schädel-Hirn-Verletzungen, der Wirbelsäulenverletzungen (Querschnittslähmung). Beeinträchtigungen der Arbeitsfähigkeit resultieren zusätzlich aus erlittenen Extremitätenverletzungen.

▪▪ Scoring-Systeme

Scoring-Systeme versuchen die Gesamtbelastung des polytraumatisierten Patienten, der mehrere Einzelverletzungen erlitten hat, zu erfassen.

◻ Tab. 1.16 AIS-Werte bei Verletzungen unterschiedlicher Lokalisation

Verletzung	AIS-Wert
Kopf/Hals: Contusio cerebri	3
Gesicht: unverletzt	0
Thorax: Rippenserienfraktur	3
Abdomen: Milzzerreißung	5
Extremitäten: instabile Beckenfraktur	5
Körperoberfläche: Hautabschürfungen	2

Die Quadrierung der 3 am schwersten verletzten Regionen und Addition führt zum ISS-Score von 59 (25+25+9=59)

Gebräuchliche Scoring-Systeme sind der ISS (Injury severity score) und der RTS (Revised trauma score). Der Glasgow Coma Scale dient der Beurteilung von Schädel-Hirn-Verletzten.

Der **ISS (Injury severity score)** ist nach Körperregionen gegliedert:

- Region 1: Kopf und Hals, einschließlich Hirn, Hirnschädel, Halsmark, knöcherne Halswirbelsäule
- Region 2: Gesicht, einschließlich Mund, Nase, Augen, Ohren, Gesichtsschädel
- Region 3: Thorax, einschließlich Herz, Lunge, knöcherner Thorax, Zwerchfell, Brustwirbelsäule
- Region 4: Abdomen, einschließlich intraabdominelle Organe, Organe des kleinen Beckens, Lendenwirbelsäule
- Region 5: Extremitäten und knöchernes Becken, einschließlich Frakturen, Luxationen, Amputationen
- Region 6: Verletzungen der Köperoberfläche, wie Verbrennungen, Weichteildefekte, Schürfungen

Der ISS-Score kann Werte zwischen 0 und 75 (unverletzt–tödliche Verletzung) annehmen. Für jede Region wird nach dem **AIS (abbreviated injury score)**, ◻ Tab. 1.16) eine Punktzahl von 0–6 (keine Verletzung – nicht überlebbar) vergeben. Die Punktzahlen der 3 am schwersten betroffenen Körperregionen werden quadriert und zum ISS-Scorewert addiert. Ein AIS-Wert von 6 Punkten in einer Region führt automatisch zu einem ISS-Score von 75 Punkten (Maximalwert).

Der **RTS (Revised trauma score**, ◻ Tab. 1.17) dient der Triage des noch spontan atmenden Verletzten. Berücksichtigt werden der Neurostatus nach dem GCS,

◘ Tab. 1.17 Punktverteilung des RTS

GCS	RTS-Punkte	Systolische Blutdruck	RTS-Punkte	Atemfrequenz	RTS-Punkte
15–13	4	>90	4	10–29	4
12–9	3	76–89	3	>29	3
8–6	2	75–50	2	6–9	2
5–4	1	49–1	1	1–5	1
3	0	0	0	0	0

◘ Tab. 1.18 Glasgow Coma Scale

Punkte	Parameter		
	Augen öffnen	Verbale Kommunikation	Beste motorische Antwort
6			Befolgt Aufforderungen
5		Konversationsfähig, orientiert	Gezielte Schmerzabwehr
4	Spontan	Konversationsfähig, desorientiert	Ungezielte Schmerzabwehr
3	Auf Aufforderung	Unzusammenhängende, einzelne Worte	Beugesynergismen bei Schmerzreiz
2	Auf Schmerzreiz	Unverständliche Laute	Strecksynergismen auf Schmerzreiz
1	Keine Reaktion	Keine verbale Reaktion	Keine motorische Antwort auf Schmerz

der systolische Blutdruck und die Atemfrequenz mit Score-Werten von 0–12.

Der **Glasgow Coma Scale** (◘ Tab. 1.18) ist der am weitesten verbreitete Score zur Einordnung einer Bewusstseinsstörung nach Schädel-Hirn-Trauma und in der Anwendung unproblematisch. Berücksichtigt werden die 3 Parameter:

- Augenöffnen,
- verbale Kommunikation,
- motorische Reaktion.

Die Punkte werden für jeden Parameter einzeln vergeben und dann addiert.

Bei einem GCS von <9 liegt in der Regel Bewusstlosigkeit vor. Der Score ist bei Kleinkindern und Säuglingen wegen der fehlenden verbalen Kommunikation nur begrenzt verwendbar.

Anamnese und klinische Untersuchung

2.1   Anamnese   – 48

2.2   Untersuchungsbefund   – 48

2.3   Weiterführende Untersuchungsverfahren   – 51

2.3.1 Wirk-e-Prinzip   – 52

2.3.2 Sonografie (Ultraschalluntersuchung)   – 52

2.3.3 Elektromyografie (EMG)   – 52

2.3.4 Röntgenaufnahmen   – 53

2.3.5 Radiologische Symptome am Skelett   – 53

2.3.6 Myelografie   – 58

2.3.7 Computertomografie (CT)   – 58

2.3.8 Kernspintomografie, (Magnetresonanztomografie, MRT)   – 58

2.3.9 Szintigramm des Skelettsystems   – 60

2.3.10 PET (Positronen-Emissions-Tomographie)   – 60

2.3.11 Probeexzision (PE)   – 60

2.3.12 Arthroskopie und arthroskopische Operationen   – 62

2

Einleitung

Die allgemeine Befragung und Befunderhebung erfolgt analog zu anderen klinischen Fächern. Ergänzend erfolgt bei orthopädischen Erkrankungen noch ein spezieller Untersuchungsgang mit symptom- und organbezogenen Untersuchungen. Neben den speziellen Fragen zur Anamnese gehören hierzu obligatorisch Umfangs-, Längen- und Winkelmessungen. Deshalb gehören zum Untersuchungswerkzeug des Orthopäden ein Bandmaß und ein Winkelmesser. Symptombezogen folgen spezifische klinische Tests der betroffenen und angrenzenden Abschnitte des Bewegungssystems. Weiterführenden Maßnahmen der Diagnostik muss man vom Prinzip her kennen, besonders in Bezug auf Invasivität, Risiko und Kostspieligkeit in Relation zur Effektivität. Dabei schneidet die Sonografie insbesondere bei Verfügbarkeit, Invasivität und Kosteneffektivität am besten ab.

2.1 Anamnese

In der **Familienanamnese** werden neben dem gehäuften Auftreten von z. B. Rheuma, Gicht, Diabetes oder Tuberkulose auch spezielle körperliche Behinderungen von Familienangehörigen erfragt, etwa
- Verformungen des Rumpfes,
- Buckelbildung,
- Kleinwuchs,
- Rundrückenbildung,
- Hinken und
- Krückstocktragen.

Diese können u. a. Hinweise für schwere Arthrosen, oft nach anlagebedingten Gelenkdeformitäten, sein. Wichtigstes Beispiel ist die angeborene Hüftdysplasie.

In der **Eigenanamnese** fragt man gezielt nach bereits durchgemachten Erkrankungen und Verletzungen an Knochen und Gelenken, z. B.:
- »Lagen Sie als Säugling im Beckengips oder in einer Spreizhose?« (Hüftdysplasie),
- »Hatten Sie als Kind Hüftprobleme im Vorschulalter?« (Perthes)
- »...oder später mit 12–14 Jahren?« (Epiphysenlösung).

Diese Erkrankungen gehen selbst im floriden Stadium oft nur mit geringen Krankheitserscheinungen einher, führen aber dazu, dass die Kinder vorübergehend hinken oder andere Ganganomalien zeigen und vorübergehend im Sportunterricht schlechte Leistungen erbringen. Wichtig ist auch die Frage nach Unfällen, Operationen, Krankenhausaufenthalten und ggf. Dauer einer Gipsbehandlung, um Hinweise für Unfall-

folgen, Immobilisationsschäden und dergleichen zu erhalten.

Die jetzige Anamnese zum Krankheitsbild, das den Patienten zum Arzt führt, ist bei den meisten orthopädischen Erkrankungen das wichtigste Kriterium für die Diagnosestellung. Mit gezielten Fragen, **wo**, **wie lange**, **wobei**, präzisiert man die Angaben des Patienten:
- »Zeigen Sie mir den genauen Schmerzpunkt.«
- »Wie lange hält der Schmerz an?«
- »Bei welcher Gelegenheit tritt der Schmerz auf: im Sitzen, Stehen oder Liegen?«
- »Welche Körperbewegung verstärkt oder verringert den Schmerz?«
- »Bei welcher Bewegung verrenkte sich die Schulter?«
- »Bitte machen Sie mit dem gesunden Arm die Bewegung vor.«

Die Anamneseerhebung beim verunfallten Patienten sollte speziell den genauen Unfallhergang- und -mechanismus erfragen. Aus der Kenntnis des Unfallherganges lassen sich bereits gezielt Vermutungen über die entstandene Verletzung ziehen. Es ist zu beachten, ob das Unfallereignis ein adäquates Trauma für die entstandene Verletzung darstellt. Erfragt werden sollten bestehende Vorschäden, wie z. B. Folgen früherer Verletzungen, angeborene Fehlbildungen oder degenerative Skelettveränderungen.

Hinsichtlich der geplanten Therapie ist nach vorhandenen Erkrankungen wie Gerinnungsstörungen, arteriellen Durchblutungsstörungen oder Diabetes mellitus zu fragen. Im Hinblick auf zu erwartende Komplikationen und insbesondere bei geplanter operativer Therapie ist eine genaue Medikamentenanamnese, insbesondere zu Antikoagulantien und ASS erforderlich.

2.2 Untersuchungsbefund

Die Untersuchung bei Erkrankungen an den Bewegungsorganen gliedert sich in 4 Teile:
- Inspektion,
- Palpation,
- Funktionsprüfung,
- spezielle Untersuchungsmethoden.

■ Inspektion

Zur Inspektion gehört die Untersuchung der Körperhaltung, des Gangbildes, etwaiger Achsabweichungen, von Atrophien und Fehlbildungen. Bei den Fehlhaltungen unterscheidet man zwischen Haltung, Stellung und Form, wobei jeweils unterschiedliche Ursachen

◻ Tab. 2.1 Haltung – Stellung – Form

Haltung	Kann aktiv durch den Patienten selbst verändert werden. Beispiel: zunehmendes Erschlaffen und Zusammensinken des Oberkörpers bei Ermüdung oder Knickfußbildung im Rückfuß wird im Zehenspitzenstand komplett redressiert
Stellung	Kann passiv durch den Untersucher redressiert werden, ist aber aktiv durch den Patienten nicht mehr ausgleichbar. Beispiel: weicher Spitzfuß
Formveränderung	Kann weder aktiv noch passiv ausgeglichen werden. Es liegt eine fixe Deformierung der Knochen vor. Korrektur nur über langdauernde Maßnahmen möglich. Beispiel: Korsettversorgung bei der fixierten Skoliose des Jugendlichen

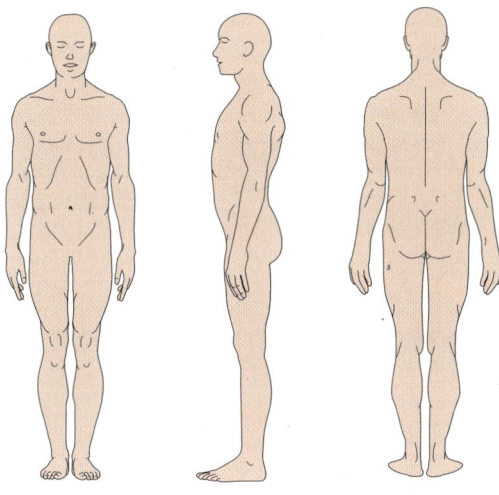

◻ Abb. 2.1 Aufrechte Haltung: Neutral-Null-Stellung

für diese Veränderungen zu Grunde liegen. Eine Differenzierung erfolgt rein in der klinischen Untersuchung (◻ Tab. 2.1).

Beim verunfallten Patienten ist auf sichere und unsichere Fraktur- und Luxationszeichen zu achten (▸ Übersicht 2.1). Die Inspektion zeigt insbesondere Fehlstellungen, Schwellungen, Hämatomverfärbungen und Hautverletzungen.

Übersicht 2.1 Klinische Frakturzeichen

- Sichere Frakturzeichen: sichtbare Frakturenden bei offenen Frakturen, abnorme Beweglichkeit, Krepitation, Achs- und Formabweichungen
- Unsichere Frakturzeichen: Belastungs-/Bewegungsschmerz, Schwellung, Hämatom, Bewegungseinschränkung

---

■ Palpation

Bei der Palpation geht es u. a. darum, die für verschiedene Erkrankungen charakteristischen Druckpunkte herauszutasten, z. B. am Epicondylus lateralis humeri (Tennisellenbogen), am medialen Kniegelenkspalt (Meniskopathie), am Unterrand des Akromions (Erkrankungen der Rotatorenmanschette). Am besten lässt sich vom Patienten selbst die Hauptschmerzpunkte mit dem Finger zeigen.

Beim verunfallten Patienten lassen sich durch die Palpation frakturbedingte Knochenstufen sowie eine Krepitation feststellen. Bei einer Gelenkluxation tastet man die leere Gelenkpfanne und die federnde Fixation der betroffenen Extremität. Bei Verdacht auf eine Fraktur oder Luxation ist die Untersuchung der peripheren Durchblutung, Motorik und Sensibilität obligat.

■ Funktionsprüfung

Mit der Funktionsprüfung nach der **Neutral-Null-Methode** kann man für das Protokoll die Gelenkbeweglichkeit in Gradzahlen genau festhalten. Bei dieser Methode wird von der anatomischen Normalstellung, auch Neutralstellung oder funktionelle Ausgangsstellung genannt (◻ Abb. 2.1), aus gemessen.

❯ Bei der Neutral-Null-Methode gibt der abgelesene Winkelwert den Bewegungsausschlag von der Nullstellung aus an.

Der Bewegungsumfang wird durch 3 Zahlen festgehalten: die beiden erreichten Endwerte, etwa für Beugung und Streckung, sowie das Passieren der festgelegten Nulllinie. Der Protokollierung wird vorausgestellt, welche Bewegung und welches Gelenk getestet werden.

Kann ein Patient also im Ellenbogen 10° überstrecken und 130° beugen, wird dies als Extension/Flexion 10°/0°/130° angegeben. Da die Bewegung in diesem Fall aus der Neutralstellung in beide Richtungen erfolgen kann, steht hier die Null in der Mitte.

Wird die Nullstellung, wie z. B. bei Kontrakturen **nicht** erreicht, erscheint die Null am Anfang oder Ende des Protokolls. ◻ Abb. 2.2). Wenn z. B. im Ellen-

2

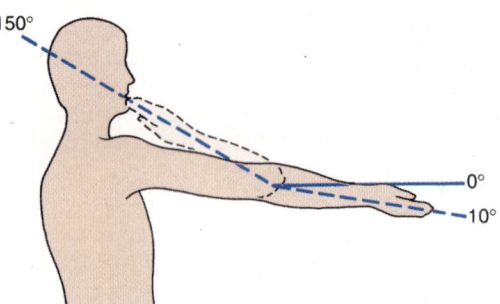

● **Abb. 2.2** Normale Beweglichkeit im Ellbogengelenk.
Protokoll: Flexion/Extension 150°/0°/10°

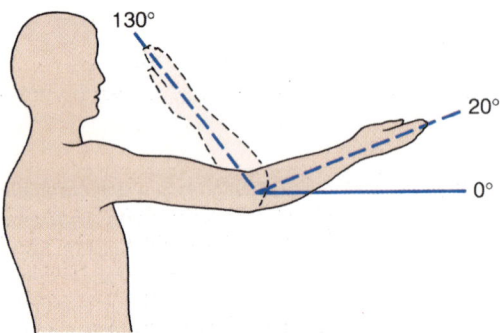

● **Abb. 2.3** Beugekontraktur im Ellenbogengelenk. Die
Nullstellung kann nicht erreicht werden. Aus der Kontraktur-
stellung von 20°-Beugung kann das Ellenbogengelenk bis
130° (von der Nullstellung aus gemessen) um 110° gebeugt
werden. Protokoll: Flexion/Extension 130°/20°/0°

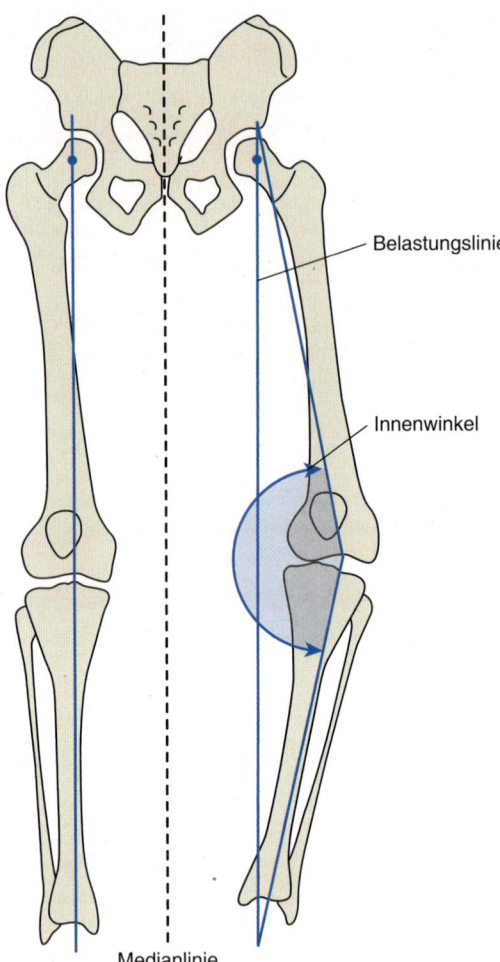

● **Abb. 2.4** Verkleinerung des Innenwinkels bei Varusdeformität

bogengelenk keine Überstreckung möglich ist, lautet
das Protokoll Extension/Flexion 0°/0°/150°. Kann
die Nullstellung, etwa wegen einer Kontraktur, nicht
erreicht werden, so notiert man die Null vorne oder
hinten. Bei einer Beugekontraktur von 20° und einer
von dieser Stellung aus erreichten weiteren Beugung
von 130° lautet das Protokoll: Extension/Flexion
0°/20°/130° (● Abb. 2.3). Einen Sonderfall stellt die
Ankylose (Versteifung) eines Gelenkes dar. Ist z. B. das
Ellenbogengelenk in einer Beugestellung von 20° ein-
gesteift, heißt es im Protokoll: Extension/Flexion
0°/20°/20°.

Fallbeispiel		

Einem Patienten fehlen in der rechten Hüfte
zur vollen Streckung 20°. Er kann aus dieser
Kontraktur heraus um weitere 60° auf insgesamt 80° beugen. Der Bewegungsumfang wird
▼

somit für die rechte Hüfte angegeben mit
Extension/Flexion 0°/20°/80°. Die Null steht
am Anfang, da hier die Neutralstellung, also
die volle Streckung der Hüfte, nicht erreicht
wird.
Eine Patientin kann die rechte Schulter bis zur
Horizontalen nach vorne und 30° nach hinten
bewegen. Das Protokoll lautet: Schulter rechts
Anteversion/Retroversion 90°/0°/30°.
Eine Angabe von Extension/Flexion 0°/40°/40°
im Kniegelenk steht für eine fixierte Versteifung
des Knies in 40°-Beugung.

▣ **Tab. 2.2** Spezielle Untersuchungstests in der Orthopädie		
Thomas-Handgriff	Beugekontraktur der Hüfte	▣ Abb. 10.3
Drehmann-Zeichen	Epiphysenlösung	▣ Abb. 10.22
Schober-Zeichen	Rumpfbeweglichkeit	▣ Abb. 5.4
Steinmann-Zeichen	Meniskusriss	▣ Tab. 11.1
Schublade, Lachman, Pivot	Kreuzbandriss	▶ Übersicht 11.6
Thompson-Test	Achillessehnenriss	▶ Abschn. 12.3.4
Mennell	Kreuzdarmbeinfuge	▶ Abschn. 5.3.1

Zusätzlich zum Bewegungsumfang wird die Abweichung der Gelenklinie von der Körpermittelachse angegeben:

- Eine Verkleinerung des Gelenkinnenwinkels wird als **Varusabweichung**,
- eine Vergrößerung als **Valgusabweichung** bezeichnet.

Entsprechend bezeichnet man eine O-Bein-Stellung als Varusdeformität im Knie (▣ Abb. 2.4), eine X-Bein-Stellung wird als Valgusabweichung bezeichnet.

■ **Spezielle Untersuchungsmethoden**

Längen- und Umfangsmessungen Am **Arm** misst man die Länge zwischen Akromionspitze und Processus styloideus radii:

- Oberarmlänge: von der Akromionspitze bis zum Epicondylus lateralis humeri,
- Unterarmlänge: vom Epicondylus lateralis humeri bis zum Processus styloideus radii bei rechtwinklig gebeugtem Ellenbogen.

Ausgangspunkt für Umfangsmessungen ist wiederum der Epicondylus lateralis humeri: Man misst den Umfang 10 cm und 20 cm oberhalb und unterhalb desselben.

Die Längenmessung am **Bein** erfolgt von der Spina iliaca anterior superior bis zur Spitze des Malleolus lateralis oder medialis. Misst man nur den Oberschenkel, so gilt die Distanz zwischen der Spitze des Trochanter major und dem lateralen Kniegelenkspalt. Am Unterschenkel ist der Abstand zwischen lateralem Kniegelenkspalt und Außenknöchelspitze maßgebend.

Für die Umfangsmessung am Bein nimmt man den medialen und lateralen Kniegelenkspalt als Ausgangspunkt und wählt Abstände von 10 cm und 20 cm

ober- bzw. unterhalb desselben. Die Patella ist wegen ihrer Verschieblichkeit als Orientierungspunkt ungeeignet.

Andere spezielle Untersuchungen an den Bewegungsorganen werden nur durchgeführt, wenn sich aus der Anamnese und dem bisherigen Befund Hinweise auf eine bestimmte Erkrankung ergeben. Bei Schmerzen am Knie prüft man z. B. zusätzlich Patellaverschieblichkeit, Meniskuszeichen, Instabilitätszeichen usw. Bewegungsstörungen an der Hüfte erfordern den Thomas-Handgriff, bei Achsabweichungen an Rumpf und Extremitäten müssen die Deviationswinkel angegeben werden. Die Winkelmessungen sollten mit einer Genauigkeit von 5° reproduzierbar sein, aber auch keine geringeren Sprünge als 5° umfassen (▣ Tab. 2.2).

Die Ergebnisse sind nur im Vergleich mit der Gegenseite aussagekräftig, die auch immer untersucht werden muss. Es werden grundsätzlich die dem betroffenen Gelenk angrenzenden Gelenke mit untersucht. Es werden also z. B. bei Schmerzen im linken Ellenbogen die linke Schulter und das linke Handgelenk geprüft und diese Untersuchungsergebnisse mit der Beweglichkeit der rechten Seite verglichen.

2.3 Weiterführende Untersuchungsverfahren

Nach Anamneseerhebung und klinischer Untersuchung mit den üblichen Hilfsmitteln kann man auch ohne Zusatzuntersuchungen schon bei vielen orthopädischen Erkrankungen eine Diagnose stellen, z. B. bei offensichtlichen Form- und Funktionsstörungen wie O-Beinen, Trichterbrust oder Skoliose. Alle weiterführenden Untersuchungsverfahren dienen in solchen Fällen zur Sicherung und Präzisierung der Diagnose

2

sowie als Grundlage für Verlaufskontrollen oder Therapieentscheidungen:

- Beim O-Bein müssen Hauptkrümmung und Deviationswinkel auf Ganzaufnahmen der Beine bestimmt werden, wenn eine Korrekturosteotomie geplant ist.
- Eine Trichterbrust kann zur Veränderung der inneren Thoraxorgane führen, die man z. B. in der Schnittbildgebung verifizieren kann.
- Bei einer juvenilen Skoliose muss der Krümmungswinkel im Röntgenbild zur Progredienz- und Therapiebeurteilung gemessen werden.

2.3.1 Wirk-e-Prinzip

Alle weiterführenden Maßnahmen in Diagnostik und Therapie müssen unter Berücksichtigung des Stellenwerts für die Diagnosesicherung und den Gewinn für den Patienten 4 Bedingungen erfüllen:

> **Wirk-e-Prinzip**
>
> Diagnostik und Therapie sollen **w**enig **i**nvasiv, **r**iskant, **k**ostspielig, aber **e**ffektiv sein (Wirk-e-Prinzip).

Einige neue Untersuchungsverfahren, wie z. B. die Sonografie, haben wegen ihres guten Abschneidens nach dem Wirk-e-Prinzip eine weite Verbreitung erlangt. Andere, wie Myelografie und Arteriografie (riskant und kostspielig), werden in der Orthopädie immer weniger angewendet.

Gerade der junge Arzt, der in der Anfangsphase eines Krankheitsfalls die weiterführende Diagnostik bestimmt, sollte sich darüber im Klaren sein, was er seinem Patienten und dem Kostenträger – bei aller Effektivität für die Diagnosesicherung und Präzisierung – zumutet. Dabei kann nicht oft genug betont werden, dass dem Patienten durch genaues Befragen und Untersuchen manche invasive, riskante und teure Untersuchungsmaßnahme erspart werden kann. Gleiche Überlegungen gelten für den therapeutischen Ansatz (nicht nur in der Orthopädie).

2.3.2 Sonografie (Ultraschalluntersuchung)

■ **Prinzip**

Mechanische Schwingungen des Ultraschalls werden in den Organismus geleitet und an Grenzflächen von Geweben unterschiedlicher Dichte reflektiert, gestreut oder absorbiert.

■ **Procedere**

Der Ultraschallkopf als Schallsender und Empfänger des reflektierten Strahles wird auf die Hautoberfläche gelegt. Die darunterliegenden Gewebeschichten sind in verschiedenen Grautönen auf einem Monitor sichtbar.

■ **Komplikationen**

Keine.

■ **Indikation**

Mit das wichtigste und erste Diagnostikum in der Orthopädie, vor allem zur Diagnostik der kongenitalen Hüftdysplasie, der Periarthropathia humeroscapularis, von Veränderungen der Achillessehne, Kniekehlenzysten, Meniskus und anderen Weichteilprozessen, wie Kapselschwellungen, Narbenbildungen und Gelenkergüssen. Intraossäre Prozesse sind nicht darstellbar. Der besondere Wert liegt in der funktionellen Untersuchung: Man kann Gewebe bei der Bewegung beobachten.

■ **Befunde**

In Standardpositionen an der Säuglingshüfte (nach Graf) und an der Schulter (nach Hedtmann) lassen sich Krankheitsbilder anhand der Sonogramme definieren und einteilen (◘ Abb. 2.5). Grenzen für die Sonografie in der Orthopädie ergeben sich dadurch, dass der Knochen wegen seines hohen Schallwellenwiderstands Schallsignale fast völlig reflektiert. Dahinterliegende Gewebe können nicht dargestellt werden.

> ❯ **Sonografie: Entspricht dem Wirk-e-Prinzip: nichtinvasiv, ohne Risiko, vertretbare Kosten und hohe Aussagekraft, beliebig häufige Verlaufskontrollen.**

2.3.3 Elektromyografie (EMG)

■ **Prinzip**

Messen der Elektropotenzialdifferenz zwischen 2 Punkten eines Muskels in Ruhe und bei Willkürinnervation.

■ **Procedere**

Stimuliert wird mit einer Oberflächenelektrode, abgeleitet mit Nadel- oder Oberflächenelektroden. Die Stimulationsimpulse und Reizantworten sind auf einem Monitor sichtbar. Alternativ Oberflächenklebeelektronen.

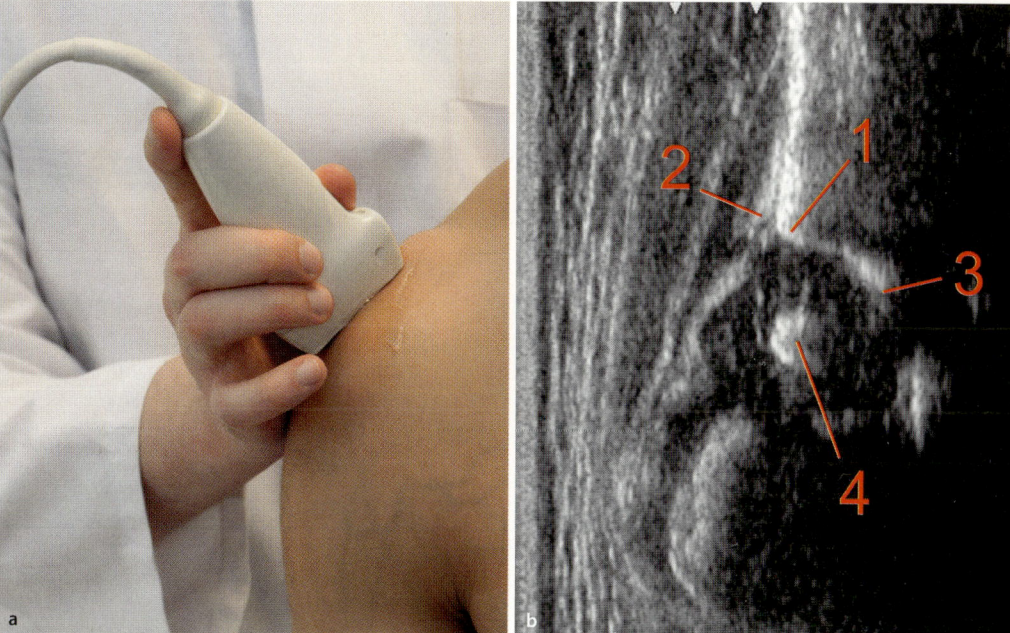

◻ Abb. 2.5 a, b Ultraschalluntersuchung: **a** Durchführung am Beispiel der Schulter. **b** Darstellung einer Säuglingshüfte (*1* knöcherner Erker, *2* Labrum, *3* Ileum-Unterrand, *4* Femurkopfkern)

■ **Komplikationen**

Vorsicht bei Vorliegen eines Herzschrittmachers.

■ **Indikationen**

Erkrankungen des peripheren motorischen Neurons, Muskelerkrankungen, neuromuskuläre Überleitungsstörungen.

■ **Befunde**

Leitungsunterbrechungen, Amplitudenverminderung, Polyphasie und Verkürzung der Potenzialdauer signalisieren Neuropathien und Myopathien.

❯ **EMG: Kaum mehr in der Routinediagnostik eingesetzt, in der Kinderorthopädie Zurückhaltung mit Nadelelektroden.**

2.3.4 Röntgenaufnahmen

■ **Prinzip**

Darstellung der Summe aller sich überlagernden schattengebenden Objekte.

■ **Procedere**

Lagerung in Standardtechniken mit Darstellung in 2 oder mehr Ebenen.

■ **Komplikationen**

Keine. Zu beachten ist die Strahlenexposition.

■ **Indikationen**

Zur Basisdiagnostik gehört eine Röntgenaufnahme des betroffenen Skelettabschnitts. In besonderen Fällen können zusätzlich Schichtaufnahmen (Tomogramme) angeordnet werden, z. B. bei Osteomyelitis, Tumor, Verdacht auf Hüftkopfnekrose, Pseudarthrose.

❯ **Röntgenaufnahmen: gehören auch heute noch zu (fast) jeder orthopädischen Untersuchung.**

In der Kinderorthopädie sollte man besonders bei Verlaufskontrollen zurückhaltend sein. Zur Diagnostik der dysplastischen Säuglingshüfte ist die Sonografie besser.

2.3.5 Radiologische Symptome am Skelett

■ **Knochendichte** !!

Bei den meisten Erkrankungen an den Bewegungsorganen treten auch Veränderungen im Röntgenbild auf. Beim Röntgenbild handelt es sich um ein Negativbild.

2

> ❯ Die hellen Abschnitte des Knochens zeigen eine verdichtete Struktur mit vermehrtem Kalkgehalt, die dunklen Abschnitte zeigen eine vermehrte Strahlendurchlässigkeit mit vermindertem Kalkgehalt.

Vermehrter Kalkgehalt (Verdichtung) findet sich in der Umgebung von chronischen Entzündungen, z. B. bei der Knochenmarkentzündung (Osteomyelitis), bei verkalkten Knorpeltumoren, in den gelenknahen Knochenabschnitten bei degenerativen Gelenkerkrankungen (Arthrosis deformans), beim M. Paget, in osteoblastischen Metastasen (Arthrosis deformans) und als Reaktion des Knochens auf vermehrte Belastung.

Verminderter Kalkgehalt (Verdünnung) des Knochens mit vermehrter Strahlendurchlässigkeit findet sich generalisiert bei Osteoporose und Osteomalazie, lokalisiert bei osteoklastischen Tumoren (z. B. Metastasen), bei spezifischen Entzündungen (Tuberkulose), bei Inaktivitätsatrophie und beim M. Sudeck, Rheuma usw. (◘ Tab. 2.3). Zur Diagnose und Verlaufskontrolle von Osteoporosen misst man die Knochendichte in speziellen Röntgenvorrichtungen oder in der CT (Osteodensitometrie).

Eine Ossifikationsstörung schafft einen Knochendefekt. Ein **angeborener** Knochendefekt findet sich z. B. am Pfannenerker bei der kongenitalen Hüftluxation. **Erworbene** Ossifikationsstörungen finden sich bei Epiphysenverletzungen.

❗ ▪ Projektionsphänomene

Diese sind häufig Quellen für die Fehlbeurteilung von Röntgenaufnahmen. Ein typisches Beispiel ist der Schenkelhalswinkel. Er ist nur auf der Innenrotationsaufnahme exakt messbar, wenn die normalerweise vorhandene leichte Antetorsion des proximalen Femurendes ausgeglichen wird. In der Außenrotationsstellung projiziert sich der Schenkelhals auf die Trochanterregion. Durch die Verdrehung erscheint der Schenkelhalswinkel größer, bei einer Außenrotation von 90° beträgt der scheinbare Schenkelhalswinkel durch Fehlprojektion 180°. Schenkelhals und Oberschenkelschaft liegen dann auf einer Linie (◘ Abb. 2.6c).

▪ Röntgenaufnahmen in 2 Ebenen

Anterior-posteriore (a.-p.) und seitliche Aufnahmen geben Aufschluss über die Stellung des Knochens oder die Frakturlinien im Raum. Eine Fraktur, die in der a.-p.-Aufnahme scheinbar achsgerecht steht, kann in der anderen Ebene abgewinkelt und verschoben sein. Zysten, Tumoren, Fremdkörper u. ä. lassen sich durch Röntgenaufnahmen in mehreren Ebenen besser loka-

◘ **Tab. 2.3** Knochendichte	
Knochenverdichtung	**Knochenverdünnung**
Am Rand der Osteomyelitis	Bei Osteoporose, Osteomalazie
In verkalkten Knorpeltumoren	Bei Tumoren und Metastasen
Subchondral bei Arthrosen	In der Umgebung von Tbc-Herden
In den Deckplatten degenerierter Wirbelkörper	Als Inaktivitätsatrophie
In osteoblastischen Metastasen	
Als Reaktion auf vermehrte Belastung	Bei M. Sudeck
Am Rand gutartiger Knochenzysten	Bei M. Paget

lisieren. Röntgenaufnahmen korrespondierender Skelettteile der Gegenseite dienen zum Vergleich, z. B. zur Bestimmung der Knochendichte bei Inaktivitätsatrophie einer Seite. Auch Skelettanomalien, wie akzessorische Knochen, treten häufig doppelseitig auf und können als solche besser identifiziert werden, etwa bei differenzialdiagnostischer Abgrenzung einer traumatischen Knochenabsprengung.

Spezielle Aufnahmetechniken sind z. B.
- die **Lauenstein-Aufnahme** am Hüftgelenk in Abduktion und Außenrotation zur Darstellung der 2. Ebene am Schenkelhals,
- die Aufnahme des Patellagleitlagers am Knie,
- die **Einblickaufnahme am Knie nach Frick** zur Darstellung der Fossa intercondylaris und der hinteren Femurkondylen bzw. Gelenkflächen (◘ Tab. 2.4).

▪ Degenerationszeichen

Diese bestehen im Wesentlichen aus Defekten infolge von Abnutzungserscheinungen und Reparationsvorgängen. Die Abnutzungsdefekte finden sich meistens am Anfang der Degeneration. Sie dokumentieren sich z. B. als Verschmälerung des röntgenologischen Gelenkspalts durch Abnahme der Knorpelschichtdicke. Später stellen sich reaktive Veränderungen ein als (▶ Übersicht 2.2):
- **Subchondrale Knochenverdichtungen:** Sie bilden sich parallel zur Gelenkfläche und entstehen zuerst in der Druckbelastungszone des Gelenks.

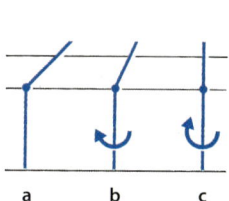 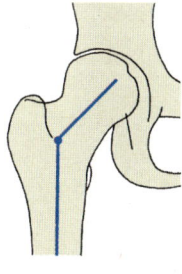 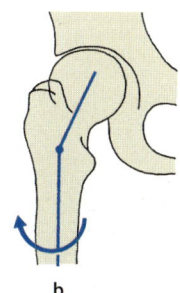

Abb. 2.6 Projektionsphänomen am Schenkelhals. **a** Innenrotation: Der wahre Schenkelhalswinkel stellt sich dar, die physiologische Antetorsion ist ausgeglichen. **b** Außenrotation: Der scheinbar vergrößerte projizierte, falsche Schenkelhalswinkel stellt sich dar. Der Hals ist nach vorn gedreht und projiziert sich auf den großen Rollhügel. **c** Extreme Außenrotation: Schenkelhalsachse und Diaphysenachse liegen auf einer Linie. Zur Antetorsion ◨ Abb. 1.13

— **Knöcherne Schliffflächen:** Sie bilden sich an gegenüberliegenden Gelenkenden, wenn der Gelenkknorpel vollständig abgerieben ist. Der vom Knorpel entblößte glattgeschliffene Knochen wird auch als Knorpelglatze bezeichnet.

— **Verschmälerung des Gelenkspaltes**

— **Randwülste und Osteophyten:** Sie bilden sich in druckfreien Gelenkabschnitten an der Knorpel-Knochen-Grenze, also vornehmlich an den Gelenkkanten

— **Arthrotische Geröllzysten:** Diese treten vor allem in der Druckaufnahmezone an korrespondierenden Stellen von Kopf und Pfanne auf. Die Zysten sind rundlich und haben einen Verdichtungssaum.

— **Deformierungen der Gelenkkörper:** Sie treten erst in fortgeschrittenen Stadien der Degeneration auf. Es kommt zur Entrundung, Abplattung und Auswalzung der Gelenkflächen. Typisch ist die Deformierung des Hüftkopfs bei fortgeschrittener Koxarthrose (◨ Abb. 2.7)

> **Übersicht 2.2 Radiologische Zeichen der Arthrose**
>
> — Subchondrale Sklerosierung
> — Verschmälerung des Gelenkspalts
> — Osteophytäre Anbauten
> — Zystenbildung
> — Deformierung des Gelenkes

■ **Entzündungszeichen**   **!!!**

Diese gehen mit Arrosionen (Zerstörungen) und Osteolyse (Auflösung der Knochenstruktur) einher. Um das entzündete Gelenk herum ist der Kalkgehalt des Knochens vermindert: Er wirkt im Röntgenbild durchscheinend und verwaschen. Ebenso wie bei der Arthrose ist der röntgenologische Gelenkspalt durch Zerstörung des Knorpels verschmälert. Für die Differenzialdiagnose gegenüber der Arthrose sind in erster Linie klinische Daten maßgebend:

Tab. 2.4 Spezielle Röntgenaufnahmetechniken

Technik	Diagnostik bei
Lauenstein[a]: Schenkelhals axial in Hüftabduktion-Außenrotation	Epiphysenlösung, Schenkelhalsfraktur, (-fissur)
Patellagleitlager in Kniebeugung, Zentralstrahl unter die Patella	Patellafraktur, Gleitlagerdysplasie
Knieeinblick in Kniebeugung, Zentralstrahl in die Fossa (sog. Tunnelaufnahme)	Osteochondrosis dissecans, freie Gelenkkörper, Eminentia intercondylaris
45° Schrägaufnahmen der Lenden-Wirbelsäule	Spondylolyse im Gelenkfortsatz (Bogen)

[a] Carl Lauenstein, Chirurg, Hamburg (1850–1915)

2

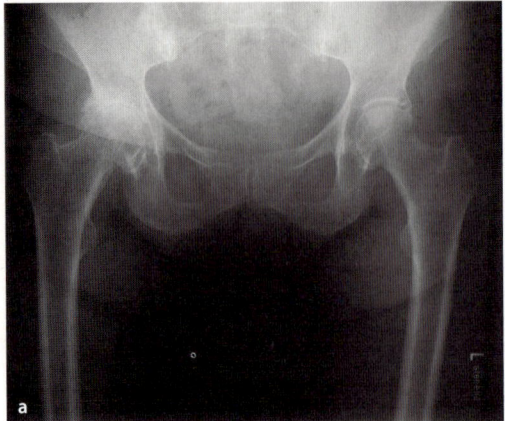

a

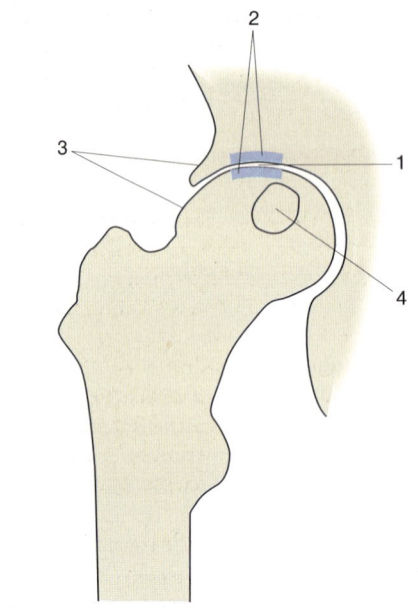

b

□ **Abb. 2.7 a, b** Röntgenologische Degenerationszeichen am Beispiel einer fortschreitenden Koxarthrose, radiologisch und schematisch. **a** Röntgenbild Hüftübersicht: links maßig-gradige Koxarthrose mit Veränderungen zentral und kaudal, kranial weitgehend unauffällig. Rechts: Veränderungen siehe Schemazeichnung. **b** Kennzeichnung der Veränderungen des Röntgenbildes in der Schemazeichnung: *1* kein Gelenkspalt, *2* subchondrale Sklerosierung, *3* Osteophytenbildung, *4* Zyste

━ Bei einer **Arthritis** finden sich Entzündungszeichen bei den Laborwerten (Blutsenkung, Leukozytose usw.).
━ Bei der **Arthrose** fehlen sie, selbst im akuten Stadium.

Die Sicherung der Diagnose erfolgt durch Gelenkpunktion mit Erregernachweis bzw. Analyse des Gelenkpunktats.

Einen Entzündungsherd im Knochens erkennt man an der reaktiven Sklerosierung um einen osteolytischen Defekt. Der Herd ist meistens gut abgegrenzt. Bei der **Osteomyelitis** kommt es zu zentralen Knocheneinschmelzungen unter Bildung von Knochensequestern. Die Kortikalis zeigt außen reaktive periostale Auflagerungen.

■ **Zirkulationsstörungen**

Durchblutungsstörungen im Knochen führen zu den sog. **spontanen Osteonekrosen** (► Abschn. 1.4.5). Röntgenologisch macht sich eine Nekrose als Sinterung des Knochens mit Aufhebung der Trabekelstruktur bemerkbar. Außerdem vermehrt sich der Kalkgehalt, d. h. der Knochen wird röntgenologisch dichter. Betrifft die Zirkulationsstörung einen Knochenkern, wie etwa am Hüftkopf, so kommt es zu einer Entwicklungsstörung, d. h. der Knochenkern bleibt im Wachstum zurück, außerdem wird er deformiert. Zirkulationsstörungen in gelenknahen Abschnitten des Knochens führen zur Demarkierung von Knorpel-Knochen-Sequestern, die schließlich als freie Gelenkkörper ins Gelenk abgestoßen werden. Typisches röntgenologisches Demarkierungszeichen ist der Sklerosesaum um den Sequester. Da der Gelenkknorpel nicht von den Zirkulationsstörungen im Knochen betroffen ist (Knorpel wird per diffusionem von der Synovia ernährt), bleibt der Gelenkspalt vorerst erhalten.

Bei diffusen Zirkulationsstörungen, wie z. B. beim M. Sudeck, oder bei arteriellen Durchblutungsstörungen kommt es zu einer diffusen Entkalkung des Knochens mit Verdünnung der Kortikalis und Vergrößerung der Abstände zwischen den Knochentrabekeln. Bei dem V. a. eine Zirkulationsstörung sollte eine weiterführende Diagnostik, z. B. mittels MRT erfolgen.

■ **Osteoporose und Osteomalazie**

Die Osteoporose zeichnet sich röntgenologisch aus durch eine geringe Zahl an Knochenbälkchen sowie durch verdünnte Knochenbälkchen und verdünnte Kortikalis. Am Wirbel kommt es zu Deformierungen mit Eindellung der Deck- und Bodenplatten. Die Diagnostik und Stadieneinteilung der Osteoporose erfolgt in der Knochendichtemessung.

Während bei der Osteoporose die Knochenmasse insgesamt reduziert ist, ist bei der Osteomalzie nur der Mineralanteil vermindert, die Knochenmasse aber unverändert. Der Knochen ist weich und verformbar.

- ## Intraossäre Strukturstörungen

Knochendefekte mit Hohlraum und Zystenbildungen werden in erster Linie durch Tumoren hervorgerufen. Je nachdem, ob es sich um einen gut- oder bösartigen Tumor handelt, kommt es zur Destruktion der knöchernen Umgebung mit Auflösung der Spongiosa und Kortikalis oder zur Demarkierung mit Ausbildung einer glatt konturierten Begrenzungszone. Einige Tumoren und Zysten treiben den Knochen auf, sodass sich auch die Außenkontur verändert.

> **Bevorzugte Lokalisation der intraossären Strukturstörungen ist die Metaphyse.**

Auch Knochennekrosen sind Strukturstörungen. Die Lastdurchleitung verursacht jeweils Deviationen, die an den angrenzenden Knochenverdichtungen ablesbar sind.

- ## Kontinuitätsunterbrechung

Zeichen der **frischen Fraktur** (▶ Übersicht 2.3) sind in der Regel exakte Linien in der Spongiosa mit einer Aufhellungszone und im Bereich der Kortikalis scharfkantige Vorsprünge oder Knochenunterbrechungen.

Ermüdungsbrüche und Umbauzonen sind durch knöcherne Verdichtungszonen in der Umgebung mit vermehrter Kallusbildung gekennzeichnet. Ein typischer Ermüdungsbruch ist die Marschfraktur am Mittelfußknochen.

Pathologische Frakturen entstehen in erster Linie im tumorös veränderten Knochen. Neben den Zeichen der frischen Fraktur (Kontinuitätsunterbrechung des Knochens, Verschiebung der Knochenfragmente) sieht man noch die Zeichen des Knochentumors mit Destruktion, Aufhebung der Spongiosa und Verformung.

Eine **Pseudarthrose** zeigt im Gegensatz zur frischen Fraktur abgerundete oder kolbig aufgetriebene Knochenenden, die von reaktivem Knochen umgeben sind. Oft ist der Markraum zum Pseudarthrosespalt hin durch verdichteten Knochen verschlossen. Es gibt hypertrophische Pseudarthrosen mit ausgedehnter Knochenreaktion und atrophische Pseudarthrosen mit breitem Defekt und wenig Knochenreaktion (▫ Tab. 2.6).

Übersicht 2.3 Kontinuitätsunterbrechung im Knochen

- Frische Fraktur: exakte Linien, kantige Vorsprünge
▼

- Ermüdungsbruch: knöcherne Verdichtungszone, Szintigramm
- Pathologische Fraktur: Knochendestruktion durch Tumor
- Pseudarthrose: abgerundete oder kolbig aufgetriebene Knochenenden
- Angeborene Unterbrechungen: abgerundete Knochenenden, ohne Knochenreaktion

---

- ## Implantate

Die Lockerung und Infektion in der Umgebung von Gelenkersatzstücken und Osteosynthesematerial erkennt man an einem breiten osteolytischen Saum in der Umgebung des Implantats und an reaktiven Knochenbildungen mit Sklerosesaum und Verdickung der Kortikalis. Häufig finden sich auch Ermüdungsbrüche in der Umgebung des Implantats (▶ Abschn. 3.2.4).

- ## Befunde durch Radiometrie und Funktionsaufnahmen **!!**

Einige Deformitäten lassen sich im Röntgenbild ausmessen. Dadurch ist eine genaue Verlaufskontrolle möglich. Die wichtigsten Winkel sind:

- an der Wirbelsäule: der Cobb-Winkel zum Ausmessen der Skoliose (▫ Abb. 5.13),
- an der Hüfte: der Schenkelhalswinkel (Zentrum-Kollum-Diaphysen-Winkel, ▫ Abb. 10.1),
  - bei Verbiegungen der langen Röhrenknochen sowie bei sonstigen Achsabweichungen (X-, O-Bein): der Deviationswinkel.

Röntgenaufnahmen im Stehen geben etwaige statische Formabweichungen am besten wieder. Hier erkennt man z. B. das volle Ausmaß eines X- oder O-Beins unter Belastung, einen Beckenschiefstand oder eine Achsabweichung der WS. Diese Deformitäten sind auf Röntgenaufnahmen, die im Liegen angefertigt werden, u. U. nicht zu sehen.

Die Mobilität des einzelnen Bewegungssegments der WS wird auf sog. Funktionsaufnahmen festgestellt. An der HWS werden z. B. Röntgenaufnahmen bei maximaler Vor- und Rückneigung des Kopfes angefertigt. Ebenso gibt es Funktionsaufnahmen an der LWS bei maximaler Vor- und Rückneigung sowie bei den Seitneigungen, um etwaige Verschiebungen der Wirbel gegeneinander oder Fixierungen zu erkennen.

2

! 2.3.6 Myelografie

- **Prinzip**

Kontrastmitteldarstellung des liquorhaltigen spinalen Subarachnoidalraumes.

- **Procedere**

Bei der lumbalen Myelografie wird der Durasack mit einer dünnen Kanüle punktiert. Etwas Liquor kann zur Diagnostik gewonnen werden und wasserlösliches Kontrastmittel injiziert. Anschließend fertigt man Röntgenbilder in verschiedenen Ebenen an.

- **Komplikationen**

Kopfschmerzen durch Liquorabfluss, meningeale Reizungen, Reaktionen auf das Kontrastmittel, Infektionen.

> **Vor Durchführung der Myelografie ist die Spiegelung des Augenhintergrundes zwingend erforderlich.**

- **Kontraindikationen**

Epileptische Anfälle, Hirndruckzeichen. Stationäre Beobachtung erforderlich.

- **Indikationen**

Beim lumbalen Bandscheibenvorfall als Zusatzuntersuchung bei unklarer CT und Kontraindikationen gegen eine MRT, vor allem bei V. a. neurologische Erkrankungen, da parallel eine Liquordiagnostik möglich ist.

- **Befunde**

Kontrastmittelaussparungen des Durasacks und der Nervenwurzelkonfiguration.

> **Myelografie: invasiv, riskant und kostspielig.**

CT und MRT machen die Myelografie bis auf wenige Fälle mit unklarer neurologischer Symptomatik bei bandscheibenbedingten Erkrankungen meistens entbehrlich.

2.3.7 Computertomografie (CT)

- **Prinzip**

Röntgenschichtaufnahmen in der Transversalebene mit computergesteuerter Bildrekonstruktion.

- **Procedere**

Eine um den Körper kreisförmig rotierende Röntgenröhre nimmt schichtweise Bilder auf, die computergesteuert zusammengesetzt werden.

- **Komplikationen**

Keine. Zu beachten ist die Röntgenstrahlenexposition.

- **Indikation**

Weiterführende Diagnostik bei komplexen Frakturen. Rotationsanalysen bei Fehlstellungen der unteren Extremität. Zur Therapieplanung bei massiv veränderten Knochenverhältnissen, z. B. bei Wechseloperationen von Endoprothesen mit massivem Knochenverlust. Ausweichverfahren für Bandscheibenvorfälle oder Wirbelkanalstenosen, wenn Kontraindikationen gegen eine MRT bestehen. Es können auch – insbesondere knöcherne – Tumoren und Verletzungen an Wirbelsäule und Becken gut dargestellt werden.

- **Befunde**

Wie im Röntgenbild sieht man eine schwarz-weiße Rekonstruktion der Organe. Möglich ist hier auch eine 3-dimensionale Rekonstruktion (◘ Abb. 2.8).

> **CT: Ohne Invasivität und Risiko, zu beachten ist die hohe Strahlenexposition.**

2.3.8 Kernspintomografie, (Magnetresonanztomografie, MRT)

- **Prinzip**

Atomkerne mit magnetischen Eigenschaften richten sich im Organismus, der einem starken magnetischen Gleichfeld ausgesetzt ist, in eine bestimmte Richtung.

- **Procedere**

Der Patient liegt längere Zeit in einer meist engen Röhre in einem starken Magnetfeld, während die Aufnahmen computergesteuert angefertigt werden. Es sind Rekonstruktionen in allen Ebenen möglich.

- **Komplikationen**

Keine. Kinder und Patienten mit Schmerzen können oft nicht so lange liegen, bei ängstlichen Patienten evtl. Engegefühle. Relative Kontraindikation bei metallischen Implantaten. In der Orthopädie kontraindiziert bei Herzschrittmacherpatienten.

Teilweise Einsatz von Kontrastmitteln mit den entsprechenden Kontraindikationen und Risiken wie einer allergischen Reaktion oder einer Verschlechterung der Nierenfunktion.

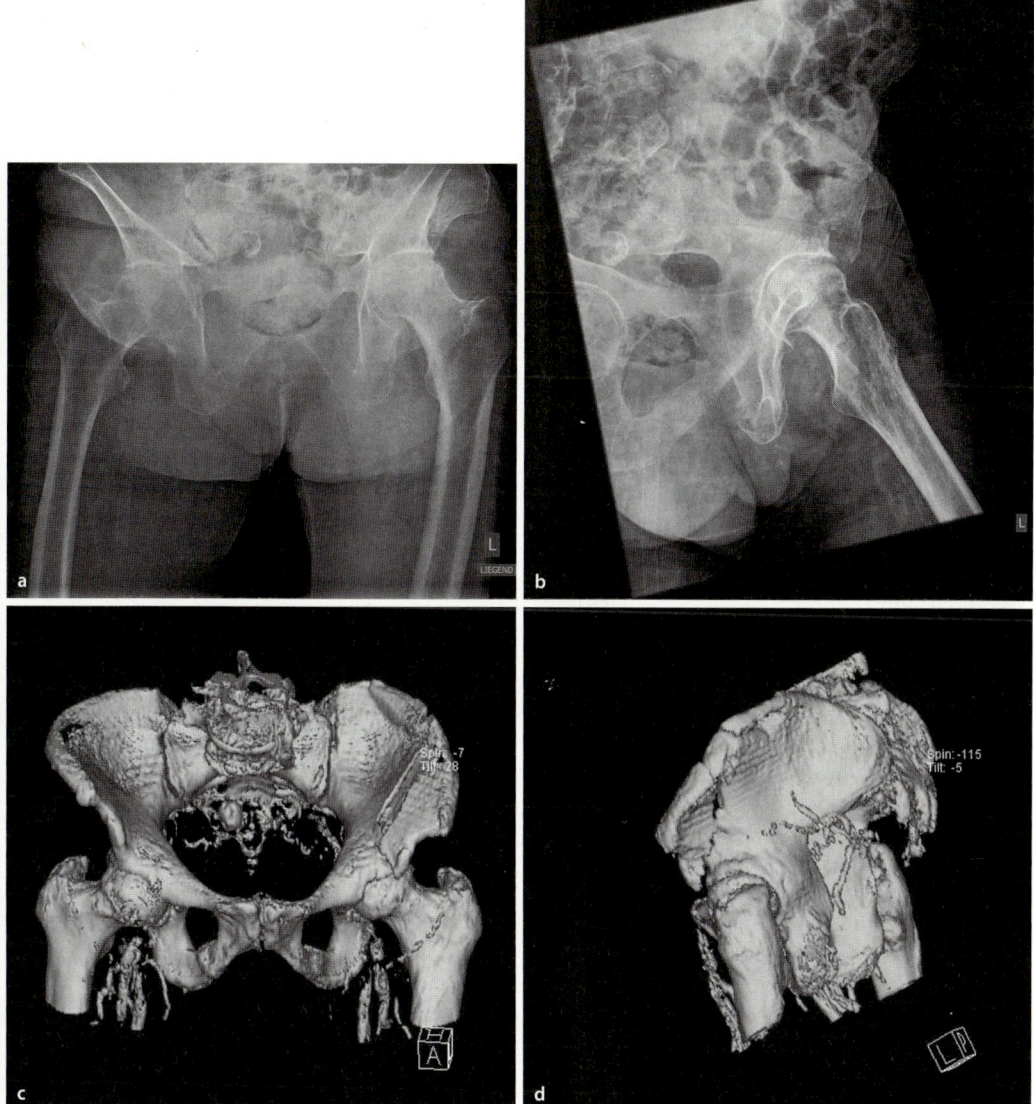

◘ Abb. 2.8 **a** Hüftübersicht mit asymmetrischer Darstellung der Beckenschaufel, wobei linksseitig die Spina iliaca anterior superior untypisch lokalisiert ist. **b** Auch in einer Schrägposition ist die Beckenschaufel nicht abzuschätzen. Erschwerend kommt die Überlagerung durch Luft der Darmschlingen hinzu. **c, d** Die CT mit 3-D-Rekonstruktion, die beliebig gedreht und geschwenkt werden kann, zeigt die Fraktur mit ihrer Dislokation deutlich

■ **Indikation**

Alle weichteiligen Pathologien wie lumbale und zervikale Bandscheibenvorfälle (◘ Abb. 2.9), beginnende Hüftkopfnekrosen im Kindes- und Erwachsenenalter, Verlaufskontrollen bei juvenilen Spondylolisthesen, Tumoren und intradurale Prozesse (Differenzialdiagnose), Gelenkschmerzen mit V. a. Knorpel- oder Meniskusläsionen.

Aufgrund der guten Auflösung der Bilder hat die MRT andere Verfahren wie die Arthrografie weitgehend abgelöst bzw. in den Hintergrund gedrängt, z. B. wird die Myelografie zur Diagnostik der Spinalkanalstenose fast nur mehr bei Kontraindikationen gegen eine MRT eingesetzt.

2

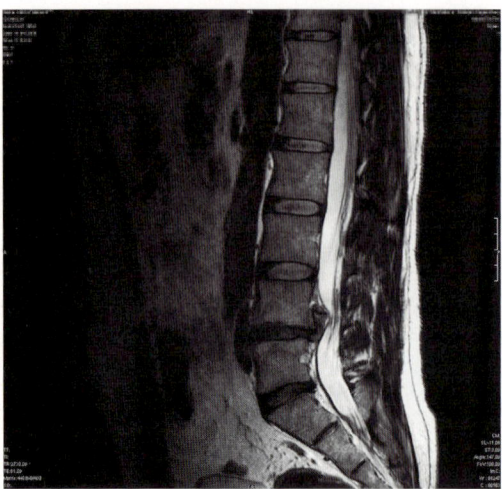

Abb. 2.9 MRT-Darstellung eines Bandscheibenvorfalls auf Höhe LWK 4/5, nach kranial disloziert

■ **Befunde**

Wassergehalt und Gewebezusammensetzung können genau beschrieben werden.

> **MRT: Nichtinvasive, risikolose (keine Röntgenstrahlen), aber kostspielige Untersuchung. Bei einigen Krankheitsbildern ständig steigende Effektivität.**

2.3.9 Szintigramm des Skelettsystems

■ **Prinzip**

Radioaktiv markierte Substanzen konzentrieren sich in Skelettabschnitten mit erhöhtem Knochenumbau, z. B. bei Entzündungen oder Lockerungen von Endoprothesen (■ Abb. 2.10).

■ **Procedere**

Nach i.v.-Gabe verteilt sich die markierte Substanz (99m-Technetium) über den Blutweg im Knochen. Die Dichte der Radioaktivität wird mit Ganzkörperscannern oder -kameras nach 2–3 h gemessen.

■ **Komplikation**

Unverträglichkeiten gegenüber den markierten Substanzen. Zu beachten ist die Strahlenexposition.

■ **Indikation**

Suche nach Skelettmetastasen, Knochenumbauzonen, Entzündungen.

■ **Befunde**

Pathologischer Knochen reichert schneller und mehr Radioaktivität an als seine Umgebung bzw. die Gegenseite.

> **Szintigrafie: Intravenöse Gabe und Strahlenexposition bestimmen den Wirk-e-Faktor.**

Die Effektivität wird dadurch beeinträchtigt, dass das Szintigramm zwar den erhöhten Knochenumbau zeigt, aber eine Diagnose nicht zulässt (nicht spezifisch).

2.3.10 PET (Positronen-Emissions-Tomographie) (■ Abb. 2.11)

Nuklearmedizinisches Verfahren, bei dem dem Patienten Radiolnuoklide i.V. appliziert werden, die Positronen emittieren. Die Röhre ermittelt den Zerfall und die räumliche Anordnung, die nach der Berechnung der Schnittbilder in 3-D dargestellt wird. Auf diese Weise werden Areale erhöhten Stoffwechsels dargestellt, die alternativ zur Glukose Anteile des Radioloklits aufnehmen.

Es kann auch in einer Kombination von PET und CT eine exakte organbezogene Zuordnung des Stoffwechselprozesses erfolgen.

Das Verfahren ist wesentlich sensitiver als die Szintigraphie und wird deswegen auch zur Suche nach Tumoren und Metastasen eingesetzt.

2.3.11 Probeexzision (PE)

■ **Synonyme**

Probebiopsie, Nadelbiopsie, Gewebeentnahme.

■ **Prinzip**

Gewebegewinnung zur histologischen, ggf. bakteriologischen Untersuchung.

■ **Procedere**

Nadel- bzw. Bohrbiopsie oder operative Gewebeprobenentnahme. Stanzbiopsie zur Knochenentnahme, z. B. aus dem Beckenkamm.

■ **Komplikationen**

Wie bei jeder Operation (Entzündung, Thrombose, Narkosekomplikation usw.). Wenn sich die PE-Stelle entzündet, kann der eigentliche Eingriff verzögert werden.

■ **Indikationen**

Klärung der Artdiagnose bei Tumoren und Knochenerkrankungen.

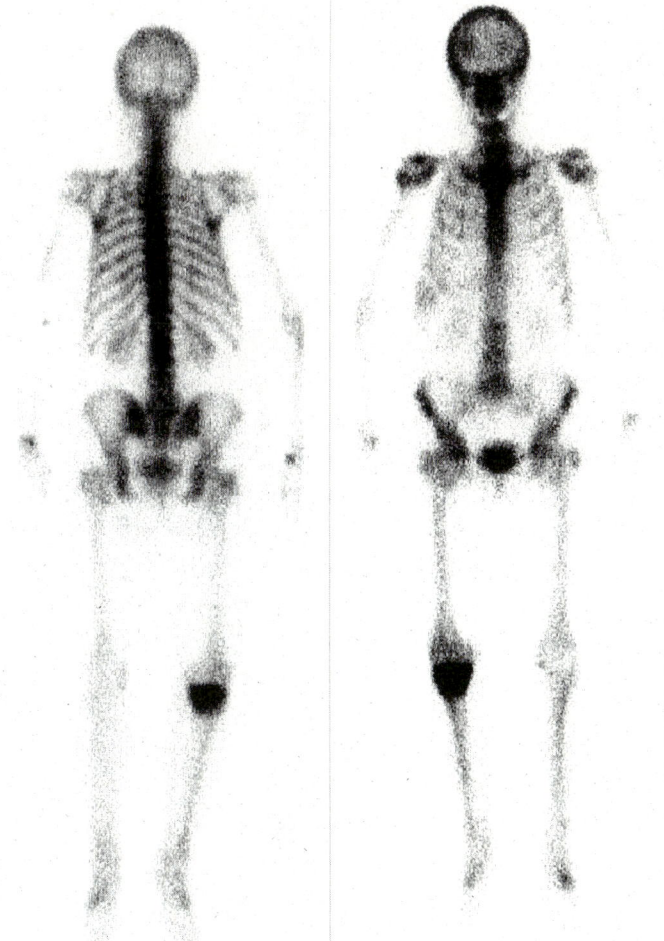

Abb. 2.10 Skelettszintigramm bei Zustand nach Tumor-Prothese am rechten Knie. Mehranreicherung im Sinne eines erhöhten Knochenstoffwechsels im Bereich der tibialen Komponente der Prothese. Zusätzlich bei degenerativen Veränderungen Mehranreicherungen im Bereich der Wirbelsäule und vor allem der Schultern

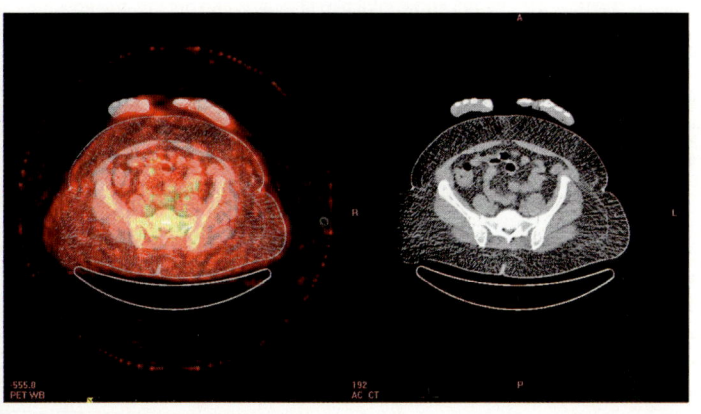
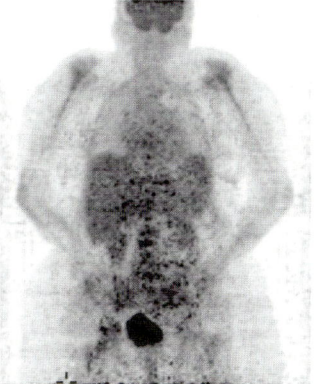

Abb 2.11 Glukoseuptake im PET-CT mit deutlich vermehrter Nuklidbelegung im Bereich der Wirbelsäule im lumbosakralen Übergangsbereich und im Sakrum, linksbetont

2

■ **Befunde**

Sind bei der Kleinheit der Gewebeproben nicht immer ganz einfach. PE aus Randbezirken eines Tumors kann zur Fehldiagnose führen.

> ❯ **PE: Invasivität und Risiko sind durch den Operationscharakter gegeben. Hohe Effektivität bei der Diagnosesicherung.**

2.3.12 Arthroskopie und arthroskopische Operationen

■ **Prinzip**

Darstellung des Gelenkinnenraumes mit einem Arthroskop (■ Abb. 2.12).

■ **Procedere**

In Regionalanästhesie oder in Vollnarkose wird das Arthroskop in den Gelenkinnenraum vorgeschoben. Aufgesetzt ist eine kleine Fernsehkamera, die das Bild auf einen Bildschirm überträgt. Von einem weiteren Arbeitszugang aus werden Instrumente eingeführt, die den flüssigkeitsgefüllten Gelenkinnenraum austasten. Durch den gleichen Zugang führt man arthroskopische Instrumente ein, mit denen Eingriffe am Meniskus, am Knorpel oder an der Gelenkinnenhaut ausgeführt werden: Meniskotomie, Knorpelglättung, Synovialektomie.

■ **Komplikationen**

Wie bei jeder Operation, allerdings wesentlich geringer, da es sich nur um punktförmige Zugänge handelt.

■ **Indikation**

Am **Kniegelenk** alle Meniskusläsionen, freie Gelenkkörper, Knorpelaufbrüche bei aktivierter Arthrose, Chondropathia patellae, habituelle Patellaluxation.

Am **Schultergelenk**, Bankart-Läsion, SLAP-Läsion, Bursektomie und Akromioplastik.

An anderen Gelenken dient die Arthroskopie hauptsächlich zur Diagnostik: oberes Sprunggelenk, Ellenbogengelenk, Handgelenk.

■ **Befunde**

Man sieht Kniebinnenläsionen in allen Details, besser als bei einer Arthrotomie (Gelenkeröffnung) oder einer Kernspintomografie.

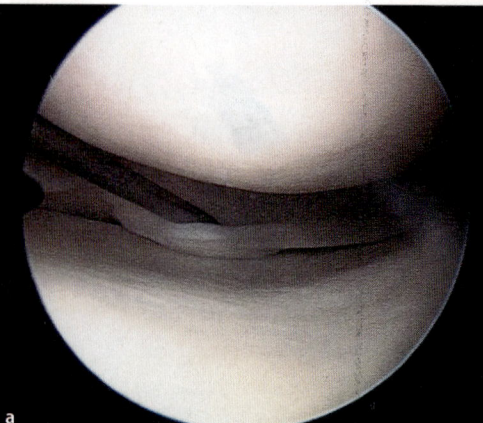

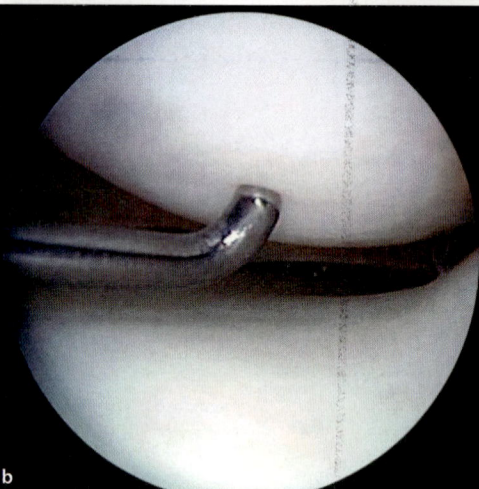

■ **Abb. 2.12 a, b** Arthroskopie im medialen Kompartment des linken Kniegelenks. **a** Ein Längsriss am Innenmeniskus wird mit dem Tasthaken aufgesucht. Der freie Rand des Risses kann ins Gelenk verschoben werden. **b** Arthroskopie: Unauffälliger Befund im medialen Kompartement des Kniegelenkes mit intaktem Meniskus und gut erhaltenem Knorpel sowohl an der Femurkondyle (oben) als auch am Tibiaplateau (unten)

> ❯ **Arthroskopie: Bei relativ geringer Invasivität und niedrigem Operationsrisiko hat das Verfahren einen hohen Effektivitätsfaktor: Diagnostik und Therapie können in einer Sitzung durchgeführt werden.**

Behandlungsmethoden

3.1 Nichtoperative Therapie orthopädischer Erkrankungen – 64

3.1.1 Lagerung – 64

3.1.2 Passive Bewegung, Mobilisierung – 64

3.1.3 Krankengymnastik (Physiotherapie) – 65

3.1.4 Beschäftigungs- und Arbeitstherapie (Ergotherapie) – 68

3.1.5 Orthesen – 68

3.1.6 Orthopädische Schuhe, Einlagen – 69

3.1.7 Prothesen – 72

3.1.8 Manuelle Therapie (Chiropraxis, Chirotherapie) – 72

3.1.9 Elektrotherapie – 72

3.1.10 Massagen – 73

3.1.11 Medikamentöse Therapie (Grundlagen) – 73

3.1.12 Extrakorporale Stoßwellenbehandlung – 73

3.2 Operative Therapie orthopädischer Erkrankungen – 74

3.2.1 Operationsverfahren – 74

3.2.2 Biomaterialien – 75

3.2.3 Gelenkersatz (Endoprothesen) – 76

3.2.4 Implantate zur Osteosynthese – 77

3.2.5 Ersatz von Sehnen und Bändern – 77

3.2.6 Komplikationen – 77

3.3 Sozialrecht, Rehabilitation – 78

3.3.1 Prävention und Rehabilitation – 78

3.3.2 Begutachtungsprobleme – 79

3.3.3 Rückenschule – 80

3.3.4 Knieschule – 81

3.4 Konservative Frakturbehandlung – 82

3.5 Operative Therapie unfallchirurgischer Erkrankungen – 84

3.5.1 Operative Frakturbehandlung – 84

3.5.2 Osteosyntheseverfahren – 84

3.6 Rehabilitation in der Unfallchirurgie – 92

3

Einleitung

Bei den konservativen Behandlungsmethoden legen wir besonderen Wert auf die Krankengymnastik: vor und nach Operationen, ergänzend zu anderen Maßnahmen oder als alleinige Therapie: Die richtige Krankengymnastik ist immer wichtig. Von Orthesen, Prothesen und orthopädischen Schuhen sollten die Studierenden Definitionen und Indikationen kennen. Speziell der entlastende Apparat (Thomas-Splint) erfreut sich allgemeiner Fragenbeliebtheit.

Die verschiedenen Operationsmethoden für das gleiche Krankheitsbild mit allen Eigennamen sind für den Facharzt wissenswert. Der Nicht-Facharzt sollte operative Verfahren wie Arthrodese, Endoprothese, Synovialektomie, Osteosynthese, Marknagelung usw. vom Prinzip her kennen, einschließlich der dabei verwendeten Biomaterialien und der operationsspezifischen Komplikationen.

3.1   Nichtoperative Therapie orthopädischer Erkrankungen

3.1.1   Lagerung

Durch die richtige Lagerung werden, z. B. bei Lähmungen, Fehlstellungen und Kontrakturen in den Gelenken vermieden. Der betroffene Abschnitt des Bewegungssystems muss so gelagert werden, dass sich die Gelenke in **Funktionsmittelstellung** befinden:

- geringe Abduktion in der Schulter,
- leichte Beugung im Ellenbogengelenk,
- geringe Dorsalextension im Handgelenk,
- Streckstellung im Hüftgelenk,
- Streckstellung im Kniegelenk,
- Rechtwinkelstellung im Fußgelenk.

Eine Ausnahme bildet hier die Hand: Hier wird in der sog. **Intrinsic-plus-Stellung** gelagert. Diese bedeutet

- geringe Dorsalextension im Handgelenk,
- maximale Flexion in den Fingergrundgelenken,
- Streckung in den Interphalangealgelenken.

Die **Immobilisation** eines Abschnitts des Bewegungssystems wird für therapeutische Zwecke benutzt. Beispielsweise ist bei Entzündungen eines Gelenks die vorübergehende Immobilisation des betroffenen Extremitätenabschnitts erforderlich.

Lange Ruhigstellung bedeutet Gefahr eines Immobilisationsschadens. Dabei kommt es zur Inaktivitätsosteoporose und Muskelhypotrophie, zur Verkürzung der Kapseln und Bänder sowie zu vermehrtem Auftreten von Thrombosen.

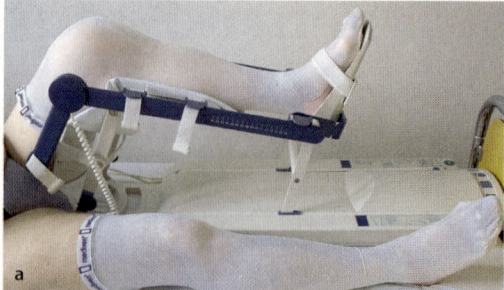

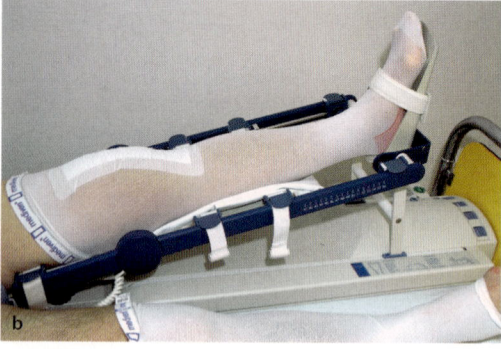

◘ Abb. 3.1 a, b Motorgetriebene Bewegungsschiene mit dauernder passiver Bewegung (continuous passive motion, CPM), hier zur Nachbehandlung nach Knieoperationen und zur Adhäsionsprophylaxe bei entzündlichen Prozessen. Gleichzeitig muss immer eine manuelle krankengymnastische Übungsbehandlung erfolgen

3.1.2   Passive Bewegung, Mobilisierung

Mit **Quengelverbänden** können bewegungseingeschränkte Gelenke mit Kontrakturen wieder beweglicher gemacht werden. Man dehnt langsam die verkürzten Weichteile, z. B. mit einem Quengelgips oder mit Umstellgipsen. Auf Quengelverbände bzw. Quengelgips sollte erst dann zurückgegriffen werden, wenn normale krankengymnastische Dehntechniken nicht ausreichend sind (◘ Abb. 3.1).

Redression ist ein typisches Behandlungsmittel der Orthopädie. Extremitätenabschnitte, die Verformungen aufweisen, werden durch vorsichtiges Zurückführen mit der Hand allmählich in ihre Normalform gebracht (Beispiel: Klumpfußredression). Anschließend muss das Ergebnis gehalten werden (**Retention**). Die Retention erfolgt oft im Gipsverband oder in einer Schiene.

Durch **Extension** werden z. B. voneinander entfernte Gelenkpartner wieder in ihre ursprüngliche Position gebracht, wie z. B. bei der kongenitalen Hüftluxation, der nach proximal dislozierte Hüftkopf wird in die Hüftpfanne gezogen. Extension dient auch zur Neutralisierung des Muskelzugs bei Frakturen, um eine Fehlstellung mit Verkürzung zu vermeiden.

Durch **Reposition** werden verschobene Knochen oder Gelenkpartner wieder zusammengebracht. Die Reposition eines luxierten Gelenks kann manuell durch Extension oder auch operativ erfolgen. Die Gefahren der Gelenkmobilisation in Narkose bestehen darin, dass man eine Fraktur setzen kann. Beispiel: subkapitale Humerusfraktur bei der Schultermobilisation wegen adhäsivem Subakromialsyndrom (früher: adhäsive Periarthropathia humeroscapularis, frozen shoulder, schmerzhafte Schultersteife).

3.1.3 Krankengymnastik (Physiotherapie)

> **Krankengymnastik**
>
> Krankengymnastik ist ärztlich verordnete Bewegungstherapie, die mit spezieller Befunderhebung und Behandlungstechnik bei Fehlentwicklungen, Verletzungen und Verletzungsfolgen oder Störungen organischer und psychischer Funktionen angewandt wird.

Bewegung als solche reicht nicht aus, um einen krankhaften Zustand zu beseitigen. Sie muss zielgerichtet sein und zumindestens anfangs unter Anleitung erfolgen. Der Krankengymnast zeigt dem Patienten, wie und was er bewegen soll und hilft bei der Ausführung. Krankengymnastik ist nicht allein Gymnastik und Koordinationstraining von und mit Kranken. Geduld und Einfühlungsvermögen sind ebenso bedeutungsvoll wie die eigentliche Bewegungsbehandlung.

In Orthopädie und Unfallchirurgie fallen der Krankengymnastik wesentliche Aufgaben zu, entweder als begleitende Maßnahme, z. B. zur Nachbehandlung von Operationen, oder als alleinige Therapieform z. B. bei Haltungsschäden, zerebralen Bewegungsstörungen und Lähmungsfolgen. Deswegen sind Ausbildungsstätten für Krankengymnasten/Physiotherapeuten oft orthopädischen Kliniken angeschlossen. Auch auf anderen Fachgebieten gibt es für die Krankengymnastik wichtige Aufgaben, so z. B. bei Kreislauf- und Atemwegserkrankungen, in der Geburtshilfe, Neurologie, Chirurgie, Pädiatrie.

Im Einzelnen zeichnen sich bei orthopädisch-unfallchirurgischen Erkrankungen folgende Aufgabenbereiche ab:

■ **Muskelkräftigung**

Durch aktive Betätigung eines Muskels werden dessen Kraft, Ausdauer und Durchblutung gefördert. Der Kraftzuwachs des Muskels ist mit einer Zunahme seiner kontraktilen Substanz durch Hypertrophie der Einzelfasern verbunden. Durch Bewegungstherapie können Spannungsveränderungen des Muskels beeinflusst werden bzw. die Koordination verbessert werden. Mit isometrischen bzw. statischen Anspannungsübungen ist es möglich, einen Muskel auch ohne Beteiligung des betroffenen Gliedmaßenabschnittes zu trainieren. Kraft bzw. Kraftausdauertraining wird gezielt nach dem vorher erstellten Befund durchgeführt. Ein guter Erfolg der Muskelkräftigung ist auch bei Übungen gegen Bewegungswiderstände festzustellen.

Bei der kompensatorischen Bewegungstherapie handelt es sich um das Auftrainieren primär gesunder Muskeln, die besonders gekräftigt werden müssen, um den Ausfall gelähmter Muskelgruppen zu übernehmen. Hierher gehören z. B. das Training der oberen Extremitäten bei Querschnittsgelähmten und die Übungen für das erhaltene Bein bei Oberschenkelamputation oder Lähmungsfolgen.

■ **Mobilisation**

Das aktive und passive Bewegen von bewegungseingeschränkten Gelenken gehört neben der Muskelkräftigung zu den wichtigsten Aufgaben der Krankengymnastik. Kontrakte Muskeln, Gelenkkapseln und Bänder werden gedehnt. Die Maßnahmen der folgenden Punkte dienen vielfach zur Erleichterung und Unterstützung.

Bewegungsübungen aus der Entlastungshaltung
Schmerzen am Bewegungssystem sind durch ihre Positionsabhängigkeit gekennzeichnet. Es gibt Körperhaltungen und Bewegungsabläufe, die Schmerzen und Muskelverspannungen auslösen, und solche, die schmerzfrei sind. Die Betroffenen nehmen willkürlich oder unwillkürlich immer die schmerzfreie Haltung ein, die sog. **Entlastungshaltung** (□ Abb. 3.2). Dies sind meist die Gelenkstellungen, in denen die Gelenkkapseln sowie verkürzte Muskeln und Bänder den geringsten Spannungszustand aufweisen.

Die Entlastungshaltungen (▶ Übersicht 3.1) sind als endgültige Stellung eines Gelenks meist unerwünscht, als Ausgangsstellung für eine krankengymnastische Übungsbehandlung jedoch geeignet.

3

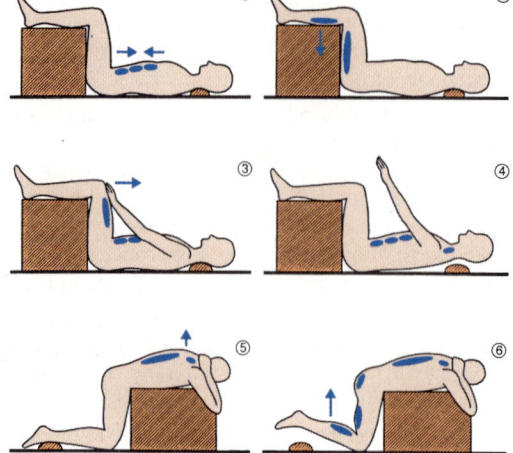

■ **Abb. 3.2** Beispiele für Übungen aus der Entlastungshaltung zum Training der Rumpf- und proximalen Extremitätenmuskeln. Indikation: bandscheibenbedingte Erkrankungen der LWS, lumbales Facettensyndrom, Spondylodesen und -listhesen, posttraumatische Lockerungen

Übersicht 3.1 Typische Entlastungshaltungen

– **HWS:** leichte Kopfvorneigung, Kopf abgestützt
– **BWS:** leichte Kyphose, Bauchlage mit untergelegtem Kissen
– **LWS:** Stufenlage, auch als Bauchstufenlage oder Seitlage
– **Schulter:** Adduktions-Rotations-Mittelstellung
– **Ellenbogen:** Flexion 90°, Supinationsmittelstellung
– **Hand:** leichte Dorsalextension
– **Finger:** Flexion
– **Hüfte:** Flexion/Außenrotation/Abduktion
– **Knie:** Flexion
– **Fuß:** leichte Plantarflexion

Bei Beginn der Behandlung schmerzhaft eingeschränkter Gelenke bewegt man aktiv oder passiv das Gelenk zunächst im schmerzfreien Spektrum. Tägliche Übungen, unterstützt durch Wärme, Eis, Ablenkung, Thermalbad oder spezielle Techniken, wie Traktion, propriozeptive neuromuskuläre Fazilitation (PNF), erweitern das schmerzfreie Spektrum, bis die erwünschte Normalstellung erreicht ist.

❯ Krankengymnastische Übungen dürfen nie mit Schmerzen einhergehen oder nachfolgend zu Schmerzen führen.

Schmerz ist ein Warnzeichen für eine Dysfunktion, eine Überlastung oder Fehlbeanspruchung. Muskuläre Beanspruchungen bis zum Muskelkater sind natürlich erwünscht.

Geführte Bewegungen Standardbewegungen, wie z. B. Beugung – Streckung, können vom Krankengymnasten unterstützt, d. h. unter Abnahme der Eigenschwere einer Extremität oder gegen zusätzlichen Widerstand, ausgeführt werden. So ist es z. B. wichtig, nach Hüftendoprothesenoperationen unter Aufhebung der Eigenschwere üben zu lassen. Übungen gegen den Widerstand zur Muskelkräftigung und Mobilisation führen oft zu einem raschen Kraftzuwachs.

Bewegungsbehandlung im warmen Wasser Reduktion der Eigenschwere, Muskelentspannung und spielerische Bewegungen erhöhen die Einsatzbereitschaft im warmen Wasser und erleichtern die Übungsbehandlung, z. B. bei schmerzhaften Bewegungseinschränkungen und Gehbehinderungen. Wesentlich ist die Ausnutzung der Wärmewirkung, des Auftriebs im Wasser und des Reibungswiderstandes bei Bewegung.

■ **Kryotherapie**
Lokale Anwendung von Kälte, z. B. als Eis- oder Gelpackung bei Weichteilschwellungen nach Operationen, Distorsionen, rheumatischen Entzündungen und Hämatomen. Kontraindikation: Spasmen der Muskulatur und Kontrakturen.

■ **Haltungs- und Verhaltenstraining, Rückenschule**
Im Rahmen der Rehabilitation und Prophylaxe von Wirbelsäulenschäden, speziell der bandscheibenbedingten Erkrankungen, müssen die Patienten neben Muskelkräftigungsübungen eine rückenschonende Verhaltensweise erlernen. In der Rückenschule zeigt der Krankengymnast richtiges Heben, Tragen, Bücken, Sitzen, Stehen und Liegen. Weiter werden die richtigen Bewegungsabläufe und Körperhaltungen bei den täglichen Verrichtungen, wie An- und Auskleiden, Waschen, Verrichtungen im Haushalt, demonstriert und eingeübt (▶ Abschn. 3.3.3).

Ähnliche Verhaltensschulung gibt es auch bei Erkrankungen anderer Körperregionen: Knieschule (■ Abb. 3.3, ▶ Abschn. 3.3.4), Schulterschule.

■ **Krankengymnastik und Sport**
Gezielte Muskelkräftigung und Schulung von Bewegungsabläufen sind wesentliche Elemente von Sport und Gymnastik. Einsatzfreude und Motivation der Patienten sind bei sportlicher Betätigung größer als bei

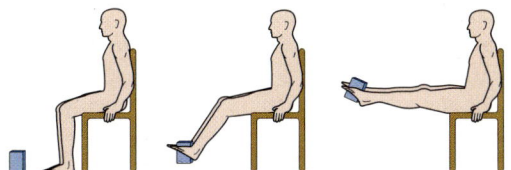

Abb. 3.3 Selbstübung aus der Knieschule zur Kräftigung des M. quadriceps, insbesondere des M. vastus medialis, bei 0–30°-Kniebeugung (Indikationen: Chondropathia patellae, Patellaluxation, Knieinstabilitäten, postoperativ) Ausgangsstellung: Klemmen Sie sich ein dickes Buch zwischen die Füße.
Übungsausführung: Heben Sie das Buch an, indem Sie die Knie strecken. Halten Sie diese Position 5 s, ehe Sie die Füße wieder absenken. Führen Sie diese Übung 5-mal durch (modifiziert nach Grifka, J., Die neue Knieschule 2012)

einfachen Übungen. Der Patient erlernt durch den Krankengymnasten, z. B. im Rahmen der Rückenschule, die richtige Haltung beim Schwimmen, Laufen, Radfahren, Kraft- und Ausdauertraining. Gleiches gilt für die Knieschule.

Krankengymnastik auf neurophysiologischer Basis

Für schlaffe oder spastische Lähmungen, aber auch bei sonstigen Bewegungsstörungen und Kontrakturen

sind verschiedene Formen der Bewegungstherapie entwickelt worden, die sich körpereigene Reflexe und das physiologische Verhalten von Nerven und Muskeln bei bestimmten Beanspruchungen zunutze machen.

Bei der **propriozeptiven neuromuskulären Fazilitation (PNF)** arbeitet der Physiotherapeut in bestimmten Bewegungsmustern mit für den Patienten angepasstem Widerstand unter Stimulation von Propriozeptoren. Die muskuläre Ansprechbarkeit wird dadurch erhöht.

Die **Methoden von Vojta**[1] und **Bobath**[2] zielen in erster Linie auf die Behandlung von frühkindlichen Hirnschäden und orthopädischen Fehlhaltungen ab. Das Ziel ist die Bahnung physiologischer Bewegungsabläufe, die durch frühkindliche Hirnschäden in ihrer Entwicklung blockiert wurden oder durch Traumata verloren gegangen sind.

Einsatz von Trainings- und Elektrogeräten

Es gibt zahlreiche Trainings- und Elektrogeräte, die eine aktive Bewegungstherapie unter krankengymnastischer Anleitung unterstützen. Elektrostimulationsgeräte können helfen, hypotrophierte Muskelgruppen

---

1 Vaclav Vojta, Kinderneurologe, Prag (1917–2000)
2 Ehepaar Bobath, Neurologe (1906–1991) und Krankengymnastin (1907–1991), London, Berlin

---

Tab. 3.1 Beispiele für krankengymnastische Übungsbehandlungen

Diagnose	Krankengymnastische Maßnahme
Skoliose	Training der Rumpfmuskeln, Haltungsschulung
Spastische Lähmungen	Einstudieren normaler Bewegungsabläufe, Kontrakturbehandlung und -prophylaxe, Übungen aus einer Ausgangsstellung, in der die pathologische Reflextätigkeit äußerst gering ist (Prinzip der Bobath-Behandlung)
Klumpfuß	Dehnung und Redression, Kräftigung der pronierenden und dorsal extendierenden Muskelgruppen
M. Bechterew	Brustkorb und Atemgymnastik, Gelenk und WS mobilisierende Übungen
Adhäsives Subakromialsyndrom (früher: Periarthropathia humeroscapularis adhaesiva, frozen shoulder, schmerzhafte Schultersteife)	Schultermobilisation
Zustand nach Verletzung oder Operation am Bewegungssystem	Kräftigung der hypotrophierten Muskeln, schonende Mobilisation
Zustand nach Amputation, z. B. Oberschenkel	Stumpfgymnastik, Kontrakturprophylaxe, Gangschulung

[a] Kontraindikationen: schwere Allgemeinerkrankungen wie kardiale oder pulmonale Insuffizienz, Fieber, frische Verletzungs- oder Operationswunden, instabile Osteosynthesen und Frakturen

3

gezielt aufzutrainieren, wie z. B. beim Training der konvexseitigen Rückenstreckmuskulatur bei Skoliose oder beim Training des M. vastus medialis bei Patellainstabilität und Chondropathia patellae.

> ❯ **Krankengymnastik ist wenig riskant, wenig invasiv und wenig kostspielig bei hoher Effektivität (Wirk-e-Prinzip).**

Es gibt kaum ein orthopädisches Krankheitsbild, bei dem nicht Krankengymnastik als effektiver Teil der Therapie verordnet werden sollte (◘ Tab. 3.1).

3.1.4 Beschäftigungs- und Arbeitstherapie (Ergotherapie)

Ergotherapie

Mit Hilfe von echten, abgewandelten oder angepassten Beschäftigungen aus Beruf und Alltag werden die durch Krankheit gestörten Funktionen wieder normalisiert oder, bei bleibendem Defekt, kompensiert.

Ziel ist die Wiedereingliederung und Anpassung an die Erfordernisse des Alltags im Privaten wie im Beruflichen.

Koordinations- und Kräftigungsübungen sowie mobilisierende Maßnahmen für die Bewegungsorgane sind auch in Tätigkeiten des täglichen Lebens, beim Spiel und Handwerken enthalten. Mit zielgerichtetem Basteln, Spielen und Werken werden Bewegungsabläufe geschult, die der Funktionsverbesserung lädierter Gelenke dienen. Dadurch wird die Krankengymnastik, besonders bei Kindern, durch spielerisch anregende Mittel ergänzt (◘ Tab. 3.2).

Mit Hilfe der Beschäftigungstherapie kann man Gelenke mobilisieren, Muskeln kräftigen, die Koordi-

nation und Sensibilität schulen sowie Gelenke vor übermäßiger Belastung schützen, wenn sie von Deformierung und Zerstörung bedroht sind. Selbsthilfetraining und Anpassung an Hilfsmittel stehen bei bleibenden Defekten (z. B. Amputation) im Mittelpunkt.

3.1.5 Orthesen

Orthesen

Orthesen sind orthopädische Hilfsmittel, die Funktionen des Bewegungssystems ersetzen, Fehlstellungen korrigieren und lockere Gelenke passiv von außen stabilisieren.

Orthesen haben heute bei der Rehabilitation und Prophylaxe von Verletzungen und Verletzungsfolgen einen erheblichen Stellenwert in der Therapie. Beispielsweise bei der Ersatzplastik des vorderen Kreuzbandes kann mit Hilfe von einer stabilisierenden Orthese eine frühfunktionelle Nachbehandlung erfolgen. Beim sportlichen Wiedereinstieg helfen Orthesen, die noch eingeschränkte Funktion zu unterstützen, bzw. die Beweglichkeit eines Gelenkes zu limitieren (◘ Abb. 3.4).

- **Schienenhülsen-, Schienenschellen- bzw. Schienenspangenapparat**

Wenn z. B. die statische Haltemuskulatur der Beine ausfällt, muss ein Stützapparat mit Metallschienen angepasst werden, um ein Einknicken der Gelenke zu vermeiden. Die Stützapparate für die Gliedmaßen bestehen aus 2 an der Innen- und Außenseite längs verlaufenden Metallschienen, die durch Leder- bzw. Kunststoffhülsen (Schienenhülsenapparat) oder gepolsterte Metallspangen (Schienenspangenapparat) miteinander verbunden sind. Die Gelenke können teilweise gesperrt werden (◘ Abb. 3.5).

◘ **Tab. 3.2** Anwendungsmöglichkeiten der Beschäftigungstherapie	
Erkrankung	**Tätigkeit**
Juvenile Skoliosen und Kyphosen	Arbeiten am Webrahmen, der über der Kopfhöhe angebracht ist (Hochwebrahmen)
Rheumatische oder posttraumatische Störungen der Handfunktion	Bastel- und Handwerksarbeiten
Zustand nach Verlust der oberen Extremität	Einstudieren neuer Bewegungsabläufe
Schultereinsteifung bei adhäsivem Subakromialsyndrom (früher: adhäsive Periarthropathia humeroscapularis, frozen shoulder, schmerzhafte Schultersteife), Pro- und Supinationsbehinderung	Bügeln, Hobeln, Sägen, Schrauben, Flechten

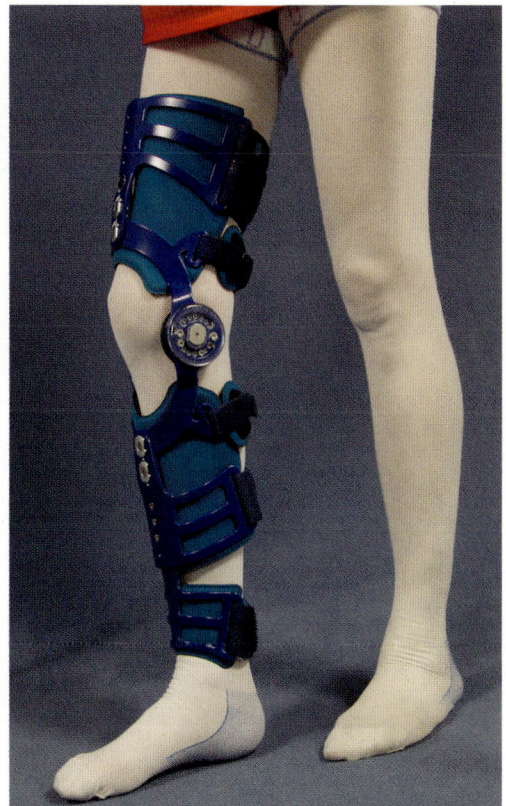

Abb. 3.4 Knie-Orthese, die durch einstellbare Gelenkverbindungen die möglichen Bewegungsausmaße vorgibt

Indikationen ergeben sich bei:
- schlaffen Lähmungen,
- Polio,
- MMC (Meningomyelozele),
- Peroneusparesen,
- posttraumatischen Zuständen,
- postoperative Einschränkungen,
- Bandinstabilitäten, wie z. B. beim Schlotter- oder Wackelknie,
- diabetischer Arthropathie und
- traumatischen oder entzündlich-rheumatischen Destruktionen der Fußgelenke.

Wenn ein Gelenk spontan als Ankylose oder operativ als Arthrodese gut durchbaut ist, wird die Orthese überflüssig.

■ **Entlastende Apparate**

Sie werden für die unteren Extremitäten verordnet, wenn eine axiale Belastung nicht erfolgen soll. Indikationen sind z. B. eine verminderte Belastbarkeit der

unteren Extremitäten, bei zystischen Tumoren und in besonderen Fällen beim Crus varum congenitum (angeborene Tibiapseudarthrose).

Beim typischen entlastenden Apparat für die untere Extremität (Thomas[3]-Schiene) hängt das Bein in einem Gestell (■ Abb. 3.6). Das Körpergewicht wird vom Tuber ossis ischii unter Umgehung des Beines über 2 Metallschienen zum Fußboden geleitet. Der entlastende Apparat erlaubt Hüftbewegungen ohne Belastungen und vermeidet einen haftenden Kontakt an den Weichteilen und Knochenvorsprüngen des Beines. Das Bein hängt in dem Gestell. Auf der Gegenseite ist eine Schuherhöhung erforderlich. Hauptindikationen für diese Schiene sind alle Hüfterkrankungen, die keine Belastung erlauben. Insgesamt ist der Gebrauch dieser Orthese dank moderner Operationsverfahren und neuerer Behandlungsmethoden obsolet, aber hier explizit genannt, weil dieser Apparat immer noch in IMPP-Fragen vorkommt.

■ **Orthopädische Wirbelsäulenorthesen und Korsetts**

Diese stützen die WS bei Erkrankungen. Typische Indikationen sind Bandscheibenerkrankungen, Wirbelkörperentzündung, Wirbeltumoren und andere Erkrankungen, die die Stabilität der Wirbelsäule herabsetzen. Bei einer Orthese oder Korsett wird das Gewicht des Oberkörpers an der Lendenwirbelsäule vorbei zum Becken geleitet. Stützkorsette funktionieren klassisch über ein Dreipunkteprinzip der Kraftübertragung. Die Wirbelsäule wird damit entlastet. Seitverbiegungen sowie Vor- und Rückneigung sind in einem WS-Korsett reduziert. Eine Wirbelkörperentzündung kann dadurch in Ruhe ausheilen (Beispiel: Lumbalorthese ■ Abb. 3.7).

3.1.6 Orthopädische Schuhe, Einlagen

Sie sollen Form- und Funktionsstörungen am Fuß kompensieren. Sie können bei Bedarf nach Gipsabdruck individuell angefertigt werden. Man kann mit ihnen folgende Wirkung erzielen (■ Abb. 3.8):
- Bettung und Stützung der Fußauftrittsfläche,
- Aufrichtung des Rückfußes und des Fußlängsgewölbes,
- Stabilisierung des Fußes,
- Verbesserung des Bewegungsablaufs,
- Defektausgleich,
- Korrektur flexibler Fehlstellungen.

So können auch Beinlängendifferenzen ausgeglichen

---

3 Hugh Owen Thomas, Orthopäde, London (1834–1891)

3

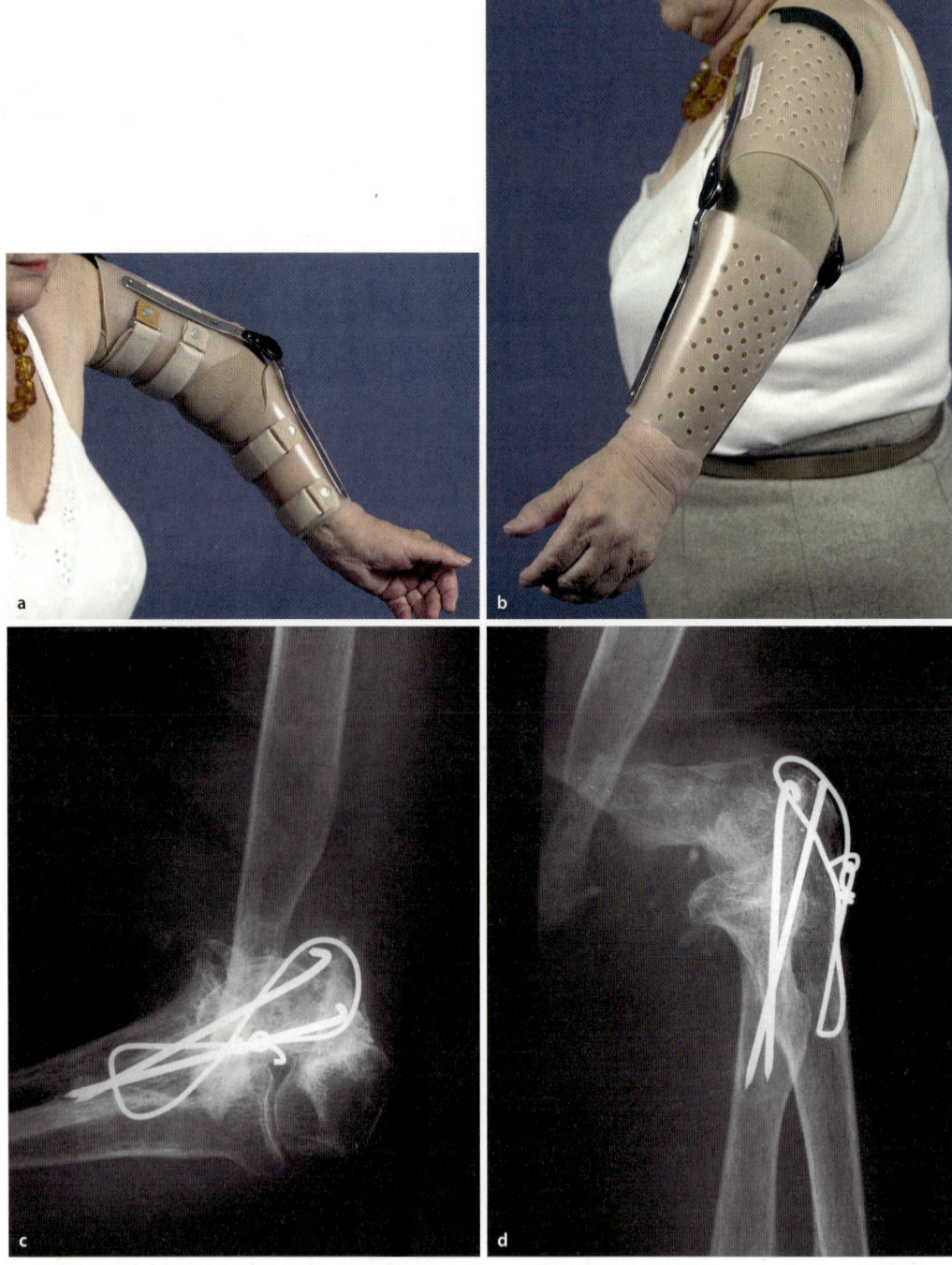

🔲 **Abb. 3.5 a, b** Oberarmschienenhülsenorthese bei Instabilität und Destruktion des Ellbogengelenkes. Ohne Schiene ist der Unterarm wie ein Dreschflegel instabil und die Hand funktionsunfähig. **c, d** Dazugehöriges Röntgenbild mit Ellbogenankylose nach Olekranonosteosynthese mit Pseudarthrose suprakondylär

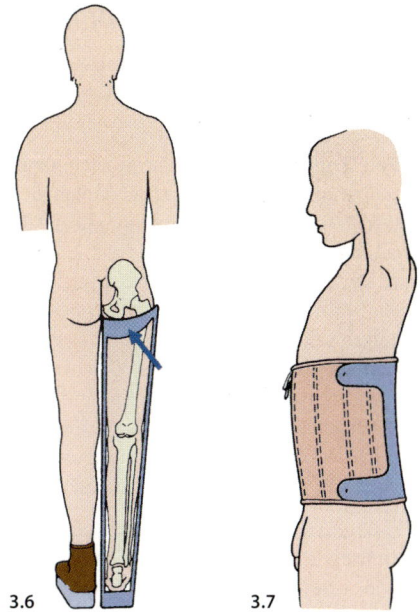

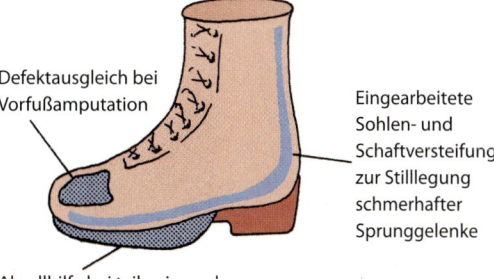

Defektausgleich bei Vorfußamputation

Eingearbeitete Sohlen- und Schaftversteifung zur Stilllegung schmerhafter Sprunggelenke

Abrollhilfe bei teilweiser oder völliger Versteifung der Fußgelenke

☑ **Abb. 3.8** Form- und Funktionsprinzipien beim orthopädischen Schuh

3.6   3.7

☑ **Abb. 3.6** Thomas-Schiene: entlastender Apparat für das ganze Bein. Der Aufsitz befindet sich am Tuber ossis ischii (Pfeil)

☑ **Abb. 3.7** Die Lumbalorthese hilft, die Last der Wirbelsäule umzuleiten. Wichtig ist hierbei das Dreipunkteprinzip

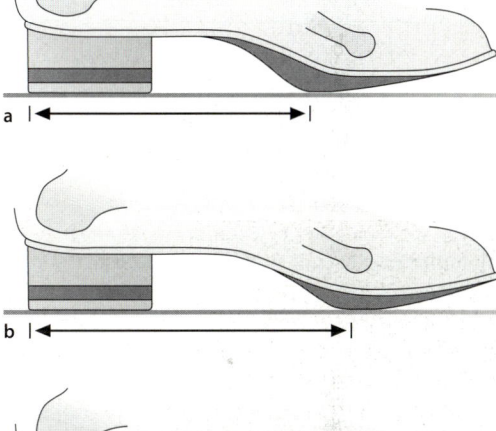

a

b

c

☑ **Abb. 3.9 a** Mittelfußrolle (zurückverlagerter Rollenscheitel zur einfacheren Abrollung) mit Absatzausgleich. **b** Ballenrolle mit Absatzausgleich. **c** Zehenrolle (vorverlagerter Rollenscheitel) wegen der rückhebelnden Wirkung immer ohne Absatzausgleich

werden. Geringere Beinverkürzungen bis 0,5 cm kann man im Schuh ausgleichen, z. B. durch ein Fersenkissen oder einseitige Erhöhung bei Einlagen. Einen Ausgleich bis 1 cm kann man durch Absatzerhöhungen erreichen, 1–3 cm durch sog. Absatz- und Sohlenerhöhungen und über 3 cm durch einen orthopädischen Schuh. Eine Verbreiterung des Absatzes nach medial oder lateral verhindert ein Umknicken des Fußes bei Instabilität. Mit einer Fußbettung hat man die Möglichkeit, Druckstellen der Fußsohle hohlzulegen und damit zu entlasten. Versteifungen der Schuhsohle und Abrollhilfen an der Ferse und an der Sohle sorgen dafür, dass erkrankte Gelenke am Fuß nicht zu stark beansprucht werden. Eine vorn angebrachte Rolle (Ballenrolle) schont die Zehengrundgelenke, z. B. bei Arthrose der Großzehe (Hallux rigidus).

Als **Sohlenrollen** unterscheidet man (☑ Abb. 3.9):
- **Mittelfußrolle:** reduziert die Bewegung im oberen Sprunggelenk.
  Indikation: Arthrose, rheumatische Erkrankungen, Osteochondrosis dissecans der Talusrolle.
- **Ballenrolle:** reduziert die Bewegung in den Zehengrundgelenken.
  Indikation: Hallux rigidus, Nekrosen der Mittel-

fußköpfchen (Morbus Köhler), entzündliche Veränderungen in und unter den Gelenkbereichen.
- **Zehenrolle:** bringt den Fuß in Dorsalextension, dadurch rückhebelnde Wirkung auf das Kniegelenk.
  Indikation: Quadrizepsschwäche, mangelnde Kniestabilität.

Einlagen dienen zur Stützung des Fußlängsgewölbes beim Senk- oder Plattfuß und des Quergewölbes am

3

Vorfuß beim Spreizfuß. Weitere Indikationen sind Ballenhohlfüße, neuromuskuläre Fußdeformitäten, Fersensporne und Operationen am Vorfuß. Einlagen sollen individuell gefertigt werden und bestehen aus Leichtmetall, Kork oder Kunststoff. Die Effektivität von stützenden Einlagen bei Kindern ist umstritten. Für die Klumpfußnachbehandlung können sie gezielt zum Druckaufbau genutzt werden.

3.1.7　Prothesen

> **Prothesen**
>
> Prothesen werden zum Ersatz fehlender bzw. amputierter Gliedmaßen eingesetzt.

Bei Vor- und Mittelfußamputationen erfolgt der Defektausgleich im orthopädischen Schuh. Unterschenkelstümpfe sind wegen der geringen Weichteildeckung mit Prothesen schwer zu versorgen. Die günstigste Stelle für die Oberschenkelamputation liegt im Übergang vom mittleren zum distalen Drittel. Bei den modernen Saugprothesen wird der Schaft durch Unterdruck und Adhäsion am Stumpf gehalten.

Zu den wichtigsten **Stumpfkrankheiten** beim Amputierten gehören:

- Ekzeme,
- Durchblutungsstörungen,
- Neurome,
- Phantomschmerzen,
- Kontrakturen,
- Druckstellen,
- Exostosen und
- Osteomyelitis am Knochenende.

Für einseitig Armamputierte gibt es neben Schmuckarmen, die nur zum kosmetischen Defektausgleich dienen, auch Arbeitsarme mit Haken, Öse, Spitzzange usw. Selbsttätige Bewegungen können mit Pressluft oder elektronisch (myoelektrische Prothesen) gesteuert werden. Bei den myoelektrischen Armprothesen werden Aktionspotentiale proximal erhaltener Muskeln mit Kontaktelektroden als Impulsgeber zur Motorsteuerung benutzt.

3.1.8　Manuelle Therapie (Chiropraxis, Chirotherapie)

> **Manuelle Therapie**
>
> Bei der manuellen Therapie (Chiropraxis, Chirotherapie) handelt es sich um eine mit den Händen ausgeübte Untersuchungs- und Behandlungstechnik für reversible Funktionsstörungen an den Bewegungsorganen.

Bewegungseinschränkungen und Überbeweglichkeiten einzelner Gelenkgruppen oder Gelenke werden »erfasst« und je nach Befund passiv mobilisiert oder durch Übungen stabilisiert. Durch spezielle Handgriffe kann man Fehlstellungen am Bewegungssystem, insbesondere an den Bewegungssegmenten der WS, beseitigen.

> ❯ **Die manuelle Therapie sollte nur nach gründlicher Spezialausbildung ausgeübt werden.**

Vor jeder Manipulation sollte man sich durch Labor- und Röntgenuntersuchung davon überzeugen, dass keine Kontraindikationen vorliegen (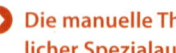 Tab. 3.3).

3.1.9　Elektrotherapie

> **Elektrotherapie**
>
> Bei der Elektrotherapie wird elektrischer Strom zur Behandlung z. B. von Muskelhärten, Durchblutungsstörungen, Verspannungen und Lähmungen eingesetzt.

Bei der **Niederfrequenzbehandlung** werden galvanische Ströme verwendet. Durch **Iontophorese** bringt man Medikamente mit Hilfe von galvanischen Strömen über die Haut in den Organismus. Mit **faradischen Strömen** werden Nerven und Muskeltätigkeiten angeregt. Vollständig oder teilgelähmte Muskeln können durch elektrische Reizung entweder direkt oder indirekt zur Kontraktion angeregt werden.

Indikationen: Entbindungslähmungen, Peroneusparesen nach Druckschädigung, Zustand nach Polio.

> ❯ **Kontraindiziert ist die elektrische Reizung bei allen spastischen Zuständen, akuten Entzündungen, Metallimplantaten, Herzschrittmachern, Thrombosen und Hautverletzungen.**

◻ **Tab. 3.3** Kontraindikationen der manuellen Therapie   !

Relative Kontraindikationen	Absolute Kontraindikationen
Akute HWS Distorsion I. Grades	Akute HWS Distorsion II. und III. Grades
Generelle Hypermobilität	Destruierende Prozesse der WS (Tumor, osteolytische Metastasen)
Gefäßerkrankungen mit Dissektionsneigung (z. B. Marfan-Syndrom)	Lokal entzündliche Prozesse der WS (z. B. Spondylodiszitis)
Aktivierte Arthrosen	Verdacht auf neurologische Störung (Lähmung, Spastik, Hyperreflexie)
Osteoporose der WS	Frisches knöchernes Trauma der WS
Schwere degenerative Veränderungen der WS (z. B. ankylosierende Spondylose)	Rheumatische Destruktion des Atlantoaxialgelenks und der oberen HWS
Systemische Antikoagulation	Eingeschränkte Durchblutung und Arteriosklerose der A. vertebralis
Psychische Überlagerung	

3.1.10 Massagen

Massagen regen die Durchblutung an, außerdem werden die Muskeln gelockert. Über Reflexzonen kann es auch zu einer vermehrten Durchblutung tiefer gelegener Organabschnitte kommen. Massagen werden durchgeführt als **Streichung**, **Knetung**, **Klopfung** oder **Vibration**. Damit werden Stoffwechselschlacken und Flüssigkeitsansammlungen im Gewebe beseitigt. Tonus und Eigenerregbarkeit des Muskels werden erhöht. Massagen dienen deswegen vornehmlich als Vorbereitung zu gymnastischen Übungen.

❯ **Eine Kräftigung der Muskulatur erzielt man mit Massagen nicht.**

3.1.11 Medikamentöse Therapie (Grundlagen)

Medikamente werden bei entzündlichen, rheumatischen, aber auch bei degenerativen Erkrankungen des Bewegungssystems eingesetzt. Da es sich meistens nicht um generalisierte, sondern um lokale Manifestationen dieser Erkrankungen handelt, bevorzugt man auch meistens eine lokale Therapie. Bei einem lokalen Reizzustand eines Gelenks oder eines Sehnenansatzes ist deswegen auch eher eine lokale Applikation eines Anästhetikums in Kombination mit einem **Antiphlogistikum** angebracht als die systemische Anwendung. Bei intraartikulären Injektionen sind die Vorschriften der Asepsis strengstens zu beachten, sonst kann es zu einem Empyem kommen.

> **Synoviorthese**
>
> Unter Synoviorthese versteht man eine Verödung der rheumatisch-entzündlich veränderten Gelenkinnenhaut durch Einbringen von chemischen Mitteln oder Radioisotopen.

Ein bewährtes Mittel, das zur chemischen Synoviektomie (ohne Operation) verwendet wird, ist Varicocid. Für die Radioisotopensynoviorthese verwendet man Yttrium 90, besonders für Knie- und Hüftgelenke, allerdings nur bei Patienten im Alter von über 50 Jahren. Mit Radioisotopen ist immer eine Strahlung verbunden.

Die **Akupunktur** wird ergänzend zur physikalischen Therapie, vor allem bei chronischen Schmerzen (z. B. Lumbalsyndromen) eingesetzt, um den Medikamentenverbrauch zu reduzieren.

3.1.12 Extrakorporale Stoßwellenbehandlung

Ursprünglich galt die Stoßwellenbehandlung den Nieren- und Gallensteinen (Lithotripsie). Stoßwellen sind modulationsfähige Druckimpulse, die, unter Wasser über Elektroden generiert, wegen ihrer akustischen Eigenschaften auch in den Körper eindringen und auf kleine Areale fokussiert werden können. Die biologisch nutzbaren Energien liegen in einer Größenordnung zwischen 14 und 20 kW. Neben der Steinzertrümmerung haben Stoßwellen auch Auswirkungen auf kollagene Gewebe der Stütz- und Bewegungsorgane durch Induktion von Reparations- und Transfor-

3

mationsvorgängen. Wesentlich ist eine Knochenneubildung, z. B. bei der Umwandlung von nicht kalzifi-
ziertem Pseudarthrosengewebe zu Knochengewebe.

Auch bei Insertionstendopathien können ggf.
Stoßwellen eingesetzt werden, ebenso bei der Epicondylopathia radialis humeri und dem Subakromialsyndrom mit Kalkablagerung.

3.2 Operative Therapie orthopädischer Erkrankungen

3.2.1 Operationsverfahren

Man unterscheidet **Weichteiloperationen** mit Eingriffen an Sehnen, Muskeln und Bändern (z. B. Sehnenverpflanzungen, -nähten und -verlängerungen, Muskelverpflanzungen, Weichteilresektionen) und **Knochenoperationen.**

> ┌─ **Osteotomie** ─────────────────────
> Osteotomie ist die Knochendurchtrennung mit
> Säge oder Meißel.

Es werden Korrekturosteotomien durchgeführt, um
Fehlstellungen des Knochens zu beseitigen, z. B. die
X- oder O-Bein-Korrektur zur Behandlung der beginnenden Kniearthrose, die Korrektur einer Coxa valga
oder vara durch intertrochantäre Umstellungsosteotomie oder die Beinverkürzungs- bzw. Verlängerungs-
operation bei größeren Beinlängendifferenzen.

> ┌─ **Osteosynthese** ──────────────────
> Bei der Osteosynthese werden Knochenfragmente
> mit Hilfe von Metallplatten und -schrauben, Mark-
> nägeln (Küntscher-Nagel) stabil zusammengefügt.

Unmittelbar postoperativ kann bereits mit Bewegungsübungen begonnen werden.

Man kann Knochen auch verpflanzen. Aus dem
Beckenkamm, Tibiakopf oder Trochantermassiv ge-
wonnene Spongiosaspäne dienen zur Überbrückung
von Knochendefekten, Anlagerung bei Pseudarthrosen und bei Versteifungsoperationen, vor allem an der
WS (Spondylodese). Verpflanzte Kortikalis zeigt eine
schlechtere Einheilungstendenz. Je nach Herkunft unterscheidet man

- **autologe** Transplantate: von demselben Menschen,
- **homologe** Transplantate: von einem anderen
  Menschen,

- **heterologe** Transplantate: vom Tier,
- **alloplastisches** Material: Kunststoff, Metall,
  Keramik.

❯ **Biologisch am wertvollsten zur Förderung
der Ossifikation ist autologe Spongiosa.**

Knochentransplantationen mit autologer Spongiosa
führt man z. B. durch bei

- Pseudarthrosen (auch infiziert),
- Knochendefekten bei gutartigen Tumoren
  (z. B. Zysten),
- angeborenen Knochendefekten,
- Knochenoperationen (z. B. Arthrodesen).

Die Technik der autologen Knochentransplantation ist
unterschiedlich:

- als Verpflanzung von Spongiosa aus dem Beckenkamm (häufigste Methode),
- Kortikalisspan zur Verblockung z. B. zwischen
  Wirbelkörpern, bei Arthrodese,
- Knochenkeil von der intertrochantären Osteotomie für die Pfannendachplastik,
- gefäßgestielter Fibulaabschnitt bei Tibiapseudarthrose.

> ┌─ **Arthrotomie** ────────────────────
> Arthrotomie bezeichnet die Eröffnung eines
> Gelenkes.

Die Arthrotomie dient beispielsweise der Freilegung
evtl. vorliegender freier Gelenkkörper.

> ┌─ **Synovialektomie** ────────────────
> Unter Synovialektomie wird die Entfernung der
> Gelenkinnenhaut verstanden.

Sie ist indiziert bei chronischen Erkrankungen derselben, wie z. B. bei rheumatischer Synovialitis. Synovialektomien werden vorwiegend an den Knie-, Ellen-
bogen-, Hand- und Fingergelenken durchgeführt, weil
diese am häufigsten von rheumatischen Entzündungen
betroffen sind und operativ gut erreicht werden können.

> ┌─ **Arthroskopische Operationen** ────
> Arthroskopische Operationen sind operative Ein-
> griffe in Gelenke unter endoskopischer Kontrolle
> ohne Gelenkeröffnung.

Dabei können z. B. Meniskotomien, Knorpelglättun-
gen, Synovialektomie und Gelenkkörperentfernungen

durchgeführt werden, hauptsächlich am Knie, aber auch an der Schulter, am Ellenbogen, an der Hüfte, am Hand- und am oberen Sprunggelenk.

> ── **Arthrodese** ───────────────
> Arthrodese ist die operative Gelenkversteifung.

Sie ist immer die letzte Option in der Behandlung von Gelenkerkrankungen und geht mit Überlastungen der benachbarten Gelenke einher. Je nach Lokalisation kann die Versteifung einfacher oder schwerer kompensiert werden.

Folgende Gelenke kann man ohne größeren Funktionsverlust versteifen:

- Einzelne Wirbelsäulenabschnitte: Nachbarsegmente und Hüften kompensieren.
- Einzelne Fußwurzel- und Zehengelenke: Nachbargelenke kompensieren.
- Größer sind die Einschränkungen in folgenden Gelenken:
- Handgelenk: Daumen und Fingergelenke können teilweise kompensieren.
- Daumensattelgelenk: Handgelenk und Daumengrundgelenk kompensieren teilweise.
- Fingergelenk: Die anderen Fingergelenke können teilweise kompensieren.

Versteifte Knie- oder Ellenbogengelenke lassen sich schlecht kompensieren.

> ── **Arthrorise** ───────────────
> Arthrorise ist die partielle Sperrung eines Gelenks durch knöchernen Anschlag.

Einige orthopädische Erkrankungen kann man nur operativ behandeln (freier Gelenkkörper, Bandscheibenvorfall mit Nervenlähmung, Verkürzung der Achillessehne beim Klumpfuß, Ersatz arthritisch oder arthrotisch deformierter Gelenke durch Endoprothesen usw.).

Fehler und Gefahren orthopädischer Operationen bestehen u. a. darin, dass die konservativen Maßnahmen nicht ausreichend berücksichtigt wurden. Bei jeder Osteotomie, -synthese und Endoprothesenoperation kann es zu einer Infektion mit chronisch rezidivierender Osteomyelitis kommen. Eine mögliche Komplikation besteht darin, dass sich die durchtrennten und wieder zusammengefügten Knochen nicht knöchern miteinander verbinden, sodass eine **Pseudarthrose** (Falschgelenk) entsteht. Um Pseudarthrosen zu verhindern müssen die verschiedenen Grundprin-

zipien der Osteosynthese bei Frakturen, Arthrodese und Osteotomie respektiert werden.

3.2.2 **Biomaterialien**

Die Verbesserung von Biomaterialien und Operationstechniken haben es in den letzten Jahren ermöglicht, in fast allen Abschnitten der Bewegungsorgane Implantate aus Fremdmaterial als sog. **Alloplastik** einzusetzen. Man unterscheidet je nach Material Metall-, Kunststoff-, Keramik- und Bänderimplantate.

Je nach Verweildauer gibt es temporäre Implantate, die ihre Funktion vorübergehend erfüllen, z. B. zur Osteosynthese, und Dauerimplantate, die lebenslänglich funktionieren sollten, wie z. B. Endoprothesen.

Um ein Implantat im Organismus sinnvoll einsetzen zu können, sind gewisse Anforderungen an das Implantatlager und an das Implantat selbst zu stellen.

Das **Implantatlager** sollte:

- **Gute Verankerungsmöglichkeiten** bieten. Der Knochen für eine Osteosyntheseplatte oder einen künstlichen Gelenkanteil muss ausreichend groß und fest sein. Osteoporosen stellen z. B. Kontraindikationen für manche Osteosyntheseformen dar.
- **Infektfrei** sein, was im Übrigen auch für die weitere Umgebung einschließlich der Hautinzisionsstelle gilt. Bakterien siedeln sich gerne in der Umgebung eines areaktiven Fremdkörpers, also des Implantates, an und sind erst wirkungsvoll zu behandeln, wenn das Fremdmaterial wieder entfernt ist.
- **Gut zugänglich** sein, ohne dass wichtige Sehnen, Nerven und Gefäße bei Implantation geschädigt oder später durch das Implantat irritiert werden. Wichtig ist dies z. B. bei der Implantatverankerung an der Wirbelsäule und am Humerusschaft (N. radialis).

> ❯ **Der Effekt der Osteosynthese sollte in einem vernünftigen Verhältnis zu Invasivität und Risiko stehen.**

Das **Implantat** sollte:

- **Biokompatibel** (körperverträglich) sein. Es dürfen keine Unverträglichkeiten, lokal z. B. mit überschießender Bindegewebebildung oder allgemein als Allergie, auftreten. Deshalb sind Metallimplantate korrosionsbeständig und bestehen aus Edelmetalllegierungen, die Kobalt, Chrom, Molybdän und in einigen Fällen geringe Anteile Nickel enthalten. Bei nachgewiesener Unverträglichkeit gegen eines dieser Metalle besteht noch

3

die Möglichkeit Titanimplantate zu verwenden. In manchen Bereichen werden standardmäßig Titanplatten und -schrauben verwendet. Die zurzeit am häufigsten verwendeten Kunststoffe (Polyethylen und Silikone) und die Aluminiumoxidkeramik zeichnen sich durch gute Biokompatibilität aus.

- **Gute mechanische Eigenschaften** besitzen und möglichst lange halten, was insbesondere für die Dauerimplantate gilt. Dazu gehören Eigenschaften wie Bruchfestigkeit, Elastizität und Beständigkeit gegenüber dem Elektrolytmilieu des Organismus. Kommt es bei Osteosynthesen zu keiner ausreichenden knöchernen Konsolidierung, so kann das Implantat brechen.
- **Nicht zu teuer** sein. Es gibt Implantate mit aufwändigem Instrumentarium, die außer einem hohen Preis keine Besonderheiten bieten. Der Arzt sollte bei Implantaten auch immer auf das Preis-Leistungs-Verhältnis achten.

!! ▶ ### 3.2.3 Gelenkersatz (Endoprothesen)

Orthopädische Endoprothesen sind Dauerimplantate als Körperersatzstücke, meistens in Form von künstlichen Gelenken (◘ Abb. 3.10). Am häufigsten werden in Deutschland **Hüftendoprothesen** eingesetzt, jährlich etwa 210.000 in Deutschland. Hauptindikation sind Koxarthrosen und Schenkelhalsfrakturen bei bestehender Koxarthrose. Es gibt viele verschiedene Modelle und Techniken, bei denen unterschiedlich viel Knochen im Bereich der Pfanne oder des Femurs reseziert werden muss.

Die künstliche Pfanne besteht aus einer Schale, die im Azetabulum verankert wird. Für das Femur wird in der Regel ein Schaft unterschiedlicher Länge für den Halt im Femur und ein Hüftkopf verwendet. Der Hüftkopf wird auf den Schaftteil auf einen Halskonus aufgesetzt. Er kann je nach Ausformung des Steckteils für den Konus unterschiedliche Halslängen nachahmen. Die eingesetzten Komponenten bestehen je nach Prothesenmodell aus Metall, Polyethylen oder Keramik. Konventionell ist die Kombination von Kunststoffpfanne mit Metallschaft und Kopf aus Metall oder Keramik. Bei dem zementierten Verfahren werden Schaft und Pfanne mit einem selbsthärtenden Kunststoff aus Polymethylmetakrylat (PMMA), dem sog. Knochenzement, im Knochen verankert. Da der Knochenzement im Laufe der Jahre Abnutzungserscheinungen zeigt und im Falle eines Prothesenwechsels erschwerte Bedingungen schafft, bemüht man sich, Endoprothesen, zementfrei im Knochen zu verankern. Sie beste-

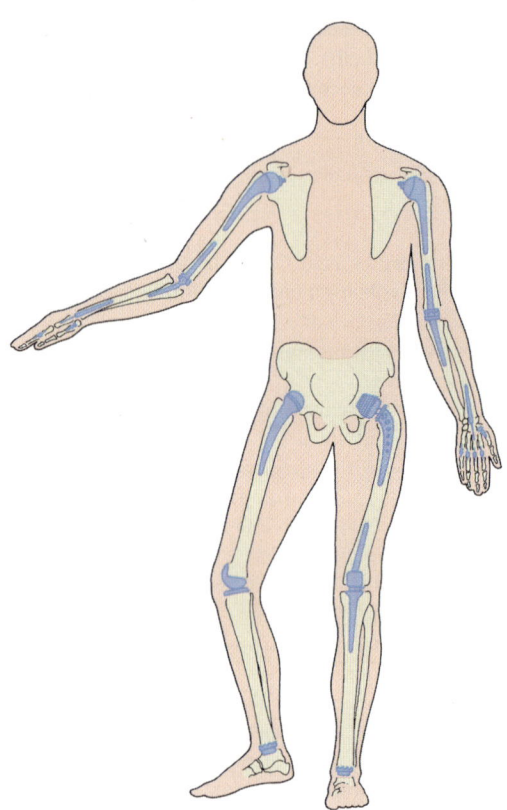

◘ **Abb. 3.10** Möglichkeiten des Gelenkersatzes beim Menschen

hen meistens aus Titan, das eine hohe Knochenaffinität besitzt.

Trotz standardisierter Operationstechnik zur Implantation von orthopädischen Endoprothesen kommt es immer wieder zu Fehlpositionierungen, insbesondere, wenn die intraoperativen Orientierungspunkte durch die sterile OP-Abdeckung, Knochenverformung oder Kontrakturen nicht zuverlässig darstellbar sind. Bei Fehlpositionierungen der Implantate mit zu steil oder zu flach stehender Hüftgelenkspfanne oder ungünstiger Beinachse postoperativ kann es zu unschönen Folgen wie Luxation und Frühlockerung kommen. Um Implantationsfehler zu umgehen, werden Gelenkimplantate zunehmend computergesteuert (navigiert) eingesetzt. Die Implantationsinstrumente werden an ein computergestütztes optisches System gekoppelt, das die Implantationswinkel vorgibt und den Operateur leitet.

Am **Knie**, der zweithäufigsten Endoprothesenindikation (ca. 170.000 pro Jahr in Deutschand), werden grundsätzlich die gleichen Materialien verwendet, auch mit und ohne Knochenzement. Je nach Grundkrankheit und Zerstörung des Kniegelenks setzt man Totalprothesen oder Teilprothesen als mono- oder bikompartimentelle Schlitten ein (■ Abb. 3.10).

Die übrigen Gelenke (Schulter, Ellenbogen, Finger usw.) sind rein zahlenmäßig von untergeordneter Bedeutung, zeigen aber auch einen deutlichen Anstieg. Deutschland ist – bezogen auf die Bevölkerungsdichte – weltweit Spitzenreiter bei der Zahl der jährlich implantierten Hüft- und Knieendoprothesen. Dies sollte zur Vorsicht vor vorschneller Indikationsstellung mahnen.

Eine **Indikation** zum künstlichen Gelenk ist dann gegeben, wenn bei einer manifesten, radiologisch nachgewiesenen Arthrose
 - ausgeprägte Anlauf-, Bewegungs- und Belastungsschmerzen vorliegen,
 - eine stete Schmerzmedikation erforderlich ist (Cave gastrointestinale und kardiovaskuläre Nebenwirkungen),
 - Ruheschmerzen (z. B. gestörte Nachtruhe) bestehen,
 - sich eine zunehmende Achsfehlstellung und Osteolysen durch Zystenbildung entwickeln.

3.2.4 Implantate zur Osteosynthese

Osteosynthesematerial dient zur Fixierung von Knochen nach Frakturen oder Osteotomien. Es werden Platten, Schrauben, Nägel und Drähte eingesetzt, um den Knochen möglichst stabil zusammenzuhalten, damit der Patient sich nach der Operation sofort bewegen und üben kann (übungsstabile Osteosynthese). Bis der Knochen verheilt ist, vergehen einige Wochen bis Monate. Man entfernt das Osteosynthesematerial im Allgemeinen nach 1 Jahr.

> **Bei großen, knochenüberbrückenden Implantaten ist die sog. Spongiosierung zu beachten.**

Wird der Knochen im Implantatbereich nicht beansprucht, baut er sich ab. Man darf deswegen den Zeitpunkt für die Entfernung des Osteosynthesematerials nicht verpassen.

An der Wirbelsäule sind der Osteosynthese aus topographischen Gründen Grenzen gesetzt. Frakturen werden mit transpedikulär eingedrehten langen Schrauben reponiert und fixiert. Bei der operativen Skoliosekorrektur benötigte man früher lange von dorsal eingebrachte Metallstäbe, die man am Wirbelbogen einhängte (Operation nach Harrington) oder man fixierte das Repositionsergebnis am Wirbelkörper selbst mit flexiblen Drähten und Schrauben von vent-

ral. (Operation nach Zielke und Dwyer). Deutliche Fortschritte gibt es heute in diesem Bereich durch moderne Implantate mit polyaxialen Pedikelschrauben, bei denen mit geringem OP-Trauma stabile Verankerungen in der gewünschten Position erreicht werden können. Bei allen diesen Eingriffen ist das Risiko-Nutzen-Verhältnis zu berücksichtigen!

3.2.5 Ersatz von Sehnen und Bändern

Es gibt, wenn überhaupt, bisher wenige Indikationen für den Ersatz von Sehnen und Bändern durch Kunststoffe. Dabei besteht entweder die Möglichkeit, das Kunststoffmaterial als sog. **Augmentationsplastik** in autologes Gewebe einzuflechten oder das fehlende Band vollständig durch alloplastisches Material zu ersetzen. Es gibt z. B. künstliche Kreuzbänder aus Dakron, Polyethylen oder anderen Materialien. Ein Einsatz dieser Methoden stellt aber eine absolute Rarität dar. **Autologer Bandersatz** bietet hier die besten Therapiemöglichkeiten.

3.2.6 Komplikationen ◀ **!!**

Neben den üblichen Operationsrisiken gibt es **implantatspezifische** Komplikationen, über die der Patient vor einer Operation aufgeklärt werden muss:
 - **Periartikuläre Verkalkungen (Myositis ossificans, heterotope Ossifikationen):** In der Umgebung von Hüftendoprothesen können sich Weichteilverkalkungen und ektopische Knochenbildungen entwickeln. Bei größerer Ausdehnung sind sie mit einer Bewegungseinschränkung verbunden. Schmerzen müssen nicht unbedingt vorhanden sein.
 - **Implantatlockerung:** Bei fehlerhafter oder unzureichender Verankerung, Implantatlagerschwäche oder durch Überbeanspruchung kann es zu Mikrobewegungen zwischen Knochen und Implantat kommen. Bei Endoprothesen kann der Kunststoffabrieb Fremdkörpergranulome hervorrufen. Der Knochenzement kann beim Altern spröde werden. Abriebpartikel bei künstlichen Gelenken führen zu Phagozytose, villöser Proliferation, Nekrosen und narbenähnlicher Fibrosierung der neugebildeten Gelenkkapsel. Die Patienten haben zunehmende Schmerzen. Im Röntgenbild sieht man eine Resorptionszone in der unmittelbaren Implantatumgebung. Klinisch imponieren meist ein Rüttel-. und Stauchungsschmerz.

3

- Mikrobewegungen und Fehlbeanspruchung können zum **Implantatbruch** an mechanisch besonders stark beanspruchten Stellen durch Schwingungsvorgänge führen. Osteosyntheseplatten und Schrauben brechen immer dann, wenn der Knochen nach Fraktur oder Osteosynthese nicht ausreichend schnell heilt (Pseudarthrose). So kommt es zu Ermüdungsbrüchen des überbeanspruchten Osteosynthesematerials.
- **Materialunverträglichkeiten** gehören zu den Seltenheiten. Man muss aber immer daran denken, wenn nach einer Operation lokal oder allgemein Reaktionen auftreten, die sich sonst nicht erklären lassen. Es gibt z. B. (selten) Nickel- oder Chromallergien, die sich mitunter erst nach der Operation entwickeln. Manche Patienten sind aus übermäßiger Sorge auf Unverträglichkeiten fixiert. Durch Austestung lässt sich die Situation klären. Nickelallergien scheiden schon aus, wenn der Patient Jeans trägt. Diese Knöpfe und Nieten enthalten hochgradige Anteile von Nickel.
- Das **Infektionsrisiko** ist bei Implantation von Fremdmaterialien größer als bei anderen Operationen. Bei eingetretener Infektion kann man zunächst einen Rettungsversuch unternehmen mit ausgiebigem chirurgischem Debridement (Wundreinigung und Entfernung von nekrotischem Gewebe), Saug-Spül-Drainage und Beginn einer Vakuumtherapie, selbstverständlich mit Erregeraustestung und spezifischer Antibiotikagabe. Oft lässt sich die Implantatentfernung nicht vermeiden. Auch nach infektfreier Implantation können noch nach mehreren Jahren im Bereich einer Endoprothese Infektionen auftreten. Die Erreger kommen über die Blutbahn (hämatogen) dort hin und setzen sich bevorzugt an Fremdmaterialien fest, da die areaktiv sind.

> **Fallbeispiel**
>
> Gustav Pannenbeck[4], 70 Jahre, hat seit 8 Jahren eine künstliche Hüfte rechts, mit der er jahrelang zufrieden war. Seit einem halben Jahr hat er zunehmende belastungsabhängige Schmerzen in der rechten Leiste und im
> ▼

---

4 Bei den in den Fallbeispielen genannten Personennamen handelt es sich um künstliche Wortschöpfungen, die den Bezug zum Krankheitsbild darstellen sollen. Eventuelle Ähnlichkeiten mit den Namen tatsächlich existierender Personen wären somit rein zufälliger Natur.

rechten Oberschenkel. Er leidet außerdem an einem Diabetes und an einer chronischen Bronchitis mit Fieberschüben.

Befund

Bei Hüftrotation und Abduktion verstärken sich seine typischen Leisten- und Oberschenkelschmerzen. Radiologische Resorptionsareale im Schaftbereich der Endoprothese. Das Knochenszintigramm zeigt eine erhöhte Aktivität im distalen Schaftbereich.

Zusatzuntersuchung

Hüftgelenkspunktion zum Ausschluss einer Infektion intrakapsulär bzw. im Implantatlager.

Diagnose

Hüftendoprothesenlockerung.

Therapie

Hüftendoprothesenwechsel, bei Infekt ggf. zweizeitiger Aus- und Wiedereinbau.

3.3   Sozialrecht, Rehabilitation

Die allgemeinen Ausführungen zur Kranken-, Pflege-, Unfall- und Rentenversicherung sind auf die Erkrankungen der Halte- und Bewegungsorgane zu beziehen. Die soziale Betreuung körperlich Behinderter (früher Krüppelfürsorge) spielt in der Orthopädie und Unfallchirurgie eine große Rolle, weil die meisten Betroffenen wegen ihrer Erkrankungen des Bewegungssystems vorübergehend oder dauerhaft nicht mehr ihre berufliche Tätigkeit ausführen können. Da vorbeugende Gesundheitsmaßnahmen bei Verschleißerkrankungen der Halte- und Bewegungsorgane von Bedeutung sind, muss jeder Arzt die Rehabilitationsmöglichkeiten kennen, wie z. B. die Verordnungsmöglichkeiten bei ambulanter und stationärer Rehabilitation und Rückenschule.

3.3.1   Prävention und Rehabilitation

■ **Primäre Prävention**

Durch bestimmte **Vorsorgemaßnahmen**, wie z. B. Impfungen, allgemeine Hygiene, sollen Krankheiten gar nicht erst auftreten. Typische Beispiele in der Orthopädie sind Vitamin-D_3-Gabe zur Vermeidung der Rachitis, Rückenschule als Haltungs- und Verhaltenstraining zur Vermeidung von Rückenproblemen.

Sekundäre Prävention

Darunter versteht man die **Frühdiagnose** bereits bestehender Erkrankungen, wie z. B. der kongenitalen Hüftluxation, Skoliose, Osteochondrosis dissecans und des muskulären Schiefhalses im Rahmen der Vorsorgeuntersuchung. Die Erkrankung als solche hat noch nicht zu Beschwerden geführt.

> **Früherkennung ermöglicht Frühbehandlung und damit bessere Prognose.**

Mit der **Vorsorgeuntersuchung** sollen Erkrankungen bereits erkannt werden, wenn sie noch keine Beschwerden bereiten. Die Vorsorgeuntersuchung ist auch für die Berufswahl und die Beurteilung der Sporttauglichkeit wichtig. Wenn Deformitäten und Wachstumsstörungen an der WS vorliegen (juvenile Kyphose, Skoliose) oder präarthrotische Deformitäten an den Gelenken, können ggf. Belastungen vermieden und eine frühzeitige Therapie eingeleitet werden.

Tertiäre Prävention

Bei bereits bestehender bzw. im Abklingen begriffener Erkrankung soll eine **Verschlimmerung** oder ein **erneutes Auftreten** verhindert werden, z. B. soll man nach einer Lumbago oder Ischialgie nicht schwer heben und tragen.

Arbeitsbedingte Schäden

Pathogenetisch wirksame Situationen am Arbeitsplatz, die Erkrankungen am Bewegungssystem hervorrufen, sind in der Berufskrankheitenverordnung (BKVO) fixiert.

Bei Arbeiten mit Pressluftwerkzeugen kommt es nach langjähriger Tätigkeit und entsprechender Disposition zu charakteristischen Veränderungen am Ellenbogen mit Arthrosis deformans und Osteochondrosis dissecans, im Handbereich zu einer Lunatummalazie und am Schultereckgelenk zu einer Arthrose. Nach mindestens 3-jähriger Tätigkeit mit Pressluftwerkzeugen und dem Vorliegen dieser Erkrankungen werden sie als Berufskrankheit anerkannt.

Haltungskonstanz in halbgebückter Stellung oder die ständig vornübergebeugte Haltung beim Sitzen ist mit einer starken Beanspruchung der WS, insbesondere der Bandscheiben, verbunden.

Langjähriges **Arbeiten mit Pressluftwerkzeugen** kann führen zu:

- Arthrosis deformans bzw. Osteochondrosis dissecans am Ellenbogengelenk,
- Lunatummalazie,
- Schultereckgelenkarthrose.

Meniskusschäden werden nach mindestens 3-jähriger **Tätigkeit im Bergbau** unter Tage anerkannt, aber auch bei anderen Arbeiten, die in der Kniehocke durchgeführt werden, etwa bei **Fliesen-** und **Bodenlegern**. Pathogenetisch wirksame Situation ist hier die Kniebeugung unter Belastung und die starke mechanische Beanspruchung der Kniegelenke.

2010 wurde auch die Gonarthrose als neue Berufskrankheit aufgenommen. Hier gilt ebenfalls, dass eine langjährige kniebelastende Tätigkeit wesentliche Ursache (richtungsgebend) für die Arthroseentwicklung im Kniegelenk ist.

Rehabilitation

Die Rehabilitation schließt sich an die Behandlungszeit an. Sie umfasst den Zeitraum zwischen Krankheit und Gesundheit. Der Genesende soll auf die Anforderungen des täglichen Lebens vorbereitet werden. Muskelkräftigungsübungen, Bewegungsübungen für die Gelenke und durchblutungsfördernde Maßnahmen gehören bei vielen orthopädischen Krankheiten zur Rehabilitation. Diese Maßnahmen sind z. B. wichtig nach Verletzungen oder Operationen an den Knochen und Gelenken, die mit einer längeren Immobilisation verbunden waren. Rehabilitationsmaßnahmen können ambulant oder stationär durchgeführt werden.

Wenn die Schäden am Bewegungssystem zu einer dauernden Körperbehinderung führen, sind neben der krankengymnastischen Rehabilitation auch orthopädische Hilfsmittel nötig. Bei komplexen Prothesen sind eine Gewöhnung und ein Funktionstraining im Rahmen der Rehabilitation notwendig. Bei Paraplegien muss der Betroffene z. B. für den Umgang mit dem Rollstuhl geschult werden.

3.3.2 Begutachtungsprobleme

Wesentlich für die Begutachtung bei Schäden am Bewegungssystem ist die Abgrenzung anlagebedingter Leiden von Verletzungen. Ermüdungsbrüche, pathologische Frakturen oder Sehnenrupturen nach degenerativen Vorschäden werden nicht als Unfallfolge anerkannt.

Die **Minderung der Erwerbsfähigkeit (MdE)**, der **Grad der Behinderung (GdB)** oder **Grad der Schädigungsfolge (GdS)** sind in Prozenten anzugeben. Sie richtet sich nach dem Ausmaß der Behinderung durch die betreffende Erkrankung. So wird z. B. die MdE nach Versteifung des Kniegelenks mit 30% bewertet. Bei Verlust eines Beins im Oberschenkel (Zustand nach Oberschenkelamputation) mit prothesenfähigem

3

■ **Tab. 3.4** Beispiele für die MdE-, GdB- und GdS-Bewertung bei Schäden am Bewegungssystem

Schaden	MdE (%)
Oberschenkelamputation	70
Unterschenkelamputation	50
Versteifung des Kniegelenks	30–40
Versteifung der Sprunggelenke	30
Chronisch rezidivierendes Zervikal- oder Lumbalsyndrom	20–30
Verlust des Oberarmes	70
Verlust Unterarm/Hand	50
Versteifung Ellenbogengelenk	30
Verlust eines Daumens	20

Stumpf liegt eine MdE von 70% vor. Eine MdE wird auch durch andere Form- und Funktionsstörungen an den Bewegungsorganen hervorgerufen, z. B. Bewegungseinschränkungen im betroffenen Gelenk, Achsabweichungen nach in Fehlstellung verheilten Frakturen. Vorbestehende degenerative Schäden, z. B. Bandscheibenschaden oder Arthrosis deformans, müssen von den Unfallschäden abgezogen werden. Solche Situationen können sich beispielsweise ergeben, wenn ein arthrotisch verändertes Kniegelenk von einer Tibiakopffraktur betroffen wird. Hier ist die endgültige Behinderung teilweise unfallabhängig und teilweise unfallunabhängig. Die unfallbedingte MdE (GdB) richtet sich nach dem Ausmaß der zusätzlichen Schädigung (■ Tab. 3.4).

Gliedertaxe ist die Wertung des Schadens an den Gliedmaßen in der privaten Unfallversicherung. Der Umfang der bleibenden teilweisen Gebrauchsunfähigkeit einer Gliedmaße gegenüber der vollen Gebrauchsfähigkeit einer gesunden Gliedmaße wird in Zahlenwerten von 1/10, 1/4, 1/3 usw. angegeben. Beispielsweise wertet man die Versteifung des Kniegelenks in Streckstellung mit 1/2 Beinwert, oberes Sprunggelenk in Mittelstellung mit 2/10 Beinwert, Ellenbogen in Mittelstellung mit 3/10 Armwert.

> **Berufsunfähigkeit**
>
> Berufsunfähig ist ein Versicherter, der aus medizinischen Gründen weniger als die Hälfte dessen verdienen kann, was vergleichbar Ausgebildete verdienen können.

Es geht also um die jeweilige dauernde Behinderung am Bewegungssystem bezogen auf den jeweils vorher ausgeübten Beruf. Menschen mit Arthrosen an den unteren Extremitäten, z. B. einer Koxarthrose, können keine Tätigkeiten mehr verrichten, die mit längerem Gehen und Stehen verbunden sind, wie Briefträger, Maurer oder Krankenpfleger. Sie sind berufsunfähig.

> **Erwerbsunfähigkeit**
>
> Erwerbsunfähigkeit liegt vor, wenn der Versicherte aufgrund seiner Behinderung überhaupt keine Erwerbstätigkeit, also auch keine leichten Arbeiten mehr verrichten kann.

Auf orthopädischem Fachgebiet zählen dazu:
- schwere Verlaufsformen bei rheumatischen Erkrankungen,
- hohe Querschnittslähmungen,
- einige generalisierte Skeletterkrankungen.

3.3.3 Rückenschule

> **Rückenschule**
>
> Unter Rückenschule versteht man ein Haltungs- und Verhaltenstraining zur Vorbeugung oder Behandlung von Erkrankungen der Wirbelsäule.

▪ Prinzip

Im Rahmen der Rehabilitation und Prophylaxe von Wirbelsäulenschäden, speziell der bandscheibenbedingten Erkrankungen, erlernen die Patienten neben Muskelkräftigungsübungen eine rückenschonende Verhaltensweise. In der Rückenschule zeigt der Krankengymnast richtiges Heben, Tragen, Bücken, Sitzen, Stehen und Liegen. Weiterhin werden die richtigen Bewegungsabläufe und Körperhaltungen bei den täglichen Verrichtungen wie An- und Auskleiden, Waschen, Verrichtungen im Haushalt, demonstriert und eingeübt.

Im Wesentlichen bestehen die Lerninhalte der Rückenschule aus 3 Teilen:
- Informationen über Bau und Funktion der Wirbelsäule,
- systematisches Durchgehen der Rückenschulregeln (▶ Übersicht 3.2, ■ Abb. 3.11),
- aktiver Wirbelsäulenschutz durch Übungen – vor allem in Eigenregie - und Sport, wobei eine Erläuterung der wirbelsäulenstabilisierenden Sportarten wichtig ist.

Hohlkreuz vermeiden:

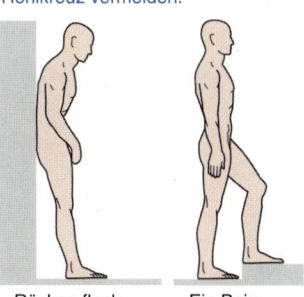

Rücken flach an die Wand! | Ein Bein aufsetzen! | Abstützen, wo immer es geht!

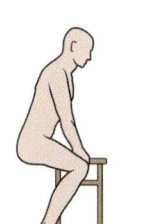 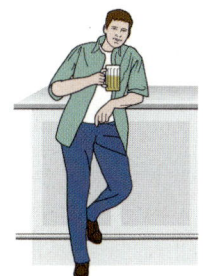

Halte den Rücken gerade:
Beim Bücken und Heben in die Hocke gehen

und am Abend: Bein aufsetzen, außerdem Oberkörper abstützen

Abb. 3.11 Rückenschule (modifiziert nach Grifka, J., Rückenfit 2012)

a
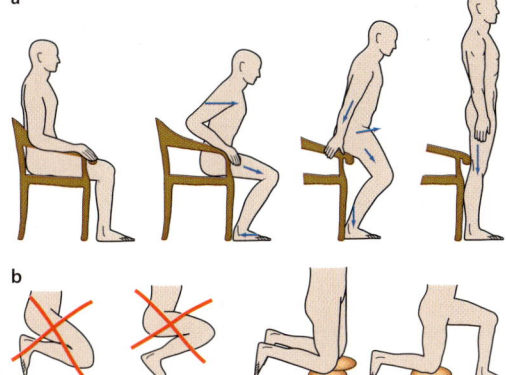
b

Abb. 3.12 Knieschule. Verhaltensmaßnahmen: **a** knieschonendes Aufstehen von einem Stuhl (hohe Sitzfläche, Armlehnen) und Abstützung durch die Arme. **b** Vermeiden der übermäßigen Kniebeugung beim Hinknien, stattdessen 90°-Winkel und Polster (modifiziert nach Grifka, J., Die neue Knieschule 2012)

lenke zu schonen und vermehrte Beanspruchung zu vermeiden. Dazu gehören richtiges Aufstehen aus dem Sitzen, richtiges Hinknien, sichere Belastung in Sport, Beruf und Freizeit. Außerdem werden gezielte Übungen zum Auftrainieren der Kniegelenksmuskulatur eingesetzt. Das Training richtet sich nach den zugrundeliegenden Erkrankungen und Beschwerden und setzt sich aus Koordinations- und Bewegungsübungen zusammen.

Die Lerninhalte der Knieschule bestehen analog zur Rückenschule aus:
- Information über Bau und Funktion des Kniegelenkes,
- aktivem Schutz durch kniestabilisierende Übungen und Sportarten, z. B. Radfahren,
- Verinnerlichen der Knieschulregeln (▶ Übersicht 3.3, ❏ Abb. 3.12).

Übersicht 3.2 10 Regeln der Rückenschule

1. Du sollst Dich bewegen
2. Halte den Rücken gerade
3. Gehe beim Bücken in die Hocke
4. Hebe keine schweren Gegenstände
5. Verteile Lasten und halte sie dicht am Körper
6. Halte beim Sitzen den Rücken gerade, stütze den Oberkörper ab und wechsle öfter diese Haltung
7. Stehe nicht mit geraden Beinen
8. Ziehe beim Liegen die Beine an
9. Treibe Sport, am besten Schwimmen, Laufen oder Radfahren
10. Trainiere täglich deine Wirbelsäulenmuskeln

3.3.4 Knieschule

Die Knieschule vermittelt kniegerechte Verhaltensweisen, um Beschwerden vorzubeugen bzw. bei Kniegelenkserkrankungen im Alltag besser zurechtzukommen.

Analog zur Rückenschule werden in der Knieschule Verhaltensmaßnahmen im Alltag trainiert, um die Ge-

---

Übersicht 3.3 10 Regeln der Knieschule

1. Du sollst Dich bewegen
2. Verringere Dein Körpergewicht
3. Entlaste Dein Kniegelenk beim Aufstehen und Treppensteigen
4. Trage keine schweren Lasten
5. Vermeide längeres Stehen und Gehen
6. Trage Schuhe mit flachen Absätzen
7. Gehe auf weichen Sohlen
8. Vermeide starke Kniebeugung
9. Treibe kniefreundliche Sportarten: Schwimmen, Radfahren
10. Trainiere täglich Deine Beinmuskeln

3

◼ **Tab. 3.5** Vergleich von konservativer und operativer Frakturbehandlung

Methode	Vorteile	Nachteile
Konservative Therapie	Kein Infektionsrisiko	Fragmentfehlstellungen
	Kein allgemeines Operations- und Narkoserisiko	Inaktivitätsschäden an Gelenken und Muskulatur
	Keine Narbenbildung	Erhöhtes Thromboembolierisiko
		Bei Extensionsbehandlung Gefahr der Diastase und verzögerter Knochenbruchheilung bzw. Pseudarthrose sowie verlängerte Bettlägerigkeit
Operative Therapie	Genaue anatomische Reposition, insbesondere im Gelenkbereich	Infektionsgefahr
	Übungsstabilität mit frühfunktioneller Nachbehandlung	Allgemeine Operations- und Narkoserisiken
	Kurze Bettlägerigkeit	Narbenbildung
	Verbesserung der Intensivpflege bei Mehrfachverletzten	Evtl. Zweitoperation zur Metallentfernung

3.4   Konservative Frakturbehandlung

Ziel der Behandlung von Verletzungen ist die Wiedererlangung der Funktion. Dazu muss zunächst die anatomische Stellung so gut wie möglich wiederhergestellt werden. Sowohl in der konservativen wie auch in der operativen Therapie von Frakturen gilt das Prinzip von **Reposition**, **Retention** und **funktioneller Nachbehandlung**.

Ob eine konservative oder operative Therapie erfolgt, ist abhängig von der Art und Lokalisation der Fraktur sowie dem sonstigen Gesundheitszustand des Patienten. Auch soziale Aspekte und Anforderungen können eine Rolle spielen, wie z. B. Erhaltung der Bewegungsfähigkeit oder rasche Wiederherstellung der Arbeitsfähigkeit.

Sowohl die konservative als auch die operative Behandlung hat ihre speziellen Vor- und Nachteile, ◼ Tab. 3.5.

Die **konservative Frakturbehandlung** kann entweder durch Ruhigstellung im Gipsverband oder in sonstigen Schienenverbänden erfolgen. Bei Dislokation muss die Fraktur zuvor reponiert werden. Unter entsprechender Analgesie oder Narkose erfolgt die **Reposition** durch Zug- und Gegenzug sowie seitlichem Druck. Geringe Seitverschiebungen und Verkürzungen können toleriert werden. Rotations- und Achsfehler sowie Distraktionen müssen vermieden werden.

■ **Verbände**

Die **Retention** wird in der Regel durch einen Gipsverband erreicht. Der Gipsverband schließt die beiden angrenzenden Gelenke ein. Die Gelenke werden in **Funktionsstellung** ruhiggestellt (Ausnahme: Hand, hier Intrinsic-Plus-Stellung).

Wegen der eintretenden Weichteilschwellung darf bei der frischen Fraktur kein zirkulärer Gips angelegt werden. Primär erfolgt in der Regel die Anlage einer Gipsschiene.

> ❯ Ist für eine hinreichende Retention die Anlage eines zirkulären Gipsverbandes notwendig, so muss dieser bis auf den letzten Faden gespalten werden!

Ohne dies besteht das Risiko von Durchblutungsstörungen, Nervenkompressionen und Drucknekrosen der Haut.

Auch bei gespaltenen Gipsverbänden oder Gipsschienen können aufgrund der Schwellung Kompressionen mit entsprechenden Schmerzen oder auch Komplikationen auftreten. Bei entsprechenden Klagen des Patienten ist der Gipsverband immer komplett zu öffnen und zu kontrollieren.

> ❯ Wenn der Gips drückt, hat der Patient immer recht!

Bei der Anlage von Gipsverbänden oder anderen stabilisierenden Verbänden ist auf eine entsprechende

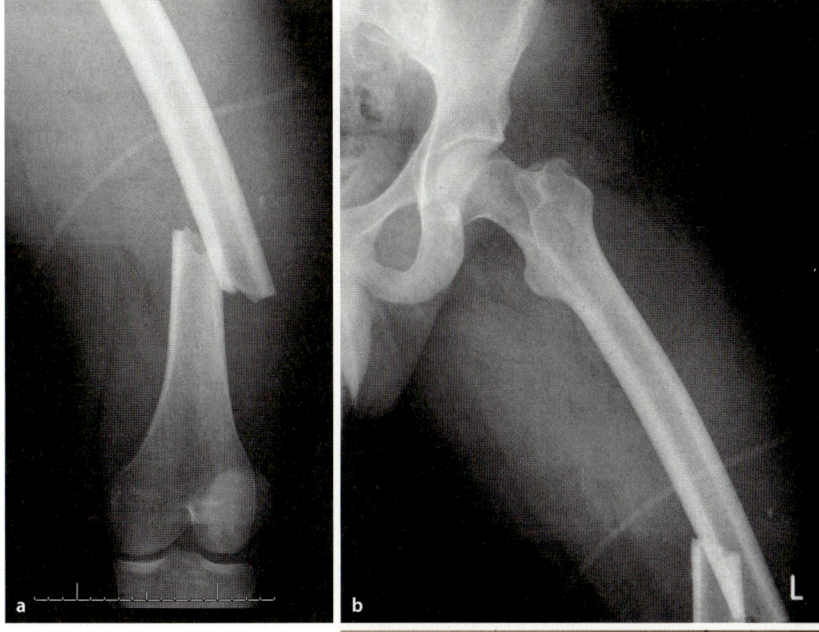

Polsterung, insbesondere an typischen Stellen (z. B. N. peroneus am Fibulaköpfchen, N. ulnaris am Ellenbogen) zu achten. Nach Anlage eines Gipsverbandes erfolgt eine Kontrolluntersuchung am Folgetag.

Außer mit Gipsverbänden kann die Ruhigstellung von Extremitäten auch mit Kunststoffverbänden erfolgen. Diese werden ähnlich verarbeitet wie Gips. Aus entsprechenden Gewebelongetten oder aufgerollten Gewebestreifen werden Schienen oder zirkuläre Kunststoffschienen geformt. Alternativ sind thermoplastische Kunststoffschienen erhältlich, die unter Wärmeeinwirkung flexibel werden und sich individuell anpassen lassen.

Die Ruhigstellung der Schulter erfolgt im Desault- oder Gilchristverband (◘ Abb. 9.7). Diese Verbände können aus Textilschläuchen selbst hergestellt werden, sie werden aber auch in vielen Formen und Größen konfektioniert angeboten.

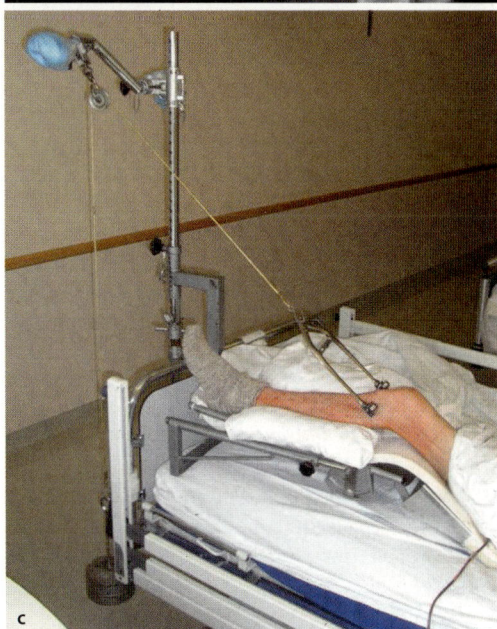

■ **Extensionsbehandlung**

In sehr seltenen Fällen kann vor der endgültigen Frakturversorgung bei inoperablen Patienten oder vor der Weiterverlegung eines Patienten eine Extensionsbehandlung erfolgen. Durch die Anlage einer Extension können Frakturen über den Dauerzug reponiert werden oder reponierte Frakturen in ihrer Stellung gehalten werden. Um die Extension auf den Knochen auszuüben, werden durch diesen ein oder mehrere Kirschner-Drähte gebohrt. An demselben wird ein Bügel angebracht und über einen Seilzug ein Gewicht

◘ **Abb. 3.13a–c** Extensionsbehandlung bei Femurschaftbruch

angehängt (◘ Abb. 3.13). Sofern zwischen der Extension und dem frakturierten Knochen ein Gelenk liegt (z. B. Tibiakopfextension bei Oberschenkelfraktur) muss darauf geachtet werden, das Extensionsgewicht gering zu halten, um die Kapselbandstrukturen des Gelenkes nicht zu überdehnen. Extensionsbehandlun-

3

gen können selten bei Schaftfrakturen im Kindesalter indiziert sein.

Ansonsten haben sie aufgrund der gravierenden Nachteile mit langer Bettlägerigkeit und dem Risiko thromboembolischer Komplikationen sowie der Ausbildung von Dekubiti stark an Bedeutung verloren. Insbesondere durch intraoperative Relaxation des Patienten und moderne OP- und Lagerungstechniken ist eine präoperative Extension in den meisten Fällen nicht mehr nötig.

- **Primär funktionelle Behandlung**

Bei nicht dislozierten, eingestauchten und übungsstabilen Frakturen kann, unter entsprechender Analgesie und ohne primäre Ruhigstellung, direkt mit einer funktionellen Übungsbehandlung begonnen werden. Hierzu zählen z. B. die nichtdislozierte Radiusköpfchenfraktur, die einfache Wirbelkörperkompressionsfraktur ohne signifikante Höhenminderung und ohne neurologische Ausfallserscheinungen sowie vordere Beckenringfrakturen.

3.5   Operative Therapie unfallchirurgischer Erkrankungen

! ▶ 3.5.1   Operative Frakturbehandlung

- **Indikation**

Allgemein anerkannte Indikationen für eine operative Frakturbehandlung sind offene Frakturen, geschlossene Frakturen mit schweren Begleitverletzungen (Gefäße, Nerven, Weichteile, Kompartmentsyndrom), dislozierte Gelenkfrakturen, Frakturen beim polytraumatisierten Patienten, Abrissfrakturen und Frakturen mit ausgeprägter Dislokation oder Rotationsfehlstellung. **Relative Indikationen** gelten für eine Vielzahl weiterer Frakturen, wo die Osteosynthese eine Immobilisation vermeiden hilft. Hierzu zählen nichtdislozierte Unterschenkelfrakturen, Humerusschaftfrakturen und Unterarmfrakturen.

- **Kontraindikation**

Allgemeine Kontraindikationen betreffen den Gesamtorganismus, z. B. vitale Bedrohung infolge Schock, Schädelhirntrauma, kardialer Dekompensation, entgleister Diabetes mellitus oder Pneumonie. Lokale Kontraindikationen betreffen das Operationsgebiet selbst, z. B. Weichteilnekrosen, Ulzerationen, Mykosen oder periphere AVK.

Die Belastbarkeit einer Osteosynthese hängt vom Frakturtyp einerseits und dem gewählten Osteosyntheseverfahren andererseits ab. Wir unterscheiden la-

gerungsstabile, übungsstabile und belastungsstabile Osteosynthesen:

- **Lagerungsstabile** Osteosynthesen benötigen zusätzlich eine Ruhigstellung, z. B. im Gipsverband. Dies sind z. B. Drahtosteosynthesen bei kindlichen Frakturen oder Schrauben- und Plattenosteosynthesen beim alten Menschen mit extrem schlechter Knochenqualität.
- Eine Osteosynthese sollte möglichst immer so ausgeführt werden, dass **Übungsstabilität** erzielt wird, um die Nachteile der konservativen Behandlung zu vermeiden.
- Sofern möglich sollte die Osteosynthese **belastungsstabil** sein.

3.5.2   Osteosyntheseverfahren

Bei der Knochenbruchheilung gibt es 2 verschiedene Grundprinzipien (◘ Tab. 3.6):

1. **Direkte (primäre) Bruchheilung:** Durch die operative Reposition und Fixierung werden die Frakturenden direkt unter Kompression aneinander fixiert und stabilisiert. Es kommt zu einer knöchernen Heilung ohne Kallusbildung durch ein Remodeling des Havers-Systems.

2. **Indirekte (sekundäre) Bruchheilung**, biologische Osteosynthese: Es erfolgt eine indirekte Reposition der Fragmente, um die Gefäßversorgung im Bereich des Traumas zu Gunsten der Frakturheilung nicht weiter einzuschränken. Auf eine genaue anatomische Reposition mit Operation im Frakturgebiet wird verzichtet, um insbesondere bei komplexen Trümmerfrakturen die Knochendurchblutung zu erhalten. Man versucht daher weichteilschonend, z. B. eine Platte oder einen Nagel an- bzw. einzubringen. Es wird lediglich darauf geachtet, Achse, Rotation und Länge des Knochens möglichst exakt wiederherzustellen. Hierfür kann z. B. eine Platte über eine kleine Hautinzision in die Tiefe durchgeschoben werden. Für die Verschraubung ober- und unterhalb der Fraktur sowie für zusätzliche Frakturfragmente werden lediglich kleine Inzisionen der Haut durchgeführt. Hierfür sind auch spezielle Plattensysteme mit entsprechendem Zielinstrumentarium für die Schraubenbesetzung erhältlich. Die Heilung erfolgt dann über eine entstehende Kallusbildung. Hierfür sind Mikrobewegungen notwendig, die bei einer überbrückenden Osteosynthese möglich sind. Nach der knöchernen Konsolidierung erfolgt ein sog. knöchernes Remodeling, bei dem überschüssiger Kallus und Knochen wieder abgebaut wird.

Methode	Vorteile	Nachteile
Direkte Bruchheilung	Genaue anatomische Rekonstruktion	Einschränkung der Gefäßversorgung durch OP-Trauma
	Interfragmentäre Kompression mit größerer Primärstabilität	Kontrolle der knöchernen Konsolidierung ist erschwert
	Besseres Remodeling	Implantat muss meist 1 Jahr belassen werden, Metallentfernung erforderlich
	Keine/wenig störende Kallusbildung	
Indirekte Bruchheilung	Keine zusätzliche Beeinträchtigung der Gefäßversorgung in der Frakturzone	Keine genaue anatomische Rekonstruktion
	Leichtere radiologische. Beurteilbarkeit der Konsolidierung	Unvollständiges knöchernes Remodeling
	Frühere Implantatentfernung möglich	Eventuell störende Kallusbildung
	Frühere knöcherne Stabilität durch Kallusbildung	Knochenresorption an den Frakturenden

◻ **Tab. 3.6** Vergleich von direkter und indirekter Bruchheilung

Bei den Osteosyntheseverfahren stehen uns verschiedene Materialien zur Verfügung. Wir unterscheiden grundsätzlich zwischen intramedullären Kraftträgern und extramedullären Kraftträgern:

- **Intramedulläre Kraftträger** werden in den Markraum eingebracht und schienen den Knochen von innen, z. B. Marknagel.
- **Extramedulläre Kraftträger** werden von außen an den Knochen angebracht und stabilisieren auf diese Weise, z. B. Platten- und Schraubenosteosynthese.

Die alleinige Schraubenosteosynthese wird bei Gelenkfrakturen, im epi-metaphysären Bereich oder auch bei langen Schrägfrakturen im diaphysären Bereich angewandt. Für die einzelnen Skelettabschnitte sind unterschiedliche Schraubendurchmesser verfügbar. In den jeweiligen Größen liegen Schrauben mit unterschiedlichen Gewinden für den epi-metaphysären Bereich (**Spongiosaschrauben**) und den diaphysären Bereich (**Kortikalisschrauben**) vor.

Typischerweise soll die Fraktur durch eine Schraube unter Kompression gebracht werden. Dies Prinzip der **Zugschraube** wird dadurch verwirklicht, dass in das dem Bohrer zugewandte Fragment ein Loch gebohrt wird, in dem die Schraube gleiten kann (Gleitloch). Jenseits der Fraktur greift die Schraube und drückt so die Fragmente aufeinander (◻ Abb. 3.14b). Im **spongiösen** Bereich wird dies Prinzip typischer-

weise dadurch verwirklicht, dass die Schraube nur am Ende mit einem Gewinde versehen ist (◻ Abb. 3.14a). Im **diaphysären** Bereich wird die Zugschraube bei einer kurzen Schrägfraktur häufig mit einer Platte kombiniert

- **Plattenosteosynthese**

Insbesondere im diaphysären, aber auch im metaphysären Bereich sind Frakturen allein mit einer Schrau-

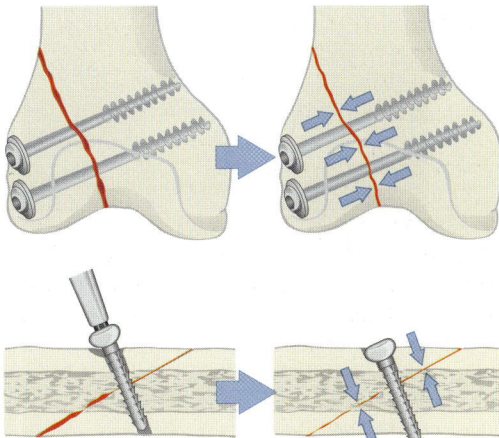

◻ **Abb. 3.14 a, b** Zugschraubenprinzip für interfragmentäre Kompression: **a** mit Spongiosaschraube im epiphysären Bereich, **b** mit Kortikalisschraube im diaphysären Bereich

3

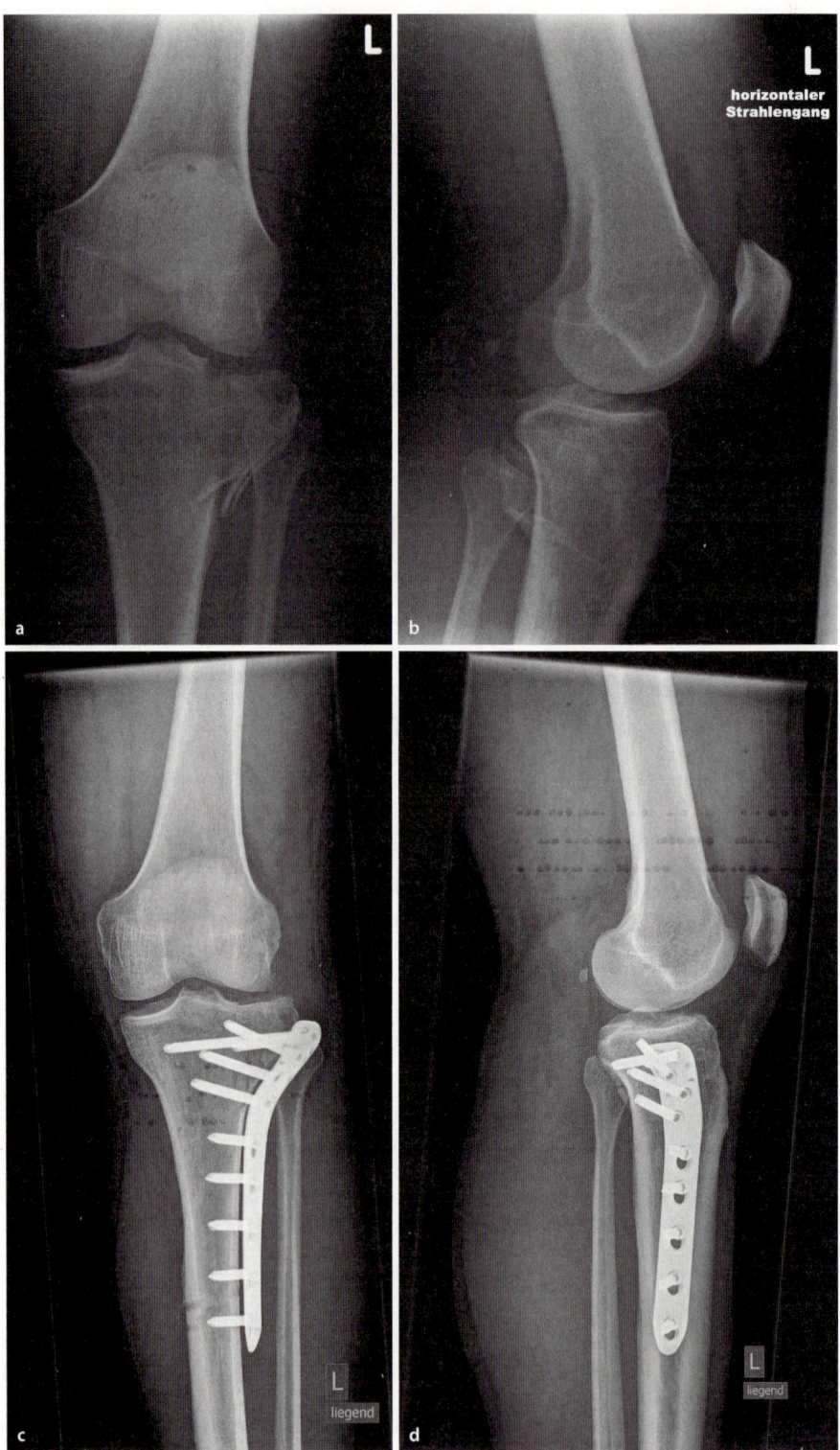

◘ **Abb. 3.15 a–c** Abstützplatte bei lateraler Tibiakopffraktur mit Impression und Dislokation: **a, b** präoperativ, **c, d** postoperativ

benosteosynthese nicht ausreichend zu stabilisieren. Hier erfolgt die Plattenosteosynthese.

Ist die Fraktur bereits hinreichend unter Kompression gebracht (Zugschraube), so dient die Platte zur Schienung, um Druck-, Biege- und Torsionskräfte aufzunehmen und über den Frakturbereich hinweg zu leiten (Neutralisationsplatte oder auch Anti-Gleit-platte). Die Platte kann z. B. bei geraden oder kurzen Schrägbrüchen auch dazu benutzt werden, Kompression auf die Fraktur zu bringen. Um dies zu erreichen werden spezielle Platten mit Gleitlöchern oder Plattenspanner benutzt. Insbesondere bei Gelenkfrakturen hat die Platte eine abstützende Funktion, z. B. Tibiakopffraktur. Für diese Fälle liegen speziell geformte Platten vor (Abstützplatte, ◘ Abb. 3.15). Die Platten sind, je nach vorgesehener Indikation, in unterschiedlicher Größe anatomisch vorgeformt erhältlich.

Eine weitreichende Verbesserung der Osteosyntheseplatten hat sich durch die **winkelstabilen Schrauben** ergeben. Hierbei sind die Schraubenköpfe mit einem Gewinde im Schraubenkopf und im Schraubenloch fest in einem bestimmten Winkel mit der Platte verbunden und können sich so weniger leicht lockern. Insbesondere bei osteoporotischem Knochen ergeben sich mit den winkelstabilen Implantaten deutliche Vorteile gegenüber den herkömmlichen Platten. Sie beruhen auf dem Konzept eines Fixateur interne. Die Unterseite der Platten wurde zunehmend mit Hohlräumen ausgestattet, um nur geringen bis keinen Druck auf das Periost auszuüben und damit die Durchblutungssituation für den Knochen zu optimieren (LCP = limited contact plates). Neuere Platten, die sog. limited contact dynamic compression plates (LC-DCP), weisen ovale Schraubenlöcher auf. Durch die konische Form der Schraubenköpfe kommt es beim Anziehen der Schraube in die Platte zu einer interfragmentären Kompression und das bereits verschraubte Fragment wird gegen das andere Fragment gezogen.

▪ Marknagelosteosynthese

Bei einer Fraktur der langen Röhrenknochen erfolgt die Schienung von innen, indem ein Nagel in den Markraum eingeführt wird. Dies Prinzip wurde von Küntscher[5] zunächst für Frakturen im diaphysären Bereich von Tibia und Femur entwickelt und konnte durch Weiterentwicklung auch für metaphysäre Frakturen genutzt werden. Der **Verriegelungsnagel** weist an beiden Enden Bohrungen auf, die zur Aufnahme von Schrauben dienen. Diese Verriegelungsschrauben stabilisieren den Knochen auf beiden Seiten gegen eine

Verdrehung und unkontrollierte axiale Verschiebung gegenüber dem Nagel.

Seltener kommen **aufgebohrte Marknägel** zum Einsatz. Der Markraum wird hierbei aufgebohrt, bis an der engsten Stelle, dem Isthmus, die Kortikalis erreicht ist. Ein Nagel entsprechender Größe wird eingebracht und verklemmt sich (entsprechendes Querschnittdesign) mit der Kortikalis. Durch die innere Schienung ist die Fraktur relativ schnell belastungsstabil, was der Heilung außerdem förderlich ist. Man spricht vom sog. Küntscher-Nagel.

Neben der frühen Belastbarkeit durch den intramedullären Kraftträger liegt der Vorteil der Marknagelung darin, dass die Fraktur geschlossen bleibt, da der Nagel gelenknah proximal oder distal in den Röhrenknochen eingebracht wird.

Bei polytraumatisierten Patienten sollte wegen der Gefahr pulmonaler Komplikationen (Verschleppung von Markpartikeln in die Lungenstrombahn) möglichst **keine** Aufbohrung für die Marknagelung erfolgen.

Bei Kindern kann eine Marknagelung nicht durchgeführt werden, da die Wachstumsfugen verletzt würden.

▪ Osteosynthese durch intramedulläre Schienen und Drähte

Eine intramedulläre Osteosynthese kann nicht nur mittels Nagel, sondern auch mittels dünnerer **Drähte** durchgeführt werden. Alternativ zur Marknagelung können dann hierzu mehrere Drähte benutzt werden, die den Markraum ausfüllen und sich in diesem verklemmen (z. B. Bündelnagelung am Humerus).

Mit intramedullären Schienen oder Drähten lassen sich auch kleinere Knochen versorgen (z. B. Mittelhandknochen oder Klavikula). Gut geeignet sind 2 intramedulläre Schienen auch zur osteosynthetischen Versorgung diaphysärer und metaphysärer Frakturen der langen Röhrenknochen bei Kindern, wo der Marknagel kontraindiziert ist, (z. B. **ESIN, elastisch stabile intramedulläre Nagelung**, ◘ Abb. 3.16).

▪ Kirschner[6] Drahtosteosynthese

Kirschner-Drähte oder sog. Spickdrähte werden in der Regel perkutan eingebracht und vermeiden so die Freilegung der Fraktur. Sie gewährleisten jedoch lediglich eine **lagerungsstabile** Osteosynthese, sodass sie zunehmend weniger angewandt werden. Eine gute Indikation stellt unverändert die kindliche Epiphysenfraktur dar. Mit den Drähten sind die Frakturen in der Regel ausreichend zu stabilisieren und durch dünne

---

5 Gerhard Küntscher, Chirurg, Kiel (1900–1972)

6 Martin Kirschner, Chirurg, Heidelberg (1879–1942)

3

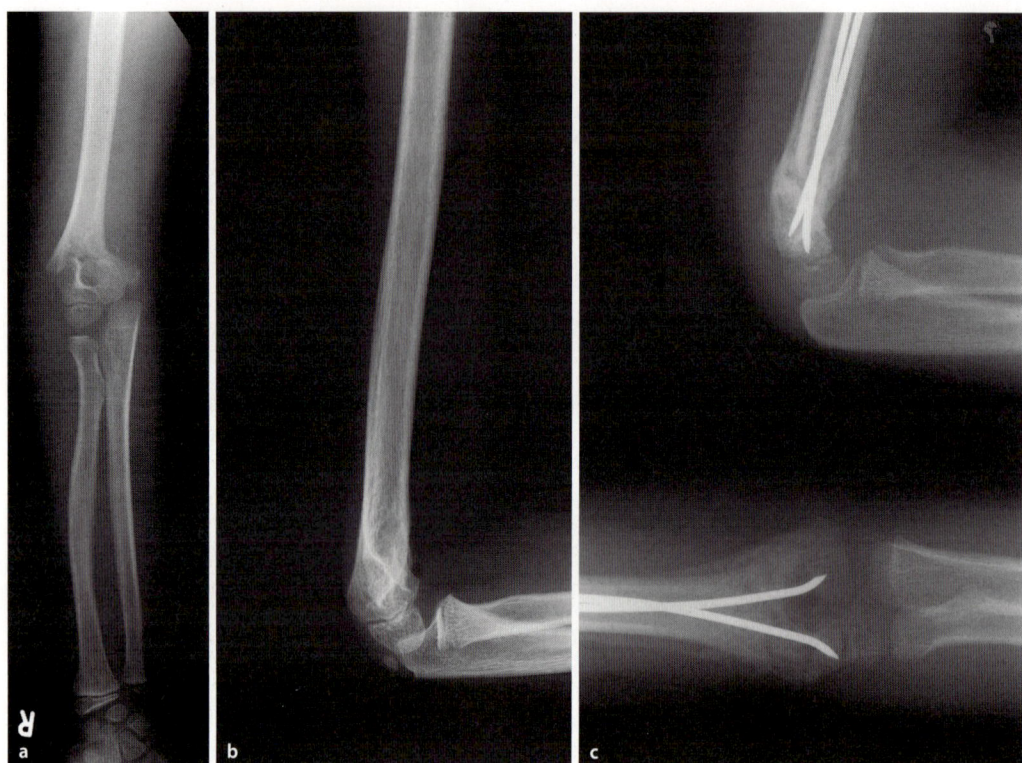

■ **Abb. 3.16 a–c** Kindliche Oberarmfraktur (6 Jahre) mit 2 elastischen intramedullären Nägeln (Esin) versorgt: **a, b** prä- und **c, d** postoperativ

Drähte wird die Epiphyse nicht geschädigt. Auch im metaphysären Bereich (z. B. distaler Radius) ist die Spickdrahtosteosynthese beim Kind manchmal ausreichend (■ Abb. 3.17).

■ **Zuggurtungsosteosynthese**

Sie kommt zur Anwendung bei Abrissfrakturen (Olekranon, Patella). Aufgrund von Sehnenzug kommt es zur Distraktion der Fraktur. Diese Zugkräfte sollen durch die Osteosynthese in Druckkräfte auf die Fraktur umgewandelt werden. Typischerweise kreuzen 2 parallele Kirschner-Drähte die Fraktur. Diese werden mit einer Drahtschlinge in 8er-Tour kombiniert. Es ist darauf zu achten, dass diese Drahtschlinge nach Festzurren kein Spiel aufweist. Der Sehnenzug wird nun über die Schlinge frakturfern weitergeleitet und in Kompressionskräfte auf die Fraktur umgewandelt (■ Abb. 3.18).

■ **Fixateur externe**

Beim Fixateur externe erfolgt die Stabilisierung nicht knochennah (Platte) oder intramedullär (Nagel) sondern knochenfern extrakutan. Fern der Fraktur werden lange Schrauben (Schanz-Schrauben) durch kleine Hautinzisionen in den Knochen eingeschraubt und die Fraktur wird, nach Einrichtung, durch Stangen zwischen diesen Schrauben stabilisiert (■ Abb. 3.19).

Der Vorteil des Verfahrens liegt darin, dass sowohl Weichteile als auch Knochen im Bereich der Fraktur nicht tangiert werden. Es wird daher bevorzugt bei potentiell kontaminierten offenen oder infizierten Frakturen eingesetzt. Auch bei geschlossenen Frakturen mit komplizierten Weichteilverhältnissen (z. B. distale Tibia) findet es Anwendung. Die Schwierigkeit dieses Osteosyntheseverfahrens liegt darin, dass die Frakturen häufig nicht ideal reponiert werden können. Die Frakturheilung ist daher oft verzögert. Wenn möglich,

■ **Abb. 3.18 a, b** Zuggurtung mit Drahtumschlingung bei Olekranonfraktur. Vorgehen: nach exakter Reposition Einsetzen von 2 Bohrdrähten. Die Drahtenden und ein kleines dorsales Bohrloch durch die Kortikalis bilden die Haltepunkte für die unter Spannung eingesetzte Drahtzerklage. Durch Beugung des Unterarmes gerät auch der gelenknahe Teil der Frakturfläche unter Druck, **f** intraoperative Bildwandleraufnahmen mit Durchbewegung

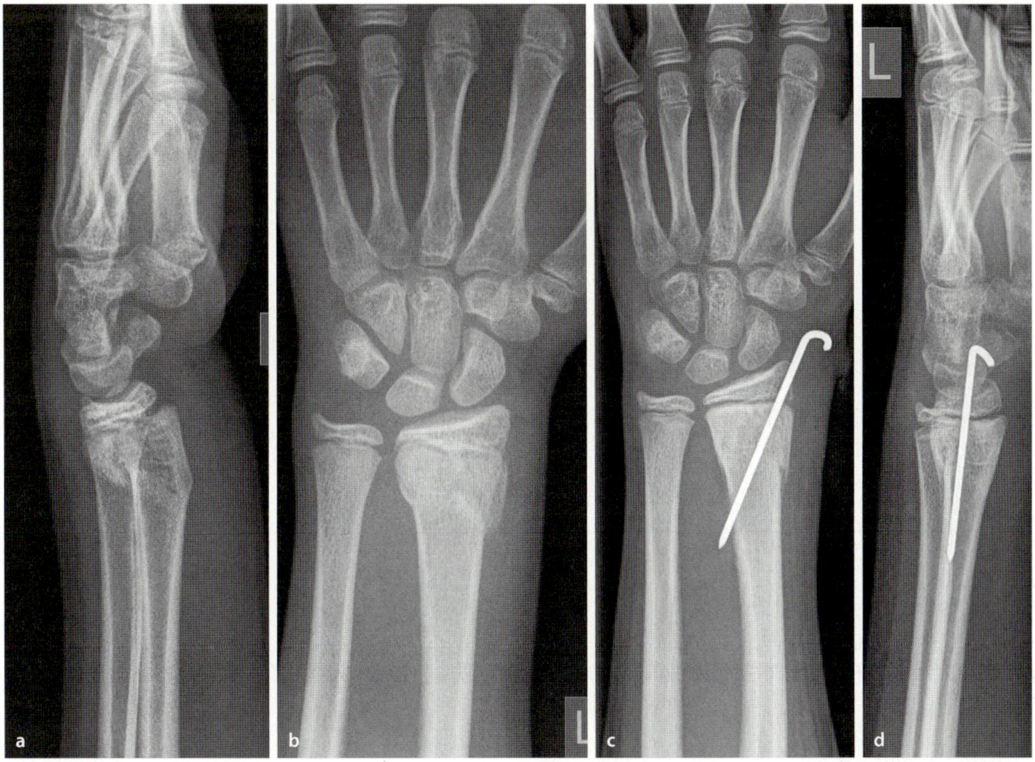

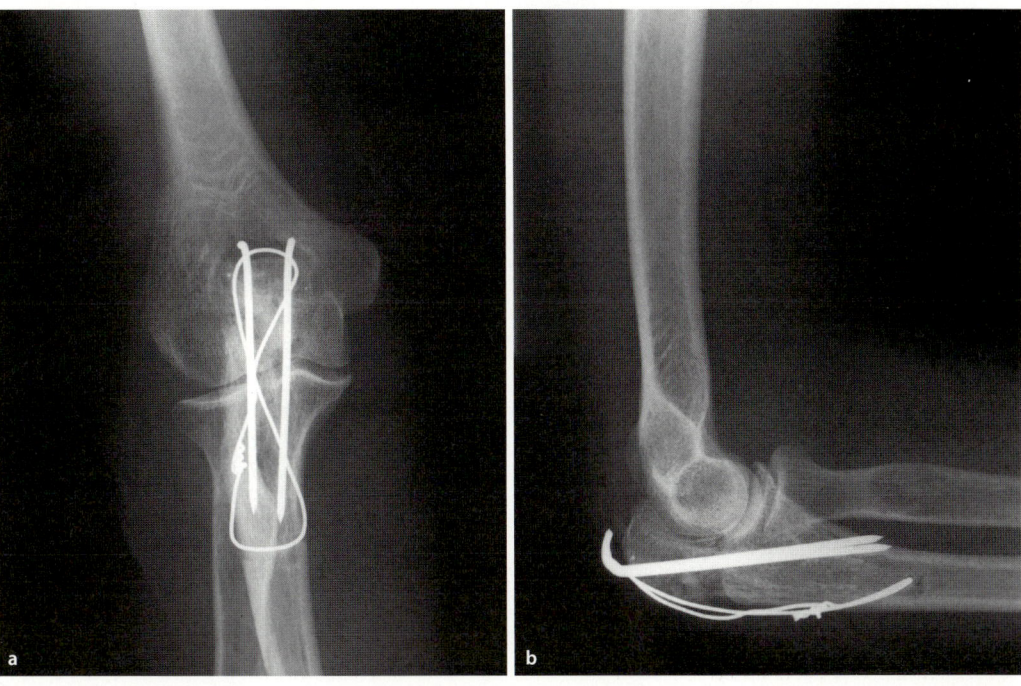

Abb. 3.17 a–d Kindliche distale Radiusfraktur. Längsextension, geschlossene Reposition, Osteosynthese mit einem perkutanen Kirschner-Draht zur Wiederherstellung der Gelenkwinkel: **a, b** präoperativ, **c, d** postoperativ

3

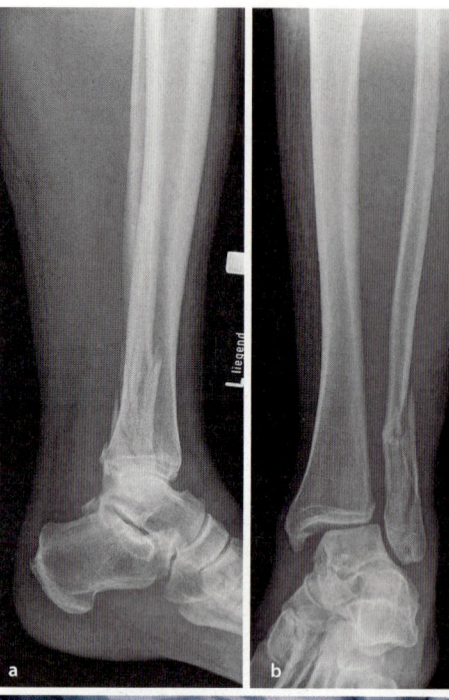

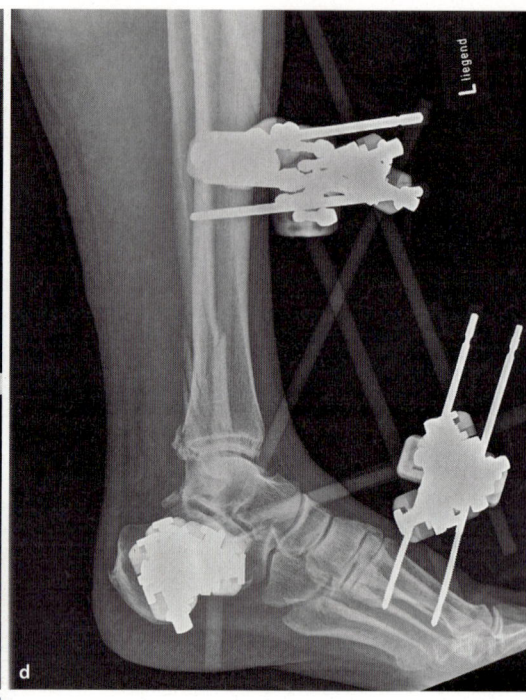

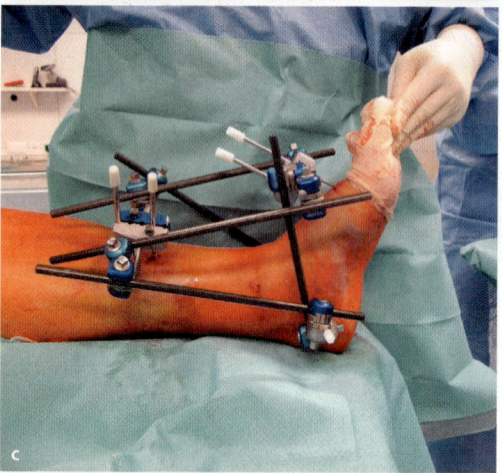

◘ Abb. 3.19 a–d Fixateur-externe-Montage bei OSG-Luxationsfraktur: **a, b** präoperativ, **c** Versorgung im OP, **d** Röntgenkontrolle

kann ggf. in einem 2. Schritt die Umstellung auf ein anderes Osteosyntheseverfahren erfolgen.

■ **Osteosynthese bei hüftnahen Frakturen**

Für Frakturen des Schenkelhalses, insbesondere aber im pertrochantären und im subtrochantären Bereich, liegen Platten und Nägel vor, die mit einer Schenkelhalsschraube kombiniert sind.

Bei der **dynamischen Hüftschraube (DHS)** wird lateral unterhalb der Trochanteren eine Platte an das Femur angebracht. Diese ist im oberen Bereich mit einer Hülse versehen, welche die Femurkortikalis penetriert. In derselben gleitet die Schenkelhalsschraube, sodass die Fraktur intramedullär geschient ist und bei Belastung komprimiert wird (◘ Abb. 3.20).

Nach einem ähnlichen Prinzip funktioniert der **Femurnagel mit Hüftkomponente (Gamma-Nagel)**. Der intramedulläre Femurnagel, der an seinem distalen Ende verriegelt ist, weist im proximalen Bereich eine Bohrung auf, durch die wiederum die Schenkelhalsschraube geführt ist und gleiten kann (◘ Abb. 3.21).

■ **Verbundosteosynthese**

Dieser Begriff bezeichnet eine Kombination aus Osteosynthesematerialien, wie Platten oder Schrauben und Knochenzement. Dieses Verfahren kommt immer dann zur Anwendung, wenn Schrauben keinen ausreichenden Halt in schlechter Knochensubstanz finden. Dies trifft insbesondere dann zu, wenn eine Trümmerzone bei hochgradiger Osteoporose des alten gebrechlichen Menschen besteht oder eine Tumormetastase den Knochen hochgradig destruiert hat. Zumeist kommt dann lediglich eine palliative Behandlung in Frage und die Osteosynthese muss darauf abzielen, möglichst rasch eine möglichst hohe Stabilität herbeizuführen.

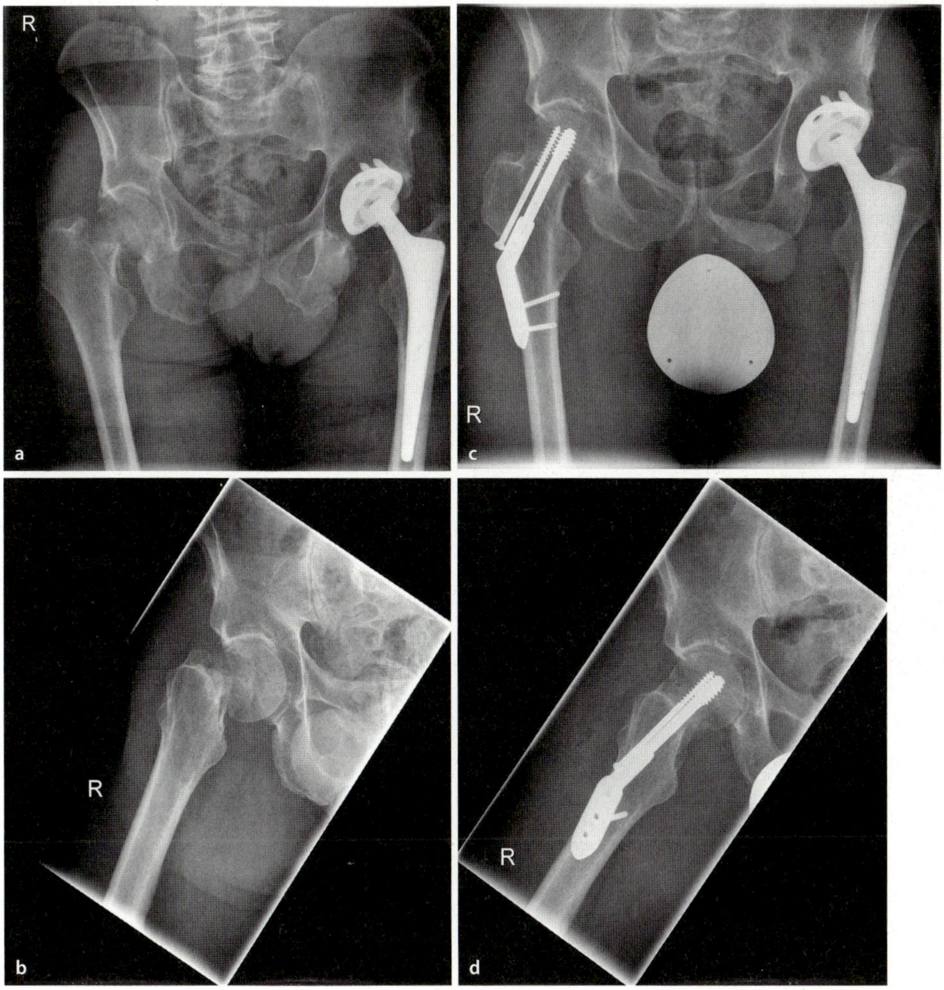

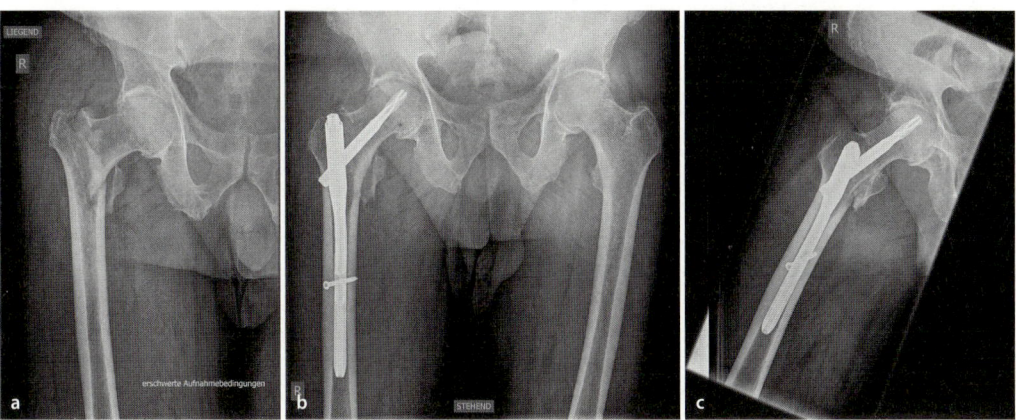

Abb. 3.20 a–d Dynamische Hüftschraube (DHS) bei Schenkelhalsfraktur ohne Gelenkdegeneration: **a, b** präoperativ, **c, d** postoperativ

Abb. 3.21 a–c Gamma-Nagel bei pertrochantärer Femurfraktur: **a** präoperativ, **b, c** postoperativ

3

3.6   Rehabilitation in der Unfallchirurgie

┌─ **Rehabilitation** ──────────────────
│
│ Rehabilitation umfasst alle Maßnahmen, die er-
│ forderlich sind, um eine verletzte Person in ihrem
│ beruflichen und gesellschaftlichen Alltag wieder
│ einzugliedern.
│
└──────────────────────────────────────

Rehabilitation beginnt somit bereits nach konservativer oder operativer Versorgung einer Verletzung mit der Krankengymnastik und der physikalischen Therapie. Insbesondere, wenn absehbar ist, dass Behinderungen verbleiben, sind aber auch psychologische Behandlung und ggf. berufsfördernde oder Umschulungsmaßnahmen erforderlich.

Wenn ein **Arbeits- oder Wegeunfall** vorliegt und die gesetzliche Versicherung (Berufsgenossenschaft) leistungspflichtig ist, werden noch während des Heilverfahrens berufsfördernde Maßnahmen geplant. Zur rehabilitativen Behandlung zählen auch Krankengymnastik, Ergotherapie und physikalische Therapie. Zu Einzelheiten dieser Behandlungsverfahren, ▶ Abschn. 3.1.

Generelle Erkrankungen

4.1   Kongenitale Deformierungen   – 95
4.1.1 Plus- und Minusbildungen   – 95
4.1.2 Mono- und multiätiologische Deformität   – 96
4.1.3 Generelle Entwicklungsstörungen   – 97

**4.2   Metabolische Knochenerkrankungen
         und Knochenumbaustörungen   – 101**
4.2.1 Osteoporose   – 102
4.2.2 Rachitis (englische Krankheit)   – 107
4.2.3 Phosphatdiabetes (familiäre hypophosphatämische Rachitis,
         Vitamin-D3-resistente Rachitis)   – 108
4.2.4 Osteomalazie   – 109
4.2.5 Osteodystrophia fibrosa generalisata (Morbus Recklinghausen,
         brauner Tumor)   – 109
4.2.6 Osteodystrophia deformans (Morbus Paget, Ostitis deformans)   – 111

4.3   Entzündliche Knochenerkrankungen   – 112
4.3.1 Akute hämatogene Osteomyelitis   – 113
4.3.2 Exogene Knocheninfektion   – 114
4.3.3 Brodie-Abszess   – 115
4.3.4 Osteomyelitis sclerosans (Garr)   – 116

4.4   Tumoren und tumorähnliche Erkrankungen im Knochen   – 116
4.4.1 Einteilung   – 116
4.4.2 Gutartige Neubildungen   – 116
4.4.3 Semimaligne Neubildungen   – 126
4.4.4 Bösartige Neubildungen   – 127

4.5   Erkrankungen der Muskeln, Sehnen und Schleimbeutel   – 133
4.5.1 Muskelerkrankungen   – 133
4.5.2 Sehnen- und Sehnenscheidenerkrankungen   – 136
4.5.3 Schleimbeutelerkrankungen   – 138

4.6 Erkrankungen der Gelenke – 138

4.6.1 Bakterielle Arthritis – 138

4.6.2 Rheumatische Gelenkentzündungen – 140

4.6.3 Sonstige Formen der abakteriellen Gelenkentzündung und Arthropathien – 144

4.6.4 Arthrosen (Arthrosis deformans, Gelenkverschleiß, degenerative Gelenkerkrankungen) – 148

4.6.5 Polyarthrose – 149

4.6.6 Gelenkschädigung durch Immobilisation und Inaktivität – 150

4.7 Neurogene Erkrankungen mit Auswirkungen auf die Bewegungsorgane – 150

4.7.1 Infantile Zerebralparese (ICP, spastische Kinderlähmung, frühkindlicher Hirnschaden) – 150

4.7.2 Querschnittslähmungen – 152

4.7.3 Spina bifida (Meningomyelozelen, MMC; dorsale Dysraphie, Rhachischisis posterior) – 152

4.7.4 Poliomyelitis (spinale Kinderlähmung, Poliomyelitis anterior acuta) – 152

4.1 Kongenitale Deformierungen

Einleitung

Aus der umfangreichen Systematik der Missbildungen sind hier die wichtigsten wiedergegeben. Weitere angeborene Form- und Funktionsstörungen finden sich in den einzelnen Kapiteln.

Bei den generellen Entwicklungsstörungen ergeben sich Überschneidungen mit der Pädiatrie. Mukopolysaccharidosen, Chondrodystrophie und Osteogenesis imperfecta sind durch die typischen Veränderungen an den Bewegungsorganen charakterisiert und werden in Fragen bei Aufzählungen und Differenzialdiagnosen verwendet.

4.1.1 Plus- und Minusbildungen

Es handelt sich um **Entwicklungsstörungen** vom befruchteten Ei bis zum Wachstumsabschluss, die bei vielen orthopädischen Erkrankungen eine Rolle spielen.

Missbildungen, angeborene Defekte und Deformierungen können endogen oder exogen sein:

- **Endogene Faktoren**: vererbbare Genschäden und Genmutationen. Dabei unterscheidet man verschiedene Erbgänge:
  - **autosomal-dominant**, z. B. Syndaktylie, Polydaktylie, Achondroplasie,
  - **autosomal-rezessiv**, z. B. Mukopolysaccharidosen,
  - **polygen**, z. B. Hüftdysplasie, Klumpfuß, Spina bifida.
- **Exogene Faktoren**: schädigende Umwelteinflüsse wie Sauerstoffmangel, ionisierende Strahlen, Infektionen (Röteln), Intoxikationen, Ernährungsstörungen und Amnionstränge mit Abschnürdefekten.

Nach der Form der ontogenetischen Störungen unterscheidet man Plus- und Minusbildungen:

- **Plusbildungen:**
  - Polydaktylie (überzähliges Glied),
  - Hyperphalangie, z. B. 3-phalangischer Daumen,
  - partieller Riesenwuchs.
- **Minusbildungen:**
  - Amelie (Extremität fehlt völlig),
  - Peromelie (Extremität als amputationsartiger Stumpf vorhanden),
  - Phokomelie (»Robbengliedrigkeit«): Extremität ist wie bei einem Seehund angelegt, d. h. die peripheren Abschnitte wie Hand und Fuß setzen unmittelbar am Rumpf an, da die langen Röhrenknochen fehlen (Abb. 4.1).

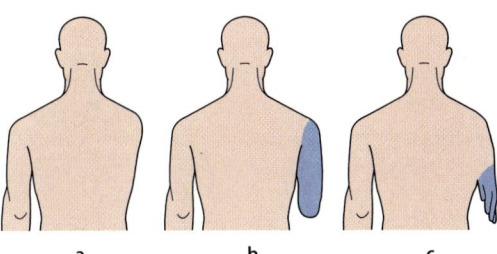

 Abb. 4.1 a–c Minusbildungen (transversal). **a** Amelie, **b** Peromelie, **c** Phokomelie

- Ektromelie: Hypo- bzw. Aplasien einzelner oder mehrerer Knochen und Extremitätenabschnitte.

■ Plusbildungen

Mitunter sind eine ganze Körperhälfte (Halbseitenriesenwuchs), Gliedmaße oder ein Extremitätenabschnitt betroffen (**partieller Riesenwuchs**).

Beim **Klippel[1]-Trenaunay-Syndrom** finden sich neben dem partiellen Riesenwuchs auch Hämangiome, Venektasien oder arteriovenöse Fisteln. Die Hyperämie in der Nähe der Epiphysenfugen wird für das vermehrte Wachstum verantwortlich gemacht. Die unteren Extremitäten sind häufiger vom partiellen Riesenwuchs betroffen als die oberen.

> Normales Wachstum in der Kindheit, aber auch pathologisches Wachstum, z. B. beim partiellen Riesenwuchs, verlaufen ohne Schmerzen.

■ Minusbildungen

Die größte Gruppe der Extremitätenmissbildungen bilden die **Ektromelien**: Hypo- bzw. Aplasien einzelner oder mehrerer Knochen führen zu charakteristischen Erscheinungsformen. Die meisten Ektromelien finden sich an der oberen Extremität.

Die vererbbare Wachstumsstörung der distalen Radiusepiphyse führt zur Madelung-Deformität (Abschn. 9.1). Fehlt der Radius ganz, kommt es zur Klumphand. Bei Minusbildung des Zentralstrahls einer Extremität entsteht die Spalthand bzw. der Spaltfuß. Andere Ektromelien sind kongenitale isolierte Defekte von Fibula, Tibia oder Femur, Oligodaktylien mit Fehlen von Fingern oder Zehen (Abb. 4.2).

■ Dysplasien

Störungen der Formdifferenzierung (Dysplasien) sind grundsätzlich von den Defekten zu trennen.

---

1 Maurice Klippel, Neurologe, Paris (1858–1942)

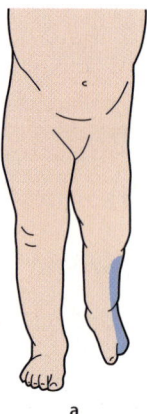

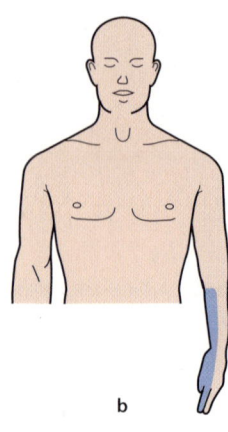

■ Abb. 4.2 Ektromelien (longitudinal). **a** Fibuladefekt mit Fehlen des lateralen Strahls am Fuß. **b** Radiusdefekt mit Fehlen des 1. Strahls an der Hand

> ┌─ **Defekt-Dysplasie** ──────────────────────
> Während bei den Defekten etwas fehlt, handelt es sich bei den Dysplasien um ein Fehlwachstum in Form einer mangelnden Entwicklung eines Skelettanteils.

Wichtigstes Beispiel ist die kongenitale Hüftdysplasie, bedingt durch mangelnde Entwicklung des Hüftpfannenerkers. Anlagebedingt ist hier ein gewisser Ossifikationsrückstand an einer biomechanisch wichtigen Stelle. Ist der Hüftkopf durch den schlecht entwickelten Pfannenerker nicht ausreichend überdacht, kommt es zur Hüftluxation. Ähnliche Mechanismen führen zur habituellen Patellaluxation bei einer Dysplasie des Patellagleitlagers oder zur habituellen Schulterluxation bei einer Dysplasie der Schulterpfanne (▶ Übersicht 4.1).

> **Übersicht 4.1 Störungen der Formdifferenzierung führen zur Dysplasie mit Luxation**
> ▬ Hüftpfannendysplasie: Hüftluxation
> ▬ Patellagleitlagerdysplasie: Patellaluxation
> ▬ Schulterpfannendysplasie: Schulterluxation

4.1.2 Mono- und multiätiologische Deformität

Eine Deformität am Bewegungssystem kann unterschiedlicher Ätiologie und Pathogenese (**multiätiologisch**, ■ Tab. 4.1) sein:

■ Eine **Skoliose** besteht z. B. schon bei der Geburt als Missbildungsskoliose mit angeborenen Halbwirbeln oder entwickelt sich erst im Laufe des Lebens als Lähmungsskoliose, idiopathische Skoliose oder Skoliose durch Narbenzug. Die daraus entstehende Deformität Skoliose mit allen Begleitsymptomen (Rippenbuckel, Lendenwulst, Schultertiefstand usw.) ist die gleiche.

■ Ähnlich ist es bei der Deformität **Klumpfuß**: Er kann angeboren sein oder durch Lähmung (paralytisch) und Trauma entstehen.

■ Ein **Schiefhals** entwickelt sich durch Narbenzug, Missbildung der Halswirbel (ossärer Schiefhals) oder, was am häufigsten ist, durch angeborene Verkürzung des M. sternocleidomastoideus. Die endgültige Deformität Schiefhals mit Gesichtsasymmetrie und Skoliose ist in allen Fällen die gleiche.

Daneben gibt es auch typische Formstörungen am Bewegungssystem, für die nur eine Ursache (**monoätiologisch**, ■ Tab. 4.2) in Frage kommt:

■ Tab. 4.1 Multiätiologische Deformitäten am Bewegungssystem

Deformität	Ätiologie
Skoliose	Ontogenetisch, paralytisch, traumatisch, entzündlich degenerativ
Klumpfuß	Ontogenetisch, paralytisch, traumatisch
Schiefhals	Ontogenetisch, traumatisch
Hüftluxation	Ontogenetisch, traumatisch, entzündlich, paralytisch
Epiphysenlösung	Hormonell, traumatisch

■ Tab. 4.2 Monoätiologische Deformitäten am Bewegungssystem

Deformität	Ätiologie
Ulnardeviation der Finger	Rheumatisch
Kontraktur der Palmaraponeurose (M. Dupuytren)	Ontogenetisch
Navikularpseudarthrose	Traumatisch
Trichterbrust	Ontogenetisch

So sind z. B. die Deformitäten an der Hand des **Rheumatikers** so charakteristisch für die Erkrankung (Gelenkschwellung, Ulnardeviation, Schwanenhalsdeformität usw., ▶ Abschn. 4.6.2), dass eine andere Ätiologie nicht in Betracht kommt.

Die meisten **Missbildungen** – bis auf Klumpfuß, Skoliose und Hüftluxation – gelten bislang als monoätiologisch.

4.1.3 Generelle Entwicklungsstörungen

Mukopolysaccharidosen

Unter den angeborenen generalisierten **Gewebeaufbaustörungen** sind für das Skelettsystem die Mukopolysaccharidosen von Bedeutung.

> **Mukopolysaccharidose**
>
> Dabei handelt es sich um eine erbliche Stoffwechselstörung der Mukopolysaccharide, die intra- und extrazellulär abgelagert werden.

Bei allen kommt es zu Skelettveränderungen, meistens mit Minderwuchs einhergehend. In letzter Zeit sind zahlreiche Typen von Mukopolysaccharidosen bekannt geworden. Wesentlich sind zwei.

■ **Mukopolysaccharidose Typ I Pfaundler[2]-Hurler[3]**

Die klinische Symptomatik ist gekennzeichnet durch Minderwuchs, kurzen Hals und dysmorphe Gesichtszüge mit gewölbter Stirn, platter Nase und wulstförmigen Lippen. Aufgrund der Ähnlichkeit des Aussehens zu einem gotischen Wasserspeier wurde dieses Krankheitsbild auch als **Gargoylismus** (engl. gargoyle = Wasserspeier) bezeichnet. Charakteristisch sind weiter vermehrte Kyphose der unteren Brustwirbelsäule, multiple Gelenkversteifungen, Hornhauttrübung und hochgradige kognitive Einschränkungen. Es liegt ein Gendefekt der α-L-Iduronidase vor. Die Prognose ist schlecht, weil auch innere Organe (u. a. Hepatomegalie) betroffen sind. Eine Behandlung gibt es bisher noch nicht.

■ **Mukopolysaccharidose Typ IV Morquio[4]**

Hauptkennzeichen sind abgeplattete Wirbel (Platyspondylie), die zu einer Verkürzung der Wirbelsäule

führen. Der Morquio-Zwerg ist deswegen ein Wirbelsäulenzwerg. Er hat zudem noch schlaffe Gelenke mit starken X-Beinen und eine Kielbrust (Pectus carinatum). Intelligenz und Gesicht sind im Gegensatz zum Pfaundler-Hurler-Zwerg normal. Die Erkrankung wird in Typ A (Enzymdefekt der N-Acetyl-glukosamin-6-sulfatsulfatase) und den milder verlaufenden Typ B (Enzymdefekt der β-Galactosidase) differenziert.

> **Fallbeispiel**
>
> **Martha Bradford,** 34-jährige Rechtsanwaltsgehilfin, leidet unter zunehmenden Schmerzen in beiden Hüft- und beiden Kniegelenken. Schon früh nach der Geburt wurde bei der Patientin eine Mukopolysaccharidose Typ IV (Morquio-Syndrom) diagnostiziert. Eine ihrer 3 Schwestern leidet an der gleichen Systemerkrankung, die beiden anderen sind gesund (autosomal-rezessiver Erbgang). Den Skelettdeformitäten zugrunde liegt ein Enzymdefekt, welcher zu einer pathologischen Anreicherung von Keratinsulfat in den Lysosomen führt.
>
> **Befund**
> Die Patientin weist einen markanten Wirbelsäulenkleinwuchs, erhebliche Thoraxdeformitäten sowie valgische Beinachsen auf (◘ Abb. 4.3a,b). Radiologisch werden ausgeprägte Gelenkdeformitäten bei zugrunde liegender Skelettdysplasie erkennbar (◘ Abb. 4.3c).
>
> **Diagnose**
> Sekundäre Arthrosen an Hüft- und Kniegelenken bei Skelettdysplasie.
>
> **Behandlung**
> Zunächst konservativer Behandlungsversuch mit Krankengymnastik, entzündungshemmenden und schmerzlindernden Medikamenten. Abhängig vom Ausmaß der Arthrose und der Beschwerdesymptomatik ggf. arthroskopische, gelenkerhaltende oder gelenkersetzende Operation.

Chondrodystrophie (Achondroplasie)

> **Chondrodystrophie**
>
> Minderwuchs mit kurzen Extremitäten bei normaler Rumpflänge durch anlagebedingte Störung der enchondralen Ossifikation der Röhrenknochen.

---

2 Meinhard v. Pfaundler, Pädiater, München (1872–1947)
3 Gertrud Hurler, Pädiaterin (1889–1965)
4 Louis Morquio, Pädiater, Montevideo (1867–1935)

4

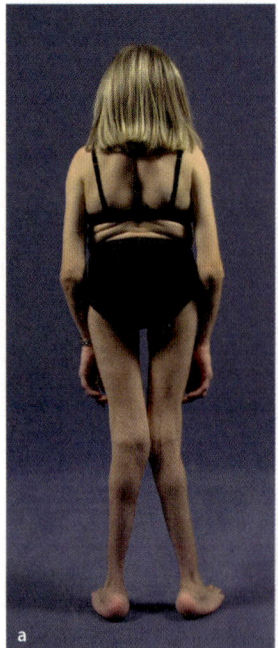
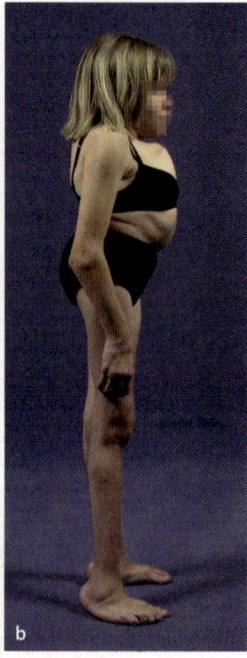
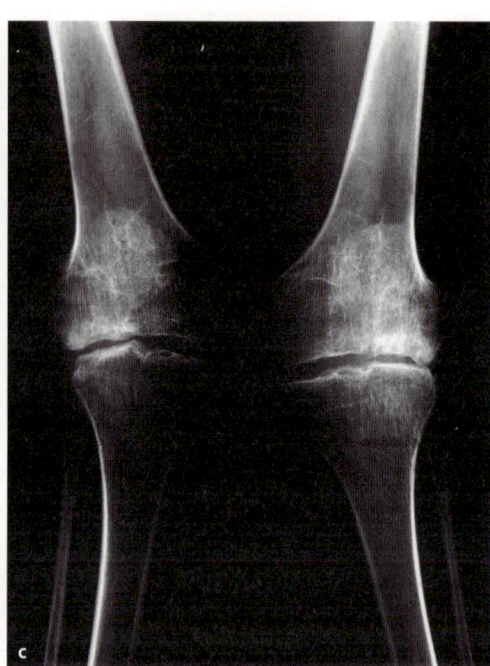

◻ **Abb. 4.3 a, b** Klinisches Bild einer 34-jährigen Patientin mit Mukopolysaccharidose Typ IV (Morquio-Syndrom). **c** Epimetaphysäre Dysplasie beider Kniegelenke bei Mukopolysaccharidose Typ IV

▪▪ Ätiopathogenese

Ursache des Leidens ist eine Punktmutation des Fibroblasten-Wachstumsfaktor-Rezeptorgens, was zu einem Defekt der Knorpelzellproliferation im Bereich der Wachstumsfugen führt und somit zur Chondro**dy**strophie führt. Definitionsgemäß ist die veraltete Bezeichnung Chondro**a**trophie falsch! In 80% der Fälle handelt es sich um Neumutationen, nur zirka 20% resultieren aus autosomal-dominanter Vererbung. Es handelt sich um ein dominant vererbbares Leiden, das auch im Tierreich vorkommt (z. B. Dackel).

▪▪ Klinik

Das Krankheitsbild ist schon beim Neugeborenen erkennbar. Der Hirnschädel ist vergrößert, die Stirn stark gewölbt. Die mangelhafte epiphysäre Knochenbildung beeinträchtigt das Längenwachstum (◻ Abb. 4.4). Ein größerer Zwischenraum zwischen Mittel- und Ringfinger ergibt das Bild der Dreizackhand. Weitere Merkmale: Hyperlordose der LWS mit Beckenkippung nach vorn, Coxa vara, O-Beine, Watschelgang und faltige Haut (◻ Tab. 4.3).

> **Chondrodystrophie: Dysproportionierter Minderwuchs mit normalem Rumpf und kurzen Extremitäten.**

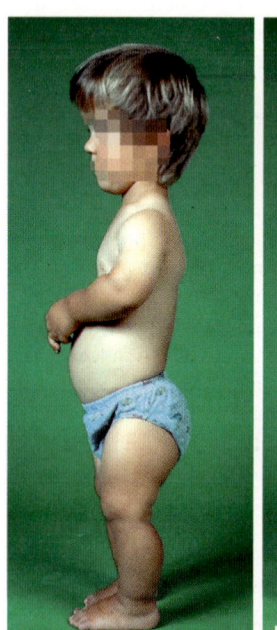
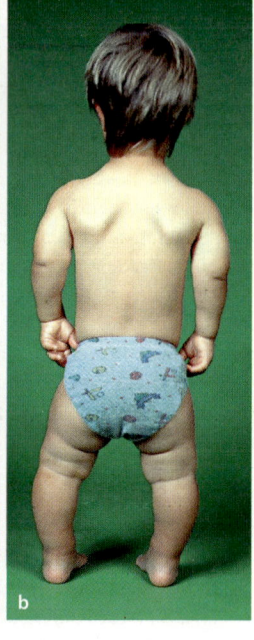

◻ **Abb. 4.4a, b** 4-jähriges Kind mit Hypochondroplasie mit der typischen Physiognomie, bei der sich neben den kurzen Extremitäten der groß erscheinende Kopf mit typischer Kopf- und Nasenform zeigt und die LWS-Hyperlordose

⬛ Tab. 4.3 Minderwuchsformen	
Proportioniert	**Unproportioniert**
Ererbter Kleinwuchs	Chondrodystroph
Hypophysär	Rachitisch
Mongoloid	Schilddrüse
Glasknochen	Morquio

▪▪ Röntgen

Breite aufgetriebene Röhrenknochen (⬛ Abb. 4.5), breite quadratische Beckenschaufeln, kurze, hohe, dorsal konvexe Wirbelkörper. Das mangelnde Wachstum der Wirbelkörper führt zur Verkürzung der Wirbelkörper und begünstigt somit die Entstehung einer Spinalkanalstenose.

▪▪ Therapie

Bei Achsenfehlstellungen der Beine Umstellungsosteotomie.

Osteogenesis imperfecta (Glasknochenkrankheit, abnorme Knochenbrüchigkeit, Fragilitas osseum hereditaria)

— Osteogenesis imperfecta —

Abnorme Knochenbrüchigkeit infolge anlagebedingter mangelnder Osteoidbildung und Osteoblastenschwäche als Kollagenose.

▪▪ Ätiopathogenese

Es handelt sich um ein Erbleiden, das durch vermehrte Knochenbrüchigkeit gekennzeichnet ist. Ursache ist eine unzulängliche Bildung der Grundsubstanz aller Mesenchymabkömmlinge. Der Defekt liegt in der Typ-I-Kollagen-Synthese. Die abnorme Knochenbrüchigkeit beruht auf einer Dysfunktion der die Knochengrundsubstanz liefernden Osteoblasten. Die Störung betrifft sowohl die endostale als auch die periostale Osteogenese, die enchondrale Knochenbildung ist normal.

▪▪ Klassifikation

Klassischerweise unterscheidet man 2 Formen:
- Bei der **Osteogenesis imperfecta congenita** (Typ Vrolik[5]) handelt es sich um eine schwerwiegende Erkrankung, die schon im Säuglingsalter meistens letal endet. Es kommt schon im Uterus

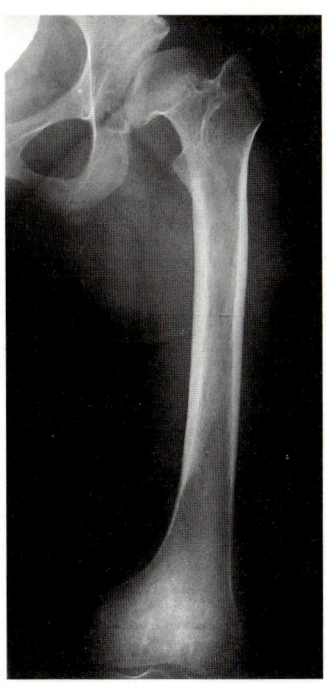

⬛ **Abb. 4.5** Chondrodystrophie: abgeflachter Hüftkopf als Zeichen der epiphysären Störung. Verplumpter und verkürzter Femurknochen repräsentativ für alle großen Röhrenknochen

oder bei der Geburt zu schweren Schädelfrakturen. Das Kind hat kaum Überlebenschancen.
- Die **Osteogenesis imperfecta tarda** (Typ Lobstein[6]) hat eine bessere Prognose. Sie ist häufig kombiniert mit blauen Skleren und einer Otosklerose.

Eine detailliertere Unterscheidung ermöglicht die modifizierte Klassifikation nach Sillence (⬛ Tab. 4.4).

▪▪ Klinik

Klinisch gehören zur Knochenbrüchigkeit auch oft eine Bänderschlaffheit mit überstreckbaren Gelenken und schweren Knick-Platt-Füßen. Das Gebiss ist kariesgefährdet. Die ersten Knochenbrüche treten bei Gehbeginn auf. Am stärksten sind Femur, Tibia und Fibula gefährdet. Nach der Pubertät werden die Knochenbrüche seltener (⬛ Abb. 4.6, ⬛ Abb. 4.7).

❯ Osteogenesis imperfecta: Proportionierter Minderwuchs mit Verbiegungen der Extremitäten.

---

5 Wilhelm Vrolik, Anatom, Groningen (1801–1863)

6 Johann Lobstein, Chirurg, Straßburg (1777–1835)

4

◻ **Tab. 4.4** Modifizierte Klassifikation der Osteogenesis imperfecta nach Sillence (1981)

Typ	Vererbung	Klinik	Ausprägung
Typ I	autosomal-dominant	Generalisierte Osteoporose, abnorme Knochenbrüchigkeit, blaue Skleren, Taubheit im Erwachsenenalter	Leicht
Typ II	autosomal-rezessiv	Tod bei Geburt oder im frühen Kindesalter, extreme Knochenbrüchigkeit	Meist letal
Typ III	autosomal-rezessiv	Starke Knochenbrüchigkeit, starke Wachstumsstörungen, bei Geburt blaue Skleren	Schwer
Typ IV	autosomal-dominant	Osteoporose und Knochenbrüchigkeit geringer als bei Typ III, bei Geburt blaue Skleren, Dentitionsstörungen	Leicht

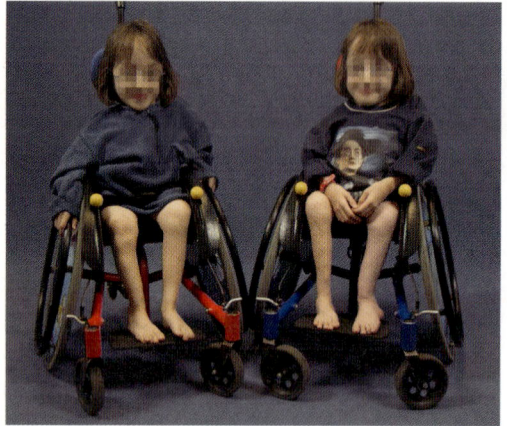

◻ **Abb. 4.6** Klinisches Bild der Osteogenesis imperfecta bei einem Zwillingspaar. Es zeigen sich Deformitäten im Bereich der Unterschenkel bei vorausgegangenen Frakturen

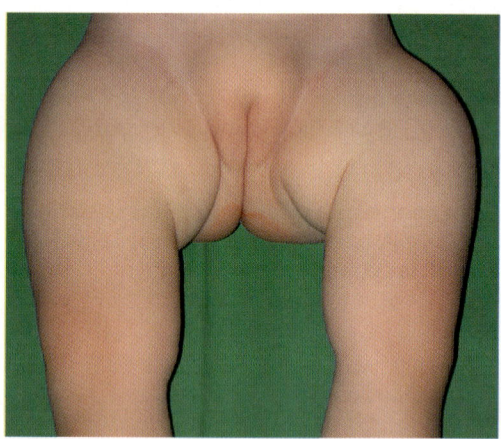

◻ **Abb. 4.7** Abnorme Knochenbrüchigkeit bei Osteogenesis imperfecta. Ausgeprägte O-Beinbildung bei coxa vara

▪▪ Röntgen

Im Röntgenbild sieht man eine vermehrte Strahlendurchlässigkeit mit Verdünnung der Kortikalis. Während des Wachstums bilden sich auch Verbiegungen der Knochen aus (◻ Abb. 4.8): Kartenherzform des Beckens, Coxa vara, O-Beine als Belastungsdeformitäten, Keilwirbel, Fischwirbel (▸ Übersicht 4.2).

▪▪ Therapie

Sie ist symptomatisch und besteht in der Schienung frakturgefährdeter dünner Knochen (◻ Abb. 4.9). Bei starken Achsenabweichungen kommen Umstellungsosteotomien in Frage.

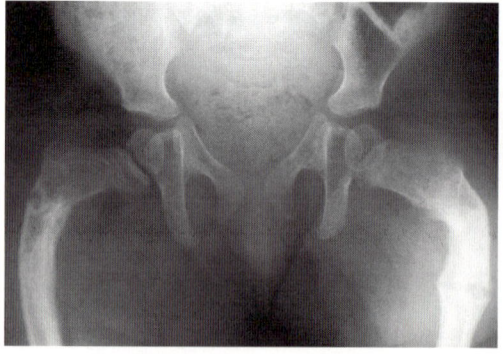

◻ **Abb. 4.8** Abnorme Knochenbrüchigkeit bei Osteogenesis imperfecta. Radiologische Darstellung des Beckens und der Oberschenkel des Patienten aus ◻ Abb. 4.7. Die Femora sind grazil und O-förmig verbogen. Stark verdünnte Kortikalis mit multiplen Frakturzonen

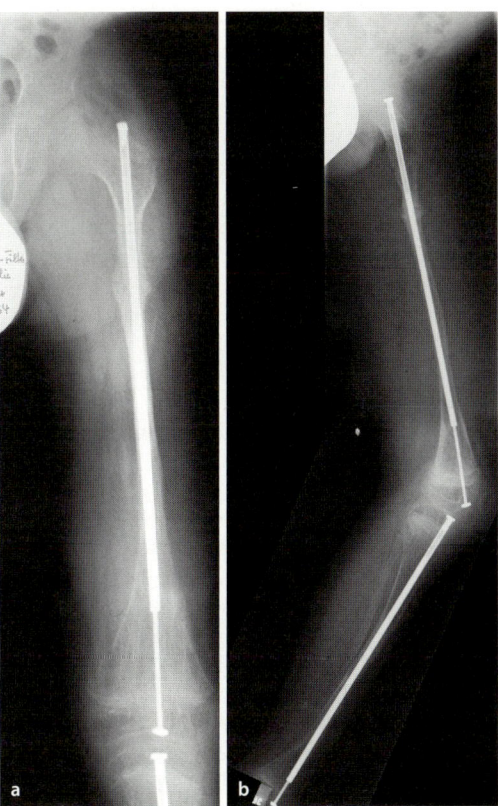

Abb. 4.9 a, b Versorgung mit Teleskopnägeln zur intra-medullären Schienung bei bereits mehrfachen Femur- und Tibiafrakturen

Übersicht 4.2 Memo:
Osteogenesis imperfecta

- Glasknochenkrankheit
- Angeborene Osteoblastenschwäche
- Typ Vrolik: letal
- Typ Lobstein: bessere Prognose
- Proportionierter Minderwuchs
- Verbogene Extremitäten
- Kartenherzbecken
- Fisch- und Keilwirbel

Endochondrale Dysostosen

┌─ **Enchondrale Dysostosen** ─────────────
│ Ungenügende Wachstumspotenz des Knorpels.
└───

▪▪ Ätiopathogenese, Klassifikation

Diese Skelettveränderungen gehören zu den erblichen Bildungs- und Wachstumsstörungen des Knochens und beruhen auf einer Störung der enchondralen Ossifikation. Es gibt:

- **lokalisierte Formen:** einseitige Tibia vara, Madelung-Deformität, Wachstumsstörungen des Hüftkopfs, z. B. als Coxa vara,
- **generalisierte Formen:** Chondrodystrophie, multiple epiphysäre Dysplasie.

Multiple epiphysäre Dysplasie (Ribbing[7]-Müller)

┌─ **Multiple epiphysäre Dysplasie** ──────────
│ Hierbei handelte es sich um eine generalisierte
│ Störung der enchondralen Ossifikation im epi-
│ physären Bereich.
└──

▪▪ Ätiopathogenese

Die Säulenordnung des Wachstumsknorpels ist mangelhaft. Betroffen sind die Epiphysen der langen Knochen, aber auch platte Knochen (Wirbel), insbesondere die Wirbelbögen, die verkürzt wachsen und zur Einengung des Wirbelkanals führen.

▪▪ Klinik

Manifestiert sich im Vorschulalter und führt zum generalisierten Minderwuchs mit Verformung der Knochen. Später kommt es zu Arthrosen.

▪▪ Differenzialdiagnose

M. Perthes, Rachitis.

▪▪ Therapie

Symptomatisch.

4.2 Metabolische Knochenerkrankungen und Knochenumbaustörungen

Einleitung

Die meisten Erkrankungen finden sich auch in der Pädiatrie und der Inneren Medizin. Für die Orthopädie sind ihre typischen Knochenveränderungen von Bedeutung und kommen häufig als Distraktoren bei IMPP-Fragen in Betracht. Einzuprägen sind v. a. die Definitionen, mit denen oft schon das meiste gesagt ist. Wichtigstes Krankheitsbild dieser Gruppe ist die Osteoporose, die man sich in allen Einzelheiten einprägen sollte, weil man ihr mit Sicherheit später begegnet und weil gleich in mehreren Fächern danach gefragt wird: Pädiatrie, Gynäkologie, Pathologie und Orthopädie.

───

7 Seved Ribbing, Röntgenologe, Uppsala (Zeitgenosse)

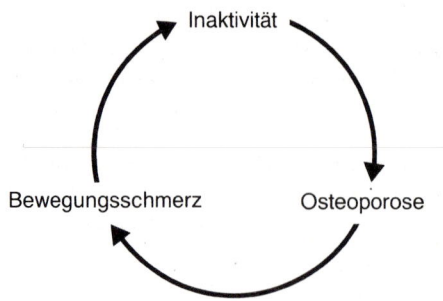

Abb. 4.10 Circulus vitiosus bei Osteoporoseschmerzen

4

!! ▶ 4.2.1 Osteoporose

Osteoporose

Bei der Osteoporose findet ein Verlust an Knochenmasse gegenüber der alters- und geschlechtsentsprechenden Norm statt, wobei das verbliebene Knochengewebe in der Zusammensetzung normal ist.

Osteoporose ist der pathologische Knochenschwund. Es ist zu wenig normaler Knochen da (■ Abb. 4.10, ■ Abb. 4.11).

Altersosteopenie

Physiologischer, allmählich auftretender Knochenschwund im Alter ohne klinische Symptomatik.

■■ **Ätiopathogenese, Klassifikation**

Unterschieden werden

— **primäre**, eigentlich idiopathische, Osteoporosen unbekannter Genese und

— **sekundäre** Osteoporosen, die endokrine, metabolische oder sonstige bekannte Ursachen haben.

Primäre (idiopathische) Osteoporosen Je nach dem Lebensabschnitt, in dem die Osteoporose auftritt, unterscheidet man

— die seltene **juvenile** und die **früherwachsene** Form (bis 50 Jahre)

— von der **postklimakterischen** Osteoporose (50–70 Jahre, Typ I) und

— der **Altersosteoporose** oder **Involutionsosteoporose** (ab 70 Jahre, Typ II).

Am häufigsten und bedeutungsvollsten ist die Altersosteoporose (Typ II), weil sie praktisch jeden älteren Menschen betrifft oder zumindest bedroht.

Mit zunehmendem Alter steigt die Osteoporoserate. Die Tatsache, dass nach dem 60. Lebensjahr ca. 25% aller Frauen an einer Osteoporose leiden, legt die Vermutung nahe, dass ein Nachlassen der endokrinen Ovarialfunktion mit der Menopause bei der Entstehung der postklimakterischen (Typ I) Osteoporose eine entscheidende Rolle spielt.

❯ **Fast 50% aller Menschen über 70 Jahre haben eine Osteoporose.**

Bei der Osteoporose wird mehr Knochen ab- als aufgebaut. Die Zahl der Knochenbälkchen wird ver-

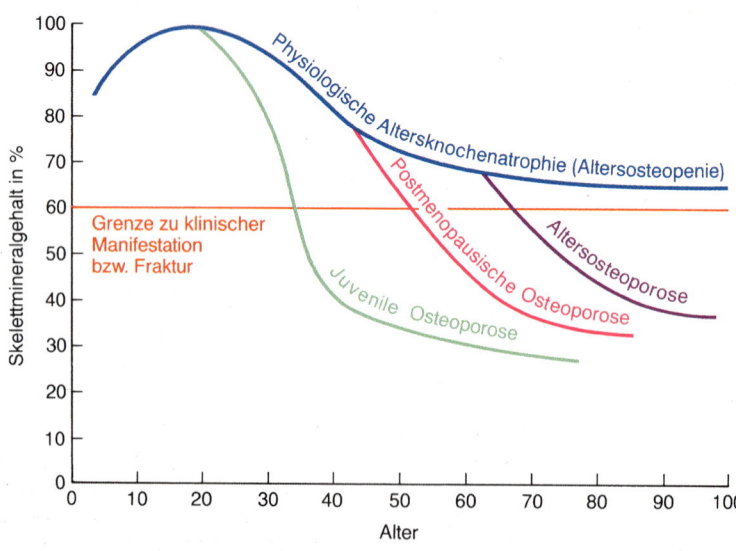

■ **Abb. 4.11** Mineralgehalt des Skeletts und primäre (idiopathische) Osteoporosen

ringert, wodurch sich ihr Abstand erweitert. Auch die Kortikalis wird dünner. Die klinische Manifestation bzw. Frakturgrenze ist ab einem Knochenverlust von ca. 40% erreicht. Hier liegt dann auch die Grenze zwischen physiologischer Altersosteopenie und krankhafter Altersosteoporose. An mechanisch besonders stark beanspruchten Abschnitten des Skelettsystems kommt es zu Verformungen und Frakturen.

> **❯** **Besonders betroffen ist die Wirbelsäule, gefolgt vom Oberschenkelhals, distalem Radiusende und den Rippen.**

Da der Knochen das Prinzip der Leichtbauweise verfolgt, können betroffene Skelettabschnitte über lange Zeit biomechanisch kompetent bleiben.

Aktivierte Osteoporosen – ruhende Osteoporosen Eine Osteoporose, d. h. Knochenschwund mit klinischer Symptomatik, verläuft in Schüben. Phasen stärkster Schmerzen wechseln sich oft mit jahrelangen beschwerdefreien Intervallen ab. Das Frakturgeschehen nach Bagatelltraumen spielt für das Auftreten akuter Symptome eine wesentliche Rolle. Vielfach kommt es aber ohne jegliche äußere Einwirkung zur Aktivierung der Osteoporose durch einen scheinbar spontan eintretenden raschen Knochenumsatz (**High-turn-over-Osteoporose**). Die Gründe für diese Aktivierung sind noch unbekannt. Der Krankheitsverlauf ist dramatisch. Multiple Wirbelfrakturen und Verformungen mit rasch einsetzenden statischen Veränderungen bestimmen das klinische Bild. Solche Verlaufsformen finden sich vor allem bei der Typ I- bzw. postklimakterischen Osteoporose durch Abfall des Östrogenspiegels.

> **❯** **Die Aktivierung der Osteoporose wird durch raschen Knochenverlust eingeleitet (fast loser).**

Der Verlust an Knochen ist zunächst klinisch stumm, bis erste Frakturen auftreten.

Die meisten Osteoporosen haben einen langsamen Knochenumsatz (**Low-turn-over-Osteoporosen**) und sind durch chronische Beschwerden mit allmählich einsetzenden statischen Veränderungen gekennzeichnet. Hierzu zählen die Typ II- bzw. Altersosteoporosen.

Aber auch bei der Altersosteoporose kann aus der ruhenden Form mit nur geringen Beschwerden eine Aktivierung entstehen, wenn Medikamente (Kortison), fehlerhafte Ernährung oder Nahrungsverwertung, Bewegungsmangel oder krankheitsbedingte Immobilisation (Fraktur) das Skelett zusätzlich demineralisieren.

▪ Sekundäre Osteoporose

Kortisoninduzierte Osteoporosen entstehen endogen beim M. Cushing und exogen bei einer Dauermedikation mit Kortisonpräparaten, etwa bei Asthma oder Rheuma.

Alimentäre Osteoporosen entstehen durch fehlerhafte Ernährung oder unzureichende Nahrungsverwertung. Kalziummangel und mangelhafte Kalziumresorption spielen eine Rolle.

Zu den **metabolischen** Osteoporosen zählen alle Störungen, die irgendwie in den Knochenstoffwechsel eingreifen. Dazu gehören auch skelettäre Noxen wie die Dauertherapie mit Heparin oder eine Hyperthyreose.

▪▪ Klinik

Die Patienten klagen über Rückenschmerzen. Auf besonderes Befragen hin geben sie an, dass sie kleiner geworden sind. Auffallendes Merkmal des Osteoporotikers ist die vermehrte Brustkyphose, die auch als Altersrundrücken bezeichnet wird. Kompensatorisch entsteht eine Hyperlordose der Hals- und Lendenwirbelsäule, von wo oft Beschwerden ausgehen. Die Wirbelsäulenverkürzung durch Wirbelkörpersinterungen und Frakturen lässt den Bauch stärker hervortreten (❏ Abb. 4.12) und Hautfalten in der Taille entstehen mit dem sog. Tannenbaumrücken (❏ Abb. 4.13). Der Rippenbogen

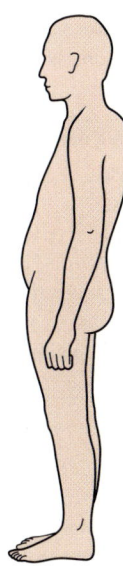

❏ **Abb. 4.12** Strukturelle Veränderungen mit Rundrücken bei Osteoporose. Kompensatorische Hyperlordosen der Hals- und Lendenwirbelsäule. Durch die Verkürzung des Rumpfs und Muskelerschlaffung wölbt sich der Bauch vor. Die Arme wirken zu lang

4

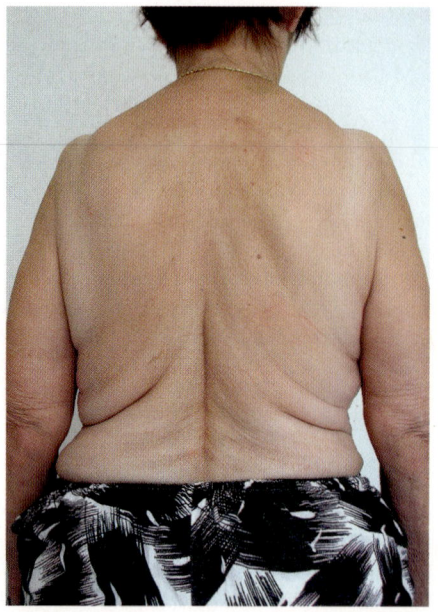

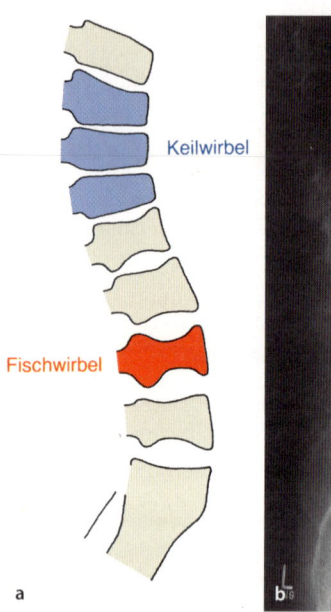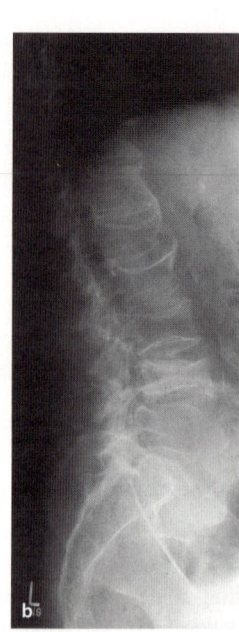

Keilwirbel

Fischwirbel

a   b

▫ **Abb. 4.13** Verkürzter Rumpf mit kutaner Faltenbildung im Sinne eines sog. Tannenbaumphänomens bei Osteoporose

▫ **Abb. 4.14** Wirbelverformungen bei Osteoporose. **a** Fisch- und Keilwirbel. **b** Röntgenaufnahme von einer Lendenwirbelsäule: bogenförmige Eindellung der Deck- und Bodenplatten im Sinne von Fischwirbeln. Die Wirbel erscheinen wegen der Kalksalzausdünnung röntgenologisch vermehrt transparent

kann den Beckenkamm berühren und dort Schmerzen verursachen. Bei der Untersuchung finden sich druckempfindliche Dornfortsätze, besonders im thorakolumbalen Übergang, und schmerzhafte, mit Myogelosen durchsetzte Rückenmuskeln. Das Labor zeigt keinen pathologischen Befund (▶ Übersicht 4.3).

> **Übersicht 4.3 Klinik der Osteoporose**
> — Kleiner geworden
> — Rücken schmerzt
> — Rücken rund
> — Bauch steht vor
> — Tannenbaumphänomen
> — Dornfortsätze, Rippenbogenrand, Muskelansätze druckempfindlich

▪▪ Röntgen

Durch die Verminderung des Kalksalzgehaltes kommt es zu einer vermehrten Transparenz des Knochens mit Verbreiterung des Abstands zwischen den Kortikaliswänden und den einzelnen Knochentrabekeln (sog. **Rarefizierung der Trabekelstrukturen**). Die Wirbel sacken an den Punkten größter Belastung in sich zusammen, sie **sintern**. Am häufigsten findet dieser Vorgang im Übergangsbereich von der Brust- zur Lendenwirbelsäule statt, zwischen Th11 und L2. Durch den

Ausdehnungsdruck des Bandscheibengewebes entstehen an der LWS konkave Eindellungen der Wirbelkörperdeck- und -bodenplatten, die sie wie **Fischwirbel** aussehen lassen. An der BWS kommt es durch die Vorderkantenbelastung zu Keil- und Plattwirbeln (▫ Abb. 4.14, ▶ Übersicht 4.4).

> **Übersicht 4.4 Radiologische Befunde bei Osteoporose**
> — Vermehrte Knochentransparenz
> — Rarefizierte Trabekelstruktur
> — Keil- und Plattwirbel (BWS)
> — Fischwirbel (LWS)
> — Verminderter Knochenmineralgehalt

▪▪ Knochendichtemessung (Osteodensitometrie)

Mit der **Dual-Röntgen-Absorptiometrie (DEXA)** kann man den Knochenmineralgehalt an der Lendenwirbelsäule und an den Hüftgelenken messen. Sie ist der Goldstandard. Weniger gut evaluiert sind die quantitative Computertomografie auf der Wirbelsäule (QCT) und peripher (pQCT), sowie Ultraschallmessungen.

Um eine Vergleichbarkeit der verschiedenen Methoden und Geräte zu erreichen, wird das Messergebnis als Differenz vom Normalen in Standardabweichungen angegeben (T-Wert). Der **T-Wert** bezieht sich auf die Knochendichte eines geschlechtsgleichen 30-jährigen Gesunden (peak bone mass, ◻ Tab. 4.5). Der **Z-Wert** bezieht sich auf die Knochendichte einer gleichaltrigen und gleichgeschlechtlichen gesunden Person.

▪▪ Differenzialdiagnose

Diffuse Schmerzen, typisches Röntgenbild mit Verformung mehrerer Wirbel und vor allem die normalen Laborwerte sind wesentliche Kriterien zur Abgrenzung von Tumoren (Metastasen, Plasmozytom) und Entzündungen (Spondylitis).

▪▪ Therapie

Neben der medikamentösen Therapie mit Fluoriden, welche die Osteoblastentätigkeit anregen, und Kalzium für die Remineralisierung ist vor allem Bewegungstherapie zur Skeletterhaltung und Neubildung angezeigt. Zusätzlich sind eine Kalzium-, Vitamin-D$_3$- und mineralstoffreiche Ernährung sinnvoll. Bei akuten Schmerzen gibt man Analgetika und evtl. vorübergehend ein Korsett. Bettruhe darf, wenn überhaupt, nur für kurze Zeit eingehalten werden. Der Erhalt der Mobilität ist bei den meist alten Leuten das Ziel.

Eine eindeutig positive Bewertung gibt es in der Osteoporosetherapie für die medikamentöse Therapie (s. ◻ Tab. 4.6). Bei bereits bestehenden osteoporotischen Sinterungsfrakturen der Wirbelkörper als Zeichen einer klinisch manifesten Osteoporose werden Bisphosphonate verabreicht, um die Aktivität der Osteoklasten zu hemmen und dadurch indirekt eine Zunahme der Knochenmineralisation zu bewirken. Eine mögliche Komplikation der Bisphosphonattherapie (vor allem i. v. hochdosiert) sind aseptische Kiefernekrosen, welche vor allem die Mandibula betreffen.

▪▪ Krankengymnastik

Der Krankengymnastik kommt bei der Osteoporose eine besondere Bedeutung zu (▶ Übersicht 4.5).

◻ Tab. 4.5 4 diagnostische Kategorien für DEXA-Messergebnisse bei Frauen, World Health Organization (1994)

T-Wert (Standardabweichung vom Normalen)	WHO-Klassifikation
≥−1	Normal
−1 bis >−2,5	Osteopenie
≤−2,5	Osteoporose
≤−2,5 eine oder mehrere Frakturen nach inadäquaten Trauma	Klinisch manifeste Osteoporose

---

◻ Tab. 4.6 Medikamentöse Therapie der Osteoporose

Antiresorptive Substanzen (geminderte Osteoklastenaktivität)	Osteoanabole Substanzen (gesteigerte Osteoblastenaktivität)
Kalzium/Vitamin D$_3$/Vitamin-D$_3$-Metabolite	Parathormon
Raloxifen (Östrogen-Rezeptor-Modulator)	Fluoride
Kalzitonin	Testosteron
Östrogene/Gestagene	Anabolika
Bisphosphonate	
Strontiumranelat Denosumab	Strontiumranelat

Die statischen Veränderungen bei Osteoporose fordern einigen Muskelgruppen erhebliche Leistungen ab. Dazu gehören vor allem die überdehnten thorakalen Rückenstrecker, Bauchmuskeln, Ischiokruralmuskeln und Schulterblattrückzieher (◻ Abb. 4.15). Diese müssen nach entsprechender Vorbereitung, z. B. durch Wärme und Massage, durch gezielte Übungen gekräftigt werden.

Verkürzte und kontrakte Muskelgruppen sind vorher zu dehnen, vor allem:

▬ zervikale und lumbale Rückenstrecker,
▬ M. pectoralis und
▬ Hüftbeuger.

Übersicht 4.5 Krankengymnastik bei Osteoporose

▬ **Kräftigen:** thorakale Rückenstrecker, Bauchmuskeln, Ischiokruralmuskeln, Mm. rhomboidei
▬ **Dehnen:** zervikale Rückenstrecker, lumbale Rückenstrecker, M. pectoralis, Hüftbeuger

---

❯ **Gemäß der Krankengymnastik-Lehre »Heilen durch Bewegen« werden durch Bewegung erschlaffte Muskeln gekräftigt und Osteoblasten durch die einwirkenden mechanischen Kräfte zur Knochenbildung angeregt.**

4

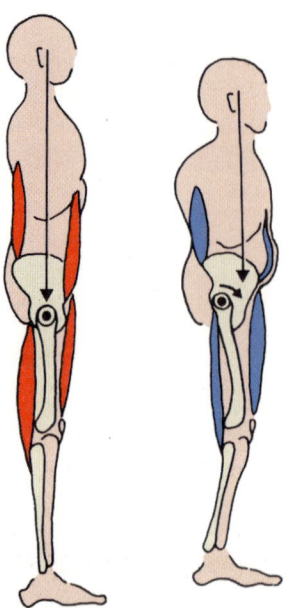

☐ **Abb. 4.15** Statische Veränderungen bei Osteoporose. Durch die vermehrte Brustkyphose wandert der Körperschwerpunkt nach vorn. Die Bauchmuskeln erschlaffen, es kommt zur Beckenvorkippung. Hüftbeuger und normale Rückenstrecker erlangen ein relatives Übergewicht, die Ischiokruralmuskeln werden überdehnt

▪▪ Vertebroplastie/Kyphoplastie

Bei ausgeprägteren Frakturen oder Abnahme der Wirbelkörperhöhe im Verlauf besteht die Indikation zur Zementauffüllung des Wirbelkörpers. Bei der Vertebroplastie wird über eine transpedikulär. d. h. von dorsal über den Wirbelbogen, eingebrachte Nadel Knochenzement (PMMA) in die Wirbel injiziert. Der niedrig visköse Zement verteilt sich im Wirbelkörper und härtet aus. Eine Reposition der Fraktur kann nur durch die Lagerung (Durchhang, Traktion) erfolgen. Vorteile der Vertebroplastie sind die schnelle Durchführbarkeit und geringe Kosten. Allerdings erkauft man sich dies mit einer hohen Rate an Zementextravasaten und der schlechten Wirbelkörperaufrichtung. Aus diesen Gründen wurde die Kyphoplastie entwickelt. Ziel ist es, bei rascher Schmerzbesserung eine Stabilisierung der Fraktur zu erreichen und dabei gleichzeitig die Wirbelkörperhöhe wiederherzustellen und die Wirbelsäulenverkrümmung (Kyphose) zu reduzieren. Dies sollte idealerweise in den ersten 4 Wochen nach der Fraktur stattfinden, da im Zeitverlauf die Wahrscheinlichkeit der Wirbelkörperaufrichtung immer geringer wird. Operativ erfolgt der gleiche Zugang wie bei der Vertebroplastie. Über diesen wird ein Ballon in den Wirbelkörper eingebracht und aufgefüllt. Im Idealfall richtet

sich der Wirbelkörper vollständig auf. Der Ballon wird entfernt und die entstandene Höhle mit Knochenzement aufgefüllt. Mit der Mobilisation kann direkt begonnen werden, eine Korsettversorgung o. ä. ist nicht notwendig.

Durch den notwendigen Druck, der zur Füllung des Wirbels notwendig ist, kann es zum Austritt des eingebrachten Knochenzements über einen Frakturspalt in den Wirbelkanal mit nachfolgenden Lähmungserscheinungen kommen. Außerdem besteht die Gefahr von Embolien durch kleine Zementteilchen.

> ❯ **Durch den notwendigen Druck, der zur Füllung des Wirbels notwendig ist, kann es zum Austritt des eingebrachten PMMA-Knochenzements über einen Frakturspalt in den Wirbelkanal mit nachfolgenden Lähmungserscheinungen kommen.**

▪▪ Prophylaxe

Die Vorbeugung der Osteoporose fängt schon früh an.

> ❯ **In der Jugend und im mittleren Lebensabschnitt sollte das Skelett mit so viel Kalzium und Knochensubstanz ausgestattet werden, dass genügend Reserven für das Alter vorhanden sind.**

Durch tägliche Gymnastik, Sport, körperbelastende Arbeit, sowie mit einer kalzium-, eiweiß- und vitaminhaltigen Kost kann man ein solides Skelettsystem aufbauen und erhalten. Sportler haben vergleichbar höhere Mineralwerte, speziell im belasteten Knochen, als Nichtsportler.

Bei Frauen ist ein ausreichender Östrogenspiegel von der Menarche bis zur Menopause von Bedeutung.

Im Alter und bei bereits eingetretener Osteoporose führt körperliche Aktivität zur Anregung der Osteoblastentätigkeit. Die Rückenschule gibt hier wichtige Hinweise und Übungen.

Fallbeispiel

Josefine Fischer, 72 Jahre, sucht wegen ihrer Rückenschmerzen den Arzt auf. Eine Ausstrahlung in die Beine besteht nicht. Sie ist in den letzten Jahren deutlich kleiner geworden und hat einen Rundrücken bekommen.

Befund

Vermehrte Brustkyphose, Hyperlordose der Hals- und Lendenwirbelsäule. Labor: ohne Be-

▼

fund. In den Übersichtsaufnahmen der BWS und LWS sieht man die typischen Wirbeldeformierungen (□ Abb. 4.14b). DEXA-Messung auffällig

Diagnose
Osteoporose.

Therapie
Kalzium, Vitamin D. Spezifische medikamentöse Therapie z. B. mit oralem Bispleosphonat. Die Patientin erhält die Empfehlung, viel spazieren zu gehen, allerdings nicht bei Glatteis.

4.2.2 Rachitis (englische Krankheit)

> **Rachitis**
>
> Stoffwechselerkrankung mit unzureichender Mineralisation des wachsenden Knochens infolge einer durch Lichtmangel (UV-Licht) verursachten Minderproduktion von Vitamin D_3 bei Kindern zwischen 3 Monaten und 3 Jahren.

▪▪ Ätiopathogenese
In der Haut wird durch ultraviolette Strahlung die Synthese von Cholecalciferol angeregt. Zusätzlich wird Cholecalciferol über die Nahrung aufgenommen werden. Die 25-Hydroxylase der Leber lässt 25–(OH)-Cholecalciferol entstehen. Durch die renale 1,25-Hydroxylase entsteht das biologisch aktive 1,25–$(OH)_2$-Cholecalciferaol (Calcitriol).

Der exogene oder endogene Mangel an Vitamin D_3 führt zu einer ungenügenden Kalzium- und Phosphataufnahme aus dem Darm. Es kommt zu einer unzureichenden Mineralisation des Knochens. Vitamin D_3 ist außerdem für die Reabsorption der Phosphate in den distalen Abschnitten der Tubuli renales contorti verantwortlich. In den Wachstumszonen finden sich größere Mengen hyalinen Knorpels und unverkalkten Osteoids. Die Knorpelzellen haben sich zwar zu Säulen geordnet, aber die Mineralisation des hyalinen Knorpels bleibt weitgehend aus.

▪▪ Klinik
Die Manifestation der Erkrankung erfolgt in der Zeit der größten Wachstumsgeschwindigkeit zwischen dem 3. Monat und dem 3. Lebensjahr. Die wichtigsten äußeren Merkmale sind:

- Caput quadratum,
- Kraniotabes (Nachgeben des Schädelknochens bei Fingerdruck),
- ventral erniedrigte Wirbel mit rachitischem Sitzbuckel (Sitzkyphose),
- Beckenverformung durch Einsinken des Kreuzbeins mit Einengung des inneren Beckenrings als Geburtshindernis,
- rachitischer Rosenkranz am Thorax durch Auftreibung der Knorpel-Knochen-Grenze der Rippen,
- nach unten verbreiterter glockenförmiger Thorax mit beidseitigen Einsenkungen in Zwerchfellhöhe als Harrison-Furche,
- Prominenz des Sternums als Hühnerbrust. Die langen Röhrenknochen zeigen Verbiegungen (O-, X-Beine) sowie Auftreibungen in der Gegend der Metaphyse (□ Abb. 4.17, □ Abb. 4.18). Die Verminderung des Muskeltonus im Abdominalbereich führt zum sog. Froschbauch.

Der erhöhte Knochenumbau bedingt als einzigen pathologischen Laborwert eine Erhöhung der alkalischen Phosphatase (▶ Übersicht 4.6).

Übersicht 4.6 Klinik der Rachitis

- Caput quadratum
- Kraniotabes
- Platt-, Keilwirbel
- Sitzbuckel
- Kreuzbein eingesunken
- Rosenkranz
- Glockenthorax
- Harrison-Furche
- Hühnerbrust
- O-, X-Beine
- Froschbauch
- Metaphysenverdickung

▪▪ Röntgen
Typisch sind die pathologisch veränderten Wachstumszonen mit becherförmiger Auftreibung der Metaphysen (□ Abb. 4.18, ▶ Übersicht 4.7). Neben den Verbiegungen finden sich u. U. Grünholzfrakturen, schleichende Frakturen an den Belastungsspitzen als sog. Looser[8]-Umbauzonen und quer zur Längsachse der langen Röhrenknochen verlaufende Verdichtungsbänder (Remissionslinien).

---

8 Emil Looser, Chirurg, Zürich (1877–1936)

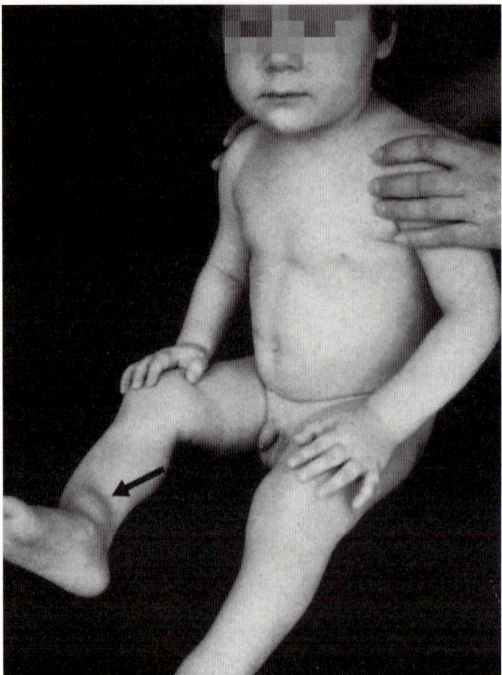

🔹 **Abb. 4.17** 2½-jähriges Kind mit Auftreibung des Unterschenkels dicht über dem Innenknöchel (Pfeil). Rechts im Profil, auch links angedeutet zu erkennen (doppelter Innenknöchel): Rachitis mit Auftreibung der Metaphyse

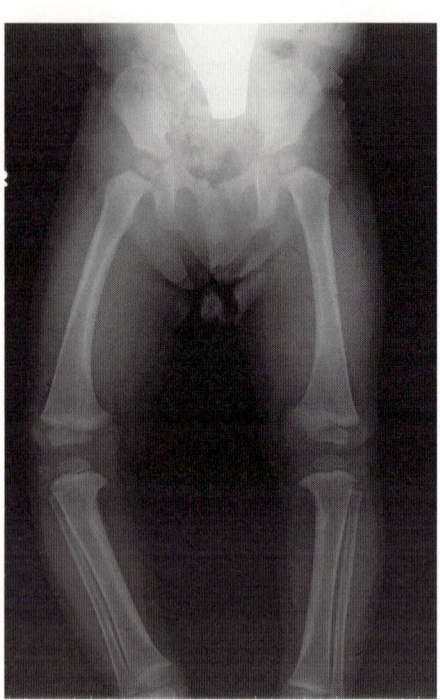

🔹 **Abb. 4.18** Veränderungen des kindlichen Skeletts bei Rachitis. Pathologische Verbreiterung und becherförmige Konfiguration der Metaphysen besonders im Kniebereich und O-Beinfehlstellung

---

Übersicht 4.7 Röntgenzeichen der Rachitis

- Metaphysenbecher
- Knochenverbiegung
- Grünholzfraktur
- Looser-Umbauzone
- Remissionslinien

■ ■ **Differenzialdiagnose**

Die rachitischen Deformitäten finden sich immer bilateral symmetrisch im Gegensatz zum Crus varum congenitum.

■ ■ **Therapie**

Im floriden Stadium erfolgt die Behandlung durch erhöhte Vitamin-D₃-Gabe und zusätzliche Ultraviolettbestrahlung.

> ❯ Als Komplikation kann es zu einer D₃-Hypervitaminose mit Hyperkalzämie, verstärkter Verkalkung der Wachstumszonen, genereller Osteosklerose, Nephrokalzinose, Nephrolithiasis, Niereninsuffizienz kommen.

■ ■ **Prophylaxe**

Gemäß den Empfehlungen der Deutschen Gesellschaft für Sozialpädiatrie sollten einem Säugling im 1. Lebensjahr, ab der 1. Lebenswoche, täglich 400–500 I.E. Vitamin D₃ verabreicht werden.

Auch bei stärkeren Achsabweichungen sollte man im Säuglingsalter zunächst eine abwartende Haltung einnehmen, da es häufig zu Spontankorrekturen kommt. Erst nach dem 6. Lebensjahr sind verbliebene stärkere Achsabweichungen zu korrigieren, z. B. O-Bein-Korrektur durch Tibiakopfosteotomie oder supramalleoläre Osteotomie.

4.2.3 Phosphatdiabetes (familiäre hypophosphatämische Rachitis, Vitamin-D3-resistente Rachitis)

┌─ **Phosphatdiabetes** ─────────────

Störung der ossären Mineralisation durch pathologisch gesteigerte renal-tubuläre Phosphatausscheidung.

└────────────────────────────

▪▪ Ätiopathogenese

Phosphat ist ein wesentlicher Bestandteil des Hydroxylapatits des menschlichen Knochens und somit für eine ausreichende Mineralisation unabdingbar. Eine pathologische Steigerung der renal-tubulären Phosphatausscheidung kann zur Reduktion des Serumphosphatspiegels und somit zur Störung des Knochenstoffwechsels führen. Die Erkrankung wird zumeist X-chromosomal-dominant vererbt und die Mutationen im PEX-Gen führen zum Verlust einer für die Regulation der Phosphatausscheidung essentiellen Neuropeptidase. Durch die Kopplung der Phosphatmenge an die Kalziummenge (Kalzium-Phosphat-Produkt) wird zugleich weniger Kalzium in den Knochen eingebaut.

▪▪ Klinik

Die Erkrankung manifestiert sich im frühen Kindesalter mit vorzeitigem Schluss der Epiphysenfugen und resultierendem Kleinwuchs. Eine progrediente Varusfehlstellung der unteren Extremitäten ist typisch. Knochenschmerzen und erhöhte Frakturneigung sind weitere häufig auftretende Symptome.

▪▪ Diagnostik

Zur Diagnosesicherung werden die prozentuale tubuläre Phosphatrückresorption und die renale Phosphatschwelle berechnet.

▪▪ Differenzialdiagnose

Differenzialdiagnostisch müssen das Fanconi-Syndrom (zusätzlich gesteigerte Ausscheidung von Aminosäuren, Glukose und Bikarbonat) und der Phosphatdiabetes mit Hyperkalziurie ausgeschlossen werden.

▪▪ Therapie

Es wird anorganisches Phosphat (1–5 g) auf mehrere Einzeldosen täglich verteilt oral eingenommen. Des Weiteren muss Vitamin D_3 hochdosiert substituiert werden.

4.2.4 Osteomalazie

> ┌─ Osteomalazie ──────────────
> Knochenerweichung durch verminderte Mineralisation der normalen Knochenmatrix.

▪▪ Ätiopathogenese

Durch Störungen der intestinalen Kalziumaufnahme sowie durch mangelnde Eiweiß- und Kalziumzufuhr wird kein regelrechter Knochen gebildet, da nicht genügend Kalziumapatit als tragfähige Substanz in das Osteoid eingelagert werden kann. Ursächlich ist auch hier wie bei der kindlichen Rachitis ein Vitamin-D_3-Mangel, allerdings durch eine hepatische oder renale Hydroxylierungsstörung des Vitamin D_3. Die alkalische Phosphatase ist erhöht.

▪▪ Klinik

Durch die Knochenerweichung kommt es zu Verkrümmungen der langen Röhrenknochen (O-, X-Beine), zu Verformungen des Beckens sowie zu Looser-Umbauzonen. Generalisierte Schmerzen.

▪▪ Therapie

Vitamin D_3, Behandlung der verursachenden Grundkrankheit.

4.2.5 Osteodystrophia fibrosa generalisata (Morbus Recklinghausen[9], brauner Tumor)

> ┌─ Osteodystrophia fibrosa generalisata ──
> Durch Nebenschilddrüsenadenom vermehrt produziertes Parathormon (Parathyrin) löst Kalzium und Phosphate aus den Knochen und führt zur zystischen Osteoporose.

▪▪ Ätiopathogenese

Das vermehrte Parathormon (Parathyrin) steigert die Osteoklastentätigkeit und setzt dadurch Kalzium und Phosphat aus dem Skelett frei. Es regt außerdem die Phosphatausscheidung durch die Niere an. Es kommt zu einer schweren generalisierten Osteoporose mit Spontanfrakturen und großen Zysten, in denen sich Blut ansammelt. Es entsteht ein Granulationsgewebe mit Fremdkörperriesenzellen und Blutresten als sog. brauner Tumor (◘ Abb. 4.19). Zur Differenzierung des Hyperparathyreoidismus, ◘ Tab. 4.7.

▪▪ Klinik

Allgemeine Osteoporose mit Spontanfrakturen. Diagnostisch wichtig ist die vermehrte Kalziumausscheidung im Urin. Es entstehen Nierensteine sowie Niereninsuffizienzerscheinungen. Ferner finden sich Aus-

---

9 Friedrich v. Recklinghausen, Pathologe, Königsberg (1833–1910)

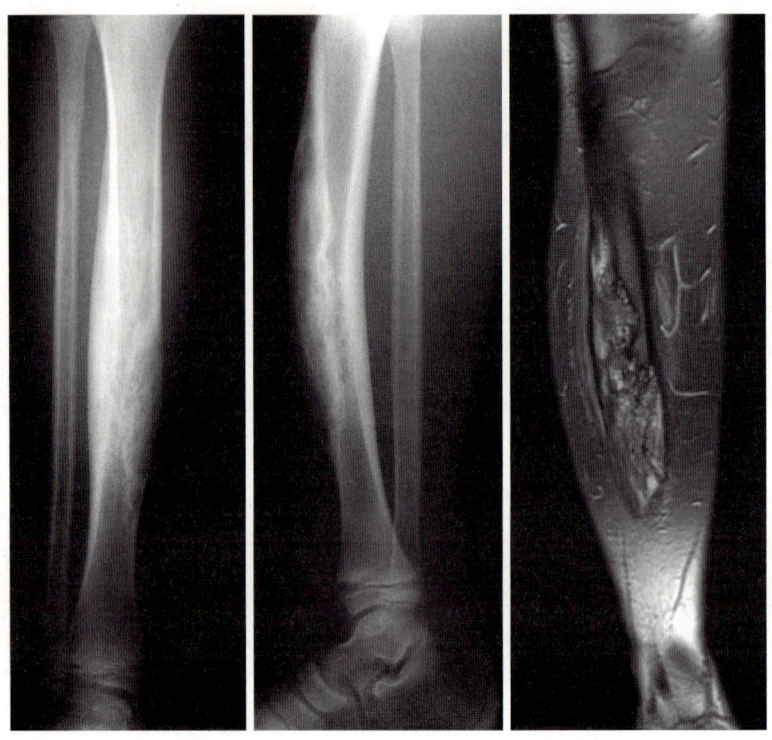

◘ **Abb. 4.19** Osteodystrophia fibrosa generalisata mit typischen Veränderungen im Röhrenknochen. Diffuse Osteoporose mit deutlicher Verdünnung der Kortikalis und zystischen Veränderungen

◘ **Tab. 4.7** Hyperparathyreoidismus

Klassifikation	Ätiologie	Labor
Primärer Hyperparathyreoidismus	Adenom, Hyperplasie oder sehr selten Karzinom (<0.5%) der Nebenschilddrüsen	$Ca^{2+} \uparrow$, PTH $\uparrow$ oder $\rightarrow$
Sekundärer Hyperparathyreoidismus	Hypokalziämie bei Vitamin-D_3-Mangel oder chronischem Nierenversagen	$Ca^{2+} \downarrow$, PTH $\uparrow$
Tertiärer Hyperparathyreoidismus	Autonomie der Nebenschilddrüsen, die nach längerem sekundärem Hyperparathyreoidismus auftritt	$Ca^{2+} \uparrow$, PTH $\uparrow\uparrow$

wirkungen des hohen Serumkalziumspiegels auf die Nervenzellen, die Nervenleitung, den Muskel und den Muskeltonus.

■ ■ **Labor**
Hyperkalziurie, Hyperphosphaturie, Hypophosphatämie, Hyperkalzämie. Erhöhter Parathormonspiegel im Serum.

■ ■ **Röntgen**
Erweiterung des Markraums der Röhrenknochen, Verdickung und Auflockerung des Schädeldachs, Resorption der Wirbelkörperdeckplatten. Die Ausdünnung der Kompakta und Spongiosierung mit subperiostalen Resorptionen und evtl. Knochenzysten ist vor allem an den Händen nachweisbar, deswegen bei V. a. Osteodystrophia fibrosa generalisata: Röntgenkontrolle beider Hände.

▪▪ Therapie

Exstirpation des Nebenschilddrüsenadenoms (▶ Übersicht 4.8).

Übersicht 4.8 Memo: Osteodystrophia fibrosa generalisata

- Vermehrtes Parathormon
- Zystische Osteoporose
- Braune Tumoren
- Hyperkalziurie und Hyperkalzämie
- Schädelröntgen
- Exstirpation des Adenoms

▶ 4.2.6 Osteodystrophia deformans (Morbus Paget[10], Ostitis deformans)

Osteodystrophia deformans

Schubweise fortschreitender Knochenumbau.

▪▪ Ätiopathogenese

Genaue Ursachen sind nicht bekannt, eine Slow-virus-Infektion wird diskutiert. Im Alter zwischen 50 und 60 Jahren kommt es spontan, bevorzugt bei Männern, zum Knochenumbau. Dem subkortikalen Knochenabbau folgt ein periostaler Knochenanbau. Der neugebildete Knochen ist statisch minderwertig. Der Umbau betrifft sowohl die langen Röhrenknochen als auch die platten Knochen. Vorzugslokalisation:
- Kreuzbein,
- Oberschenkel,
- LWS,
- Becken,
- Schädel.

Neben der monoostotischen regionalen Form gibt es auch polyostotische Formen.

▪▪ Klinik

Spontanverformungen der äußerlich sichtbaren Knochen mit ziehenden Schmerzen. Das Schienbein biegt sich nach vorn mit dem Aspekt einer Säbelscheide als Crus antecurvatum (Säbelscheidentibia, ▪ Abb. 4.20). Der Knochenumbau im Felsenbein führt zu Hörstörungen und Schwindelattacken. Der Schädelumfang kann sich vergrößern (Hutnummer). Es kommt zu Verbiegungen der langen Röhrenknochen. Kreuz- und Ischiasschmerzen treten

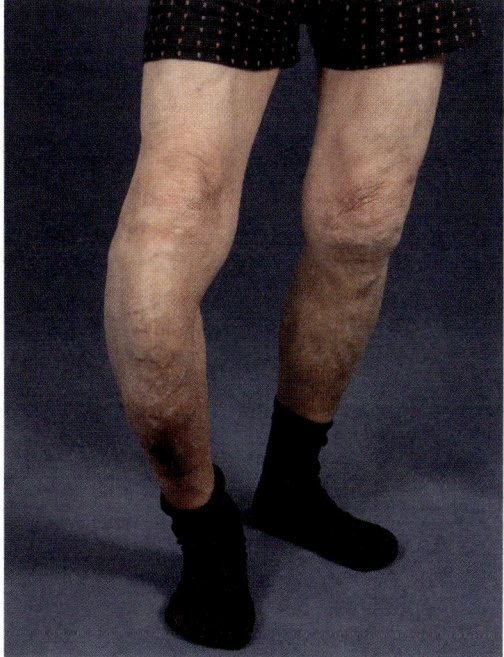

▪ **Abb. 4.20** Morbus Paget mit ausgeprägtem Crus antecurvatum (Säbelscheidentibia)

beim Befall der LWS auf. Als Ausdruck des vermehrten Knochenumbaus ist die alkalische Phosphatase erhöht. Es kommt zur vermehrten Ausscheidung von Hydroxyprolin.

▪▪ Röntgen

Strähnige Verdichtungen des Knochens mit unscharfer Konturierung, Kortikalisverbreiterung und Markraumeinengungen finden sich neben osteolytischen Herden (▪ Abb. 4.21). Die Wirbel zeigen charakteristische Verdichtungen und Vergrößerungen mit unscharfem Rand (Paget-Wirbel).

▪▪ Differenzialdiagnose

Chronische Osteomyelitis, osteoblastische Metastasen, Osteodystrophia fibrosa generalisata.

▪▪ Therapie

Mit Thyreokalzitonin lässt sich die Osteoklastenüberaktivität bremsen. Des Weiteren werden Bisphosphonate zur Verlangsamung der ossären Umbauvorgänge eingesetzt. Die Normalisierung des Hydroxyprolins und der alkalischen Phosphatase ist ein Parameter für den Therapieerfolg. Bei starken Verbiegungen und Frakturgefahr gibt man orthopädische Apparate oder führt eine Korrekturosteotomie durch.

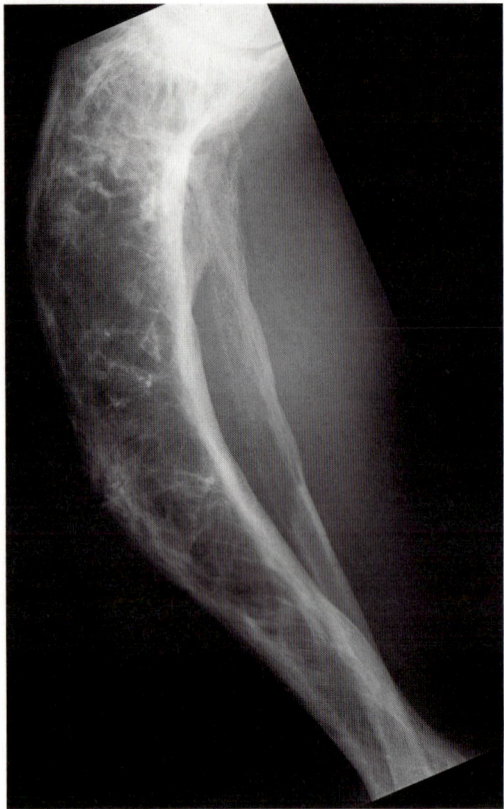

◘ **Abb. 4.21** Radiologische Veränderungen bei Morbus Paget. Kortikalisverbreiterung, unscharfe Konturierung, sklerosierte und osteolytische Herde im Wechsel

Übersicht 4.9 Memo: Osteodystrophia deformans

- Knochenumbau
- Strähnige Knochenverdichtungen neben Osteolysen
- 60-jährige Männer
- Becken und benachbarte Knochen
- Schädel
- Felsenbein
- Paget-Wirbel
- Alkalische Phosphatase
- DD Osteomyelitis
- Thyreokalzitonin
- Osteosarkome in 5–10% der Fälle

■■ **Prognose**

Langsam schleichender Verlauf, Krankheitsstillstand möglich (▶ Übersicht 4.9). An den unteren Extremitä-

ten Spontanfrakturen möglich. Maligne Entartung zum Osteosarkom in 5–10% der Fälle.

Fallbeispiel

Moritz Pageldorf, 62 Jahre, bemerkt eine zunehmende Verformung seines rechten Schienbeins, das sich immer mehr nach vorne wölbt. Seit einigen Jahren hat er schon Kreuz- und Ischiasschmerzen. Außerdem kann er schlecht hören. Die Frage nach der Hutnummer beantwortet er damit, dass er keine Hüte trage.

Weitere Untersuchungen
Röntgenaufnahmen des Schädels und der Lendenwirbelsäule zeigen die typischen Vergrößerungen mit unscharfen Rändern.

Labor
Erhöhung der alkalischen Phosphatase.

Diagnose
M. Paget.

Therapie
Thyreokalzitonin, ggf. Bisphosphonat.

4.3 Entzündliche Knochenerkrankungen

Einleitung
Eine der gefürchtetsten Komplikationen in der orthopädischen Chirurgie ist die Wund- und Knocheninfektion mit nachfolgender Osteomyelitis. Die möglichen Folgen müssen dem Patienten im präoperativen Aufklärungsgespräch vermittelt werden. In der Regel führt dieses Gespräch der Stationsarzt. Dieser sieht auch als Erster die Frühzeichen der Entzündung und muss sofort handeln: Abstrich, Antibiotika, Isolierung des Patienten usw. Je früher man das Richtige veranlasst, umso besser ist die Prognose. Es ist ratsam, die wichtigsten Erreger und ihre Verhaltensweisen aus der Mikrobiologie zu rekapitulieren. Die Knochentuberkulose wird unter den regionalen Erkrankungen, z. B. Spondylitis tuberculosa, Koxitis etc. abgehandelt.

■■ **Klinik**

Entzündungen des Knochens zeigen wie andere Entzündungen Schwellung, Rötung, Schmerzen, typische Laborveränderungen, Temperaturerhöhung. Die klinischen Erscheinungen sind davon abhängig, ob es sich um eine akute oder chronische Entzündung handelt.

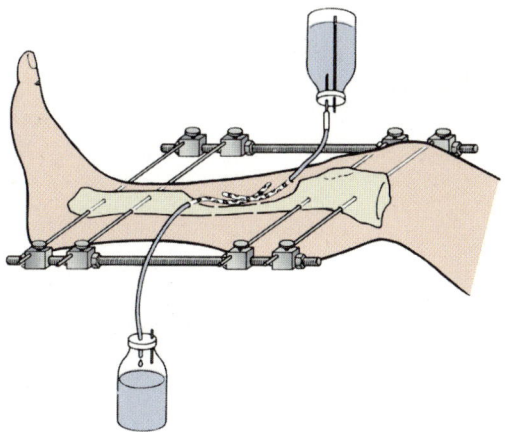

Abb. 4.22 Saug-Spül-Drainage bei infizierter Tibiafraktur bzw. Pseudarthrose. Fragmente sind mit einem Fixateur externe stabilisiert

▪▪ Röntgen

Osteolytische Zonen (Knochenabbau) und osteosklerotische Abschnitte (Knochenanbau).

▪▪ Therapie

In erster Linie Ruhigstellung (Gipsverband mit Einschluss der benachbarten Gelenke) und gezielte Antibiotikaapplikation. Umschriebene Herde werden operativ ausgeräumt und mit einer antibiotikahaltigen Trägersubstanz versehen. Eine Spül-Saug-Drainage ist mittlerweile nicht mehr üblich. Da diese vom IMPP gefragt wurde, ist sie aufgeführt (▪ Abb. 4.22).

4.3.1 Akute hämatogene Osteomyelitis

> **Akute hämatogene Osteomyelitis**
>
> Durch hämatogene Streuung von Eitererregern hervorgerufene Knochenmarkentzündung.

▪▪ Ätiopathogenese

Die Erkrankung wird meistens durch Staphylococcus aureus haemolyticus hervorgerufen, der von einem Eiterherd (Tonsillen, Furunkel, Appendizitis u. ä.) auf dem Blutweg zum Knochen gelangt. In der Anamnese findet sich oft ein Hinweis auf den primären Eiterherd (Tonsillen usw.). Betroffen sind meist Kinder und Jugendliche. Bevorzugter Absiedlungsort sind die gut durchbluteten Anteile der Metaphysen der langen Röhrenknochen (Femur, Tibia, Humerus, ▶ Übersicht 4.10).

Die Gelenkbeteiligung bei der Knocheninfektion ist vom Alter abhängig:

– Bis zum 2. Lebensjahr überbrücken Gefäße die sich ausbildende Epiphysenfuge. Eine Keimausbreitung von metaphysär nach intraartikulär ist möglich, ▶ Abschn. 10.3.3).
– Ab dem 2. Lebensjahr bis zum Wachstumsende ist die Epiphysenfuge offen. Eine Gefäßüberbrückung findet nicht statt, eine Keimübertragung zum Gelenk ist wenig wahrscheinlich.
– Im Erwachsenenalter können wegen der geschlossenen Epiphysenfuge wieder Keime von der Metaphyse zur Epiphyse und von dort zum Gelenk übertragen werden.

▪▪ Klinik

Der betroffene Knochen ist druckempfindlich, die Umgebung gerötet und geschwollen, Belastungsschmerz, Temperaturerhöhung. Typische Laborveränderungen mit Erhöhung der Blutkörperchensenkungsreaktion (BKS) und Leukozytose. Die benachbarten Gelenke sind häufig in den entzündlichen Prozess miteinbezogen (**sympathischer Reizerguss**).

▪▪ Röntgen

Osteolytischer Defekt mit sklerotischem Randsaum, zentral evtl. ein Knochensequester.

▪▪ Therapie

Ruhigstellung, Antibiotika, operative Ausräumung.

> ❯ **Die akute Osteomyelitis kann in ein chronisches Stadium mit Fisteleiterung übergehen.**

Die Osteomyelitis wandert diaphysenwärts und unterhält oft jahrelange Fisteleiterungen.

▪▪ Spätfolgen

Wachstumsstörungen, Knochendeformierungen, Versteifung der benachbarten Gelenke.

> **Übersicht 4.10 Memo: Osteomyelitis**
> – Staphylokokken
> – Knochensequester
> – Metaphysäre Absiedlung
> – Wachstumsstörungen
> – Sympathische Gelenkergüsse
> – Markraumphlegmone

4

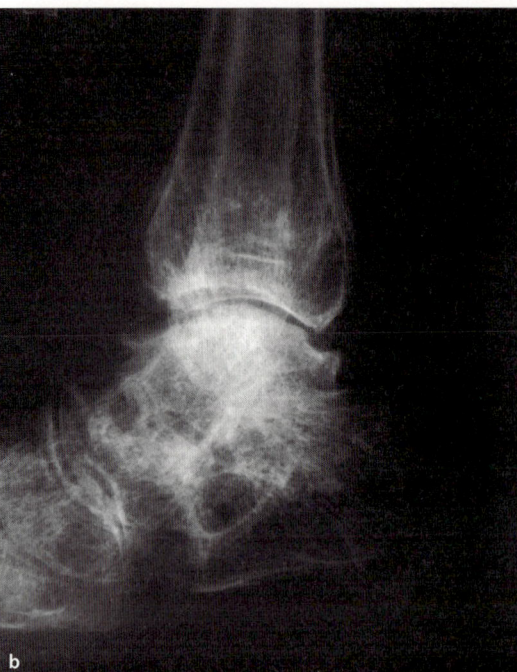

a

b

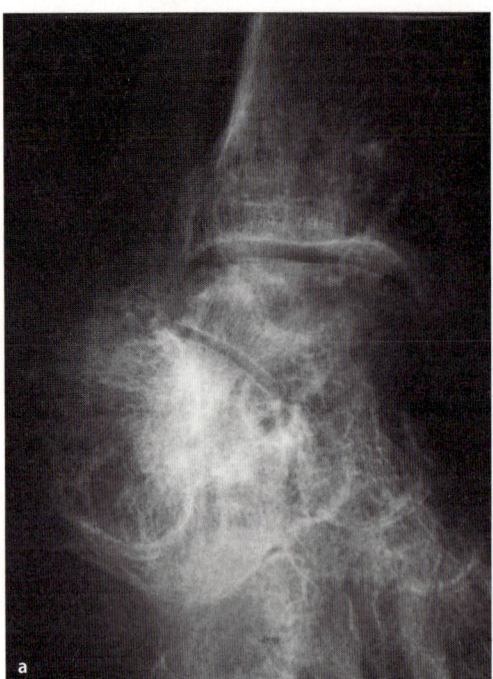 **Abb. 4.23 a, b** Ausgeprägte Osteomyelitis mit fleckiger Sklerose mit osteolytischen Herden (**a, b** a.-p. und seitliche Aufnahme)

Akute Säuglingsosteomyelitis

> **Akute Säuglingsosteomyelitis**
>
> Sonderform der hämatogenen Osteomyelitis mit Absiedlungsort in der Nähe des Hüftgelenks (Säuglingskoxitis, ► Abschn. 10.3.3)

! 4.3.2 Exogene Knocheninfektion

> **Exogene Knocheninfektion**
>
> Posttraumatische bzw. postoperative Osteomyelitis.

▪▪ Ätiopathogenese

Der Erreger dringt direkt von außen ein und erzeugt eine lokale Entzündung, die zu entzündlichen Allgemeinreaktionen, wie Fieber, Schüttelfrost und Laborwertveränderungen, führt. Gelingt keine sofortige Beseitigung der akuten Infektion durch Antibiotika und Ausräumung des Herdes, kommt es zur chronischen posttraumatischen Osteomyelitis. Hier finden sich ausgedehnte Bezirke mit Nekrosen und Granulationsgewebe, die von sklerotischem, neugebildetem Knochen umgeben sind. Zentral liegen isolierte nekrotische Knochenteile, die man als Sequester

bezeichnet. Oft führt ein Fistelgang vom Eiterherd nach außen.

▪▪ Klinik

Lokale Schwellung, Rötung, evtl. Fisteleiterung, Laborwertveränderungen. Begleiterscheinungen: sekundäre Gelenkbeteiligung, Immobilisationsschäden, Amyloidose.

> ❯ **Eine chronische Osteomyelitis kann nach Jahren scheinbarer Ruhe wieder aufflackern.**

▪▪ Differenzialdiagnose

Tumor, enchondrale Dysostosen.

▪▪ Röntgen

Im entzündeten Knochen wechseln osteosklerotische mit osteolytischen Zonen ab. Mitunter finden sich zentrale sklerotische Inseln als Sequester (▪ Abb. 4.23).

▪▪ Therapie

Gabe von Antibiotika, wenn möglich Ausräumung, Resektion der Sequester, Einlegen von Spongiosa, Einlegen von antibiotikahaltigen Methylmetakrylatkugeln (Gentamycin) sowie Rekonstruktion der umgebenden Weichteile und Ruhigstellung mit Fixateur externe.

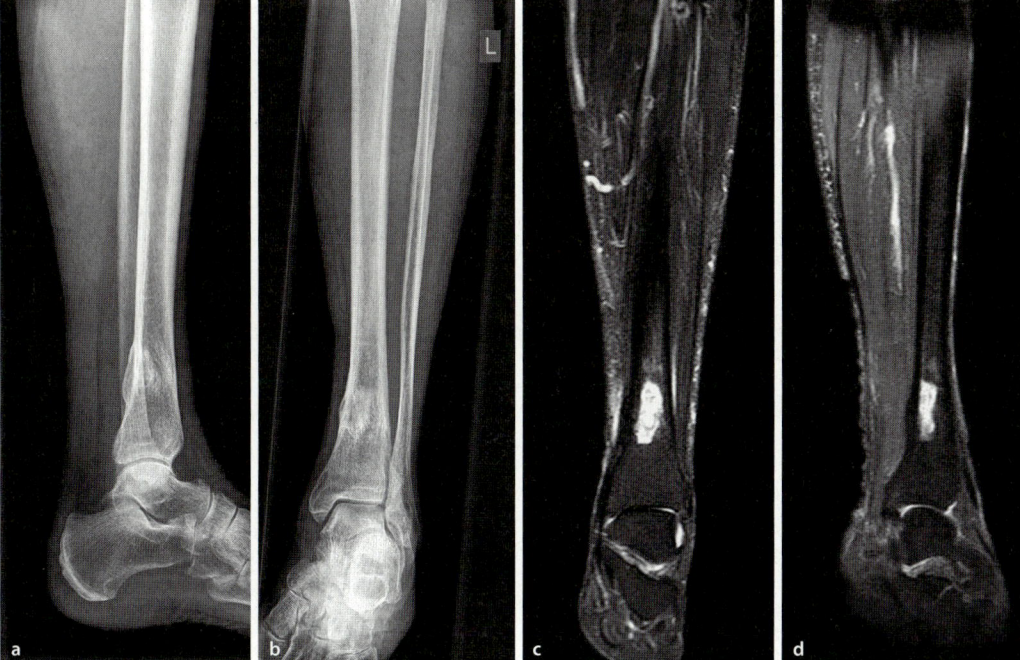

◘ Abb. 4.24 a, b Brodie-Abszess distaler Unterschenkel mit typischer Röntgendarstellung eines Herdes, der verminderte Knochenstruktur und einen sklerosierenden Randsaum zeigt. In diesem Fall als Zeichen der starken knöchernen Reaktion bei einem chronischen Prozess, auch Kortikalisverdickung der Tibia nach medial und dorsal. **c, d** Korrespondierende MRT, die den zentralen Herd deutlich zeigt

Fallbeispiel

Der 27-jährige Harrey Davidson leidet 6 Jahre nach der Behandlung einer, bei einem Motorradunfall erlittenen, offenen Unterschenkelfraktur an zunehmenden Schmerzen am damals verletzten Bein. Die Schmerzen treten tagsüber, vor allem aber auch nachts auf.

Befund
Diskrete lokale Schwellung, Rötung und Überwärmung. Deutliche lokale Druckschmerzhaftigkeit.

Labor
Erhöhung von CRP und BKS.

Röntgen
Im Bereich der konsolidierten Fraktur verbliebener Knochensequester mit umgebenden mottenfraßähnlichen Osteolysen. Knochenszintigrafie: Mehranreicherung im Bereich der ehemaligen tibialen Frakturzone.

▼

Diagnose
Posttraumatische chronische Osteomyelitis.

Therapie
Operative Sequestrektomie.

4.3.3 Brodie-Abszess

Brodie[11]-Abszess
Primär chronische Osteomyelitis mit gutartigem Verlauf durch gute Abwehrlage des Organismus und geringer Virulenz der Erreger.

■ ■ Ätiopathogenese
Im metaphysären Bereich langer Röhrenknochen siedeln sich die Erreger ab. Als Ausdruck einer guten Abwehrlage bildet sich sofort ein starker Sklerosesaum (◘ Abb. 4.24).

11 Sir Benjamin Brodie, Chirurg, London (1783–1862)

4

Klinik

Ziehende, meist nachts auftretende Schmerzen in der erkrankten Knochenpartie, die druckschmerzhaft ist. Sympathische Gelenkergüsse. Zeichen einer chronischen Entzündung im Labor: Blutsenkungserhöhung, Veränderungen in der Elektrophorese.

Therapie

Ausräumung, Ausmuldung des Herdes, Auffüllung mit Spongiosa.

4.3.4 Osteomyelitis sclerosans (Garr[12])

> ┌─ Osteomyelitis sclerosans ──────────────
> │ Primär chronische Osteomyelitis im Schaft langer
> │ Röhrenknochen.
> └──────────────────────────────────────

Klinik

Dumpfe, ziehende Schmerzen im betroffenen Extremitätenabschnitt, auch vorwiegend nachts auftretend.

Röntgen

Verbreiterung der Kortikalis mit unregelmäßiger Oberfläche und fast vollständiger Verlegung des Markraums. Spindelförmige Auftreibung des Schafts.

Differenzialdiagnose

Osteoidosteom (Nidus) und osteogenes Sarkom müssen ausgeschlossen werden.

Therapie

Aufbohren des Markraums, Ausmuldung des Herdes.

4.4 Tumoren und tumorähnliche Erkrankungen im Knochen

Einleitung

Primäre Knochentumoren und tumorähnliche Gebilde im Knochen (tumor like lesions) sind in diesem Kapitel zusammengefasst, weil sie trotz unterschiedlicher Ätiologie klinisch und radiologisch Ähnlichkeiten aufweisen. Da einerseits bei einigen Knochentumoren die Prognose ganz entscheidend von der frühzeitigen Diagnose und Therapie abhängt, andererseits ganze Familien verschreckt werden, wenn ein Patient mit einer harmlosen Knochenzyste gleich in ein Tumorzentrum geschickt wird, sind grundlegende Kenntnisse von wichtigen Symptomen und Erscheinungsformen der Knochengeschwülste gefragt (10% der Fragen), obwohl sie nur selten vorkommen. Nach bösartigen Knochentumoren wird oft gefragt.

▼

Dabei sind gutartige Knochentumoren häufiger als bösartige. Beide setzen die Stabilität des Knochens herab und können zu Spontanfrakturen führen. Zwei Drittel aller Primärknochentumoren betreffen Kinder und Jugendliche. Die kniegelenksnahen Metaphysen sind am häufigsten befallen. Die histologische Differenzierung einiger Tumorformen ist für den Pathologen schwierig. Die Dignität hängt u. a. von der Fähigkeit ab, Metastasen zu setzen. Potenziell maligne (semimaligne) Tumoren wachsen lokal destruierend und bilden aber mitunter Metastasen. Wissenswert sind Prädilektionsalter, Symptome, röntgenologische Malignitätszeichen und Prognose. Bei Differenzialdiagnosen anderer Erkrankungen sollte man immer auch an Tumoren denken. Das betrifft alle Läsionen, die eine örtliche Knochenzerstörung verursachen. Die Probeexzision ist die wichtigste diagnostische Maßnahme bei Tumoren.

Während die Behandlung gutartiger Knochengeschwülste symptomatisch erfolgt und meistens von der Stabilitätsfrage bestimmt wird, ist heute die Therapie primärer bösartiger Knochentumoren nur durch interdisziplinäre Zusammenarbeit zwischen Pathologen, Onkologen und orthopädischen Chirurgen möglich und erfolgt nach speziellen Richtlinien in onkologischen Arbeitskreisen. Die Prognose der Osteosarkome hat sich durch die Chemotherapie verbessert. Wie auch sonst bei bösartigen Tumoren dient die TNM-Klassifikation der Charakterisierung des Tumors und seiner Ausbreitung.

4.4.1 Einteilung

Die Einteilung der Tumoren erfolgt nach der histogenetischen Geschwulstsymptomatik. Bei histologisch schwieriger Zuordnung werden histochemische und immunhistochemische Kriterien hinzugezogen. Zu den definitionsgemäß echten Tumoren (autonome Gewebeneubildung) kommen tumorähnliche Gebilde und geschwulstmäßige Affektionen hinzu, ◘ Tab. 4.8. Die bösartigen Knochengeschwülste heißen Sarkome. Neben dem Ausgangsgewebe und der Dignität lassen sich für einige Knochentumoren und Zysten noch andere gemeinsame Nenner herausarbeiten, die für die Differenzialdiagnose wichtig sind. Dazu zählen auch Lokalisation und Prädilektionsalter (◘ Abb. 4.25).

4.4.2 Gutartige Neubildungen

Langsam wachsende, gutartige Veränderungen im Knochen lassen dem Gewebe Zeit, auf die Neubildung

---

12 Karl Garr, Chirurg, Rostock (1857–1928)

▣ Tab. 4.8 Einteilung der Tumoren und tumorähnlichen Erkrankungen im Knochen (nach der WHO-Klassifikation)

Ursprungsgewebe	Benigne	Semimaligne	Maligne
Knorpel (chondrogen)	Osteochondrom (kartilaginäre Exostosen), stammfernes Enchondrom, Chondroblastom	Stammnahes Enchondrom, Chondromyxoidfibrom	Chondrosarkom
Knochen (osteogen)	Osteom, Osteoidosteom, Osteoblastom		Osteosarkom
Bindegewebe (kollagen)	Nichtossifizierendes Fibrom, juvenile Knochenzyste, fibröse Knochendysplasie, Ganglion		Fibrosarkom
Knochenmark (myelogen)	Eosinophiles Granulom	Riesenzelltumor (Osteoklastom)	Ewing-Sarkom, Retothelsarkom, Plasmozytom
Gefäßen (angiogen)	Hämangiom, aneurysmatische Knochenzyste		Hämangiosarkom
Tumorabsiedlungen im Knochen			Metastasen, Synovialom

zu reagieren. Solide Randbereiche und geordnete (geographische) Knochenreaktionen sind die Folge (▶ Übersicht 4.11).

Übersicht 4.11 Kriterien der Gutartigkeit von Knochenneubildungen

- Langsam wachsend
- Scharf begrenzter Rand
- Glatte reaktive Sklerosierung
- Solide Periostreaktion
- Fehlende Weichteilaffektion
- Geographische Knochendestruktion

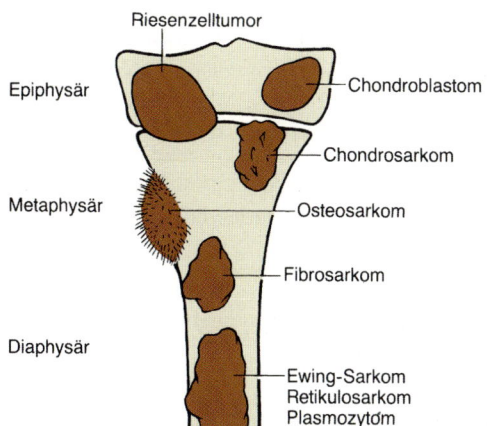

Riesenzelltumor

Epiphysär — Chondroblastom

— Chondrosarkom

Metaphysär — Osteosarkom

— Fibrosarkom

Diaphysär

Ewing-Sarkom
Retikulosarkom
Plasmozytom

▣ Abb. 4.25 Typische Lokalisation wichtiger primärer Knochentumoren

Osteochondrom (kartilaginäre Exostose) ◀ !!

Osteochondrom

Von einer Knorpelkappe überzogene Ausstülpung des Knochens, die aus versprengten Knorpelzellnestern entstanden ist (▣ Abb. 4.26).

▪▪ Ätiopathogenese

Häufigste gutartige Knorpelgeschwulst, die sich auf dem Knochen entwickelt. Die Osteochondrome werden meistens zwischen dem 10. und 20. Lebensjahr entdeckt.

Exostosenkrankheit

Autosomal-dominant erblich Sonderform mit systemischer Verbreitung und multilokulärer Verteilung der Osteochondrome auf das ganze Skelettsystem, verbunden mit Wachstumsstörungen.

▪▪ Lokalisation

Im metaphysären Bereich der langen Röhrenknochen. Die Osteochondrome wandern während des Wachstums zur Diaphyse.

▪▪ Klinik

Beschwerden entstehen nur, wenn Nerven oder Gefäße verdrängt werden. Meistens sind die Osteochondrome symptomlos.

▪▪ Röntgen

Pilzartige Vorwölbungen, breitbasig oder gestielt, die dem Knochen aufsitzen.

4

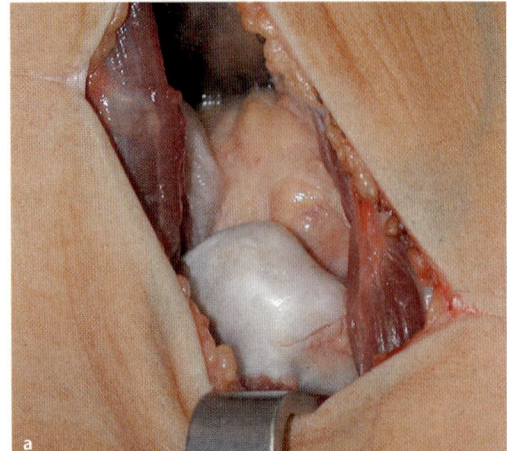

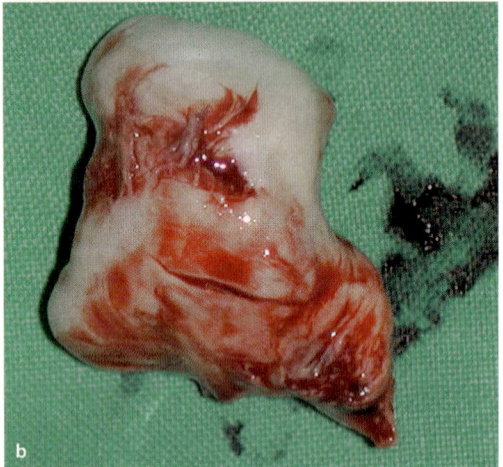

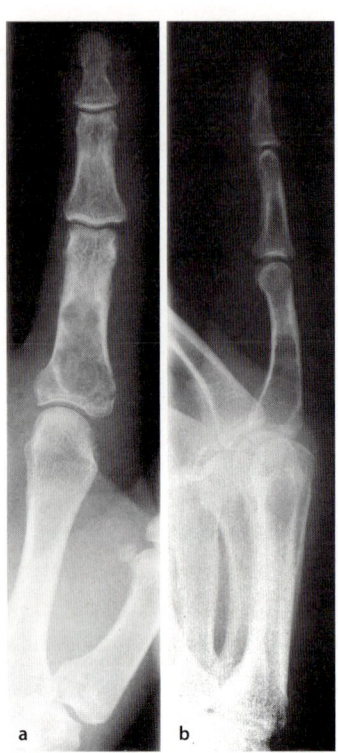

☐ **Abb. 4.27 a, b** Enchondrom. Typische Lokalisation im Bereich des Fingergrundgliedes mit Ausdehnung des Enchondrom über den gesamten Duchmesser des Röhrenknochens bis in den Gelenkbereich

☐ **Abb. 4.26 a, b** Osteochondrom **a** in situ mit der großen Knorpelkappe. **b** Abgetragener Knochenanteil, der breitbasig im Röhrenknochen angesetzt hat und Darstellung der bis zur Basis reichenden knorpeligen Struktur

■■ **Therapie**

Eine Abmeißelung der Osteochondrome ist nur erforderlich, wenn sie Beschwerden verursachen oder wenn sie sich plötzlich rasch stark vergrößern (Sarkomverdacht).

■■ **Prognose**

Gutartig. Maligne Entartung wird beschrieben, ist aber extrem selten (▶ Übersicht 4.12).

> **Übersicht 4.12 Memo: Osteochondrom**
>
> ▬ Auftreten bei Jugendlichen
> ▬ Multilokuläre Exostosen möglich
> ▬ Meist symptomlos, benigne

Stammfernes Enchondrom (Chondrom)

> ─ **Stammfernes Enchondrom** ─
>
> Gutartige Knorpelgeschwulst peripherer Knochen.

■■ **Ätiopathogenese**

Entwicklung im Innern kleiner Röhrenknochen. Hauptlokalisation: Finger, Mittelhandknochen. Auftreten in allen Lebensaltern (☐ Abb. 4.27).

> ─ **Enchondromatose** ─
>
> Systemisches Auftreten von Chondromen.

■■ **Klinik**

Schmerzhafte Schwellung eines oder mehrerer Finger und Spontanfrakturen weisen auf Enchondrome hin.

■■ **Röntgen**

Die Diagnose wird meistens anhand des Röntgenbildes gestellt, wo man scharf begrenzte zystische Auftreibungen der kleinen Knochen sieht. Der Knochen erscheint aufgebläht, die Kortikalis verdünnt, aber nicht unterbrochen. Keine periostale Reaktion.

▪▪ Therapie
Wegen der Beschwerden und der Möglichkeit von Spontanfrakturen sollten alle Enchondrome ausgeräumt werden. Der Hohlraum wird mit Spongiosa aufgefüllt.

▪▪ Prognose
Enchondrome der kleinen Röhrenknochen sind immer gutartig. Enchondrome anderer Lokalisation, etwa im Becken, gelten als semimaligne Tumoren (▶ Übersicht 4.13).

> **Übersicht 4.13 Memo: Chondrom**
> — Auftreten in kleinen Röhrenknochen
> — Wegen Frakturgefahr immer ausräumen
> — Semimaligne, wenn andere Lokalisation, z.B. Becken

Chondroblastom (Codman-Tumor)
> ┌ Chondroblastom ────────────────
> │ Seltener gutartiger epiphysärer Knorpeltumor.

▪▪ Ätiopathogenese
Entwicklung aus chondroblastenähnlichen Zellen in der Epiphyse langer Röhrenknochen. Auftreten zwischen dem 10. und 20. Lebensjahr.

▪▪ Klinik
Aufgrund der Gelenknähe kommt es zu Bewegungsschmerzen und Reizergüssen.

▪▪ Röntgen
Rundliche, gut abgegrenzte Aufhellungen in der Epiphyse, teils auch metaphysär mit Kalkeinlagerungen.

▪▪ Therapie
Ausräumung und Spongiosaauffüllung.

▪▪ Prognose
Immer gutartig (▶ Übersicht 4.14).

> **Übersicht 4.14 Memo: Chondroblastom**
> — Auftreten bei Jugendlichen
> — Epiphysär gelegen
> — Ausräumen

Chondromatose (Gelenkchondromatose)
> ┌ Chondromatose ────────────────
> │ Multiple freie Gelenkkörper aus Knorpel durch
> │ metaplastische Umwandlung von Synovialmem-
> │ bran in Knorpel.

▪▪ Lokalisation, Alter
Am häufigsten sind Knie und Ellenbogen betroffen. Auftreten nur bei Erwachsenen.

▪▪ Klinik
Einklemmungen, Gelenkblockierungen.

▪▪ Röntgen
Wenn die Gelenkkörper verkalkt sind, sieht man rundliche Schatten (◘ Abb. 4.28).

▪▪ Therapie
Exstirpation, am besten Synoviektomie zur Rezidivprophylaxe. Anschließend Synoviorthese (Verödung der Schleimhaut) im Intervall.

▪▪ Prognose
Immer gutartig (▶ Übersicht 4.15).

> **Übersicht 4.15 Memo: Chondromatose**
> — Freie Gelenkkörper
> — Meist Knie oder Ellenbogen
> — Ausräumen

Osteom
> ┌ Osteom ────────────────
> │ Gutartiger knochenbildender rundlicher Tumor.

▪▪ Lokalisation, Alter
Im Schädel und in den langen Röhrenknochen. Auftreten in jedem Lebensalter, bevorzugt das weibliche Geschlecht.

▪▪ Klinik
Keine Beschwerden, Osteome werden zufällig entdeckt.

▪▪ Röntgen
Scharf begrenzte knochendichte Rundschatten.

▪▪ Therapie
Nicht erforderlich.

4

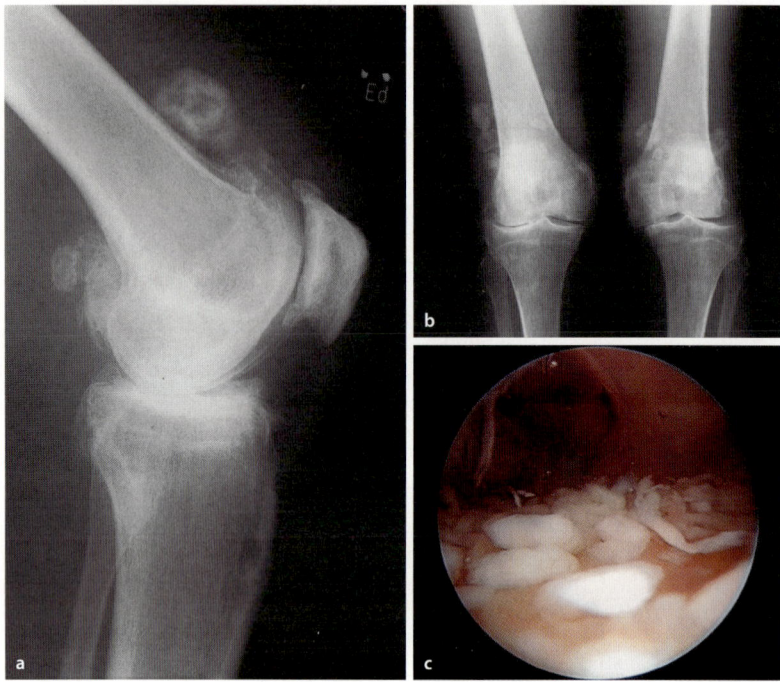

⬛ **Abb. 4.28 a,b** Auf den Röntgenbildern zeigen sich rundliche kalkdichte Strukturen, die sich im Bereich der Gelenkkapsel projizieren, **b** Arthroskopisches Bild einer Gelenkchondromatose. **c** Die verkalkten Rundherde gehen von der Synovialis aus und haften dieser an

■■ **Prognose**

Immer gutartig (▶ Übersicht 4.16).

> **Übersicht 4.16 Memo: Osteom**
>
> — Runde Verdichtungen
> — Immer gutartig

❗▷ Osteoidosteom

> ┌─ **Osteoidosteom** ─────────────
> │ Gutartiger knochenbildender Tumor von ca.
> │ 0,5 cm Durchmesser des »Kerns«, mit starken
> │ Schmerzen einhergehend.

■■ **Lokalisation, Alter**

In der Kortikalis langer Röhrenknochen und in Wirbelbögen. Vorwiegend zwischen dem 5. und 30. Lebensjahr.

■■ **Klinik**

Starke lokale Schmerzen, die vorwiegend nachts auftreten und charakteristischerweise auf Aspirin gut ansprechen.

■■ **Röntgen**

Typisch ist eine kleine (ca. 0,5 cm große) zystische Aufhellung mit ausgedehnter Randsklerose, die man als Nidus (Fleck) bezeichnet (⬛ Abb. 4.29).

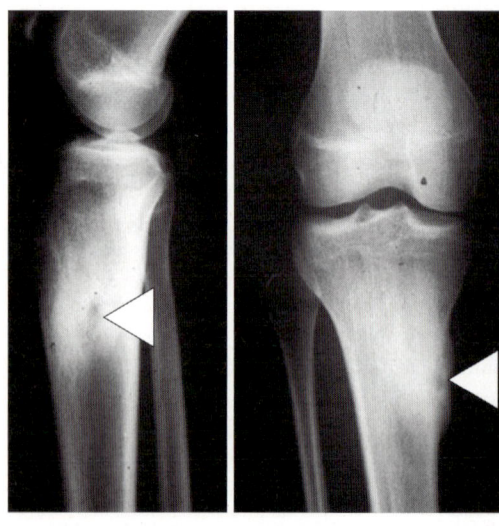

⬛ **Abb. 4.29** Osteoidosteom an der Tibia. Zu beachten ist die lokale Kortikalisverdickung mit einem kleinen zentralen Nidus

■ ■ **Therapie**

Operative Entfernung ist allein wegen der Schmerzen erforderlich.

■ ■ **Prognose**

Immer gutartig, (► Übersicht 4.17).

Übersicht 4.17 Memo: Osteoidosteom

  — Auftreten bei Kindern und Jugendlichen
  — Schmerzhaft
  — Nidus

Fallbeispiel

Martha Schmerz, ein 12-jähriges Mädchen, klagt über nächtliche Schmerzen im linken Fuß. Kein vorangegangener Unfall. Schläft schmerzfrei nach Aspirin-Einnahme.

Befund

Unauffälliger Lokalbefund. Röntgen: kortikale Verdichtung am Talus. MRT: Bestätigung eines typischen Nidus.

Diagnose

Osteoidosteom.

Therapie

CT- oder MRT-gestützte Resektion des sklerosierten Anteils mit dem ummauerten Nidus.

Osteoblastom

Osteoblastom

Gutartiger knochenbildender Tumor, wesentlich größer als das Osteoidosteom.

■ ■ **Lokalisation**

In der Diaphyse langer Röhrenknochen und in den Wirbelbögen.

■ ■ **Klinik**

Starke lokale Schmerzen, kein Nachtschmerz. Bei der Lokalisation am Wirbel hartnäckige Wurzelkompressionssyndrome.

■ ■ **Therapie**

Operative Entfernung (► Übersicht 4.18).

Übersicht 4.18 Memo: Osteoblastom

  — Wirbelbögen
  — Starke Schmerzen
  — Operative Entfernung

Nichtossifizierendes Fibrom, fibröser Kortikalisdefekt

Nichtossifizierendes Fibrom

Umschriebener Herd von Bindegewebe im Knochen, temporäre Störung der enchondralen Ossifikation im Randbereich der Wachstumsfuge ohne Knochendeformierung.

■ ■ **Lokalisation, Alter**

In den Metaphysen von Femur, Tibia und Fibula. Auftreten vom 5.–15. Lebensjahr.

■ ■ **Klinik**

Symptomlos.

■ ■ **Röntgen**

Rundlicher, traubenförmiger Knochendefekt mit Sklerosesaum, führt im Allgemeinen nicht zu Knochendeformierungen (◲ Abb. 4.30).

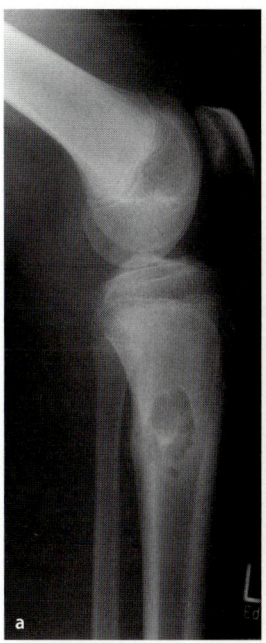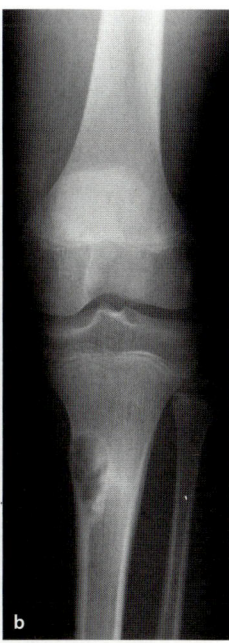

◲ **Abb. 4.30 a, b** Nichtossifizierendes Fibrom im Bereich der proximalen Tibia. Der traubenförmige Knochendefekt ist von einem Sklerosesaum umgeben

4

▪▪ Therapie
Nicht erforderlich. Operation nur bei größerer Ausdehnung, wenn Frakturgefahr besteht.

▪▪ Prognose
Bildet sich allmählich nach Abschluss des Wachstums zurück, lagert sich der Kortikalis an und wächst aus der Epiphysenregion im Laufe der Jahre weiter zur Diaphyse (▶ Übersicht 4.19).

> **Übersicht 4.19 Memo: Nichtossifizierendes Fibrom**
>
> — Auftreten bei Jugendlichen
> — Gut abgegrenzt, klein, traubenförmig, harmlos
> — Keine OP

!! ## Juvenile Knochenzyste (solitäre Knochenzyste)

┌─ Juvenile Knochenzyste ──────────
│ Gutartiger, zystischer einkammeriger Knochendefekt mit gelblicher Flüssigkeit.
└──────────────────────────────

▪▪ Lokalisation, Alter
In den Metaphysen langer Röhrenknochen und in spongiösen Knochen, z. B. Humerus, Femur, Kalkaneus. Auftreten zwischen dem 5. und 20. Lebensjahr. Die Knochenzysten können im Laufe des Wachstums auch diaphysenwärts wandern.

▪▪ Klinik
Bis zur Spontanfraktur symptomlos. Spontanfrakturen finden besonders in der proximalen Humerusmetaphyse statt, weil hier die Knochenzysten besonders groß sind.

▪▪ Röntgen
Großer, rundlicher Knochendefekt mit Kortikalisverdünnung und evtl. Fraktur (◨ Abb. 4.31). Man unterscheidet
— eine **aktive Läsion** mit solitärer Höhle im Alter von 10–12 Jahren von
— einer **latenten Läsion** mit verkalkter mehrkammeriger Höhle nach dem 12. Lebensjahr.

▪▪ Therapie
Ausräumung und Auffüllung mit Spongiosa ist erforderlich, um einer Spontanfraktur vorzubeugen, Alternativmethode: Kortisoninjektion in die Zyste.

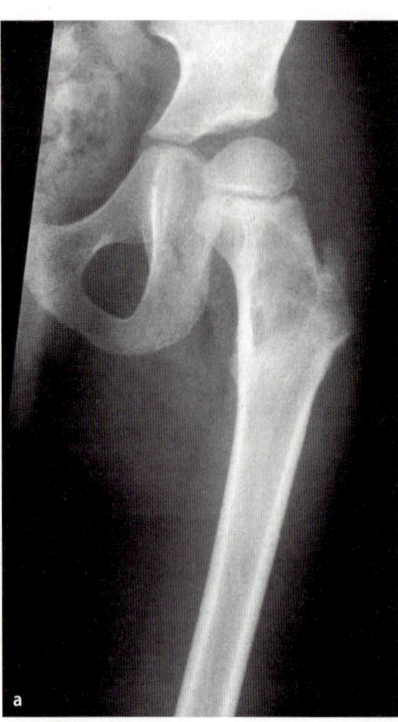
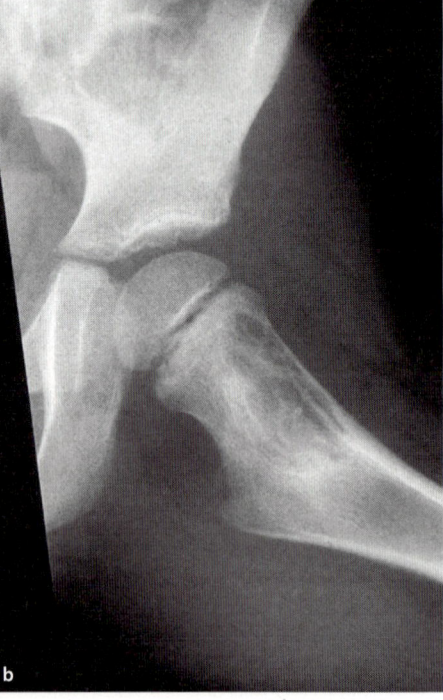

◨ **Abb. 4.31 a, b** Juvenile Knochenzyste eines Röhrenknochens. Am proximalen Femur zeigt sich die Zyste mit Auftreibung der Schenkelhalskontur und Verdünnung der Kortikalis

◘ Tab. 4.9 Knochenzysten

Zyste	Alter	Lokalisation	Merkmal
Juvenile Knochenzyste	Jugendliche	Metaphysen	Spontanfraktur
Fibröse Knochendysplasie	Kinder	Metadiaphyse	Ganze Knochen
Intraossäres Ganglion	Erwachsene	Gelenknähe	Keine Therapie einleiten
Aneurysmatische Knochenzyste	Junge Erwachsene	Metaphysen	Mehrkammerig, Spiegel im MRT

▪▪ Prognose

Immer gutartig, spontane Heilung. Bei Spontanfraktur der dünnen Zystenwand kann es in die Zyste hinein bluten. Dadurch wird der knöcherne Durchbau beschleunigt, allerdings unter Deformierung des Knochens (► Übersicht 4.20).

Übersicht 4.20 Memo: juvenile Knochenzyste

- Jugendliche
- Gut abgegrenzt, groß
- Ausräumen

Fibröse Knochendysplasie (Morbus Jaffé[13]-Lichtenstein[14], Osteofibrosis deformans juvenilis)

Fibröse Knochendysplasie

Ersatz des Knochens durch zystenförmiges Bindegewebe, fibröse Herde mit unreifem Faserknochen.

▪▪ Lokalisation, Alter

Ein oder mehrere Knochen sind diametaphysär in größeren Abschnitten betroffen. Femur und Tibia sind zystisch aufgetrieben und verbogen (◘ Tab. 4.9). Erkrankungsbeginn während des Wachstums, Stillstand nach der Pubertät.

▪▪ Klinik

Schon äußerlich erkennt man die Deformierung der Extremität, meist mit Verkürzung einhergehend. Die polyostotische Form geht oft mit endokrinen Krankheiten (Diabetes, M. Cushing, Hyperthyreose) einher.

▪▪ Röntgen

Wabige Auftreibung und Deformierung des Knochens mit Fehlwachstum.

▪▪ Therapie

Konservativ orthopädisch mit Schienen und entlastenden Apparaten.

▪▪ Prognose

Eine Heilung ist nicht möglich. Nach Abschluss des Wachstums hört der Umbau auf. Keine maligne Entartung (► Übersicht 4.21).

Übersicht 4.21 Memo: fibröse Knochendysplasie

- Wabige Auftreibung
- Ganzer Knochen betroffen
- Apparateversorgung

Intraossäres Ganglion (subchondrales Ganglion)

Intraossäres Ganglion

Gutartige, kleine gelenknahe Zyste, gefüllt mit Gallerte, in einem nichtarthrotischen Gelenk

Bei einem arthrotischen Gelenk würde man sonst von einer **Geröllzyste** sprechen.

▪▪ Lokalisation, Alter

Hüft-, Knie-, Sprunggelenk. Auftreten bei Erwachsenen.

▪▪ Klinik

Mitunter Bewegungsschmerz durch Gelenkreizung.

▪▪ Röntgen

Bis zu kirschgroßer subchondraler Defekt mit kräftigem Sklerosesaum.

---

13 Henry Jaffé, Pathologe, New York (1896–1979)
14 Louis Lichtenstein, Pathologe, Los Angeles (1906–1977)

▪▪ Therapie

Nur bei Beschwerden Ausräumung und Spongiosaauffüllung.

▪▪ Prognose

Intraossäre Ganglien sind wie die Weichteilganglien immer gutartig (▶ Übersicht 4.22).

> **Übersicht 4.22 Memo: intraossäres Ganglion**
>
> — Gelenknah
> — Klein, rund

Eosinophiles Granulom (Histiozytosis X)

> ┌─ **Eosinophiles Granulom** ──────────────
> │ Umschriebener 1–3 cm großer Knochendefekt
> │ durch eosinophile Leukozyten und Histiozyten
> │ hervorgerufen.
> └──────────────────────────────────────

Beim eosinophilen Granulom handelt es sich um die benigne Verlaufsform der Histiozytose.

▪▪ Lokalisation, Alter

Im Markraum von Schädel, Becken, langen Röhrenknochen, Wirbeln (Vertebra plana, ◻ Abb. 4.32). Betroffen sind vorwiegend Jungen zwischen dem 5. und 18. Lebensjahr.

▪▪ Differenzialdiagnose

Differenzialdiagnosen des Plattwirbels (Vertebra plana) sind Lymphome im Kindesalter (Blutbild), osteoporotischer Plattwirbel (nur bei Erwachsenen).

▪▪ Klinik

Lokale Schmerzen, Spontanfrakturen, Eosinophilie.

▪▪ Röntgen

Rundliche, scharf begrenzte Defekte, sehen aus wie ausgestanzt.

▪▪ Therapie

Am Röhrenknochen und im Bereich des Beckens erfolgt die operative Ausräumung. Beim Plattwirbel (Vertebra plana) konservative Behandlung, unter Umständen durch Korsettbehandlung. Im Regelfall baut sich der Wirbel im Laufe von 2–3 Jahren komplett wieder auf. Durch Kortisoninstillation kann die Heilung beschleunigt werden.

▪▪ Prognose

Immer gutartig, Neigung zur Selbstheilung (▶ Übersicht 4.23).

> **Übersicht 4.23 Memo: eosinophiles Granulom**
>
> — Jungen
> — Ausgestanzter Defekt
> — Eosinophilie

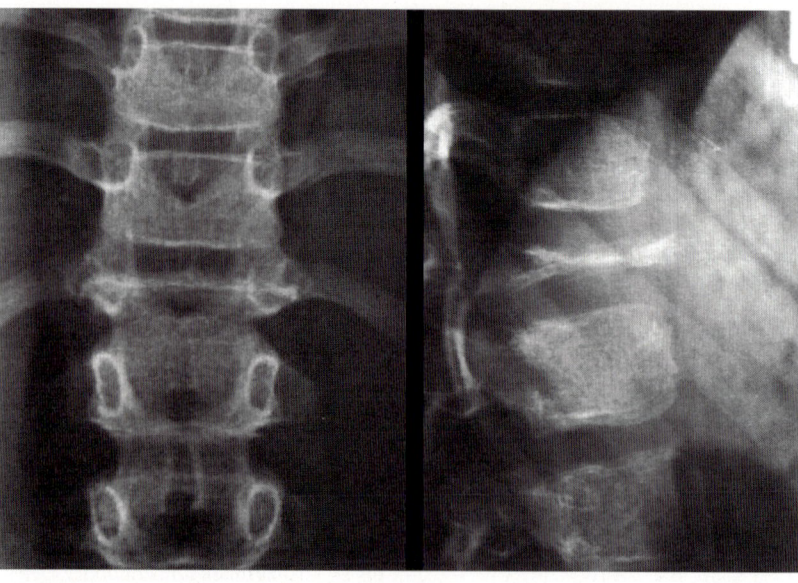

◻ **Abb. 4.32** Plattwirbel bei eosinophilem Granulom eines Kindes

◘ Tab. 4.10 Benigne und semimaligne Knochentumoren

	Alter	Lokalisation	Merkmal
Osteochondrom	Jugendliche	Metaphyse	Multiple
Stammfernes Enchondrom	alle	Finger	Multiple
Chondroblastom	Jugendliche	Epiphyse	Solitär
Osteom	Alle	Schädel	Keine Therapie einleiten
Osteoidosteom	Jugendliche	Diaphyse	Nidus
Nichtossifizierendes Fibrom	Jugendliche	Metaphyse	Keine Therapie einleiten
Eosinophiles Granulom	Jugendliche	Diaphyse	Solitär
Knochenhämangiom	Erwachsene	Wirbel	Solitär
Stammnahes Enchondrom	Jugendliche Erwachsene	Becken	Semimaligne
Osteoklastom	Jugendliche Erwachsene	Epiphyse	Semimaligne

Knochenhämangiom

┌─ Knochenhämangiom ──────────────────────┐
│ Von den Blutgefäßen ausgehender gutartiger │
│ Knochentumor. │
└──┘

▪▪ Lokalisation
Vorzugsweise in den Wirbeln und im Schädel (◘ Tab. 4.10). Betroffen sind vor allem Erwachsene, insbesondere Frauen.

▪▪ Klinik
Meistens symptomlos, bei expansivem Wachstum Nervenwurzelkompression.

▪▪ Röntgen
Strähnige Spongiosastruktur mit größeren Hohlräumen und verstärkten Trabekeln.

▪▪ Therapie
Meistens nicht erforderlich. Bei expansivem Wachstum: Bestrahlung, Dekompression (Laminektomie).

▪▪ Prognose.
Immer gutartig (▶ Übersicht 4.24).

Aneurysmatische Knochenzyste

┌─ Aneurysmatische Knochenzyste ──────────┐
│ Gutartiger, zystischer, mehrkammeriger Knochen- │
│ defekt mit blutigem Inhalt. │
└──┘

▪▪ Lokalisation, Alter
In den Metaphysen langer Röhrenknochen, aber auch in Wirbeln und Becken. Auftreten vom 15.–30. Lebensjahr.

▪▪ Klinik
Lokale Schmerzen und Schwellung durch expansives Wachstum.

▪▪ Röntgen
Mehrkammeriger Defekt mit Aufblähung des Knochens und Veränderung der äußeren Knochenkontur (◘ Abb. 4.33, ◘ Abb. 4.34).

▪▪ Therapie
Wegen der Rezidivfreudigkeit möglichst En-bloc-Resektion, Defektausgleich mit Spongiosa.

▪▪ Prognose
Immer gutartig. Bei unzureichender Exstirpation sind Rezidive häufig (▶ Übersicht 4.25).

Übersicht 4.24 Memo: Knochenhämangiom

- Frauen
- Wirbelkörper
- Strähnige Spongiosastruktur

Übersicht 4.25 Memo: aneurysmatische Knochenzyste

- Mehrkammerig, aufgebläht
- Rezidivfreudig

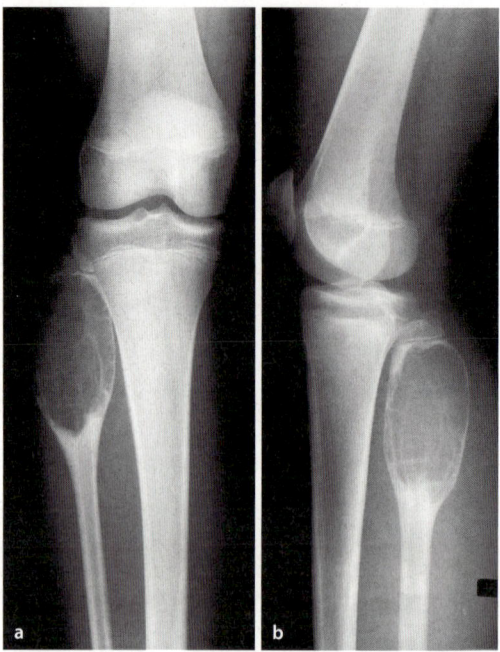

◘ **Abb. 4.33 a, b** Aneurysmatische Knochenzyste der proximalen Tibia im Röntgenbild. Die Kortikalis zeigt eine deutliche Auftreibung und Verdünnung, die metaphysäre Struktur erscheint teilweise wabig

4.4.3 Semimaligne Neubildungen

Stammnahes Enchondrom (Chondrom)

> **Stammnahes Enchondrom**
>
> Semimaligne Knorpelgeschwulst, sonst wie peripheres Enchondrom.

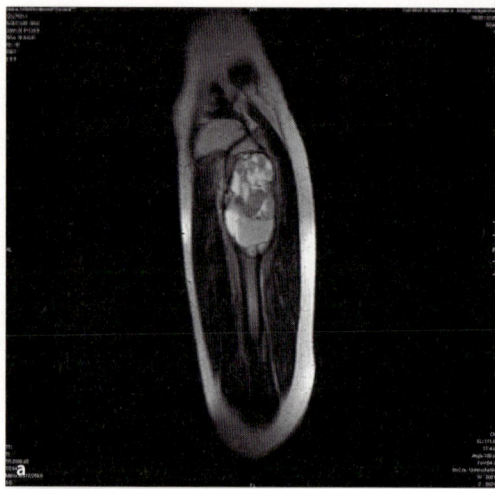
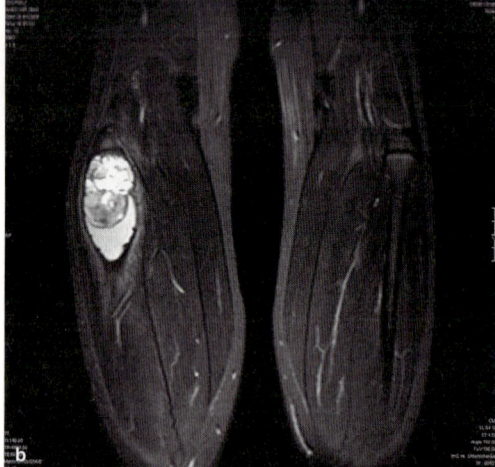

◘ **Abb. 4.34 a, b** In der kernspintomografischen Aufnahme zeigt sich die gekammerte Struktur der aneurysmatischen Knochenzyste

▪▪ Lokalisation, Alter
Entwicklung in langen Röhrenknochen, Rippen, Wirbeln und im Becken. Bevorzugt sind das Alter zwischen 5 und 25 Jahren sowie das weibliche Geschlecht.

▪▪ Klinik
Das verdrängende Wachstum verursacht örtliche Schmerzen und Schwellung.

▪▪ Röntgen
Zunächst gut abgegrenzter, rundlicher Knochendefekt. Oft finden sich Kalkeinlagerungen mit gesprenkeltem Aussehen (sog. Kalkspritzer).

▪▪ Therapie
Nach Möglichkeit En-bloc-Resektion und Defektüberbrückung mit autologem Knochen. Eine Kürettage ist zu vermeiden, da durch die Zerstörung des Gewebes die histologische Diagnose erschwert wird und eine Verschleppung des Tumormaterials in den Markraum stattfinden kann.

▪▪ Prognose
Die Tendenz zur malignen Entartung ist besonders nach wiederholter (vergeblicher) Resektionsbehandlung und Rezidivbildung groß (semimaligner Tumor, ▶ Übersicht 4.26).

Übersicht 4.26 stammnahes Enchondrom

- Junge Frauen
- Kalkeinlagerungen
- Maligne Entartung möglich

Riesenzelltumor (Osteoklastom)

Riesenzelltumor

Semimaligner, vom Knochenmark ausgehender Tumor mit 2 charakteristischen Zelltypen: spindelförmige Zellen und Riesenzellen.

Blutungen ins Tumorgewebe mit Hämatomresten haben auch zu der Bezeichnung **brauner Tumor** geführt.

▪▪ Lokalisation, Alter

In den Epiphysen langer Röhrenknochen. Junge Erwachsene zwischen 15 und 40 Jahren, meistens Frauen.

▪▪ Klinik

Schwellung, Schmerz, Bewegungseinschränkung.

▪▪ Röntgen

Exzentrisch epiphysärer, großer Defekt ohne knöcherne Reaktion auf die Metaphyse übergreifend, expansives Wachstum führt zur Aufblähung des Knochens, dehnt sich bis zur Gelenkfläche aus (◘ Abb. 4.35).

▪▪ Therapie

Weite chirurgische Resektion des Tumors. Defektauffüllung mit Knochenzement. Bei alleiniger Kürettage hohes Rezidivrisiko.

▪▪ Prognose

15% der Riesenzelltumoren sind primär maligne. Zunächst gutartige Tumoren können nach wiederholten Operationen wegen lokaler Rezidive maligne entarten und Lungenmetastasen setzen (► Übersicht 4.27).

Übersicht 4.27 Memo: Riesenzelltumor

- Junge Erwachsene
- Semimaligne
- Epiphysär
- Operation, Rezidive häufig

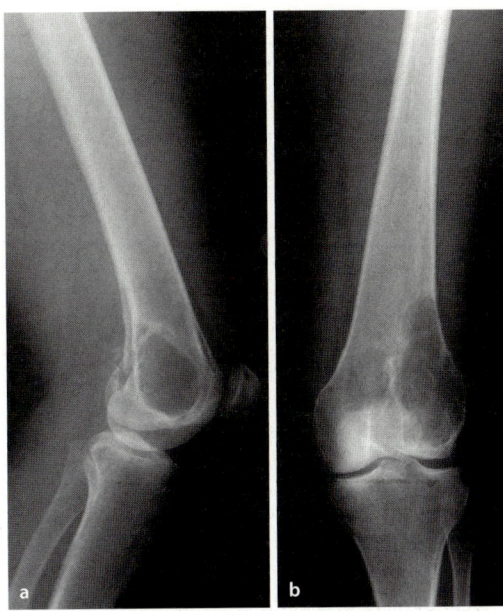

◘ **Abb. 4.35 a, b** Riesenzelltumor des Knochens in üblicher Lokalisation der Epiphyse. Der schwachgekammerte Tumor zerstört in den meisten Fällen eine der Femurkondylen. Er dehnt sich bis fast zur Gelenkfläche aus

4.4.4 Bösartige Neubildungen

Schnell wachsende, bösartige Veränderungen im Knochen lassen dem Gewebe keine Zeit, geordnet auf die Neubildung zu reagieren. Unscharfe Randbereiche und chaotische Knochenreaktionen sind die Folge (◘ Abb. 4.36, ◘ Tab. 4.11). Zum Staging gehören Szintigramm, Abdomensonografie, Lungen-CT und MRT.

Die Tumoraggressivität ist durch rasche Tumorvolumenzunahme, geringen Differenzierungsgrad, Zellatypien, Mitosen und hohen Infiltrationsgrad gekennzeichnet. Das Szintigramm zeigt eine hohe Technetium-99-Aufnahme.

Chondrosarkom

Chondrosarkom

Vom Knorpel ausgehender, langsam wachsender maligner Tumor.

▪▪ Lokalisation, Alter

Metaphyse von Femur, Humerus, Tibia und in Becken, Schulter, Wirbelsäule. Peripher als maligne Entartung von Osteochondromen und Enchondromen (selten). Betrifft vorwiegend Erwachsene.

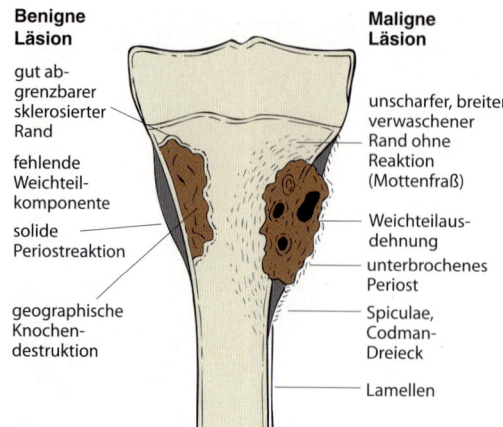

Benigne Läsion | **Maligne Läsion**

gut abgrenzbarer sklerosierter Rand

fehlende Weichteilkomponente

solide Periostreaktion

geographische Knochendestruktion

unscharfer, breiter verwaschener Rand ohne Reaktion (Mottenfraß)

Weichteilausdehnung

unterbrochenes Periost

Spiculae, Codman-Dreieck

Lamellen

☐ **Abb. 4.36** Typische radiologische Veränderungen bei benignen und malignen Läsionen

☐ **Tab. 4.12** Sarkome des Knochens

Tumor	Alter	Ört	Wachstum
Chondrosarkom	Erwachsene	Metaphysen	Langsam
Osteosarkom	Kinder	Metaphysen	Schnell
Fibrosarkom	Erwachsene	Metaphysen	Langsam
Ewing-Sarkom	Kinder	Diaphysen	Schnell
Retikulumzellsarkom	Erwachsene	Diaphysen	Langsam
Plasmozytom	Alte Menschen	WS	Langsam

☐ **Tab. 4.11** Malignitätskriterien von Knochenneubildungen

Codman-Dreieck	Spornartige periostale Abhebung als Periostsporn
Spiculae	Senkrecht zum Schaft wachsende Knochenbälkchen
Mottenfraß	Defekte im Knochen ohne Reaktion
Lamellen	Durchgehende periostale Abhebungen übereinander
Weichteilausdehnung	

Übersicht 4.28 Memo: Chondrosarkom

- Erwachsene
- Langsam wachsend
- Verkalkungen
- Radikaloperation

Osteosarkom

┌─ **Osteosarkom** ─────────────────
Vom Knochen ausgehender, schnell wachsender, maligner Tumor, der Knochen bilden kann.
└────────────────────────────

Neben dem Plasmozytom ist das Osteosarkom der häufigste maligne primäre Knochentumor.

▪▪ Lokalisation, Alter

Metaphysen langer Röhrenknochen, meist Knienähe. Betrifft Kinder und Jugendliche. Kann als Paget-Sarkom bei alten Menschen vorkommen.

> **Sarkom und Alter:** Ewing- und Osteosarkome entstehen vorwiegend zwischen dem 5. und 25. Lebensjahr. Fibro-, Chondro- und Retikulumzellsarkome sind eher bei Erwachsenen anzutreffen.

▪▪ Klinik

Tastbare Verdickung, ziehende Schmerzen. Labor: alkalische Phosphatase erhöht, Allgemeinzustand reduziert, Lungenmetastasen.

▪▪ Klinik

Wegen des langsamen Wachstums kaum Symptome, späte Metastasen.

▪▪ Röntgen

Knochendefekt ohne knöcherne Reaktionen, Kalkeinlagerungen.

▪▪ Therapie

Resektion im Gesunden, ggf. Amputation, wo es möglich ist, Exartikulation, Hemipelvektomie u. ä., Resektion solitärer Metastasen. Geringe Strahlen- und Chemoempfindlichkeit.

▪▪ Prognose

Relativ geringer Malignitätsgrad und langsames Wachstum führen bei konsequenter Behandlung zu einer 5-Jahresüberlebensrate von über 50% (► Übersicht 4.28, ☐ Tab. 4.12).

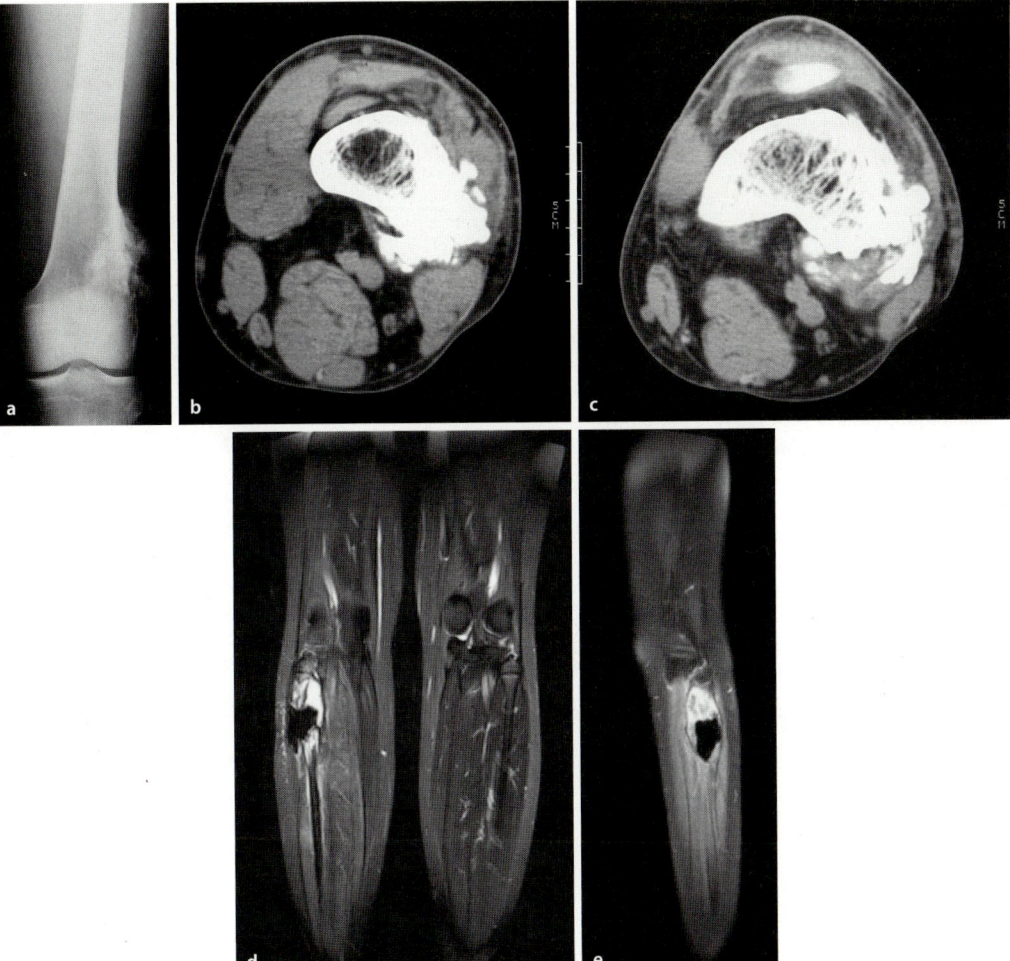

◘ Abb. 4.37 **a** Osteosarkom in der Bildgebung: Typische Röntgendarstellung mit röntgendichten, diffus sich in die weichteilige Umgebung ausbildenden Strukturen mit Spiculae. **b, c** CT-Darstellung bei dem selben Patienten, die das infiltrativ destruktive Wachstum der knöchernen Anteile zeigt. **d, e** Osteosarkom im Bereich des Fibulaköpfchens in der MRT mit deutlicher Darstellung der weitergehenden Umgebungsreaktion der Weichteile

▪▪ Röntgen

Knochendefekt, Knochenneubildung in Form von Knochenbälkchen im Tumorgewebe als sog. Spiculae (). Periostale Reaktionen (Codman-Dreieck) und Periostlamellierung (◘ Abb. 4.37).

▪▪ Therapie

Nach bioptischer Sicherung eines hochmalignen Osteosarkoms werden die Patienten in sog. standardisierte Therapieoptimierungsstudien (COSS-Schema) eingeschlossen. Hierbei wird zunächst eine neoadjuvante Chemotherapie durchgeführt, welche nach einem festgelegten Zeitintervall von der chirurgischen Resektion im Gesunden gefolgt wird.

▪▪ Prognose

Die Prognose wird vor allem durch Tumorgrad, Vorliegen von Lungenmetastasen und dem Ansprechen auf die Chemotherapie determiniert. Durchschnittlich wird von einer 5-Jahresüberlebensrate von 70–80% ausgegangen (► Übersicht 4.29, ◘ Tab. 4.12).

Übersicht 4.29 Memo: Osteosarkom

- Kinder
- Schnell wachsend
- Knochenneubildung
- Operation und Zytostatika

4

Fallbeispiel

Hansi Fauler, 17-jähriger Freizeitfußballer, klagt nach einem Spiel erstmals über Knieschmerzen rechts. Im Spiel habe er kein Trauma erlitten. In den letzten Wochen habe er sich öfters müde und abgeschlagen gefühlt.

Befund

Rechtes Knie mit lokalem Druckschmerz über dem distalen Femur, dezente Umfangsvermehrung im Vergleich zur Gegenseite, keine Rötung, kein Erguss, Beweglichkeit frei, Bänder stabil. Röntgen: Knochendefekt mit periostaler Reaktion, spiculaeförmige Knochenneubildungen am distalen Femur, Periostlamellierung.

Diagnose

Osteosarkom.

Therapie

Biopsie zur Diagnosesicherung, neoadjuvante Chemotherapie nach dem COSS-Schema und Operation mit radikaler Entfernung des Tumors.

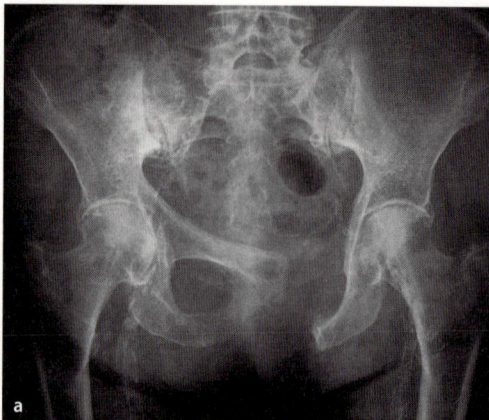
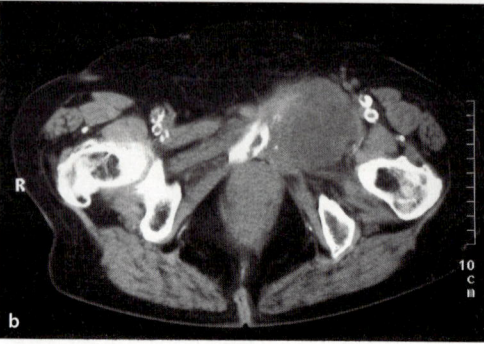

◻ **Abb. 4.38** Darstellung eines Fibrosarkoms an Sitz- und Schambein **a** im Röntgenbild sowie **b** in der MRT

Fibrosarkom

┌─ Fibrosarkom ─────────────────────
│ Vom Bindegewebe ausgehender, langsam wach-
│ sender Knochentumor.
└──────────────────────────────────

■■ **Lokalisation, Alter**

Metaphysen langer Röhrenknochen. Betrifft vorwiegend Erwachsene.

■■ **Klinik**

Tastbare Verdickung, ziehende Schmerzen.

■■ **Röntgen**

Zentrale Destruktionsherde ohne knöcherne Reaktion (◻ Abb. 4.38).

■■ **Therapie**

Radikaloperation (En-bloc-Resektion, Amputation) und Zytostatika. Geringe Strahlenempfindlichkeit.

■■ **Prognose**

Langsames Wachstum und Radikaloperation bewirken eine relativ gute Prognose (▶ Übersicht 4.30, ◻ Tab. 4.12).

┌─────────────────────────────────────┐
│ **Übersicht 4.30 Memo: Fibrosarkom** │
│ ▬ Erwachsene   │
│ ▬ Langsam wachsend   │
│ ▬ Radikaloperation und Zytostatika   │
└─────────────────────────────────────┘

Ewing-Sarkom

┌─ Ewing-Sarkom[15] ──────────────────
│ Vom Knochenmark ausgehender, schnell wach-
│ sender maligner Tumor, bestehend aus kleinen
│ undifferenzierten Mesenchymzellen mit chro-
│ matindichten Kernen.
└──────────────────────────────────

■■ **Lokalisation, Alter**

Metadiaphysärer Bereich der langen Röhrenknochen. Betrifft Kinder und Jugendliche im 5.–20. Lebensjahr.

15 James Ewing, Pathologe, New York (1866–1943)

▪▪ Klinik

Schmerzen, Temperaturerhöhung, Labor, reduzierter Allgemeinzustand, häufig B-Symptomatik. Frühe hämatogene Metastasierung in anderen Knochen und in der Lunge.

▪▪ Röntgen

Knochendestruktion mottenfraßähnlich im Schaft langer Röhrenknochen mit Periostreaktionen als Lamellenformation (zwiebelschalenartig) und als Periostsporn (Codman-Dreieck).

▪▪ Differenzialdiagnose

> **Wichtigste Differenzialdiagnose bei Knochentumoren ist die Osteomyelitis.**

▪▪ Therapie

Patienten werden in sog. standardisierte Therapieoptimierungsstudien (EURO-E.W.I.N.G.-99-Protokoll) eingeschlossen, nach welchem sich die Therapie ausrichtet. Zunächst wird eine neoadjuvante Radiochemotherapie durchgeführt, welche nach einem festgelegten Zeitintervall von der chirurgischen Resektion im Gesunden gefolgt wird. In Abhängigkeit vom Remissionsgrad wird hierauf eine adjuvante Radiochemotherapie durchgeführt.

▪▪ Prognose

Die wichtigsten negativen prognostischen Faktoren sind Metastasierungsgrad, Tumorgröße, Alter >10 Jahre bei Diagnosestellung und schlechtes Ansprechen auf die Radiochemotherapie. Das durchschnittliche Langzeitüberleben liegt heute bei 60–70% (▶ Übersicht 4.31, ◨ Tab. 4.12, ◨ Abb. 4.39).

Übersicht 4.31 Memo: Ewing-Sarkom

- ▬ Kinder
- ▬ Schnell wachsend
- ▬ Ähnlichkeit mit Osteomyelitis
- ▬ Strahlen und Zytostatika

Retikulumzellsarkom (Retothelsarkom, immunoblastisches Sarkom, Non-Hodgkin-Lymphom des Knochens)

┌ Retikulumzellsarkom ─────────────

Vom Knochenmark ausgehender, langsam wachsender maligner Tumor.

└──────────────────────────────────

▪▪ Lokalisation, Alter

Diaphysen der langen Röhrenknochen, Schulter, Schädel, WS. Betrifft Erwachsene.

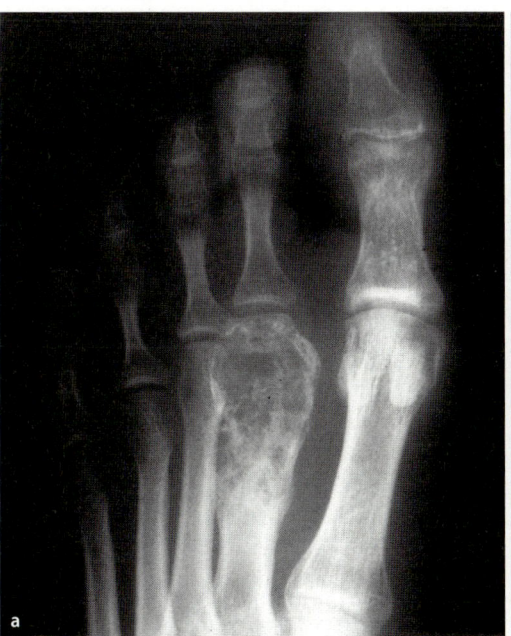
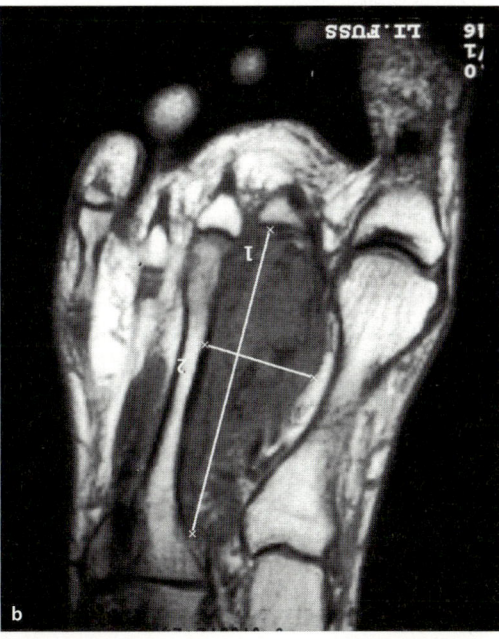

◨ **Abb. 4.39 a, b** Ewing Sarkom. **a** Im Röntgenbild zeigt sich die grobe Strukturstörung des zweiten Metatarsalknochens. Der Grenzbereich ist osteolytisch verändert mit Abhebungen zum Periost und diffuser Auftreibung des Röhrenknochens. **b** Im Kernspin zeigt sich die Infiltration der Weichteile

4

▪▪ Klinik

Wegen des langsamen zentralen Wachstums zunächst wenige Symptome.

▪▪ Röntgen

Knochendefekte, Knochenverdichtungen.

▪▪ Therapie

Strahlentherapie, Zytostatika, Resektion.

▪▪ Prognose

Wegen des guten Ansprechens auf Strahlen relativ gut (▶ Übersicht 4.32, ◨ Tab. 4.12).

Übersicht 4.32 Memo: Retikulumzellsarkom

— Erwachsene
— Langsam wachsend
— Strahlensensibel

‼ Plasmozytom (multiples Myelom, M. Kahler[16])

┌─ Plasmozytom ─────────────────────
│ Neoplastische multilokuläre Wucherung von
│ Plasmazellen im Knochen.
└────────────────────────────────────

▪▪ Lokalisation

WS, Rippen, Schädel. Betrifft ältere Erwachsene, kommt häufiger vor.

▪▪ Klinik

Diffuse Schmerzen, Paraproteinämie mit M-Gradient in der Serumelektrophorese (◨ Abb. 4.40), starke Erhöhung der Blutsenkungsgeschwindigkeit, Bence-Jones-Protein im Urin.

▪▪ Röntgen

Multiple, rundliche, ausgestanzte Defekte ohne knöcherne Reaktion, Osteoporose, pathologische Frakturen.

▪▪ Therapie

Zytostatika, Strahlentherapie, lokale Tumorresektion.

▪▪ Prognose

Langsames Wachstum und Remissionen durch Zytostatika führen zu einem chronischen Verlauf (▶ Übersicht 4.33, ◨ Tab. 4.12).

---

16 Otto Kahler, Internist, Prag (1849–1893)

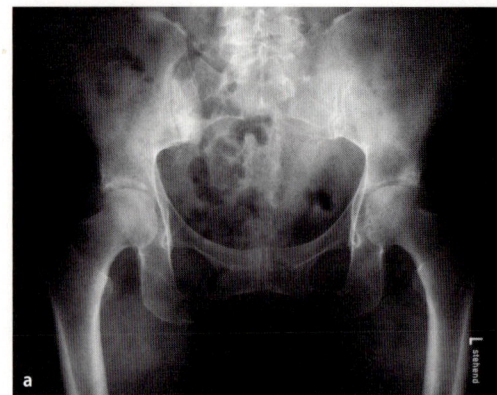

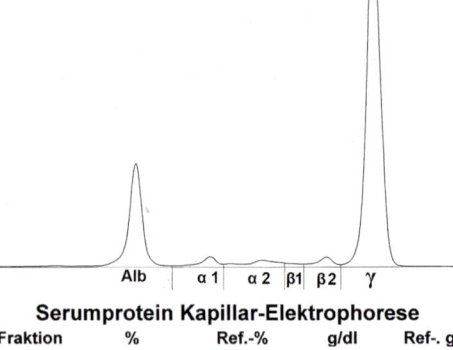

Serumprotein Kapillar-Elektrophorese

Fraktion	%		Ref.-%	g/dl	Ref-. g/dl
Albumin	**21,6**	-	55,8 - 66,1	**13,39**	3,60 - 5,40
Alpha 1	**2,7**	-	2,9 - 4,9	**1,67**	0,19 - 0,40
Alpha 2	**3,3**	-	7,1 - 11,8	**2,05**	0,45 - 0,97
Beta 1	**0,8**	-	4,7 - 7,2	**0,50**	0,30 - 0,59
Beta 2	**2,4**	-	3,2 - 6,5	**1,49**	0,20 - 0,53
Gamma	**69,2**	+	11,1 - 18,8	**42,90**	0,71 - 1,54

Albumin/Gesamteiweiss: **0,28**   Gesamteiweiss: **62 g/dl**

b

◨ **Abb. 4.40 a, b** Plasmozytom. **a** Die Beckenschaufeln weisen multiple rundliche osteolytische Herde auf, **b** M-Gradient in der Serumelektrophorese bei vorliegendem Plasmozytom

---

Übersicht 4.33 Memo: Plasmozytom

— Alte Menschen
— Multilokulär
— Paraproteinämie
— Zytostatika

Knochenmetastasen

┌─ Knochenmetastasen ───────────────
│ Absiedlungen malignen Tumorgewebes im
│ Knochen.
└────────────────────────────────────

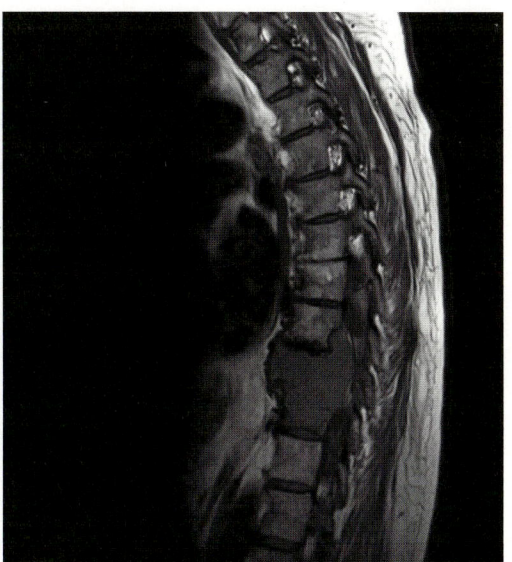

Abb. 4.41 Sagittale kernspintomografische Aufnahme der BWS. Die abgebildete Metastase hat 2 Wirbel vollständig durchdrungen und breitet sich nach prävertebral und Richtung Spinalkanal aus

Knochenmetastasen setzen vorwiegend Mamma-, Schilddrüsen-, Bronchial-, Nieren- und Prostatakarzinome.

> **Die häufigsten bösartigen Knochentumore sind Metastasen.**

▪▪ Lokalisation, Alter

Wirbelkörper, Becken, proximales Femurende, Rippen. Betrifft meist ältere Erwachsene.

▪▪ Klinik

Starke lokale Schmerzen durch verdrängendes Wachstum, Tumorkrankheit.

▪▪ Röntgen

Knochendefekte ohne Reaktion, Spontanfrakturen. Man unterscheidet
- Metastasen mit Knochenverdichtung (**osteoblastische** Metastasen: Prostata-, Mamma-, Blasenkarzinom) und
- knochenauflösende Metastasen (**osteolytisch, osteoklastisch**: Bronchial-, Schilddrüsen-, Mamma-, Nierenkarzinom).

Die Größe der Metastasen kann ganz unterschiedlich sein. Es kann der gesamte Wirbelkörper destruiert und in der Stabilität reduziert sein. Es können aber auch nur stecknadelkopfgroße Veränderungen vorliegen (▪ Abb. 4.41).

▪▪ Therapie

Richtet sich nach dem Primärtumor, Solitärmetastasen können en bloc reseziert werden. Alloarthroplastik. Solitärmetastasen kommen z. B. bei Schilddrüsenkarzinomen und Nierenzellkarzinomen vor (► Übersicht 4.34).

Übersicht 4.34 Memo: Knochenmetastasen

- Alte Menschen
- Starke Schmerzen
- Tumorkrankheit

4.5 Erkrankungen der Muskeln, Sehnen und Schleimbeutel

Einleitung

Obwohl Muskeln die Hauptmasse des Körpers ausmachen, zeigen sie die wenigsten eigenständigen Erkrankungen. Sie sind meist sekundär in das Krankheitsgeschehen einbezogen, wie z. B. bei Lähmungen, Kontrakturen und metabolischen Erkrankungen. Zum besseren Verständnis der Krankengymnastik und physikalischen Therapie sind die Grundlagen aus der Muskelphysiologie mit den verschiedenen Kontraktionsmustern zu wiederholen.

4.5.1 Muskelerkrankungen

Myogelosen

┌─ Myogelosen ─────────────────────────────
│ Längliche, in Faserrichtung der Muskulatur gelegene erbsen- bis bohnengroße Verhärtungen der Muskulatur.
└──

Diese sind histologisch durch wachsartige Degeneration der Muskelfibrillen und Fetteinlagerungen charakterisiert. Sie finden sich bei Überanstrengung der Muskulatur häufig in den Rückenstreckern, Waden und in der Nacken-Schultergürtel-Muskulatur.

Myotendinosen

┌─ Myotendinosen ─────────────────────────
│ Bei Myotendinosen handelt es sich um schmerzhafte Reizzustände am Übergang Muskel – Sehne oder Sehne – Knochen.
└──

4

Als Ursachen kommen Überlastungen und Fehlbeanspruchungen in Frage, wie z. B. der ruckartige Zug bei verschiedenen Sportarten.

Angeborene Muskelkontrakturen

Diese finden sich z. B. beim muskulären Schiefhals. Hier zeigt der M. sternocleidomastoideus eine Verkürzung. Auch der angeborene Klumpfuß zählt dazu. Kontrakt sind hier die Plantarflektoren und Supinatoren.

Arthrogryposis multiplex congenita (angeborene Gliederstarre)

> **Arthrogryposis multiplex congenita**
>
> Partielle Versteifung der Gelenke in Fehlstellung durch erhebliche Schrumpfung der Gelenkkapseln, Bänder und Skelettmuskeln mit Hypotonie der Muskeln.

▪▪ Ätiopathogenese

Wachsartige Atrophie und Degeneration der Muskelfasern sowie Schrumpfung des Kapselbandapparats der Gelenke führen zu einer symmetrischen Fehlstellung aller Gelenke mit Kontrakturen und partieller oder vollständiger Versteifung (◘ Abb. 4.42).

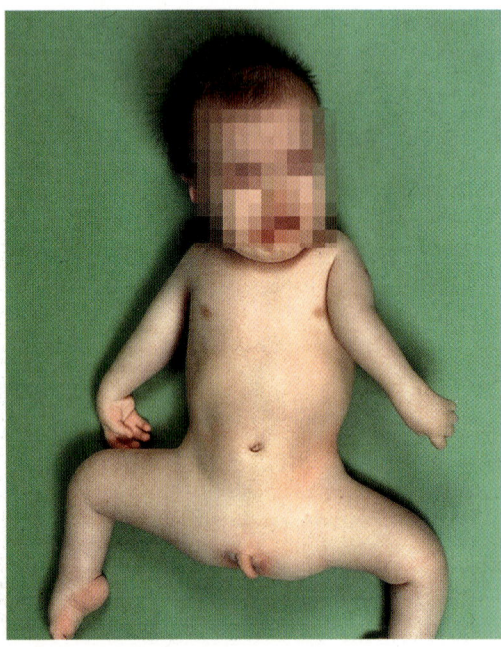

◘ **Abb. 4.42** Arthrogryposis multiplex congenita (angeborene Gliederstarre) mit typischen Flexionskontrakturen und Überstreckung in den Ellbogen

▪▪ Klinik

Es kommt zu Hüftverrenkungen, Klumpfüßen, Klumphänden, mitunter ist der ganze Patient völlig starr. Die Veränderungen sind meist symmetrisch. In Abortivfällen beschränken sie sich auf einzelne Gliedmaßenabschnitte. Diagnostisch ist die Muskelbiopsie wertvoll.

▪▪ Röntgen

Knochenwachstum normal, Inaktivitätsosteoporose, Skoliose, Subluxation und Luxation der Gelenke, z. B. Hüfte und Knie.

▪▪ Therapie

Die Behandlung ist symptomatisch und besteht in der korrekten Lagerung sowie Redressionsbehandlung für die deformierten Gelenke. Mitunter müssen die Fehlstellungen (Klumpfüße) operativ beseitigt werden.

Myositis ossificans

> **Myositis ossificans**
>
> Verknöcherungen im Muskel als heterotope Ossifikation.

▪▪ Ätiopathogenese

Metaplastische Knochenbildung bedeutet Knochenentwicklung im Weichteilgewebe, bevorzugt in Muskeln, Kapseln und Bändern in der Umgebung von Gelenken.

Die **Myositis ossificans progressiva** als generalisierte Form ist ein Erbleiden mit langsam fortschreitender Verknöcherung der quergestreiften Muskulatur, beginnend in der Rückenmuskulatur mit Ausbreitung über den ganzen Körper. Die Prognose ist infaust.

Am häufigsten ist die **Myositis ossificans circumscripta**. Die örtlich begrenzten Verknöcherungen im Muskel entstehen nach ausgedehnten Quetschungen und Zerreißungen von Muskelgewebe nach Unfällen oder nach Gelenkoperationen (◘ Abb. 4.43). Auch nach Querschnittslähmungen, apoplektischen Insulten und Rückenmarkserkrankungen kann es bei entsprechender Disposition zu Weichteilverkalkungen und -verknöcherungen kommen. Des Weiteren ist die Inzidenz von Muskelverkalkungen nach Unfällen mit Schädel-Hirn-Traumata erhöht.

Lokalisierte Verknöcherungen finden sich auch in den Adduktoren bei Reitern durch vermehrte Beanspruchung (**Reiterknochen**) und bei Soldaten (früher) im M. deltoideus und M. pectoralis (sog. **Exerzierknochen**). Auch nach der Implantation von Totalendoprothesen an der Hüfte werden periartikuläre Ossifikationen (sog. heterotope Ossifikationen) beobachtet, besonders wenn intraoperativ die Weichteilgewebe

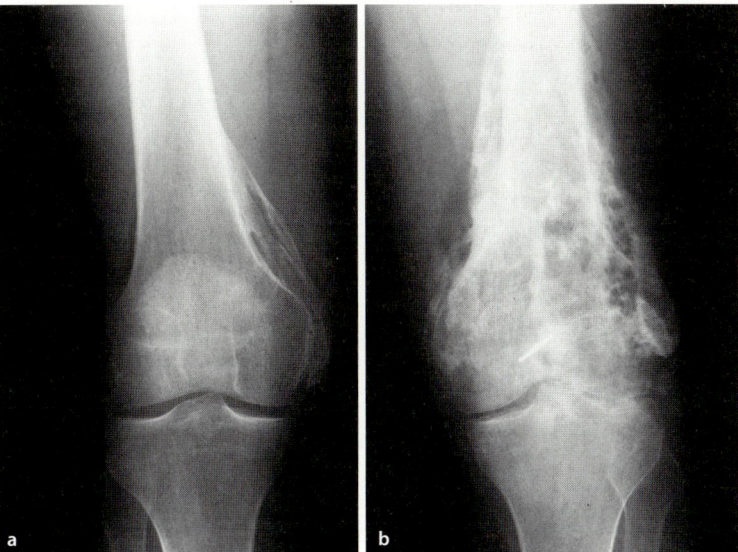

Abb. 4.43 Nach Verkehrsunfall deutliche Myositis ossificans: **a** Mit Verlauf der Septen und Fiederung der Muskulatur zu erkennen. **b** Hier so ausgeprägt, dass sie ähnlich einer Osteomyelitis erscheint

stark traumatisiert werden. Der Kalziumstoffwechsel ist bei allen Formen der Myositis ossificans normal. Eine überdosierte Kalziumtherapie führt nicht zu heterotopen Ossifikationen.

■■ **Klinik**

Bewegungseinschränkung und Schmerzen im betroffenen Abschnitt. Die Verknöcherungen können auch völlig asymptomatisch sein.

■■ **Röntgen**

Wolkige oder streifenförmige Verschattungen im Muskelverlauf (■ Abb. 4.44, ■ Abb. 4.45).

■■ **Therapie**

Während der Entstehung ist der Muskel weitgehend zu schonen.

> **Übungen, Massagen und Mobilisationen fördern die Ossifikation.**

Wenn die Beweglichkeit wesentlich beeinträchtigt ist, kann die operative Entfernung der Verknöcherungen frühestens nach 1 Jahr nach dem Trauma erfolgen, da dann die Ossifikationstendenz zum Stillstand gekommen ist.

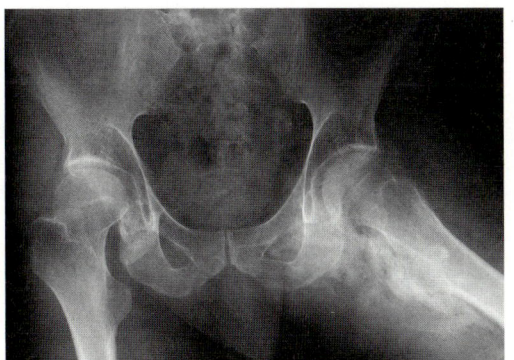

Abb. 4.44 Myositis ossificans. Die Beckenübersicht zeigt im Bereich der linken Hüfte eine Kontraktur mit ausgeprägter wolkiger Umschattung bei infantiler Zerebralparese

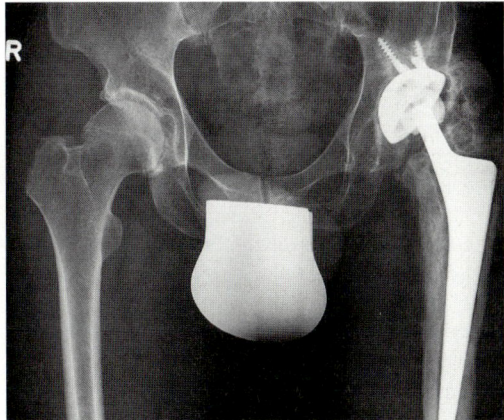

Abb. 4.45 Myositis ossificans circumscripta. Nach Implantation einer Hüfttotalendoprothese kam es zu ausgeprägten heterotopen Ossifikationen der hüftumgreifenden Muskulatur

▪▪ Prophylaxe

Periartikuläre Ossifikationen bei Totalendoprothesen (▶ Übersicht 4.35) vermeidet man durch:
- atraumatisches Operieren,
- Gabe nichtsteroidaler Antirheumatika, wie z. B. Diclofenac, Indometacin,
- ausgiebige intraoperative Wundspülung (Lavage),
- perioperative Röntgenbestrahlung nur bei bekannter Disposition des Patienten.

Übersicht 4.35 Memo: Myositis ossificans

- Heterotope Ossifikation
- Metaplastische Knochenneubildung
- Generalisierte ererbte infauste Form
- Zirkumskripte reaktive Form
- Adduktoren, Deltoideus, Pektoralis und postoperativ nach TEP

Ischämische Muskelkontraktur (Volkmann-Kontraktur)

Zur ischämischen Muskelkontraktur, ▶ Abschn. 9.7.2.

! Progressive Muskeldystrophie (Dystrophia musculorum progressiva)

Progressive Muskeldystrophie

Zerfall der quergestreiften Skelettmuskulatur aufgrund einer erblichen Stoffwechselstörung.

▪▪ Ätiopathogenese

Die **Kreatinphosphokinase (CPK)** im Serum ist erhöht. Es kommt zum partiellen Schwund der Muskelfasern mit Einlagerungen von Fett in das Interstitium. Das vermehrte Fett- und Bindegewebe anstelle der Muskeln führt zur sog. Pseudohypertrophie.

▪▪ Klinik

Nach den klinischen Erscheinungsformen unterscheidet man 2 Typen:
- Die **Schultergürtelform** beginnt nach der Pubertät und zeigt eine zunehmende Schwäche der Schultergürtelmuskulatur. Es sind zunächst die Schulterblattrückzieher betroffen. Die Schulterblätter stehen flügelartig ab. Unterarm und Hände werden nicht befallen. Die Krankheit schreitet meistens nur langsam vorwärts. Der Verlauf ist im Allgemeinen gutartig.
- Die **Beckengürtelform** beginnt im 2. Lebensjahr und führt zunächst zu einer zunehmenden Schwäche der Glutäalmuskeln, Kniebeuger und -strecker sowie Wadenmuskeln, schreitet schließlich nach

kranial fort und ergreift auch den Schultergürtel und vor allem die Atemmuskulatur, deshalb ist die Prognose infaust. Klinisch imponiert eine Hyperlordosierung mit Beckenkippung nach vorn. Typisch ist die Pseudohypertrophie der Waden durch Einlagerung von Fett in das geschwundene Muskelgewebe. Im weiteren Verlauf entwickeln sich Kontrakturen (Hüft- und Kniebeuger, Spitzfüße).

▪▪ Therapie

Die Behandlung ist symptomatisch und besteht in der Kontrakturbehandlung bzw. Prophylaxe sowie der Apparate- und Korsettversorgung beim Beckengürteltyp, um die Geh- und Stehfähigkeit wenigstens vorübergehend zu erhalten.

Rhabdomyosarkom, Rhabdomyom

Rhabdomyosarkom

Das Rhabdomyosarkom ist ein bösartiger, von der quergestreiften Muskulatur ausgehender Weichteiltumor.

Das Rhabdomyosarkom tritt im Kindes- und Erwachsenenalter auf und metastasiert bevorzugt in Lunge und Lymphknoten. Die Behandlung ist chirurgisch mit adjuvanter Chemotherapie.

Rhabdomyom

Das Rhabdomyom ist ein gutartiger, von der quergestreiften Muskulatur ausgehender Weichteiltumor.

Polymyalgia rheumatica

Polymyalgia rheumatica

Entzündliche Muskelerkrankung des älteren Menschen mit symmetrischem Befall der Schultergürtel- und Beckenmuskeln.

Die Blutsenkung ist stark erhöht. Begleitend findet sich eine Arteriitis temporalis. Die Therapie beruht auf Kortisongaben.

4.5.2 Sehnen- und Sehnenscheidenerkrankungen

> Bestimmte Sehnen, wie z. B. die Achilles- und Bizepssehne, zeigen degenerative Veränderungen infolge Alterung und reißen bei starker mechanischer Beanspruchung spontan.

Die Änderung der Reißfestigkeit ist allein Folge der Degeneration. Als Zusatzimpuls genügen dann normale Bewegungsabläufe des täglichen Lebens, wie z. B. Treppensteigen, um einen Spontanriss der Achillessehne, oder Anheben eines schweren Gegenstands, um einen Spontanriss der Bizepssehne entstehen zu lassen.

Zur Achillessehnenruptur, ▶ Abschn. 12.3.4. Zu Sehnenknoten und Sehnenscheidenstenosen (Tendovaginitis stenosans, schnellender Finger), ▶ Abschn. 9.4.6.

Sehnenscheidenentzündungen (Tenosynovitis, Tendovaginitis)

Bei der rheumatischen Arthritis (früher chronische Polyarthritis) kommt es häufig auch zu Sehnenscheidenentzündungen. Das aggressive rheumatische Granulationsgewebe zerstört die Sehnen, sodass spontane Sehnenrupturen vorkommen. Die sackartige Ausweitung der Sehnenscheide führt zu erheblichen lokalen Schwellungen. Bevorzugte Lokalisation sind die Strecksehnen der Finger. Breitet sich das aggressive rheumatische Granulationsgewebe am Handgelenk aus, so können Einengungen der Nerven entstehen, wie z. B. die Einengung des N. medianus im Karpaltunnel (Karpaltunnelsyndrom).

▶ Insertionstendopathien (Myotendinosen)

> ┌─ Insertionstendopathien ──────────────
> Schmerzhafte Reizzustände am Übergang Muskel – Sehne – Knochen, wo Sehnenfasern direkt in den Knochen einstrahlen.

▪▪ Ätiopathogenese

Exogene Faktoren durch lokale Spitzenbelastungen bei Fehlstatik oder -beanspruchung sowie Disposition zu solchen Insertionstendopathien spielen ursächlich eine Rolle. Histologisch findet sich ein interstitielles Ödem mit degenerativer Verfettung, Auffaserung und Zerreißung der sehnigen Partien mit knöchernen Reaktionen als spornartige Ausziehungen.

▪▪ Klinik

Druck- und Belastungsschmerz im betroffenen Sehnengebiet. Verstärkung der Schmerzen bei Beanspruchung der Muskeln, die an der Sehne ziehen. Die Muskulatur ist oftmals verhärtet und druckempfindlich wegen der ständigen schmerzhaften Anspannung. Weiterhin kann der Muskel verkürzt bzw. abgeschwächt sein.

Im Einzelnen unterscheiden wir:

- **Obere Extremität:**
  - **Epicondylitis lateralis humeri** (▶ Abschn. 9.2.4): Tennisellenbogen mit Reizerscheinungen am Epicondylus lateralis humeri durch pathologische Zugwirkung der Unterarmstrecker, besonders des M. extensor carpi radialis.
  - **Styloiditis radii:** Umschriebener Druckschmerz über dem Processus styloideus radii, dort wo der M. brachioradialis ansetzt.
  - **Supraspinatussehnensyndrom:** Druck- und Bewegungsschmerz am Ansatz der Supraspinatussehne in der Rotatorenmanschette in der Gegend des Tuberculum majus humeri dicht unterhalb des Akromions.
- **Untere Extremität:**
  - **Gracilissyndrom:** Umschriebener Druckschmerz der Adduktorenansätze, besonders des M. gracilis am Sitz- und Schambein (Pecten ossis pubis). Verstärkung der Schmerzen bei passiver Hüftabduktion.
  - **Pes anserinus tendinits:** Im gemeinsamen Ansatzbereich der Semitendinosus-, Gracilis- und Sartoriussehnen kommt es zu umschriebenen Belastungs- und Druckschmerzen. Häufig nach endoprothetischer Versorgung des Kniegelenks.
  - **Patellaspitzensyndrom:** Ansatz des Lig. patellae an der Kniescheibe. Verstärkung der Schmerzen bei anhaltender Kniebeugung.
  - **Achillodynie:** Ansatzzone der Achillessehne am Fersenbein, oft auch flächenhaft über der ganzen Achillessehne als Reizzustand des Achillessehnengleitgewebes.
  - **Trochanter major femoris:** Glutäusansätze.

▪▪ Therapie

Ursächliche Behandlung durch Ausschaltung des pathologischen Bewegungsablaufs, z. B. Verbesserung der Bewegungstechnik beim Tennisellenbogen, Absatzerhöhung und Achskorrekturen bei Achillessehnenbeschwerden, Weichbettung usw., lokale Wärme und Elektrotherapie (z. B. Ultraschall mit α-Chymocutan), lokale Injektionen, extrakorporale Stoßwellenbehandlung.

Krankengymnastisch zunächst Schmerzlinderung durch Eispackungen, Entspannungstechniken, Querdehnung der Muskeln, tiefe Querfriktionen. Kausale Therapie mit selektivem Training der betroffenen Muskeln.

Falls keine Besserung eintritt, wenn möglich Desinsertion der Sehnen als Entlastungsoperation, z. B. beim Tennisellenbogen.

4

4.5.3 Schleimbeutelerkrankungen

Schleimbeutel dienen als Verschiebeschicht zwischen Knochen und Weichgewebe. Oft findet sich ein Hohlraum, der mit einer Synovialflüssigkeit gefüllt ist. Im Rahmen mechanischer oder entzündlicher Reizungen (Rheuma, Gicht, Tbc) kommt es zur **Bursitis**. Typische Bursitiden sind:

- Bursitis olecrani
- Bursitis subacromialis
- Bursitis subdeltoidea
- Bursitis trochanterica
- Bursitis praepatellaris

4.6   Erkrankungen der Gelenke

Einleitung
Vor dem Einstieg in die Gelenkkrankheiten empfiehlt es sich, noch einmal kurz im Anatomiebuch den typischen Gelenkaufbau und die Knorpelhistologie (für das Verständnis der Arthrose) zu wiederholen.
Die Gelenkpunktion stellt eine zentrale diagnostische Maßnahme bei Gelenkerkrankungen dar. Blutiges, trübes oder eitriges Punktat bringt schon die halbe Diagnose, insbesondere im Zusammenhang mit der Mikrobiologie. Normalerweise ist die Synovia (= Gelenkflüssigkeit; Synovialis = Gelenkinnenhaut) klar, serös und leicht fadenziehend.
Grundsätzliches zu Rheuma, Tuberkulose und Arthrose sollte man aus der Pathologie immer parat haben, weil es typische Veränderungen gibt. Mehr zur Arthrose in den einzelnen Kapiteln.

! 4.6.1   Bakterielle Arthritis

Unspezifische bakterielle Arthritis (Arthritis purulenta, eitrige Arthritis)

■■ Ätiopathogenese
Die Bakterien können entweder auf dem Blutweg (hämatogen) oder direkt in ein Gelenk gelangen. Die direkte Gelenkinfektion erfolgt entweder durch Verletzungen, Operationen oder, was am häufigsten vorkommt, durch intraartikuläre Injektion bzw. diagnostische Gelenkpunktion. Meist sind Hüft- und Kniegelenk betroffen.

> ❯ Die Entzündung betrifft zuerst die Synovialmembran und greift dann auf Knorpel und Knochen über.

Es kommt zum eitrigen Erguss (**Gelenkempyem**) mit Gelenkinnenhautentzündung (**Synovialitis**). Die peri-

☐ Tab. 4.13 Röntgenbefund bei Arthritis bzw. Arthrose

Arthritis	Arthrose
Gelenkspalt verschmälert	Gelenkspalt verschmälert
Gelenkkapsel verdickt	Gelenkkapsel verdickt
Gelenknaher Knochen verdünnt	Gelenknaher Knochen verdichtet

artikulären Weichteile schwellen entzündlich an (**Kapselphlegmone**). Granulationsgewebe als sog. **Pannus** zerstört die Gelenkflächen. Schließlich versteift das Gelenk als fibröse bzw. ossäre **Ankylose.**

■■ Klinik
Das betroffene Gelenk schwillt einige Tage nach dem Eingriff an (Erguss), ist überwärmt und bereitet starke Schmerzen. Hinzu kommen Entzündungszeichen wie Fieber, Leukozytose und Blutsenkungsbeschleunigung. Die Diagnose wird durch Gelenkpunktion und Erregerbestimmung gestellt.

■■ Röntgen
Der Gelenkspalt ist durch partielle Auflösung des Knorpels verschmälert, die gelenknahen Abschnitte der Knochen sind vermehrt strahlendurchlässig (Osteolyse). Die Weichteile in der Umgebung des Gelenks (Gelenkkapsel) zeigen durch entzündliche Schwellung eine Verdichtung und einen verbreiterten Schatten (☐ Tab. 4.13). Im Rahmen der sonografischen Untersuchung der Gelenkregion zeigt sich der echoarme intraartikuläre Erguss (☐ Abb. 4.46).

■■ Therapie, Prognose
Nach der Resistenzbestimmung gibt man hochdosiert Antibiotika. Während man früher das betroffene Gelenk im Gipsverband ruhigstellte, versucht man heute möglichst schon im Frühstadium der Infektion, mit arthroskopischer Spülung und Synovialektomie die bakterielle Arthritis aktiv anzugehen. Anschließend wird das Gelenk auf einer Motorbewegungsschiene unter kontinuierlicher passiver Bewegung gelagert.

> ❯ Die Prognose ist meistens ungünstig.

Durch die entzündliche Knorpelzerstörung entsteht später eine **Arthrosis deformans**. Vielfach versteift das Gelenk durch bindegewebige Verklebungen (**fibröse Ankylose**) oder durch knöcherne Verbindung der Ge-

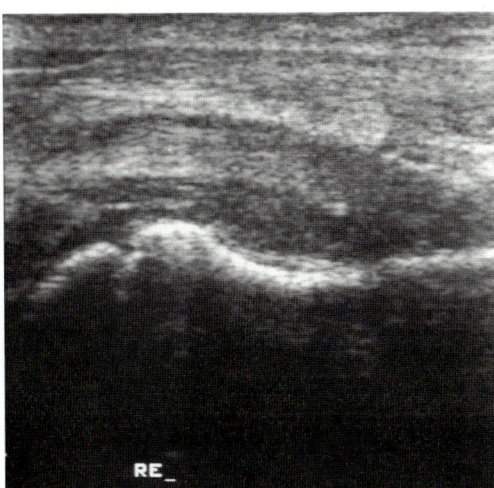

◻ Abb. 4.46 Sonografische Darstellung eines Hüftgelenks bei eitriger Koxitis. Auch im Bereich des massiven Gelenkergusses flockige Anteile. Die Epiphysenfuge zeigt sich an der nicht schallreflektierten Konturunterbrechung des Kopfes (vergleiche auch ◻ Abb. 10.30)

lenkenden (**knöcherne Ankylose**). Deswegen muss man bei fortgeschrittenen Arthritiden auf die richtige Funktionsmittelstellung der Gelenke im Gips achten.

Arthritis bei Lyme-Borreliose

▪▪ Ätiopathogenese
Zecken übertragen den Erreger Borrelia burgdorferi während der warmen Jahreszeit, v. a. in waldreichen Gebieten.

▪▪ Klinik, Diagnostik
Typischerweise treten 4 Wochen nach Erregerübertragung Müdigkeit, Fieber und Hautrötungen auf. Begleitend sind Gelenkschmerzen. Im Spätstadium kommt es zur erosiven Arthritis einer oder mehrerer Gelenke. Zur Diagnostik gehört der Elisa-Test mit Nachweis spezifischer IgG- bzw. IgM-Antikörper in den Körperflüssigkeiten.

▪▪ Therapie
Die Therapie erfolgt mittels Antibiotikagabe, im Spätstadium ggf. Synovialektomie.

Spezifische Arthritis (Tuberkulose)

▪▪ Ätiopathogenese
Gelenktuberkulosen entwickeln sich entweder **primär** (durch Angehen einer Infektion in der Synovialmembran) oder **sekundär** durch Einbruch eines Knochenherds in das Gelenk.

Vom primären Absiedlungsort greift die Tuberkulose allmählich auf das gesamte Gelenk über. Es kommt zur spezifischen Synovialitis, Kapsulitis und Osteomyelitis. Dementsprechend entwickeln sich Ergüsse, Kapselverdickungen und Knorpelzerstörungen.

> **Die Gelenktuberkulose geht in der Regel mit einer totalen Gelenkzerstörung einher und führt schließlich zur fibrösen oder ossären Ankylose (Gelenkversteifung).**

Bei primärer Absiedlung in der Synovialmembran und rechtzeitiger Therapie kann das Gelenk noch weitgehend erhalten bleiben.

Neben der Wirbelsäule (Spondylitis tuberculosa) gelten als Hauptmanifestationsorte der Skeletttuberkulose Hüftgelenk (Coxitis tuberculosa), Kniegelenk, Kreuz-Darmbein-Fugen und die Fingerknochen als Spina ventosa (sog. Winddorn). Die speziellen Erscheinungsformen werden in den entsprechenden Extremitätenkapiteln beschrieben.

▪▪ Klinik, Diagnostik
Starke Kapselverdickung, Bewegungseinschränkung bei relativ geringgradigen Beschwerden charakterisieren das Krankheitsbild. Am Kniegelenk kommt es zur starken Auftreibung mit Atrophie der Oberschenkelmuskulatur, sodass das Kniegelenk selbst einen tumorartigen Aspekt erhält (Tumor albus). Alle Laborwerte deuten auf eine chronische Entzündung. Die Diagnostik erfolgt schließlich durch Gelenkpunktion und Probeexzision mit Identifikation des spezifischen Granulationsgewebes.

> **Neben einer Gelenkspaltverschmälerung durch Einschmelzung des Knorpels findet sich im Röntgenbild eine deutliche Atrophie des Knochens in der Gelenkumgebung.**

▪▪ Differenzialdiagnose
Die **unspezifische Arthritis** geht mit akuten Erkrankungserscheinungen einher, wie hohem Fieber, starker Schmerzhaftigkeit und den akut entzündlichen Lokalsymptomen. Bei **rheumatischen Gelenkentzündungen** sind noch andere Gelenke betroffen.

▪▪ Therapie
Operative Ausräumung (z. B. Synovialektomie), Tuberkulostatika.

4.6.2 Rheumatische Gelenkentzündungen

Rheumatisches Fieber (akuter Gelenk-rheumatismus, akute Polyarthritis)

> **Rheumatisches Fieber**
>
> Allgemeinerkrankung mit Gelenkbeteiligung als Entzündungsreaktion auf Toxine β-hämoly-sierender Streptokokken.

▪▪ Ätiopathogenese

Nach Streptokokkeninfektion kommt es zu Antigen-Antikörper-Reaktionen in der Synovialmembran der Gelenke, aber auch in Myokard, Endokard, Skelett-muskeln, Blutgefäßen, Lunge und Haut. Betroffen sind Kinder und Jugendliche.

▪▪ Klinik

Fieber, Schwellung großer Gelenke, Gelenkschmerzen, Karditis, Chorea minor, Erythema anulare, subkutane Rheumaknoten.

▪ Diagnostik

Die Diagnose wird anhand der sog. Jones-Kriterien gestellt (◘ Tab. 4.14). Bei vorausgegangenem Strepto-kokkeninfekt und Erfüllung von 2 Hauptkriterien oder 1 Hauptkriterium und 2 Nebenkriterien ist die Diag-nose rheumatisches Fieber wahrscheinlich.

Das Labor zeigt eine hohe BKS, einen erhöhten Antistreptolysin-O-Titer, der Rheumafaktor ist negativ.

▪▪ Therapie

Penicillin zur Behandlung der Streptokkeninfektion. Bei Penicillinallergie werden Makrolidantibiotika ein-gesetzt. Antirheumatika zur Symptomkontrolle. Kon-trakturprophylaxe durch richtige Lagerung.

◘ **Tab. 4.14** Jones-Kriterien

Hauptkriterium	Nebenkriterium
Polyarthritis	Fieber
Karditis	Arthralgien
Rheumaknötchen	Erhöhte BKS, CRP oder Leuko-zytose
Chorea minor	Verlängerte PQ-Zeit im EKG
Erythema anulare	Vorausgehendes rheumati-sches Fieber oder bestehender rheumatischer Herzklappen-schaden

▪▪ Prognose

Die häufigste Spätfolge sind erworbene Herzklappen-fehler.

> **»Das rheumatische Fieber beleckt die Gelenke und beißt das Herz.«**

Juvenile idiopathische Arthritis (juvenile chronische Arthritis)

> **Juvenile idiopath. Arthritis**
>
> Mono-, Oligo- oder Polyarthritis beim Jugendlichen unklarer Ursache.

Bei zusätzlicher systemischer Beteiligung (Milz, Leber, Myokard) spricht man von **Morbus Still**.

▪▪ Klinik

Meist ist ein großes Gelenk betroffen, gelegentlich HWS- und Kiefergelenke. Es gibt Verlaufsformen mit alleinigem Gelenkbefall ohne Beteiligung innerer Organe. Hier ist die Prognose quod vitam günstiger. Allerdings gibt es Amyloidosen. Allgemeinreaktionen mit Fieber und Hautveränderungen können vorkom-men. Myokard und Augenbeteiligung (Iridozyklitis) sind möglich.

▪▪ Labor

BKS hoch, Rheumafaktor negativ, Antistreptolysin-O-Titer negativ, C-reaktives Protein positiv.

▪▪ Therapie

Nichtsteroidale Antirheumatika, intraartikuläre Korti-koide, Basistherapie (sog. **DMARDs**, **disease-modify-ing antirheumatic drugs** wie Methotrexat, Lefluno-mid, Salazopyrin, Ciclosporin A, Goldsalze, Cyclo-phosphamid), Krankengymnastik und physikalische Anwendungen. Systemische Kortikoide sollten mög-lichst nur kurzfristig gegeben werden.

Rheumatoide Arthritis (RA, rheumatische Arthritis; progressiv chronische Polyarthritis, pcP; chronische Polyarthritis, chronischer Gelenkrheumatismus des Erwachsenen)

> **Rheumatoide Arthritis**
>
> Chronisch-destruierende Entzündung ausgehend von den Gelenkinnenhäuten und Sehnenschei-den aufgrund immunologischer autoaggressiver Reaktionen.

▪▪ Ätiopathogenese

Der Entstehung der Erkrankung liegt ein multifaktorielles Geschehen zugrunde. Disposition und immunologische Reaktionen mit Autoaggression spielen eine Rolle. Am Anfang und im Mittelpunkt der rheumatoiden Arthritis steht eine Entzündung der Gelenkinnenhäute (**Synovialitis**). Diese greift im weiteren Verlauf mit pannösem Granulationsgewebe vom Rand her auch auf die Gelenkflächen über, sodass schließlich eine **Panarthritis** entsteht. Es kommt zu einer allmählichen sekundären Zerstörung des Gelenkknorpels, der Gelenkkapsel, der Bänder und des subchondralen Knochens (▶ Abschn. 11.3.2).

> **Eine Proliferation des Synovialgewebes im Zusammenhang mit einer osteolytischen Destruktion mehrerer Gelenke spricht für eine rheumatoide Arthritis.**

Es gibt ein uncharakteristisches Prodromalstadium mit entzündlichen Schwellungen der kleinen Gelenke von Hand und Fuß, insbesondere der Grund- und Mittelgelenke der Finger. Charakteristisch ist der symmetrische Befall. Im weiteren Verlauf ergreift die Erkrankung auch die großen Gelenke und deren mittelbare Umgebung. Die Gelenkkapseln schrumpfen, die Muskeln atrophieren. An der Hand kommt es zur charakteristischen Ulnarabweichung der Fingergrundgelenke. Die Handwurzel verkippt nach radial. So entsteht die typische Zick-Zack-Form von Handgelenk und Fingergrundgelenken, die sog. **Handskoliose.** Daneben bildet sich eine streckseitige Prominenz des distalen Endes der Ulna als sog. **Caput-ulnae-Syndrom** aus. (▶ Übersicht 4.36).

Übersicht 4.36 Rheumazeichen der Hand

- Schmerzhafter Händedruck und Morgensteife
- Ulnardeviation der Fingergrundgelenke
- Symmetrischer Grund- und Mittelgelenkbefall
- Knopfloch- und Schwanenhalsdeformität
- Caput-ulnae-Syndrom
- Karpaltunnelsyndrom
- Rechtwinkeldeformität des Daumens im Grund- und Endgelenk (90-90-Deformität des Daumens)

Die Finger zeigen durch Überstreckung der Mittelgelenke und Beugung der Endgelenke die typische **Schwanenhalsdeformität** oder eine sog. **Knopflochdeformität** durch knopflochartigen Defekt der Fingerstrecksehne über dem beugekontrakten Mittelgelenk (◨ Abb. 4.47, ◨ Abb. 4.48). Eine Knopflochdeformität

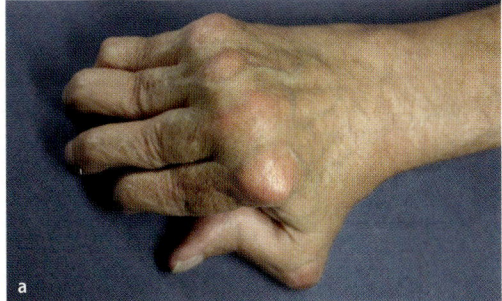
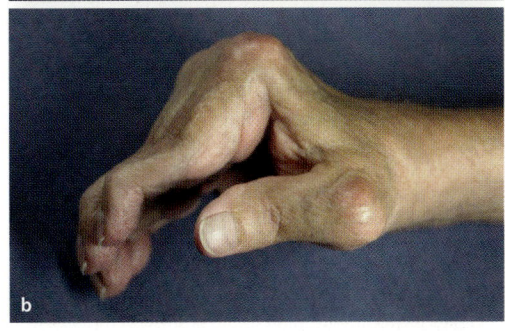

◨ **Abb. 4.47 a, b** Typische Veränderungen der Hand bei rheumatoider Arthritis. Die Langfinger sind in ulnarer Deviation im Mittelgelenk überstreckt und im Endgelenk gebeugt (Schwanenhalsdeformität). Deutliche Schwellung im Bereich der Grundgelenke

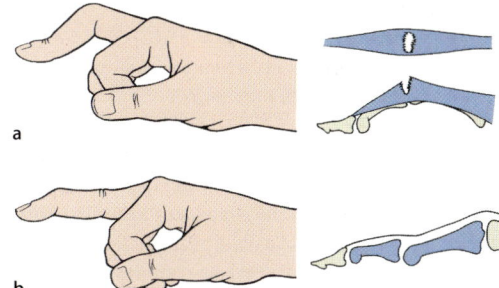

◨ **Abb. 4.48 a** Knopflochdeformität, **b** Schwanenhalsdeformität

kann auch traumatischen Ursprungs sein. Im weiteren Verlauf kommt es zur vollständigen Destruktion der Gelenke mit Auflösung des Gelenkknorpels bis zum Knochen, der dann freiliegt. Das aggressive Granulationsgewebe zerstört und überdehnt den Kapsel-Band-Apparat, sodass Subluxationen und Luxationen mit Ausbildung eines Schlottergelenks entstehen. Die Gelenke können auch fibrös einsteifen (ankylosieren). An den Sehnenscheiden kommt es zu entsprechenden Veränderungen (sog. **Tenosynovialitis**) mit Schwellung, Ausbreitung eines destruierenden Granulationsgewebes, das auch die Sehnen angreift, diese rupturieren schließlich. Die Fingerstrecksehnen sind häufig betroffen, man sieht dann eine sackartige Vorwölbung unter der Haut an der Streckseite des Handgelenks.

Die RA befällt häufig die Halswirbelsäule mit Entzündungen der Wirbelgelenke, auch des kraniozervikalen Übergangs mit Subluxation im Atlantoaxialgelenk, Zerstörung des Lig. transversum sowie des Dens axis.

> **Die HWS ist die 5. Extremität des Rheumatikers.**

▪▪ Klinik

Die Erkrankung kann sich in jedem Lebensalter entwickeln. Frauen sind häufiger betroffen (▸ Übersicht 4.37).

Übersicht 4.37 Diagnose der RA anhand der Kriterien des American College of Rheumatology

Mindestens 4 der folgenden Symptome müssen vorhanden sein:
- Morgensteifigkeit, mindestens 1 Stunde über mehr als 6 Wochen
- Arthritis von mindestens 3 Gelenkregionen über mehr als 6 Wochen
- Arthritis der Hand
- Symmetrische Arthritis
- Rheumaknoten
- Rheumafaktoren im Serum nachweisbar
- Radiologische Veränderungen

Am Anfang steht Morgensteifigkeit der kleinen Gelenke, besonders der Fingergrundgelenke mit Schwellungsgefühlen, im weiteren Verlauf dann auch mit tatsächlichen Schwellungen. Der Händedruck wird schmerzhaft durch die Synovialitis der Metakarpophalangealgelenke. Charakteristisch ist der symmetrische Befall. Die typischen, äußerlich sichtbaren pathologisch-anatomischen Veränderungen treten erst mehrere Monate bis Jahre nach den ersten Erscheinungen auf: Die Gelenkschwellungen nehmen zu. Es kommt zur Überwärmung mit heftigen Gelenkschmerzen, Gelenksteifen und schließlich Verformungen der Gelenke durch Subluxation und Luxationsstellung. Die durch Inaktivität eingetretene Muskelatrophie betont die Gelenkschwellungen. An den Sehnenscheiden kommt es zu ähnlichen Veränderungen mit Schwellungen, schmerzhafter Bewegungseinschränkung und schließlich Sehnenruptur. Bevorzugt sind die Streckseiten des Handgelenks. Gelenk- und Sehnenscheidenschwellungen können auch zu sekundären Ner-

venkompressionen führen, wie z. B. beim Karpaltunnelsyndrom. Durch Zerstörung der distalen radioulnaren Bandverbindungen wird das Ellenköpfchen dorsalseitig prominent und schmerzt (Caput-ulnae-Syndrom). Radiologisch darstellbare Veränderungen oder Rheumaknoten sind sichere Zeichen der schon länger bestehenden Symptomatik.

▪▪ Labor

Die Laborbefunde entsprechen meistens den klinischen Erscheinungen: Im Krankheitsschub ist die Blutsenkung stark beschleunigt, außerdem finden sich entzündliche Veränderungen in der Serumelektrophorese sowie eine Verminderung des Serumeisens, Leukozytose und Anämie. Bei der seropositiven Polyarthritis sind die Rheumafaktoren positiv und steigen oftmals im Krankheitsverlauf über die Zeit an.

Die **Rheumafaktoren** sind Immunglobuline der IgM-Klasse, die gegen veränderte IgG-Immunglobuline gerichtet sind. Sie werden durch Latex- bzw. Waaler-Rose-Test nachgewiesen und sind später bei 80% der Erkrankten positiv.

Bei der seronegativen Polyarthritis finden sich neben einer leicht beschleunigten Blutsenkung normale Laborbefunde.

▪▪ Röntgen

Bei anfangs leichter Gelenkschwellung sieht man im Röntgenbild allenfalls eine Verdichtung und Verbreiterung des periartikulären Weichteilschattens. Im weiteren Verlauf kommt es durch Knorpelauflösung zur Verschmälerung des Gelenkspalts sowie zu einer Atrophie der am Gelenk beteiligten Knochen (bandförmige oder diffuse gelenknahe Knochenentkalkungen). Im Stadium der Destruktion entstehen schließlich Knochendeformierungen mit Usuren, subchondralen Zysten und Dislokation der Gelenkpartner (Subluxation, Luxation, ◘ Abb. 4.49, ◘ Abb. 4.50).

Radiologische **Stadieneinteilung** beim Rheuma:
1. Gelenknahe Weichteilschwellung und Osteoporose, leichte Gelenkspaltverschmälerung
2. Eindeutige Frühveränderung mit Erosionen und Gelenkspaltverschmälerung
3. Mittelgradig destruierende Veränderung mit Erosionen und Gelenkspaltverschmälerung
4. Schwere destruierende Veränderung mit Erosionen und Gelenkspaltverschmälerung und Deformierung der gewichtstragenden Gelenke
5. Massive Deformierung der betroffenen Gelenke

▪▪ Therapie

Im **akuten Schub** gibt man Analgetika und Antiphlogistika zur symptomatischen Therapie, sowie systemi-

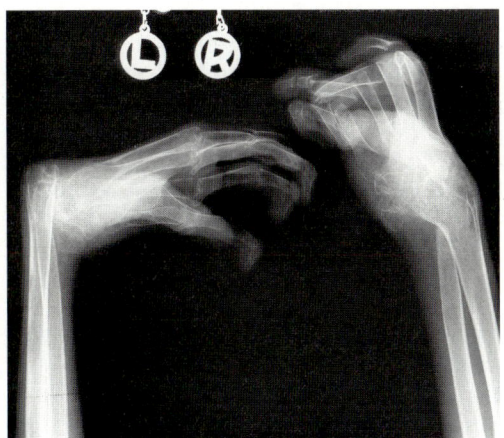

Abb. 4.49 Starke Destruktion mit Luxationsstellung beider Handgelenke bei rheumatischer Arthritis. Die Handwurzelknochen lassen sich nicht mehr differenzieren, sondern sind zu einem sog. Os carpale »verschmolzen«

sche Kortikoide und Basistherapeutika zur Hemmung der Entzündungsreaktion.

Die **Krankengymnastik** richtet sich nach Beschwerden und Stadium:

- Zur **Schmerzlinderung** kann sowohl im akuten als auch im chronischen Stadium vorsichtig eine schmerzlindernde Traktion anhaltend oder intermittierend durchgeführt werden.
- Im **Akutstadium**: Lagerung in Gebrauchsstellung zur Kontrakturprophylaxe. Je nach Akzeptanz Eis- oder Wärmepackungen.
- Im **chronischen Stadium**: Aktive bzw. passive Bewegungsübungen bis zur Schmerzgrenze, Bewegungsbad. Dazu Erlernen und Erhalten komplexer Bewegungsabläufe, wie z. B. Treppensteigen, An- und Auskleiden, Ergotherapie usw. zur Erhaltung der Eigenständigkeit.

Zusätzlich ist eine regelrechte Lagerung des Patienten mit Gelenkposition in Funktionsmittelstellung erforderlich, um Hüft- und Kniebeugekontrakturen sowie Spitzfußkontrakturen zu vermeiden. Bei Gelenkdeformierungen und Instabilitäten können orthopädische Hilfsmittel und Schuhe verordnet werden.

Zur **medikamentösen Basistherapie** stehen heutzutage eine Vielzahl unterschiedlicher Medikamente zur Verfügung. Zu den häufig eingesetzten **DMARDs** (disease modifying antirheumatic drugs) gehören Methotrexat, Leflunomid, Salazopyrin, Ciclosporin A, Goldsalze und Cyclophosphamid. Antiinflammatorische Biopharmazeutika (sog. **Biologicals**) haben, durch ihre hohe therapeutische Wirkstärke, die Thera-

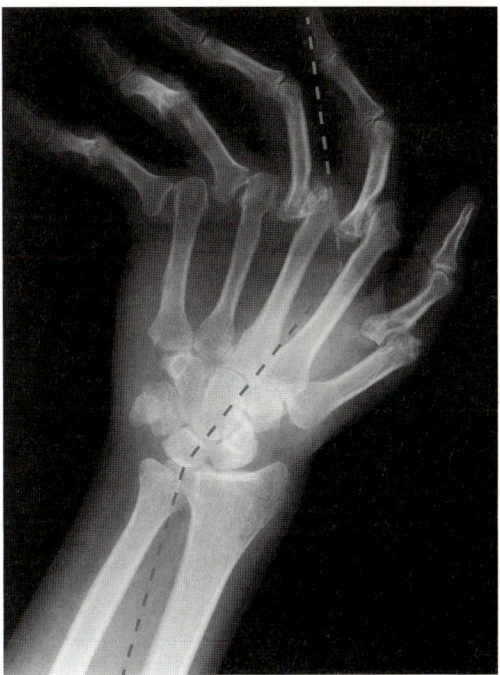

Abb. 4.50 Handübersichtsaufnahme eines Erwachsenen. Starke Destruktionen der Handwurzelknochen. Luxation der Fingergrundgelenke und des Daumengrundgelenks. Ulnardeviation in den Fingergrundgelenken: rheumatische Arthritis. Radialabduktion im Handgelenk und Ulnarabduktion in den Fingergrundgelenken lassen das Bild einer sog. Handskoliose entstehen

pie der rheumatoiden Arthritis in den vergangenen Jahren revolutioniert.

Operativ kommt im **Frühstadium** eine Entfernung der entzündlich erkrankten Gelenkinnenhaut (Frühsynovialektomie) in Frage:

- an den Fingergrundgelenken,
- am Kniegelenk,
- am oberen Sprunggelenk,
- am Schultergelenk,
- am Ellenbogen und
- dem Handgelenk.

Mit diesem Eingriff wird der primäre Manifestationsort der rheumatischen Entzündungen, die Synovialmembran, entfernt. Dementsprechend sind auch **Tendosynovialektomie** an den Sehnenscheiden angeraten.

Im **Stadium der Gelenkdestruktionen** kommen nur noch Gelenkversteifungen (Arthrodesen), Interpositionsplastiken mit Zwischenlagerung von Faszien und Fettgewebe sowie Gelenkersatzoperationen in Frage.

4

Fallbeispiel

Elisabeth Schwanauer, 73 Jahre alt, leidet seit 10 Jahren an Rheuma. Es begann mit Schmerzen und Schwellungen an den Hand- und Fingergelenken, die anfänglich nur morgens auftraten. Händeschütteln tat weh. Jetzt sucht sie den Rheumachirurgen auf, weil sich ihre Finger zunehmend verkrümmen und sie nicht mehr richtig zugreifen kann.

Befund

Der mangelnde Faustschluss wird durch eine Überstreckung in den Mittelgelenken und Beugung in den Endgelenken der Finger verursacht.

Diagnose

Typische Fingerdeformität (s. oben) bei rheumatischer Arthritis.

Therapie

Zunächst Kontrakturbehandlung durch Krankengymnastik und Ergotherapie, ggf. Synovioalektomie. Wenn die Behinderung zunimmt, Gelenkersatz der Mittel- und Grundgelenke durch Endoprothesen.

■■ **Differenzialdiagnose**

Gelenkdistorsion: adäquates Trauma, Verletzungszeichen, normale Blutwerte, Röntgenbild unauffällig.
Bakterielle Entzündung: starke Gelenkschwellung und Schmerzen, Fieber, Punktat trübe, starke BSG-Beschleunigung, Leukozytose.
Aktivierte Arthrose: belastungsabhängige Schmerzen, arthrotische Gelenkdeformierungen im Röntgenbild, Labor negativ, Punktat serös.
Gicht: starker Befall des periartikulären Weichteilgewebes, Harnsäure erhöht, Harnsäurekristalle im Punktat.
Pseudogicht: röntgenologisch Verkalkungen im Knorpel und in den Menisken durch Pyrophosphatkristallablagerungen.
Begleitarthritis bei Hepatitis, Röteln, Mumps, Windpocken, Scharlach, Typhus, Tuberkulose, Grippe, Morbus Crohn, Colitis ulcerosa, Yersinien-Enteritis.

4.6.3 Sonstige Formen der abakteriellen Gelenkentzündung und Arthropathien

Gicht (Arthritis urica, Uratarthropathie)

┌─ **Gicht** ─
Reizerscheinungen im Gelenk sowie im periartikulären Gewebe durch Urateinlagerungen.

■■ **Ätiopathogenese**

Der **primären Gicht** liegt eine erbliche Stoffwechselstörung mit einer Erhöhung der Harnsäurekonzentration im Serum zugrunde. Sie kommt fast ausschließlich bei Männern vor.

Die **sekundäre Gicht** beruht auf einem Überangebot an Purinen oder auf einer Niereninsuffizienz mit mangelnder Ausscheidung. Auslöser ist häufig eine üppige Mahlzeit verbunden mit Alkohol. Es kommt zu Uratablagerungen im bradytrophen Gewebe des Knorpels, Knochens, der Gelenkkapseln, Bänder und Sehnen. Hauptmanifestationsort ist die Umgebung des Großzehengrundgelenks (► Übersicht 4.38). Den Gichtanfall im Großzehengrundgelenk bezeichnet man nach Hippokrates als **Podagra**.

┌─ **Übersicht 4.38 Bevorzugte Manifestationsorte der Gicht** ─
- Großzehengrundgelenk
- Handwurzel
- Kniegelenk
- Daumengrundgelenk
- Oberes Sprunggelenk
- Fingergelenke

■■ **Klinik**

Man unterscheidet 4 verschiedene Erscheinungsformen:
- **Asymptomatische Hyperurikämie**: latentes Stadium ohne klinische Erscheinungen. Die Erkrankung wird zufällig entdeckt.
- **Akuter Gichtanfall**: Antwort der Synovialmembran auf das Ausfällen von Uratkristallen im Gelenkinnenraum. Es kommt zu einer starken Gelenkreaktion mit erheblicher Schwellung, Ergussbildung mit Entzündungszeichen (Leukozytose) und vor allem Schmerzen. Der Gelenkerguss ist serös und enthält oft Harnsäurekristalle, die sich im Punktat histologisch nachweisen lassen. Der akute Gichtanfall gehört neben der eitrigen Arthritis zu den stärksten Schmerzzuständen am Gelenk. Beginn meistens nachts

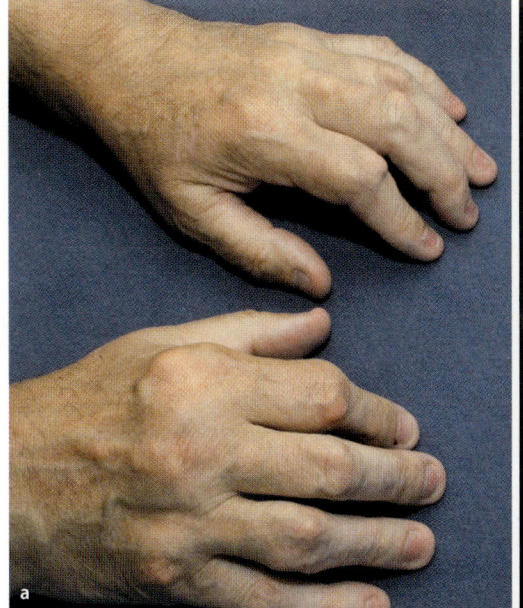
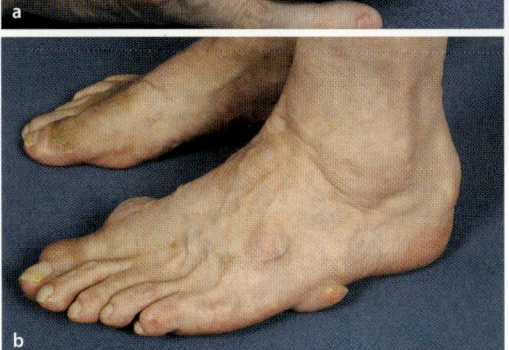
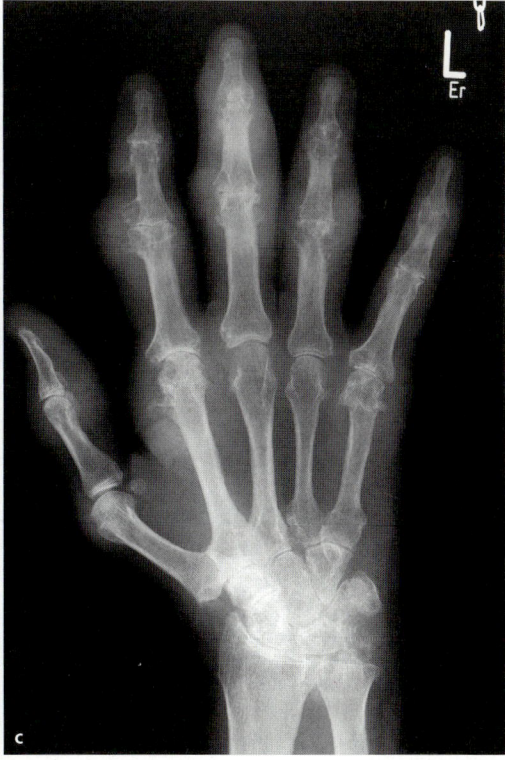

Abb. 4.51 a, b Typische Gichtknoten durch Uratkristallablagerung im Gelenkbereich bzw. an knöchern prominenten Stellen der Fingergelenke, an Großzehe und MTP V-Basis. **c** Das Röntgenbild zeigt die knöchernen Usuren

oder frühmorgens. Auslöser ist oftmals ein üppiges Festmahl.

- **Interkritische Phase:** Symptomfreies Intervall zwischen 2 Gichtanfällen. Die pathologisch-anatomischen Veränderungen schreiten fort, ohne dass wesentliche klinische Erscheinungen bestehen.
- **Chronische Gicht:** Nach längerem Bestehen kommt es zu Gewebeumwandlungen in der Umgebung der Uratkristalle mit Entwicklung von Gichttophi, z. B. auch am Ohr.

■■ Diagnostik

Die Diagnose ist gesichert, wenn von folgenden 4 Kriterien mindestens 2 vorhanden sind:

- Typischer Gelenkschmerz
- Hyperurikämie
- Tophi

- Nachweis von Harnsäurekristallen im Gewebe oder in der Gelenkflüssigkeit.

> **Gichtpräparate in Alkohol asservieren, nicht in Formalin, sonst lösen sich die Kristalle auf.**

■■ Röntgen

Nach längerem Bestehen bilden sich rundliche, scharf begrenzte osteolytische Defekte (**Usuren, Stanzdefekte**) in Gelenknähe des Knochens. Die Harnsäurekristalle selbst sind röntgenologisch nicht sichtbar (◘ Abb. 4.51).

■■ Therapie

Dauerbehandlung mit purinarmer Diät. Purine als Grundstoff der Harnsäurekristalle befinden sich als Baustein der Nukleinsäuren vor allem in den Zellker-

4

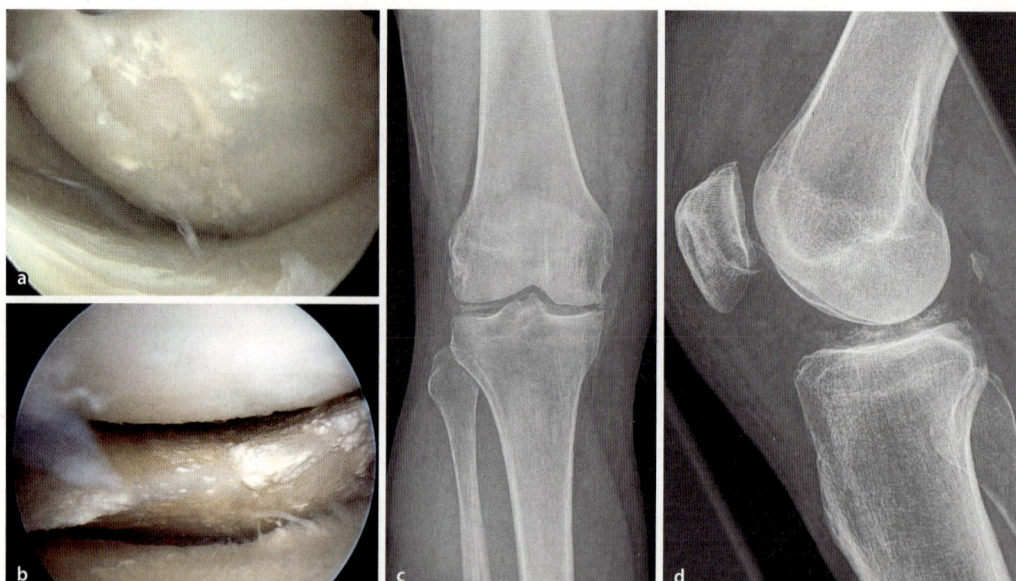

Abb. 4.52 a–d Kalziumpyrophosphat-Kristalle im **a** Gelenkknorpel, **b** am Meniskus aufgelagert. **c, d** Korrespondierende Röntgenbilder mit Kalkdarstellung am Meniskus

nen. Deswegen sollte besonders der Verzehr von Innereien und dunklem Fleisch vermieden werden. Des Weiteren ist Alkohol zu meiden, da die renale Elimination der Harnsäure gehemmt wird und vor allem Bier purinhaltig ist. Medikamentös stehen Urikostatika (z. B. Allopurinol 200–400 mg täglich) und Urikosurika zur Verfügung.

Die Therapie des **akuten Gichtanfalls** erfolgt mit nichtsteroidalen Antirheumatika, ggf. Kortikoiden und Colchizin 1 mg (max. Einzeldosis 2 mg, max. Tagesdosis 6 mg).

Pyrophosphatgicht (Pseudogicht, Chondrokalzinose)

┌─ Pyrophosphatgicht ──────────────────
│ Gelenkreizung durch Einlagerung von
│ Kalziumpyrophosphatkristallen.
└──────────────────────────────────────

▪▪ Ätiopathogenese

Die aus dem Intermediärstoffwechsel stammenden Pyrophosphate sammeln sich im Gelenk und im Knorpel. Betroffen sind große Gelenke, meist das Kniegelenk.

▪▪ Klinik

Akuter Gelenkschmerz, der allerdings nicht so stark ist wie beim Gichtanfall. Häufig sind mehrere Gelenke gleichzeitig betroffen.

▪▪ Diagnostik

Nachweis der Kalziumpyrophosphatkristalle (Abb. 4.52) im Gelenkpunktat sichert die Diagnose. Die Kristalle werden mit Hilfe des Polarisationsmikroskops nachgewiesen.

> Das abgelagerte Kalziumpyrophosphat ist im Röntgenbild sichtbar (Meniskusknorpeldarstellung).

▪▪ Therapie

Symptomatisch mit Antiphlogistika.

Arthritis bei Morbus Reiter

┌─ Arthritis bei Morbus Reiter[17] ─────
│ Mit Konjunktivitis und Urethritis einhergehende
│ Mono- oder Oligoarthritis der großen Gelenke aus
│ dem rheumatischen Formenkreis.
└──────────────────────────────────────

▪▪ Ätiopathogenese

Es handelt sich um eine rheumatische Entzündung ähnlich der chronischen Polyarthritis, jedoch mit anderer klinischer Manifestation. Häufig steht am Anfang eine Urethritis als Initialinfektion. Die seltene Erkrankung trifft hauptsächlich Männer zwischen dem 20. und 40. Lebensjahr.

17 Hans Reiter, Hygieniker, Berlin (1881–1969)

Klinik, Diagnostik

Es erkranken vorwiegend die großen Gelenke der unteren Extremitäten und die Kreuzdarmbeingelenke. Dazu kommen Entzündungen der Achillessehne und der Plantarfaszie.

Häufig sind begleitende Konjunktivitis, Iridozyklitis und Urethritis. Die Rheumatests sind weitgehend negativ. Der Röntgenbefund entspricht den Anfangsstadien der rheumatischen Arthritis.

Therapie

Antiphlogistika, im akuten Anfall und bei Iridozyklitis vorübergehend Steroide.

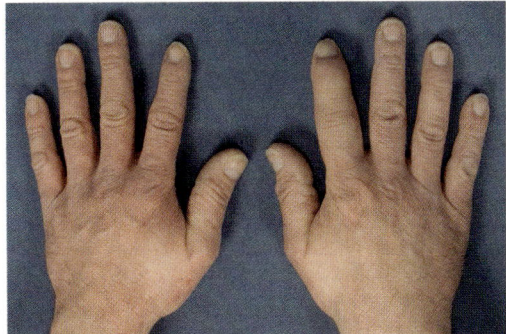

Abb. 4.53 Schwellung im Bereich des distalen und proximalen Interphalangealgelenk am 2. Finger rechts im Rahmen einer Psoriasisarthritis (sog. Wurstfinger)

Arthritis psoriatica

Ätiopathogenese

Im Rahmen der Psoriasis (Schuppenflechte) kann es auch zum Gelenkbefall kommen, und zwar sowohl vor als auch nach Auftreten der Hauterscheinungen.

Klinik, Therapie

Bei Fingerbefall sind entweder die DIP-Gelenke (distale Interphalangealgelenke) als **Transversaltyp** oder alle Fingergelenke als **Axialtyp** betroffen. Letztere heißen auch wegen ihres Gesamtbefalls »Wurstfinger« (Abb. 4.53). Die Erscheinungen sind ähnlich wie bei der rheumatischen Arthritis, nur können hier primär auch große Gelenke befallen sein. Die Behandlung ist symptomatisch.

Arthritis bei Morbus Bechterew

Klinik

Beim Morbus Bechterew (Spondylarthritis ancylopoetica) kann es neben den Veränderungen an den Gelenken der Wirbelsäule auch zu Entzündungen der großen Gelenke und Kreuzdarmbeinfugen kommen. Des Weiteren kommt es zu Entzündungen des Bandapparats der Wirbelsäule, der dann zunehmend verknöchert.

> Manchmal ist eine Monarthritis, im Knie-, Hüft- oder Sprunggelenk, eine ISG-Symptomatik oder ein Fersenschmerz das 1. Symptom eines M. Bechterew.

Die Gelenkerscheinungen entsprechen pathologisch, anatomisch und klinisch denen der chronischen Polyarthritis.

Diagnostik, Therapie

Diagnosesicherung erfolgt durch genaue klinische Untersuchung (WS-Beweglichkeit, Atembreite) sowie durch eine Röntgenaufnahme der Kreuzdarmbeinfugen. Krankengymnastische Übungsbehandlungen sind neben der medikamentösen Therapie eine wichtige Säule in der Behandlung des Morbus Bechterew. Ziel ist es die Beweglichkeit der Wirbelsäule zu fördern und einer Verknöcherung in kyphotischer Stellung entgegen zu wirken.

Begleitarthrltis (Rheumatoid, Arthritis fugax, transitorische Arthritis)

--- Begleitarthritis ---

Flüchtige begleitende (sympathische) Arthritis bei und nach allgemeinen Infektionskrankheiten.

Ätiopathogenese

Durch allergisch hyperergische Reaktionen der Synovialmembran, wahrscheinlich aufgrund einer im Rahmen der Infektionskrankheit vorkommenden pathologischen Zusammensetzung der Gelenkflüssigkeit, kommt es zu einer unspezifischen Reaktion, die spontan wieder abklingt. Wird beobachtet bei

- Grippe,
- Hepatitis,
- Röteln,
- Mumps,
- Windpocken,
- Scharlach,
- Typhus,
- Tuberkulose,
- Morbus Crohn,
- Colitis ulcerosa,
- Enteritiden, z. B. Yersinien.

Klinik

Schwellungen, Schmerzen, Bewegungseinschränkungen betreffen vorwiegend die großen Gelenke (Hüft-, Knie-, Sprunggelenk). Sie klingen spontan wieder ab. Kinder sind häufig nach banalen Infekten betroffen.

4

❯ **Die Begleitarthritis stellt die wichtigste Diffe-renzialdiagnose zum M. Perthes (▶ Abschn. 10.3.4) dar.**

■ ■ **Therapie**

Symptomatisches Vorgehen mit Kühlung und vorüber-gehender Entlastung (strenger Gehstützengebrauch) oder Ruhigstellung, da der Erguss zur Knorpelerwei-chung führt. Wegen der Spontanheilung ist keine wei-tere Behandlung erforderlich.

❯ **Die Prognose der Begleitarthritis ist gut.**

■ **Enteropathische Spondylarthritis**
■ ■ **Ätiopathogenese**

Die Begleitarthritis bei M. Crohn und Colitis ulcerosa sowie M. Whippel betrifft vorwiegend das Knie-, Sprung- und Ellenbogengelenk. Außerdem kann es zum Befall der Kreuzdarmbeingelenke mit einer Sak-roiliitis und der Wirbelgelenke wie beim M. Bechterew kommen.

■ ■ **Therapie**

Mit der Behandlung der Darmerkrankung bilden sich auch die Entzündungszeichen an den Gelenken zu-rück.

Blutergelenk

Durch die häufigen Blutergüsse kommt es zu einer fibrösen Verschwartung der Gelenkkapsel und der Gelenkinnenhaut. Die Hämatome werden teilweise organisiert und führen zu Verklebungen der Gelenkin-nenhaut. So entstehen Fehlstellungen, Kontrakturen und erhebliche Bewegungseinschränkungen, die oft nur operativ unter entsprechendem Blutgerinnungs-schutz beseitigt werden können.

Neuropathische Gelenkleiden

Die neuropathischen Gelenkleiden, z. B. Tabes dor-salis, gehen mit starken Zerstörungen der großen Ge-lenke an den unteren Extremitäten einher. Mangelnde Kontrolle bei der Gelenkführung und Schmerzlosig-keit sowie trophische Störungen durch das Ur-sprungsleiden in der betroffenen Extremität lassen erhebliche Form- und Funktionsstörungen entstehen. Die Instabilität der Gelenke, besonders am Kniege-lenk, erfordert orthopädische Apparate zur Schie-nung der Gelenke oder bei älteren Patienten Endo-prothesen.

4.6.4 Arthrosen (Arthrosis deformans, Gelenkverschleiß, degenerative Gelenkerkrankungen)

┌─ **Arthrosen** ─────────────────────────────
│ Degeneratives Gelenkleiden durch ein Missver-
│ hältnis zwischen Belastung und Belastbarkeit des
│ Gelenkknorpels.
└──

■ ■ **Ätiopathogenese**

Die Arthrose beruht ihrem Wesen nach auf einer Überbeanspruchung. Die Ursache kann auf der biolo-gischen oder mechanischen Seite liegen. Man unter-scheidet **primäre** (anlagebedingte) und **sekundäre** Arthrosen. Der Verlauf der Knorpeldegeneration ist unabhängig von der Ursache uniform gleich. Es kommt zu Veränderungen der Knorpelgrundsubstanz mit Demaskierung von kollagenen Fasern. Die aus Knorpelauffaserungen herausgelösten Knorpelparti-kel (**Detritus**) gelangen in die Gelenkflüssigkeit und führen zu einer Detritussynovialitis mit Gelenkkapsel-reizung in Form von Schwellung und Überwärmung. Bei dünnerem Gelenkknorpel kommt es zu vermehr-tem Belastungsdruck auf den Knochen, der mit Skle-rosierung (subchondral) und Osteophyten zur Ver-größerung der Belastungsfläche reagiert.

❯ **Die Ursache der primären Arthrosen ist noch nicht bekannt (deswegen auch idiopathisch).**

Bei den **sekundären** Arthrosen kennt man die Ur-sache: In den meisten Fällen handelt es sich um erwor-bene Gelenkdeformitäten, die über eine Fehlbelastung des Knorpels zur Arthrosis deformans führen.

┌─ **Präarthrotische Deformitäten** ──────────────
│ Form- und Funktionsstörungen eines Gelenks
│ oder dessen Umgebung, die zur Arthrose führen.
└──

Dazu zählen z. B. Frakturen unter Gelenkbeteiligung, Fehlbelastung bestimmter Knorpelteile bei Achsenab-weichungen der gelenknahen Knochenabschnitte, Formveränderungen der Gelenkflächen oder der knö-chernen Gelenkkörper nach Erkrankungen, z. B. Po-lyarthritis, aseptische Knochennekrose (M. Perthes).

■ ■ **Klinik**

Die Symptome sind durch einen schleichenden Beginn und wechselnden Verlauf (symptomatisch vs. asymp-tomatische/symptomarme Phasen) gekennzeichnet. Die Beschwerden sind positions- und belastungsab-hängig.

⊙ **Wegen des mechanischen und lokalen Charakters der Erkrankung kommen Allgemeinreaktionen, wie z. B. pathologische Laborwerte, erhöhte Temperatur u. ä. nicht vor.**

⊙ **Es besteht die Gefahr, dass die Indikation zur Endoprothese zu leichtfertig und damit zu früh gestellt wird.**

■■ **Prävention, Therapie**

Die **Prävention** ist in erster Linie darauf ausgerichtet, präarthrotische Deformitäten zu beseitigen (X- und O-Bein-Korrekturen, Gelenkflächenbegradigungen, Stellung der Frakturfragmente), sodass keine Inkongruenz der Gelenkflächen verbleibt. Ferner gehört zur Prävention die Vermeidung von statisch-dynamischer Belastung, die zu weiterem Knorpelabrieb führen könnte.

Eine **kausale Therapie** ist nicht bekannt. Man kann nur symptomatisch behandeln, konservativ mit Packungen, Einreibungen, Wärmeapplikation im reizarmen Zustand, Kälteanwendungen bei Reizung, intraartikulären Injektionen; Kortison reduziert zwar vorübergehend den arthrotischen Reizzustand durch den antiinflammatorischen Effekt auf die Schleimhaut, hat aber auf das eigentliche Leiden keinen Einfluss und kann zu Knorpelschäden führen.

Krankengymnastik/Physiotherapie Ziel ist es, die Beweglichkeit des Gelenkes zu erhalten bzw. zu verbessern. Verkürzte Muskeln müssen intensiv unter Entlastung der betroffenen Gelenkfläche gedehnt werden. Das Gelenk selbst kann durch Traktion entlastet oder durch manualtherapeutische Techniken mobilisiert werden.

Schmerzhaft verspannte Muskelstrukturen werden durch Weichteiltechniken wie z. B. Friktionen bzw. Querdehnung behandelt. Wichtig ist, dass durch intensive aktive und passive Bewegungsübungen das Bewegungsausmaß erhalten bleibt. Ergänzend können Bewegungsübungen im Thermalbad, Schulung von Alltagsbewegungen (z. B. Gang), Selbsthilfetraining durchgeführt werden. Aufklärung und Verhaltenstraining zur Vermeidung schmerzauslösender Haltungen erfolgt in der Knie-, Schulter-, Rückenschule. Der Patient muss selbst die Muskelkräftigung trainieren. Das Motto heißt: »Viel Bewegung, wenig Belastung.«

Operation In letzter Zeit hat die operative Behandlung der Arthrose immer größere Bedeutung erlangt. Es werden durchgeführt:
- Synovialektomien bei chronisch rezidivierenden Synovialitiden mit Gelenkergüssen,
- Umstellungsosteotomien zur Herstellung normaler Achsenverhältnisse am arthrotisch deformierten Gelenk,
- Gelenkresektionen mit Ersatz der zerstörten Gelenkflächen durch Endoprothesen.

4.6.5 Polyarthrose ◀ !

> **Polyarthrose**
>
> Generalisierte Arthrosis deformans vorwiegend der großen Gelenke, aber auch der kleinen Gelenke, aufgrund einer Minderwertigkeit des Gelenkknorpels.

Es sind in erster Linie die statisch mehr beanspruchten Gelenke der unteren Extremitäten betroffen (Hüft-, Knie- und Fußgelenke).

Heberden-Arthrose (Arthrose der DIP-Gelenke)

> **Heberden-Arthrose**
>
> Form der Arthrose, die besonders bei Frauen in der Menopause auftritt und mit knotenförmigen Auftreibungen der Fingerendgelenke, verbunden mit einer Arthrosis deformans der angrenzenden Gelenke einhergeht.

■■ **Therapie**

Das harmlose Leiden bedarf in der Regel keiner Behandlung, allenfalls symptomatischer Maßnahmen. Nur in Extremfällen kann eine DIP-Arthrodese indiziert sein (◘ Abb. 4.54).

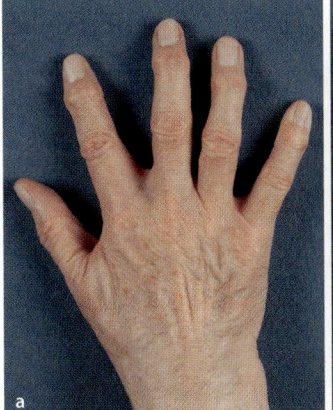
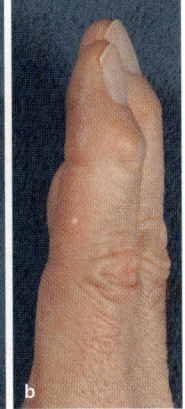

◘ **Abb. 4.54 a, b** Deformierung des Endgelenks mit knötchenförmigen Vorwölbungen an den Fingerendgelenken: Heberden-Arthrose. Durch die Arthrose kann das Endgelenk nicht mehr voll gestreckt werden. Die DIP stehen in Beugestellung

▪▪ Differenzialdiagnose

Beteiligung der DIP-Gelenke im Rahmen der Psoriasisarthritis.

4.6.6 Gelenkschädigung durch Immobilisation und Inaktivität

Gelenkknorpel, Gleitgewebe und Verschiebeschichten leben von der Bewegung, d. h. nur durch regelmäßige Bewegung ist eine Durchsaftung dieser Gewebe mit Gelenkflüssigkeit bzw. Lymphe gewährleistet. Immobilisation und Inaktivität mindern den Gewebefluss und reduzieren die Diffusionsvorgänge und mindern damit die Stoffwechselaktivität. Durch aktive Betätigung der Muskeln wird außerdem die Blutzirkulation angeregt (sog. Muskelpumpe), mit Abtransport des venösen Blutes gegen die Schwerkraft.

Die therapeutische Konsequenz besteht darin, dass längere Immobilisationszeiten, wie etwa im Gipsverband, möglichst zu vermeiden sind. Auch wenn die Immobilisation, z. B. bei Frakturen im Gipsverband, erforderlich ist, kann der Patient durch die Krankengymnastik angehalten werden, die Muskeln isometrisch, d. h. ohne die Extremität zu bewegen (iso = gleich, metrisch = Strecke), anzuspannen.

> **Ein Immobilisationsschaden betrifft sowohl den Knochen (Demineralisation, Änderung der Bruchfestigkeit) als auch den Muskel (Hypotrophie), die Sehnen (Degeneration, Verminderung der Rissfestigkeit) und den Knorpel (verminderte Widerstandsfähigkeit, Arthrose).**

4.7 Neurogene Erkrankungen mit Auswirkungen auf die Bewegungsorgane

Einleitung

Die Erkrankungen sind aus der Neurologie und Pädiatrie bekannt. Wichtig sind die verschiedenen Kontrakturen und ihre Behandlungsmöglichkeiten: Jedes Mal Krankengymnastik! Operationen, vorwiegend mit Verpflanzungen, Verlängerungen oder Durchschneidungen von Sehnen, stehen erst an 2. Stelle. Auch heute ist Polio in Prüfungen noch gefragt, weil immer wieder Erkrankungsfälle auftreten und Patienten, die vor 1960 erkrankt sind, als es noch keine Impfung gab, sich mit Folgeerscheinungen in dauernder orthopädischer Behandlung befinden.

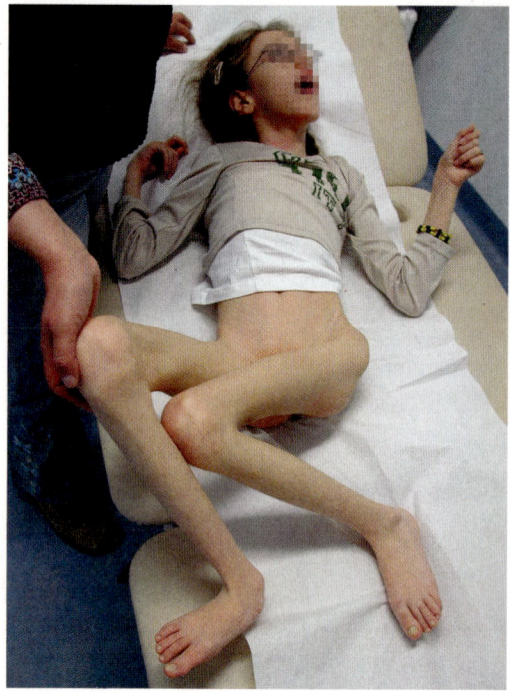

▫ Abb. 4.55 Infantile Zerebralparese mit Beugekontrakturen beider Hüft- und Kniegelenke

4.7.1 Infantile Zerebralparese (ICP, spastische Kinderlähmung, frühkindlicher Hirnschaden)

> **Infantile Zerebralparese**
>
> Störung des Muskeltonus und der Muskelkoordination durch Schädigung des zentralen Nervensystems im Kindesalter.

▪▪ Ätiopathogenese

Ursache ist ein Sauerstoffmangel des kindlichen Gehirns in der perinatalen Phase oder später im Rahmen entzündlicher oder traumatischer Hirnschädigungen (Enzephalitis, Meningitis, Schädelhirntrauma). Es entstehen spastische Lähmungen der willkürlichen Bewegungen. Der Muskeltonus ist entweder gesteigert oder abgeschwächt. Durch Eigeninnervation kommt es zu heftigen überschießenden Muskelkontraktionen mit bestimmten Bewegungsmustern (▫ Abb. 4.55).

▪▪ Klinik

Die Tonuserhöhung spürt man beim passiven Durchbewegen der betroffenen Extremität als einen stufenweise sich lösenden und wieder auftretenden Widerstand (**Zahnradphänomen**). Meistens handelt es sich um einen Befall aller 4 Extremitäten (Tetraplegie; Hemiplegie: halbseitiger Befall; Diplegie und Paraplegie: Befall beider Arme oder beider Beine).

Durch die gestörte Koordination der Willkürbewegung und des Muskeltonus entstehen Hyperkinesien, Zwangsbewegungen. Das Überwiegen bestimmter Muskelgruppen (meist Beuger) führt zu Kontrakturen der betroffenen Gelenke (Hüftbeugeadduktions-, Kniebeuge-, Spitzfuß-, Ellenbogenbeuge- und Pronationskontraktur, ▶ Übersicht 4.39).

> **Übersicht 4.39 ICP-Kontrakturen**
>
> - Hüftbeugeadduktionskontraktur
> - Innenrotationskontraktur
> - Kniebeugekontraktur
> - Fußspitzkontraktur
> - Ellenbogenbeugekontraktur
> - Unterarmpronationskontraktur
> - Handgelenkbeugekontraktur

Bei längerem Bestehen kommt es zum Schiefwachsen der Knochen (Coxa valga) sowie zu Kapsel- und Sehnenschrumpfungen (Achillessehnenverkürzung, Hüftluxation, Skoliose, Klumpfuß, ▶ Übersicht 4.40).

> **Übersicht 4.40 Orthopädische Folgekrankheiten bei ICP**
>
> - Skoliose
> - Coxa valga
> - Hüftluxation
> - Spitzfuß
> - Klumpfuß

Folgende **Reflexe** sind nach dem 6. Monat nicht mehr normal:
- **Moro-Reflex**: Kind in Rückenlage, kurzer Schlag auf die Unterlage (Erschütterung): Kind streckt Arme, bewegt Kopf.
- **Asymmetrisch tonischer Nackenreflex (ATNR):** Kind in Rückenlage, Kopfdrehung: Armstreckung auf der Gesichtsseite, Armbeugung auf der anderen.
- **Fehlende Sprungbereitschaft:** Wird das Kind mit dem Gesicht nach unten einer Unterlage genähert, streckt es die Arme zur Landung. Diese Reaktion fehlt bei den erkrankten Kindern.

Je nachdem, welche Zentren im Nervensystem geschädigt sind, entstehen:
- Spastische Zustände mit vermehrtem Muskeltonus und Reflexsteigerung
- Hypotone Zustände mit abnormer Schlaffheit
- Athetosen mit unkontrollierten bizarren Zwangsbewegungen der Mimik und Extremitätenmotorik
- Ataxien mit Koordinationsstörungen, v. a. beim Gehen

Mischformen sind häufig.

▪▪ Diagnostik

Verdachtsmomente für eine ICP beim Säugling sind Atem-, Saug- und Trinkschwäche, Bewegungsarmut oder wurmförmige Bewegungen (Athetosen). Die Diagnose wird erhärtet durch abnormes Reflexverhalten, mangelhafte Kopfkontrolle, fest geschlossene Fäuste mit eingeschlagenem Daumen, allgemeine motorische Retardierung mit verspätetem Sitzen, Stehen und Gehen.

▪▪ Therapie

In erster Linie konservativ. Sie besteht in spezieller Krankengymnastik auf neurophysiologischer Basis, z. B.:
- **Krankengymnastik nach Vojta**: Übungen aus vorgegebenen Ausgangsstellungen erleichtern das Einüben bis dahin nicht gekonnter Bewegungsabläufe durch Bahnung physiologischer Bewegungsmuster. Zur Auslösung werden bestimmte Stellungen und Druckpunkte genutzt.
- **Krankengymnastik nach Bobath**: Pathologischer Tonus und abnorme Bewegungen werden durch äußere Stimulation und Bahnung koordinierter Bewegungsabläufe abgebaut. Pathologische Reflexe werden gehemmt, Voraussetzungen für normale und koordinierte Bewegungsabläufe werden damit geschaffen.

Ergänzung der Krankengymnastik durch gezieltes Spiel und durch Bastelaufgaben bei der **Ergotherapie**. Kontrakturen werden durch Lagerungen, aktive oder passive Bewegungsübungen und Schienen behandelt (s. oben). Weitere Möglichkeiten sind: Quengel- und Umstellgipsverbände (weniger gebräuchlich; Mit diesen Spezialgipsen wird das Gelenk aufgedehnt) und operative Maßnahmen, z. B. Sehnenverlängerungen, Muskelverpflanzungen. Bei dem sehr häufigen Spasmus der Adduktoren durchtrennt man deren Sehnen in der Leiste.

4

4.7.2 Querschnittslähmungen

▪▪ Ätiopathogenese

Durch Ausfall der Innervation der Skelettmuskulatur kommt es zu schwerwiegenden Folgen: Funktionsausfall, Kontrakturen, trophische Störungen.

Im akuten Schockstadium (Trauma, Blutung, Tumor, Entzündung als Ursache) kommt es erst zu einer schlaffen Lähmung. Bei kompletter Querschnittslähmung liegen neben der Lähmung zunächst folgende Symptome vor: Areflexie, Anästhesie, Verlust der Vasomotorik, Blasen- und Mastdarmlähmung. Später setzt dann eine Tonuserhöhung mit Spastik und Kontrakturen ein.

▪▪ Therapie

Die Rehabilitation bei Querschnittsgelähmten beruht in erster Linie auf **Krankengymnastik** mit Durchbewegen der gelähmten Gliedmaßen. Daneben sind zur Kontrakturprophylaxe die korrekte Lagerung, zur Verhütung von Druckstellen die Hautpflege von Bedeutung. Wichtig ist das Auftrainieren der funktionsfähigen Muskeln und das Einüben kompensatorischer Bewegungsabläufe, z. B. für die oberen Extremitäten.

Sind noch Muskeln funktionsfähig, z. B. bei tiefen thorakalen und lumbalen Querschnittslähmungen, können die Betroffenen durch Apparate und Schienen zum Stehen und Gehen gebracht werden. Die Beine werden durch orthopädische Apparate und Schienen soweit stabilisiert, dass sich die Patienten fortbewegen können.

> ❯ **Paraplegiker, die mit Schienenapparaten versorgt sind, lernen den Stützengang unter krankengymnastischer Anleitung. Bei ihnen kann der Aktionsradius durch einen Rollstuhl erweitert werden.**

Die operativen Eingriffe an den gelähmten Extremitäten beschränken sich auf die Beseitigung von Kontrakturen.

4.7.3 Spina bifida (Meningomyelozelen, MMC; dorsale Dysraphie, Rhachischisis posterior)

┌─ **Spina bifida** ─────────────────────┐
│ Angeborene Entwicklungsstörung als Spalt in │
│ Wirbel und Rückenmark mit partieller oder totaler │
│ Querschnittslähmung. │
└────────────────────────────────────┘

▪▪ Ätiopathogenese

Die Ursache liegt in einer Schädigung des Rumpforganisators während der Neurulation (Umbildung des Neuralrohrs). Von der klinisch asymptomatischen Störung des Bogenschlusses bei S1 (Spina bifida occulta) bis zur kompletten Rückenmarkfehlbildung mit vollständiger Querschnittslähmung gibt es alle Übergänge. Am häufigsten ist ein inkompletter Spalt mit lumbaler Lokalisation einer Meningomyelozele (MMC). Dabei sind Meningen und Rückenmark betroffen. Sie quellen hernienartig aus der Bogenspalte hervor und müssen sofort nach der Geburt operiert werden, weil sonst eine Meningitis eintritt.

▪▪ Klinik

Die MMC im Lumbalbereich ist mit schlaffen Lähmungen der Beine, des Beckenbodens, der Sphinkteren der Blase und des Mastdarms sowie schweren Störungen der Sensibilität und Trophik verbunden. Je nachdem, welche Muskeln gelähmt oder erhalten sind, entstehen Hacken-, Klump-, Spitz-, Schaukelfüße, Beugekontrakturen der Hüft- und Kniegelenke.

Bei vielen Kindern besteht gleichzeitig ein Hydrozephalus, der bei mangelnder Versorgung ebenfalls zentrale Lähmungen entstehen lassen kann.

▪▪ Therapie

Im Vordergrund steht die Krankengymnastik zur Aufschulung der verbliebenen Muskulatur, aktive und passive Bewegungsübungen, Lagerung und Kontrakturprophylaxe. Schienen und Apparate dienen zur Stabilisierung der gelähmten Beine. Mit Operationen kann man bereits entstandene Kontrakturen beseitigen, z. B.

- Achillessehnenverlängerung zur Beseitigung einer Spitzfußkontraktur,
- Kniebeugesehnenverlängerung bei Kniebeugekontraktur.

4.7.4 Poliomyelitis (spinale Kinderlähmung, Poliomyelitis anterior acuta)

┌─ **Poliomyelitis** ─────────────────────┐
│ Virusinfektion des Rückenmarks mit verbleibender schlaffer Lähmung verschiedener Muskelgruppen. │
└────────────────────────────────────┘

▪▪ Ätiopathogenese

Die infektiöse Erkrankung der Vorderhörner des Rückenmarks führt zur schlaffen Lähmung. Initial ist das Ausmaß der Lähmung wegen des Ödems der angrenzenden Rückenmarkanteile größer. Mit Rückgang des Ödems werden die betroffenen Muskeln und Nerven

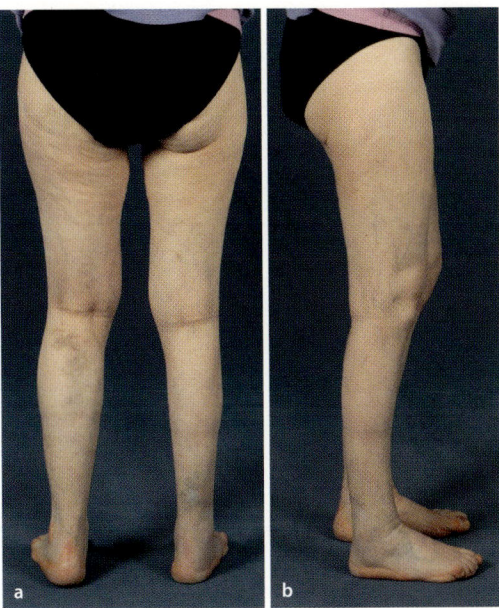

Abb. 4.56 a, b Poliomyelitis im Endstadium mit Verkürzung und Hypotrophie des rechten Beines, v. a. im Unterschenkel

teilweise wieder funktionsfähig. Die gelähmten Muskeln atrophieren und verlieren ihre Kontraktionsfähigkeit. Die Antagonisten überwiegen, es entstehen Kontrakturen.

▪▪ Klinik

Die akute Erkrankung zeichnet sich durch 4 Stadien aus:

- **Prodromalstadium** (präparalytisches Stadium): Fieber, uncharakteristische Allgemeinerscheinungen
- **Paralytisches Stadium:** meningeale Reizzustände, Lähmungen, Muskelschmerzen, Temperaturabfall
- **Reparationsstadium:** ödembedingte Lähmungen bilden sich zurück (2 Jahre)
- **Endstadium:** Kontrakturen, Wachstumsstörungen mit Extremitätenverkürzung (▪ Abb. 4.56), strukturelle Skoliosen, Wackelgelenke (besonders am Knie), Druckgeschwüre exponierter Extremitätenabschnitte

▪▪ Differenzialdiagnose

MMC, progressive Muskeldystrophie.

▪▪ Therapie

Nach Beendigung der Infektiosität der Erkrankung (6–8 Wochen) beginnt der orthopädische Teil der Be-

handlung. Lokalisation der bleibenden Lähmungen: Tibialis anterior (Spitzfuß), Quadrizeps (Kniebeugekontraktur), Glutäen (Hohlkreuz, Beckenkippung nach vorn), Trizeps und Deltoideus (Adduktionskontraktur im Schultergelenk), Rumpfmuskellähmung mit Lähmungsskoliose, Genu recurvatum mit zunehmendem Wackelknie. Kontrakturprophylaxe durch die richtige Lagerung. Für die Beurteilung der Lähmung ist die elektrische Untersuchung mit Bestimmung der Schädigung des 2. Motoneurons entscheidend.

Bei Restlähmungen sind häufig Operationen erforderlich, z. B. Sehnenverlängerungen beim Spitzfuß, Sehnenverpflanzungen durch Vereinigung gelähmter und noch funktionstüchtiger Muskeln, Arthrodesen (Gelenkversteifungen, z. B. am Knie- oder Fußgelenk durch Ausfall der das Gelenk stabilisierenden Muskeln als Alternative zum orthopädischen Apparat).

Bei den Apparaten sollte eine Immobilisation des Gelenks vermieden werden. Man kann z. B. einen Bein-Schienen-Schellen-Apparat bei Quadrizepsparese so konstruieren, dass das Scharniergelenk am Knie zum Stehen und Gehen festgestellt und beim Sitzen beweglich gemacht werden kann (sog. Schweizer Sperre).

Da die Erkrankung meistens Kinder betrifft, kommt es auch zum Zurückbleiben des Wachstums der betroffenen Extremität. Ein Beinlängenausgleich oder evtl. eine beinverlängernde Operation ist erforderlich.

Wirbelsäule

5.1 Grundlagen zur Orthopädie der Wirbelsäule – 156
5.1.1 Entwicklung – 156
5.1.2 Untersuchung – 157

5.2 Anlagebedingte Störungen – 160
5.2.1 Haltung – 160
5.2.2 Arkuäre (langbogige) Kyphosen – 161
5.2.3 Anguläre (kurzbogige) Kyphosen – 164
5.2.4 Skoliosen – 164
5.2.5 Fehlbildungen, Variationen und Verletzungen – 169

5.3 Entzündliche Wirbelsäulenerkrankungen – 176
5.3.1 Spondylitis ankylosans (Morbus Bechterew) – 176
5.3.2 Spondylitis, Spondylodiszitis – 179

5.4 Degenerative Wirbelsäulenerkrankungen – 181
5.4.1 Definitionen, Epidemiologie – 181
5.4.2 Bewegungssegment – 182
5.4.3 Bandscheibendegeneration (Diskose) – 182
5.4.4 Zervikalsyndrome – 185
5.4.5 Thorakalsyndrome – 189
5.4.6 Lumbalsyndrome – 190
5.4.7 Postoperative Beschwerden: Postdiskotomiesyndrom
      (PDS, failed back surgery syndrome) – 198
5.4.8 Lumbale Wirbelkanalstenose
      (lumbale Spinalkanalstenose, Lumbalstenose) – 198
5.4.9 Kaudakompressionssyndrom – 200
5.4.10 Hüftlendenstrecksteife – 200

5.5 Tumoren der Wirbelsäule – 200

5.6 Verletzungen der Wirbelsäule – 201
5.6.1 Verletzungen der Halswirbelsäule – 202
5.6.2 Beschleunigungsverletzung der Halswirbelsäule
      (sog. Schleudertrauma) – 205
5.6.3 Verletzungen der Brust- und Lendenwirbelsäule – 206
5.6.4 Spätfolgen nach Wirbelsäulenverletzungen – 210

5.7 Begutachtung – 210

Einleitung

Die Häufigkeit ihrer Erkrankungen und die unmittelbare Nachbarschaft zum zentralen Nervensystem machen die Wirbelsäule (WS) zu einem sehr bedeutenden Organ der Orthopädie. Jeder 2. Patient beim Orthopäden hat ein Wirbelsäulenproblem. Um die Ätiologie und Pathogenese der Wirbelsäulenverkrümmungen und die degenerativen Erkrankungen besser verstehen zu können, ist eine Wiederholung der Entwicklungsgeschichte und der Anatomie des sog. Achsenorgans zu empfehlen. Bei den Wirbelsäulensyndromen gibt es Überschneidungen mit der Neurologie. Dieser Abschnitt sollte auch dort noch einmal nachgelesen werden, allein schon wegen der möglichen Differenzialdiagnosen und Distraktoren der Prüfungsfragen. Die Wirbelsäule ist ein sehr häufig geprüftes Themengebiet in der mündlichen wie schriftlichen Prüfung.

5.1 Grundlagen zur Orthopädie der Wirbelsäule

5.1.1 Entwicklung

In der Entwicklung der Zwischenwirbelabschnitte finden sich bereits erste Ansätze für die beim Menschen relativ früh einsetzenden degenerativen Veränderungen. Als Vorläufer der WS entsteht bei den Vertebraten aus dem Mesoderm ein zelliger Achsenstrang, der Chorda dorsalis genannt wird. Dieser wird im Laufe der Keimentwicklung schon frühzeitig durch knorpelige bzw. knöcherne WS-Bestandteile ersetzt. Während das Zentrum des Wirbelkörpers allmählich verknöchert, entwickelt sich an der Wirbelkörper-Bandscheiben-Grenze die Knorpelplatte mit ihrer knorpeligen Randleiste, aus der später die knöcherne Randleiste hervorgeht. Durch schädliche Umwelteinflüsse kann die Entwicklung der Chorda dorsalis gestört werden, woraus die meisten angeborenen Wirbelsäulenfehlbildungen entstehen.

Das Wachstum des Wirbelkörpers erfolgt von der Proliferationszone der Knorpelplatten her. An der markhöhlenwärts gerichteten Fläche der Knorpelplatten ist eine typische Knorpelwachstums- und Abbauzone ausgebildet, die erst um das 20. Lebensjahr verschwindet. In dem knorpeligen Randleistenring entstehen Knochenkerne, die sich um das 12. Lebensjahr zum knöchernen Randleistenring verbinden. Von da ab beginnt die Verschmelzung der knöchernen Randleiste mit dem Wirbelkörper. Die Randleiste ist für verschiedene Erkrankungen im Wachstumsalter bedeutungsvoll.

> **Juvenile Kyphosen und Skoliosen entstehen durch asymmetrische Kompression des Randleistenanulus.**

Auf der komprimierten Seite bleibt der Wirbelkörper im Wachstum zurück und es entstehen **Keilwirbel**, z. B. Ventralerniedrigung der Brustwirbel bei der Scheuermann-Erkrankung, Seitkantenerniedrigung der Wirbel bei der juvenilen idiopathischen Skoliose.

Von großer Bedeutung für die frühzeitige degenerative WS-Erkrankung beim Menschen ist die besondere Stoffwechselsituation des Bandscheibengewebes. Die Besonderheiten der Stoffaustauschvorgänge im Zwischenwirbelabschnitt des erwachsenen Menschen bestehen darin, dass

- keine Blutgefäße vorhanden sind,
- die Ernährung allein durch Diffusion über lange Wegstrecken und semipermeable Grenzschichten erfolgen muss,
- die Bandscheiben anhaltenden Druckbelastungen ausgesetzt sind.

Unter diesen ungünstigen Bedingungen leiden in erster Linie die Bandscheibenzellen, d. h. Fibroblasten, Knorpel- und Chordazellen. Sie produzieren Grundsubstanz und Fasern von minderer Qualität und Quantität. Es kommt frühzeitig zu Rissbildungen, Zermürbungserscheinungen und Gefügelockerungen. Klinisch entstehen die WS-Syndrome.

■ **Röntgenanatomie des Wirbels**

Der Wirbelkörper ist ein zylindrischer Knochen, der von einer dünnen Kompaktalamelle umgeben wird. Bei seitlicher Projektion stellt sich dieser Zylinder als ein Viereck dar. Bei nur geringer Schrägprojektion bilden sich aus den strichförmigen Deck- und Bodenplatten Ovale. Bei korrekter Aufnahmetechnik weist die ovaläre Darstellung der Deck- und Bodenplatten auf eine Achsabweichung der WS, z. B. Skoliose hin (■ Abb. 5.1).

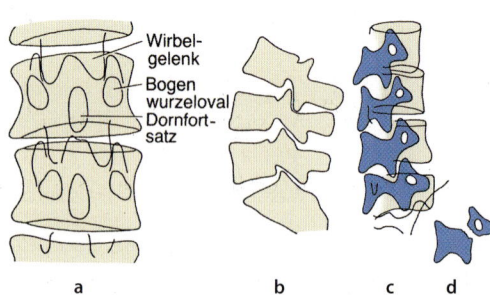

■ **Abb. 5.1 a–d** Röntgenanatomie des Wirbels am Beispiel der LWS: **a** a.-p., **b** seitlich, **c** schräg. Die dorsalen Wirbelanteile sehen wie ein Hund aus. **d** Bei Spondylolyse entspricht das Hundehalsband dem Spalt zwischen den Interartikularportionen

In der Röntgenübersichtsaufnahme erkennt man Tumoren oder Entzündungsherde in der Spongiosa des Wirbelkörpers erst dann, wenn sie eine Größe von 10–15 mm überschreiten. Kleinere Herde sind nur auf Schichtaufnahmen oder im Szintigramm zu diagnostizieren. Im anterior-posterioren (a.-p.) Strahlengang (dorsoventral) erkennt man neben dem Wirbelkörper auch Teile des Bogens in ihrer Projektion. Die Dornfortsätze projizieren sich in der Mittellinie und die Bogenabgänge als sog. Bogenwurzelovale jeweils seitlich davon als längsovale Gebilde auf den Wirbelkörpern. Projizieren sich die Dornfortsätze und Bogenwurzelovale nach einer Seite verschoben, so liegt eine Drehung des Wirbelkörpers (Torsion) vor, was z. B. bei Skoliosen der Fall ist. Im Seitbild projizieren sich Wirbelkörper und Bögen getrennt. Hier lassen sich Einzelheiten der Wirbelstruktur besser erkennen. Wirbelgelenke, Gelenkfortsätze und Foramina intervertebralia projizieren sich am besten im schrägen Strahlengang. Auf den Schrägbildern der LWS sehen die Wirbelkörper mit den Gelenkfortsätzen wie kleine Hunde aus. Ein wichtiges Krankheitsbild ist z. B. die **Spondylolyse**, bei der anlagebedingt ein Spalt im Gelenkfortsatz vorhanden ist. Der Osteolysespalt projiziert sich dann so auf den Halsteil der Hundefigur, als trüge der Hund ein Halsband.

5.1.2 Untersuchung

Die Untersuchung des Achsenorgans beginnt, wie auch bei den anderen Abschnitten des Bewegungssystems, mit der Inspektion am entkleideten Patienten und setzt sich fort in der Palpation und Funktionsprüfung.

▪ Inspektion
Die Inspektion erfolgt zunächst durch die Betrachtung von hinten. Man beurteilt Kopfhaltung, Schulterstellung, Abstehen der Schulterblätter, Form der Taillendreiecke, Höhe der Darmbeinkämme. Bei **Seitverbiegungen der WS (Skoliose)** finden sich
- ein Schulterblatthochstand,
- eine Asymmetrie der Taillendreiecke sowie
- eine asymmetrische Ausbildung der Schulter-, Nacken- und Rückenstreckmuskeln.

Bei der Beurteilung des Rückens ist es entscheidend, die Beckenstellung sowie eine mögliche Beinlängendifferenz zu beachten, da derartige Stellungs- oder Formfehler konsekutive Fehlhaltungen der WS bedingen. Bei der Betrachtung von der Seite erkennt man die physiologischen Krümmungen. Diese sind normal, abgeflacht oder verstärkt.

▪ Palpation
Die Palpation richtet sich in erster Linie auf die Dornfortsätze und die oberflächlichen Muskelschichten. Umschriebener Druck- und Klopfschmerz eines Dornfortsatzes weist auf Fraktur, Tumor oder Entzündung hin. Die diffuse Klopfschmerzhaftigkeit sämtlicher Dornfortsätze zeigt generalisierte Knochenerkrankungen, wie z. B. die Osteoporose, an.

▪ Funktionsprüfung
Die Funktionsprüfung der HWS, BWS und LWS richtet sich nach der **Neutral-Null-Methode**. Entscheidend sind nicht die absoluten Werte, sondern Seitendifferenzen und deutliche Bewegungseinschränkungen, die dem Alter nicht entsprechen (◻ Abb. 5.2, ◻ Abb. 5.3). Bei Prüfung der Seitneigung an der Hals- und Lendenwirbelsäule kann es zu einem Entfaltungsknacken als Ausdruck des natürlichen passiven Gelenkspiels kommen.

Bei der globalen Beweglichkeit der Wirbelsäule stehen der **Finger-Boden-Abstand (FBA)** beim Vorn-

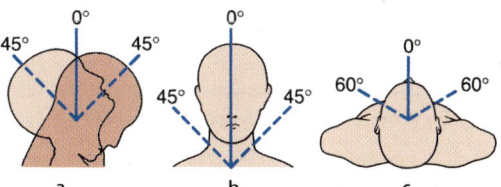

◻ **Abb. 5.2 a–c** Funktionsprüfung der HWS: **a** Vor- und Rückneigung, **b** Seitneigung, **c** Drehung (Rotation)

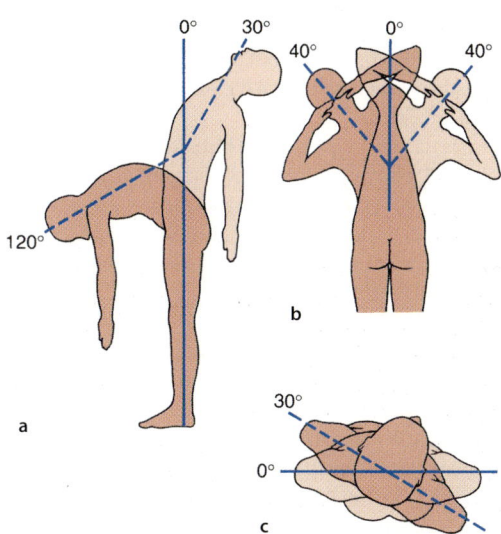

◻ **Abb. 5.3 a–c.** Funktionsprüfung der BWS und LWS: **a** Vor- und Rückneigung, **b** Seitneigung, **c** Drehen (Rotation Schultergürtel zum Becken)

5

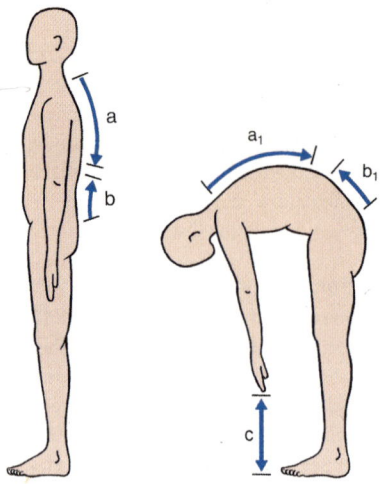

◘ Abb. 5.4 Schober- und Ott-Zeichen. Eine 30 cm lange Messstrecke über der BWS entfaltet sich bei der Rumpfbeugung nach vorn (*a* und *a1*; 2–3 cm, Ott-Zeichen). Die Entfaltung an der WS (*b* und *b1*; Schober-Zeichen) ist wegen der auszugleichenden Lordose und der Beweglichkeit der einzelnen Segmente (*c*: Fingerbodenabstand) bei maximaler Vorneigung (FBA) größer (4–6 cm)

überneigen mit gestreckten Beinen sowie die Tests nach **Schober** und **Ott** im Vordergrund (◘ Abb. 5.4).

> ❯ Schober-Zeichen und Ott-Zeichen ermitteln die Entfaltung der LWS und HWS bei Vorneigung.

Für die Entfaltung der LWS-Beugungssegmente in Vorneigung (Schober[1]-Zeichen) wird nur eine kurze Messstrecke benötigt. Man misst vom untersten tastbaren Dornfortsatz (L5 oder S1. Oft hat S1 einen nur kleinen Dornfortsatz und ist daher nicht gut tastbar. Ist er tastbar, erfasst man auch die Aufklappung des unteren Segmentes L5/S1).

Da das Ott[2]-Zeichen die Entfaltbarkeit des relativ starren BWS-Abschnittes misst, braucht man die lange Messstrecke von C7 30 cm nach kaudal.

An der Halswirbelsäule kann die Rotation differenziert für die oberen und unteren Abschnitte der HWS untersucht werden:

- In voller Inklination werden die unteren Abschnitte der HWS, also unterhalb von HWK 2 durch den Bandapparat blockiert, die Rotation findet dann vorwiegend im Atlantookzipital- und Atlantoaxialgelenk statt.
- In voller Extension sind die Kopfgelenke blockiert, die Rotation findet in den unteren Abschnitten der HWS statt.

---

1 Paul Schober, Rheumatologe, Stuttgart (1865–1943)
2 Viktor Ott, Rheumatogolie, Zürich (1914–1986)

> ❯ Alle bei diesen Tests auftretenden vegetativen Symptome wie Schwindel bedürfen einer weiteren Abklärung, insbesondere eine Abklärung von Veränderungen der A. vertebralis.

Grundsätzlich sind Bewegungseinschränkungen der WS Ausdruck einer Dysfunktion eines oder mehrerer Bewegungssegmente. Ein **Bewegungssegment der WS** besteht hierbei aus

- den beiden angrenzenden Wirbelkörpern mit der dazugehörigen Bandscheibe,
- dem segmental aus dem Neuroforamen austretenden Spinalnerven sowie
- den Facettengelenken.

Ein harter Stopp von Bewegungsabläufen der WS deutet klinisch eher auf degenerative Veränderungen wie Spondylarthrose oder Blockierungen hin. Bei entzündlichen Vorgängen sind meist bereits kleinste Bewegungen oder Erschütterungen für den Patienten sehr schmerzhaft.

Die differenzierten **Gangbilder**, also Fersen- und Zehenspitzengang, geben eine grobe Orientierung über motorische Defizite der Fußheber und -senker.

Im Liegen wird anschließend differenzierter die **Kraft** für die einzelnen Kennmuskeln (◘ Tab. 5.1, ◘ Abb. 5.5), die jeweiligen **Kennreflexe** sowie die **Sensibilität** geprüft.

◘ Tab. 5.1 Zuordnung von Kernmuskeln und -reflexen zur Nervenwurzel

Nerven-wurzel	Kennmuskel	Kennreflex
C5	Ellenbogenbeuger	Bizepssehnenreflex (BSR)
C6	Bizeps/Hand-strecker	Radiusperiostreflex (RPR) und BSR
C7	Trizeps/Hand-beuger	Trizepssehnen-reflex (TSR)
C8	Fingerbeuger, Spreizen der Finger	Fingerbeugereflex nach Trömner
L3/L4	Quadrizeps	Patellarsehnen-reflex (PSR)
L5	Fuß-/Zehenheber	Tibialis-posterior-Reflex (TPR)
S1	Fußsenker	Achillessehnen-reflex (ASR)

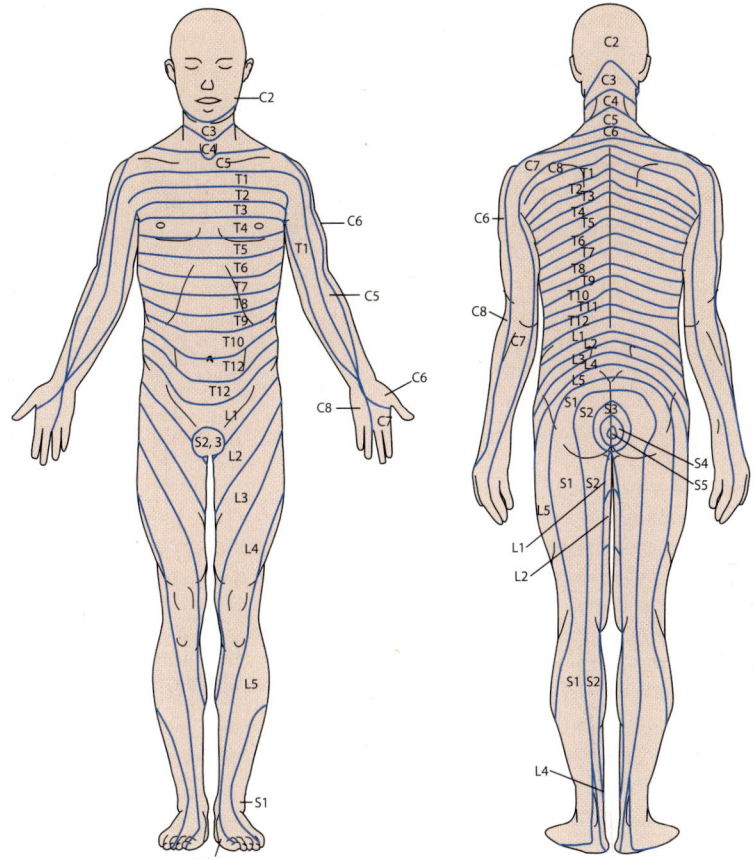

Abb. 5.5 Sensible Dermatome

Eine weitere Dehnung eines bereits gereizten Nervs wird klinisch durch den **Test nach Lasègue**[3] erreicht. Hierbei hebt der Untersucher das gestreckte Bein langsam an, bis der Patient entsprechend einer Wurzelreizung von L5–S1 einen einschießenden Schmerz im entsprechenden Dermatom angibt. Die Dehnung kann durch Dorsalextension im Sprunggelenk noch verstärkt werden (**Test nach Bragard**[4]). Differenziert werden muss hier zwischen dem einschießenden Nervenschmerz und einem ziehenden Schmerz in der Kniekehle, der durch die häufige Verkürzung der ischiokruralen Muskulatur bedingt wird. Der Test nach Lasègue quantifiziert die Beschwerdesymptomatik des Patienten gut und kann daher zu einer Beurteilung des Verlaufs herangezogen werden.

Nach gleichem Prinzip kann beim **Femoralisdehnungstest** eine Reizung der Wurzel L3 und L4 erkannt werden. Dabei liegt der Patient seitlich oder auf dem Bauch. Seitlich wird das Bein in der Hüfte überstreckt und das Knie gebeugt. Bei einer Reizung schmerzt die Kniebeugung in einem frühen Stadium. In Bauchlage wird das im Knie gebeugte Bein von der Untersuchungsliege abgehoben. Bei einer Reizung der Nervenwurzeln im Segment L3 und L4 wird wiederum ein dermatombezogener einschießender Schmerz angegeben.

> **Differenzialdiagnostisch muss bei allen lumbalen und in den Oberschenkel ausstrahlenden Schmerzen das Hüftgelenk mit untersucht werden.**

Insbesondere bei der Bewegungsprüfung der Hüfte in endgradigen Bewegungen kann eine Lokalisation des Hauptschmerzes durch den Patient auf den Ursprung der Beschwerden hindeuten.

Eine weitere Differenzierung des Schmerzursprunges zwischen lumbalem, koxagenem und iliosakralem Ursprung ist durch den **3-Stufen-Hyperextensionstest nach Mennell**[5] möglich. Hierbei liegt der

---

3 Ernst-Charles Lasègue, Internist, Paris (1816–1883)
4 Karl Bragard, Orthopäde, München (1890–1973)

5 James Mennell, Orthopäde, London (1880–1957)

Patient auf dem Bauch, der Untersucher hat eine Hand fest auf dem Os ilium im Bereich der Glutäalmuskulatur aufgelegt, mit der anderen Hand überstreckt er das Bein nach hinten. Er fixiert so zunächst das Iliosakralgelenk (ISG), sodass die Bewegung – und ggf. auch die Schmerzen – in der 1. Phase alleine aus der Hüfte kommen. In der 2. Phase wird zusätzlich die Bewegung im ISG freigegeben, der Untersucher fixiert mit der flachen Hand das Sakrum parallel zum ISG. Schmerzen in dieser Phase deuten auf eine Pathologie im ISG, z. B. einen M. Bechterew oder eine ISG-Arthrose hin. In der letzten Phase wird die Hand locker tastend auf der unteren LWS aufgelegt. Gibt der Patient hier erstmalig Beschwerden an, deutet dies auf eine Pathologie im Bereich des lumbosakralen Überganges oder kleiner Wirbelgelenke (Facetten) hin.

Als ergänzende Untersuchung kann eine elektromyografische Untersuchung angeschlossen werden, bei der die Muskelsummenaktionspotentiale mit Nadelelektroden abgeleitet und so neurogene oder myogene Schäden abgegrenzt werden.

Bei akuten Schmerzsyndromen der Wirbelsäule ist in der Regel keine Bildgebung erforderlich, da sich die meisten Beschwerden wie etwa die Lumbalgie (sog. Hexenschuss) spontan innerhalb einiger Tage zurückbilden. Bei klinischem Anhalt auf eine Fraktur ist primär die konventionelle Röntgendiagnostik in 2 Ebenen sowie frühzeitig zur weiteren Quantifizierung eine CT angezeigt. Bei Beschwerden mit einer Dauer länger als eine Woche kann ggf. eine kernspintomografische Diagnostik indiziert sein, vor allem wenn klinisch der Verdacht auf eine Spinalkanalstenose oder einen Bandscheibenprolaps besteht bzw. zum Ausschluss von entzündlichen oder malignen Prozessen. Die MR-Diagnostik ersetzt in zunehmendem Maße alte Verfahren wie die Myelografie oder die Diskografie.

Bei der Beurteilung der Fehlhaltungen, insbesondere bei den Skoliosen, sind Wirbelsäulen-Ganzaufnahmen im Stehen sinnvoll. Zur weiteren Verlaufsdiagnostik werden hier allerdings in erster Linie röntgenstrahlenfreie Verfahren eingesetzt.

5.2   Anlagebedingte Störungen

5.2.1   Haltung

> **Haltung**
>
> Unter Haltung versteht man das Gesamtbild des frei und aufrecht stehenden Menschen mit seiner muskulären Aktivität.

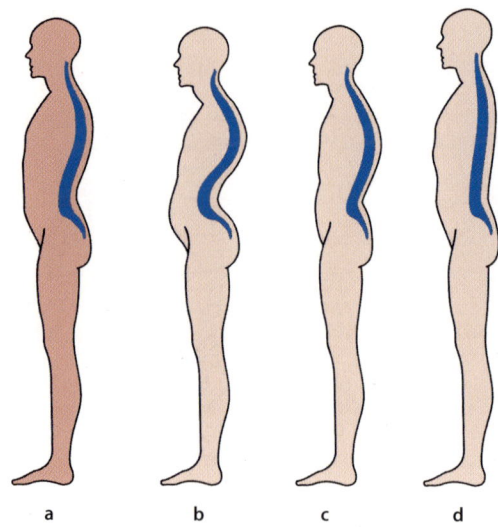

▫ **Abb. 5.6 a–d** Haltungsformen. **a** Physiologische sagittale Kontur von HWS-Lordose, BWS-Kyphose und LWS-Lordose. **b** Vermehrte Kypholordose, jeweils im HWS-, BWS- und LWS-Bereich vermehrt (Hohlrundrücken). **c** Großbogiger BWS-Kyphose (Rundrücken). **d** Unphysiologische Geradstellung mit Aufhebung oder Reduktion von Kyphose und Lordose.

Es werden 4 Haltungsformen unterschieden (▫ Abb. 5.6).

> **Die 4 Haltungsformen sind Variationen der Norm und nur bei vermehrter Ausprägung pathologisch.**

Diese Abweichungen disponieren zu vorzeitigen degenerativen Erscheinungen wie Bandscheibenschäden und können Ausdruck einer Rückenmuskelinsuffizienz sein.

Haltungsstörungen der WS sind gekennzeichnet durch

- eine stärkere Rundung des Rückens,
- Nachvornstehen der Schultern,
- Beckenkippung nach vorn,
- Vorwölbung des Bauches bei schlaffen Bauchdecken.

Die Differenzierung der **Haltungsschwäche** vom Haltungsfehler bzw. Haltungsschäden erfolgt durch den Haltungstest nach Matthiaß[6] (▫ Abb. 5.7).

Anhaltende Haltungsschwächen führen zu **Haltungsschäden** z. B. mit Verkürzung der Muskulatur. Dann spricht man von Stellungsveränderungen. Die Grundzüge der Therapie bei Haltungsschäden bestehen in erster Linie in einer aktiven krankengymnastischen Übungsbehandlung zur Kräftigung der Rumpfmuskulatur und der proximalen Extremitätenmuskeln. Ver-

6 Hans Matthiaß, Orthopäde, Münster (1925–2007)

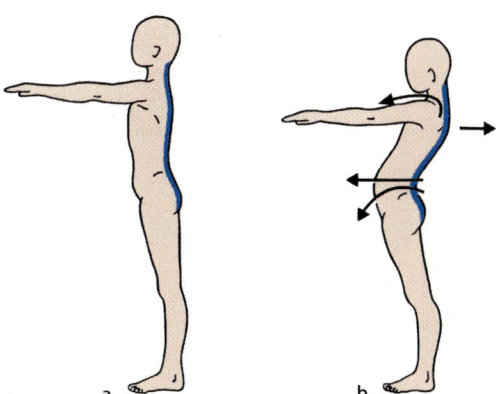

Abb. 5.7 a, b Schema des Haltungstests nach Matthiaß:
a Ausgangsposition, die bei leistungsfähiger Muskulatur für
30 s beibehalten wird. **b** Abkippen im Verlauf der 30 s mit
Abgleiten des Schultergürtels nach vorn, Abkippen des
Oberkörpers nach hinten und Verdrehung des Beckens nach
vorn ist Ausdruck der muskulären Leistungsinsuffizienz

kürzte Muskeln, wie z. B. der M. pectoralis major beim
Nachvornstehen der Schultern, müssen gedehnt werden.
Günstig sind sportliche Betätigung und v. a. Schwim-
men. Stellungsveränderungen sind passiv zu korrigie-
ren. Die Muskeln können so weit gekräftigt werden, dass
Formabweichungen muskulär kompensiert werden.

5.2.2 Arkuäre (langbogige) Kyphosen

> **Kyphose**
>
> Eine Kyphose stellt die nach hinten (dorsal) kon-
> vexe Ausbiegung der WS dar.

Eine leichte Kyphose ist im Bereich der BWS physiologisch. Die WS ist beim Säugling normalerweise gerade.
Erst mit dem aufrechten Gang bilden sich die physiologischen Krümmungen der WS in der Sagittalebene
aus (▶ Übersicht 5.1).

> **Übersicht 5.1 Physiologische Krümmungen
> der WS**
>
> ▬ Halslordose
> ▬ Brustkyphose
> ▬ Lendenlordose

Das Ausmaß der Kyphose ist vom Lebensalter abhängig. Das volle Ausmaß der Brustkyphose ist mit dem
6. Lebensjahr erreicht.

Das Kleinkind nimmt beim Sitzen eine ausgleichbare großbogige C-förmige **Sitzkyphose** ein. Bei der
Rachitis ist diese Sitzkyphose verstärkt. Scheitelpunkt
ist der thorakolumbale Übergang (Sitzbuckel). Als
weitere Ursachen einer Sitzkyphose beim Säugling
kommen in Frage: Bindegewebsschwäche und Bewegungsarmut, die durch falsche Lagerung auf zu
weicher Unterlage noch verstärkt werden.

Morbus Scheuermann (Adoleszentenkyphose, juvenile Kyphose, Lehrlingsrücken) !!

> **Morbus Scheuermann[7]**
>
> Wachstumsbedingte vermehrte Kyphose der mitt-
> leren und unteren BWS (Rundrücken).

▪▪ Ätiopathogenese

An der unteren BWS zwischen BWK 6 und BWK 10
kommt es zu Wachstumsstörungen der Wirbel. Die Wirbel wachsen ventral langsamer als dorsal. Es entstehen
die typischen Keilwirbel in der seitlichen Ansicht, mindestens 3 benachbarte Wirbelkörper sind betroffen.
Dazu kommen unregelmäßige Konturierungen der
Deck- und Bodenplatten mit umschriebenen Vorwölbungen des Zwischenwirbelabschnitts (Einbruch von
Bandscheibengewebe in die Wirbelkörperspongiosa) als
sog. **Schmorl[8]-Knorpelknötchen**. Davon zu differenzieren sind Chordarückbildungsstörungen, die häufiger
auftreten und keinen Krankheitswert darstellen. Diese
unterscheiden sich von den Schmorl-Knötchen dadurch, dass sie in der Regel an der Ventralseite der
Wirbelkörper nicht symmetrisch an den beiden angrenzenden Wirbelkörpern, sondern nur vereinzelt auftreten.

Die konstitutionelle Haltung spielt eine wichtige
Rolle: Eine schlaffe und muskelinsuffiziente Haltung
stellt einen prädisponierenden Faktor für die Erkrankung dar. Des Weiteren kommen kollagene Stoffwechselstörungen oder auch starke mechanische Belastungen, wie sie bei Leistungssportlern auftreten, als
Ursache in Betracht.

Die Erkrankung tritt während des Hauptwachstums
der Wirbelköper zwischen dem 10. und 15. Lebensjahr
auf. Knaben sind häufiger betroffen. Die Wirbelkörper-
deformierung kann bei schwerer Arbeit im Jugendli-
chenalter entstehen, daher auch die frühere Bezeichnung **Lehrlingsrücken**. Heute genügen schon die
schlaffe Muskulatur und das vermehrte Sitzen der
Jugendlichen, v. a. vor dem Computer.

---

7 Holger Scheuermann, Orthopäde und Radiologe, Kopenhagen (1877–1960)
8 Christian Schmorl, Pathologe, Dresden (1861–1932)

5

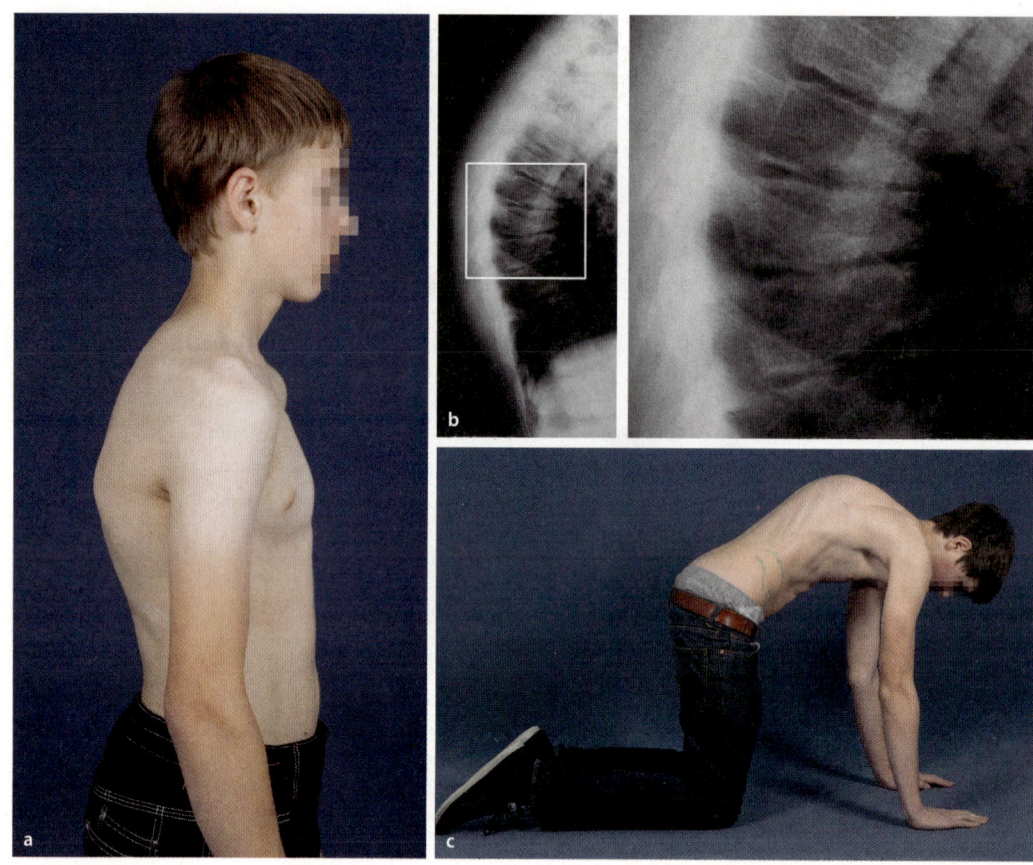

■ **Abb. 5.8 a–c** Morbus Scheuermann (Adoleszentenkyphose). **a** Heranwachsender Junge mit verstärkter Brustkyphose, tief eingesattelter Lendenlordose (Hohlrundrücken). Punktum maximum der Kyphose im unteren BWS-Abschnitt. **b** Röntgenbild: Keilwirbel und Deckplattenunregelmäßigkeiten. **c** Bei Abstützung auf den Knien und Ellbogen (Durchhänge) verbleibt die knöcherne, fixierte Deformität als Kyphose

Da die keilförmige Deformierung der Wirbel nicht immer ganz symmetrisch erfolgt, kann es auch zu einer Skoliose kommen. Deswegen ist für dieses Krankheitsbild die Bezeichnung **Kyphoskoliose** in einigen Fällen angebracht. Im betroffenen WS-Abschnitt sind die Bandscheibenräume verschmälert (▶ Übersicht 5.2). Klinisch fällt der Patient vor allem im **Rutschhaltetest** auf: Der Patient ist auf der Liege mit Knien und ausgestreckten Armen abgestützt. Bei fixierter Kyphose korrigiert sich die Fehlstellung hierbei nicht. Es fällt ein kurzstreckiger Buckel auf.

> **Übersicht 5.2 Scheuermann-Trias**
> — Keilwirbel (mindestens 3 Wirbelkörper)
> — Schmorl-Knorpelknötchen
> — Fixierte Kyphose

Die Veränderungen können auch an der oberen LWS zwischen L1 und L3 auftreten. Auch hier entstehen bogenförmige Eindellungen der Deck- und Bodenplatten mit Schmorl-Impressionen sowie einer Abflachung der LWS mit evtl. kyphotischer Ausbiegung. Lumbale und thorakolumbale Formen gehen häufiger mit Schmerzen einher als die thorakale. Die pathologisch-anatomischen Veränderungen sind mit Abschluss des Wachstums, d. h. mit dem 16. oder 17. Lebensjahr abgeschlossen. Eine Verschlimmerung tritt danach nicht ein, man spricht dann vom sog. alten Scheuermann (■ Abb. 5.8, ■ Abb. 5.9).

■ ■ **Klinik**

Nur etwa 20% der Jugendlichen haben im floriden Stadium Rückenschmerzen, deswegen wird die Erkrankung oft nicht erkannt. Schmerzen durch Rückenmuskelinsuffizienzerscheinungen treten erst beim

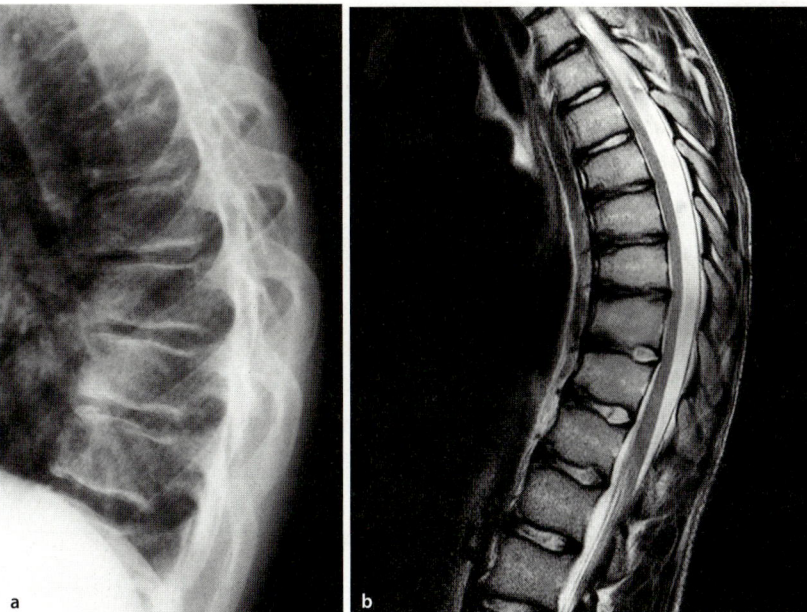

Abb. 5.9 a, b Korrespondierende Bilder der Wachstumsstörungen an Grund- und Deckplatten sowie Ringapophysen im
a Röntgenbild und **b** MRT-Bild

Erwachsenen auf. Es kommt zur Überdehnung der Rückenmuskeln. Bei Menschen mit einem Zustand nach Scheuermann-Erkrankung treten gehäuft auch bandscheibenbedingte Beschwerden auf. Obwohl in erster Linie die BWS betroffen ist, treten im Erwachsenenalter die Beschwerden durch die kompensatorisch vermehrte Lordose vor allem im lumbosakralen Übergang auf.

> Bei der Untersuchung des Scheuermann-Erkrankten findet sich eine fixierte, d. h. nicht ausgleichbare Kyphose, die man durch ventralen Durchhang im Vierfüßlerstand prüfen kann.

Die Beschwerden gehen vor allem von der Lendenwirbelsäule aus. Bei vermehrter Brustkyphose entwickelt sich eine kompensatorische Hyperlordose der LWS.

▪▪ Röntgen
Beweisend für die Scheuermann-Erkrankung sind die Röntgenveränderungen:
— Keilwirbel,
— unregelmäßige Konturierung der Deck- und Bodenplatten,
— Schmorl-Knorpelknötchen,
— Verlängerung der betroffenen Wirbel im dorsoventralen Durchmesser,
— verschmälerte Bandscheibenräume.

Die Veränderungen an der LWS beschränken sich im Allgemeinen auf etwas größere Schmorl-Knorpelknötchen sowie auf eine Achsabweichung mit Abflachung der LWS und evtl. leichter Kyphose.

Thorakale juvenile Hyperkyphose der BWS

Bei klinischem Rundrücken ohne radiologisch nachweisbare Veränderungen spricht man von einer thorakalen juvenilen Hyperkyphose der BWS.

Diese kann bei Jugendlichen in der Regel durch Muskelkräftigung vollständig aufgerichtet werden.

▪▪ Therapie
Eine kausale Therapie mit Abflachung der Kyphose ist nur während des Wachstums möglich. Zur Druckentlastung der ventralen Wachstumsfugen am Wirbelkörper tragen bei: kyphoseabflachende Übungen, Kräftigung der Rückenmuskulatur durch Krankengymnastik und, bei stärkerer Kyphose, evtl. eine entlastende Bandage als Geradhalter mit Mahnfunktion (vorübergehend). Bei schweren Verkrümmungen kommt eine aufrichtende Operation mit Fusion (Versteifung, Spondylodese) in Frage. Vor Abschluss des Wachstums ist in der Regel eine vorübergehende dorsale Fusion ausreichend, um eine Aufrichtung zu erreichen. Erst bei Interventio-

nen nach Abschluss des Wachstums ist eine dauerhafte Fusion notwendig.

▪▪ Prognose, Begutachtung

Die residuelle fixierte Kyphose der BWS stellt im Verlauf keine wesentliche Behinderung dar. Durch regelmäßige Gymnastik und Kräftigungsübungen sowie häufiges Schwimmen sollte die Muskulatur in einem guten Trainingszustand gehalten werden. Dann treten auch keine Schmerzen auf.

Weitere arkuäre Kyphosen

Gleichmäßige, vermehrte kyphotische Ausbiegungen der BWS gibt es noch bei der Bechterew-Erkrankung (▶ Abschn. 5.3), der Osteoporose sowie bei der Haltungsinsuffizienz bzw. beim Haltungsfehler. Letztere unterscheiden sich vom M. Scheuermann durch das Röntgenbild. Bei osteoporotisch bedingten singulären Wirbelkörperfrakturen kann es zusätzlich zu einer kurzstreckigen Kyphose mit einer typischen Knickbildung kommen.

5.2.3 Anguläre (kurzbogige) Kyphosen

┌─ **Anguläre Kyphose** ──────────────────
│ Im Gegensatz zu den oben genannten groß-
│ bogigen Kyphosen handelt es sich hier um eine
│ kurzbogige Abwinkelung der WS, die durch starke
│ Ventralerniedrigung eines oder zweier Wirbel her-
│ vorgerufen wird.
└──────────────────────────────────────

▪▪ Ätiopathogenese

Als Ursachen kommen in Betracht
- Wirbelkörperentzündung (Spondylitis),
- Kompressionsfraktur eines Wirbels mit starker Vorderkantenerniedrigung, insbesondere osteoporotische Fraktur,
- Tumor und
- wachstumsbedingte Störungen, die auf einen Wirbel beschränkt sind (Keilwirbel bei Missbildungen).

▪▪ Klinik

Das klinische Bild ist durch einen spitzwinkligen Buckel gekennzeichnet (◘ Tab. 5.2).

Tab. 5.2 Ursachen von arkuären und angulären Kyphosen	
Arkuäre Kyphosen bei	**Anguläre Kyphosen bei**
M. Scheuermann	Spondylitis
M. Bechterew	Kompressionsfraktur
Altersosteoporose	Tumor (pathologische Fraktur)
Haltungsinsuffizienz	Keilwirbel als Missbildung

5.2.4 Skoliosen

┌─ **Skoliose** ──────────────────────────
│ Fixierte Seitverbiegung der WS mit Rotation der
│ Wirbelkörper.
└──────────────────────────────────────

Nichtfixierte Seitverbiegungen heißen **skoliotische Fehlhaltung**. Auch die sog. **ischiatische Fehlhaltung**, d. h. Schmerzfehlhaltung, kann eine Skoliose vortäuschen.

Die Skoliose ist die bekannteste orthopädische Erkrankung, die auf Grund der damit einhergehenden teilweise grotesken Fehlhaltung des Körpers die Menschen von jeher beschäftigt hat. Der verkrümmte Baum, der durch den Menschen gezügelt und begradigt wird, so wie die Skoliose durch äußere Krafteinwirkung mittels eines Korsetts gerade gebogen wird, ist das Sinnbild und Signet der Orthopädie (◘ Abb. 5.10).

Die Erkrankungshäufigkeit wird zwischen 0,1 und 13% angegeben, Mädchen sind ca. 4-fach häufiger betroffen als Jungen. Unterschieden werden

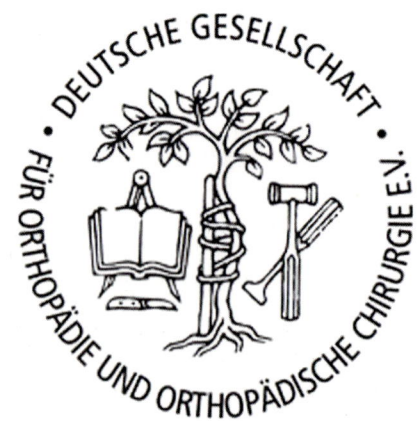

◘ **Abb. 5.10** Signet der deutschen Gesellschaft für Orthopädie und orthopädische Chirurgie

- infantile Skoliosen bis zum 4. Lebensjahr,
- juvenile Skoliosen bis zum 10. Lebensjahr und
- adoleszente Skoliosen.

Im späteren Lebensalter können auch neurologische Störungen mit Muskelinsuffizienz zum Haltungsverfall und damit zu Skoliosen führen.

■■ Ätiopathogenese

Je nach Ursache der Skoliose unterscheidet man verschiedene Formen:

- **Myopathische Skoliosen:** werden verursacht durch eine primäre Muskelerkrankung, wie z. B. die progressive Muskeldystrophie.
- **Neuropathische Skoliosen:** Durch einseitige Lähmung der Rumpfmuskulatur kommt es zur Seitverbiegung, wie z. B. bei der Poliomyelitis, Neurofibromatose, Zerebralparese, Neurotrauma, inkompletten Lähmungen.
- **Osteopathische Skoliosen:** werden verursacht durch eine primäre Störung der Wirbelkörpersymmetrie, wie z. B. bei angeborenen Fehlbildungen, Wirbelkompressionsfrakturen, Wirbelkörperentzündungen mit asymmetrischer Blockbildung. Die angeborenen Skoliosen sind durch die Missbildung einzelner oder mehrerer Wirbel gekennzeichnet.
- **Kongenitale Skoliosen:** Fehlbildungsskoliosen, häufig auch bei Systemerkrankungen wie Hypochondroplasie.
- **Posttraumatische, neoplastische, inflammatorische Skoliosen**
- **Funktionelle Skoliosen:** z. B. bei Beinlängendifferenz.
- **Idiopathische Skoliosen:** Bei der Großzahl der Skoliosen ist die Ursache unbekannt. Vermutet wird eine zentralgesteuerte, asymmetrische Innervation der Rumpfmuskulatur, d. h. die Schädigung liegt primär im Nerven-Muskel-Bereich. Sekundär treten dann die Formstörungen der Wirbel durch asymmetrisches Wachstum ein. Entsprechend gestaltet sich der Verlauf. Am Anfang stehen mehr oder weniger fixierte Seitverbiegungen, in der weiteren Entwicklung setzt dann auch asymmetrisches Wachstum der Wirbelkörper durch einseitige Druckbelastung ein. Aus der zunächst funktionellen Störung wird während des Wachstums eine strukturelle. Die Fixierung im Bereich des Hauptbogens ist bei der idiopathischen Skoliose durch eine Verkürzung der Weichteile in der Konkavität bedingt. Durch die Schädigung der Wachstumsfuge auf der Konkavseite bleiben die Wirbelkörper hier niedriger,

während auf der Konvexseite das Wachstum ungestört weitergeht. Die Bandscheibenräume verschmälern sich konkavseitig und fibrosieren frühzeitig.

> **Etwa 90% aller Skoliosen sind idiopathisch.**

Je nach Lokalisation unterscheidet man

- thorakale,
- thorakolumbale und
- lumbale Skoliosen.

Die Primärkrümmung – meist thorakal rechtskonvex – ist immer mit einer sekundären kompensatorischen Krümmung der darüber bzw. darunter liegenden Wirbelabschnitte verbunden. Auf diese Weise entstehen **S-förmige**, mitunter auch **doppel-S-förmige** Skoliosen mit mehreren Krümmungsabschnitten. Daneben gibt es auch **C-förmige** Totalskoliosen mit nur einem Bogen, der typische Gegenschwung fehlt. Bei der **Tripelskoliose** findet sich eine Hauptkrümmung mit je einer Nebenkrümmung (Gegenschwung) in den darüber und darunter liegenden Abschnitten der Wirbelsäule.

Neben der Seitverbiegung findet sich immer auch eine mehr oder weniger ausgeprägte Verdrehung der Wirbel.

> **Die Wirbelkörper drehen sich zur Konvexseite, die Dornfortsätze zur Konkavseite.**

Durch die relativ weniger verschobenen Dornfortsätze erscheint die WS klinisch immer gerader, als sie in Wirklichkeit ist. Deswegen müssen auch geringe Abweichungen der Dornfortsätze genau abgeklärt werden.

Die Rippen treten dadurch auf der Konvexseite stärker hervor. Es entsteht der **Rippenbuckel** (■ Abb. 5.11). Das Pendant an der LWS ist der Lendenwulst durch stärkeres Hervortreten der langen Rückenstreckmuskeln.

Die Rippen liegen bei einer ausgeprägten thorakalen **Torsionsskoliose** konkavseitig eng nebeneinander und sind konvexseitig gespreizt.

> **Eine ausgeprägte Thoraxdeformierung kann zu einer Verkleinerung der Vitalkapazität mit einer Belastung des kleinen Kreislaufs führen.**

Atelektasen entstehen auf der Konkavseite, emphysemartige Aufblähungen auf der Konvexseite. Im weiteren Verlauf kann sich ein Cor pulmonale einstellen.

Das Röntgenbild einer Skoliose zeigt die tatsächlichen Verkrümmungen, die stärker ausgeprägt sind, als bei der klinischen Untersuchung (■ Abb. 5.12) zu erkennen ist, weil die Dornfortsätze wegen ihrer Torsion zur Konkavseite nur weniger von der Mittellinie

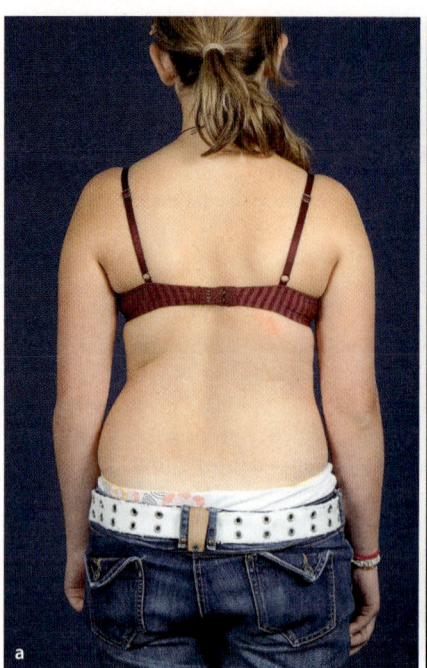
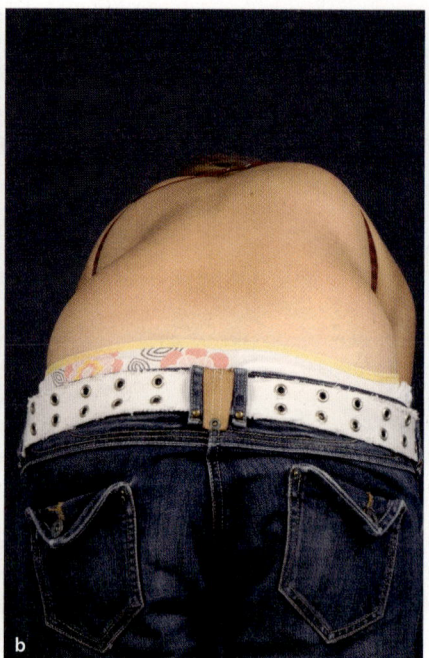
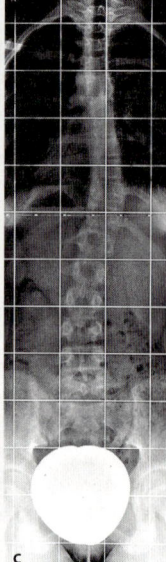

a   b   c

◼ **Abb. 5.11** **a** Verformung des Thorax durch die Torsion der Brustwirbel in der Hauptkrümmung. Die Dornfortsätze sind zur Konkavseite mit geringer Verschiebung gedreht. Der Rippenbuckel findet sich auf der Konvexseite. Die tatsächliche Verschiebung der Dornfortsatzspitze ist wesentlich geringer als die Verschiebung der Wirbelkörper. **b** Die Vorwölbung der dorsalen Thoraxhälfte auf der Konvexseite mit dem Rippenbuckel wird noch deutlicher, wenn sich der Patient nach vorn beugt. **c** Dazugehöriges Röntgenbild in der Ansicht des Patient von hinten, also gespiegelt

entfernt verschoben sind. Das Röntgenbild zeigt den Blick von dorsal analog dem Blick auf den Rücken.

■ ■ **Klinik**

Auffälligkeiten zeigen die meisten Skoliosen während des präpubertären Wachstumsschubs. Es kommt zunächst zu einer Asymmetrie des Schulterstands, des

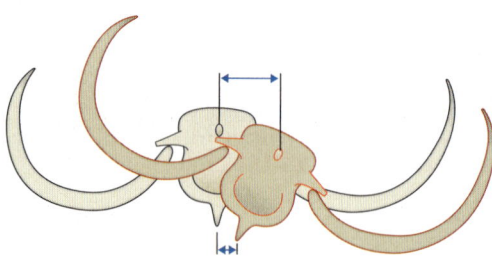

◼ **Abb. 5.12** Thorakal rechts-, lumbal linkskonvexe Skoliose. Das linke Schulterblatt steht tiefer als das rechte. Das rechte Schulterblatt steht wegen der Rippenverdrehung hervor. Die BWS ist nach rechts ausgebogen, die LWS nach links. Die Rückenstreckmuskulatur tritt an der LWS stärker hervor (Lendenwulst). Die Taillendreiecke sind asymmetrisch. Leichtes Überhängen des Rumpfs nach rechts

Beckens und schließlich zur Seitverbiegung der Dornfortsatzreihe. Die Vorwölbung einer hinteren Thoraxhälfte wird noch deutlicher, wenn sich der Patient nach vorn beugt (◼ Abb. 5.11b). Schmerzen sind selten. Die Kyphose der BWS ist meist abgeflacht, deswegen ist der Begriff Kyphoskoliose im Zusammenhang mit der Skoliose falsch.

> ┌─ **Kompensierte Skoliose** ─────────
> │ Fällt ein vom Okziput ausgehendes Lot (Bandmaß) auf die Kreuzbeinmitte, spricht man von einer kompensierten Skoliose mit statischem Gleichgewicht.

Verläuft das Lot deutlich daneben, so liegt eine **nichtkompensierte Skoliose mit Überhang** vor.

❯ **Als Screening zur Frühdiagnose einer idiopathischen Skoliose ist die klinische funktionelle Wirbelsäulenuntersuchung im 9./10. Lebensjahr am besten geeignet.**

Im Erwachsenenalter können Skoliosen durch Insuffizienzerscheinungen der überbeanspruchten Muskeln

Rückenschmerzen verursachen. Betroffen sind besonders Patienten mit Lumbalskoliosen.

■■ Diagnostik

Bei der Diagnostik steht die klinische Untersuchung im Vordergrund. Am stehenden Patienten fällt in der Ansicht von hinten eine Ungleichheit der **Taillendreiecke** auf. Die Dornfortsätze erscheinen zumindest bei gering- bis mittelgradigen Skoliosen nur wenig von der Mittellinie abweichend. Bei langsamer Inklination fällt bereits bei beginnenden Skoliosen ein hervortretender Rippenbuckel auf, wobei 80% der idiopathischen Skoliosen thorakal rechtskonvex verlaufen.

> **Die Asymmetrie des Rückens in Inklination ist das früheste klinische Zeichen der Skoliose.**

■■ Röntgen

Das Ausmaß der Krümmung bestimmt man mit der **Winkelmessung nach Cobb**[9] (■ Abb. 5.13). Am oberen und unteren Ende einer Krümmung findet sich der sog. Neutralwirbel, der keine keilförmige Deformierung mehr aufweist. Neutralwirbel haben parallelstehende Deck- und Bodenplatten. Man fällt das Lot auf die Parallelen dieser Deckplatten und misst im Schnittpunkt den Komplementärwinkel. Leichte Skoliosen haben einen Skoliosewinkel unter 40°, mittelschwere 40–60° und schwere 60–80°. Die Winkelmessungen sind wichtig zur Bestimmung der Progredienz und des therapeutischen Vorgehens. Nach Wachstumsabschluss nimmt der Skoliosewinkel nur noch wenig zu.

Beim Röntgen ist darauf zu achten, inwieweit die Ringapophysen der Wirbelkörper und die Darmbeinkammapophysen noch vorhanden sind und ob mit einem weiteren Wachstum noch zu rechnen ist (**Risser-Zeichen**[10], ■ Abb. 5.14).

> **Bendingaufnahmen**
>
> Sog. Biegeaufnahmen, d. h. a.-p.-Röntgenaufnahmen der WS bei Seitneigung nach rechts und links, um bei Skoliosen das Ausmaß der Fixierung festzustellen.

■■ Therapie

Die Behandlung richtet sich nach dem Alter des Patienten, nach dem Krümmungsgrad und dessen Progredienz sowie nach der Ätiologie der Skoliose. Wichtig ist eine Behandlung noch **während** des Wachstums,

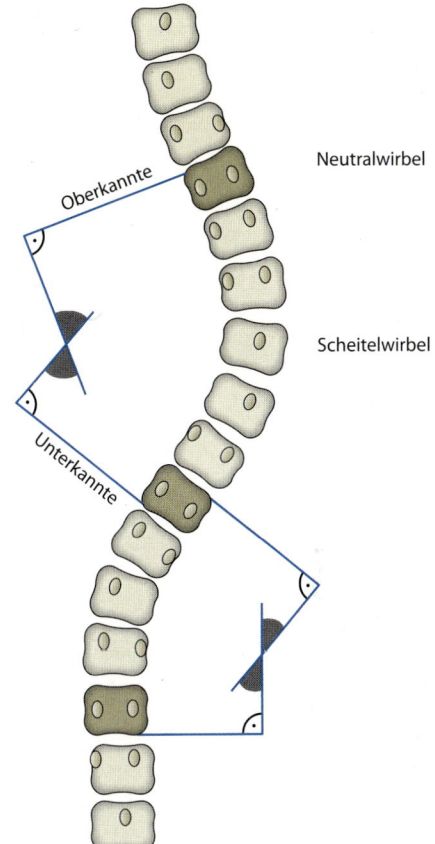

■ Abb. 5.13 Messung des Skoliosewinkels nach Cobb. Anlage der Tangenten am entferntesten Bereich der Neutralwirbel. Auf diese Tangenten wird das Lot gefällt und der Winkel der Abweichung der beiden Lote bestimmt

solange dieses noch korrigierend beeinflusst werden kann. Bei leichten Verkrümmungen bis zu 20° reichen krankengymnastische Übungen zur Kräftigung der Rumpfmuskulatur.

Krankengymnastisch erfolgen Übungen im Vierfüßlergang und -stand (sog. Klapp-Kriechen), gezielte Übungen für die (überdehnte, geschwächte) konvexseitige Muskulatur, kombiniert mit Atemgymnastik nach Lehnert-Schroth oder mit vorgegebenen Bewegungswiderständen (PNF) durch den Krankengymnasten.

> **Bei skoliotischen Krümmungen über 20° müssen die konkavseitigen Wachstumszonen der Wirbelkörper entlastet werden, um weitere strukturelle Veränderungen zu vermeiden.**

Dazu erfolgt zusätzlich zur Krankengymnastik eine **Korsettversorgung** (Milwaukee, Boston, Chêneau,

---

9 John Cobb, Orthopäde und Chirurg, New York (1903–1967)
10 Joseph Risser, Chirurg, New York (1892–1981)

5

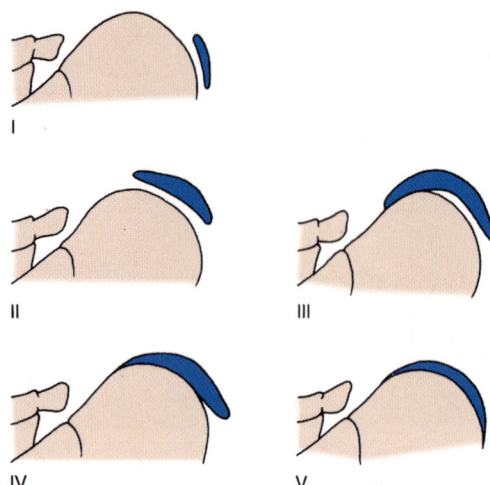

I

II   III

IV   V

◘ Abb. 5.14 5 Stadien der Apophysenverschmelzung am Darmbeinkamm (Risser-Zeichen) als Hinweis für das noch zu erwartende Wirbelsäulenwachstum. Bei *I* ist noch viel, bei *V* kein Wachstum mehr zu erwarten. Die Verknöcherung bildet sich zunächst im lateralen Bereich, wird größer, verschmilzt medial mit dem hinteren Anteil der Beckenschaufel und endet schließlich in der vollständigen knöchernen Verbindung

Tab. 5.3). Zusätzlich kann eine **Elektrostimulationsbehandlung** der geschwächten (konvexseitigen) Muskelgruppen erfolgen.

Bei Winkeln über 40° und bei starker Progredienz während des Wachstums muss an eine operative Behandlung gedacht werden, weil mit einer jährlichen Zunahme des Skoliosewinkels von 1–2° zu rechnen ist. Diese besteht zunächst in einer passiven Korrektur durch Distraktion entweder mit einem **Umkrümmungsgips** oder mit einer **Dauerextension**, anschließend in einer **Versteifungsoperation**. Dies soll die erreichte Abflachung der Krümmung und die Versteifung so lange aufrechterhalten, bis die eingesetzten Knochenspäne fest werden. Die übrigen nichtversteiften WS-Abschnitte kompensieren den Bewegungsverlust. Die Rumpfbeugung nach vorn erfolgt hauptsächlich aus dem Hüftgelenk (◘ Abb. 1.18). Hauptziel der Operation in der Adoleszenz besteht darin, die Wirbelsäule aufzurichten und eine weitere Verkrümmung mit der Entwicklung eines deformierten Thorax zu vermeiden.

▪▪ Prognose

Nach Wachstumsabschluss verstärkt sich eine leichte Skoliose nicht wesentlich. Ab 30° ist auch im Erwachsenenalter noch mit einer Progredienz zu rechnen.

◘ Tab. 5.3 Skoliosebehandlung

Verfahren	Prinzip
Orthesen	
Chêneau	Rundumkorsett mit individuell eingearbeiteten Druckpolstern (Pelotten) zur Korrektur und Freiräumen, in die der Rumpf gedreht wird
Boston (veraltet)	Rundumkorsett mit Dreipunkt-Korrektursystem für Seitabweichung und Rotation
Operationsverfahren	
Harrington (H, veraltet)	Distraktion mit einem Stab, der an den Wirbelbögen verankert wird, ggf. zusätzliche Querverstrebung der Stäbe
Cotrel-Dubousset (CD, veraltet)	
Ventrale Derotationsspondylodese (VDS) nach Zielke	Über ventral in die lumbalen Wirbelkörper eingebrachte Schrauben und Kabelverbindung wird ein derotierender, begradigender Zug auf die Skoliose ausgeübt
Pedikelschraubensystem	Gute Fixation der Wirbelkörper durch Pedikelschrauben, über die die Wirbelsäule derotiert wird

Fallbeispiel

Bei einer 12-jährigen Patientin fällt beim Ankleiden auf, dass die rechte Schulter höher steht als die linke. Beschwerden bestehen keine.

Befund

Thorakal rechtskonvexe Skoliose mit Vorwölbung der hinteren Thoraxhälfte rechts, die sich bei der Rumpfvorneigung noch deutlicher zeigt. Der Krümmungswinkel im Röntgenbild beträgt 25°. In der Bestimmung des Skelettalters zeigt sich das Risser-Stadium III. Das Wachstum ist damit noch nicht abgeschlossen.

Therapie

Das Mädchen muss bis Wachstumsabschluss eine Orthese tragen und täglich üben. Zum

▼

Sport kann sie das Korsett abnehmen. Regelmäßige Verlaufskontrollen durch Oberflächenmessung sind erforderlich. Wenn die Krümmung zunimmt, ist eine größere Operation erforderlich, die die Krümmung abflacht und auf jeden Fall die Progredienz der Skoliose aufhält.

Säuglingsskoliose

> **Säuglingsskoliose**
>
> Sonderform der idiopathischen Skoliose im Säuglingsalter.

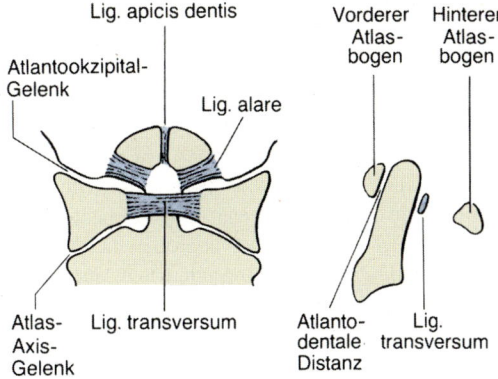

Lig. apicis dentis
Atlantookzipital-Gelenk
Lig. alare
Vorderer Atlas-bogen   Hinterer Atlas-bogen

Atlas-Axis-Gelenk   Lig. transversum   Atlanto-dentale Distanz   Lig. transversum

Abb. 5.15 Bänder und Gelenke am Kopf-Hals-Übergang

▪▪ Ätiopathogenese

Noch nicht geklärt. Möglicherweise handelt es sich um eine asymmetrische Innervation der Rumpfmuskulatur beim Säugling. Rippensynostosen treten teilweise als Begleitpathologie auf.

▪▪ Klinik

Die Kinder liegen schief im Bett und drehen sich immer auf eine Seite. Bei der Untersuchung zeigt sich eine großbogige C-förmige Totalkrümmung, die nicht ausgleichbar ist. Begleitend finden sich häufig eine Adduktionsfehlstellung im Hüftgelenk bzw. ein Schiefhals.

▪▪ Röntgen

Großbogige C-förmige Seitverbiegung, auf der gehaltenen Umkrümmungsaufnahme nicht ausgleichbar.

▪▪ Differenzialdiagnose

Lageschaden bei Säuglingen, die vom 1.–5. Monat vorwiegend auf dem Rücken gelagert wurden. Gleicht sich spontan durch Bauchlage aus.

▪▪ Therapie

Durch Bauchlage und Krankengymnastik kann man die ohnehin vorhandene Spontanheilungstendenz fördern. Ein Umkrümmungsgipsbett, wie es früher verwandt wurde, ist nicht erforderlich.

5.2.5 Fehlbildungen, Variationen und Verletzungen

Kopf-Hals-Übergang: Okziput-Atlas, Atlantookzipitalgelenk

Einige Gelenkverbindungen und Bänder sind für die Form- und Funktionsstörungen am Kopf-Hals-Übergang von besonderer Bedeutung.

Das obere Kopfgelenk, bestehend aus dem rechten und linken **Atlantookzipitalgelenk,** hat schlaffe Gelenkkapseln und erlaubt Bewegungen in alle Richtungen. Kapselrupturen und Subluxationen treten hier eher selten auf. Bei Extrembewegungen klappen die Gelenke auf, ohne dass es zu Verletzungen kommt.

Das untere Kopfgelenk besteht aus dem rechten und linken **Atlantoaxialgelenk** sowie dem vorderen (vorderer Atlasbogen – Dens) und hinteren **Zahngelenk** (Dens – Lig. transversum). Es ist wie das obere Kopfgelenk ebenfalls durch Kapseln und Bänder gesichert, allerdings mit limitierten Bewegungsausschlägen, sodass hier Verletzungsmöglichkeiten gegeben sind (**Abb. 5.15**).

Das **Lig. transversum** verbindet die beiden Massae laterales, verläuft hinter dem Dens und schützt das Myelon. Rupturen sind bei Beschleunigungsverletzungen in dorsoventraler Richtung möglich, meist mit tödlichem Ausgang. Die ligamentäre Stabilität des Dens ist weiter gesichert durch das **Lig. apicis dentis**, welches zum Vorderrand des Foramen magnum zieht, und durch die **Ligg. alaria,** die als paarige Bänder vom Dens zum seitlichen Rand des Foramen magnum schräg nach oben ziehen. Sie limitieren die Rotation zwischen Atlas und Axis, die fast 40% der gesamten HWS-Drehbewegung ausmacht.

Rotationsinstabilität

▪▪ Diagnostik

Bei übermäßiger Rotation kann es zur Ruptur der oben genannten Bänder mit Rotationsinstabilität kommen, die sich im funktionellen Computertomogramm oder im MRT nachweisen lässt und bei einiger Übung auch mit der segmentalen manuellen Untersuchungstechnik feststellbar ist.

> Die Querfortsätze des Atlas lassen sich im Mandibulo-Mastoid-Winkel tasten und in ihrer relativen Verschieblichkeit gegen ihre Umgebung bei der Funktionsprüfung beurteilen.

■■ Klinik

Klinisch äußert sich eine Rotationsinstabilität der oberen HWS in Nackenschmerzen, Kopfschmerzen und Schwindelerscheinungen, hervorgerufen durch Irritationen und Durchflussstörungen in der A. vertebralis, die schleifenförmig am oberen und unteren Kopfgelenk vorbeiläuft.

■■ Therapie

Die Therapie ist zunächst konservativ und besteht in Ruhigstellung der Region mit einer Halskrawatte in leichter Flexion. Krankengymnastik mit rein isometrischen Übungen zur Stabilisation der Schulter-Nacken-Gegend nach vorbereitender Wärme und leichter Massage ergänzt das konservative Programm. Bei Therapieresistenz und starken Beschwerden ist eine Spondylodese zwischen Okziput-Atlas und -Axis zu diskutieren.

! Atlantoaxiale Dislokation

Als Kriterium für eine anlagebedingte oder erworbene atlantoaxiale Dislokation in dorsoventraler Richtung (**anteriore atlantale Dislokation**) gilt der Abstand zwischen vorderem Atlasbogen und Dens (atlantodentale Distanz), der im seitlichen Röntgenbild zu erkennen ist. Der Normalwert beträgt 1–2 mm, bei Kindern 2–3 mm. Bei entzündlicher Lockerung (z. B. Rheuma) und nach Verletzungen kann der Abstand vergrößert sein: Bis zu einem Abstand von 5 mm kann das Lig. transversum noch als intakt angesehen werden. Bei höheren Werten ist das Myelon in Gefahr. Dies ist auch an der Verringerung der Distanz zwischen Hinterrand des Dens und Hinterrand des Wirbelkanals im seitlichen Röntgenbild auf weniger als 20 mm erkennbar. Eine posteriore Spondylodese zwischen Atlas und Axis ist erforderlich.

> Mit einer Instabilität im Atlas-Axis-Gelenk ist besonders bei der chronischen Polyarthritis mit entzündlicher Zerstörung der Bandhalterung zu rechnen.

! Basiläre Impression

Zur Beurteilung von Fehlbildungen und Variationen am Kopf-Hals-Übergang sind Orientierungslinien von Bedeutung (◻ Abb. 5.16):
- Die **McRae-Linie** kennzeichnet die Öffnung des Foramen magnum und
- die **McGregor-Linie** die Schädelbasis, vom harten Gaumen tangential zum Okziput ziehend.

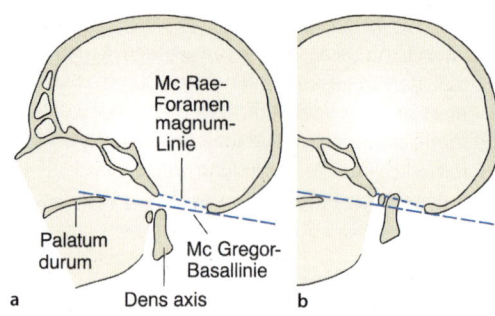

◻ **Abb. 5.16 a** Orientierungslinien an der Schädelbasis zur Bestimmung der Densposition. McRae-Linie: Vorder- und Hinterrand des Foramen magnum. McGregor-Linie: Tangente vom harten Gaumen (Palatum durum) zum Okziput. (Merke: <u>G</u>regor ≙ <u>G</u>aumen.) **b** Basiläre Impression. Die Densspitze überragt beide Linien und befindet sich im Foramen magnum

Normalerweise liegt die Densspitze unterhalb dieser Verbindungslinien. Liegt sie deutlich darüber (◻ Abb. 5.16 b), handelt es sich um eine **basiläre Impression** (▶ Übersicht 5.3).

> **Übersicht 5.3 Memo: Basiläre Impression**
> - Dens über McRae- und McGregor-Linie
> - Ursachen: Ontogenetisch, traumatisch, M. Paget, Osteomalazie, Rheuma
> - Cave: keine Manualtherapie

Sie entsteht entweder **traumatisch** als axiale Vertikaldislokation oder als **angeborene** Fehlbildung (ontogenetisch). Weiter beobachtet man basiläre Impressionen bei der **Osteomalazie** und beim **M. Paget** als Folge schwerkraftabhängiger Knochenumbauvorgänge. Ist die basiläre Impression mit einem Tiefstand der Kleinhirntonsillen und einer Verschiebung der Medulla oblongata nach kaudal unter das Niveau des Foramen occipitale magnum verbunden, so handelt es sich um ein sog. **Arnold-Chiari-Syndrom**. Beim Vorliegen derartiger Deformierungen ist besondere Vorsicht geboten.

> Mobilisierende Übungen und vor allem manualtherapeutische Maßnahmen sind bei der basilären Impression kontraindiziert.

Übergangswirbel

Bevorzugte WS-Region der **Variationen** sind die Übergangszonen. An der HWS gilt dies für den Atlashinterkopfbereich oder für Halsrippen am untersten

HWS-Segment. Variationen an der WS betreffen Schwankungen der Zahl (numerische Variation) oder der Gestalt (morphologische Variation).

Kranialverschiebungen im Atlasbereich finden sich als seltene Verwachsungen des Atlas mit dem Hinterhauptbein (**Atlasassimilation**). Am zervikothorakalen Übergang tritt eine symmetrische bzw. asymmetrische Formanpassung des 7. Halswirbels an die Gestalt des Brustwirbels auf. Klinisch am bedeutungsvollsten sind in diesem Gebiet die **Halsrippen**.

> **Echte Halsrippe**
>
> Bei echten Halsrippen hat sich ein Gelenk zwischen Querfortsatz und Rippe ausgebildet.

Fehlt dieses Gelenk spricht man von einer **unechten Halsrippe**. Form und Länge der Rippen sowie überzählige Rippen führen zur Beeinträchtigung von Nachbargebilden wie Nerven und Gefäßen in der Skalenuslücke.

Variationen am Brust-Lenden-Übergang treten fast ausschließlich in Form der klinisch bedeutungslosen **Lendenrippen** auf. Am lumbosakralen Übergang gibt es Kranial- und Kaudalvariationen (Lumbalisation oder Sakralisation).

> **Lumbalisation**
>
> Ausbildung des kranialen Kreuzbeinabschnitts zum 6. Lendenwirbel.

Verschmilzt der 5. Lendenwirbel mit dem Kreuzbein (**Sakralisation**) resultieren 4 freie Lendenwirbel.

Bedeutungsvoll sind **asymmetrische Übergangswirbel**, wenn eine Seite knöchern fest eingebaut ist und die andere einen freien Querfortsatz zeigt. Hier kommt es zu einer asymmetrischen Beanspruchung der darüber gelegenen lumbalen Bewegungssegmente.

Typische Wirbelfehlbildungen

Darunter versteht man Halbwirbel, Blockwirbel, Schmetterlingswirbel, Keilwirbel, Übergangswirbel an der HWS und an der LWS. Die Wirbelfehlbildungen führen wegen ihrer asymmetrischen Form meistens zu Verkrümmungen der WS und zu Missbildungsskoliosen (◘ Abb. 5.17, ◘ Abb. 5.18, ◘ Abb. 5.19).

Eine Sonderform ist das **Klippel-Feil-Syndrom**, das meist schon durch den klinischen Aspekt auffällt. Es handelt sich um eine Blockbildung mehrerer Halswirbelkörper, die zu einem Kurzhals und häufig auch zu einem Schiefhals führt. Diese Dysostose ist häufig

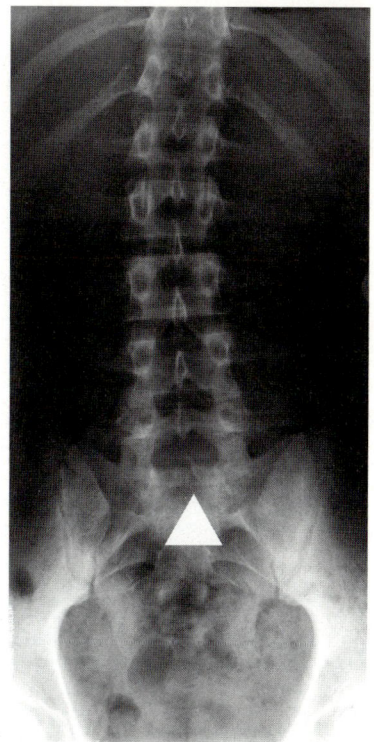

◘ **Abb. 5.17** Der Spalt im hinteren Anteil des Wirbelbogens L5 stellt eine unvollständige Verknöcherung dar (*Pfeil*)

mit anderen Syndromen vergesellschaftet und wird meist nur symptomatisch therapiert.

Spina bifida occulta

> **Spina bifida**
>
> Fehlt der Wirbelbogen teilweise, wird dies als Spina bifida bezeichnet.

Es handelt sich meist um einen Zufallsbefund, der sich bei bis zu 18% der Erwachsenen findet, und meist keine klinische Relevanz besitzt. Mit einer ausgeprägten Missbildung bzw. dem Fehlen des Wirbelbogens können allerdings auch Rückenmarkmissbildungen verbunden sein, die therapiebedürftig sind (Myelomemingocele, Spina bifida aperta, Spina bifida occulta, ► Abschn. 4.7.3).

> **Spina bifida occulta**
>
> Die Spina bifida occulta ist eine asymptomatische Verknöcherungsstörung im Wirbelbogen.

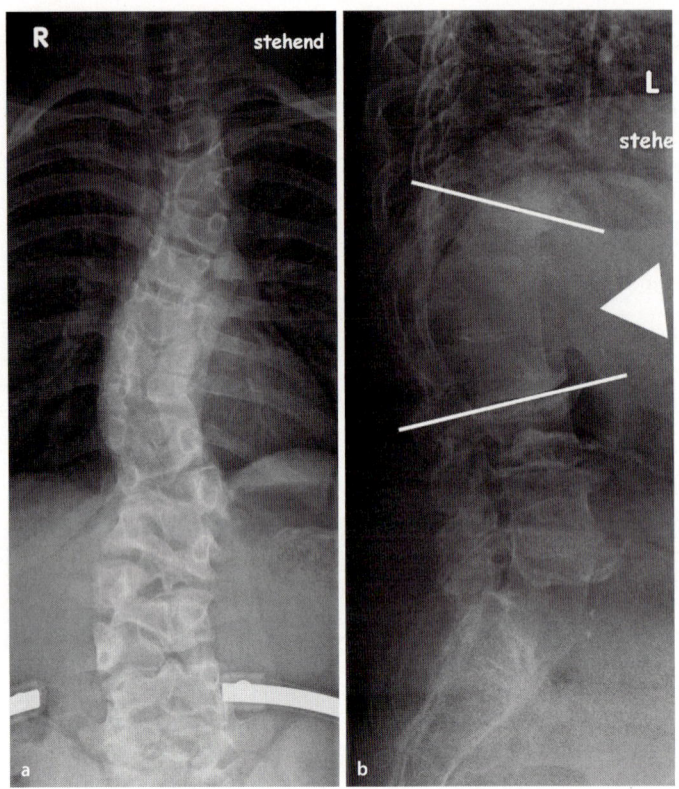

Abb. 5.18 Wirbelfehlbildungen. **a** Skoliose mit mehreren Keilwirbeln und Halbwirbeln, **b** Blockwirbel

Spondylolyse, Spondylolisthesis, Spondyloptose (Wirbelgleiten)

Definition

Durch einen Spalt im Gelenkfortsatz (Interartikularabschnitt zwischen 2 Facetten nach oben und unten) des Wirbelbogens verliert der Wirbelkörper seinen Halt und gleitet mit der darüber liegenden WS nach vorn.

Definitionen

Spondylolyse Spalt im Gelenkfortsatz

Spondylolisthesis Wirbelgleiten bei Spondylolyse

Pseudospondylolisthesis Wirbelgleiten ohne Spondylolyse (degenerative Lockerung)

Spondyloptose Vollständiges Abrutschen des Gleitwirbels, der über den darunterliegenden nach vorne fällt

Spondylose Degenerative Wirbelkantenausziehungen analog der Arthrose

Spondylophyt Wirbelkantenausziehung

Ätiopathogenese

Disposition und mechanische Überbeanspruchung, z. B. durch Hohlkreuzbelastung beim Kunstturnen, führen im Wachstumsalter zu einer Umbauzone im Zwischengelenkstück (Interartikularportion). Dieser Umbau findet am häufigsten in den Wirbelbögen der unteren LWS statt, die durch die lordotische Einstellung stark beansprucht sind (Abb. 5.20). Eine Spondylolyse ist niemals angeboren. Die Häufigkeit des Auftretens einer Spondylolyse in der Durchschnittsbevölkerung beträgt ca. 6%.

Der Gleitvorgang auf dem Boden einer Spondylolyse beginnt in der Mehrzahl der Fälle zwischen dem 12. und 17. Lebensjahr. Bis auf Ausnahmefälle bleibt das Ausmaß der Dislokation nach Abschluss des Wachstums konstant. Je nach der Gleitstrecke des betroffenen Wirbels unterscheidet man verschiedene Schweregrade (Meyerding Grad 1–4, siehe Abb. 5.21c) der Spondylolisthesis.

Beim Gleitvorgang rückt der Wirbelkörper mit dem ventralen Teil des Wirbelbogens und den Querfortsätzen nach ventral, während der hintere Bogenanteil mit den unteren Gelenkfortsätzen und dem Dornfortsatz zusammen mit den darunterliegenden Wirbeln stehen bleibt (Abb. 5.21).

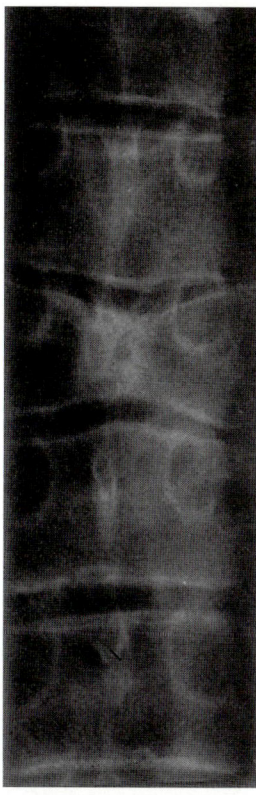

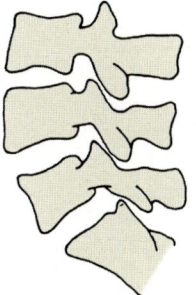 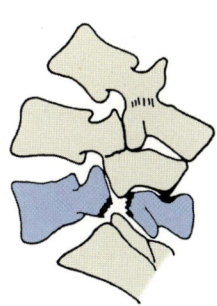

Abb. 5.20 Hyperlordosierung der LWS vor allem im Kindesalter führt zu Umbauzonen im Zwischengelenkstück des Wirbelbogens (Spondylolyse). Außerdem ist es hier zur Berührung der Dornfortsätze (Baastrup-Syndrom, kissing spine) gekommen

Abb. 5.19 Schmetterlingswirbel. Dass es sich um eine Fehlbildung im Wachstumsalter handelt, erkennt man daran, dass die angrenzenden Deckplatten der benachbarten Wirbelkörper in den Defekt vorgewachsen sind. Therapie: keine

> ┌─ **Retrolisthesis** ─────────────────────────┐
> │ Dorsalverschiebung des kranialen Wirbelkörpers │
> │ gegenüber dem darunterliegenden. │
> └──┘

Diese ist weniger als Antelisthesis ausgeprägt und kommt vor allem bei degenerativen Gefügelockerungen älterer Patienten vor. Hierbei liegt **keine** Spondylolyse zu Grunde. Ebenso kann es bei degenerativen Gefügelockerungen zur Ventralverschiebung (Pseudospondylolisthesis, s. unten) kommen. Bei diesen Gefügelockerungen können Einengungen der Foramina intervertebralia und damit Kompressionen der abgehenden Nervenwurzeln auftreten.

■■ **Klinik**

Die meisten Patienten mit Spondylolysen und Spondylolisthesen haben keine Beschwerden, da die Dislokation langsam vonstattengeht und die angrenzenden Nerven ausreichend Zeit zur Adaptation haben. Ein-

seitige Spondylolysen gehen häufiger mit Kreuzschmerzen einher als doppelseitige. Beschwerden treten meistens bei degenerativer Lockerung der betroffenen Bandscheibe ein. Sie äußern sich durch hartnäckige Rückenschmerzen, die sich bei Reklination verstärken.

> ❯ **Durch Kompression der Nervenwurzeln beim Gleitvorgang kann es zu einer doppelseitigen Ischialgie kommen.**

Bei der Untersuchung findet sich oft der knopfförmig vorspringende, gelegentlich etwas lockere druckempfindliche Dornfortsatz, der vom Gleitwirbel hinten stehengeblieben ist. Beim stehenden Patienten tastet man an der unteren LWS eine Stufe, man spricht vom **Sprungschanzenphänomen** (■ Abb. 5.22). Der Gleitvorgang nach ventral ist mit einer Hyperlordosierung der LWS und einer Rückneigung des Beckens verbunden. Bei fortgeschrittenem Gleitvorgang ist eine Kyphosierung der LWS nicht mehr möglich. Beim klinischen Test nach **Lasègue** kann es bei Kindern reflektorisch zur sog **Hüftlendenstrecksteife** kommen, bei der die Kinder schmerzbedingt beim Anheben des Beines den Oberkörper mit anheben.

■■ **Röntgen**

In der a.-p.-Aufnahme finden sich feine Aufhellungslinien dicht unterhalb der Bogenwurzelovale als Zeichen der Kontinuitätsunterbrechung in der Interartikularportion. Bei der Spondyloptose entsteht durch Projektion des 5. Lendenwirbelkörpers auf das Sakrum das Bild des sog. **umgekehrten Napoleonhuts** (■ Abb. 5.21). Die Spalten im Zwischengelenkstück sind am besten auf den Schrägaufnahmen zu erkennen (■ Abb. 5.1).

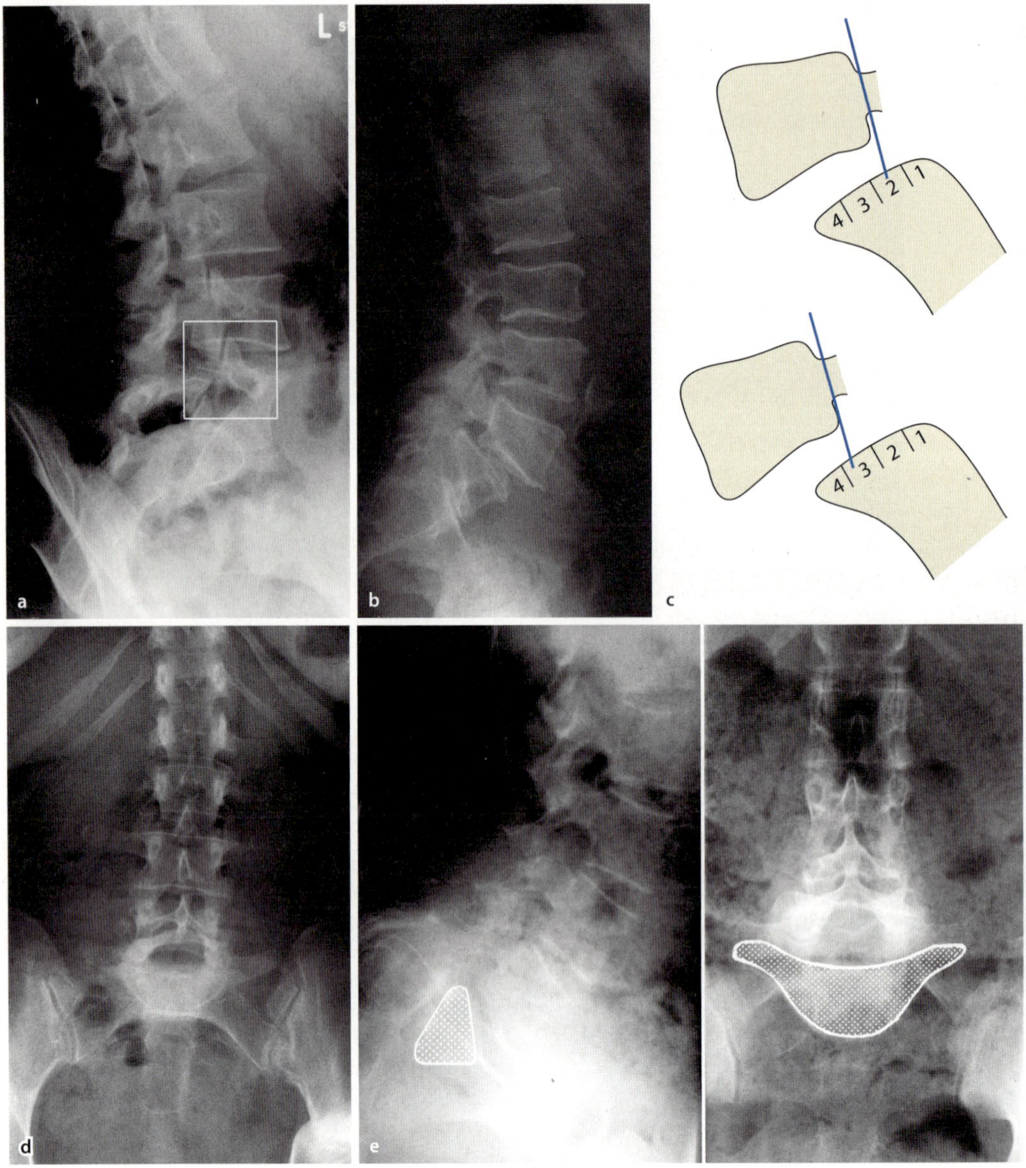

5

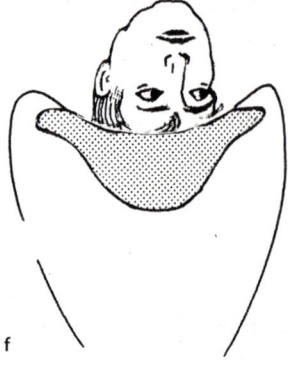

◘ **Abb. 5.21 a** Spondylolyse: Unterbrechung im Gelenkfortsatz des Bogens L5 ohne Verschiebung. **b** Spondylolyse: Wie in a, mit Ventralverschiebung des Wirbelkörpers L5 (Spondylolisthesis). **c** Graduierung des Gleitvorganges von 1–4: Je nachdem, in welchem Viertel sich die Tangente in Verlängerung der Hinterkante des Gleitwirbels auf der Gleitfläche des darunterliegenden Wirbels findet. **d–e** Spondyloptose: Mit vollständigem Abrutschen des Gleitwirbels über die Vorderkante des darunterliegenden Wirbels. **f** Im Seitbild sieht man das völlige Abrutschen, das im a.-p.-Bild (d vergrößert) den umgekehrten Napoleonshut mit Wirbelkörperaufsicht als gewölbte Hutform und den Querfortsätzen als Hutkrempe darstellt

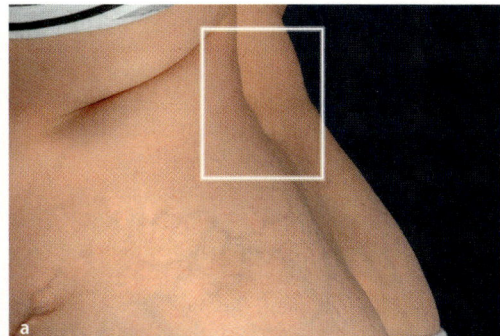

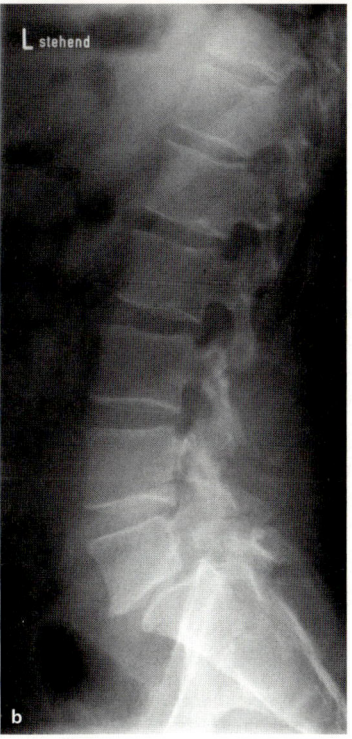

Abb. 5.22 a Sprungschanzenphänomen bei Spondylolisthesis am Hautrelief der Dornfortsätze. **b** Korrespondierendes Röntgenbild

▪▪ Differenzialdiagnose

Pseudospondylolisthesis, degeneratives Wirbelgleiten (**Tab. 5.4**): Auch durch Bandscheibenlockerung können sich Wirbel gegeneinander verschieben, besonders bei der WS älterer Menschen. Meistens bestehen keine Beschwerden. Wichtigster Unterschied zur echten Spondylolisthesis: Das Zwischengelenkstück zeigt auf den Schrägaufnahmen keinen Spalt.

Tab. 5.4 Differenzialdiagnose Wirbelgleiten

Wirbelgleiten bei Spondylolyse	Degeneratives Wirbelgleiten
Beginn während des Wachstums	Beginn nach dem 50.–60. Lebensjahr
Spondylolyse	Wirbelbogen intakt
Totaler Abrutsch möglich	Abrutsch nur bis Grad II
Bei operativer Therapie immer mit Fusion	Operative Therapie durch Dekompression, ggf. Fusion

▪▪ Therapie

Solange keine Beschwerden bestehen, erübrigt sich auch eine Therapie. Reklinierende Bewegungen und Sportarten, bei denen es zur Hyperlordose kommt, sollten vermieden werden (Geräteturnen, Handstand-Überschlag, Gewichtheben, Trampolinspringen). Bei diesen Sportarten kommt es neben der vermehrten Lordose auch zu einer Stauchung der WS.

Bei Rücken- und Ischiasbeschwerden kommt grundsätzlich die gleiche Therapie wie bei bandscheibenbedingten Beschwerden zum Tragen: Wärme, Analgetika, Stufenlagerung.

Bei fortgeschrittenem Wirbelgleiten (Meyerding III und IV, Spondyloptose, **Abb. 5.21**) muss bei einer Schwangerschaft eine Sektio vorgenommen werden, weil bei einer Spontangeburt Probleme beim Durchtritt des Kopfes durch das kleine Becken entstehen könnten.

Krankengymnastisch/physiotherapeutisch stehen Bauchmuskeltraining und andere delordosierende Maßnahmen (Stufenlagerung, Flexionsorthesen) im Vordergrund.

Bei Erfolglosigkeit dieser konservativen Maßnahmen wird eine Fusionsoperation, d. h. Versteifungsoperation, des betroffenen WS-Abschnitts durchgeführt. Nervenwurzelkompressionssyndrome erfordern eine Dekompressionsoperation mit Laminotomie (Abtragung des inneren Anteils des Wirbelbogens) zur Erweiterung des Wirbelkanals. Da bei Kindern im Gegensatz zu Erwachsenen noch ein Fortschreiten des Gleitvorgangs zu erwarten ist und dieses Fortschreiten durch konservative Maßnahmen nur unwesentlich beeinflusst werden kann, muss, bei nachgewiesener Progression in Röntgenkontrollaufnahmen oder in der MRT, trotz fehlender Beschwerden die Versteifungsoperation erwogen werden.

Pseudospondylolisthesis

> **Pseudospondylolisthesis**
>
> Spontanes Wirbelgleiten durch degenerative Lockerung im Bewegungssegment.

▪▪ Ätiopathogenese

Im Rahmen der degenerativen Bandscheibenlockerung gleitet ein Wirbel auf der darunter liegenden Bandscheibe nach vorn. In der Regel wird Grad II nach Meyerding nicht überschritten, da dann die Wirbelgelenke bei erhaltener Interartikularportion ein weiteres Gleiten verhindern. Auf den Schrägaufnahmen sieht man keine Unterbrechung im Gelenkfortsatz.

▪▪ Klinik

Das degenerative Wirbelgleiten tritt nach dem 50.–60. Lebensjahr auf. Häufig bestehen keinerlei Symptome (**kompensiertes Wirbelgleiten**). Bei Dekompensation treten Kreuzschmerzen und beidseitige Beinschmerzen, insbesondere beim Gehen und Stehen auf. Betroffen sind vor allem die Nervenwurzeln L4, L5 und S1 im lateralen Rezessus. Häufig ist die Kombination degeneratives Wirbelgleiten und Spinalkanalstenose (▶ Abschn. 5.4.8).

▪▪ Therapie

Zunächst konservativ mit Wärme, Krankengymnastik und epiduralen Steroidinjektionen zur Wurzelabschwellung. Bei Therapieresistenz Dekompressionsoperation, ggf. mit Fusion.

5.3   Entzündliche Wirbelsäulenerkrankungen

‼️ 5.3.1   Spondylitis ankylosans (Morbus Bechterew[11])

> **Spondylitis ankylosans**
>
> Zur spontanen Versteifung der WS führende Erkrankung des rheumatischen Formenkreises.

▪▪ Ätiopathogenese

Die primär chronisch-rheumatische Entzündung der Kreuzdarmbeinfugen und der Wirbelgelenke führt dort allmählich zur Verknöcherung.

Bei der Ätiologie der Erkrankung spielt, ähnlich wie beim Rheuma, eine konstitutionelle erbliche Komponente eine Rolle. Männer sind häufiger betroffen als Frauen. Bei Frauen ist der Verlauf meist günstiger. Das Leiden beginnt zwischen dem 20. und 40. Lebensjahr. Pathologisch-anatomisch handelt es sich um eine metaplastische Ossifikation des kollagenen Bindegewebes der Gelenkkapseln. Zunächst entsteht Faserknochen, der später in lamellären Knochen umgebaut wird. An der WS verknöchern neben den Wirbelgelenken auch die Längsbänder. Die überbrückenden Knochenspangen nennt man auch **Syndesmophyten**. Das Atlantoaxialgelenk bleibt meistens verschont.

Dadurch, dass Bänder und Gelenke die Tragfunktion der Wirbel übernehmen, entsteht eine Osteoporose der Wirbelkörper. Durch die schmerzbedingte Vorneigung und die Schwächung der Wirbelkörper kommt es zu einer zunehmenden arkuären Kyphosierung, in der die BWS einsteift. Neben der WS können auch die großen Gelenke (vornehmlich Hüftgelenke) befallen sein.

▪▪ Klinik

Das Leiden beginnt mit uncharakteristischen, schubweise verlaufenden Kreuzschmerzen, die besonders nachts auftreten (Morgensteife). Initial können auch Fersen- und Achillessehnenbeschwerden oder monoartikuläre Gelenkbeschwerden (Hüfte, Knie, Sprunggelenk) vorhanden sein.

> ❯ **Begleitende oder vorausgehende Erkrankungen bei Morbus Bechterew sind Iritis und Urethritis.**

Bei der klinischen Untersuchung fällt im weiteren Verlauf der Erkrankung eine Bewegungseinschränkung der WS auf. Die Schober-Distanz (▶ Abschn. 1.3.7) ist reduziert. Der **Finger-Boden-Abstand** wird immer größer.

Durch Mitbefall der Wirbel-Rippen-Gelenke kommt es zu einer Einschränkung der Atemexkursionen mit Verringerung der Atembreite. Die verminderte Thoraxbeweglichkeit kann klinisch mit einem Maßband, das um den Thorax gelegt wird, quantifiziert werden: Bei Bechterew-Patienten beträgt der Unterschied zwischen In- und Exspiration in der Regel weniger als 3 cm. Die **Thoraxstarre** führt in Spätstadien zur vorwiegenden Bauchatmung.

Die Entzündung der Kreuzdarmbeingelenke (**Sakroileitis**) erkennt man am lokalen Druck- und Stauchungsschmerz sowie am ISG-positiven Mennell-Zeichen[12] (3-Stufen-Hyperextensionstest nach Mennell).

---

11 Wladimir v. Bechterew, Neurologe, St. Petersburg (1857–1927)

12 James Mennell, Orthopäde, Cambridge (1880–1957)

Mennell-Zeichen

Forcierte Überstreckung des Beines verursacht Schmerzen in der Kreuzdarmbeinfuge (◘ Abb. 5.23).

■■ Labor

Die BSG ist beschleunigt, Serumeisen erhöht, Rheumafaktoren negativ. Bei über 80% der Fälle findet sich ein positiver HLA-B-27-Test. In der europäischen Normalbevölkerung ist der HLA-B-27-Wert ohne Zeichen eines M. Bechterew bei etwa 8%, in einigen Regionen allerdings bei bis zu 14% erhöht.

■■ Röntgen

Die Kreuzdarmbeinfugen zeigen die ersten Veränderungen mit Erweiterung des Gelenkspalts, unregelmäßiger Konturierung und beginnendem Durchbau. Rundliche Defekte sind perlschnurartig aneinandergereiht (◘ Abb. 5.24). Am Becken sieht man Periostsporne, die im Extremfall zum sog. **Stachelbecken** führen. An der WS kommt es zu Überbrückungsvorgängen mit Syndesmophyten und schließlich zur **Bambusstabform**.

Die Wirbel selbst zeigen eine **Osteoporose** (◘ Abb. 5.25). Entzündliche Veränderungen an der WS bezeichnet man als **Spondylitis anterior**, die schließlich zur Begradigung der Wirbeltaille durch appositionelles Wachstum führt: Es entsteht der sog. **Kasten-** oder **Tonnenwirbel**.

■■ Differenzialdiagnose

Alle anderen rheumatischen Erkrankungen haben nicht die charakteristische Verknöcherungsform der Kreuzdarmbeinfugen und der Wirbelsäule.

■■ Therapie

Durch Analgetika und Antiphlogistika werden im Schub die Entzündungszeichen und Schmerzen behandelt.

Darüber hinaus sind intensive **physiotherapeutische Maßnahmen** (► Übersicht 5.4) notwendig, die zwar eine fortschreitende Versteifung nicht aufhalten können, aber eine Einsteifung in ausgeprägter Fehlhaltung verhindern sollen. Durch Gymnastik und Haltetraining kann eine Versteifung in aufrechter WS-Stellung erreicht werden. Aufgabe ist deshalb die aktive und passive Mobilisation zur Verbesserung bzw. Erhaltung der Extremitäten- und WS-Beweglichkeit unter Beachtung der aufrechten Haltung. Eine vollständige Einsteifung der Wirbelsäule ist allerdings kein zwangsweiser Verlauf. Im Vordergrund stehen die gegen eine vermehrte Brustkyphose gerichteten krankengymnastischen Übungen sowie

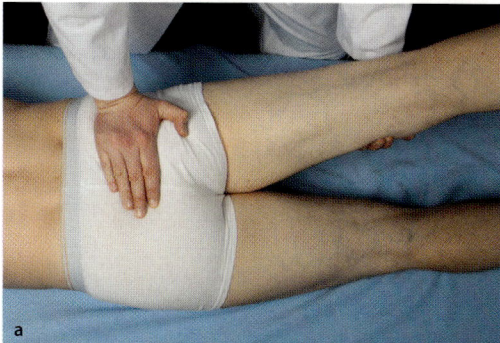
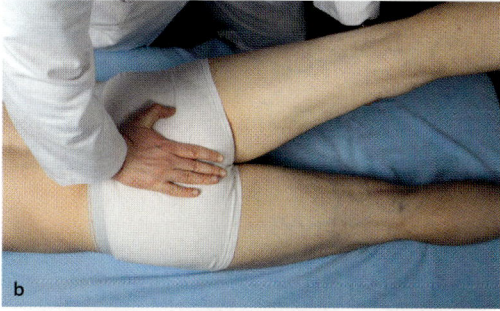
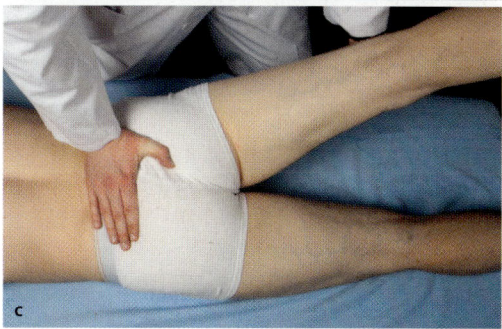

◘ **Abb. 5.23 a–c** Drei-Stufen-Test: Testung der Iliosakralfuge mit Handauflage auf dem Sakrum. Hüftgelenk und ISG werden auf Extension geprüft

Lagerungen auf dem Bauch. Schmerzlinderung durch physikalische Therapie: Fango, Eis und Übungen.

> **Übersicht 5.4 Krankengymnastik bei Morbus Bechterew**
>
> ▬ Atemübungen
> ▬ Gelenkmobilisation
> ▬ Kyphoseprophylaxe

❯ **Wegen der durch die begleitende Osteoporose erhöhten Frakturgefahr sollten wirbelsäulenbelastende Sportarten vermieden werden.**

5

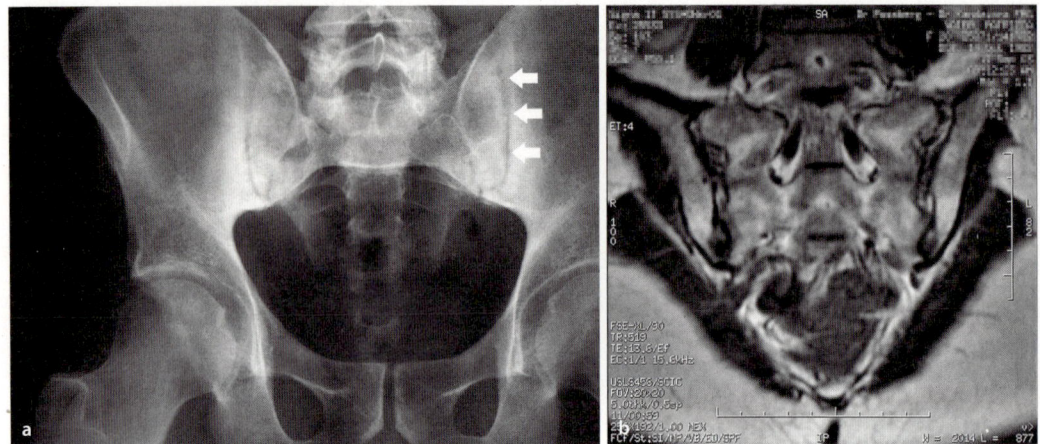

◘ Abb. 5.24 a, b Beginnender M Bechterew bei einem 28-jährigen Patienten, der zunächst über nächtliche Kreuzschmerzen klagte. **a** Im Röntgenbild sieht man eine unregelmäßige Konturierung der Kreuzdarmbeinfuge mit rundlichen Defekten, welche perlschnurartig aneinandergereiht sind (Pfeile). **b** MRT mit den knöchernen Destruktionen und dem signalintensiven, entzündlich aufgetriebenen Gewebe

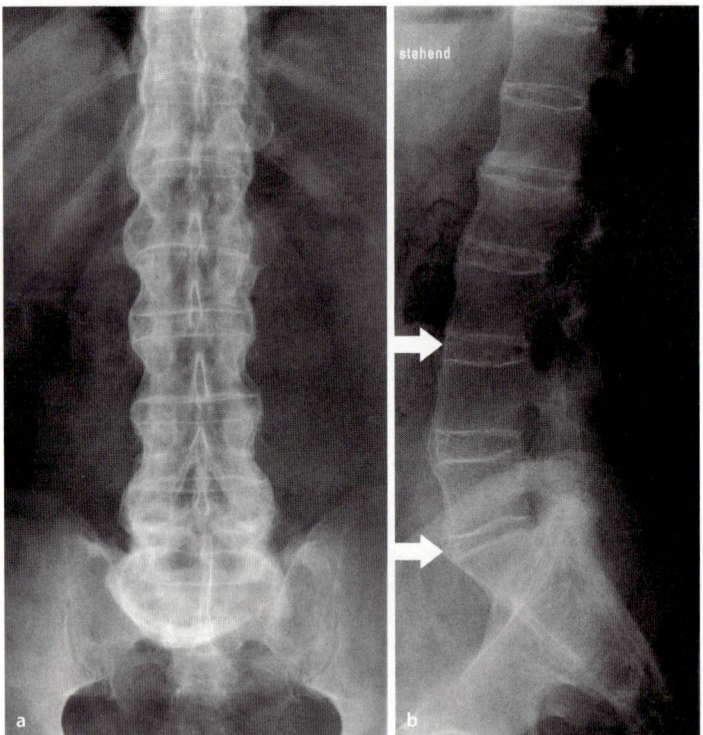

◘ Abb. 5.25 a, b M Bechterew: **a** Bambusstab-Bild durch die vorgewölbten verknöcherten Bandanteile um die Bandscheiben in der a.-p.-Darstellung. **b** LWS seitlich. Verknöcherung des vorderen Längsbands (*Pfeile*). Die Bandscheibenräume sind ventral überbrückt. Vermehrte Strahlendurchlässigkeit des Knochens im Wirbelkörper durch Osteoporose

Besonders wichtig sind rehabilitative und berufsfördernde Maßnahmen. Geistige (Frührente) und körperliche Immobilisation (Korsett) sollten vermieden werden. Der Anschluss an eine Selbsthilfegruppe kann hilfreich sein.

Bei hochgradigen Fehlstellungen mit begleitender Morbidität durch die Thoraxverkrümmung kann eine **Mehretagenosteotomie** der Wirbelkörper mit anschließender operativer Fusion zur korrigierenden Aufrichtung notwendig werden (▶ Übersicht 5.5).

Übersicht 5.5 Memo: M. Bechterew

- Rheumatisch, negativer Rheumafaktor
- Junge Männer
- Nächtliche Kreuzschmerzen
- Steife Wirbelsäule
- Atembreite vermindert
- Sakroileitis
- Bambusstabform im Röntgen
- HLA-B-27

5.3.2 Spondylitis, Spondylodiszitis

┌─ Spondylitis, Spondylodiszitis ─────────────

Spezifische oder unspezifische Entzündung der Wirbelkörper und/oder der Bandscheiben.

└──────────────────────────────

▪▪ Ätiopathogenese

Es erkrankt hauptsächlich der Wirbelkörper.

Bei der **spezifischen Spondylitis** (Tuberkulosespondylitis, ▪ Abb. 5.26) gelangen die Erreger meist auf hämatogenem Weg dorthin. Eine hämatogene Absiedlung von Keimen in der Bandscheibe ist bei Erwachsenen nicht möglich, weil diese keine Blutgefäße enthält. Die Ausbreitung erfolgt hier per continuitatem aus dem Wirbelkörper, die Infektion der Bandscheibe erfolgt also sekundär. Bei Kindern ist eine primäre Diszitis möglich. Meistens liegt der tuberkulöse Herd vorn in der Deckplatte. Die Bandscheibe ist sekundär mit befallen, meist ist auch der angrenzende Wirbelkörper entsprechend der gemeinsamen arteriellen Blutversorgung betroffen. Die Latenz zwischen Primäraffektion und Manifestation an der Wirbelsäule kann mehrere Jahre betragen.

> ❯ **Die tuberkulöse Entzündung an der WS ist die häufigste Form der Skeletttuberkulose.**

Die **unspezifische Spondylitis** wird in erster Linie durch Staphylokokkus aureus verursacht. Sie zeichnet

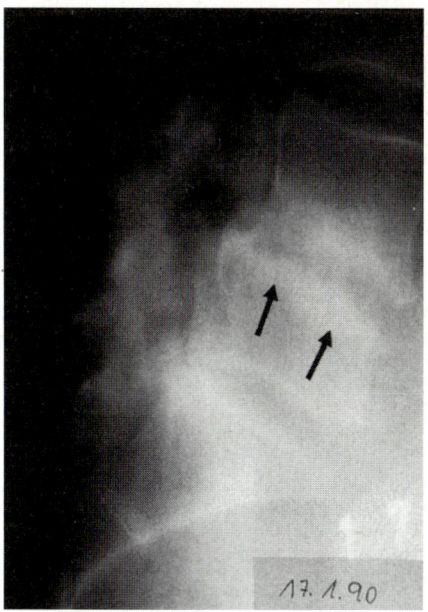

▪ **Abb. 5.26** Seitaufnahme der unteren Lendenwirbelsäule mit einer Spondylodiszitis L4/L5 durch Tuberkulose. Der Zwischenwirbelabschnitt ist erniedrigt, es findet sich eine Destruktion der Wirbelkörper im deckplattennahen Anteil (Pfeile)

sich im Gegensatz zur Spondylitis tuberculosa durch eine kürzere Anamnese, einen rascheren und schwereren Verlauf mit höherem Fieber und stark erhöhten Entzündungswerten im Labor aus. Sie hat gegenüber der durch Tuberkelbakterien bedingten Spondylitis eine bessere Heilungstendenz, Abszesse treten seltener auf. Zur Differenzierung ist immer eine Probengewinnung mit Keimanalyse notwendig.

▪▪ Komplikationen

Wenn sich der Entzündungsherd ausbreitet, kann er auch nach dorsal in den Wirbelkanal einbrechen und eine **Querschnittslähmung** verursachen.

┌─ Spondylitis anterior migrans ──────────────

Ausbreitung des Entzündungsherdes ventral entlang des vorderen Längsbandes mit Zerstörung der Wirbelvorderkanten.

└──────────────────────────────

Im Bereich der LWS kann es zum **Senkungsabszess** entlang der Faszie des M. iliopsoas kommen. Die Spondylitis tuberculosa ist gekennzeichnet durch ein häufiges Auftreten von Senkungsabszessen. Dieser Abszess wandert durch die Lacuna musculorum und erscheint in der Leiste. Die Spondylitis tuberculosa führt zur Deformierung der betroffenen Wirbel. Mehrere Segmente können betroffen sein.

■ ■ Klinik

Rückenschmerzen (meistens lokalisiert), die besonders nachts auftreten, Rückenmarksymptome bei Ausbreitung des Herdes nach dorsal, umschriebener Druck- und Rüttelschmerz über dem betroffenen Dornfortsatz, Veränderung in der Elektrophorese, subfebrile Temperaturen, bei Kindern nächtliches Aufschreien. Eine Erhöhung der laborchemischen Entzündungsparameter (CRP, BSG, Leukozytose) ist häufig, aber nicht obligat. Sie fällt bei der unspezifischen Spondylitis ausgeprägter aus. Von einer Spondylitis sind auch alte Leute betroffen, die Symptomatik kann hier sehr diskret sein. Bei der Spondylitis tuberculosa kann bereits vor Auftreten der lokalen Beschwerden eine typische B-Symptomatik bestehen. Rückenmarksymptome und Nervenwurzelreizerscheinungen treten primär durch die Entzündung oder sekundär durch Deformierung ein.

Bei akuten Symptomen und bei unspezifischer Spondylitis stützt sich der Patient beim Bücken und Wiederaufrichten charakteristischerweise mit den Armen an den Oberschenkeln ab.

Klinisch imponiert bei fortgeschrittener Erkrankung die sog. **Pott'sche Trias** aus
- Gibbusbildung (kyphotische Abknickung der WS, ◘ Abb. 5.27),
- Abszess und
- Lähmung.

Durch die Fortschritte in der Bildgebung (MRT) wird die Spondylitis heute meist bereits vor dem Vollbild der Erkrankung diagnostiziert und therapiert.

■ ■ Röntgen

Typisch sind die Erniedrigung des Zwischenwirbelabschnitts und die Destruktion der Wirbelkörper im deckplattennahen Anteil. Um den Infektherd herum sammelt sich Eiter, der im Röntgenbild im Bereich der BWS als **Spindelschatten,** im Bereich der LWS als **Verbreiterung des Psoasschattens** erscheint (◘ Abb. 5.28). Die Diagnose wird durch Schichtaufnahmen, CT, Verlaufskontrollen und Probepunktion gesichert. Die Durabedrängung sieht man in der CT und MRT.

> ● Die Diagnose der Spondylitis erfolgt durch Probepunktion mit Nachweis von Erregern und/oder spezifischem Granulationsgewebe.

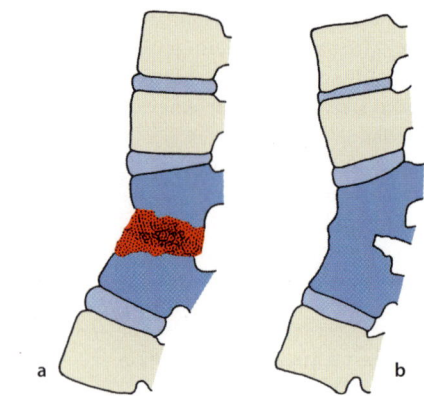

◘ **Abb. 5.27** Spondylitis-Tbc. **a** Akutes Stadium. **b** Ausheilung mit Blockwirbel und Gibbus

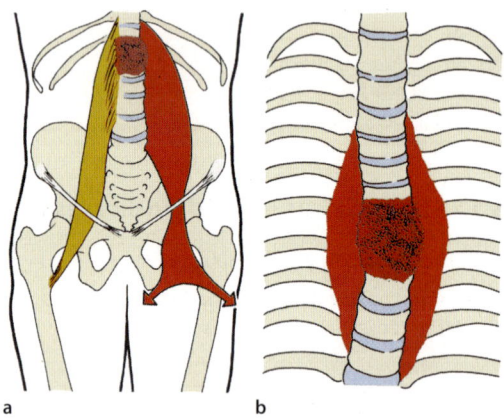

◘ **Abb. 5.28** Spondylitis-Tbc der **a** LWS mit Senkungsabszess und **b** BWS mit spindelförmigem Abszessschatten

■ ■ Differenzialdiagnose

Tumor (meistens in Form von Metastasen, verursachen primär keine Bandscheibenzerstörung), Fraktur (Anamnese, Labor), M. Scheuermann (Labor, mehrere Wirbel betroffen). Eine deutliche Verschmälerung des Zwischenwirbelabschnitts wie bei der Diszitis lässt sich auch beim M. Scheuermann und bei fortgeschrittener Degeneration (Osteochondrose) finden (◘ Tab. 5.5).

■ ■ Therapie

Konservativ: Medikamentöse, in der Initialphase obligat parenterale Therapie mit Tuberkulostatika bei der spezifischen, bzw. mit Antibiotika bei der unspezifischen Spondylitis. Die Therapie sollte möglichst antibiogrammgerecht nach Keimaustestung erfolgen. Bettruhe, teilweise Immobilisierung in einer Rumpforthese.

◨ Tab. 5.5 Differenzialdiagnose der Spondylitis tuberculosa

Diagnose	Entscheidende Befunde
Spondylitis tuberculosa	Erregernachweis, langer Verlauf, Senkungsabszesse
Unspezifische Spondylitis	Erregernachweis, akuter Verlauf, ein Segment
Tumor	Bandscheibe erhalten
Fraktur	Anamnese, Labor unauffällig
M Scheuermann	Mehrere Wirbel betroffen, Labor unauffällig

Operativ: Ausräumung des Herdes, Abszessdrainage, anschließend vor allem bei tuberkulöser Spondylitis Versteifungsoperation mit Spananlagerung.

▪▪ Prognose

Die Prognose hängt auch von der Abwehrlage des Patienten und der Resistenzlage der Keime ab. Insbesondere die Skeletttuberkulose hat mit 1–2 Jahren einen langwierigen Verlauf und heilt meist mit Fehlbildungen (Blockwirbel, Ventralerniedrigung und pathologischer Kyphose im betroffenen Abschnitt, ◨ Abb. 5.27) aus.

Fallbeispiel

Vasilew Pottwedev, ein 48-jähriger Spätaussiedler aus Russland, der sich seit einem halben Jahr in Deutschland aufhält, klagt über zunehmende Kreuzschmerzen und leichte Temperaturerhöhung. Zusätzlich berichtet er über eine schmerzhafte Schwellung in der rechten Leiste.

Befund

Fehlhaltung und Rumpfneigung zur rechten Seite. Starker Druckschmerz über der unteren LWS. Prallelastische Vorwölbung in der rechten Leiste.

Labor

BSG 18/32, CRP 42 mg/l

Röntgen

Erniedrigung des Zwischenwirbelabschnitts L2/3 mit Destruktion der Wirbelkörper, Verbreiterung des Psoasschattens auf der rechten Seite.

▼

Differenzialdiagnose

Bei der Anamnese muss man auch an Malaria denken. Leistenschwellung kann auch ein Zeichen für einen M. Hodgkin sein.

Therapie

Nach Sicherung der Diagnose durch Punktion und Erregernachweis operative Ausräumung des tuberkulösen Herdes, Abszessdrainage.

5.4 Degenerative Wirbelsäulenerkrankungen

5.4.1 Definitionen, Epidemiologie

Degenerative Wirbelsäulenerkrankungen gehen direkt oder indirekt von den **Zwischenwirbelabschnitten** (Bandscheibenfächern) aus.

> **Wirbelsäulensyndrome**
>
> Durch Bandscheibendegeneration hervorgerufenen Krankheitsbilder.

Wirbelsäulensyndrome sind sehr häufig, führen zu 20% aller krankheitsbedingten Arbeitsausfälle (Krankschreibungen) und sind in fast 50% Gegenstand vorzeitig gestellter Rentenanträge.

Je nach Lokalisation unterscheidet man **Zervikal-, Thorakal- und Lumbalsyndrome.** Auf den unteren Abschnitt der LWS entfallen etwa 2/3 der Erkrankungen, auf die HWS etwa 1/3 und nur ein geringer Anteil von etwa 2% betrifft die BWS.

Bleiben die Beschwerden auf die betroffene Wirbelsäulenregion beschränkt, spricht man von **lokalem** Zervikal-, Thorakal- oder Lumbalsyndrom.

Strahlen die Schmerzen durch Wurzelkompression oder pseudoradikuläre Symptomatik in die Extremitäten aus, so bezeichnet man diese Syndrome an der HWS als **Zervikobrachialgie** bzw. an der LWS als **Ischialgie.** An der BWS ersetzt man die früher übliche Bezeichnung Interkostalneuralgie durch den Begriff **thorakales Wurzelsyndrom.**

> **Diskose**
>
> Alle mit der Bandscheibendegeneration zusammenhängenden biomechanischen und pathologisch-anatomischen Veränderungen am Zwischenwirbelabschnitt.

Tab. 5.6 Terminologie und Definitionen bei degenerativen Wirbelsäulenerkrankungen

Terminus	Erkrankungszeichen	Definition
Diskose	Bandscheibendegeneration, regressive Bandscheibenveränderungen, Verschleiß, Chondrosis intervertebralis	Alle mit der Bandscheibendegeneration zusammenhängenden biomechanischen und pathologisch-anatomischen Veränderungen im Zwischenwirbelabschnitt
Osteo-chondrose	Bandscheibenverschmälerung und Sklerosierung der Wirbelkörperdeckplatten bei Bandscheibendegeneration	Degenerative Veränderungen der angrenzenden Wirbelkörperplatten und der Bandscheiben
Spondylose	Kantenausziehungen am Wirbel, Randzacken, Randwülste bei der Bandscheibendegeneration	Analog zur Arthrose Degeneration an Wirbelkörpern und Bandscheiben
Bandscheiben-prolaps	Bandscheibenvorfall	Vorfall von Bandscheibengewebe mit Perforation des Anulus fibrosus, u. U. mit einem losgelösten, dislozierten Anteil als Sequester
Bandscheiben-protrusion	Bandscheibenvorwölbung	Vorwölbung der Bandscheiben ohne Perforation des Anulus fibrosus
Bulging disc	Um die gesamte Zirkumferenz vorgewölbte Bandscheibe	Ausgeprägte Höhenminderung mit platt gedrücktem, allseits vorquellendem Bandscheibenring

Dazu gehören Quelldruckverlust, Rissbildungen und Zermürbungserscheinungen, die den Zustand der Bandscheibenlockerung ergeben.

❯ **Spondylose** und **Osteochondrose** sind knöcherne Reaktionen der angrenzenden Wirbelanteile und stellen keine Diagnose, sondern nur ein röntgenologisches Symptom der durchgemachten Bandscheibenlockerung dar (■ Tab. 5.6).

Im Rahmen der Bandscheibendegeneration kommt es zu intradiskalen Massenverschiebungen mit Sequesterbildung. Für den therapeutischen Ansatz ist es entscheidend, ob das nach dorsal verschobene Bandscheibengewebe nur zu einer **Protrusion,** d. h. Vorwölbung des noch erhaltenen Anulus fibrosus geführt hat, oder ob Bandscheibenanteile unter Perforation der äußeren Bandscheibenbegrenzung als **Prolaps** nach außen getreten ist.

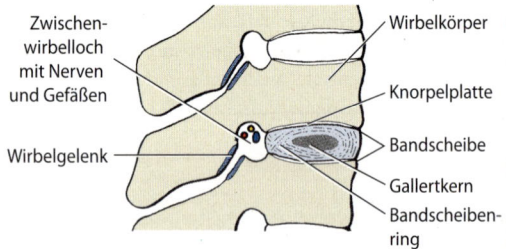

■ Abb. 5.29 Bewegungssegment nach Junghanns[12]

Weichteile, die sich dem Segment entsprechend im Wirbelkanal, im Foramen intervertebrale sowie in den paravertebralen Weichteilen befinden.

┌─ **Bandscheibe** ─────────────────
│ Der nicht knöcherne Bestandteil zwischen
│ 2 Wirbelkörpern (■ Abb. 5.29).
└──────────────────────────────────

5.4.2 Bewegungssegment

Das Bewegungssegment stellt die Bau- und Funktionseinheit der Wirbelsäule dar. Wesentlicher Bestandteil ist der Zwischenwirbelabschnitt mit inneren gallertartigen Anteilen, Anulus fibrosus und Knorpelplatten. Weiterhin gehören zum Bewegungssegment die benachbarten Wirbel, vorderes und hinteres Längsband, gelbes Band (Lig. flavum), Wirbelgelenke und alle

5.4.3 Bandscheibendegeneration (Diskose)

Anhaltend starke axiale Druckbelastungen durch den aufrechten Gang und verlangsamter Stoffaustausch im

12 Herbert Junghanns, Chirurg, Bad Homburg (1902–1984)

Zwischenwirbelabschnitt durch mangelnde Bewegung sind wesentlich für das frühzeitige Auftreten degenerativer Veränderungen der Bandscheiben. Blutgefäßlose bradytrophe Gewebe neigen ohnehin zur raschen Alterung, insbesondere dann, wenn statisch-mechanische Belastungen hinzukommen (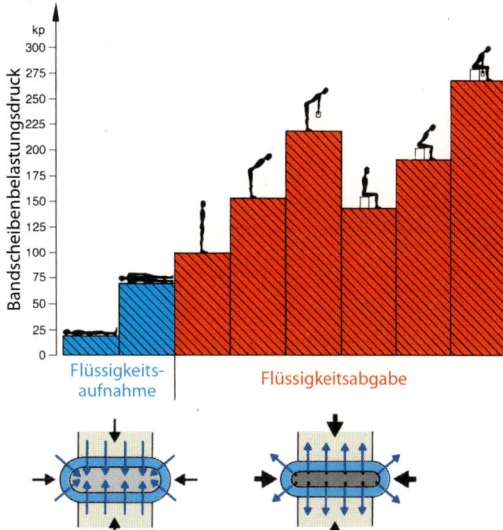 Abb. 5.30).

Lumbale Bandscheiben stellen das größte zusammenhängende, nichtvaskularisierte Gebilde im Organismus dar. Neben vertikaler Wirbelsäuleneinstellung und Haltungskonstanz wirken auch anlagebedingte Faktoren beim Auftreten degenerativer Bandscheibenveränderungen mit. Genetische Faktoren sind u. a. für die Qualität und Anordnung der Kollagenfasern im Anulus fibrosus verantwortlich. Jenseits des 30. Lebensjahres gibt es fast keine Wirbelsäule beim Menschen mehr, die nicht schon degenerative Veränderungen aufweist (▶ Übersicht 5.6). Die Vorgänge sind zunächst nur auf das Bandscheibengewebe beschränkt und spielen sich daher im röntgenologisch transparenten Raum ab.

Abb. 5.30 Der Bandscheibenbelastungsdruck beträgt im Liegen bis zu 70 kp, im Stehen, Sitzen, Heben und Tragen steigt er an. Bei Entlastung im Liegen saugen sich die Bandschelben mit Wasser und Stoffwechselsubstraten voll. Unter Belastung im Stehen, Sitzen, Heben, Tragen usw. werden die Bandscheiben wieder ausgepresst. Der regelmäßige Wechsel zwischen Be- und Entlastung fördert den Stoffaustausch im Zwischenwirbelabschnitt: Die Bandscheibe lebt von der Bewegung

> **Übersicht 5.6 Ursachen der Diskose (Bandscheibendegeneration)**
>
> — Anhaltende Druckbelastung des Bandscheibengewebes
> — Fehlende Durchblutung des Zwischenwirbelabschnitts
> — Bewegungsmangel
> — Gewebequalität

Man sieht im Röntgenbild allenfalls eine Verschmälerung des Zwischenwirbelabschnittes. Wegen der fehlenden Vaskularisation finden im Bandscheibengewebe selbst keine reparativen Vorgänge statt. Diese gehen bei länger bestehender Bandscheibenzermürbung vom benachbarten Wirbel aus. Da es sich bei den degenerativen Vorgängen in diesem Stadium auch um Knochenveränderungen handelt, werden sie unter dem Begriff **Osteochondrose** zusammengefasst. Die angrenzenden Wirbelkörperschlussplatten zeigen sklerotische Verdichtungen mit einer unregelmäßigen Konturierung. An den Wirbelkanten bilden sich knöcherne Ausziehungen als sog. **spondylotische Randwülste** mit ihrem typischen, erst horizontalem Abgang und ihrer dann teils vertikalen Ausrichtung (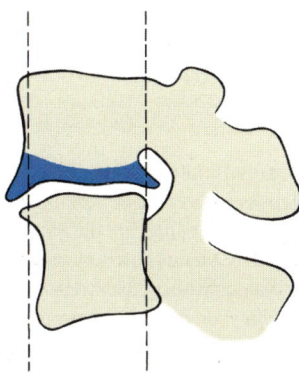 Abb. 5.31).

Abb. 5.31 Spondylose als Zeichen der Degeneration: Die Randwülste überragen die Wirbelvorderkante, mitunter auch die Hinterkante, mit Bedrängung des Spinalnervs im Foramen intervertebrale

> **Spondylosis hyperostotica**
>
> Starke Spangenbildung über mehrere Segmente.

Die Spondylosis hyperostotica tritt u. a. bei Diabetes mellitus auf.

Die Diskose lässt in ihrem Ablauf gewisse Gesetzmäßigkeiten erkennen. Einige Stadien sind durch Krankheitsgefährdung gekennzeichnet. Andere, wie die Anfangs- und Schlussphase, verlaufen klinisch stumm.

Man unterscheidet **3 Diskosestadien** (Abb. 5.32, Abb. 5.33).

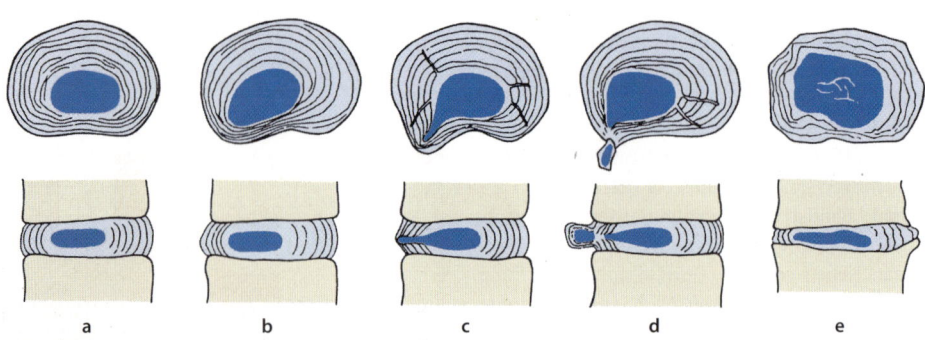

◻ **Abb. 5.32 a–e** Stadien der Bandscheibendegeneration (Diskose): **a** Unauffälliger Zustand. **b** 1 Stadium der Diskose mit breitbasigen Vorwölbungen des Anulus fibrosus. **c, d** 2 Stadium der Diskose mit Radiärrissen im Anulus fibrosus und Bandscheibenvorfall. **e** 3 Stadium mit Verfestigung des Bandscheibengewebes und Teilversteifung der Wirbelsäule

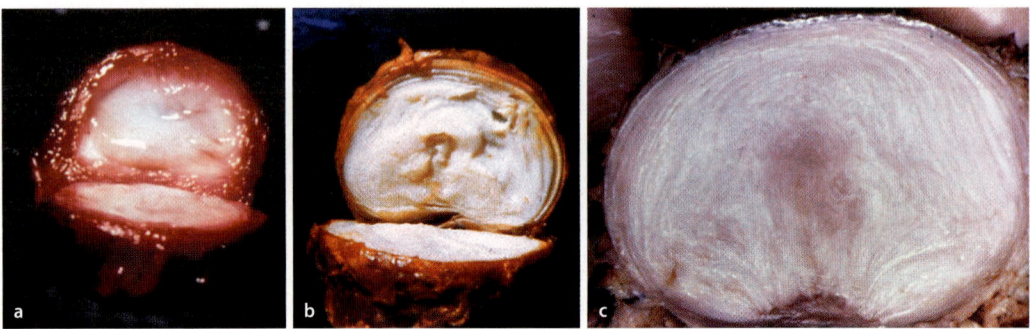

◻ **Abb. 5.33 a–c** Makroskopische Schnittbilder durch die Bandscheibe L5/S1 in verschiedenen Lebensaltern an Sektionspräparaten. **a** 4 Jahre: Die gesamte Bandscheibe ist gallertig ohne Faserstrukturen. Der Lichtreflex am aufgeklappten Teil zeigt das Herabsinken der amorphen Masse entsprechend der Schwerkraft. **b** 19 Jahre: Periphere Faserringbildung bei großem, nicht strukturiertem, inneren Anteil, der stoffwechselaktiv ist und sich durch Diffusion mit Flüssigkeit füllt. **c** 51 Jahre: Die untere Bandscheibe ist vollständig faserig strukturiert ohne innere flüssigkeitshaltige Strukturen. Es kann nicht mehr zu einem Bandscheibenvorfall kommen

▬ **1. Stadium (4.–18. Lebensjahr):** Mit dem Verschwinden der Blutgefäße beginnt beim Menschen nach dem 2. Lebensjahrzehnt die Bandscheibendegeneration. Der Anulus fibrosus besitzt in den ersten Lebensjahren jedoch noch so viel Widerstandskraft, dass eine Verlagerung des zentralen mobilen Bandscheibengewebes nach außen nicht vorkommt. Es entstehen allenfalls breitbasige Vorwölbungen.

▬ **2. Stadium:** Durch die Druckbelastung der inneren flüssigkeitshaltigen Anteile (Flüssigkeit ist nicht komprimierbar) kommt es zu Radiärrissen im Anulus fibrosus, intradiskalen Sequesterbildungen und Massenverschiebungen, was zur Lockerung des Zwischenwirbelabschnittes führt und zur Vorwölbung bzw. zum Vorfall von Bandscheibengewebe über die Grenzen des Anulus fibrosus hinaus. Die Erscheinungen treten zwischen dem 20. und 60. Lebensjahr auf, mit einem Maximum um das 40. Lebensjahr.

Im mittleren Lebensabschnitt besteht die biomechanische Konstellation zum Bandscheibenvorfall mit noch relativ gut erhaltenem Wassergehalt und Quelldruck des Gallertkernes bei einem bereits rissig und spröde gewordenen Anulus fibrosus. Es entstehen klinische Krankheitsbilder wie Lumbago, Ischialgie und Zervikalsyndrom.

▬ **3. Stadium:** Nach dem 60. Lebensjahr trocknen die Bandscheiben soweit aus, dass sich das Gewebe verfestigt und keine Neigung zu Verlagerungen mehr zeigt. Zum Teil ausgeprägte spondylotische und osteochondrotische Veränderungen in diesem Lebensabschnitt stellen Residuen durchgemachter Bandscheibenlockerungen dar und sind nicht Ausdruck aktueller Beschwerden. In dem verfestigten Bandscheibengewebe kommt es nicht mehr zu Verlagerungen von intradiskalen Anteilen. Ein Vorfall der unteren beiden LWS-Bandscheiben stellt bei älteren Menschen eher

Tab. 5.7 Terminologie und Definition der Zervikalsyndrome

Terminus	Synonym	Definition
Zervikalsyndrom (CS)	HWS-Syndrom	Beschwerden durch degenerative Veränderungen der HWS
Lokales Zervikalsyndrom (LCS)		Auf die HWS-Region beschränkte Beschwerden beim CS
Zervikobrachiales Syndrom (CBS)	Schulterarm-Syndrom, zervikales Wurzelsyndrom, Zervikobrachialgie	Zervikalsyndrom mit Ausstrahlung in den Arm
Zervikozephales Syndrom	Migraine cervicale, zervikale Kopfschmerzen, zervikaler Schwindel	CS mit Kopfschmerzen, Schwindel, Hör-Seh-Schluckstörungen
Zervikomedulläres Syndrom (CMS)		CS mit Rückenmarksymptomen
Posttraumatisches Zervikalsyndrom	Zustand nach Beschleunigungsverletzung, Distorsion	CS nach Verletzung der HWS
Akuter Schiefhals	Torticollis, akutes CS	Akutes CS mit betonter Fehlhaltung

eine Ausnahme dar. Man spricht auch von der wohltätigen Teilversteifung der Wirbelsäule im Alter (nach Idelberger[14]).

5.4.4 Zervikalsyndrome

■■ Definition, Pathogenese

Die zervikalen Bewegungssegmente zeichnen sich durch eine Reihe anatomischer und biomechanischer Besonderheiten aus, die frühzeitige Verschleißerscheinungen hervorrufen können (**Tab. 5.7**).

Die Deckplatten der Halswirbelkörper C3–C7 haben an der hinteren und seitlichen Kante sattelartige Ausziehungen, die als Processus uncinati bezeichnet werden. Durch Höhenminderung des Zwischenwirbelabschnittes im Rahmen der Bandscheibendegeneration bekommen diese Processus uncinati knöchernen Kontakt zum Nachbarwirbel. Auch zur Seite können sich knöcherne Appositionen bilden. Am gegenüberliegenden Wirbel kommt es zu reaktiven Verdichtungen (**Abb. 5.34**). Osteophytäre Reaktionen, welche von den Processus uncinati ausgehen, führen zu einer Einengung des Foramen intervertebrale. Oft liegen durch Degeneration bedingte Höhenminderungen des Zwischenwirbelabschnittes vor. Wenn der Reserveraum erschöpft ist, entstehen Nervenwurzelirritationen, die für das Zervikobrachialsyndrom ursächlich sind.

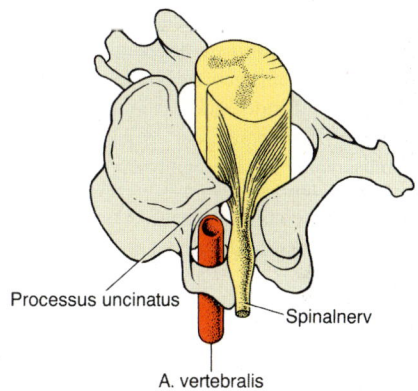

Abb. 5.34 Processus uncinatus, A vertebralis und Spinalnerv liegen dicht nebeneinander. Degenerative Verbreiterung des Processus uncinatus führt zu einer Bedrängung des Spinalnerven (nach dorsal) und der A. vertebralis (nach lateral)

Lokales Zervikalsyndrom
— Lokales Zervikalsyndrom —

Alle klinischen Erscheinungen, welche direkt oder indirekt von degenerativen Veränderungen zervikaler Bewegungssegmente ausgehen und auf die Halsregion beschränkt bleiben.

■■ Klinik

Es handelt sich um Beschwerdebilder, die allein durch positionsabhängige Schulternackenschmerzen, Muskelverspannungen und Bewegungseinschränkungen der HWS charakterisiert sind (► Übersicht 5.7).

14 Karl Heinz Idelberger, Orthopäde, Düsseldorf (1909–2003)

5

Übersicht 5.7 Klinik des lokalen Zervikalsyndroms

- Von der Kopfbewegung abhängige Schulter-nackenschmerzen
- Bewegungseinschränkung der HWS
- Hartspann der Nackenmuskulatur

Die Symptome können akut einsetzen, etwa durch eine abrupte Drehbewegung des Kopfes, aber auch schleichend ohne besondere Ursachen. Häufig werden Unterkühlung und Zuglufteinwirkung in der Anamnese angegeben. Bei der Untersuchung kann der Patient seine Schmerzausgangspunkte ziemlich genau lokalisieren. Sie liegen im Versorgungsgebiet der Rami dorsales am **oberen Trapeziusrand** vom Okziput bis zum Akromioklavikulargelenk, wenn die kranialen Segmente der HWS betroffen sind. In der klinischen Untersuchung werden daher diese Schmerzpunkte am oberen Trapeziusrand palpiert.

Bei einer Irritation der unteren zervikalen Bewegungssegmente werden Schmerzen **zwischen den Schulterblättern** angegeben. Neben den typischen Schmerzpunkten findet sich ein mehr oder weniger ausgeprägter Hartspann der gesamten Schulternackenmuskulatur mit Bewegungseinschränkung der HWS.

Eine Sonderform des lokalen Zervikalsyndroms stellt die **Okzipitalisneuralgie** dar. Es handelt sich um ein lokales Geschehen in der Nacken-Hinterhaupt-Region mit Irritation des N. occipitalis major, der in der Höhe der Protuberantia occipitalis externa unter die Haut zieht und dort als schmerzempfindlicher Druckpunkt nachweisbar ist.

Fallbeispiel

Elvira Zepf, eine 47-jährige Sekretärin, klagt über eine schmerzhafte Muskelverspannung im Nacken mit Bewegungseinschränkung und ausstrahlenden Schmerzen in die rechte Schulter. Die Beschwerden würden insbesondere abends nach einem arbeitsreichen Tag bestehen.

Befund

Diffuser Druckschmerz über den unteren HWS-Etagen, deutlicher paravertebraler Muskelhartspann rechtsseitig, keine sensiblen oder motorischen Ausfälle im Bereich beider Arme,
▼

Reflexe seitengleich auslösbar. Röntgen: dezent verminderte HWS-Lordose, leicht- bis mäßiggradige degenerative Veränderungen im Bereich der Wirbelkörper und kleinen Wirbelgelenke in den unteren HWS-Etagen.

Diagnose

Lokales Zervikalsyndrom.

Therapie

Konservative Therapie mittels Krankengymnastik, Massage, Fango, ggf. Injektionen und orale Schmerzmedikation.

Akuter Schiefhals (Torticollis)

Akuter Schiefhals

Sonderform des lokalen Zervikalsyndroms, bei der Fehlhaltungen und Bewegungseinschränkungen der HWS ganz im Vordergrund stehen (► Abschn. 7.1).

Der Torticollis kommt in erster Linie bei **Kindern** und **Jugendlichen** vor und ist eine Frühform diskogener Erkrankungen der HWS.

▪▪ Pathogenese

Pathogenetisch spielen die Horizontalspalten und eine Hypermobilität der zervikalen Bewegungssegmente eine Rolle. Intradiskale Massenverschiebungen führen, ähnlich wie bei einer akuten Lumbago, zur Irritation der sensiblen Fasern des Ramus meningeus im hinteren Längsband. Muskuläre Symptome sind sekundär. Durch die reflektorische, entlastende Schiefhaltung stellen sich die Wirbelgelenkfacetten in eine extreme Position. Zur Aufrechterhaltung dieser Stellung ist eine Dauerkontraktur der Schulternackenmuskeln erforderlich.

▪▪ Klinik

Anamnestisch finden sich uncharakteristische Angaben zum Erkrankungsbeginn. Mitunter sind bei Kindern Drehbewegungen der HWS unter Belastung vorausgegangen. Manchmal entwickelt sich ein akuter Schiefhals morgens beim Aufstehen, wenn der Patient verdreht im Bett gelegen hat. Oft ist die Anamnese leer.

Bei der Inspektion imponiert eine groteske Schiefstellung des Kopfes. Palpatorisch findet sich eine einseitig betonte Anspannung der Schulternackenmuskulatur. Die HWS ist aus der Fehlhaltung heraus nur geringgradig und als kompakte Einheit bewegbar.

Tab. 5.8 Zervikale Wurzelreizsyndrome

Nervenwurzel	Bandscheibe	Peripheres Dermatom	Kennmuskel	Reflexabschwächung
C5	(C4/C5)		Deltoideus	Bizeps
C6	(C5/C6)	Daumen, Teil Zeigefinger	Bizeps, Brachioradialis	Bizeps, Radiusperiost
C7	(C6/C7)	Zeige- und Mittelfinger, Teil Ringfinger	Daumenballen, Trizeps, Pronator teres	Trizeps
C8	(C7/Th1)	Kleinfinger, Teil Ringfinger	Kleinfingerballen, Fingerbeuger, Interossei	(Trizeps)

Therapie

Der Schiefhals ist vor allem bei Kindern und Jugendlichen durch seinen stets gutartigen Verlauf gekennzeichnet. Unter der Therapie mit Traktion, Antiphlogistika und höchstens kurzzeitiger Anwendung einer Halskrawatte (bis max. 3 Tage) kommt es rasch zur Beseitigung der Fehlhaltung.

Zervikobrachiales Syndrom (CBS)

Zervikobrachiales Syndrom

Zervikalsyndrom mit Ausstrahlung in die obere Extremität.

Dabei kann es sich um Schmerzen, Parästhesien und neurologische Ausfälle mit Reflexdifferenzen und Muskelatrophien handeln. In der Regel ist es jedoch nur ein ins betroffene Segment ausstrahlender Schmerz, der das Krankheitsbild definiert.

Pathogenese

Ein zervikobrachiales Syndrom wird entweder durch einen (weichen) Diskusprolaps oder durch harte (knöcherne) Konstriktionen am Processus uncinatus hervorgerufen. Knöcherne Bedrängungen sind wesentlich häufiger. Klinische Bedeutung hat vor allem die Kombination Segmentlockerung und unkovertebraler Osteophyt.

Klinik

Die Symptome eines zervikobrachialen Syndroms durch knöcherne Bedrängung der Nervenwurzel (Tab. 5.8) setzen allmählich ein und werden durch eine positionsabhängige dermatombezogene Brachialgie bestimmt. Charakteristisch ist der nächtliche Schmerz, der mit sog. **Ameisenkribbeln** und **Taubheitsgefühl** im Dermatom einhergeht. Typisch ist ein chronisch rezidivierender Verlauf. Durch äußere Einwirkungen (Beschleunigungsverletzung der Halswirbelsäule) oder Haltungskonstanz in ungünstiger Stellung

(Arbeit am Computerbildschirm) kann das Syndrom akut ausgelöst werden. Beschwerdefreie Intervalle, die oft Monate oder Jahre lang anhalten, wechseln mit Phasen stärkster Schmerzen ab. Am häufigsten ist die untere HWS betroffen.

C6-Syndrom Charakteristisch ist die Ausstrahlung zum **Daumen**. Bei massiver Kompression der C6-Wurzel ist der Bizepssehnenreflex abgeschwächt bzw. erloschen und die grobe Kraft beim Anwinkeln des Ellenbogens reduziert (Abb. 5.35).

C7-Syndrom Charakteristisch ist die Ausstrahlung zum **Mittelfinger**. In schweren Fällen kommen Trizepsmuskelschwäche, Abschwächung des Trizepsreflexes und Daumenballenatrophie hinzu (Abb. 5.36).

C8-Syndrom Charakteristisch ist eine Ausstrahlung zur **Kleinfingerseite der Hand**. Motorische Störungen

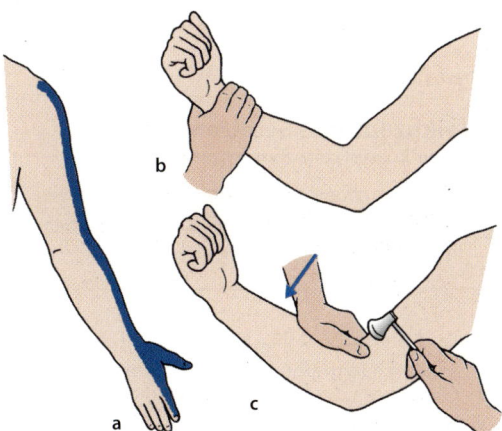

Abb. 5.35 a–c C6-Syndrom. **a** Schmerz- und Hypästhesiefeld im Daumen-Zeigefinger-Bereich. **b** Einschränkung der groben Kraft bei Ellenbogenbeugung. **c** Abschwächung des Bizepsreflexes

5

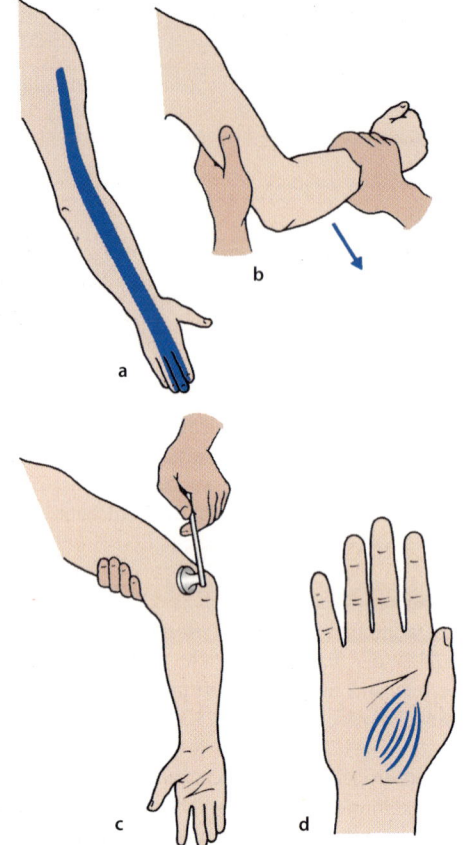

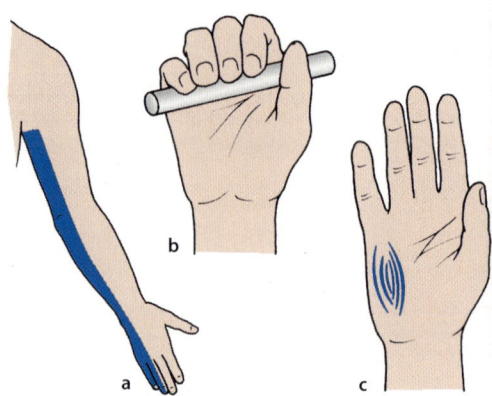

Abb. 5.37 a–c C8-Syndrom. **a** Schmerz- und Hypästhesiefeld im Kleinfingerbereich. **b** Einschränkung der groben Kraft bei der Fingerbeugung. **c** Atrophie der Kleinfingerballenmuskulatur

Abb. 5.36 a–d C7-Syndrom. **a** Schmerz- und Hypästhesiefeld im Mittelfingerbereich. **b** Reduktion der groben Kraft bei der Ellenbogenstreckung. **c** Abschwächung des Trizepsreflexes. **d** Atrophie der Daumenballenmuskulatur

gang, Achsabweichungen der Halswirbelsäule, Verschiebung der Wirbel gegeneinander und Einengung des A.-vertebralis-Kanals durch laterale knöcherne Ausziehungen an den Processus uncinati C4–C7 in Frage. Meistens handelt es sich um eine Kombination von Ursachen.

■ ■ Klinik

Neben den Symptomen des lokalen Zervikalsyndroms bestehen in erster Linie positionsabhängige Kopfschmerzen und Schwindelerscheinungen, die sich bei der Kopfrückneigung und Rotation bemerkbar machen (**Tab. 5.7**). Die Positionsabhängigkeit der Beschwerden bestimmt auch den therapeutischen Ansatz.

Unter Traktion in Kyphose und Anlegen einer Halskrawatte in leichte Flexionsstellung kommt es zur Beschwerdebesserung. Dabei werden die Nervenwurzelaustrittslöcher (Foramina intervertebralia) vergrößert.

betreffen die Fingerbeuger und die Muskeln des Kleinfingerballens (**Abb. 5.37**).

Zervikozephales Syndrom

> **Zervikozephales Syndrom**
>
> Zervikalsyndrom, das mit Kopfschmerzen, Schwindelerscheinungen, manchmal auch mit Hör-, Seh- und sogar Schluckstörungen einhergeht.

Wegen der starken Kopfschmerzen wird das Krankheitsbild auch **Migraine cervicale** genannt.

■ ■ Pathogenese

Das zervikozephale Syndrom wird durch eine Bedrängung der **A. vertebralis** und des **Halssympathikus** im Bereich der HWS verursacht. Als Störfaktoren kommen Fehlstellungen der Gelenke am Kopf-Hals-Über-

■ ■ Differenzialdiagnose

Schmerzen und Schwindelerscheinungen, evtl. einhergehend mit Hör-, Seh- und Schluckstörungen erfordern immer eine vollständige Diagnostik der betroffenen Fachgebiete. Der **Morbus Ménière** verursacht länger anhaltende Schwindelerscheinungen und geht mit Erbrechen einher. Ebenso sind Augenerkrankungen und neurologische Erkrankungen abzugrenzen.

Zervikomedulläres Syndrom

> **Zervikomedulläres Syndrom**
>
> Entsteht durch Rückenmarkkompression, in der Regel durch dorsomediale Bandscheibenvorwölbungen oder spondylotische Ausziehungen.

▪▪ Pathogenese, Klinik

Medulläre Syndrome durch degenerative Veränderungen an der HWS sind selten. Die Hauptrichtung der Bandscheibenvorfälle und knöchernen Ausziehungen zielt nach lateral oder dorsolateral. Die Diagnosesicherung erfolgt bei vorliegender partieller Querschnittssymptomatik durch MRT. Die CT ermöglicht nur eine schlechtere Weichteildarstellung.

Therapie der Zervikalsyndrome

Neben der primär mechanischen Komponente muss man auch sekundäre Krankheitserscheinungen wie Muskelverspannungen, Haltungsfehler und psychische Veränderungen abklären.

Wärmeanwendungen, **Elektrotherapie**, **Massagen** und **Analgetika** sollen Muskelverspannungen als sekundäre Erscheinung beseitigen und den Circulus vitiosus aus Schmerz-Verspannung-Fehlhaltung-Schmerz unterbrechen.

Halskrawatten (Zervikalorthesen) dürfen allenfalls bei massiven Bewegungsschmerzen wenige Tage angewendet werden, um schmerzauslösende Bewegungen zu vermeiden. Unter Analgesie soll eine schonende Übungsbehandlung beginnen.

Krankengymnastische Übungen sollen möglichst früh begonnen werden. Parallel zum Tragen einer immobilisierenden Orthese – in diesem Falle Halskrawatte – muss man immer **Kräftigungsübungen** für die außer Funktion gesetzten Muskelgruppen durchführen lassen. Beim HWS-Syndrom sind es in erster Linie isometrische Muskelkräftigungsübungen für die Schulternackenmuskulatur. Auch die Übungen sollten, wie alle Begleitmaßnahmen, die Flexionshaltung der HWS als Ausgangsstellung haben. Eine **axiale Traktion** entweder manuell (und) oder im Glisson-Zug kann zur Entlastung der komprimierten Nervenwurzel beitragen.

▪ Operationen

Indikationen zur operativen Behandlung ergeben sich sehr selten. Hauptindikation stellt der zervikale Diskusprolaps mit Nervenwurzelbedrängung oder Rückenmarkkompression dar. Es gibt ventrale Fusionsoperationen, bei denen die Bandscheibe ausgeräumt und verblockt wird, und dorsale Dekompressionen mit Erweiterung der Foramina intervertebralia.

5.4.5 Thorakalsyndrome

> **Thorakalsyndrom**
>
> Sammelbegriff für alle klinischen Erscheinungen, die durch degenerative Veränderungen der BWS verursacht werden.

Durch Tumoren bzw. Metastasen und Osteoporose verursachte Veränderungen werden hierunter nicht subsumiert. Die Thorakalsyndrome stellen nur etwa 2% aller degenerativen Wirbelsäulenerkrankungen

▪▪ Anatomie, Pathogenese

Im Wesentlichen gibt es 2 Gründe dafür, dass degenerative Erkrankungen an der BWS nicht in gleicher Frequenz auftreten wie an der HWS und LWS:

- Anders als an der HWS und LWS befinden sich die Foramina intervertebralia der BWS nicht hinter den Bandscheiben, sondern auf der Höhe des Wirbelkörpers.
- Die Brustwirbelsäule ist durch den Brustkorb gut geschient, sodass Extrembewegungen mit intradiskalen Massenverschiebungen weniger leicht möglich sind.

Die vorwiegend an der BWS entstehenden Wirbelsäulendeformierungen in der Sagittal- und Frontalebene (Morbus Scheuermann, Skoliose) entwickeln sich langsam und erlauben den Nervenwurzeln ausreichende Adaptationsmöglichkeiten. Trotzdem kommt es zu Bandscheibenvorwölbungen, Wirbel- und Wirbelrippengelenkverschiebungen, die lokale und ausstrahlende Schmerzen verursachen können.

▪▪ Klinik

Die Symptomatik der thorakalen Spinalnervenwurzeln erschöpft sich im Allgemeinen in typisch lokalisierten, gürtelförmigen Schmerzen, evtl. diskreten Störungen der Algesie, deren Topik sich aus dem Dermatomschema ergibt. Ein wichtiges diagnostisches Kriterium für die **vertebragene Interkostalneuralgie** ist auch an der BWS die Positionsabhängigkeit der Beschwerden. Unter Entlastung bzw. Extension lassen die Schmerzen nach. Bei Belastung und bestimmten Körperdrehbewegungen verstärken sie sich.

▪▪ Differenzialdiagnose

Differenzialdiagnostisch kommen segmental ausstrahlende Schmerzen bei und nach einem **Zoster** in Frage. Durch die typischen Hautveränderungen ist hier die Diagnose meistens sichergestellt.

◻ Tab. 5.9 Terminologie und Definition der Lumbalsyndrome

Terminus	Synonym	Definition
Lumbalsyndrom (LS)	LWS-Syndrom, lumbales Bandscheibensyndrom	Beschwerden durch degenerative Veränderungen der LWS
Lokales Lumbalsyndrom (LLS)	Lumbalgie, Kreuzschmerzen	Auf die Lumbosakralregion beschränkte Beschwerden beim LS
Lumbago	Akutes Lumbalsyndrom, Hexenschuss	Akute Form der LLS
Pseudoradikuläres Lumbalsyndrom	Facettensyndrom (teilweise auch ISG- oder Hüftaffektion)	Von den lumbalen Wirbelgelenken und Rändern ins Bein ausstrahlende Schmerzen ohne segmentale Ausstrahlung
Radikuläres Lumbalsyndrom		LS mit segmentaler Ausstrahlung ins Bein
Ischialgie	Ischias, Lumboischialgie, unteres radikuläres Lumbalsyndrom	Lumbales Wurzelsyndrom unter Beteiligung der Wurzeln L5 und S1, (teilweise L4 und S2)
Oberes radikuläres Lumbalsyndrom	Femoralisneuralgie	Lumbales Wurzelsyndrom unter Beteiligung der Wurzeln L2 und L3 (teilweise auch L1 und L4)
Kauda-Syndrom	Lumbosakrales Querschnittssyndrom	

■■ Therapie

Die Therapie der Thorakalsyndrome ist konservativ und besteht in der Entlastung durch Horizontallagerung, Wärmeanwendung aller Art sowie in der lokalen Injektionsbehandlung im betroffenen Segment an der abgehenden Nervenwurzel.

‼️ 5.4.6 Lumbalsyndrome

■■ Definition, Pathogenese

Die Zwischenwirbellöcher mit ihren Spinalnerven finden sich an der LWS in Höhe der Bandscheiben, sodass eine enge Beziehung zwischen den degenerativen Veränderungen in der Bandscheibe und den Spinalnerven besteht (◻ Tab. 5.9). Die Zwischenwirbellöcher werden außerdem dorsal durch die Facetten der Wirbelgelenke begrenzt, sodass auch hier Irritationsmöglichkeiten bestehen.

> Pathogenetisch wirksam für das Entstehen degenerativer Veränderungen in den unteren lumbalen Bewegungssegmenten ist der hohe Belastungsdruck, dem die unteren lumbalen Bandscheiben im Übergang zum starren Sakrum ausgesetzt sind.

Hier muss das Gewicht aller höher gelegenen Abschnitte des Organismus auf einer kleinen Fläche von wenigen Quadratzentimetern getragen werden. Noch dazu vergrößert sich der Belastungsdruck bei Verlagerungen des Oberkörpers aus der Mittellinie um ein Vielfaches.

Intradiskale Massenverschiebungen und dorsale Protrusionen Frühzeichen der **lumbalen Bandscheibenlockerung** sind Risse in den zentral gelegenen Anteilen des Anulus fibrosus, die ihren Ausgang von herdförmigen, regressiven Veränderungen nehmen. In diese Risse dringen Teile des gallertartigen inneren Anteils ein und setzen den äußeren Faserring sowie das hintere Längsband unter Zugspannung. Damit werden die sensiblen Fasern des Ramus meningeus des Spinalnerven gereizt. Dieses Derangement ist noch auf den Innenraum der Bandscheibe beschränkt.

Wenn der Vorgang in einer lumbalen Bandscheibe stattfindet, entsteht eine **Lumbago**. Beim Kind und Jugendlichen entwickelt sich das Bild einer **Hüftlendenstrecksteife** (▶ Abschn. 5.4.8). Die Übergänge zur lumbalen **Bandscheibenprotrusion** (Bandscheibenvorwölbung) und zum **Prolaps** sind fließend. Klinisch bedeutungsvoll sind die Verlagerungen von Bandscheibengewebe nach dorsal und dorsolateral. Neben Kreuzschmerzen entwickeln sich Nervenwurzelreizerscheinungen.

Für die klinische Symptomatik ist entscheidend, ob sich eine seitliche Protrusion im Spinalkanal mehr zur Mitte hin (paramedian), zur Seite (lateral) oder weiter nach außen (intraforaminal) entwickelt.

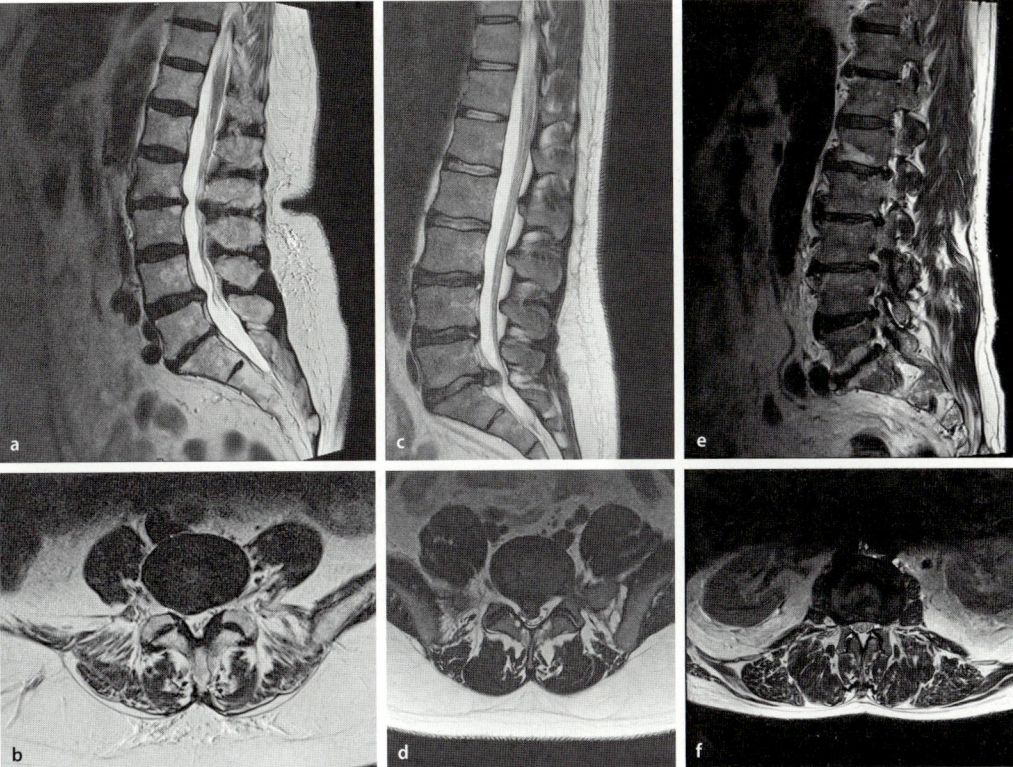

◻ Abb. 5.38 a–f
(**a** und **b**) Bandscheibenvorwölbung (Protrusion): Der Anulus fibrosus ist noch intakt. Es zeigt sich eine gleichmäßige Vorwölbung des Bandscheibenmaterials in Höhe des Bandscheibenfaches der vorletzten Etage. Eine Rückverlagerungsmöglichkeit des dissoziierten Bandscheibenmaterials ist möglich.
(**c** und **d**) Bandscheibenvorfall (Prolaps): Das verlagerte Bandscheibengewebe der letzten Etage ist durch eine Perforation des Anulus fibrosus hindurchgetreten. Das Material ist weit in den Spinalkanal verlagert mit Kompression der Nervenwurzel.
(**e** und **f**) Platte Bandscheibe (Bulging disc): Die Bandscheibe wölbt sich rings herum deutlich über die knöchernen Bereiche der Wirbelkörper vor. Im sagitalen Bild zeigt sich dies an drei Segmenten.

Die durch eine Protrusion hervorgerufene Symptomatik zeigt einen wechselhaften Verlauf, denn das vorgewölbte Gewebe ist noch Bestandteil eines intakten osmotischen Systems und macht alle druckabhängigen Flüssigkeitsverschiebungen mit den entsprechenden Volumenschwankungen und Konsistenzänderungen der Bandscheibe mit. Sofern sich noch eine kräftige Lamelle des Anulus fibrosus über der Vorwölbung befindet, besteht noch die Möglichkeit zur Rückverlagerung ins Bandscheibenzentrum. Bei massiver Überlastung kann es auch zu einem Hervortreten der Bandscheibe in der gesamten Zirkumferenz kommen. Die Bandscheibe erscheint wie platt gedrückt (**bulging disc**). Diese Veränderung kann z. B. bei Bodybuildern an mehreren Bandscheiben gleichzeitig vorliegen (◻ Abb. 5.38).

Bandscheibenlockerung Nicht alle Beschwerden, die von lumbalen Bewegungssegmenten ausgehen, sind auf Verlagerungen von Bandscheibengewebe zurückzuführen. Wesentlich häufiger sind klinische Erscheinungen auf Grund von Bandscheibenlockerungen.

> **Bandscheibenlockerung**
>
> Alle Erscheinungen, welche auf einer zunehmenden Wasserverarmung der Grundsubstanz und dem Elastizitätsverlust der Fasern beruhen.

Dadurch kommt es zur Gefügelockerung mit Verschiebungen der Wirbelkörper gegeneinander. Im Zusammenhang damit treten Insuffizienzerscheinungen der

5

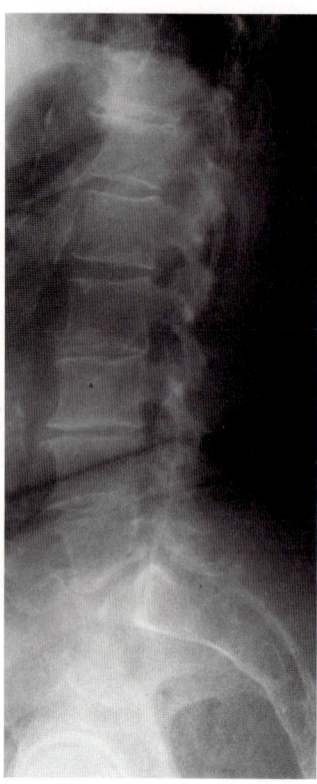

◘ **Abb. 5.39** Röntgenbild seitlich mit Bandscheibenhöhen-minderungen und Retrolisthesen als Zeichen der Gefügel-ockerung

Rumpfmuskeln, Fehlbeanspruchungen der Wirbelge-lenke, Insertionstendopathien, u. U. Nervenwurzel-reizerscheinungen durch Kompression des Spinal-nervs im Foramen intervertebrale auf. Auch bei der Pathogenese der lumbalen Wirbelkanalstenose spielt die Bandscheibenlockerung eine Rolle.

Die Verschiebungen der Wirbelgelenke führen zur Überdehnung der Wirbelgelenkkapseln mit ent-sprechenden Beschwerden. Auch Verschiebungen der Wirbel gegeneinander entstehen durch Bandscheiben-lockerung:

- Kommt es zur Dislokation eines Wirbels nach dorsal, so spricht man von **Retrolisthesis** (◘ Abb. 5.39),
- bei der Verschiebung nach ventral von einer **degenerativen Spondylolisthesis.**
- Gleichzeitige Seitenverschiebung und Rotation bezeichnet man als **Drehgleiten.**

Strukturelle Lumbalskoliosen neigen zum Drehgleiten der Wirbel im Krümmungsscheitel. Da die Dorn-fortsätze sich zur Konkavseite – d. h. zur Mitte – dre-

hen, ist die Deformierung an der Dornfortsatzleiste nicht sehr auffällig.

Lokales Lumbalsyndrom (LLS, Kreuzschmerzen)

> **Lokales Lumbalsyndrom (LLS)**
>
> Alle klinischen Erscheinungen, welche auf dege-nerative und funktionelle Störungen lumbaler Bewegungssegmente zurückzuführen sind und in ihrer Symptomatik im Wesentlichen auf die Lumbalregion beschränkt bleiben.

Vom akuten Hexenschussanfall, der plötzlich einsetzt und ebenso rasch wieder verschwindet, bis zu chro-nisch rezidivierenden Kreuzschmerzen gibt es beim lokalen Lumbalsyndrom alle Übergänge. Die Sympto-matik kann sowohl plötzlich einsetzen als auch chro-nisch rezidivieren.

> **Lumbago (Hexenschuss)**
>
> Die Lumbago (Hexenschuss) stellt die akute Form des LLS dar.

Das **Facettensyndrom** ist eine chronisch-rezidivieren-de Form des LLS.

> **Facettensyndrom**
>
> Beim Facettensyndrom gehen die Beschwerden von den lumbalen Wirbelgelenken und den Wirbelgelenkskapseln aus.

■■ Pathogenese

Ausgangspunkt der Beschwerden sind degenerative Ver-änderungen der unteren lumbalen Bewegungssegmente mit mechanischer Irritation des hinteren Längsbandes, der Wirbelgelenkkapseln und des Wirbelperiosts. Es sind vorwiegend sensible Fasern des Ramus meningeus und des Ramus dorsalis der Spinalnerven betroffen. Die reflektorische Anspannung der Rückenstreckmuskeln wird als unangenehm und schmerzhaft empfunden.

■■ Klinik

Die Patienten leiden unter positionsabhängigen Kreuz-schmerzen, Verspannungen der lumbalen Rücken-streckmuskeln und Bewegungseinschränkungen der LWS.

In der Anamnese der **Lumbago** dominieren un-vorhergesehene Belastungen der Wirbelsäule wie Bücken, Heben oder Verdrehbewegungen, außerdem werden häufig Kälte- und Nässeeinwirkung angegeben. Der meist blitzartig einschießende Kreuzschmerz führt sofort zur **Bewegungssperre der LWS**, die in einer charakteristischen Fehlhaltung erstarrt. Um die Bewegungssperre als Entlastungshaltung aufrecht zu erhalten, kommt es reflektorisch zur starken Anspannung der lumbalen Rückenstreckmuskeln. Aktive oder passive Bewegungsversuche aus dieser fixierten Fehlhaltung heraus sind mit heftigen Schmerzen verbunden. Der Patient vermeidet ängstlich jede Bewegung und berichtet auch über eine Schmerzverstärkung beim Niesen, Husten und Pressen. Die Hauptschmerzzone findet sich in der unteren Lumbalregion und über dem Kreuzbein, eine Rumpfbeugung ist nicht möglich und wird, wenn überhaupt, nur in den Hüftgelenken – bei völliger Steifhaltung der LWS – ausgeführt. Der Patient kann sich nur mit einer charakteristischen Seit-Roll-Bewegung vom Untersuchungstisch wieder in die aufrechte Haltung begeben. Die Dornfortsätze der unteren LWS erweisen sich bei der Palpation häufig als druck- und klopfempfindlich. Unter entsprechender Therapie mit Wärmeanwendungen, entlastender Lagerung und kurzfristiger Applikation von Analgetika klingen die Beschwerden rasch wieder ab.

Die beim **chronischen Verlauf** beschwerdeauslösende Hyperlordose der LWS stellt sich bei vielen Menschen durch Haltungsschwäche im Stehen ein. Zur Verstärkung der Beschwerden kommt es auch beim Bergabgehen und bei Tätigkeiten, die mit einer Rückneigung des Rumpfes verbunden sind. Mitunter gehen die Kreuzschmerzen mit einer Ausstrahlung in Gesäß, Leisten, Unterbauch, Oberschenkel und Trochanterregion einher. Deswegen wird das Facettensyndrom auch **pseudoradikuläres Lumbalsyndrom** genannt. Die Schmerzen werden als diffus flächig bezeichnet und mit der flach aufgelegten Hand demonstriert, im Gegensatz zu Patienten mit radikulären Syndromen, die das betroffene Dermatom umschrieben mit einem Finger zeigen können (◘ Abb. 5.40, ► Übersicht 5.8).

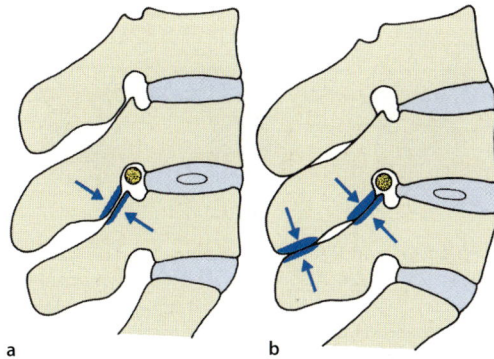

a   b

◘ **Abb. 5.40 a, b** Beschwerdeauslösende Momente bei Lockerung einer lumbalen Bandscheibe und ihre Verstärkung durch Lordosierung. Wirbelgelenke und Dornfortsätze werden unter Druck gesetzt (*Pfeile*). **a** Die von den Wirbelgelenkfacetten ausgehenden Beschwerden nennt man Facettensyndrom. **b** Zusätzlich Aneinanderreiben der Dornfortsätze im Sinne eines Kissing-Spine-Syndrom (Baastrup[15]-Syndrom)

> **Aufgrund der Pathophysiologie von Facettensyndrom und M. Baastrup sind alle lordoseverstärkenden, also reklinierenden Maßnahmen, zu vermeiden – Entlordosierung entlastet die komprimierten Areale.**

Lumbale Wurzelsyndrome !!
Ischialgie

Unter Ischialgie (Ischias, Lumboischialgie) versteht man ein Lumbalsyndrom mit Beteiligung der Spinalnervenwurzeln L5 oder S1, z. T. L4 und S2, aus denen sich der Ischiasnerv zusammensetzt.

Ein Lumbalsyndrom mit Beteiligung der Spinalnervenwurzeln L2 oder L3 und z. T. L4 betrifft die Wurzeln des N. femoralis und wird als **hohes lumbales Wurzelsyndrom** bezeichnet.

■■ Pathogenese
Ursachen einer **Radikulopathie**, also einer Affektion der Spinalnerven, sind meistens Protrusionen oder Prolapse der lumbalen Bewegungssegmente. Die beiden unteren lumbalen Segmente sind hierbei am häufigsten betroffen. Die Bedrängung der Nervenwurzeln durch das verlagerte Bandscheibengewebe erfolgt in der Regel direkt in Höhe der erkrankten Bandscheibe (◘ Abb. 5.41). Extradiskal gelegenes Prolapsgewebe kann die Nervenwurzeln intraspinal, aber auch hinter

---

Übersicht 5.8 Memo: Kreuzschmerz

- Kreuzschmerz nach dem Aufstehen morgens, der allmählich verschwindet: degenerativ
- Kreuzschmerz beim Gehen und Stehen, der beim Sitzen und Vornüberneigen verschwindet: Spinalkanalstenose
- Kreuzschmerz in der 2. Hälfte der Nacht: Verdacht auf M. Bechterew
- Dauerkreuzschmerz mit nächtlicher Verstärkung: Psyche
- Cave: Immer Ausschluss von Tumor und Entzündung

---

15 Christian Baastrup, Radiologe, Kopenhagen (1885–1950)

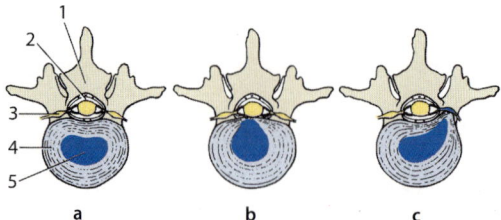

◨ Abb. 5.41 a Ansicht einer lumbalen Bandscheibe: *1* Wirbelbogen, *2* Duralsack, *3* Nervenwurzel, *4* Bandscheibenring, *5* weicher, innerer Anteil (oft fälschlich als Kern bezeichnet). **b** Vorwölbung der Bandscheibe nach hinten mit Druck auf das hintere Längsband: Hexenschuss. **c** Vorwölbung der Bandscheibe nach hinten seitlich mit Druck auf die Nervenwurzeln: Ischias

dem Wirbelkörper oder im Zwischenwirbelloch (intraforaminal) komprimieren. Als weitere Ursachen einer Ischialgie auf degenerativer Basis kommen knöcherne Bedrängungen durch appositionelles Wachstum an den Wirbelhinterkanten oder an den Gelenkfacetten im Rahmen der Spinalkanalstenose in Frage.

> **Während beim lokalen Lumbalsyndrom (LLS) die Symptomatik vorwiegend durch die Rr. meningei und Rr. dorsales des Spinalnervs bestimmt werden, stehen beim lumbalen Wurzelsyndrom Erscheinungen aus dem Versorgungsgebiet der ventralen Spinalnervenäste im Vordergrund.**

Besonders für Therapie und Prognose ist es von Bedeutung, ob das lumbale Wurzelsyndrom von einer Protrusion oder von einem Prolaps verursacht wird. Die Heilungsaussichten bei einer Protrusion sind wesentlich günstiger als bei einem Prolaps.

▪▪ Klinik

Bei einem lumbalen Wurzelsyndrom finden sich neben den Leitsymptomen des LLS die typischen **Ischiaszeichen** mit positivem Lasègue[16]-Zeichen, segmental ausstrahlenden Schmerzen, dermatomabhängigen Sensibilitätsstörungen, Reflexdifferenzen und Störungen der Motorik.

> **Führendes Symptom und namengebend für die Ischialgie ist der in das Versorgungsgebiet des N. ischiadicus ausstrahlende Schmerz.**

Das Schmerzband beginnt in den proximalen Anteilen des Dermatoms und kann sich im weiteren Krankheitsverlauf nach distal ausbreiten. Manchmal bleibt

---

16   Ernest Lasègue, Internist, Paris (1816–1883)

der Schmerz proximal und schießt nur bei bestimmten Bewegungen, z. B. beim Husten, Niesen und Pressen, in den peripheren Segmentanteil ein. Das Vorkommen der Ischiasleitsymptome hängt von Sitz und Größe der mechanischen Wurzelbedrängung ab. Die Beteiligung der Einzelsymptome am Gesamtkrankheitsbild kann wechseln.

> **Bei kompletter Wurzelkompression kann der Schmerz vollständig verschwinden.**

Im betroffenen Segment kommt es zur Anästhesie und z. B. im Segment L5 zu Fuß- und Zehenheberparesen (Wurzeltod). In diesen Fällen muss sofort operiert werden.

Die **ischiadische Fehlhaltung** gibt gewisse Hinweise auf den Sitz des Prolapses oder der Protrusion in Relation zum Nervenwurzelabgang. Die Fehlhaltung ist als reflektorisches Ausweichen zur Entlastung der Nervenwurzel zu verstehen. Der Patient nimmt unwillkürlich im Stehen die Rumpfhaltung ein, bei der die Kompression der Nervenwurzel durch das verlagerte Bandscheibengewebe am geringsten, evtl. sogar aufgehoben ist. Meistens verstärkt sich die ischiadische Fehlhaltung bei der Rumpfvorneigung. Unter Umständen macht sie sich erst bei dieser Bewegung bemerkbar. Der Oberkörper weicht also bei Vorneigung schmerzbedingt zu einer Seite ab. Die einzelnen Wurzelsyndrome sind wie folgt gekennzeichnet:

— **Hohes lumbales Wurzelsyndrom (L3 und L4):** Das Schmerz- und Hypästhesieband findet sich an der Vorderinnenseite des Oberschenkels und an der Innenseite des Unterschenkels. Die grobe Kraft des M. quadriceps ist reduziert, der Patellarsehnenreflex abgeschwächt. Das Lasègue-Zeichen ist negativ. Dafür kann man in einem großen Teil der Fälle in Bauchlage beim Anheben des gestreckten Beines oder starker Flexion im Kniegelenk einen Schmerz als sog. **Femoralisdehnungsschmerz** auslösen. Bei einer Kompression der Nervenwurzel L4 findet sich eine Abschwächung des M. tibialis anterior.

— **L5-Ischialgie:** Der Schmerz strahlt von der Lendenkreuzgegend über die Außenseite des Oberschenkels zur Außenseite des Unterschenkels in Richtung auf den Außenknöchel, teilweise verläuft die Ausstrahlung auch dorsal an Ober- und Unterschenkel. Hier wird der Schmerz meistens am intensivsten empfunden. Das Schmerz- und Hypästhesieareal findet sich auf dem Fußrücken und im Bereich der Großzehe. Bei intensiver Wurzelkompression kann es zur Fuß- und Zehenheberschwäche kommen. Konstant pareti-

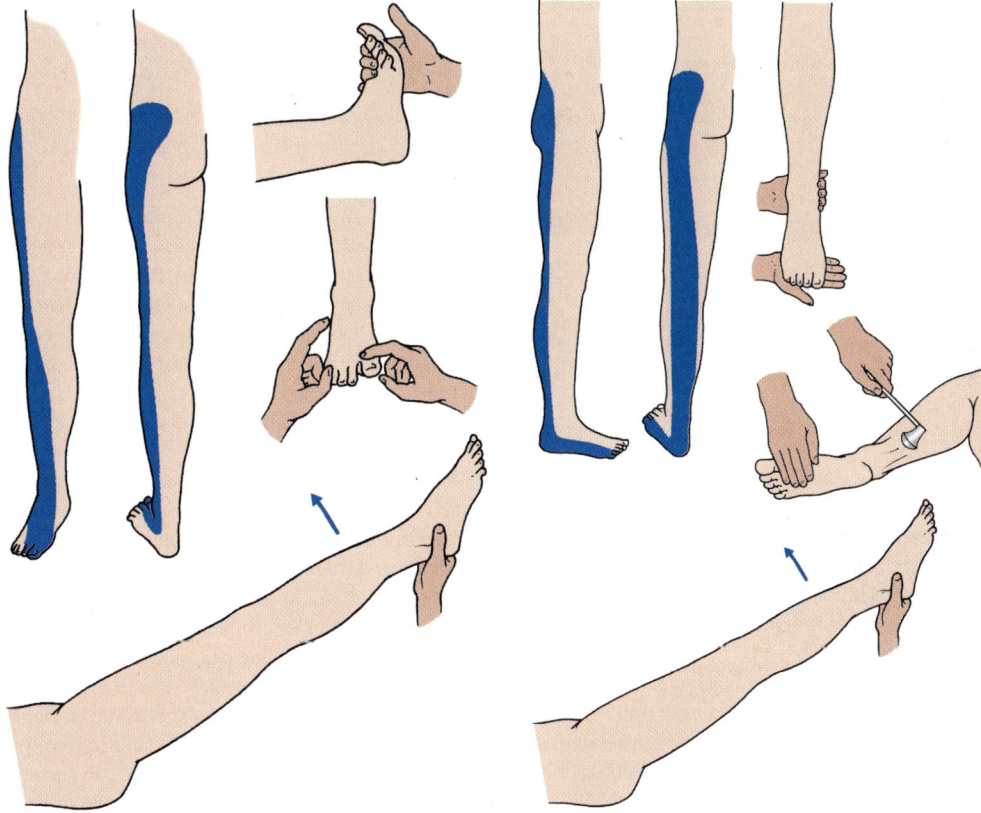

Abb. 5.42 L5-Syndrom

Abb. 5.43 S1-Syndrom

scher Kennmuskel L5 ist der M. extensor hallucis longus (Abb. 5.42).

- **S1-Ischialgie:** Das Schmerz- und Hypästhesie-band liegt dorsal von dem des L5-Syndroms, also an der Hinterseite des Ober- und Unterschenkels. Distal findet sich eine Ausstrahlung zur Ferse und zum Fußaußenrand einschließlich der Zehen III–V. Motorische Innervationsstörungen finden sich beim S1-Syndrom im Bereich des M. triceps surae mit Einschränkung der groben Kraft bei der Plantarflexion, d. h. beim Zehenspitzenstand. Auch Paresen der Glutäalmuskulatur kommen vor. Charakteristisches Zeichen ist die Abschwächung oder das Fehlen des Achillessehnenreflexes, das schon bei geringer Bedrängung der Wurzel S1 zu verzeichnen ist. (Abb. 5.43).

■■ Differenzialdiagnose der Ischialgie

Eine Bedrängung der Spinalnervenwurzeln oder des peripheren Ischiasnervs ist auch durch andere mechanische oder entzündliche Prozesse und retroperitoneale Verdrängungen möglich.

> **Bei Spondylolisthesis ist eine Ischialgie meistens doppelseitig.**

Zur Nervenirritation beim **Wirbelgleiten** kommt es durch fibröse Wucherungen im Bereich der Bogenspalte und durch Ausziehungen der Wurzel über die Hinteroberkante des unter dem Gleitwirbel befindlichen Wirbels.

Wenn sich eine **Spondylitis** nach dorsal ausbreitet, entstehen Wurzelreizerscheinungen, die sich durch Positionsänderungen und Extension nicht ändern. Charakteristisch ist der nächtliche Schmerz.

Wirbeltumoren, meist Metastasen, verursachen Ischiassymptome, wenn die Tumormassen den Spinalnerven im Wirbelkanal bedrängen.

Therapie der Lumbalsyndrome
■ Konservative Behandlung

Eine Reihe allgemeiner, therapeutischer Maßnahmen wie Bettruhe, Wärmeapplikation, Massage und Elektrotherapie, Gabe von Analgetika greifen in irgendeiner Form in den Circulus vitiosus von Schmerz-Verspan-

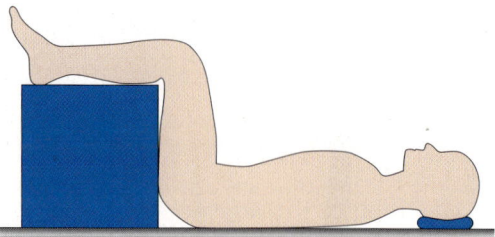

◻ Abb. 5.44 Stufenlagerung: Hüft- und Kniegelenke befinden sich im rechten Winkel und bilden die Form einer Stufe. In dieser Lagerung ist der Ischiasnerv maximal entspannt, die Lendenlordose ist abgeflacht. Dadurch erweitern sich die Foramina intervertebralia, der lumbale Wirbelkanal wird weiter

nung-Fehlhaltung-Schmerz ein und führen in leichteren Fällen allein zur Beschwerdefreiheit.

Da lumbale Bandscheiben in der Horizontallagerung mit Abflachung der Lendenlordose durch Anwinkelung der Hüft- und Kniegelenke am wenigsten belastet sind, empfiehlt sich als Erstmaßnahme die sog. **Stufenlagerung** (◻ Abb. 5.44).

Wärme in Form von Fangopackungen, Heizkissen und Rotlicht wirkt schmerzlindernd und baut die Muskelverspannungen ab. Bei sehr starken Schmerzen gibt man verstärkt Analgetika und Antiphlogistika, wie z. B. NSAR oder Coxibe. Mit Massage und Elektrotherapie wird beim akuten Lumbalsyndrom erst dann begonnen, wenn die akuten Erscheinungen durch Lagerung, Wärme und Analgetika weitgehend abgeklungen sind. Bei der Elektrotherapie kommen hochfrequente Ströme, niederfrequente Stromarten und Interferenzströme zur Anwendung.

Die Indikation für eine **manuelle Therapie** ist bei bandscheibenbedingten Erkrankungen begrenzt.

> ❯ **Die manualtherapeutische Mobilisation des betroffenen Segments ist kontraindiziert.**

Hier besteht die Hauptgefahr, dass sich die Beschwerden durch Weiterverlagerung des Bandscheibengewebes verschlimmern und u. U. Lähmungserscheinungen auftreten. Eine Mobilisation von benachbarten Segmenten ist durchaus indiziert, sollte jedoch nur von erfahrenen Manualtherapeuten durchgeführt werden.

▪ Traktion

Bei verlagertem Bandscheibengewebe mit noch geschlossenem Anulus fibrosus besteht noch eine gute therapeutische Chance zur Rückverlagerung des Gewebes ins Bandscheibenzentrum vor allem durch Traktion. Es gibt verschiedene Möglichkei-

ten, die Wirbelsäule im LWS-Bereich zu strecken, so z. B. durch »Aushängen«, Anlegen von Dauerzügen am Beckenkamm oder durch eine Streckbandage.

▪ Orthesen

Bei degenerativen Wirbelsäulenerkrankungen nutzt man die stützende und korrigierende Funktion von Rumpforthesen (◻ Abb. 5.45). Indikationen ergeben sich bei postoperativer Segmentinstabilität, z. B. nach einer Bandscheibenoperation. Die Orthesen nehmen das Bauchgewicht auf und flachen die Lordose der Lendenwirbelsäule ab. Mit der Abflachung der Lendenlordose kommt es zur Erweiterung der Zwischenwirbellöcher und des Wirbelkanals.

▪ Krankengymnastik/Physiotherapie

Schmerzlinderung durch axiale Traktion bzw. durch entspannende Lagerung für HWS und LWS.

Entlastungshaltung: Für die HWS in leichter Kopfvorneigung bei Kopfabstützung, für die LWS in Stufenlagerung. Zu Beginn sollten isometrische Spannungsübungen aus der Entspannungshaltung durchgeführt werden. Nach Abnahme der Beschwerden werden zunehmend andere Ausgangsstellungen eingenommen bis hin zu belastenden Ausgangspositionen. In diesen Ausgangsstellungen versucht der Patient, wieder normale Bewegungsabläufe durchzuführen und dabei die betroffenen Wirbelsäulenbereiche zu stabilisieren. Weiterhin gehört zur Krankengymnastik bei degenerativen Wirbelsäulenerkrankungen das Haltungs- und Verhaltenstraining im Rahmen der Rückenschule.

▪ Lokale Injektionsbehandlung

Durch Applikation anästhesierender, entzündungshemmender und entquellender Mittel an den Ort des Geschehens versucht man einen direkten Einfluss auf die Form- und Funktionsstörungen im lumbalen Bewegungssegment zu gewinnen. Bei der **paravertebralen Injektion** wird das Lokalanästhetikum (z. B. 0,5% Lidocain) paravertebral in die unmittelbare Umgebung des Foramen intervertebrale appliziert. Dort erreicht man, neben dem Spinalnerv, der aus dem Foramen intervertebrale austritt, auch den Ramus meningeus, der in den Wirbelkanal zurückzieht.

Mit der **epiduralen Injektion** kann man anästhesierende und entzündungshemmende Mittel direkt an den Ort bringen, an dem das verlagerte Bandscheibengewebe die Nervenwurzel komprimiert und ödematös aufquellen lässt. Steht die Symptomatik vonseiten der Wirbelgelenkkapseln im Vordergrund, wie z. B. beim

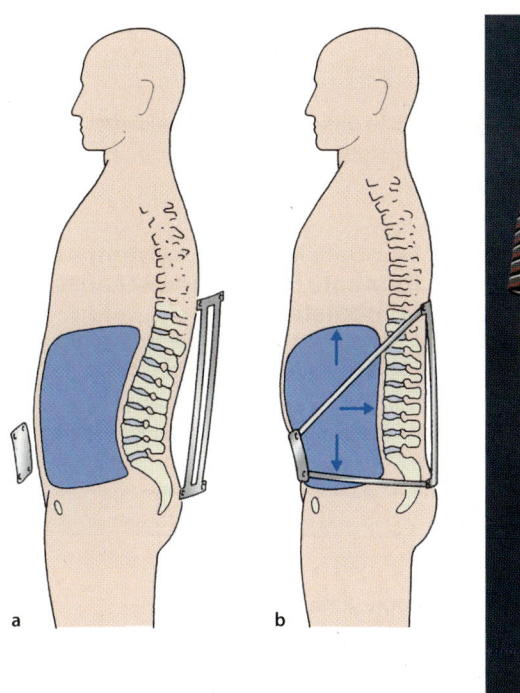

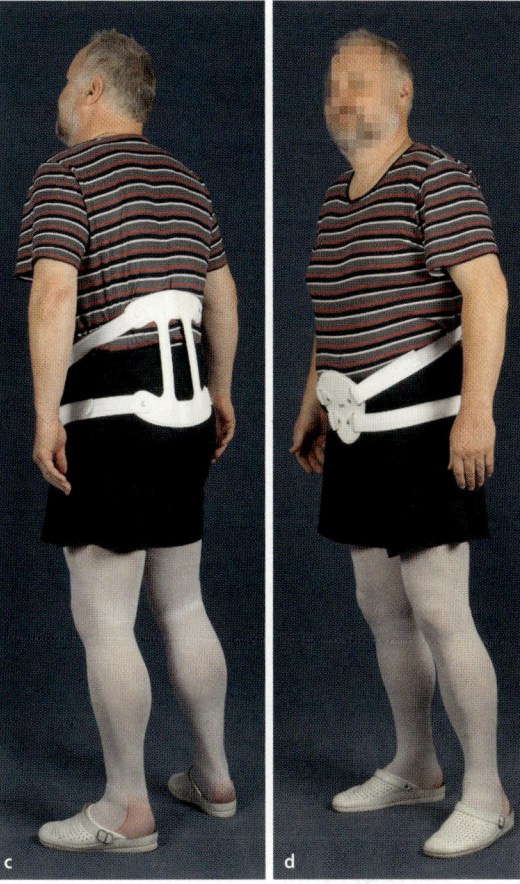

◻ **Abb. 5.45 a–d** Flexionsorthese zur Behandlung des Lumbalsyndroms, insbesondere wenn die Beschwerden von den Wirbelgelenken oder vom Foramen intervertebrale ausgehen. Im Unterschied zu **a** sind die Foramina intervertebralia in **b** durch Abflachung der Lendenlordose deutlich weiter. **c, d** Klinisches Bild. Diesen Effekt erreicht man durch eine Orthese mit suprapubischer Bauchpelotte, die das Gewicht des Bauches aufnimmt und einem geraden Rückenteil, der ober- und unterhalb der Lendenlordose ansetzt. Die Pelotte hebt den Bauch an und überträgt die Bauchlast auf die hinteren Abstützpunkte. Deswegen muss sie im unteren Teil fest anliegen, hebt den Bauch und hat oben Platz

Facettensyndrom, ist die Injektion in die **lumbalen Wirbelgelenke** indiziert.

■ **Operative Behandlung**

Für eine Operation kommen nur schwerwiegende, konservativ nicht mehr zu beherrschende Schmerzzustände, höhergradige motorische Ausfälle oder ein **Kaudakompressionssyndrom** (▶ Abschn. 5.4.7) in Frage.

❯ Eine Entfernung des verlagerten Bandscheibengewebes ist absolut indiziert, wenn eine Cauda-equina-Kompressionssymptomatik besteht oder akute Ausfallserscheinungen funktionell wichtiger Muskeln auftreten.

Eine relative Indikation findet sich bei anhaltend starken therapieresistenten Wurzelsyndromen mit extradiskaler Sequesterlage.

Bei der Operation wird der Wirbelkanal nach Entfernung des Lig. flavum auf der betroffenen Seite eröffnet. Um an den Sequester zu gelangen, ist mitunter die teilweise Entfernung des Wirbelbogens bis zur Hemilaminotomie erforderlich.

Mögliche **Komplikationen** sind Nerven-, Gefäß- und Duraverletzungen, Spondylodiszitis und postoperative peridurale Vernarbungen.

5

Fallbeispiel

Hubert Kreuz, ein 42-jähriger Patient, hat schon länger Rückenschmerzen und seit 2 Tagen einen tauben Fuß. Er kann den rechten Vorfuß nicht mehr anheben. In der Anamnese finden sich u. a. Nikotinabusus und Nierensteine.

Befund

Fehlhaltung und Rumpfneigung zur linken Seite (heterolaterale ischiadische Fehlhaltung), positiver Lasègue, Fußheberparese rechts Kraftgrad III.

Diagnose

Bandscheibenprolaps L5/S1 mit Wurzelkompression L5 rechts.

Differenzialdiagnose

Durchblutungsstörungen und Nierensteinkoliken sind ausgeschlossen.

Therapie

Wegen des akuten Ausfalls der funktionell wichtigen Fußhebermuskeln sofortige Bandscheibenoperation.

5.4.7 Postoperative Beschwerden: Postdiskotomiesyndrom (PDS, failed back surgery syndrome)

Postdiskotomiesyndrom (PDS)

Als Postdiskotomiesyndrom (failed back surgery syndrome) bezeichnet man alle anhaltenden, starken Beschwerden nach der Operation einer lumbalen Bandscheibe, die durch Segmentinstabilität und Verwachsungen im Wirbelkanal (peridurale Fibrose) hervorgerufen werden.

Verklebungen mit den dorsalen Anteilen der Bandscheibe führen dazu, dass die Nervenwurzeln fixiert sind und alle Konsistenz- und Volumenänderungen des intradiskalen Gewebes an ihnen zerren.

▪▪ Prophylaxe

Zur Vermeidung des PDS ist ein atraumatisches operatives Vorgehen bei der primären Bandscheibenoperation unter Verwendung mikrochirurgischer Technik erforderlich. Die Indikation zur Diskotomie (Band-

scheibenoperation) ist nur bei eindeutigem Befund zu stellen. Liegt kein zwingender Grund vor, sollte man im Zweifelsfall konservativ vorgehen.

> **Wer nicht diskotomiert wird, bekommt auch kein Postdiskotomiesyndrom.**

5.4.8 Lumbale Wirbelkanalstenose (lumbale Spinalkanalstenose, Lumbalstenose)

Lumbale Wirbelkanalstenose

Unter lumbaler Wirbelkanalstenose (Spinalkanalstenose, Lumbalstenose) versteht man jede Form einer Einengung des lumbalen Wirbelkanals unter Ausschluss von Entzündungen (Spondylitis), Tumoren und kompletten Bandscheibenvorfällen.

▪▪ Ätiologie, Pathogenese

An der Einengung können sowohl knöcherne (Wirbelbogen, Wirbelkörper) als auch Weichteilstrukturen (Bandscheibe, Bindegewebe) beteiligt sein. Eine Wirbelkanalstenose kann je nach Ursache segmental oder generalisiert vorkommen. Die größte Rolle spielen die kombinierten Einengungen auf degenerativer Basis. Solche degenerativen Veränderungen sind vor allem osteophytäre Reaktionen an den Gelenkfacetten, Vorwölbungen der hinteren Bandscheibengrenzen und Verschiebungen der Wirbel gegeneinander bei Bandscheibendegeneration im Zusammenhang mit einer anlagebedingten Einengung des Wirbelkanals (idiopathische Wirbelkanalstenose, ◻ Abb. 5.46, ◻ Abb. 5.47, ▶ Übersicht 5.9).

Nervenwurzeln im lateralen Rezessus

a   b

◻ **Abb. 5.46 a, b** Horizontalschnitt durch ein Bewegungssegment in Höhe der Bandscheibe. **a** Unauffällige Weite des Spinalkanals in Höhe der Bandscheibe L5/S1. Bei einer Einengung des Wirbelkanals durch Hypertrophie der Wirbelgelenke kann die Nervenwurzel im lateralen Rezessus in Bedrängnis geraten, **b** insbesondere dann, wenn eine Vorwölbung der Bandscheibe (Protrusion) hinzukommt oder die gesamte Zirkumferenz der Bandscheibe hervorgewölbt ist (bulging disc)

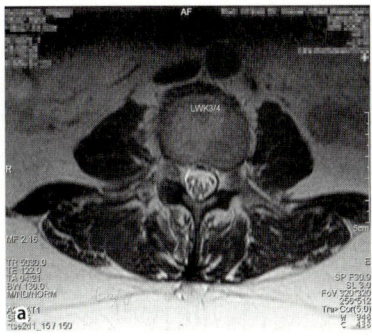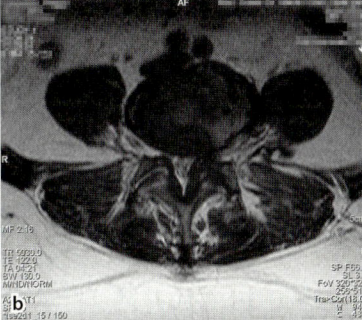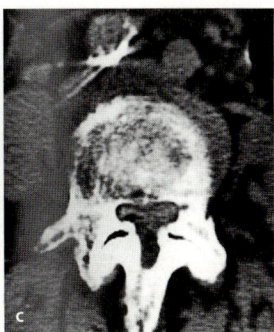

Abb. 5.47 MRT/CT-Bilder bei Spinalkanalstenose: **a** Unauffällige Weite des Spinalkanals und des seitlichen Rezessus bei L3/L4. **b** Einengung durch breite Vorwölbung der Bandscheibe und Hypertrophie der Facetten mit ihrer Kapsel. Dadurch auch Rezessus eingeengt bei L4/5. **c** Knöcherne Einengung in der CT dargestellt

Eine relativ geringe Protrusion des dorsalen Anulus fibrosus oder kleine Randzacken bei Spondylose können im relativ zu engen Wirbelkanal schon erhebliche Beschwerden verursachen. Die idiopathische Wirbelkanalstenose wird durch abgeflachte seitliche Rezessus oder Verkürzung des a.-p.-Durchmessers bzw. der Interpedikulardistanz verursacht.

Übersicht 5.9 Ursachen lumbaler Wirbelkanalstenosen

1. Angeborene Ursachen
   - Chondrodystrophie
   - Wirbelmissbildungen
   - Idiopathische Wirbelkanalstenose
   - Hyperlordose
   - Spondylolyse, Spondylolisthesis
2. Erworbene Ursachen
   a. Degenerative Ursachen
      - Knöcherne Reaktionen an Wirbelkanten und -gelenken
      - Bandscheibenprotrusion
      - Pseudospondylolisthesis
   b. Postoperative Wirbelkanalstenose
      - Nach Fusionsoperation
      - Narbengewebe
3. Mischformen
   a. Generalisierte Knochenerkrankungen
      - Fluorose
      - M. Paget
   b. Idiopathische Wirbelkanalstenose mit degenerativen Veränderungen

■■ Klinik

Charakteristisch für die Wirbelkanalstenose ist die **Claudicatio intermittens** der Cauda equina. Unter Be-

lastung, d. h. beim Gehen und Stehen, entwickeln sich Beinbeschwerden, z. T. mit segmentaler Ausstrahlung, die sich unter Kyphosierung der LWS, d. h. bei leichter Vorneigung und beim Sitzen wieder bessern.

Die **Claudicatio spinalis** macht sich vor allem bei Belastung unter Lordosierung der Wirbelsäule bemerkbar. Charakteristisch hierfür ist z. B. die Angabe der Patienten, dass die Beinschmerzen beim Bergabgehen (der Oberkörper ist nach hinten geneigt) sich intensivieren und durch leichte Rumpfvorneigung wieder aufhören.

❯ **Bevorzugte Sportart bei Spinalkanalstenose ist Radfahren.**

Ungünstig sind alle mit Lordosierung der LWS einhergehenden Aktivitäten, wie Brustschwimmen, (langsames) Spazierengehen, Gymnastik in der Bauchlage.

Die Einengung des Wirbelkanals im lateralen Rezessus oder im dorsoventralen Durchmesser lässt sich in der lumbalen MRT objektivieren. Man kann die Einengungen, vor allem in Höhe der Zwischenwirbelabschnitte, genau lokalisieren und so eine gezielte umschriebene Dekompressionsoperation durchführen.

■■ Differenzialdiagnose

Claudicatio bei **arterieller Verschlusskrankheit**. Diese Patienten haben auch Beinschmerzen nach einer bestimmten Wegstrecke. Die Schmerzen lassen sich alleine durch Stehen bleiben bessern, die typische Entlordosierung ist nicht notwendig. Klinisch sollten die Fußpulse getastet und ggf. eine weitere Gefäßdiagnostik durchgeführt werden.

■■ Therapie

Konservativ wie beim Lumbalsyndrom. Bei Therapieresistenz ggf. operative Erweiterung des Spinalkanals.

5

5.4.9 Kaudakompressionssyndrom

Wenn ein Bandscheibenvorfall oder ein Tumor die Cauda equina komprimiert, so kommt es zu Blasen-Mastdarm-Störungen mit Hypästhesie oder Anästhesie in der Perianalgegend an der Innenseite der Oberschenkel (Reithosenanästhesie) sowie Ausfall des Achillessehnenreflexes beiderseits.

> **Diese Symptomatik erfordert eine sofortige Einweisung in die Klinik.**

Dort wird nach bildgebender Diagnostik zur Lokalisation der Kompressionsstelle eine sofortige Operation durchgeführt (Laminektomie und Dekompression), da sonst bleibende Nervenschäden auftreten können.

5.4.10 Hüftlendenstreckstreife

■■ Definition
Es handelt sich um einen klinischen Symptomenkomplex, bei dem das sog. Brettsymptom im Vordergrund steht.

> **Brettsymptom**
>
> Hebt man die gestreckten Beine des auf dem Rücken liegenden Patienten hoch, hebt sich gleichzeitig der Rumpf ab, weil sich die Hüftgelenke durch reflektorische Anspannung der ischiokruralen und Rückenstreckmuskeln nicht passiv beugen lassen.

Beine und Rumpf bilden eine brettartige Einheit (◘ Abb. 5.48).

■■ Ätiologie und Pathogenese
Die meisten Hüftlendenstreckstreifen werden durch dorsale Bandscheibenvorwölbungen bei Kindern und Jugendlichen hervorgerufen. Aufgrund der besonderen topografischen Größenverhältnisse des im Wachstum befindlichen lumbalen Wirbelkanals stellt die Hüftlendenstreckstreife eine für den Jugendlichen spezifische Ausdrucksform des Lumbalsyndroms dar.

■■ Klinik
Leitsymptom bei der Hüftlendenstreckstreife ist neben dem Brettsymptom die total fixierte LWS, die eine Vornüberneigung des Rumpfes mit gestreckten Knien nicht erlaubt, sowie das charakteristische Gangbild, das man als »Schiebegang« bezeichnet.

Differenzialdiagnostisch müssen Tumoren, Entzündungen und Missbildungen im LWS-Bereich aus-

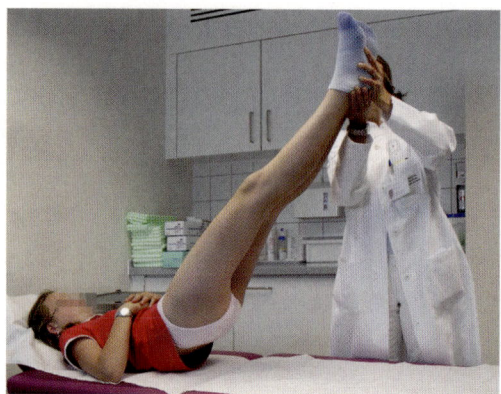

◘ **Abb. 5.48** Brettsyndrom bei Hüftlendenstreckstreife: Mit dem Anheben der Beine hebt sich automatisch der ganze Körper »brettartig« hoch. Die dorsale Muskulatur am Becken und Bein ist stark verspannt

geschlossen werden. Auch eine progrediente Spondylolisthese kann den Symptomenkomplex einer Hüftlendenstreckstreife hervorrufen.

■■ Therapie
Die Therapie der Hüftlendenstreckstreife ist abwartend konservativ. Sofern keine stärkeren Beschwerden bestehen, kann man den spontanen Heilungsverlauf abwarten. Bei therapieresistenten Beschwerden kommen gezielte Injektionen der Wurzeln in Frage. Eine Operation zur Entfernung des vorgewölbten Bandscheibengewebes ist nur ausnahmsweise erforderlich.

5.5 Tumoren der Wirbelsäule

Wie bei den allgemeinen Knochentumoren gibt es auch an der WS primäre und sekundäre Tumoren, gutartige und bösartige. Primäre Tumoren kommen selten vor. Häufigste Tumoren an der WS sind Metastasen.

Das Plasmozytom (M. Kahler) manifestiert sich häufig an der WS.

Wichtigste Hinweise für WS-Tumoren sind:
- ungewöhnliche Frakturlokalisationen,
- lokaler Rüttel- und Druckschmerz,
- Hinweise auf einen Primärtumor (Mamma, Schilddrüse, Prostata).

Der Tumor breitet sich aus und führt zu Symptomen des Rückenmarks bzw. der austretenden Nervenwurzeln.

■■ Diagnostik
Röntgenbild (Wirbelkörper zerstört, Bandscheibenraum erhalten). Sicherung durch Schichtaufnahmen,

Szintigrafie, Laborveränderungen: BSG-Erhöhung, Elektrophorese.

▪▪ Therapie

Symptomatisch. Beim Querschnittssyndrom evtl. Dekompressionsoperation und Fusion.

5.6 Verletzungen der Wirbelsäule

Verletzungen der WS entstehen überwiegend durch indirekte Traumen, wie z. B. den Sturz aus großer Höhe auf die Beine (Kettenfraktur), den Sturz auf das Gesäß oder auf den Kopf. Diese Kompressionskräfte können mit Hyperflexions-, Hyperextensions- oder auch Torsionsbewegungen der Wirbelsäule vergesellschaftet sein, was zu unterschiedlichen Verletzungsmustern führt. Direkte Gewalteinwirkung oder gar offene Frakturen sind selten. Etwa die Hälfte der Wirbelfrakturen betrifft den thorakolumbalen Übergang.

> ❯ **Von entscheidender Bedeutung für die Therapie der Wirbelfrakturen ist die Feststellung, ob es sich um eine stabile oder instabile Fraktur handelt.**

Für die Einteilung der Wirbelsäulenverletzungen in stabile und instabile Wirbelfrakturen ist das **2-Säulen-Modell nach Whiteside** hilfreich. Unterschieden werden die ventrale, druckfeste Säule (Wirbelkörper und Bandscheiben) und die dorsale, zugfeste Säule.

Im **3-Säulen-Modell nach Denis** werden eine vordere, mittlere und hintere Säule unterschieden. Die zusätzliche mittlere Säule umfasst die Wirbelkörperhinterwand mit dem dorsalen Anteil des Anulus fibrosus wie auch das hintere Längsband (⬛ Abb. 5.49).

Die Stabilität hängt im Wesentlichen davon ab, inwieweit diskoligamentäre Strukturen im **Bewegungssegment** verletzt sind. Das Bewegungssegment wurde von Junghanns durch die anatomischen Strukturen definiert, die eine Bewegung zwischen 2 Wirbeln zulassen. Es sind

— die kleinen Wirbelgelenke,
— die zugehörigen Band- und Muskelverbindungen,
— die Bandscheibe sowie
— Grund- und Deckplatten der angrenzenden Wirbelkörper (⬛ Abb. 5.29).

Die **AO-Klassifikation** basiert auf den Stabilitätskonzepten der Säulen-Modelle. Unterschieden werden:

— Typ A: Kompressionsfrakturen,
— Typ B: Distraktionsverletzungen,
— Typ C: Rotationsverletzungen.

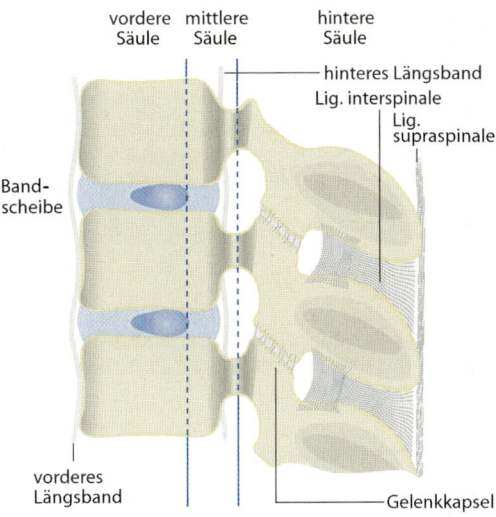

⬛ **Abb. 5.49** 3-Säulen-Modell nach Denis

Die weitere Unterteilung in die Untergruppen 1–3 beschreibt den Grad der Instabilität. So sind z. B.

— A1 als stabile Impaktionsfrakturen,
— A2 als Spaltfrakturen und
— A3 als instabile Berstungsfrakturen definiert (⬛ Abb. 5.50).

> ❯ **Mit zunehmender Instabilität steigt das Risiko neurologischer Begleitverletzungen.**

Diese kommen entsprechend am häufigsten bei Typ-C-Verletzungen der WS vor.

▪▪ Therapie

Die Entscheidung, ob die Therapie konservativ oder operativ sein sollte, richtet sich danach, ob die Verletzung stabil oder instabil ist, nach dem Ausmaß der Deformität bei stabilen Verletzungen und dem Vorliegen neurologischer Komplikationen.

Bei Einengung des Rückenmarks oder von Nervenwurzeln durch dislozierte Fragmente mit neurologischen Komplikationen kommt zur Beseitigung nur die operative Therapie in Frage. Hier ist eine rasche Dekompression des Myelons mit anschließender Stabilisierung der WS erforderlich. Dies gilt auch bei kompletter Querschnittslähmung. Ob hierbei die Dekompression zu einer Besserung der neurologischen Situation führen kann, lässt sich präoperativ nicht abschätzen, da primär nicht bekannt ist, in wieweit das Myelon bereits morphologisch geschädigt ist.

Instabile Verletzungen sollten operativ behandelt werden, hierzu zählen insbesondere die Verletzungen des Typ C und B sowie einige Spaltbrüche des Wirbel-

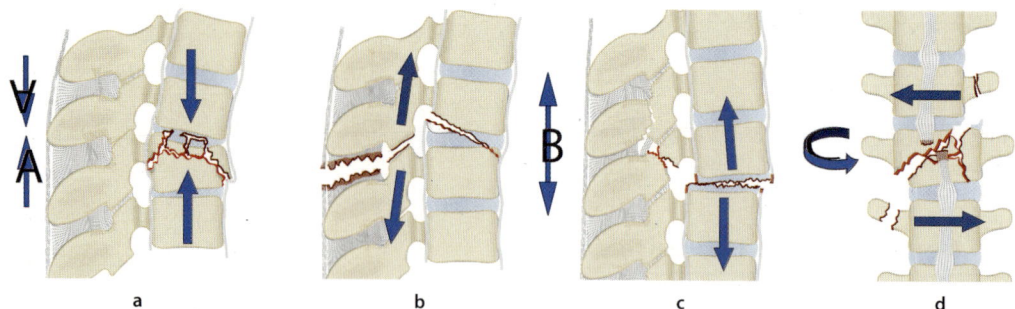

a   b   c   d

Abb. 5.50 Charakteristische Merkmale der 3 Frakturtypen. **a** Typ A: Kompressionsverletzung der vorderen und mittleren Säule, die hintere Säule ist intakt. **b, c** Typ B: 3-Säulen-Verletzung mit querer Zerreißung. **d** Typ C: 3-Säulen-Verletzung mit Rotation (nach Magerl et al. 1994)

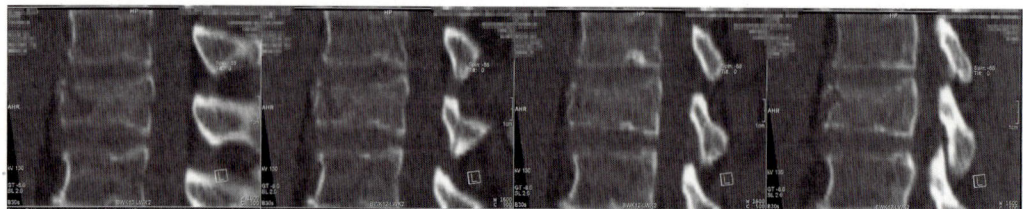

Abb. 5.51 Die CT-Darstellung erlaubt eine gute Beurteilung des Frakturverlaufs und der Hinterkante des Wirbelkörpers

körpers (Typ A2). Reine Kompressionsbrüche des Wirbelkörpers ohne Verletzung von Bandscheiben und Bändern (Typ A1) sind als stabil zu betrachten. Sie heilen – wie auch rein knöcherne Instabilitäten – unter konservativer Therapie aus. Hierbei ist allerdings zu beachten, dass die Formveränderung des Wirbelkörpers zu einer Verformung der WS mit entsprechender Kyphosierung führen kann. Ist diese zu groß, ist mit dauerhaften Beschwerden zu rechnen. Kyphosewinkel ab 20° im BWS-/LWS-Bereich gelten allgemein als Operationsindikation.

▪▪ Diagnostik

Bei Wirbelsäulenverletzungen werden grundsätzlich Röntgenaufnahmen in 2 Ebenen (a.-p. und seitlicher Strahlengang) durchgeführt. An der HWS kommt die transorale Zielaufnahme für den Dens axis hinzu. Selten werden Schrägaufnahmen erforderlich. Zur Abklärung einer diskoligamentären Instabilität der HWS können Funktionsaufnahmen der Halswirbelsäule im seitlichen Strahlengang in maximaler Extension und Flexion durchgeführt werden.

> **Funktionsaufnahmen der HWS nur beim wachen Patienten (Dislokationsgefahr beim passiven Bewegen)!**

Eine **CT** ist bei ungenügender Darstellung in den konventionellen Röntgenaufnahmen (Dens axis, HWS-/

BWS-Übergang) sowie zur exakten Einschätzung der Verletzung erforderlich (**Abb. 5.51**). Bei neurologischen Ausfällen sollte sie grundsätzlich durchgeführt werden.

Die **MRT** ist bei der akuten Verletzung in aller Regel nicht erforderlich. Es kann bei speziellen Fragestellungen (isolierte diskoligamentäre Verletzung, intraspinale Einblutung) indiziert sein.

5.6.1   Verletzungen der Halswirbelsäule

Aufgrund der anatomischen Unterschiede werden
- Verletzungen der oberen HWS (Okziput, C1 und C2)
- von den Verletzungen der unteren HWS (C3–C7) unterschieden.

Typische Ursachen sind Autounfälle mit Hyperextension/Hyperflexion der HWS und Anschlagen des Kopfes, Kopfsprünge in flaches Wasser, Fahrrad- und Reitunfälle.

Die Patienten klagen über Nackenschmerzen, Kopfschmerzen, schmerzhafte Bewegungseinschränkung der HWS, insbesondere bei Rotation, und Schwindelgefühl. Typisch sind ein Abstützen des Kopfes mit den Händen sowie neurologische Störungen in einem oder beiden Armen.

❯ **Bei Verdacht auf Verletzung der HWS soforti-ge Ruhigstellung in steifer Zervikalstütze (Stiff-Neck)!**

Verletzungen der oberen HWS
Fraktur der Okzipitalkondylen

Diese sind selten und kommen, wenn überhaupt, nur als Begleitverletzungen vor. Isolierte Frakturen werden konservativ mittels Ruhigstellung durch eine weiche Halskrawatte behandelt. Bei Kombinationsverletzungen wird die Therapie durch die Hauptverletzung bestimmt.

Atlanto-okzipitale Luxation

Die Trennung der Schädelbasis von der HWS ist selten und wird in der Regel nicht überlebt. Falls doch, so ist eine rasche Reposition unter Röntgenbildwandler mit anschließender Retention, z. B. Halo-Fixateur, erforderlich. Dauerhaft muss durch eine operative okzipitozervikale Fusion stabilisiert werden. Zuvor sollte eine Hirnstammdiagnostik erfolgen.

Verletzung des 1. HWK (Atlas)

Durch axiale Einstauchung und Hyperextension des Kopfes kommt es zu einer Berstungsfraktur des Atlas. Die Fraktur beider Bögen mit Zerreißung des Lig. transversum atlantis wird als **Jefferson**[17]**-Fraktur** bezeichnet. Die Fraktur ist instabil. Die Therapie besteht in der Extension mittels Crutchfield[18]-Klammer. Nach 6 Wochen Umstellung auf einen Minerva-Gips (Thorax-Hals-Gips mit Abstützung am Okziput) für weitere 6 Wochen. Um die lange Liegedauer zu umgehen, kann die Behandlung, nach Reposition, durch Retention im Halo-Fixateur durchgeführt werden. In seltenen Fällen ist die operative Behandlung mit atlantoaxialer Spondylodese und ggf. okzipitozervikaler Fusion erforderlich.

Verletzung des 2. HWK (Axis)

Durch Hyperextension und Kompression kommt es zum Bogenwurzelbruch des 2. HWK.

❯ **Die doppelseitige Bogenfraktur wird als Hangman-Fracture bezeichnet.**

Aufgrund der Hyperextension und Distraktion beim Erhängen kommt es zusätzlich zu einer Zerreißung der Medulla oblongata.

Eine häufige Verletzung ist die **Fraktur des Dens axis**. Die Frakatureinteilung nach Anderson und

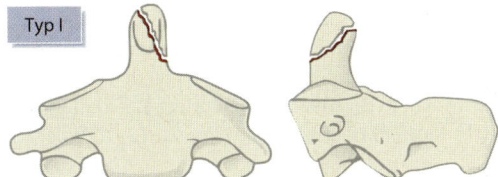
Fraktur (meist Schrägfraktur) des oberen Densanteils – stabil

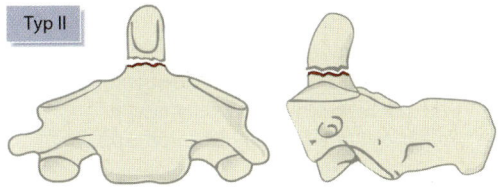
Querfraktur durch die Densbasis – instabil

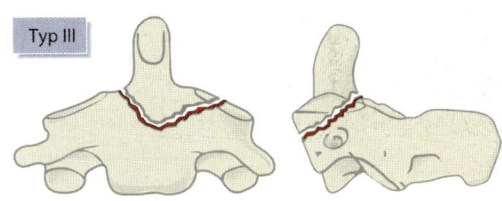
Fraktur durch die Densbasis
mit Ausdehnung in den Axiskörper – stabil

◘ **Abb. 5.52** Densfraktur nach Anderson und D'Alonso. Typ I: Fraktur (meist Schrägfraktur) des oberen Densanteils – stabil. Typ II: Querfraktur durch die Densbasis – instabil. Typ III: Fraktur durch die Densbasis mit Ausdehnung in den Axiskörper – stabil

D'Alonso erfolgt aufgrund der Höhe der Frakturlinie (◘ Abb. 5.52). Die Abrissfrakturen der Densspitze (Typ I) sind selten. Am häufigsten ist der Dens axis oberhalb der Densbasis frakturiert. Diese Frakturen sind instabil. Beim Typ III läuft die Fraktur unterhalb der Densbasis durch den spongiösen Bereich des Wirbelkörpers.

▪▪ Therapie

Bei wenig verschobenen **Frakturen des Isthmus** ist die Therapie konservativ im Halo-Fixateur oder Minerva-Gips für 8–12 Wochen. Bei stark dislozierten Frakturen ist eine operative Behandlung erforderlich. Nach Reposition erfolgt eine Verschraubung des Wirbelbogens beidseitig von dorsal. Alternativ wird eine Spondylodese des 2. und 3. HWKs von ventral durchgeführt.

Bei den **Frakturen des Dens axis** werden Typ-I-Frakturen konservativ mittels weicher Halsorthese behandelt. Bei Typ II ist eine konservative Behandlung

---

17 Sir Geoffrey Jefferson, Neurochirurg, England (1886-1961)
18 William Gayle Crutchfield, Neurochirurg, Richmond (geb. 1900)

mittels Halo-Fixateur möglich. Wegen der hohen Pseudarthrosenrate wird die Verschraubung des Dens von ventral empfohlen. Die Typ-III-Verletzungen heilen in der Regel unter konservativer Behandlung im Halo-Fixateur oder Minerva-Gips für 10–12 Wochen.

Verletzungen der mittleren und unteren HWS

Wir unterscheiden
- Wirbelkörperfrakturen,
- diskoligamentäre Verletzungen,
- Luxationsfrakturen (Kombination von Fraktur und diskoligamentärer Verletzung) und
- Frakturen der Quer- und Dornfortsätze.

Die Therapie richtet sich nach dem Ausmaß der Instabilität und Fehlstellung. Sie ist häufig operativ. Bei neurologischer Symptomatik ist eine rasche operative Therapie erforderlich.

Kompressionsfrakturen

Nach Ausmaß der Gewalteinwirkung finden sich einfache Kompressionsfrakturen mit geringer Keilwirbeldeformität bis hin zu vollständigen Berstungsfrakturen mit Verlagerung von Frakturfragmenten in den Wirbelkanal und Einengung desselben.

Die Kompression des Wirbelkörpers lässt sich konservativ nicht wieder aufrichten. Daher eignen sich lediglich geringgradige Keilwirbeldeformitäten zur konservativen Behandlung, z. B. im Minerva-Gipsverband. Bei starker Deformierung erfolgt die operative Behandlung, in der Regel durch Aufrichtung von ventral und Fusion von 2 oder 3 Wirbelkörpern. Die Stabilisierung gelingt mittels spezieller, winkelstabiler Plattensysteme. Bei Berstungsfraktur mit Verlegung des Wirbelkanals muss ggf. eine komplette Entfernung des Wirbelkörpers durchgeführt werden. Zur Überbrückung wird ein kortikospongiöser Span vom Beckenkamm eingesetzt.

Diskoligamentäre Verletzungen

> **Diskoligamentäre Verletzungen ohne Luxation werden leicht übersehen.**

Bei Hyperextensionsverletzungen reißen das vordere Längsband und die Bandscheibe. Da die dorsalen Bandverbindungen erhalten sind, besteht keine Instabilität.

Die Hyperflexion und Translation führt zur Verletzung der dorsalen Bandabschnitte und der Bandscheibe. Es bleibt lediglich das vordere Längsband erhalten. Hier kommt es zur langsamen Subluxation nach ventral.

Je nach Ausmaß der Luxation oder Subluxation liegen neurologische Symptome bis hin zum Querschnitt vor. Die Gefahr der Verletzung des Myelons ist bei reinen diskoligamentären Verletzungen besonders hoch, da der rettende Bogenbruch (nach Lorenz Böhler) fehlt. Durch die Luxation kommt es zur hochgradigen Einengung des Wirbelkanals. Bei gleichzeitig vorliegendem Bogenbruch erweitert sich das Volumen des Wirbelkanals und die Gefahr der Quetschung des Myelons ist weitaus geringer.

▪▪ Diagnostik

Im seitlichen Röntgenbild der HWS ist das unterschiedliche Ausmaß der Luxation zu erkennen. Instabile Frakturen ohne Luxation oder mit nur minimaler Subluxation weisen evtl. einen erhöhten Abstand zwischen den Dornfortsätzen oder Dornfortsatzfrakturen auf. Bei zunehmender Verschiebung der kranialen HWS nach ventral kommt es zum **reitenden Gelenkfortsatz**, wenn die kaudale Spitze des kranialen Gelenkfortsatzes auf der kranialen Spitze des kaudalen Gelenkfortsatzes reitet. Rutscht der kraniale Abschnitt noch weiter nach ventral, so liegt ein **verhakter Gelenkfortsatz** vor, der kraniale Gelenkfortsatz hat sich vor dem kaudalen verhakt.

▪▪ Therapie

> **Luxationen müssen sofort eingerichtet werden.**

Die Reposition muss schonend unter entsprechender Anästhesie erfolgen. Es wird eine Extension mittels Crutchfield-Klammer angelegt. Aufgrund der schlechten Heilungstendenz der diskoligamentären Verletzungen ist ein anschließendes operatives Stabilisierungsverfahren erforderlich. Es wird eine operative Fusion von ventral, ggf. kombiniert dorsoventral durchgeführt.

Luxationsfrakturen

Zu unterscheiden sind Wirbelkörperkompressionsfrakturen in Kombination mit Luxationsverletzungen und Luxationsverletzungen mit Wirbelbögenbrüchen. Wie bei den Luxationen erfolgt zunächst die Reposition mit Extension. Anschließend wird operativ stabilisiert.

Quer- und Dornfortsatzfrakturen

Diese Frakturen finden sich oft als Kombinationsverletzungen mit den obengenannten. Selten liegen sie als isolierte Verletzung vor. Bei der isolierten Quer- und Dornfortsatzfraktur ist die konservative Behandlung mit temporärer Ruhigstellung durch eine weiche Halskrawatte und Analgetikagabe ausreichend. Diese Frakturen heilen zumeist in der Pseudarthrose aus.

5.6.2 Beschleunigungsverletzung der Halswirbelsäule (sog. Schleudertrauma)

> **Posttraumatisches Zervikalsyndrom**
>
> Das nach einer Beschleunigungsverletzung der HWS auftretende Beschwerdebild wird als posttraumatisches Zervikalsyndrom bezeichnet.

▪▪ Ätiologie, Pathogenese

Zu den Entstehungsmechanismen des posttraumatischen Zervikalsyndroms gehören alle Arten von Gewalteinwirkungen, welche zu einer verhältnismäßig starken Verbiegung oder Stauchung der HWS führen. Der Heckaufprall beim Autounfall stellt nur eine der möglichen Entstehungsursachen dar.

Die HWS stellt zwischen Kopf und Thorax ein relativ schwaches Bindeglied dar, welches praktisch nach allen Seiten hin frei beweglich ist. Gewaltsame Stauchungen und Verbiegungen der HWS kommen vor beim Sport, wie z. B. beim Handball, Boxen, aber auch bei anderen Gelegenheiten, wie auf dem Rummelplatz, immer dann, wenn eine Ante- oder Retroflexion ungebremst abläuft.

Bei ungebremster, maximaler Vorneigung des Kopfes entsteht eine Überbeugung der HWS als Anteflexion bzw. Hyperflexion mit Distraktion der dorsalen und Kompression der ventralen Anteile im Bewegungssegment. Unter diesen Umständen können Ventralkompressionsfrakturen und dorsale Einrisse im Anulus fibrosus, im hinteren Längsband sowie im Lig. interspinosum entstehen. Wenn der Kopf bei feststehendem Rumpf eine starke Beschleunigung nach hinten erfährt, kommt es zur Überstreckung der HWS. Durch die Geschwindigkeit beim Aufprall schleudert der 5 kg schwere Kopf nach hinten und vorn, während der Rumpf träge bleibt. (◻ Abb. 5.53, ▶ Übersicht 5.10).

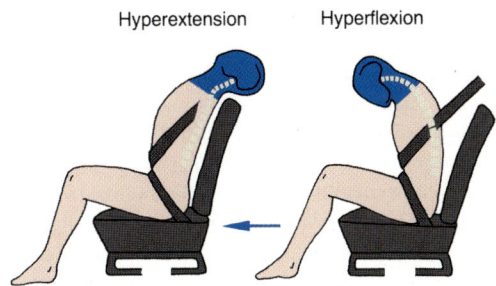

Hyperextension   Hyperflexion

◻ **Abb. 5.53** Beschleunigungsverletzung der HWS bei Heckaufprall. Zunächst pendelt der Kopf nach hinten, dann nach vorn. Häufigste Lokalisation der Verletzung zwischen C4 und C6

> ❯ In Deutschland gibt es bei nicht selbstverschuldeten Verkehrsunfällen übermäßig häufig Symptome einer Beschleunigungsverletzung.

Dieser Umstand wird dem deutschen Versicherungsrecht zugeschrieben. Anwälte sprechen oft dramatisierend von »Schleudertrauma«.

> **Übersicht 5.10 Memo: HWS-Beschleunigungstrauma**
>
> ▬ Erst Kopf nach hinten, dann nach vorn
> ▬ Verursacht ein posttraumatisches Zervikalsyndrom
> ▬ Beschwerdefreies Intervall
> ▬ Nacken-, Arm-, Kopfschmerzen
> ▬ Halskrawatte

▪▪ Klinik

Charakteristisch ist ein **beschwerdefreies Intervall** zwischen der Verletzung und dem Auftreten der ersten Symptome.

Nur 1/3 der Patienten mit posttraumatischem Zervikalsyndrom hat sofort nach dem Unfall Beschwerden im HWS-Bereich. Bei den Übrigen treten die Erscheinungen erst nach mehreren Stunden bzw. Tagen auf.

> ❯ Je geringer die Läsion, desto länger ist das schmerzfreie Intervall.

Die Symptome beim **posttraumatischen Zervikalsyndrom** bestehen in Nacken-Hinterkopf-Schmerzen in schmerzhafter Bewegungseinschränkung der HWS. Je nach Schwere und Richtung der Gewalteinwirkung können auch andere Teile der HWS betroffen sein.

Eine Brachialgie als **posttraumatisches zervikobrachiales Syndrom** entsteht beim Schleudertrauma durch Wurzelirritation in der Unkovertebralgegend mit Veränderung der Lage zwischen degenerativ vergrößertem Processus uncinatus und Spinalnerv.

Ein **posttraumatisches zervikozephales Syndrom** tritt z. B. als hartnäckiger Hinterkopfschmerz mit Okzipitalisneuralgien in Erscheinung. Besonders, wenn schon Obstruktionen der A. vertebralis durch degenerative HWS-Veränderungen vorliegen und bis dahin noch nicht klinisch in Erscheinung getreten waren, kann eine unfallbedingte Kompression durch Abknickung oder Abwinklung zu einer vorübergehenden Mangeldurchblutung führen. Das posttraumatische zervikozephale Syndrom wird auch durch eine Reizung der tiefen Anteile des Halssympathikus in der

Umgebung der A. vertebralis ausgelöst. Vestibuläre Störungen, akustische Phänomene, okuläre und psychische Symptome können im Zusammenhang mit einem solchen posttraumatischen zervikozephalen Syndrom auftreten.

▪▪ Diagnostik

Röntgenaufnahme der HWS in 2 Ebenen. Ggf. ist diese um Funktionsaufnahmen in Hyperflexion und Hyperextension zu ergänzen. Nur bei Auffälligkeiten erfolgt eine weitere Diagnostik mittels CT oder MRT.

Bei verzögertem klinischem Verlauf sollte früh eine ergänzende MRT durchgeführt werden, um diskoligamentäre Verletzungen zu entdecken oder auszuschließen. Diese Untersuchung ist nicht nur aus therapeutischer, sondern im weiteren Verlauf auch aus gutachterlicher Sicht hilfreich.

▪▪ Therapie

Bei geringem Schweregrad erfolgt die Behandlung symptomatisch mittels Analgetika, ggf. nicht steroidalen Antiphlogistika und Muskelrelaxanzien. Kältepackungen und kurzzeitige Ruhigstellung der HWS in einer Halskrawatte tragen zur Beschwerdebesserung bei.

❯ Allerdings sollte in der Regel auf eine Ruhigstellung mittels Halskrawatte bei nur leichten Beschleunigungsverletzungen verzichtet werden, da hiermit der Chronifizierung Vorschub geleistet wird.

Bei länger andauernden Beschwerden sollte stattdessen eine muskelkräftigende **Physiotherapie** durchgeführt werden. Bei protrahierter Symptomatik ist evtl. eine spezielle Schmerztherapie erforderlich. Beim posttraumatischen Zervikalsyndrom ist eine leichte Flexionshaltung bei allen therapeutischen Maßnahmen anzustreben. In der Regel heilt die Halswirbelsäulenzerrung folgenlos aus.

Fallbeispiel

Anita Prall erleidet auf dem Weg zur Arbeit einen Auffahrunfall. Ein weiterer PKW fährt von hinten auf, als sie gerade an der Ampel steht. Zunächst hat sie keine Beschwerden. Erst in der darauffolgenden Nacht treten Schulter-Nackenschmerzen auf.

Befund

Schmerzhafte Bewegungseinschränkung der HWS. Sonst kein pathologischer Befund. Eine

▼

Röntgenaufnahme der HWS in 2 Ebenen zeigt gegenüber Röntgenaufnahmen, die wegen gleichartiger Beschwerden ohne Unfall bereits früher angefertigt wurden, keinen Unterschied.

Diagnose

Posttraumatisches Zervikalsyndrom nach Beschleunigungsverletzung der Halswirbelsäule. Wegen bleibender Beschwerden macht die Patientin Ansprüche bei der gegnerischen Haftpflichtversicherung und bei der zuständigen BG (Wegeunfall) geltend.

Gutachten

Vorübergehende Verschlimmerung eines degenerativen HWS-Syndroms. Kein unfallbedingter Dauerschaden.

5.6.3 Verletzungen der Brust- und Lendenwirbelsäule

▪▪ Ätiologie

Einfache Wirbelkörperfrakturen entstehen durchaus als Folge von Freizeit- und Sportunfällen. Zumeist sind die Verletzungen jedoch Folge schwerer Verkehrs- oder Arbeitsunfälle.

❯ Die Behandlung richtet sich nach der vorhandenen Instabilität und dem Grad der Deformierung sowie evtl. vorliegenden neurologischen Symptomen.

▪▪ Klinik

Zumeist werden Schmerzen an der Wirbelsäule angegeben. Bei Vorliegen weiterer Verletzungen treten diese ggf. in den Hintergrund und sind gezielt zu untersuchen. Bei der Inspektion des Rückens finden sich evtl. Hämatome. Bei der Palpation der Dornfortsatzreihe spricht eine vermehrte Distanz zwischen zwei Dornfortsätzen für eine Zerreißung des Lig. supra- und interspinale (Hinweis auf eine instabile Verletzung). Im Bereich der betroffenen Wirbel liegt eine Klopfschmerzhaftigkeit über den Dornfortsätzen vor. Die periphere Motorik, Sensibilität und die Reflexe sind zu untersuchen. Nach Begleitverletzungen muss gefahndet werden (Becken, Abdomen, Achsskelett).

▪▪ Diagnostik

Röntgenuntersuchung der LWS und BWS in 2 Ebenen. Da Frakturen häufig im thorakolumbalen Übergang gelegen sind und dieser Abschnitt bei der LWS- oder BWS-Aufnahme außerhalb des Zentralstrahls liegt, sollte der BWS-/LWS-Übergang gesondert geröntgt werden. Bei Vorliegen einer Fraktur wird in der Regel eine **CT** zur exakten Einschätzung durchgeführt. Bei polytraumatisierten Patienten kann es sinnvoll sein, direkt eine **Spiral-CT** durchzuführen und auf konventionelle Röntgenaufnahmen zu verzichten. Eine **MRT** wird nur in Ausnahmefällen bei Fragen zu diskoligamentären Verletzungen durchgeführt.

▪▪ Klassifikation

Die **CCF/AO-Klassifikation** (◨ Abb. 5.50) **der Wirbelfrakturen** nach Magerl unterscheidet
- Kompressionsverletzungen (Typ A),
- Distraktionsverletzungen (Typ B) und
- Torsionsverletzungen (Typ C).

Die Einteilung orientiert sich am **2-Säulen-Modell** nach Whitesite und dem **3-Säulen-Modell** nach Denis (◨ Abb. 5.49). Von A nach C nehmen der Grad der Instabilität und das Ausmaß möglicher neurologischer Komplikationen zu.
- **Kompressionsverletzungen:** Durch axiale Krafteinwirkung oder Flexionsverletzungen kommt es zu Kompressionsfrakturen des Wirbelkörpers. Je nach Ausmaß der Gewalteinwirkung können einfache Kompressionsbrüche mit geringer oder stärkerer Keilwirbelbildung bis hin zu Berstungsbrüchen des Wirbelkörpers resultieren. Der dorsale Bandkomplex ist erhalten. Die Fraktur ist stabil. Neurologische Komplikationen durch Verlagerung von Frakturfragmenten in den Spinalkanal sind möglich.
- **Distraktionsverletzungen:** Bei massiver Flexion kommt es neben der Kompression der ventralen Säule zu einer Distraktion des dorsalen Ligamentkomplexes. Durch die Ruptur der dorsalen Ligamente ist die Fraktur instabil. Seltener tritt eine Distraktionsverletzung durch Hyperextension auf. Es kommt zur Zerreißung der Bandscheibe und des ventralen Längsbandes. Abscherfrakturen des Wirbelkörpers sind möglich. Die dorsale Säule weist Bogenfrakturen und Bandzerreißungen auf. Auch diese Verletzung ist durch Verletzung der ventralen und der dorsalen Säule instabil.
- **Torsionsverletzungen:** Eine Rotationskomponente tritt zumeist in Kombination mit Flexions- oder Extensionsverletzungen und nur selten isoliert auf. Entsprechend ähnelt das Frakturbild den vorangegangenen. Bei der Torsionsverletzung sind alle 3 Säulen betroffen. Das hintere Längsband ist zerrissen und in der Regel liegt eine

Translation der WS vor, welche jedoch spontan reponiert sein kann. Diese Verletzung ist hochgradig instabil. Entsprechend sind neurologische Komplikationen häufig.

Die **neurologischen Auswirkungen** einer begleitenden Rückenmarksverletzung werden nach Frankel mit Angabe der Läsion unter getrennter Wertung von Motorik und Sensibilität klassifiziert:
- Frankel A: vollständig fehlende sensorische und motorische Funktion
- Frankel B: Sensorische Funktion erhalten, fehlende motorische Funktion
- Frankel C: Sensorische Funktion erhalten, motorische Funktion unterhalb der Läsion abgeschwächt mit einem Kraftgrad < 3/5 im Vergleich zur Gegenseite
- Frankel D: Sensorische Funktion erhalten, motorische Funktion unterhalb der Läsion abgeschwächt mit einem Kraftgrad > 3/5 im Vergleich zur Gegenseite
- Frankel E: intakt sensorische und motorische Funktion

▪▪ Therapie

Im Bereich der BWS finden sich zumeist lediglich stabile Kompressionsfrakturen (Typ A). Diese können – genau wie die stabilen Kompressionsfrakturen der LWS – konservativ behandelt werden, sofern die Keilwirbelbildung nicht zu stark ausgeprägt ist. Nach kurzzeitiger Immobilisation und flacher Lagerung im Bett unter analgetischer Therapie, erfolgt die Mobilisation mit begleitender krankengymnastischer Therapie, ggf. wird ein Stützkorsett (lordosierend oder Dreipunkt) angelegt.

Bei neurologischen Komplikationen und Instabilität ist eine operative Behandlung erforderlich. Auch eine starke Keilwirbelbildung mit resultierender Angulation der Wirbelsäule macht eine operative Behandlung erforderlich. An der LWS und am thorakolumbalen Übergang wird in der Regel eine Spondylodese mittels Fixateur interne, der an den benachbarten Wirbeln angebracht wird, durchgeführt (◨ Abb. 5.54). Bei reiner Kompressionsfraktur kann zusätzlich eine Spongiosaauffüllung des Wirbelkörpers über den aufgebohrten Pedikel (nach Daniaux) durchgeführt werden. Bei Instabilität oder Beteiligung der Bandscheibe ist ein kombiniertes dorso-ventrales Vorgehen erforderlich. Neben der Instrumentation mit dem Fixateur interne von dorsal wird von ventral eine Stabilisierung mittels autologem Knochenspan aus dem Becken oder eines Cage (zylinderförmiges Körbchen aus Titan oder anderen Materialien, das mit Spongiosa gefüllt wird) durchgeführt. Je nach Ausmaß der Ver-

5

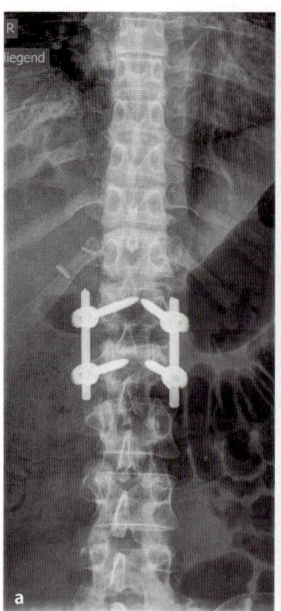

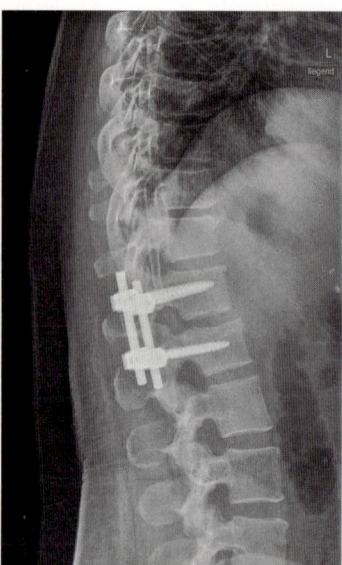

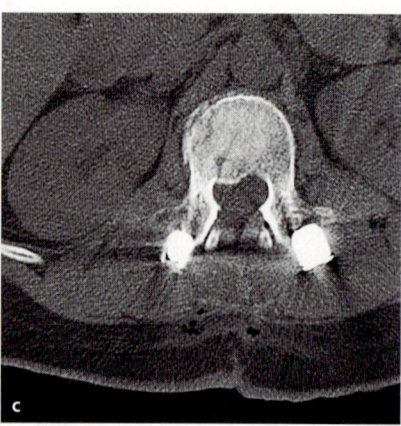

■ **Abb. 5.54 a–c** Osteosynthese mit Fixateur interne bei Wirbelkörperfraktur LWK 1 als Spondylodese BWK 12/LWK 1 zur knöchernen Aufrichtung und Konsolidierung: **a, b** Röntgendarstellung, **c** CT mit Schicht durch LWK 1

letzung umfasst die ventrale Spondylodese 1 oder 2 Bewegungssegmente. Im Bereich der mittleren und oberen BWS erfolgt die Stabilisierung der Spondylodese auch von transthorakal durch eine seitlich auf die Wirbelkörper aufgebrachte, winkelstabile Spezialplatte.

Quer- und Dornfortsatzfrakturen

Diese kommen bei schweren Verletzungen der Wirbelsäule häufig als Begleitverletzungen vor.

■■ Klinik

Als isolierte Frakturen gehen insbesondere die Querfortsatzfrakturen mit einer starken Schmerzsymptomatik einher. Das Bewegen der Beine (M. iliopsoas) verursacht starke Schmerzen. Das vorliegende retroperitoneale Hämatom kann zur Beeinträchtigung der Darmfunktion führen (paralytischer Ileus).

■■ Therapie

Die Behandlung sowohl der Dorn- wie auch der Querfortsatzfrakturen ist konservativ. Bei den Querfortsatzfrakturen ist die abdominelle Symptomatik zu beachten und ggf. zu behandeln. Die Ausheilung der Frakturen besteht gewöhnlich in der Pseudarthrose.

Osteoporotische Sinterungsfrakturen

■■ Ätiologie

Aufgrund verminderter Knochendichte kommt es ohne adäquates Trauma zur Kompressionsfraktur mit keilförmiger Deformierung an LWS oder BWS.

■■ Klinik

Die osteoporotische Sinterungsfraktur führt zu starken Schmerzen der WS. Neurologische Ausfälle bestehen bei der reinen osteoporotischen Sinterungsfraktur praktisch nie. Bei Frakturen mit neurologischen Ausfällen besteht die Indikation zur Osteosynthese mittels eines Fixateur interne (Schrauben-Stab-System zur Stabilisierung).

■■ Therapie

Die operative Therapie tritt immer mehr in den Vordergrund, da hierdurch eine sofortige Schmerzreduktion und eine schnelle Vollmobilisation der Patienten ohne Korsett erreicht werden kann. Insbesondere bei frischen Frakturen (nicht älter als 10 Wochen) kann zusätzlich die Wirbelkörperhöhe wiederhergestellt werden. Zur präoperativen Diagnostik zählt neben dem konventionellen Röntgenbild obligatorisch eine MRT. Hierbei kann unter anderem in den sog. STIR-Aufnahmen (short tau inversion recovery) das Frakturalter abgeschätzt werden.

Bei der sog. **Ballonkyphoplastie** (■ Abb. 5.55) werden über einen transpedikulären Zugang 2 Ballonkatheter in den Wirbelkörper eingebracht. Durch Auffüllen der Ballone mit Röntgenkontrastmittel wird unter kontrolliertem Druck versucht, den Wirbelkörper wieder aufzurichten. Das so erreichte Repositionsergebnis wird durch das Einspritzen von speziellem Knochenzement gehalten **(Kyphoplastie).** Die innere Stabilisierung und Aufrichtung der Wirbelkörper er-

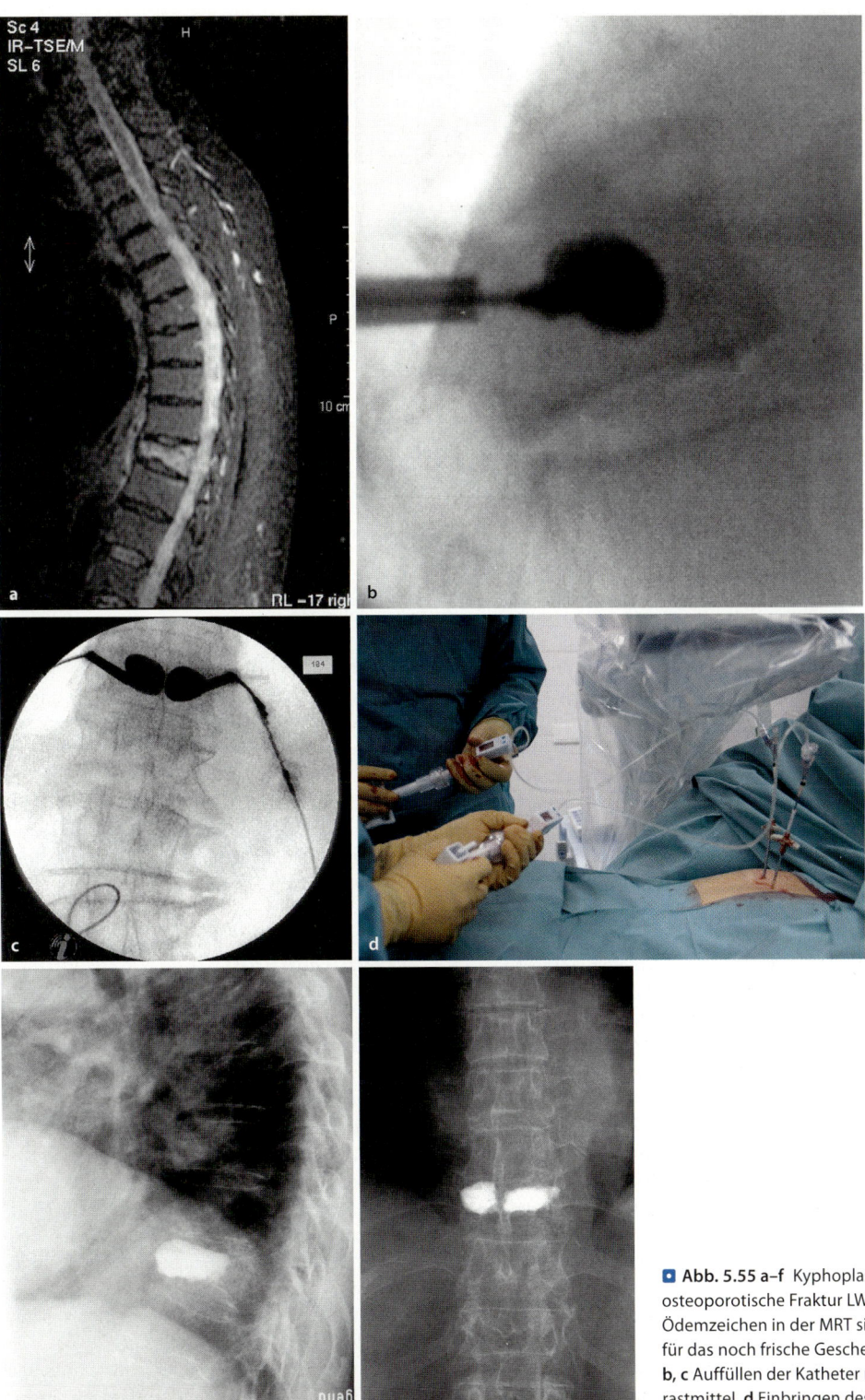

■ **Abb. 5.55 a–f** Kyphoplastie bei osteoporotische Fraktur LWK 1. **a** Die Ödemzeichen in der MRT sind Beleg für das noch frische Geschehen. **b, c** Auffüllen der Katheter mit Kontrastmittel. **d** Einbringen des Zements. **e, f** Röntgenkontrolle postoperativ

5

fordert keine Versteifung des Bewegungssegmentes. Dieses Verfahren kann auch bei osteolytischen Metastasen oder beim multiplen Myelom zur Schmerzreduktion eingesetzt werden.

Es besteht das Risiko von Anschlussfrakturen der angrenzenden Wirbelkörper, sodass diese bei hochgradiger Osteoporose ebenfalls mit aufgefüllt werden. Weitere Komplikationen stellen u. a. der meist asymptomatische Zementaustritt, Verletzungen von neuronalen Strukturen und Einblutungen in den Spinalkanal dar.

Die Vertebroplastie erfolgt ohne Ballonapplikation zur Aufrichtung und Bildung einer Höhle und ist daher mit einer größeren Gefahr des Zementaustrittes durch die frakturierten Spalten bis zum Spinalkanal behaftet.

5.6.4   Spätfolgen nach Wirbelsäulenverletzungen

■ **Statikstörung**

Neben den primären Folgen der WS-Verletzung ergeben sich nach Abheilung der Verletzungen orthopädische Probleme hinsichtlich der Statik. Frakturen der Wirbelkörper können in Fehlstellung ausheilen. Bei ventraler Erniedrigung entsteht eine vermehrte Kyphose. Bei Seitenkantenerniedrigung entsteht eine posttraumatische Skoliose. Verletzung der Bandscheibe bedeutet Instabilität im Bewegungssegment oder Bandscheibenvorfall. Die Behandlung besteht in der Aufschulung der Rumpfmuskulatur nach Frakturheilung, Korsettversorgung nur in Ausnahmefällen.

■ **Rückenmarksläsion**

Wegen der unmittelbaren Nachbarschaft sind alle Wirbelverletzten auch durch Läsionen des Rückenmarks und der Nervenwurzeln gefährdet. Im schlimmsten Fall tritt eine Querschnittslähmung auf.

Die Rehabilitation von Querschnittsgelähmten besteht aus aktiver Übungsbehandlung zum Training der noch erhaltenen Abschnitte des Bewegungsapparats, Kontrakturprophylaxe, Dekubitusprophylaxe durch geeignete Lagerung, Apparateversorgung. Aber selbst wenn Rückenmark und Nervenwurzeln nicht tangiert werden, können Spätfolgen und dauernde Funktionsbeeinträchtigungen der WS durch Achsabweichungen in der Frontal- und Sagittalebene entstehen.

■ **Posttraumatische Kyphose**

Wenn die Wirbel ventral einbrechen, kommt es zu einer Verstärkung der nach dorsal konvexen Ausbiegung der WS in der Sagittalebene. In der BWS ver-

mehrt sich die Brustkyphose, an der LWS kommt es zur Aufhebung der Lendenlordose. Meistens ist die Abknickung kurzbogig, sodass eine spitzwinklige (anguläre) Kyphose (▶ Abschn. 5.2.3) entsteht. Klinisch machen sich solche Kyphosen durch chronische Rückenschmerzen infolge pathologischer Überbeanspruchung der Muskeln bemerkbar.

■ **Posttraumatische Skoliose**

Sie entsteht durch Seitkantenerniedrigung. Diese Skoliose ist kurzbogig. Die Statik wird durch Überhang des Rumpfs sowie durch vermehrte Beanspruchung der darüber- und darunterliegenden Bandscheiben beeinflusst.

Fehlverheilte Frakturen an der WS mit Keilwirbelbildung unter Beeinflussung der WS-Statik führen in den benachbarten fehlbeanspruchten Bewegungssegmenten durch asymmetrische Belastung zu vorzeitigen Verschleißerscheinungen (**Diskose**). Sie werden deshalb **prädiskotische Deformitäten** genannt. WS-Syndrome, die von den benachbarten WS-Abschnitten ausgehen, sind deswegen als sekundäre Spätfolgen von Wirbelverletzungen anzusehen.

■ **Schipperkrankheit**

Die Ablösung der Dornfortsatzspitze des 7. Hals- oder 1. Brustwirbels kann nach schwerer körperlicher Arbeit (schippen) oder als Folge einer direkten Traumatisierung entstehen. Da keine wesentlichen Beschwerden damit verbunden sind, ist es auch keine Berufserkrankung. Differenzialdiagnostisch ist immer auch an angeborene Abgliederungen von Dornfortsatzspitzen zu denken.

5.7   Begutachtung

WS-Syndrome sind oft Gegenstand ärztlicher Begutachtung. Man unterscheidet grundsätzlich 2 Fragestellungen:

– Beeinträchtigung der körperlichen Leistungsfähigkeit durch die WS-Erkrankung, z. B. im Hinblick auf die Arbeits- und Berufsfähigkeit oder die Wehrdiensttauglichkeit. Hier gilt es auch, die Minderung der Erwerbsfähigkeit (MdE) zu bestimmen. Diese beträgt beim lokalen Zervikal- und Lumbalsyndrom, d. h. also ohne radikuläre Symptomatik, zwischen 10 und 20% und kann sich bei hartnäckigen Zervikobrachialgien oder Ischialgien bis zu 50% steigern.

– Einfluss äußerer Faktoren auf die Entstehung und Verschlimmerung von WS-Erkrankungen. Hier gilt es, die degenerativen von den posttraumatischen Veränderungen zu trennen, was nicht immer einfach ist. Bandscheibenvorfälle sind extrem selten traumatisch bedingt. Als Voraussetzungen einer Anerkennung als Traumafolge muss die Kraft plötzlich und unerwartet sowie direkt auf den Körper eingewirkt haben. Zudem darf die schmerzauslösende Bewegung nicht selbst eingeleitet worden sein (wie z. B. beim Anheben eines Möbelstückes). Somit beschränkt sich die Anerkennung auf Ereignisse wie z. B. einen Möbelpacker, der als unterer Träger eine Truhe eine Treppe hinab bringt. Durch einen Fehltritt stolpert er und bekommt die Truhe mit großer Krafteinwirkung gegen den Rücken gestoßen. Hingegen sind degenerative Bandscheibenschäden an der Tagesordnung. Sie sind als Tribut an den aufrechten Gang zu sehen, der zur Zermürbung der Bandscheibe führt.

Entscheidend für die Beurteilung der MdE ist immer die Frage, ob das Trauma zu einer vorübergehenden oder zu einer dauernden Störung geführt hat. Wenn eine degenerativ vorgeschädigte WS durch ein relativ geringes Trauma (z. B. Distorsion) lädiert wird und die Beschwerden noch jahrelang nach dem Unfall anhalten, so wird nur ein Teil dieser Beschwerden für einen bestimmten Zeitraum als unfallbedingt anerkannt.

■ **Wirbelsäulenschäden als Berufskrankheit**

Nach der aktuellen Berufskrankheitenverordnung werden bandscheibenbedingte Erkrankungen der LWS, wie z. B. Segmentlockerungen, chronische Nervenwurzelreizerscheinungen, Ischialgie nach mindestens 10-jähriger Tätigkeit in einem Beruf mit schwerer körperlicher Rückenbelastung als Berufskrankheit anerkannt. In Frage kommen Berufsgruppen wie Bauarbeiter, Lastenträger, Untertagearbeiter und auch Krankenpflegeberufe. Das Gesetz sieht neben der Entschädigung bei bereits eingetretenen Wirbelsäulenschäden vor allem vorbeugende Maßnahmen zur Vermeidung von Überlastungen der WS am Arbeitsplatz vor. Die Anzeige bei drohenden oder bereits eingetretenen berufsbedingten Wirbelsäulenschäden stellt der behandelnde Arzt bei der zuständigen Berufsgenossenschaft (BG).

Brustkorb

6.1 Trichterbrust (Pectus excavatum) – 214

6.2 Kielbrust (Pectus carinatum) – 214

6.3 Neurovaskuläre Engpasssyndrome am Hals-Thorax-Übergang (Thoracic-outlet-Syndrom) – 215

6.4 Verletzungen des knöchernen Brustkorbs – 216

Einleitung

Während Kiel- und Trichterbrust sich schon wegen der Namen und Abbildungen sofort einprägen, sollte man sich den Thorax-Hals-Übergang mit den Kompressionsmöglichkeiten für Plexus brachialis und A. subclavia genau anschauen. Die Engpasssyndrome sind zwar selten, kommen aber als Differenzialdiagnose immer wieder vor.

6.1   Trichterbrust (Pectus excavatum)

> **Trichterbrust**
>
> Angeborene Hemmungsmissbildung der vorderen Thoraxwand, bei der die Rippen stärker wachsen als das Brustbein.

▪▪ Ätiopathogenese

Die trichterförmige Einziehung entsteht dadurch, dass das mittlere und kaudale Sternum im Wachstum zurückbleibt. Es gibt breite und spitze Trichter. Hochgradige Einsenkungen bedrängen das Mediastinum. Astheniker sind häufiger betroffen. Das Leiden zeigt sich erst richtig im Alter von 6–10 Jahren (◨ Abb. 6.1). Eine Fehlstatik der Wirbelsäule entwickelt sich nicht.

▪▪ Differenzialdiagnose

Rinnenbrust: Die Rippenknorpel beiderseits des Sternums wölben sich vor, dadurch zeigt sich in der Mitte eine rinnenartige Vertiefung.

▪▪ Röntgen

In schweren Fällen Verdrängung des Herz- und Gefäßschattens.

▪▪ Therapie

Konservative Maßnahmen wie Atemübungen und Krankengymnastik können bei dieser Hemmungsmissbildung nicht viel ausrichten. Einen Therapieansatz bildet eine Vakuumsaugglocke. Ausreichende Evidenz über die Wirksamkeit liegt hier jedoch noch nicht vor.

> ❯ **Erst wenn Verdrängungserscheinungen des Herzens vorliegen, muss operiert werden.**

Das Sternum wird dabei angehoben und mit Metallstäben im Niveau der übrigen Thoraxwand fixiert. Sonst erfolgt die Operation eher aus kosmetischen Gründen. Da dann keine medizinische Indikation vorliegt, aber erhebliche Komplikationen und Vernarbungen auftreten können, sollte äußerst zurückhaltend vorgegangen werden.

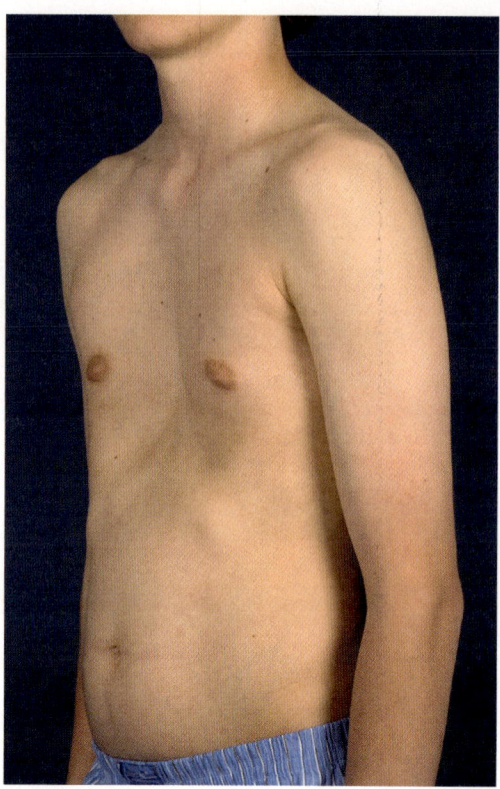

◨ **Abb. 6.1** Trichterbrust. Einziehung des vorderen Thorax im Brustbereich

6.2   Kielbrust (Pectus carinatum)

> **Kielbrust**
>
> Als Kielbrust bezeichnet man ein kielartiges Vorspringen des Sternums, entweder als angeborene oder erworbene (Rachitis) Deformität.

▪▪ Ätiopathogenese

Brustbein und vordere Anteile der Rippen sind nach vorn gewölbt. Funktionelle Störungen oder Beschwerden kommen nicht vor (◨ Abb. 6.2).

▪▪ Therapie

Während des Wachstums sind Haltungsturnen und Thoraxgymnastik (Atemübungen) zu empfehlen. In der Orthopädie-Technik sind auch Druckpelotten mit einer Bandage erhältlich, die helfen sollen. Die Datenlage hierzu ist eingeschränkt. Analog zur Trichterbrust ist die OP-Indikation sehr streng zu stellen.

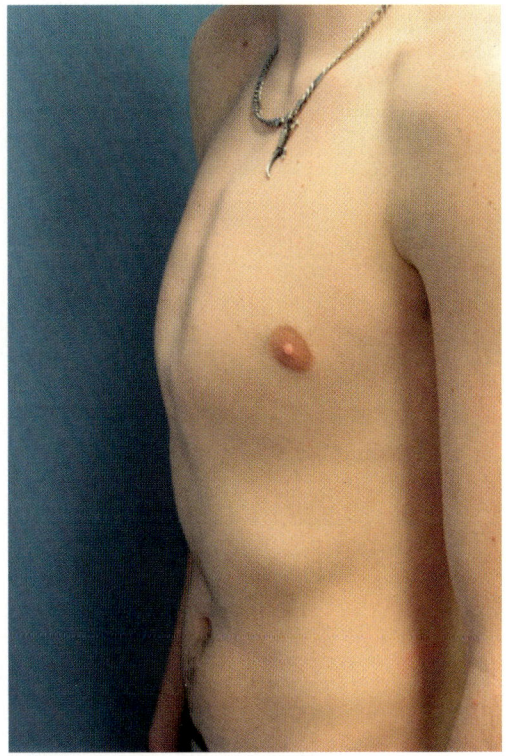

Abb. 6.2 Kielbrust. Bei starken Ausprägungen kann das Sternum wie ein Schiffskiel vorstehen.

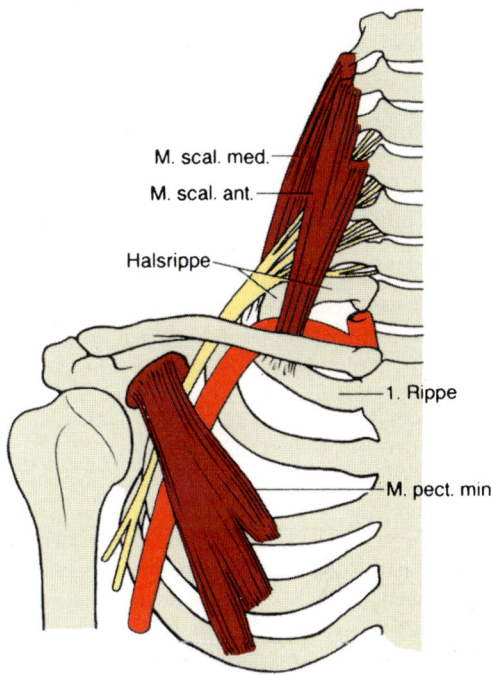

Abb. 6.3 Thorax-Auslasssyndrome. Plexus brachialis und A. subclavia können von kranial nach kaudal bedrängt werden:
- zwischen M. scalenus anterior und M. scalenus medius,
- zwischen Klavikula und 1. Rippe bzw. Halsrippe,
- durch Prozesse an der Pleurakuppel,
- zwischen Thorax und M. pectoralis minor

6.3 Neurovaskuläre Engpasssyndrome am Hals-Thorax-Übergang (Thoracic-outlet-Syndrom)

▪▪ Ätiopathogenese

Skalenussyndrom Das neurovaskuläre Bündel am Hals-Thoraxübergang, bestehend aus Plexus brachialis und A. subclavia, zieht auf dem Weg zum Oberarm durch mehrere Engpässe. Von kranial nach kaudal findet sich die 1. Einengung zwischen dem M. scalenus anterior und dem M. scalenus medius in der sog. hinteren Skalenuslücke. Beide Muskeln entspringen an den Querfortsätzen der Halswirbel und ziehen versetzt zur 1. Rippe. Ansatzanomalien oder Spannungsänderungen dieser Muskeln können bei bestimmten Armhaltungen (Überkopfarbeiten, schweres Tragen) oder Kopfdrehungen gleichzeitig zu Kompressionserscheinungen an der A. subclavia und am Plexus brachialis führen.

Kostoklavikularsyndrom Etwas weiter kaudal von der Skalenuslücke findet sich der nächste Engpass, bedingt durch die Klavikula ventral und die 1. Rippe dorsal.

Bei einer Halsrippe kommt es ggf. schon etwas weiter kranial zur knöchernen Bedrängung des Gefäßnervenstranges. Daneben können auch posttraumatische Veränderungen an der Klavikula (Frakturkallus) oder Tumoren für das Engpasssyndrom verantwortlich sein. Die Beschwerden verstärken sich besonders beim Tragen von Lasten und bei Überkopfarbeiten. Auch Prozesse an der Pleurakuppel (Tumoren) können von kaudal her den knöchernen Engpass verlegen und zu neurovaskulären Erscheinungen am Arm führen.

Pectoralis-minor-Syndrom Das Gefäßnervenbündel kann schließlich zwischen Thorax und der Sehne des M. pectoralis minor komprimiert werden (▪ Abb. 6.3).

▪▪ Klinik

Je nach Ausmaß kann es zu sensiblen und motorischen Ausfällen durch Kompression des Plexus brachialis kommen, die sich zunächst im ulnaren Bereich bemerkbar machen. Dazu kommen Zirkulationsstörungen mit Pulsabschwächung bei bestimmten Bewegungen sowie Zyanose oder Blasswerden der Finger. Verstärkt werden die Symptome beim **Adson-Test**:

- Abduktion und Retroversion/Außenrotation des Armes,
- Kopfrückneigung und -seitneigung zur kranken Seite,
- Herabziehen der Schulter,
- tiefe Inspiration.

Faustschlusstest: Die Hände werden bei abduzierten und außenrotierten Armen 3 min lang zur Faust geschlossen und geöffnet. Beim Vorliegen eines Kompressionssyndroms kommt es zu rascher Ermüdung, ulnaren Parästhesien und Schmerzen, die nach Abbruch des Tests schnell abklingen.

▪▪ Therapie

Die Behandlung der neurovaskulären Kompressionssyndrome ist zunächst konservativ. Bei Therapieresistenz und starken Beschwerden kommt eine Operation, z. B. Entfernung der Halsrippe oder eine Einkerbung des M. scalenus anterior an seinem Ansatz in Frage. Voraussetzung ist eine genaue Diagnose durch neurologische Tests und Arteriografie (DSA).

6.4   Verletzungen des knöchernen Brustkorbs

▪▪ Ätiopathogenese

Das **Thoraxtrauma** wird in offene und geschlossene Verletzungen des Brustkorbes eingeteilt:

- Das **offene** Thoraxtrauma entsteht durch penetrierende Stich-, Schuss- oder Pfählungsverletzungen und ist in Deutschland insgesamt seltener.
- Das **stumpfe** Thoraxtrauma entsteht häufig durch Anprall bei Verkehrs- oder Arbeitsunfällen.

20% aller tödlich Unfallverletzten sterben an Verletzungen des Brustkorbs. Thoraxverletzte haben häufig weitere Verletzungen. Führende Begleitverletzungen betreffen Kopf und Abdomen neben Extremitätenverletzungen. Aufgrund der topografisch anatomischen Lage der Oberbauchorgane ist eine sorgfältige Untersuchung des Abdomens unabdingbar.

> ❯ **Brustkorbverletzungen entstehen häufig bei Rasanztraumen oder erheblicher Gewalteinwirkung auf den menschlichen Körper, deshalb immer an ein Polytrauma denken und nach weiteren Läsionen forschen!**

Als **Rippenserienfraktur** wird eine Fraktur von 3 oder mehr aufeinanderfolgenden Rippen bezeichnet. Bei

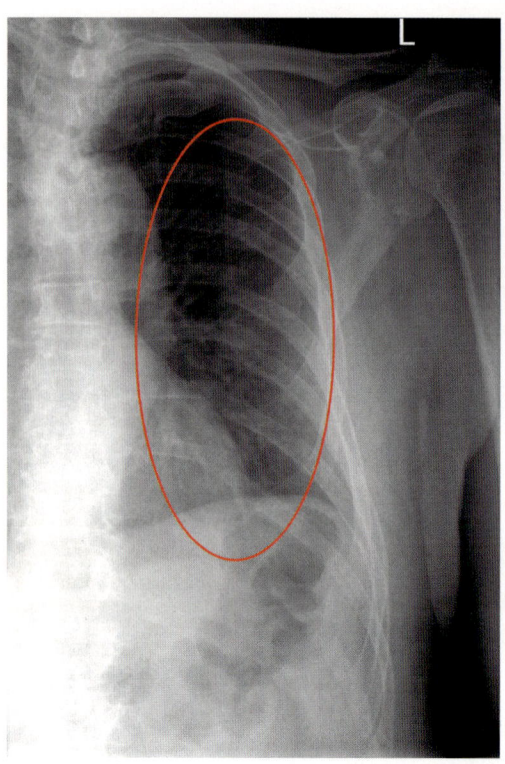

▢ **Abb. 6.4** Hemithorax bei Patientin mit Rippenserienfraktur links Th3–8

einer **Rippenstückfraktur** ist die betroffene Rippe mindestens 2-mal gebrochen. Rippenserien- und Rippenserienstückfrakuren führen zu einem instabilen Thorax mit ggf. paradoxer Atmung (▢ Abb. 6.4).

Bei Impressions- oder Stückfraktur des **Brustbeins** kann eine Herzkontusion als Begleitverletzung vorliegen.

▪▪ Klinik

Die **Inspektion** zeigt Prellmarken, Druckschmerz im Bereich des Brustbeins oder der Rippen. Der Patient beklagt Schmerzen beim Atmen und ist bemüht, flach zu atmen. Dabei lässt sich häufig eine kompensatorische Tachypnoe beobachten. Möglicherweise finden sich seitendifferente Atemexkursionen und paradoxe Vorwölbungen des Brustkorbes beim Atemzyklus. Ferner ist auf eine obere Einflussstauung, ein hörbares schlürfendes Geräusch bei der Atmung als Folge einer offenen Brustkorbverletzung und blutiges Sputum zu achten.

Bei der **Palpation** kann ein Hautemphysem mit Knistern der Luft in der Subkutis gefunden werden. Druck- und Kompressionsschmerz treten bei Ver-

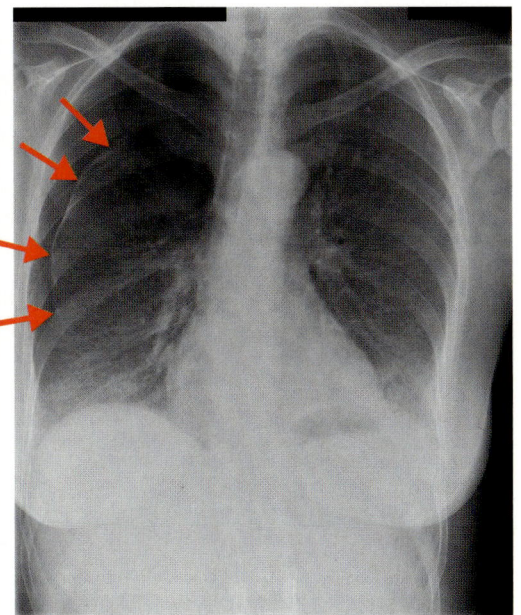

◘ Abb. 6.5 Rechtsseitiger Pneumothorax nach PKW-Unfall. Das Lungengewebe ist zusammengezogen

letzungen von Rippen und Sternum auf. Eine fühlbare Krepitation ist der klinische Nachweis einer Fraktur.

Die **Auskultation** der Lunge ist obligat. Hier wird auf abgeschwächte und seitendifferente Atemgeräusche geachtet. Die **Perkussion** dient der Beurteilung von Dämpfung oder hypersonorem Klopfschall. Häufigste Ursache der Dämpfung ist der Hämatothorax mit Blutansammlung in der Pleurahöhle. Der Pneumothorax oder Spannungspneumothorax verdrängt die Lunge (◘ Abb. 6.5) und führt zum hypersonoren Schall. Der Mantelpneumothorax mit nur geringer Luftsichel um das Lungenparenchym ist in der klinischen Untersuchung weniger auffällig.

▪▪ Diagnostik

Die Röntgenuntersuchung umfasst den Thorax in 2 Ebenen mit knöchernem Hemithorax und Sternum seitlich bei Druckschmerz und sternovertebralem Kompressionsschmerz. Eine CT gibt hilfreiche Auskünfte über Verletzungen der Lunge und des Herzens. Sonografisch kann ein Hämatothorax gesichert werden. Obligat ist bei Thoraxtrauma auch eine Abdomensonografie zum Ausschluss von begleitenden Verletzungen der Bauchorgane.

▪▪ Therapie

Zu den **sofortigen Notfallmaßnahmen** gehören die Sicherstellung der Atmung durch Freimachen und Freihalten der Atemwege sowie die Sauerstoffgabe bei insuffizienter Spontanatmung. Die Intubation mit kontrollierter Beatmung sollte frühzeitig im Schockraum vor weiterer apparativer Diagnostik erfolgen. Bei ungenügender Funktion der Atmung als Folge eines Pneumothorax ist eine **Thoraxdrainage** als lebensrettende Maßnahme unverzüglich einzulegen. Diese wird meist nach Bülau[1] in der vorderen Axillarlinie auf Höhe der Mamillen zwischen der 3.–5. Rippe über eine Minithorakotomie angelegt. Um das Gefäß-Nerven-Bündel zu schonen, erfolgt die Präparation am Oberrand der Rippe. Die Penetration der Pleura parietalis sollte hierbei mit dem Finger bzw. stumpfen Gegenstand erfolgen, um keine Parenchymverletzung der Lunge zu verursachen. Seltener erfolgt die Anlage nach Monaldi[2] zwischen der 2. und 3. Rippe medioklavikular.

Im Verlauf sind intermittierende Bauchlage, medikamentöse Sekretolyse, Frühmobilisation und ausreichende Analgesie die wichtigsten Bestandteile der Therapie. Bei lebensbedrohlichen Thoraxverletzungen und Lungenparenchymschäden erfolgt die intensive Atemgymnastik mit kinetischer Therapie (kontinuierliche Wechsellagerung in Spezialbett), um die Durchblutung und Belüftung der Lunge zu optimieren und Atelektasen zu verhindern. Respiratorbehandlung mit positivem endexspiratorischem Druck (positive endexspiratory pressure, PEEP) in Analgosedierung kommt ebenfalls zum Einsatz, um die schmerzbedingte Hypoventilation, Bildung von Atelektasen und intrapulmonalen Shunts zu verhindern. Zusätzlich kann die gesteuerte Beatmung zur Schienung der instabilen Thoraxwand beitragen.

1 Gotthard Bülau, Internist, Hamburg (1835–1900)
2 Vincenzo Monaldi, Pulmonologe, Italien (1899–1969)

Hals

7.1   Schiefhals (Torticollis)   – 220

7.1.1   Angeborener muskulärer Schiefhals
        (Torticollis muscularis congenitus)   – 220

7.1.2   Akuter Schiefhals (Torticollis acutus)   – 221

7.1.3   Ossärer Schiefhals (Torticollis osseus, Kurzhals)   – 221

7.1.4   Rheumatischer Schiefhals (Torticollis rheumaticus)   – 221

7.1.5   Postinfektiöser Schiefhals (Torticollis infectiosus)   – 221

7.1.6   Spastischer Schiefhals (Torticollis spasticus)   – 221

7.1.7   Narbenschiefhals (Torticollis cutaneus)   – 221

7.1.8   Psychogener Schiefhals (Torticollis mentalis)   – 222

7.1.9   Okulärer Schiefhals (Torticollis opticus)   – 222

7.1.10 Otogener Schiefhals (Torticollis acusticus)   – 222

Einleitung

Wohin sich der Kopf beim Schiefhals dreht und neigt, prägt man sich am besten mit der ◘ Abb. 7.1 ein. Die einseitige Zugrichtung des M. sternocleidomastoideus lässt nur eine typische Kopfhaltung zu, die es zu beschreiben und in der mündlichen Prüfung vorzumachen gilt. Wenn man dann noch alle Ursachen nennen kann, ist die Prüfung (in diesem Teil) gelaufen. Zu Verletzungen des Halses und zur Beschleunigungsverletzung, ▶ Abschn. 5.6.1, ▶ Abschn. 5.6.2.

7.1   Schiefhals (Torticollis)

Der Begriff Schiefhals charakterisiert nur ein Symptom, die Schiefhaltung des Kopfs. Die Ursachen sind verschieden. Man unterscheidet angeborene und erworbene Zwangshaltungen des Kopfs.

Je nach Dauer und Ursache gibt es plötzlich auftretende Schiefhaltungen des Kopfs und solche, die sich langsam über Jahre entwickeln (◘ Tab. 7.1).

7.1.1   Angeborener muskulärer Schiefhals (Torticollis muscularis congenitus)

■■ Ätiopathogenese

Es handelt sich um eine angeborene Fehlbildung mit einseitiger Verkürzung des M. sternocleidomastoideus. Der Muskel ist in einen derben fibrösen Strang verwandelt, den man sehr gut tasten kann.

> **❯** Beim angeborenen muskulären Schiefhals ist der Kopf zur Seite des verkürzten Muskels geneigt und zur gesunden Seite gedreht.

Durch die ständige Schiefhaltung des Kopfes kommt es zu Sekundärerscheinungen:
- Gesichtsasymmetrie: Die Gesichtshälfte auf der Seite des verkürzten Muskels bleibt im Wachstum zurück.
- Skoliose (◘ Abb. 7.1).

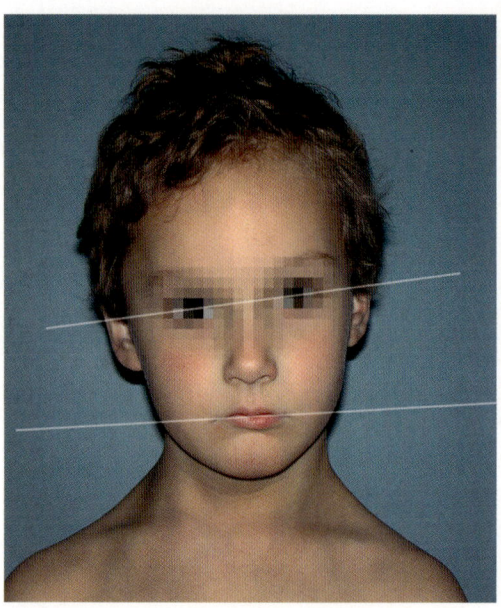

◘ **Abb. 7.1** Muskulärer Schiefhals. Schiefhaltung des Kopfs mit leichter Drehung. Asymmetrie des Gesichts (sog. Gesichtsskoliose). Mund- und Augenlinie nicht horizontal parallel. Versucht man das Gesicht in Längsrichtung zu teilen, so sind die beiden Hälften ungleich

Der Schiefhals ist schon vor der Geburt vorhanden. Bei Sectio-Kindern kommt der muskuläre Schiefhals ebenso häufig vor wie bei Nicht-Sectio-Kindern. Das **Kopfnickerhämatom** (Einblutung in den M. sternocleidomastoideus) entsteht durch den Einriss des bereits verkürzten Muskels.

■■ Differenzialdiagnose

Andere Schiefhalsformen, insbesondere okulärer und ossärer Schiefhals.

■■ Therapie

Im 1. Lebensjahr begnügt man sich mit der Lagerung in Korrekturstellung und passiven Dehnungsübungen. Gezielte frühzeitige krankengymnastische Behandlung auf neurophysiologischer Grundlage, z. B. nach Vojta, verbessert die Kopfbeweglichkeit und die Stellung. Bei Versagen der konservativen Therapie, die nur bei konsequenter mehrmals täglicher Übung durch die Mutter gelingen kann, bleibt nur die Operation (nach dem 1. Lebensjahr) mit Durchtrennung des verkürzten Muskels am oberen und unteren Ende (bi-terminale Tenotomie des M. sternocleidomastoideus). Anschließend wird eine Schiene in Überkorrekturstellung für etwa 6 Wochen angelegt.

◘ **Tab. 7.1** Schiefhälse

Schnell entstehend	Langsam entstehend
Torticollis acutus	Torticollis muscularis
Torticollis rheumaticus	Torticollis osseus
Torticollis infectiosus	Torticollis cutaneus
Torticollis spasticus	Torticollis mentalis
	Torticollis opticus
	Torticollis acusticus

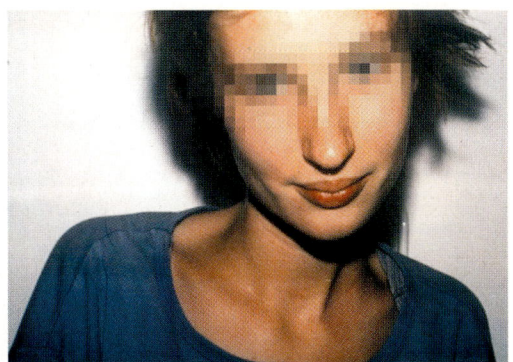

◼ Abb. 7.2 Akuter Schiefhals. Der Kopf ist entsprechend der Kontraktur des M. sternocleidomastoideus zur Gegenseite gedreht und zur betroffenen Seite geneigt. Keine Gesichtsasymmetrie

7.1.2 Akuter Schiefhals (Torticollis acutus)

So bezeichnet man alle Zwangsfehlhaltungen der Kopfregion, die im Zusammenhang mit einem degenerativ bedingten akuten HWS-Syndrom auftreten (◼ Abb. 7.2).

⊘ **Der akute Schiefhals ist eine Sonderform des lokalen Zervikalsyndroms, bei dem Fehlhaltung und Bewegungseinschränkung der HWS im Vordergrund stehen.**

Er kommt in erster Linie bei Kindern und Jugendlichen vor und ist eine Frühform diskogener Erkrankungen der HWS.

7.1.3 Ossärer Schiefhals (Torticollis osseus, Kurzhals)

Angeborene Fehlbildung der Halswirbel, wie z. B. asymmetrische Atlasassimilationen, Halbwirbel und Wirbelverschmelzungen, sind hier als Ursache zu nennen. Blockwirbel mit Kurzhals und Bewegungseinschränkungen der HWS kommen beim **Klippel[1]-Feil[2]-Syndrom** vor.

Ein ossärer Schiefhals kann auch nach Halswirbelfrakturen auftreten, die in Fehlstellung verheilen.

7.1.4 Rheumatischer Schiefhals (Torticollis rheumaticus)

┌─ **Rheumatischer Schiefhals** ─────────
│ Plötzlich auftretende, schmerzbedingte Schief-
│ haltung des Kopfes bei Rheuma.
└──────────────────────────────

Die Ursachen sind nicht ganz geklärt. Diskutiert werden entzündlich-rheumatische Vorgänge in den Wirbelgelenkkapseln.

■ ■ **Therapie**
Ähnlich wie beim akuten Schiefhals bilden sich die Symptome unter adäquater Therapie (milde Extension, Halskrawatte, Analgetika) nach kurzer Zeit wieder zurück.

7.1.5 Postinfektiöser Schiefhals (Torticollis infectiosus)

Bei oder nach einer bakteriellen Entzündung im Nasen-Rachen-Raum (Tonsillitis, Pharyngitis) kommt es durch lymphogene Begleitentzündung der Halsweichteile zu einer Zwangsschiefhaltung des Kopfs. In diesem Zusammenhang kann auch das sog. **Grisel[3]-Syndrom** entstehen: Die entzündliche Lockerung des Querbands hinter dem Dens des 2. Halswirbels führt zu einer atlantoaxialen Dislokation mit Verbreiterung des Abstands zwischen Dens und vorderem Atlasbogen. Dieser Schiefhals wird auch als **Torticollis atlantoepistrophealis** (Grisel) bezeichnet.

7.1.6 Spastischer Schiefhals (Torticollis spasticus)

Spasmen der Halsmuskeln, insbesondere der Kopfnicker, treten bei frühkindlichen Hirnschäden (CP) und bei der Enzephalitis mit tonisch-klonischen Krämpfen als hyperkinetisch extrapyramidales Krankheitsbild auf.

7.1.7 Narbenschiefhals (Torticollis cutaneus)

Ausgedehnte Narben der Halsweichteile, z. B. nach Verbrennungen, aber auch nach Verletzungen und

---

1 Maurice Klippel, Neurologe, Paris (1858–1942).
2 André Feil, Neurologe, Paris (geb. 1884).

3 Pierre Grisel, Chirurg, Paris (1869–1959).

Operationen (neck dissection), ziehen den Kopf allmählich in eine Schiefhaltung.

7.1.8 Psychogener Schiefhals (Torticollis mentalis)

Durch einen Tic wird der Kopf zur Seite gedreht und
zur Schulter herabgezogen.

7.1.9 Okulärer Schiefhals (Torticollis opticus)

Die Schiefhaltung des Kopfs entsteht durch Sehstörung
(Obliquus-superior-Parese).

7.1.10 Otogener Schiefhals (Torticollis acusticus)

Bei Einohrschwerhörigkeit entwickelt sich ebenso wie
beim okulären Schiefhals aus der habituellen schließlich eine fixierte Kopfschiefhaltung.

Fallquiz

Liebe Leserin, lieber Leser,

passend zur Approbationsordnung ist ein Fallquiz mit 19 authentischen Fällen enthalten, wie Sie Ihnen im PJ oder während der ärztlichen Tätigkeit täglich begegnen können.

Jeder Fall gliedert sich in 4 Schritte. Auf der **1. Seite** finden Sie die **Anamnese** des Falles. Auf der **2.** und **3. Seite** werden die ersten und weiterführenden **diagnostischen Schritte** erklärt Auf der **4. Seite** folgen die Möglichkeiten zur **Therapie**. So können Sie den Ablauf, den Sie später in jeder Klinik oder Praxis im Schlaf beherrschen müssen, üben und Ihr Wissen anwenden und vertiefen. Nachfolgend 4 typische Seiten zur Orientierung:

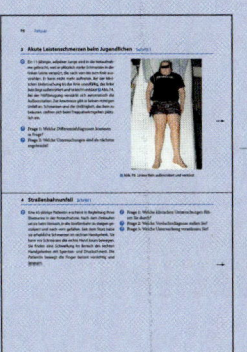 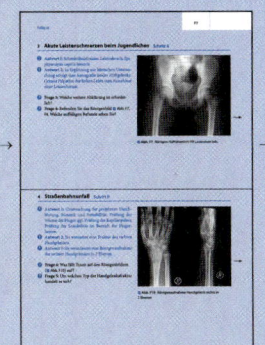 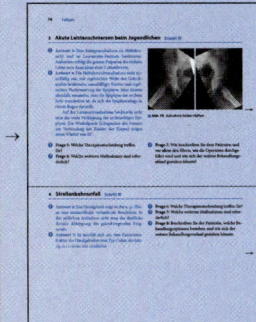 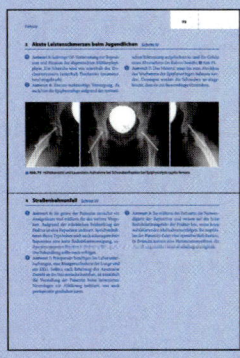

Schritt I:
- ❸ Erstkontakt mit dem Patienten, Anamnese.
- ❓ Welche Differenzialdiagnosen kommen in Frage, welche weiteren diagnostischen Schritte werden eingeleitet?

Schritt II:
- ❗ Antworten zu Differenzialdiagnosen und Maßnahmen.
- ❸ Darstellung erster diagnostischer Befunde und von Verdachtsdiagnosen.
- ❓ Welche weiterführende Diagnostik ist sinnvoll, wie lautet die endgültige Diagnose?

Schritt III:
- ❗ Antworten zur weiterführenden Diagnostik und Diagnosestellung.
- ❸ Darstellung der Diagnose.
- ❓ Welche Therapie ist jetzt angebracht?

Schritt IV:
- ❗ Antworten zur Therapie.
- ❸ Darstellung des weiteren Vorgehens und Abschluss des Falls.

Erklärung der Symbole:

- ❓ Frage
- ❗ Antwort
- ❸ Befunde und weitere Informationen zum Fall

Wir wünschen viel Spaß und Erfolg!

1   **Akute Rückenschmerzen beim alten Menschen**   Schritt I

Eine 75-jährige Frau wird mit dem Krankenwagen eingeliefert. Sie hat plötzlich unerträgliche stechende
Schmerzen im mittleren Wirbelsäulenbereich verspürt.
Sie kann sich vor Schmerzen kaum bewegen, ge-
schweige denn stehen. Bei der klinischen Untersuchung findet sich ein Spontan- und Druckschmerz am
Übergang von der Brust- zur Lendenwirbelsäule. Weiterhin fällt ein ausgeprägter Rundrücken auf ▪ Abb. F1.
Aus der Vorgeschichte ergibt sich kein Hinweis für ein
Unfallereignis, sie habe lediglich ihren Wäschekorb angehoben.

Frage 1: Welche Differenzialdiagnosen kommen
in Frage?

Frage 2: Welche Untersuchungen führen Sie
durch oder veranlassen Sie?

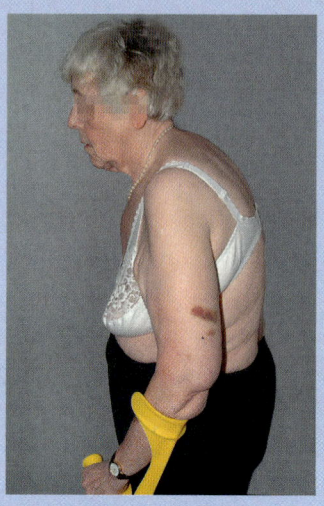

▪ **Abb. F1**   Rundrücken

2   **Rundrücken beim Jugendlichen**   Schritt I

Ein 14-Jähriger wird in der Sprechstunde vorgestellt,
weil die Eltern bei ihm eine zunehmende Rundrückenbildung bemerken. Beschwerden bestehen keine. Der
Junge nimmt normal am Sportunterricht teil und spielt
auch in einem Fußballverein.

    Untersuchungsbefund: Verstärkte Brustkyphose
mit kompensatorischer Verstärkung der Lendenlordose (Hohlkreuz), leichte Beckenkippung nach vorn
▪ Abb. F4. Eine 30 cm lange Messstrecke über der BWS
(Ott-Zeichen) entfaltet sich bei der Rumpfbeugung
nach vorn nur um etwa 1 cm (üblich 4–5 cm). Die Beweglichkeit der Lendenwirbelsäule ist unauffällig.

Frage 1: Welche Differenzialdiagnosen stellen Sie?

Frage 2: Welche weiteren Untersuchungen sind
angebracht?

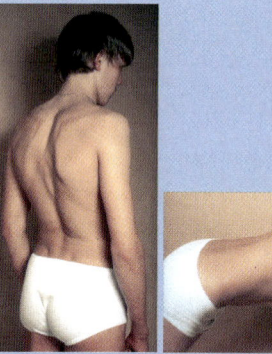

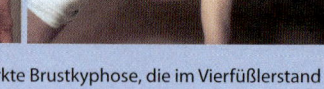

▪ **Abb. F4**   Verstärkte Brustkyphose, die im Vierfüßlerstand
(ventraler Durchhang) unverändert bleibt

1 Akute Rückenschmerzen beim alten Menschen Schritt II

❶ Antwort 1: Bandscheibenvorfall, pathologische Fraktur bei Wirbelkörpermetastase, osteoporotische Fraktur.

❶ Antwort 2: In Ergänzung zur klinischen Untersuchung erfolgt die Röntgenaufnahme des betroffenen Wirbelsäulenabschnittes in 2 Ebenen sowie eine Blutabnahme: großes Blutbild, Elektrolyte, CRP.

❓ Frage 3: Befunden Sie das Röntgenbild ◻ Abb. F2. Was fällt Ihnen auf?

✎ Das Blutbild ergab unauffällige Werte, insbesondere für die Entzündungsparameter oder Hinweisparameter für einen Tumor.

❓ Frage 4: Welche Erkrankungen sind unwahrscheinlich? Was ist Ihre Verdachtsdiagnose?

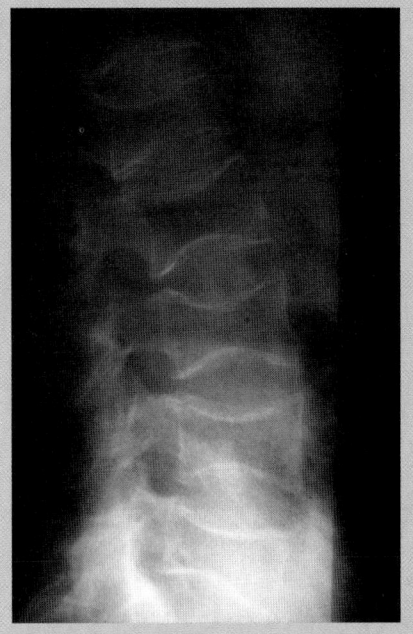

◻ **Abb. F2** Röntgen LWS seitlich

---

2 Rundrücken beim Jugendlichen Schritt II

❶ Antwort 1: Schlechte Haltung, Entzündungen der Wirbelsäule, z. B. Tuberkulose, M. Scheuermann.

❶ Antwort 2: Röntgenaufnahme der Brustwirbelsäule in 2 Ebenen.

❓ Frage 3: Welchen Befund erheben Sie im Röntgenbild ◻ Abb. F5?

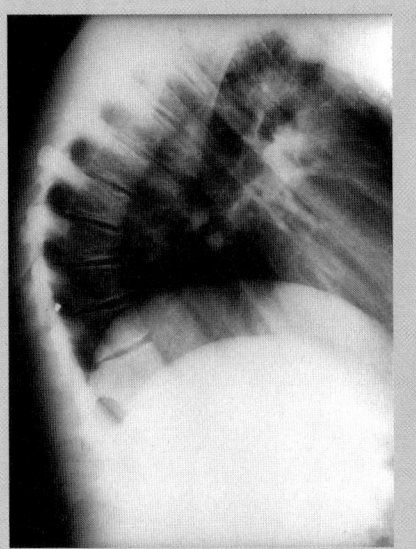

◻ **Abb. F5** Röntgenaufnahme der Brustwirbelsäule

1 Akute Rückenschmerzen beim alten Menschen Schritt III

❗ Antwort 3: Das Röntgenbild zeigt Eindellungen der Deck- und Bodenplatten bei mehreren Lendenwirbelkörpern. Besonders stark ist dies bei L1 ausgeprägt. Hier besteht der Verdacht auf eine frische Fraktur.

❗ Antwort 4: Bei einer unauffälligen Laboruntersuchung sind eine Entzündung (Spondylitis) oder ein Tumor oder Metastasen unwahrscheinlich. Gegen einen Bandscheibenvorfall spricht das Alter der Patientin und dass sie das Anheben des Korbes willentlich eingeleitet hat ohne plötzliche Gewalteinwirkung. Am ehesten handelt es sich um die Symptome einer osteoporotischen Fraktur. Zur weiteren Abklärung benötigen Sie eine MRT mit T2-Wichtung und Stir-Sequenz, um das Ödem als Zeichen einer frischen Fraktur zu identifizieren.

❓ Frage 5: Welche Therapieentscheidung treffen Sie?

❓ Frage 6: Welche weiteren Maßnahmen sind erforderlich?

❓ Frage 7: Beschreiben Sie der Patientin, welche Alternativen zur operativen Behandlung bestehen.

2 Rundrücken beim Jugendlichen Schritt III

❗ Antwort 3: Im Röntgenbild sehen Sie die bereits klinisch imponierende vermehrte Brustkyphose mit bogenförmiger Ausbildung (arkuäre Kyphose). Die Wirbelkörper im Hauptkrümmungsbereich sind ventral erniedrigt und zeigen Unregelmäßigkeiten der Deck- und Grundplatten (Schmorl'sche Knorpelknötchen). Sie stellen die Diagnose M. Scheuermann.

❓ Frage 4: Welche Therapie ist angebracht?

❓ Frage 5: Welche weiteren Maßnahmen sind angebracht?

1 Akute Rückenschmerzen beim alten Menschen   Schritt IV

❷ Antwort 5: Applikation starker Analgetika, nach 1–2 Tagen Bettruhe vorsichtiger Mobilisationsversuch mit einem überbrückenden Mieder für die Lendenwirbelsäule ◘ Abb. F3. Alternativ kann eine Kyphoplastie vorgenommen werden. Nur dadurch ist es möglich, den Wirbelkörper wieder aufzurichten, also der biomechanisch ungünstigen Konstellation der vermehrten Rundrückenbildung entgegen zu wirken. Außerdem ist die Patientin unmittelbar postoperativ beschwerdefrei oder zumindest maßgeblich beschwerdegelindert.

❷ Antwort 6: Gymnastik in der Horizontallage, Hilfe durch das Pflegepersonal beim Sitzen, Waschen und Essen möglichst in aufrechter Haltung bei angelegtem Korsett. Thromboseprophylaxe mit Heparin. Darüber hinaus benötigt sie eine antiosteoporotische Therapie. Dazu gehört medikamentös die Gabe eines Bisphosphonats: Bei oraler Gabe kann es zur Ösophagitis kommen. Alternativ kann das Bisphosphonat auch im 3-monatigen Abstand oder im jährlichen Abstand injiziert werden. Stets bedarf es einer täglichen Ergänzung mit Vitamin D3 und Kalzium.

❷ Antwort 7: Ohne operative Versorgung heilt die osteoporotische Fraktur – wie alle Frakturen – nach 6–8 Wochen. Bei der konservativen Behandlung muss in der Phase der akuten Schmerzsymptomatik eine Gabe starker Analgetika erfolgen. Die Mobilisierung geschieht für 6–8 Wochen mit einem Überbrückungsmieder oder einer Orthese zur äußeren Stabilisierung der Wirbelsäule. Der Wirbelkörper wird in der zusammengesinterten Keilform verbleiben.

❂ Die Patientin entscheidet sich in Hinblick auf die Risiken eines operativen Eingriffs für die konservative Behandlung und kann nach 5 Tagen aus dem Krankenhaus entlassen werden. Neben der antiosteoporotischen Behandlung mit Bisphosphonaten achtet die Patientin zusätzlich auf eine Kalzium-, Vit-D3- und mineralstoffreiche Ernährung.

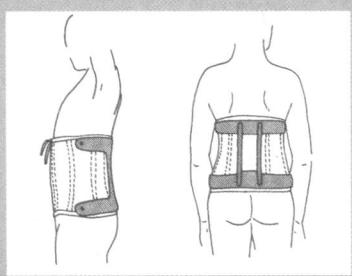

◘ Abb. F3 Die osteoporotische Fraktur überbrückendes Korsett (Hohmann-Orthese) zur frühen Mobilisierung

2 Rundrücken beim Jugendlichen   Schritt IV

❷ Antwort 4: Zur Therapie verordnen Sie Übungen zur Kräftigung der thorakalen Rückenstreckmuskeln, Aufrichtungsübungen und Übungen aus der Bauchlage. Auch eine Bandage als Gradehalter kann ergänzend verwendet werden.

❷ Antwort 5: Weitere Maßnahmen sind nicht erforderlich. Der Junge wird in Gegenwart der Eltern angehalten, möglichst eine Sportart zu wählen, bei der Streckbewegungen häufig sind, z. B. Basketball, Volleyball, außerdem soll er täglich ein Gymnastikprogramm durchführen. Er darf weiter Fußball spielen.

3 Akute Leistenschmerzen beim Jugendlichen Schritt I

Ein 11-jähriger, adipöser Junge wird in die Notaufnahme gebracht, weil er plötzlich starke Schmerzen in der linken Leiste verspürt, die nach vorn bis zum Knie ausstrahlen. Er kann nicht mehr auftreten. Bei der klinischen Untersuchung ist das Knie unauffällig, das linke Bein liegt außenrotiert und ist leicht verkürzt ◨ Abb. F6. Bei der Hüftbeugung verstärkt sich automatisch die Außenrotation. Zur Anamnese gibt er keinen richtigen Unfall an. Schmerzen und die Unfähigkeit, das Bein zu belasten, stellten sich beim Treppabwärtsgehen plötzlich ein.

Frage 1: Welche Differenzialdiagnosen kommen in Frage?

Frage 2: Welche Untersuchungen sind als nächstes angebracht?

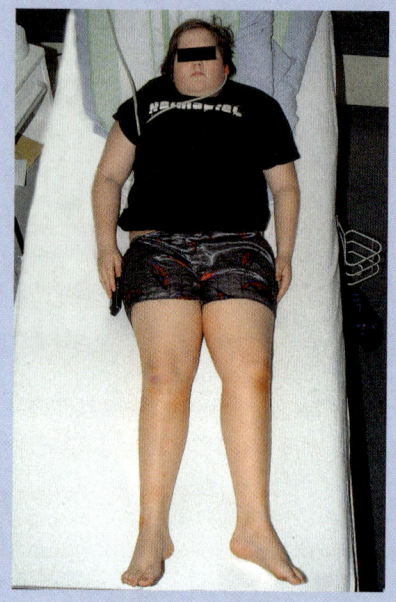

◨ **Abb. F6** Linkes Bein außenrotiert und verkürzt

4 Straßenbahnunfall Schritt I

Eine 63-jährige Patientin erscheint in Begleitung ihres Ehemanns in der Notaufnahme. Nach dem Einkaufen sei sie beim Versuch, in die Straßenbahn zu steigen, gestolpert und nach vorn gefallen. Seit dem Sturz habe sie erhebliche Schmerzen im rechten Handgelenk. Sie kann vor Schmerzen die rechte Hand kaum bewegen. Sie finden eine Schwellung im Bereich des rechten Handgelenkes mit Spontan- und Druckschmerz. Die Patientin bewegt die Finger betont vorsichtig und langsam.

Frage 1: Welche klinischen Untersuchungen führen Sie durch?

Frage 2: Welche Verdachtsdiagnose stellen Sie?

Frage 3: Welche Untersuchung veranlassen Sie?

3 Akute Leistenschmerzen beim Jugendlichen Schritt II

Antwort 1: Schenkelhalsfraktur, Leistenbruch, Epiphyseolysis capitis femoris

Antwort 2: In Ergänzung zur klinischen Untersuchung erfolgt eine Sonografie beider Hüftgelenke. Genaue Palpation der linken Leiste zum Ausschluss einer Leistenhernie.

Frage 3: Welche weitere Abklärung ist erforderlich?

Frage 4: Befunden Sie das Röntgenbild ◘ Abb. F7, F8. Welche auffälligen Befunde sehen Sie?

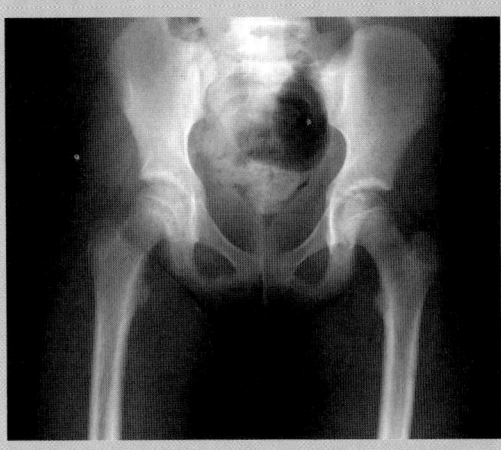

◘ **Abb. F7** Röntgen Hüftübersicht F8 Lauenstein bds.

4 Straßenbahnunfall Schritt II

Antwort 1: Untersuchung der peripheren Durchblutung, Motorik und Sensibilität. Prüfung der Wärme der Finger, ggf. Prüfung des Kapillarpulses, Prüfung der Sensibilität im Bereich der Fingerbeeren.

Antwort 2: Sie vermuten eine Fraktur des rechten Handgelenkes.

Antwort 3: Sie veranlassen eine Röntgenaufnahme des rechten Handgelenkes in 2 Ebenen.

Frage 4: Was fällt Ihnen auf den Röntgenbildern (◘ Abb. F10) auf?

Frage 5: Um welchen Typ der Handgelenksfraktur handelt es sich?

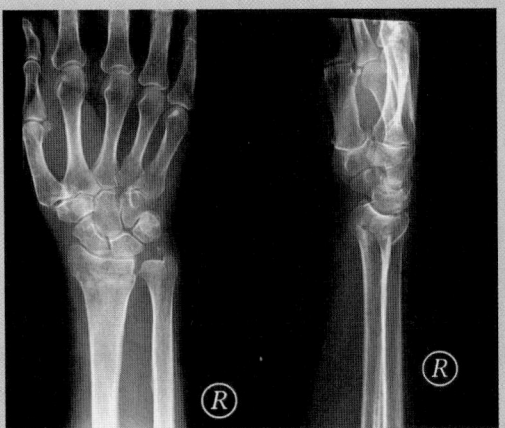

◘ **Abb. F10** Röntgenaufnahme Handgelenk rechts in 2 Ebenen

3   Akute Leistenschmerzen beim Jugendlichen   Schritt III

❶ Antwort 3: Eine Röntgenaufnahme als Hüftübersicht und in Lauenstein-Position beiderseits. Außerdem erfolgt die genaue Palpation der rechten Leiste zum Ausschluss einer Leistenhernie.

❶ Antwort 4: Die Hüftübersichtsaufnahme sieht unauffällig aus, mit regelrechter Weite des Gelenkspaltes beiderseits, unauffälliger Kontur und regelrechter Positionierung der Epiphyse. Man könnte allenfalls vermuten, dass die Epiphyse der rechten Seite verschoben ist, da sich die Epiphysenfuge in einem Bogen darstellt.

Auf der Lauensteinaufnahme beiderseits sieht man die weite Verkippung der rechtsseitigen Epiphyse. Die Winkelgrade (Längsachse des Femurs zur Verbindung der Ränder der Kappe) zeigen einen Winkel von 45°.

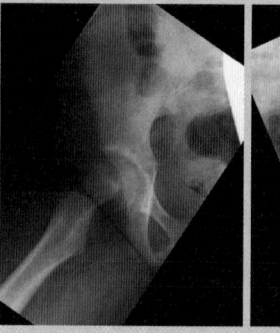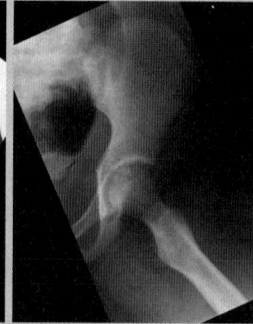

◻ **Abb. F8** Aufnahme beider Hüften

❓ Frage 5: Welche Therapieentscheidung treffen Sie?

❓ Frage 6: Welche weiteren Maßnahmen sind erforderlich?

❓ Frage 7: Wie beschreiben Sie dem Patienten und vor allem den Eltern, wie die Operation durchgeführt wird und wie sich der weitere Behandlungsablauf gestalten könnte?

---

4   Straßenbahnunfall   Schritt III

❶ Antwort 4: Das Handgelenk zeigt in der a.-p.-Ebene eine extraartikulär verlaufende Bruchlinie. In der seitlichen Aufnahme sieht man die deutliche dorsale Abkippung des gelenktragenden Fragments.

❶ Antwort 5: Es handelt sich um eine Extensionsfraktur des Handgelenkes vom Typ Colles, der häufigsten Fraktur des Menschen.

❶ Frage 6: Welche Therapieentscheidung treffen Sie?

❓ Frage 7: Welche weiteren Maßnahmen sind erforderlich?

❓ Frage 8: Beschreiben Sie der Patientin, welche Behandlungsoptionen bestehen und wie sich der weitere Behandlungsverlauf gestalten könnte.

3 Akute Leistenschmerzen beim Jugendlichen Schritt IV

❶ **Antwort 5:** Sofortige OP-Vorbereitung zur Reposition und Fixation der abgerutschten Hüftkopfepiphyse. Die Schraube wird von unterhalb des Trochantermassivs (unterhalb Trochanter innominatum) eingebracht.

❶ **Antwort 6:** Ebenso rechtsseitige Versorgung, da auch hier die Epiphysenfuge aufgrund der systemischen Erkrankung aufgelockert ist und die Gefahr eines Abrutschens der Kalotte besteht, ◘ Abb. F9.

❶ **Antwort 7:** Das Material muss bis zum Abschluss des Wachstums der Epiphysenfugen belassen werden. Deswegen werden die Schrauben so eingebracht, dass sie mit Reservelänge überstehen.

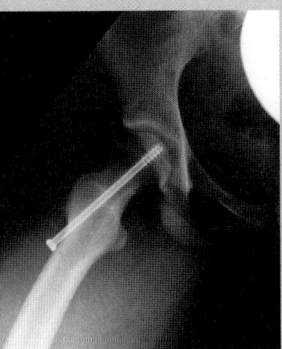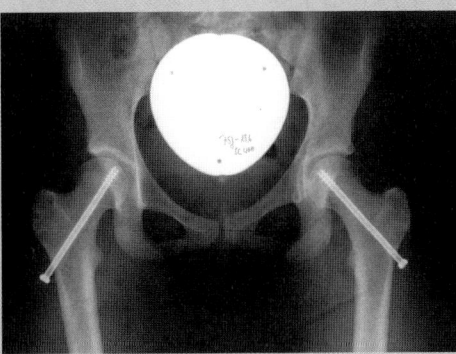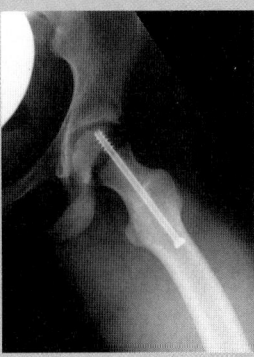

◘ **Abb. F9** Hüftübersicht und Lauenstein-Aufnahme bei Schraubenfixation bei Epiphysiolysis capitis femoris

4 Straßenbahnunfall Schritt IV

❶ **Antwort 6:** Sie geben der Patientin zunächst ein Analgetikum und erklären ihr das weitere Vorgehen. Aufgrund der erheblichen Fehlstellung der Fraktur ist eine Reposition indiziert. Speichenfrakturen dieses Typs haben auch nach achsengerechter Reposition eine hohe Redislokationsneigung, sodass eine operative Fixation indiziert ist. Die operative Behandlung sollte rasch erfolgen.

❶ **Antwort 7:** Präoperativ benötigen Sie Laboruntersuchungen, eine Röntgenaufnahme der Lunge und ein EKG. Sollten nach Erhebung der Anamnese Zweifel an der Sturzursache bestehen, ist zusätzlich die Vorstellung der Patientin beim Internisten/Neurologen zur Abklärung indiziert, was auch postoperativ geschehen kann.

❶ **Antwort 8:** Sie erklären der Patientin die Notwendigkeit der Reposition und weisen auf die hohe Redislokationsgefahr der Fraktur hin, wenn keine stabilisierenden Maßnahmen erfolgen. Sie empfehlen der Patientin daher eine operative Stabilisation. In Betracht kommt eine Plattenosteosynthese, die eine übungsstabile Nachbehandlung ermöglicht.

5 Stolpern über die Bordsteinkante Schritt I

Eine 70-jährige Patientin stürzt beim Einkaufen über eine Bordsteinkante. Sie wird durch den Rettungsdienst in die Notaufnahme gebracht. Sie kennen die Patientin, sie hat vor 4 Jahren bei einer ausgeprägten Arthrose des rechten Kniegelenkes eine Kniegelenksprothese rechts erhalten. Sie sehen eine Außenrotationsfehlstellung des linken Beines.

Die Patientin beklagt erhebliche Schmerzen im linken Oberschenkel. Es sei ihr unmöglich, das rechte Bein zu bewegen. Stehen oder Gehen könne sie auf gar keinen Fall. Nach dem Sturz sei sie auf dem Bürgersteig liegengeblieben bis der Rettungsdienst sie auf eine Trage gelegt habe.

Frage 1: Welche klinische Untersuchung führen Sie sofort durch?

Frage 2: Welche klinische Verdachtsdiagnose stellen Sie?

Frage 3: Welche Untersuchungen sind als nächstes angebracht?

6 Eingeschränkte Wegstrecke im Alter Schritt I

Ein 78-jähriger Mann beklagt sich darüber, dass er nur noch etwa 100 m weit gehen kann, dann schmerzen beide Beine und werden kraftlos. Die Schmerzen gehen mit Gefühlsstörungen einher und strahlen über die Hinterseite der Oberschenkel bis in die Waden aus. Wenn er sich dann leicht vornüber neigt, lassen die Beschwerden nach. Er benutzt deswegen einen Gehwagen, an dem er sich beim Vorneigen abstützen kann und kann damit etwas weiter gehen ❏ Abb. F13. Ihr Patient war früher Raucher, seit 10 Jahren hat er damit aufgehört.

Bei der klinischen Untersuchung fällt eine leicht vornüber geneigte Haltung auf, die Hüftgelenke sind frei beweglich und schmerzen nicht, es bestehen keine neurologischen Auffälligkeiten. Die Gehbeeinträchtigung hat sich in den letzten 1–2 Jahren eingestellt und kontinuierlich verschlimmert.

Frage 1: Welche Differenzialdiagnosen kommen in Frage?

Frage 2: Welche Untersuchungen veranlassen Sie?

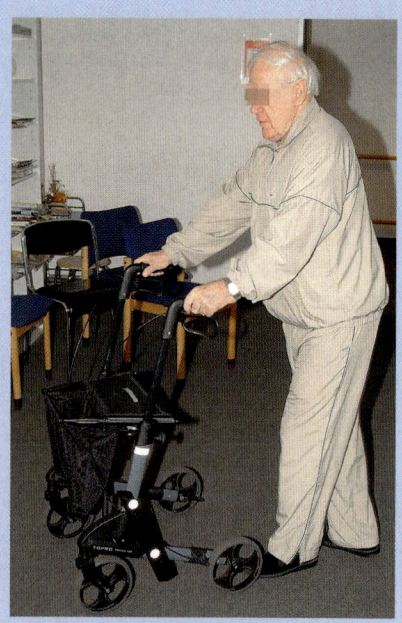

❏ **Abb. F13** Patient mit Rollator

5 Stolpern über die Bordsteinkante Schritt II

Antwort 1: Prüfung der peripheren Durchblutung, Motorik und Sensibilität. Die peripheren Pulse sind vorhanden. Die Sensibilität ist unauffällig. Die Motorik des Fußes und der Zehen ist unauffällig. Sie stellen beim Abtasten und bei der passiven Bewegung des Beines eine abnorme Beweglichkeit im distalen Drittel des rechten Oberschenkels mit Krepitation fest.

Antwort 2: Sie stellen den Verdacht einer Oberschenkelfraktur rechts, möglicherweise mit Beteiligung der Prothese (periprothetische Fraktur).

Antwort 3: Sie stabilisieren das Bein der Patientin in einer Oberschenkelluftkammerschiene in achsengerechter Stellung und veranlassen eine Röntgenaufnahme des rechten Oberschenkels mit gleichzeitiger Abbildung des Hüft- und Kniegelenkes.

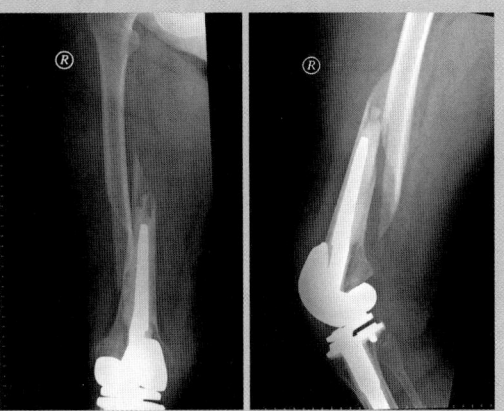

◻ **Abb. F11** Röntgenaufnahme rechter Oberschenkel knienah in 2 Ebenen

Frage 4: Befunden Sie die Röntgenbilder
◻ Abb. F11. Was fällt Ihnen auf?

6 Eingeschränkte Wegstrecke im Alter Schritt II

Antwort 1: Durchblutungsstörungen, Polyneuropathie, Arthrosen, Spinalkanalstenose.

Antwort 2: In Ergänzung zur klinischen Untersuchung werden die Fußpulse getastet, es erfolgt eine Doppleruntersuchung im Hinblick auf arterielle Durchblutungsstörungen sowie eine Blutabnahme: großes Blutbild, Elektrolyte, CRP, Blutzuckertagesprofil. Zusätzliche veranlassen Sie eine MRT der LWS.

Frage 3: Wie lautet Ihr Befund in der MRT
◻ Abb. F14?

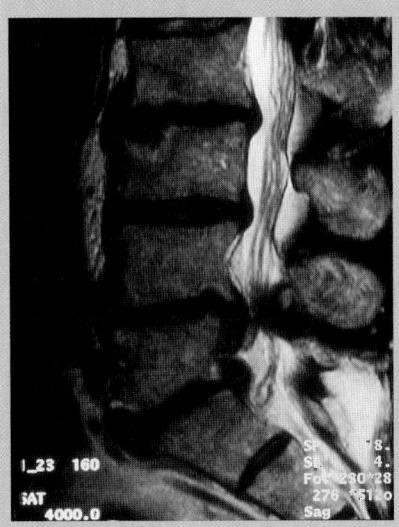

◻ **Abb. F14** MRT der LWS

5   Stolpern über die Bordsteinkante   Schritt III

Antwort 4: Sie sehen eine Kontinuitätsunterbrechung des Oberschenkelknochens proximal des Knieprothesenstiels. Es handelt sich um eine periprothetische Fraktur. Sie sehen eine Dislokation der Frakturenden.

Frage 5: Welche Therapieentscheidung treffen Sie?

Frage 6: Welche weiteren Maßnahmen sind erforderlich?

Frage 7: Beschreiben Sie der Patientin die mögliche weitere Behandlung. Worauf weisen Sie besonders hin?

6   Eingeschränkte Wegstrecke im Alter   Schritt III

Antwort 3: Die MRT zeigt bei L4/5 eine Einengung des Wirbelkanals (Spinalkanalstenose).

Die Fußpulse sind gut tastbar, die Doppleruntersuchung ergibt keinen Hinweis auf arterielle Durchblutungsstörungen. Alle neurologischen Tests sind negativ. Unauffälliger Blutzucker, unauffällige Laborwerte.

Frage 4: Welche Therapieentscheidung treffen Sie?

Frage 5: Welche weiteren Maßnahmen sind erforderlich?

5 Stolpern über die Bordsteinkante Schritt IV

Antwort 5: Die Patientin muss operativ versorgt werden. Dies ist durch die liegende Knieprothese rechts erschwert.

Antwort 6: Sie müssen die Patientin auf die operative Revision vorbereiten. Die Operation sollte notfallmäßig sofort erfolgen.

Antwort 7: Sie erklären der Patientin, dass eine operative Behandlung unumgänglich ist. Aufgrund der Beziehung der liegenden Endoprothese zu der Fraktur ist zu prüfen, ob die Fraktur unter Wechsel der femoralen Komponente der Knieprothese, z. B. gegen einen längeren Stiel oder über eine plattenosteosynthetische Versorgung bei noch regelrecht sitzender Knieprothese durchgeführt werden kann.

Sie müssen bei dieser Operation mit einem Blutverlust rechnen. Daher ist die Patientin über eine ggf. erforderliche Bluttransfusion im Rahmen des operativen Eingriffs und postoperativ aufzuklären. Operative Versorgung der periprothetischen Fraktur mit Osteosynthese (◻ Abb. F12).

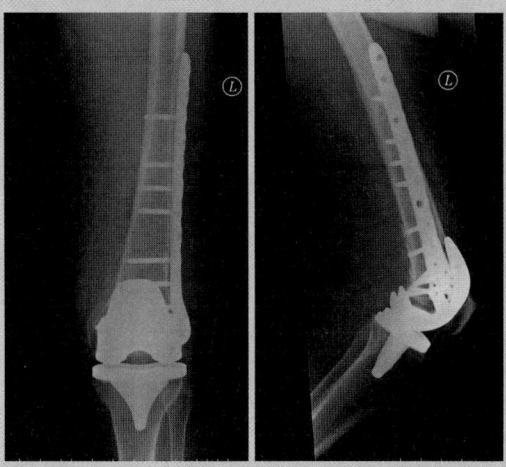

◻ **Abb. F12** Osteosynthetische Versorgung der Fraktur

6 Eingeschränkte Wegstrecke im Alter Schritt IV

Antwort 4: Als Therapie kommt zunächst eine konservative Behandlung mit Übungen in Stufenlagerung in Frage. Dazu Standradfahren und ggf. Schwimmen. Analgetika und Antiphlogistika bei Bedarf, evtl. epidurale Injektion von Steroiden.

Antwort 5: Wenn die konservativen Maßnahmen keinen Erfolg haben, kommt eine Dekompressionsoperation für die Lendenwirbelsäule bei L4/5 in Frage. Ziel ist die Erweiterung des Wirbelkanals. In der Regel werden die Nervenwurzeln L4 und L5 im lateralen Rezessus L4/5 durch den medialen Anteil der hypertrophierten Wirbelgelenkanteile komprimiert. Es reicht aus, diese Facettenhypertrophie durch eine umschriebene Dekompressionsoperation zu entfernen. Wenn weitere Gelenkanteile entfernt werden müssen, ist bei drohender Instabilität ggf. eine Fusionsoperation anzuschließen.

7 Unfall eines Fußgängers mit einem PKW Schritt I

Ein 60-jähriger Patient wird nachts in die Notaufnahme gebracht. Der Patient ist deutlich alkoholisiert, Sie riechen den Foetor. Der Rettungsdienst berichtet, der Patient sei auf dem Weg von der Gaststätte nach Hause unvermittelt auf die Straße getreten und von einem PKW angefahren worden. Der Patient sei nach dem Unfall mit verdrehtem Bein auf der Fahrbahn liegengeblieben. Die Rettungssanitäter haben eine Wunde an der Schienbeinvorderkante steril verbunden und das rechte Bein in einer Vakuumschiene ruhiggestellt. Die Sanitäter berichten von einem »Achsenknick« des Beines in Höhe der Wunde. Schmerzen werden vom Patienten weitgehend verneint.

Frage 1: Welche Verdachtsdiagnose stellen Sie?

Frage 2: Welche Untersuchungen sind als nächstes angebracht?

8 Knieschmerzen und O-Beine Schritt I

Ein 42-jähriger Patient hat schon – wie er sagt – sein ganzes Leben O-Beine, die sich in letzter Zeit jedoch verstärkt haben ◘ Abb. F16. Jetzt bestehen links zunehmende, belastungsabhängige Schmerzen an der Innenseite des Kniegelenkes. Eine vorangegangene Arthroskopie ergab eine Arthrose im medialen Kompartment. Die Gelenkflächen wurden geglättet. Im lateralen Kompartment war der Knorpel nur gering verändert. Nach kurzer Besserung traten die alten Beschwerden im linken Kniegelenk wieder auf.

Frage 1: Kommt eine nochmalige Arthroskopie mit erneuter Gelenkflächenglättung in Frage?

Frage 2: Welche Untersuchung ist angebracht?

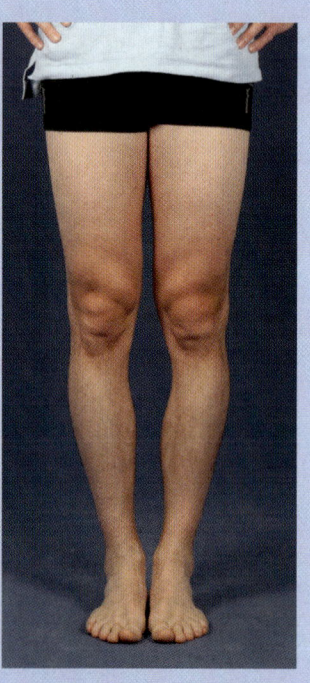

◘ **Abb. F16** O-Beine

7 Unfall eines Fußgängers mit einem PKW Schritt II

❶ Antwort 1: Verdacht auf offene Unterschenkelfraktur rechts.

❶ Antwort 2: Prüfung der peripheren Durchblutung, Motorik und Sensibilität am rechten Bein. Zusätzlich ist unter Berücksichtigung des Unfallereignisses und des Alkoholisierungsgrades des Patienten sorgfältig nach weiteren Verletzungen zu suchen. Der Patient ist vollständig zu entkleiden und eine Untersuchung des Kopfes, der Wirbelsäule, des Brustkorbes, des Abdomens, des knöchernen Beckens, der oberen und unteren Extremität durchzuführen. Die klinische Untersuchung ergibt keine Hinweise auf weitere Verletzungen des Kopfes, Rumpfes und der übrigen Extremitäten. Sie veranlassen eine Röntgenaufnahme des Unterschenkels rechts in 2 Ebenen mit Kniegelenk und Sprunggelenk.

❓ Frage 3: Befunden Sie die vorliegenden Röntgenbilder ◨ Abb. F15. Was fällt Ihnen auf?

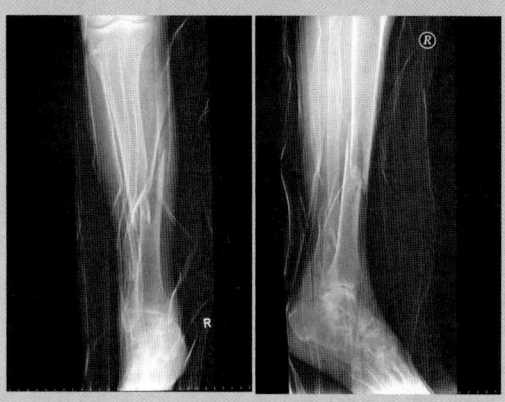

◨ **Abb. F15** Röntgen rechter Unterschenkel in 2 Ebenen

---

8 Knieschmerzen und O-Beine Schritt II

❶ Antwort 1: Eine nochmalige Arthroskopie ist nicht sinnvoll, weil mit einem Wiederauftreten der Beschwerden gerechnet werden muss.

❶ Antwort 2: In Ergänzung zum klinischen Befund erfolgt eine Knieaufnahme linksseitig im Stehen.

❓ Frage 3: Welche pathologischen Veränderungen sieht man im Röntgenbild ◨ Abb. F17?

❓ Frage 4: Welche Operation kommt in Frage?

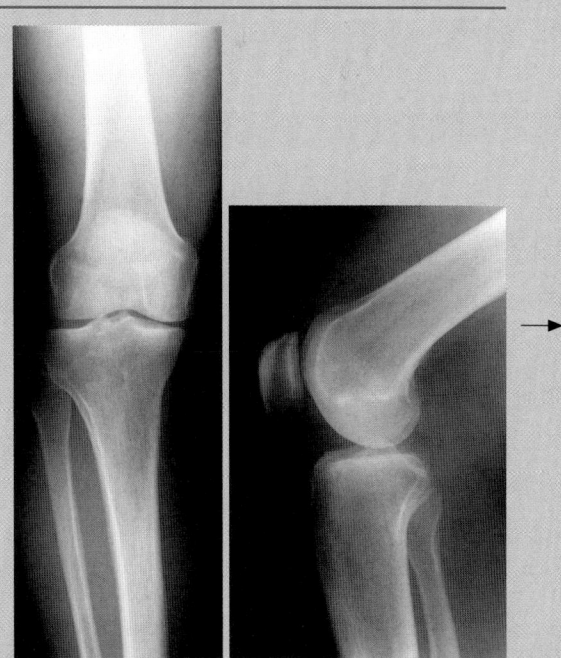

◨ **Abb. F17** Röntgenbilder präoperativ mit Verschmälerung des Gelenkspaltes medial

7 Unfall eines Fußgängers mit einem PKW Schritt III

❗ **Antwort 3:** Sie sehen eine dislozierte Unterschenkelfraktur im mittleren Drittel mit erheblicher Fehlstellung.

❓ **Frage 4:** Welche Therapieentscheidung treffen Sie?

❓ **Frage 5:** Welche weiteren Maßnahmen sind erforderlich?

❓ **Frage 6:** Beschreiben Sie dem Patients die Operation. Auf welche Komplikation müssen Sie besonders hinweisen?

8 Knieschmerzen und O-Beine Schritt III

❗ **Antwort 3:** Der mediale Gelenkspalt ist deutlich verschmälert. Es findet sich eine Sklerosierung der angrenzenden Knochenflächen. Lateral erscheint der Gelenkspalt unauffällig.

❗ **Antwort 4:** Bei der Arthrose, die auf das mediale Kompartment beschränkt ist, kommt entweder eine gelenkerhaltende Umstellungsosteotomie oder eine Teilprothese im medialen Kompartment in Frage.

💬 Der Patient entschließt sich zum gelenkerhaltenden Eingriff und möchte nun Genaueres wissen.

❓ **Frage 5:** Welche speziellen Risiken sind mit der gelenkerhaltenden Umstellungsosteotomie verbunden?

7 Unfall eines Fußgängers mit einem PKW Schritt IV

❶ **Antwort 4:** Applikation von Analgetika. Trotz der Alkoholisierung muss der Patient notfallmäßig operiert werden, weil eine offene Fraktur vorliegt. Unter Berücksichtigung der Weichteilsituation ist eine operative Stabilisierung über einen unaufgebohrten Tibianagel oder einen Fixateur externe möglich. Die Wunde muss debridiert werden, d. h. avitales oder geschädigtes Gewebe wird entfernt. In Abhängigkeit von der Wundgröße ist ggf. eine temporäre Deckung mit einem synthetischen Hautersatzmaterial angebracht. Die Inspektion der Wunde soll nur unter sterilen Bedingungen im Operationssaal erfolgen.

❶ **Antwort 5:** Sie nehmen Blut für die Laboruntersuchung (kleines Blutbild, Serumelektrolyte, Leber- und Nierenretentionswerte, Blutgerinnungsparameter, Blutgruppe, Blutalkoholspiegel, Blutzucker) ab und halten Rücksprache mit dem Anästhesisten zur Vorbereitung der notfallmäßigen operativen Versorgung trotz der Alkoholisierung des Patienten.

❶ **Antwort 6:** Sie informieren Ihren Patienten und möglichst die Angehörigen, dass eine sofortige operative Versorgung erforderlich ist und dass erst während der Operation in Abhängigkeit vom Lokalbefund das definitive operative Vorgehen gewählt werden kann (s. o.). Aufgrund des Unfallmechanismus besteht die Gefahr des Kompartmentsyndroms. Der Patient muss über eine operative Erweiterung über die Bruchversorgung hinaus mit Entlastung der Unterschenkelkompartimente aufgeklärt werden. Außerdem müssen Sie ihm mitteilen, dass ggf. Folgeeingriffe erforderlich werden können.

8 Knieschmerzen und O-Beine Schritt IV

❶ **Antwort 5:** Die gelenkerhaltende Operation besteht in einer Tibiakopfosteotomie mit Aufklappen des Osteotometerbereiches, sodass die Fehlstellung ausgeglichen, oder leicht überkorrigiert wird. Fixation mit einer winkelstabilen Platte (◘ Abb. F18). Die speziellen Risiken bei der Tibiakopfosteotomie bestehen in der Bildung einer Pseudarthrose (Falschgelenkbildung) im Osteotomiebereich, in einer Schädigung des Peroneusnerven mit nachfolgendem Fallfuß sowie in einem Kompartmentsyndrom im Unterschenkelbereich.

❸ Wenn die linke Seite erfolgreich operiert ist, sollte man sich dem rechten Kniegelenk widmen, bei dem ebenfalls eine mediale Arthrose droht, ggf. durch rechtzeitige Umstellungsosteotomie.

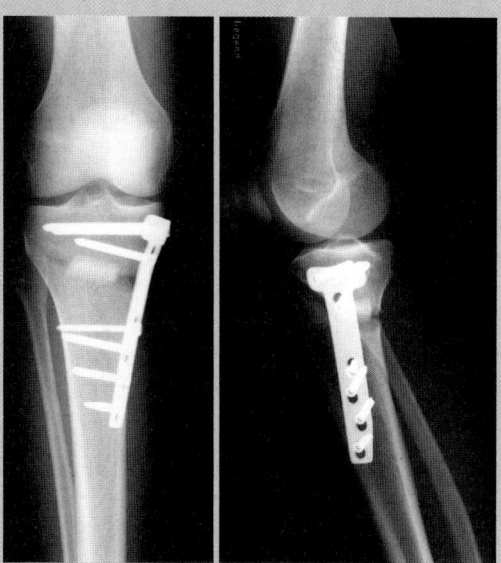

◘ **Abb. F18** Rechtes Kniegelenk in 2 Ebenen postoperativ mit winkelstabiler Platte und Hydroxylapatit-Interponat im Osteotomiespalt (Anmerkung: Die Durchbauung erfolgt auch ohne Verwendung eines Interponats. Die winkelstabile Platte sichert die Korrekturstellung)

9   Plötzliches Stechen im Rücken   Schritt I

Ein 25-jähriger Student, der seiner Freundin beim Umzug hilft, verspürt beim Anheben einer Bücherkiste plötzlich einen stichartigen Schmerz im unteren LWS-Abschnitt und kann sich nicht mehr bewegen. Vorher hatte er noch nie Beschwerden dieser Art. Husten, Niesen und Pressen verstärken den Rückenschmerz.

Frage 1: Welche Differenzialdiagnosen kommen in Frage?

Frage 2: Welche Untersuchungen veranlassen Sie oder führen Sie durch?

10   Sturz eines alten Menschen   Schritt I

Eine 87-jährige Frau wird mit dem Krankenwagen eingeliefert. Sie ist Bewohnerin eines Altenheims, die begleitenden Rettungssanitäter berichten von einem Sturz. Die Patientin gibt Schmerzen im Rücken und linken Oberschenkel an. Sie kann sich vor Schmerzen kaum bewegen, Stehen ist nicht möglich. Bei der Inspektion fällt Ihnen eine Verkürzung des linken Beines mit Außenrotationsfehlstellung auf. Die Patientin kann das Bein auch nicht aktiv bewegen. Als Sie versuchen, das Bein passiv anzuheben, schreit die alte Dame laut auf, weil sie bei der Bewegung furchtbare Schmerzen im Oberschenkel in der Nähe des Hüftgelenkes hat. Bei der Erhebung der Vorgeschichte berichtet die Patientin über mehrere Stürze in den letzten Jahren, sie weiß aber nicht, wieso es immer wieder dazu gekommen ist.

Frage 1: Welche Differenzialdiagnosen kommen in Frage?

Frage 2: Welche Untersuchungen veranlassen Sie oder führen Sie durch?

9 Plötzliches Stechen im Rücken **Schritt II**

❶ **Antwort 1:** Wirbelbruch, Bandscheibenvorfall, Muskelzerrung, Lumbago, Spondylitis.

❶ **Antwort 2:** Neben der eingehenden Befragung und klinischen Untersuchung kommen keine weiteren speziellen diagnostischen Maßnahmen in Frage.

🔁 Bei der Rumpfbeugung kommt es zu einer typischen Rumpffehlhaltung.

❓ **Frage 3:** Wie beschreiben Sie den Untersuchungsbefund ◻ Abb. F19?

❓ **Frage 4:** Welche Differenzialdiagnosen sind unwahrscheinlich und wie lautet Ihre Diagnose?

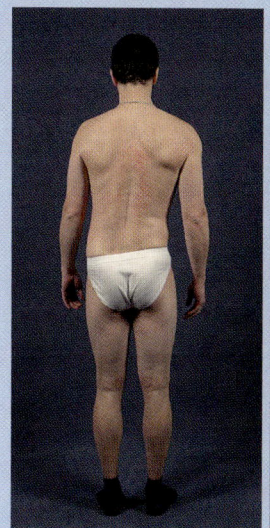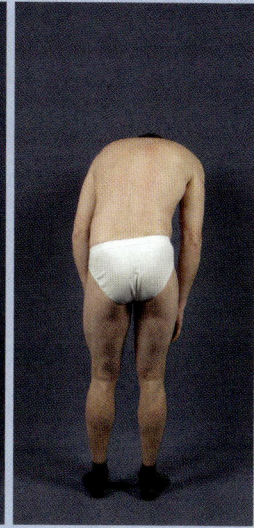

◻ **Abb. F19** Rumpffehlhaltung mit seitlichem Überhang nach rechts, verstärkt sichtbar bei Vorneigung

10 Sturz eines alten Menschen **Schritt II**

❶ **Antwort 1:** Schenkelhalsfraktur rechts, Azetabulumfraktur rechts, Beckenringfraktur

❶ **Antwort 2:** Sie untersuchen Ihre Patientin zunächst klinisch. Dies umfasst die Prüfung der peripheren Durchblutung durch Tasten der Pulse der A. dorsalis pedis und der A. tibialis posterior sowie die Prüfung der Motorik (soweit schmerzfrei möglich) und Sensibilität.

Weiterhin ordnen Sie eine Röntgenaufnahme des Beckens als Übersichtsaufnahme und eine axiale Aufnahme des Schenkelhalses rechts nach Lauenstein – soweit schmerzarm möglich – an. Zusätzlich nehmen Sie Blut ab und lassen ein kleines Blutbild, Serumelektrolyte, Leber- und Nierenretentionswerte, Blutgerinnung, Blutzucker und die Blutgruppe bestimmen.

❓ **Frage 3:** Befunden Sie das Röntgenbild ◻ Abb. F20. Was fällt Ihnen auf?

❓ **Frage 4:** Welche Therapieentscheidung treffen Sie?

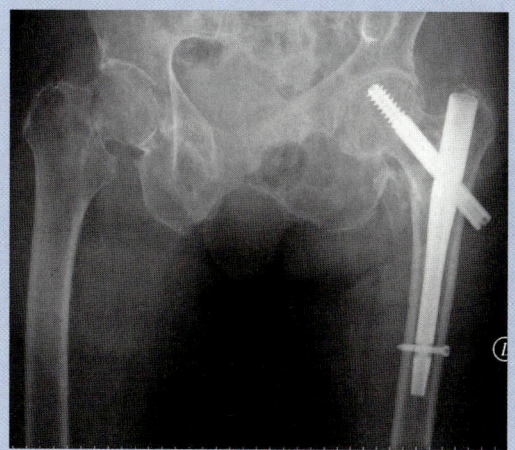

◻ **Abb. F20** Beckenübersicht mit tief eingestelltem Becken

9   Plötzliches Stechen im Rücken   Schritt III

❶ **Antwort 3:** Bei der Vorneigung des Rumpfes kommt es zu einer typischen Fehlhaltung des Rumpfes mit Steilstellung der Wirbelsäule und Überhang zu einer Seite, in diesem Falle rechts. Verstärkung der Seitabweichung bei Vorneigung. Beinausstrahlungen oder sonstige Krankheitserscheinungen bestehen nicht.

❶ **Antwort 4:** Typische Anamnese (plötzlicher Beginn, kein Unfall, keine Krankheit in der Vorgeschichte) lassen schwere Erkrankungen wie Spondylitis, Tumor-Fraktur u. ä. ausscheiden. Es handelt sich wahrscheinlich um eine Lumbago (Hexenschuss), da keine Ausstrahlung in die Beine.

❓ **Frage 5:** Welches Vorgehen ist angebracht?
❓ **Frage 6:** Welche weiteren Maßnahmen für die Zukunft empfehlen Sie Ihrem Patienten?

10 Sturz eines alten Menschen   Schritt III

❶ **Antwort 3:** Das Röntgenbild zeigt osteoporotische Veränderungen des gesamten Beckens und der abgebildeten Anteile der Oberschenkelknochen. Es findet sich eine scheinbare Verkürzung des rechten Schenkelhalses in der a.-p.-Aufnahme mit Konturunterbrechung rechts. Auf der linken Seite sehen Sie eine alte, mit einem proximalen Femurnagel versorgte, knöchern konsolidierte pertrochantäre Femurfraktur.

❶ **Antwort 4:** Anlage eines intravenösen Zugangs, Applikation von Analgetika. Vorbereitung der operativen Therapie; hier Implantation einer Duokopfprothese.

❓ **Frage 5:** Welche weiteren Maßnahmen sind postoperativ erforderlich?
❓ **Frage 6:** Beschreiben Sie den weiteren Behandlungsverlauf.

9 Plötzliches Stechen im Rücken Schritt IV

❶ **Antwort 5:** Vorübergehende Stufenlagerung, Wärmeanwendung im Rückenbereich und ggf. ein Antiphlogistikum (z. B. NSAR) für die nächsten 3 Tage. Sollte sich die Symptomatik innerhalb dieser Zeit nicht deutlich zurückgebildet haben, sind weitere Maßnahmen erforderlich: wie Röntgenbild der LWS, Blutuntersuchung.

❶ **Antwort 6:** Der Patient sollte in Zukunft seinem Rücken mehr Beachtung schenken, wirbelsäulenfreundliche Sportarten ausüben (Schwimmen, Laufen, Radfahren) und durch tägliches Training für ein starkes Muskelkorsett sorgen.

10 Sturz eines alten Menschen Schritt IV

❶ **Antwort 5:** Wegen des hohen Lebensalters und der ungeklärten Sturzursache, Sicherstellung der postoperativen Überwachung der Patientin auf einer Wachstation. Abklärung der Sturzursache unter Einbeziehung der internistischen und neurologischen Fachkollegen (mögliche Sturzursachen, z. B. Adam-Stokes-Anfall, transitorisch-ischämische Attacke).

❶ **Antwort 6:** Sofortige postoperative Mobilisation unter Hilfestellung des Pflegepersonals beim Sitzen, Waschen und Anziehen. Sofortiger Beginn der krankengymnastischen Übungsbehandlung unter ausreichender Analgesie. Thromboseprophylaxe mit Heparin s.c.

❶ Sie informieren Ihre Patientin, dass die weitere Heilbehandlung 4–8 Wochen in Anspruch nehmen wird. Unter Umständen ist eine Anschlussrehabilitation in einer geeigneten Einrichtung erforderlich. In Abhängigkeit von den sozialen Umständen sollten Sie frühzeitig die Familie und den Sozialdienst des Krankenhauses einbeziehen (ggf. Organisation häuslicher Hilfen, Essen auf Rädern, ggf. Kurzzeitpflege, Heimunterbringung).

11 Belastungsabhängige Hüftschmerzen links bei einer jungen Frau   Schritt I

Eine 39-jährige Frau klagt über zunehmende Schmerzen in der linken Leistenregion, die sich sofort beim Stehen und Gehen bemerkbar machen. Auch nachts hat sie Schmerzen in der Hüfte, insbesondere wenn sie auf der Seite liegt. Gegen die Schmerzen nimmt sie regelmäßig Diclofenac, obwohl sie deswegen schon Magenprobleme hat. Zur Anamnese gibt sie weiterhin an, dass sie als Säugling und Kleinkind »wegen der Hüften« behandelt wurde.

Bei der klinischen Untersuchung findet sich eine deutlich schmerzhafte Bewegungseinschränkung der linken Hüfte mit bereits eingetretener leichter Beuge- und Adduktionskontraktur. Beim Stehen ist das Becken nach vorne gekippt. Der linke Beckenkamm steht etwas tiefer (Beinverkürzung 1 cm).

Frage 1: Welche Differenzialdiagnosen kommen in Frage?

Frage 2: Welche Untersuchungen sind als nächste angebracht?

12 Anhaltende Rücken- und Beckenschmerzen   Schritt I

Ein 67-jähriger Patient klagt über Rücken-Becken-Schmerzen und fühlt sich insgesamt nicht wohl. Außerdem bemerkt er seit längerer Zeit Unregelmäßigkeiten beim Wasserlassen. Bei der Untersuchung sind der untere LWS-Abschnitt und die Beckenkäme druckempfindlich. Auf besonderes Befragen hin gibt der Patient an, dass er im letzten halben Jahr 10 kg an Gewicht verloren hat.

Frage 1: Welche Differenzialdiagnosen fallen Ihnen ein?

Frage 2: Welche weiteren Untersuchungen führen Sie nun durch?

11 Belastungsabhängige Hüftschmerzen links bei einer jungen Frau Schritt II

Antwort 1: Koxarthrose links, Koxitis bei Rheuma, Schenkelhalsfraktur, von der Wirbelsäule ausgehende Beschwerden.

Antwort 2: In Ergänzung zur klinischen Untersuchung erfolgt eine Röntgenhüftübersichtsaufnahme sowie eine Blutabnahme zum Ausschluss von Entzündungen.

Frage 3: Welche pathologischen Veränderungen erkennen Sie auf dem Röntgenbild ▢ Abb. F21?

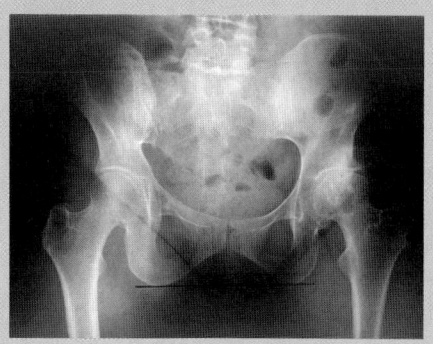

▢ **Abb. F21** Röntgen Beckenübersichtsaufnahme

12 Anhaltende Rücken- und Beckenschmerzen Schritt II

Antwort 1: Bandscheibenvorfall, Osteoporose, Knochenmetastasen, M. Paget, Rheuma.

Antwort 2: Wegen der Anamnese (ungewollter Gewichtsverlust, andauernde Schmerzen) besteht Tumorverdacht. Da sich die meisten Beschwerden auf das Becken konzentrieren, wird eine Beckenübersichtsaufnahme angefertigt. Außerdem führen Sie eine rektale Untersuchung zur Palpation der Prostata durch.

Frage 3: Welchen Befund erheben Sie anhand des Röntgenbildes ▢ Abb. F24?

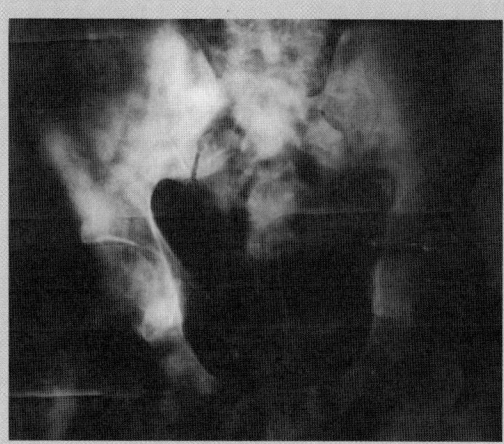

▢ **Abb. F24** Röntgen Beckenübersicht

11 Belastungsabhängige Hüftschmerzen links bei einer jungen Frau Schritt III

! **Antwort 3:** Das Röntgenbild zeigt eine fortgeschrittene Koxarthrose links bei Deformierung des Hüftgelenkes mit Verschmälerung des Gelenkspaltes, subchondraler Sklerose und Entrundung des Hüftkopfes links.

? **Frage 4:** Welche Therapie schlagen Sie vor?
? **Frage 5:** Welche Erläuterungen sind zur Operation und zum weiteren Verlauf erforderlich?

12 Anhaltende Rücken- und Beckenschmerzen Schritt III

! **Antwort 3:** Die Beckenübersichtsaufnahme zeigt fleckige Verkalkungen in allen Knochenabschnitten ohne Deformierung oder Verbreiterung der Knochenstrukturen.

? **Frage 4:** Welche Therapie schlagen Sie vor?

☺ Die körperliche Untersuchung zeigt Druck- und Klopfschmerz über den Dornfortsätzen der unteren Lendenwirbelsäule und am Beckenkamm. Die Prostata ist vergrößert. Die Laborwerte zeigen eine erhöhte alkalische Phospatase, erhöhtes CRP und eine Anämie.
   Laborwerte, rektaler Palpationsbefund und Röntgenbild sprechen für Knochenmetastasen bei Prostatakarzinom mit osteoblastischen Herden.

11 Belastungsabhängige Hüftschmerzen links bei einer jungen Frau Schritt IV

Antwort 4: Zementfreie Totalendoprothese linkes Hüftgelenk ◘ Abb. F22.

Antwort 5: Eine gelenkerhaltende Operation, etwa durch eine Umstellungsosteotomie oder Umformung bei femoroazetabulären Impingement, ist bei den starken Deformierungen und der fortgeschrittenen Arthrose nicht mehr möglich ◘ Abb. F23. Eine operative Gelenkversteifung (Arthrodese) ist wegen der Folgeerscheinungen für den Rücken und auch wegen der daraus folgenden Gehbehinderung heutzutage nicht mehr üblich.

Trotz des relativ jungen Alters der Patientin ist die Hüftendoprothesenoperation links die Therapie der Wahl, um die Lebensqualität der Patientin wieder herzustellen. Sie müssen sie allerdings darauf aufmerksam machen, dass bei gutem Verlauf nach 10–20 Jahren ein Prothesenwechsel erforderlich ist, falls sich Lockerungserscheinungen einstellen.

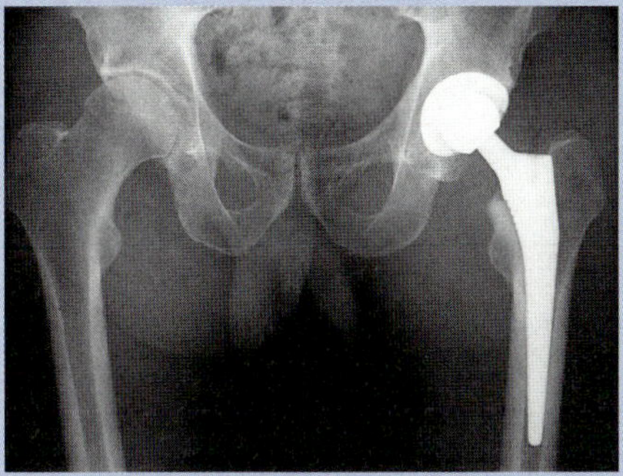

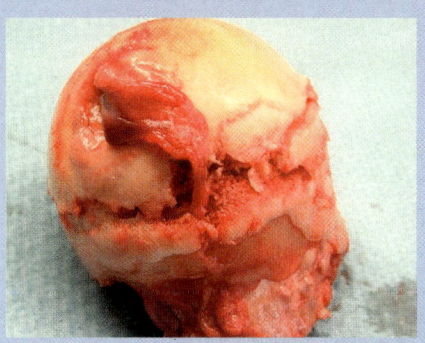

◘ **Abb. F22** Hüftübersicht, Zustand nach Implantation einer zementfreien Endoprothese links

◘ **Abb. F23** Resezierter, stark deformierter Hüftkopf

12 Anhaltende Rücken- und Beckenschmerzen Schritt IV

Antwort 4: Im Vordergrund steht die Behandlung des Prostatatumors. Typisch sind die radiologischen Veränderungen mit Zeichen osteoblastischer Metastasen. Die Therapie beinhaltet dann Bestrahlung, Zytostatikagabe und die Prostatatektomie. Bei osteoblastischen Metastasen besteht zunächst für die Knochen und Gelenke kein Handlungsbedarf.

13 Sturz eines Kindes von der Mauer   Schritt I

Ein 6-jähriger Junge wird mit dem Notarzt um 11.00 Uhr aus der Schule in die Notaufnahme gebracht. Der Notarzt berichtet, der Junge sei in der Pause von einer Mauer, auf der er balanciert habe, heruntergefallen. Diese Mauer war etwa 2 m hoch. Der Junge habe beim Eintreffen des Notarztes über starke Schmerzen im rechten Bein geklagt. Außerdem war dem Kollegen sofort eine Fehlstellung des rechten Oberschenkels aufgefallen. Für den Transport in das Krankhaus hat er dem Jungen ein intravenöses Schmerzmittel gegeben. Das rechte Bein des Jungen ist in einer Luftkammer-Vakuumschiene ruhiggestellt.

Frage 1: Wie gehen Sie sofort nach Übernahme des Patienten vor und welche Untersuchungen führen Sie als erstes durch?

Frage 2: Welche Verdachtsdiagnose stellen Sie?

Frage 3: Welche weiteren Untersuchungen veranlassen Sie?

14 Sturz beim Schlittschuhfahren   Schritt I

Ein Vater kommt mit seinem 12 jährigen Sohn am Morgen in Ihre Ambulanz. Der Junge berichtet am Vortag auf dem gefrorenen See im Stadtpark mit seinen Freunden Eishockey gespielt zu haben. Um den Puck mit dem Schläger in der rechten Hand zu erreichen sei er einmal ausgerutscht, gestürzt und habe sich mit der linken ausgestreckten Hand abgefangen. Er habe sofort weitergespielt und dann doch noch ein Tor geschossen. Er war warm gekleidet und trug dicke Handschuhe.

Am Abend nach dem Duschen seien am linken Handgelenk die Schmerzen wieder aufgefallen, die sich in der Nacht verstärkt haben. Deshalb will er sich jetzt bei Ihnen untersuchen lassen.

In der klinischen Untersuchung zeigt sich ein kräftiger 12 jähriger Junge. Keine äußeren Verletzungszeichen, leichte Schwellung am Handgelenk sichtbar, das Ellenbogengelenk ist frei beweglich, der distale Unterarm ist druckschmerzhaft palpabel, es bestehen geringe Bewegungsschmerzen bei der Funktionsprüfung im Handgelenk. Periphere Pulse tastbar. Sensibilität und Motorik intakt.

Frage 1: Welche Differenzialdiagnosen kommen in Betracht?

Frage 2: Welche Untersuchungen veranlassen Sie?

13 Sturz eines Kindes von der Mauer   Schritt II

Antwort 1: Wichtig ist es, mit dem Kind Kontakt aufzunehmen, z. B. dadurch, dass Sie sich den Unfall von dem Jungen selbst schildern lassen und nach Schmerzen fragen. Durch die Anamnese und Befragung können Sie gleichzeitig den Bewusstseinszustand (Sturz aus 2 m Höhe) prüfen. Sie untersuchen dann orientierend Kopf, Hals, Brustkorb, Abdomen und obere Extremitäten und prüfen schmerzhafte Regionen im Bereich der gesamten Wirbelsäule durch Palpation am liegenden Patienten. Außerdem untersuchen Sie das knöcherne Becken. Als letztes untersuchen Sie die verletzte Extremität mit Prüfung von Durchblutung, Sensibilität und Motorik in der liegenden Schiene. Dann öffnen Sie die Luftkammerschiene zur Inspektion der Weichteile. Sie sehen eine Schürfung in Oberschenkelmitte, streckseitig, handflächengroß sowie eine Schwellung im Bereich der Oberschenkelmitte.

Antwort 2: Verdacht auf Fraktur des rechten Oberschenkels.

Antwort 3: Sie veranlassen eine Röntgenaufnahme des gesamten Oberschenkels mit angrenzendem Hüft- und Kniegelenk. Für den Transport zum Röntgen wird die Luftkammerschiene wieder angelegt. Sie nehmen dem Jungen Blut zur Bestimmung von Blutbild, Serumelektrolyten, Leber- und Nierenretentionswerten, Blutgerinnungsfaktoren und Blutgruppe ab.

Frage 4: Befunden Sie die Röntgenbilder Abb. F25. Was fällt Ihnen auf?

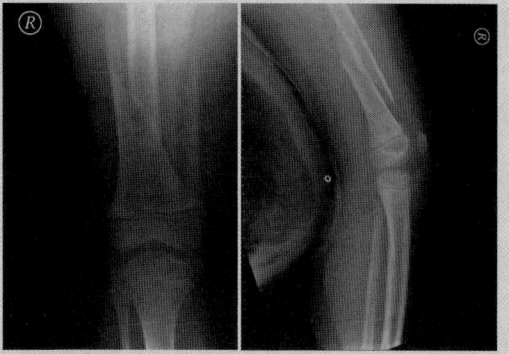

Abb. F25 Röntgenaufnahme des rechten Oberschenkels in 2 Ebenen

14 Sturz beim Schlittschuhfahren   Schritt II

Antwort 1: Handgelenksprellung, kindlicher Handgelenksbruch.

Antwort 2: Sie ordnen eine Röntgenaufnahme des linken Handgelenks in 2 Ebenen an.

Frage 3: Befunden Sie die Röntgenbilder Abb. F26. Was fällt Ihnen auf?

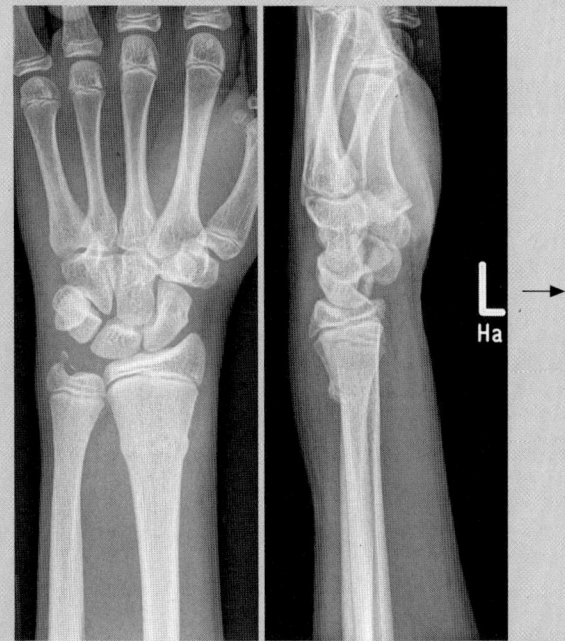

Abb. F26 Handgelenk links in 2 Ebenen

13 Sturz eines Kindes von der Mauer   Schritt III

Antwort 4: Das Röntgenbild zeigt eine Kontinuitätsdurchtrennung im mittleren Oberschenkeldrittel mit Dislokation der Frakturenden und Verkürzung des Oberschenkels.

Inzwischen haben Sie aus dem Labor auch die Blutbefunde bekommen. Die Serumelektrolyte, Leber- und Nierenwerte und die Gerinnung sind im Normalbereich, beim Blutbild fällt Ihnen eine Erniedrigung des Hb-Wertes auf 9 g% auf.

Frage 5: Wie erklären Sie sich den niedrigen Hb-Wert?

Frage 6: Welche Therapieentscheidungen treffen Sie?

Frage 7: Wie begründen Sie Ihre Therapieentscheidung gegenüber den Eltern?

Frage 8: Welche weiteren Maßnahmen veranlassen Sie?

14 Sturz beim Schlittschuhfahren   Schritt III

Antwort 3: Man sieht eine Konturwulstung proximal der Radiusepiphyse mit geringer Achsabknickung nach dorsal. Die Epiphysenfuge ist intakt. Die Epiphyse stellt sich regelrecht dar. Es handelt sich um eine typische kindliche Fraktur, einen sog. Grünholzbruch.

Frage 4: Welche Therapieentscheidung treffen Sie?

Frage 5: Welche weiteren Maßnahmen sind erforderlich?

Frage 6: Wie erklären Sie den Eltern die Beweggründe für Ihre Entscheidung und den weiteren Behandlungsablauf?

13 Sturz eines Kindes von der Mauer Schritt IV

❶ Antwort 5: Oberschenkelfrakturen gehen mit einem erheblichen Blutverlust durch Einblutung in die Weichteile einher. Das kindliche Kreislaufsystem toleriert, für den Arzt oft unbemerkt, Blutverluste bis 30% des Volumens, aber der Grat zwischen kompensierter Hypovolämie und kaum zu behebender Kreislaufdekompensation ist deutlich schmaler als beim Erwachsenen.

❶ Antwort 6: Sie entscheiden sich für eine operative Behandlung mit geschlossener Reposition und intramedullärer Schienung über 2 von distal eingebrachte, flexible intramedulläre Nägel.

❶ Antwort 7: Die Frakturenden sind disloziert und der Oberschenkel verkürzt. Die geschlossene Reposition mit Retention des Repositionsergebnisses in einem Beckenbeingips als konservative Behandlungsmaßnahme für 4 Wochen ist mit dem erheblichen Risiko der sekundären Dislokation verbunden. Zusätzlich besteht die Unmöglichkeit der Versorgung der Weichteilschürfwunde an der Oberschenkelstreckseite, die nicht über 4 Wochen ohne weitere Inaugenscheinnahme eingegipst werden kann. Die Ruhigstellung im Beckenbeingips ist mit Bettruhe und erheblichen Einschränkungen für einen 6-Jährigen verbunden. Die Versorgung mit intramedullären Nägeln hat den Vorteil, dass die Implantate fern der Schürfwunde eingebracht werden können, denn die Schürfwunde würde in unmittelbarer Nähe eines OP-Zuganges das Infektionsrisiko erhöhen. Die Reposition des Femur wird durch die intramedulläre Verspannung der flexiblen Nägel fixiert. Die Entfernung der Nägel ist einfach. Die sofortige postoperative Mobilisation unter angepasster Teilbelastung ist möglich.

❶ Antwort 8: Sie führen postoperativ eine engmaschige klinische Überwachung des Kindes durch. Insbesondere veranlassen Sie Laborkontrollen, um einen postoperativ zu erwartenden weiteren Hb-Abfall zu beobachten und ggf. Gegenmaßnahmen ergreifen zu können. Langfristig muss man mit posttraumatischen Beinlängendifferenzen rechnen. Die Frakturheilung führt oft zu einem vermehrten Längenwachstum.

14 Sturz beim Schlittschuhfahren Schritt IV

❶ Antwort 4: Sie entscheiden sich, eine Gipsruhigstellung in einem gespaltenen Unterarmgips durchzuführen.

❶ Antwort 5: Röntgenaufnahme des Handgelenkes in 2 Ebenen nach Gipsanlage.

Gipskontrolle direkt nach Anlage sowie am nächsten Morgen mit Überprüfung der Durchblutung, Motorik und Sensibilität, am besten durch den Erstbehandler. Aufklärung des Patienten und der Eltern zum Verhalten bei Komplikationen. Bei Druckschmerz und Taubheit der Finger im Gipsverband unverzügliche ärztliche Wiedervorstellung.

Röntgenverlaufskontrollen in 4, 7 und 20 Tagen zur Prüfung der regelrechten Stellung und der zeitgerechten knöchernen Konsolidierung.

❶ Antwort 6: Sie erläutern den Eltern, dass sich die Fehlstellung im weiteren noch verbleibenden Wachstum spontan korrigieren wird. Gründe sind die nur geringen Achsabknickung, die stabile Stellung der Grünholzfraktur und die ausgeprägte Remodellierfähigkeit des wachsenden Skelettes. Die noch offenen sichtbaren Epiphysenfugen legen dies nahe. Die sekundäre Dislokationsrate ist bei Grünholzfrakturen selten. Dennoch halten Sie eine radiologische Verlaufskontrolle im weiteren Verlauf zur Früherkennung einer zwar unwahrscheinlichen Dislokation sicherheitshalber für erforderlich. Die Gipsruhigstellung wird voraussichtlich 3 Wochen betragen. Krankengymnastische Übungsbehandlungen sind bei Kindern fast nie erforderlich. Bei Kindern besteht das erhöhte Risiko der frühen Refraktur durch erneutes Trauma in der frühen Phase nach Gipsabnahme.

15 Sportverletzung beim Fußball Schritt I

Am Samstagnachmittag wird Ihnen vom Fußballplatz ein 36-jähriger Patient gebracht. Er kommt noch in Sportbekleidung in die Notaufnahme. Während eines Sturmlaufs habe ihn ein Gegenspieler gefoult. Dieser habe ihn von den Beinen geholt und er sei auf die linke Schulter gefallen. Sie sehen, dass der Patient den rechten Arm eng an den Körper angelegt hält und zusätzlich mit der linken Hand in Höhe des rechten Ellbogengelenks sorgfältig stützt. Der Versuch, den linken Arm anzusehen, scheitert an der Weigerung des Patienten das Trikot auszuziehen. Sie müssen mit Hilfe der Schwester das Trikot aufschneiden. Sie sehen am linken Oberarm und in der Schulterregion eine Weichteilschwellung, die Schulterregion ist druckschmerzhaft.

Frage 1: Welche Differenzialdiagnosen kommen in Frage?

Frage 2: Welche Untersuchungen sind als nächstes angebracht?

16 Schmerzen im rechten Hüftgelenk und im ganzen Beckenbereich Schritt I

Ein 58-jähriger Patient klagt über belastungsabhängige Schmerzen in der rechten Hüfte mit Bewegungseinschränkung des Hüftgelenkes. Außerdem hat er bemerkt, dass sein Becken breiter geworden ist und seine Hosen nicht mehr passen, obwohl er sein Körpergewicht konstant hält.

Bei der Untersuchung findet sich eine schmerzhafte Bewegungseinschränkung der rechten Hüfte, auch die linke Hüfte ist in der Bewegung eingeschränkt, allerdings nicht schmerzhaft. Die Beckenschaufel ist in ihren tastbaren Bereichen druckempfindlich.

Frage 1: Welche Differenzialdiagnosen stellen Sie?

Frage 2: Welche Untersuchungen ordnen Sie an?

15 Sportverletzung beim Fußball Schritt II

Antwort 1: Proximale Humerusfraktur, Humeruskopffraktur, Schultergelenkfraktur.

Antwort 2: Sie prüfen die periphere Durchblutung, Motorik und Sensibilität. Die Handgelenkspulse, die Funktion der Nn. radialis, medialis und ulnaris sowie die sensible Versorgung des N. axilliaris im Bereich des proximalen Oberarmes sind unauf-

fällig. Sie veranlassen eine Röntgenaufnahme des Schultergelenkes in 2 Ebenen.

Frage 3: Befunden Sie die Röntgenbilder
■ Abb. F27. Welcher pathologische Befund ist hier zu erkennen?

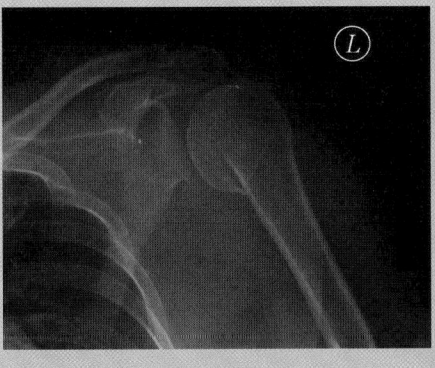
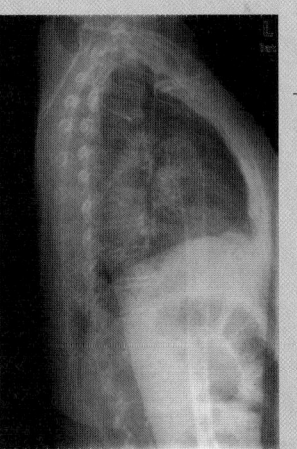

■ **Abb. F27** Oberarmaufnahme a.-p. und in Behelfstechnik transthorakal

---

16 Schmerzen im rechten Hüftgelenk und im ganzen Beckenbereich Schritt II

Antwort 1: Koxarthrose, Tumor im Becken, Koxitis, Metastasen, M. Paget.

Antwort 2: Röntgenaufnahme des Beckens, Laboruntersuchungen, u. a. Entzündungsparameter, alkalische Phosphatase.

Frage 3: Was fällt Ihnen bei der Betrachtung des Röntgenbildes auf ■ Abb. F30?

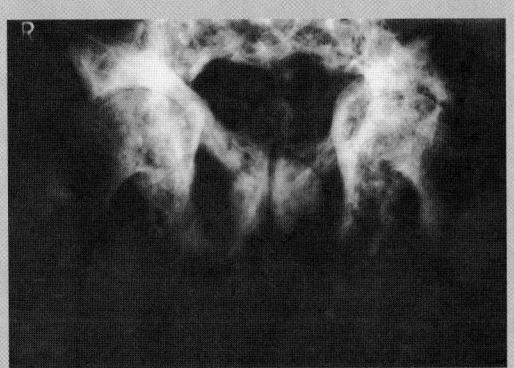

■ **Abb. F30** Röntgenübersicht Becken

15 Sportverletzung beim Fußball Schritt III

❗ Antwort 3: Es handelt sich um eine Humeruskopf-fraktur mit Fragmentdislokation.

❓ Frage 4: Welche ergänzende Bildgebung kann Ihnen genauere Auskunft geben?

❓ Frage 5: Welche Therapieentscheidung treffen Sie?

❓ Frage 6: Welche postoperativen Maßnahmen sind erforderlich?

❓ Frage 7: Was sagen Sie Ihrem Patienten zur Operation und zum weiteren Behandlungsverlauf?

16 Schmerzen im rechten Hüftgelenk und im ganzen Beckenbereich Schritt III

❗ Antwort 3: Die Beckenübersichtsaufnahme zeigt Deformierungen sämtlicher Beckenknochen mit Verbreiterung. Dort wo sich sonst Spongiosa befindet, sieht man osteolytische und osteosklerotische Zonen. Der Hüftgelenksspalt rechts ist deutlich verschmälert, links beginnend.

❔ Bei der Laboruntersuchung ist die alkalische Phosphatase massiv erhöht, ebenso Hydroxylprolin im Urin. Sie stellen nun die Diagnose M. Paget (Osteodystrophia deformans).

❓ Frage 4: Welche Therapie für den M. Paget schlagen Sie vor?

❓ Frage 5: Welche Therapie für die rechte Hüfte schlagen Sie vor?

15 Sportverletzung beim Fußball Schritt IV

Antwort 4: CT (▪ Abb. F28). Sie sehen die Fraktur der Kopfkalotte.

Antwort 5: Applikation von Schmerzmitteln. Aufgrund der Dislokation der Fraktur entscheiden Sie sich für ein operatives Vorgehen. In Betracht kommt eine plattenosteosynthetische Versorgung (▪ Abb. F29).

Antwort 6: Postoperativ ist eine intensive krankengymnastische Nachbehandlung zum Wiedergewinn der vollen Schultergelenkfunktion notwendig, da das Schultergelenk zu posttraumatischen Bewegungseinschränkungen neigt.

Antwort 7: Sie erklären dem Patienten, dass es sich um einen Bruch des Oberarmkopfes mit Störung der Gelenkfläche handelt. Aufgrund der Verschie-

bung empfehlen Sie dem Patienten eine operative Versorgung. Die operative Versorgung erfolgt übungsstabil. Dadurch hat der Patient den Vorteil der sofortigen, unmittelbaren aktiven und passiven Nachbehandlung. Dies reduziert das Risiko der posttraumatischen Schultersteife. Das Übungsprogramm ist für voraussichtlich 8–12 Wochen postoperativ erforderlich. Die Übungen müssen ggf. unter gleichzeitiger Einnahme von Analgetika durchgeführt werden. Das Implantat muss, falls es postoperativ stört, sekundär entfernt werden. Die alternative konservative Behandlung führt in einem hohen Prozentsatz wegen der Ruhigstellung zu einer Einsteifung des Schultergelenkes.

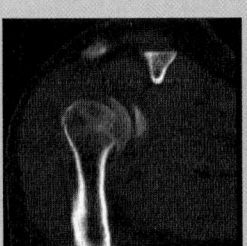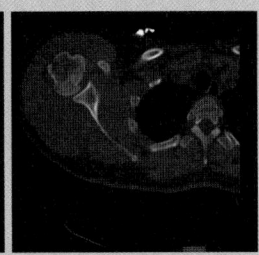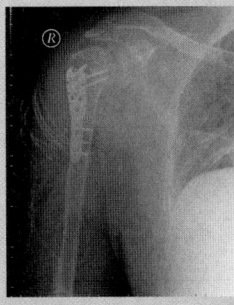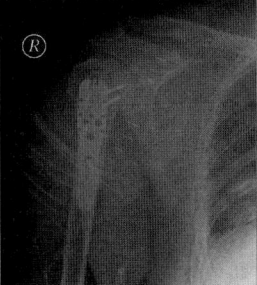

▪ **Abb. F28** CT-Schichten der Oberarmfraktur mit dem herausgesprengten Fragment

▪ **Abb. F29** Osteosynthese mit winkelstabiler Platte

---

16 Schmerzen im rechten Hüftgelenk und im ganzen Beckenbereich Schritt IV

Antwort 4: Die Therapie der Wahl sind heute Bisphosphonate, dazu Analgetika, wenn durch den Knochenumbau schmerzhafte Schübe auftreten.

Antwort 5: Hüftendoprothese. Die Deformierungen und vor allem die geringere Knochenqualität beim M. Paget lassen eine gelenkerhaltende Operation oder eine zementfreie Prothese nicht zu. Sie müssen eine zementierte Endoprothese einsetzen. Der Knochenzement vergrößert insgesamt die Kontaktfläche zwischen dem Implantat und dem Knochen, damit wird eine ausreichende Primärstabilität erreicht.

17 Arbeitsunfall   Schritt I

 Ein 24-jähriger Patient wird mit dem Notarzt eingeliefert. Er hatte sich bei der Arbeit als Maschineneinrichter
mit einer Flex in den linken Unterarm geschnitten. Der
Arm des Patienten ist auf einer Aluschiene ruhiggestellt. Eine Analgetikagabe ist bereits durch den Notarzt veranlasst worden. Sie finden eine tiefe ver-
schmutzte Wunde am linken Unterarm. Die Hand kann
schmerzbedingt kaum bewegt werden. Die Beugefä-
higkeit im Handgelenk ist vermindert, die Beugefähig-
keit der ulnaren Finger D III bis D V ist aufgehoben. Eine
Prüfung der Sensibilität ist kaum möglich, da der Patient über heftigste Schmerzen klagt. Das Gefühl im
Ring- und Kleinfinger ist aufgehoben. Wegen der
starken spritzenden Blutung war dem Patienten bereits an der Unfallstelle ein Druckverband angelegt
worden.

 Frage 1: Welche Diagnosen stellen Sie?
 Frage 2: Welche Untersuchungen veranlassen Sie
oder führen Sie durch?

18 Leisten- und Knieschmerzen beim Sechsjährigen   Schritt I

 Ein 6-jähriger Junge wird Ihnen vorgestellt, weil er in
der rechten Leiste und im rechten Knie Schmerzen verspürt. Diese machen sich besonders beim Spielen und
beim Gehen bemerkbar. Nachts wacht er manchmal
wegen der Schmerzen auf.
   Bei der Untersuchung erscheint das rechte Kniegelenk unauffällig. Die rechte Hüfte zeigt aber eine
schmerzhafte Bewegungseinschränkung, insbesondere für die Innenrotation. Die Abduktion ist deutlich
eingeschränkt. Es spannen sich die Adduktoren in der
Leiste an.

 Frage 1: Welche Differenzialdiagnosen stellen Sie?
 Frage 2: Welche weiteren Untersuchungen schlagen Sie vor?

17 Arbeitsunfall Schritt II

Antwort 1: Komplexe Unterarmverletzung mit Durchtrennung der oberflächlichen und tiefen Beugesehnen der Langfinger D III–D V, Verdacht auf Durchtrennung von Handgelenkbeugesehnen, Durchtrennung des N. ulnaris, Verdacht auf arterielle Verletzung.

Antwort 2: Röntgenaufnahme des Unterarmes in 2 Ebenen. Sie veranlassen eine Blutentnahme mit Bestimmung eines kleinen Blutbildes, der Elektrolyte, der Leber- und Nierenretentionswerte und der Blutgerinnungsparameter.

Frage 3: Befunden Sie die Röntgenbilder
☐ Abb. F31. Was fällt Ihnen auf?

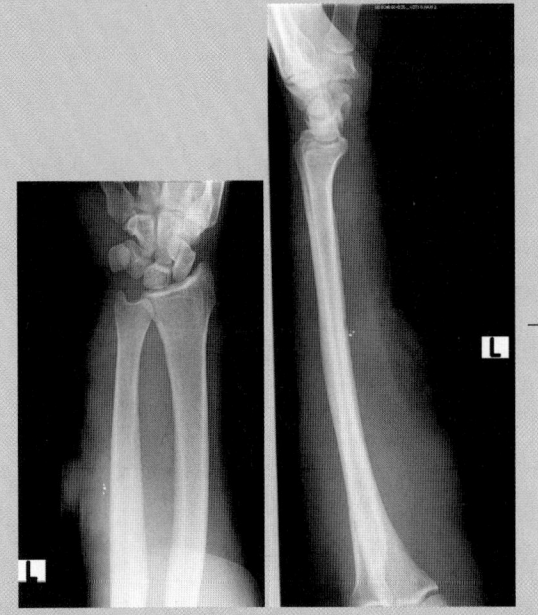

☐ **Abb. F31** Unterarm links in 2 Ebenen

18 Leisten- und Knieschmerzen beim Sechsjährigen Schritt II

Antwort 1: Koxitis, M. Perthes, Epiphysenlösung, Hüftdysplasie.

Antwort 2: Beckenübersicht, ggf. MRT, Labor mit Entzündungsparametern.

Frage 3: Was fällt Ihnen bei der Befundung des Röntgenbildes auf ☐ Abb. F32?

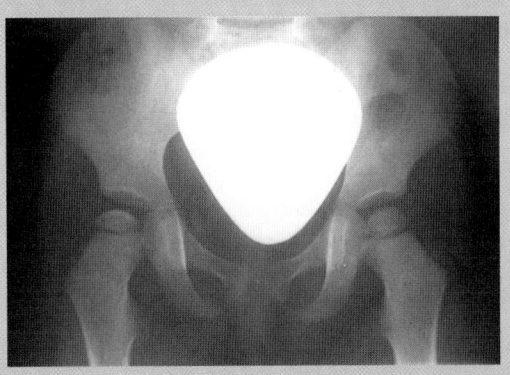

☐ **Abb. F32** Röntgen Beckenübersicht

17 Arbeitsunfall Schritt III

❶ **Antwort 3:** Sie sehen röntgendichte Fremdkörpereinsprengungen im Bereich der Weichteile. Eine knöcherne Verletzung ist nicht erkennbar.

❓ **Frage 4:** Welche Therapieentscheidung treffen Sie?

❓ **Frage 5:** Welche weiteren Maßnahmen sind erforderlich?

❓ **Frage 6:** Wie erklären Sie dem Patienten, welche Maßnahmen durchgeführt werden müssen?

18 Leisten- und Knieschmerzen beim Sechsjährigen Schritt III

❶ **Antwort 3:** Die Beckenübersichtsaufnahme zeigt eine Abflachung des Hüftkopfes auf der rechten Seite mit Verbreiterung des Gelenkspaltes. Weitere Deformierungen sind nicht zu erkennen. Der Hüftkopf ist vollständig von der Hüftpfanne überdacht.

❓ **Frage 4:** Welche Therapie ist nun notwendig?

🔬 Der Untersuchungsbefund ergibt sonst keine Auffälligkeiten. Bis auf die Bewegungseinschränkung im linken Hüftgelenk ist der Junge gesund. Sie stellen die Diagnose M. Perthes.

17 Arbeitsunfall Schritt IV

Antwort 4: Notfallmäßige operative Behandlung.

Antwort 5: An weiteren Maßnahmen ist die Prämedikation durch den Anästhesisten zu veranlassen. Eine vollständige Anamnese ist zu erheben. Kontraindikationen zur Durchführung des Eingriffs bestehen nicht.

Antwort 6: Sie erklären Ihrem Patienten, dass das genaue Ausmaß der Verletzung erst im Rahmen des operativen Eingriffs geklärt werden kann. Die Funktionswiederherstellung kann im Vorfeld leider nicht genauer abgeschätzt werden. Sekundäre, spätere rekonstruktive Eingriffe können nicht ausgeschlossen werden.

Intraoperativ bestätigt sich der klinische Befund: Die Sehnen des M. palmaris longus, des M. flexor carpi ulnaris, der tiefen und oberflächlichen Beugesehnen der Langfinger D III–D V, der N. ulnaris und die A. ulnaris sind durchtrennt.

18 Leisten- und Knieschmerzen beim Sechsjährigen Schritt IV

Antwort 4: Der Junge soll versuchen, mit 2 Unterarmgehstützen zu entlasten. Im Alter von 6 Jahren ist dies in der Regel meist schon möglich. Krankengymnastische Bewegungsübungen sollen die Rotation in Abspreizung und Beugung trainieren. Die Übungen sind auch täglich selbst durchzuführen. Schwimmen ist günstig.

Es handelt sich um einen M. Perthes im Initialstadium. Solange der Hüftkopf vollständig von der Pfanne überdacht ist, ist keine Operation erforderlich. Die Prognose ist vom Fortschreiten der Nekrose abhängig. Ungünstig ist eine Ausdehnung zur Metaphyse. Falls der Hüftkopf sich deformiert und nach lateral aus der Pfanne auswandert, kommt eine intertrochantäre Umstellungsosteotomie in Betracht. Die Eltern müssen darauf aufmerksam gemacht werden, dass die Erkrankung 3–4 Jahre dauert.

19 Sturz von der Leiter Schritt I

Mit dem Rettungsdienst wird ein 32-jähriger Patient in die Notaufnahme gebracht. Er hat mit Hilfe einer langen Leiter Kirschen im Garten geerntet. In ca. 5 m Höhe hat er das Gleichgewicht verloren und ist heruntergestürzt. Der Patient berichtet »alles sei so schnell gegangen«. Der begleitende Notarzt berichtet, er habe den Patienten an der Unfallstelle auf dem Boden liegend vorgefunden. Die erste ärztliche Untersuchung hätte einen Schmerz im Bereich des thorakolumbalen Übergangs ergeben. Zusätzlich hätte der Patient Schmerzen in beiden Füßen. Er könne sich vor Schmerzen kaum bewegen. Der Patient sei mit der Schaufeltrage auf die Vakuummatratze gelegt und ins Krankenhaus transportiert worden. Bei der klinischen Untersuchung bemerken Sie einen Druckschmerz am Übergang von der Brust- zur Lendenwirbelsäule. Der rechte Fuß zeigt eine Schwellung unterhalb des Sprunggelenkes und des Fußrückens mit Hämatomverfärbung über dem Fersenbein. Der Weichteilmantel ist geschlossen. Die Untersuchung von Kopf, Hals, Rumpf, oberen Extremitäten, Becken und unteren Gliedmaßen ergibt keine weiteren Auffälligkeiten. Die Fußpulse sind kräftig zu tasten. Die Prüfung der peripheren Sensibilität und Motorik zeigt keine Auffälligkeiten und keinen seitendifferenten Befund. Der Fuß sei nach Angabe des Patienten eigentlich nicht so schlimm, aber der Rücken schmerze erheblich. Neurologischer Untersuchungsbefund unauffällig.

Frage 1: Welche Verdachtsdiagnosen kommen in Frage?

Frage 2: Welche Untersuchungen führen Sie durch oder veranlassen Sie?

20 Mountainbike-Unfall Schritt I

Ein 42-jähriger Mountainbiker wird an einem Sonntagnachmittag vom Rettungsdienst in Ihre Ambulanz gebracht. Unterschenkel und Fuß links sind geschient. Der Patient sei bei der Abfahrt im Gelände nach Kollision mit einer Baumwurzel vom Rad abgestiegen und sei beim Aufkommen auf dem unebenen Waldboden mit dem Fuß umgeknickt. Massive Schmerzen und Unfähigkeit aufzutreten bewogen diesen, den Rettungsdienst zu holen. Eine abnorme Stellung im Sprunggelenk wurde vom Notarzt nach Analgosedierung reponiert. Bei der Übergabe wird berichtet, dass keine offene Verletzung vorliegt.

Frage 1: Welche Verdachtsdiagnose und Differentialdiagnosen stellen Sie?

Frage 2: Welche Untersuchungen sehen Sie vor?

19 Sturz von der Leiter Schritt II

❶ **Antwort 1:** Fraktur im Bereich des thorakolumbalen Übergangs und Fraktur im Bereich des rechten Fußes.

❶ **Antwort 2:** Da es sich um ein Aufpralltrauma handelt ist die klinische Untersuchung des unbekleideten Patienten in allen Körperregionen besonders sorgfältig durchzuführen. Labor, Urinprobe zum Ausschluss einer Mikrohämaturie, Röntgenaufnahme des thorakolumbalen Übergangs in 2 Ebenen und Röntgenaufnahmen des Fersenbeins seitlich und axial sowohl der Fußwurzel dorsoplantar, des Sprunggelenkes a.-p. des thorakolumbalen Übergangs in 2 Ebenen und ergänzend eine CT-Rekonstruktion der Wirbelsäule. Des Weiteren Röntgenaufnahmen des Fersenbeines seitlich und axial sowohl der Fußwurzel dorsoplantar, des Sprunggelenkes a.p. Ergänzend sollte eine CT des Fersenbeines erfolgen. Die CT hat die präoperative Anfertigung einer Broden-Serie (Röntgenserie zur Beurteilung des USG mit Innenrotation des Fußes um 45 Grad und Schwenken der Röntgenröhre um 10, 20, 30, und 40 Grad) abgelöst, bleibt jedoch intraoperativ von Bedeutung.

❓ **Frage 3:** Befunden Sie die angefertigten Röntgenaufnahmen ⬛ Abb. F33 und F34. Was erkennen Sie?

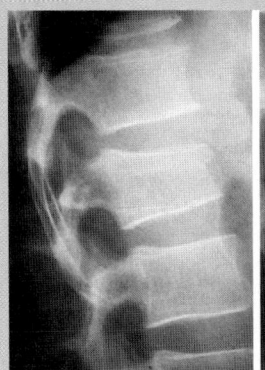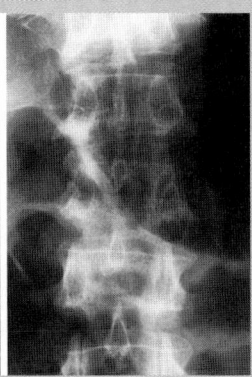

⬛ **Abb. F33** LWS-Zielaufnahme in 2 Ebenen

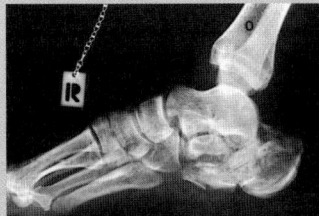

⬛ **Abb. F34**
Fuß seitlich

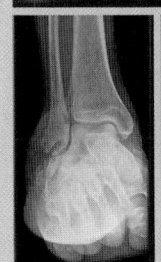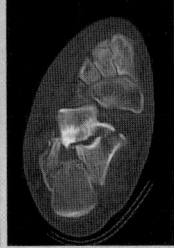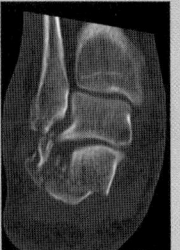

OSG a.p., Calcaneus CT axial und coronar

20 Mountainbike-Unfall Schritt II

❶ **Antwort 1:** Bimalleoläre OSG Luxationsfraktur mit Fraktur des hinteren Volkmanndreieck, Weber A/B/C-Fraktur, Pilon tibiale Fraktur, Bänderriss, Talusluxation.

❶ **Antwort 2:** Klinisch untersuchen Sie zunächst die periphere Durchblutung, Motorik und Sensibilität. Bei Bewegung gibt der Patient starke Schmerzen im OSG an. Das Kniegelenk ist frei beweglich. Druckschmerzen im Bereich der hohen Fibula werden durch den Patienten nicht sicher verneint.

Sie veranlassen eine Röntgenaufnahme des linken Sprunggelenkes in 2 Ebenen an und zusätzlich des linken Kniegelenkes mit der abgebildeten proximalen Fibula.

❓ **Frage 3:** Befunden Sie die vorliegenden Röntgenbilder. ⬛ Abb. F35

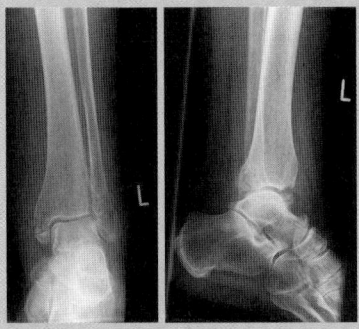

⬛ **Abb. F35** Röntgen linkes Sprunggelenk in 2 Ebenen

19 **Sturz von der Leiter**   Schritt III

❗ **Antwort 3:** Die konventionelle Wirbelsäulenaufnahme zeigt eine keilförmige Deformierung. Die CT ermöglicht eine Frakturklassifikation. Im vorliegenden Fall ist die imprimierte Vorderkante des LWK 1 bei intakter Hinterkante zu sehen

Die Röntgenaufnahme des Fersenbeins zeigt in der seitlichen Aufnahme eine deutliche Impressionsfraktur des rechten Fersenbeins.

❓ **Frage 4:** Welche Therapieentscheidung treffen Sie?

❓ **Frage 5:** Welche weiteren Maßnahmen sind erforderlich?

❓ **Frage 6:** Wie beschreiben Sie dem Patienten den weiteren Behandlungsverlauf?

20 **Mountainbike-Unfall**   Schritt III

❗ **Antwort 3:** Im Röntgen zeigt sich eine dislozierte Trümmerfraktur der distalen Fibula, eine dislozierte Fraktur des Innenknöchels, eine großes nicht wesentlich disloziertes Fragment des hinteren Volkmanndreiecks.

❓ **Frage 4:** Welche Therapieentscheidung treffen Sie?

❓ **Frage 5:** Beschreiben Sie dem Patienten die Operation und spezifische Risiken seiner Verletzung.

19 Sturz von der Leiter Schritt IV

Antwort 4: Die keilförmige Deformierung des LWK 1 bei intakter Hinterkante ohne neurologische Symptomatik gestattet die konservativ-funktionelle Behandlung. Die Fersenbeinfraktur ist eine Impressionstrümmerfraktur mit Gelenkbeteiligung und erfordert die operative Rekonstruktion.

Antwort 5: Als weitere Maßnahme zur Planung des operativen Vorgehens und der Frakturklassifikation empfiehlt sich die CT-Rekonstruktion mittels Durchführung einer axialen und koronaren Schnittführung. Der operative Eingriff wird nach Rückgang der Weichteilschwellung über einen lateralen Zugang durchgeführt. Unter Analgetikagabe und ggf. Anlage eines entsprechenden Korsetts (Rumpforthese) wird der Patient von Seiten der Wirbelsäule intensiv krankengymnastisch behandelt.

Antwort 6: Sie erklären dem Patienten, dass für die Operation des Fersenbeines ggf. eine Spongiosaplastik mit Entnahme aus dem Beckenkamm erforderlich ist. Er muss dann das betroffene Bein bis zur knöchernen Konsolidierung für insgesamt 12 Wochen entlasten bzw. teilbelasten, ggf. ist orthopädisches Schuhwerk im weiteren Verlauf erforderlich.

Außerdem wird eine intensive krankengymnastische Nachbehandlung mit Stabilisierung der Rücken- und Bauchmuskulatur zur Entlastung der Wirbelsäule folgen. Heben und Tragen von Lasten in Rumpfvorhalt muss der Patient mindestens 3 Monate lang vermeiden. Die Fersenbeinfraktur erfordert eine intensive Gehschule mit Augenmerk auf einen korrekten Abrollvorgang des Fußes.

20 Mountainbike-Unfall Schritt IV

Antwort 4: Sie entscheiden sich für eine Operation mittels Osteosynthese. Obwohl der Patient nicht nüchtern ist (der Patient weist keine Kontraindikationen für eine Spinalanästhesie auf) und sich die anderen Fachdisziplinen und das OP-Personal auf ein interessantes Fußballspiel im Fernsehen gefreut haben, drängen Sie den Eingriff innerhalb der 6 Stunden Grenze nach dem Trauma durchzuführen.

Antwort 5: Sie informieren den Patienten über den Zeitplan, den Sie gerade genannt haben. Dies ist ihm angesichts der Schmerzen nur recht. Sie werden zunächst die Länge der distalen Fibula wiederherstellen und mittels einer Außenknöchelplatte fixieren. Sollte sich anschließend im Hakenzugtest eine instabile Syndesmose zeigen, würden Sie eine trikortikale Syndesmosenstellschraube einbringen, die nach ca. 8 Wochen zu entfernen sei. Den Innenknöchel würden Sie mit einer Zuggurtungsosteosynthese oder einer Zugschraubenosteosynthese versorgen wollen. Anschließend werden Sie über einen 3. kleinen Zugang eine Spongiosateilgewinde-zugschraube von anterior nach dorsal einbringen, um das hintere Volkmann zu fixieren (◻ Abb. F36).

Im weiteren Verlauf erfolgt eine Nachbehandlung zunächst in einer Gips- oder leichteren Kunststoffschiene. Eine Entlastung sollte bis zur Entfernung der Stellschraube erfolgen und anschließend die Belastung langsam innerhalb von 2 Wochen stetig aufgebaut werden. Eine Restmetallentfernung wäre ca. 1 Jahr später zu planen. Sie erläutern dem Patienten das Risiko einer sekundären Arthrose.

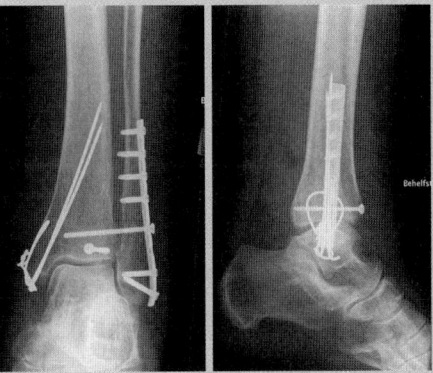

◻ **Abb. F36** Röntgen linkes Sprunggelenk in 2 Ebenen postoperativ mit Außenknöchelplatte, Syndesmosenstellschraube, Innenknöchelzuggurtungsosteosynthse sowie Spongiosateilgewindezugschraube des hinteren Volkmanndreiecks

Schulter

8.1   Funktionelle Anatomie   – 224

8.1.1   Gelenke   – 224

8.1.2   Sehnenverhältnisse im subkorakoakromialen Raum   – 224

8.2   Klinische Untersuchung   – 225

**8.3   Subakromialsyndrom
(SAS, Periarthropathia humeroscapularis, PHS)**   – 228

8.3.1   Rotatorensehnensyndrom   – 229

8.3.2   SAS calcificans (Subakromialsyndrom mit Kalkdepot)   – 230

8.3.3   SAS adhaesiva (Schultersteife, adhäsives Subakromialsyndrom)   – 231

8.3.4   SAS destruktiva   – 232

8.3.5   Bizepssehnensyndrom   – 233

8.3.6   Therapie des SAS   – 234

8.4   Omarthritis, Omarthrose   – 235

8.5   Arthrose des Schultereckgelenks (AC-Gelenkarthrose)   – 237

8.6   Verletzungen der Schulter   – 237

8.6.1   Klavikulafraktur   – 237

8.6.2   Skapula- und Glenoidfrakturen   – 239

8.6.3   Akromioklavikulargelenkluxationen,
Schultereckgelenksprengung   – 242

8.6.4   Sternoklavikulargelenkluxationen   – 244

8.6.5   Humeruskopffraktur   – 244

8.6.6   Schulterluxationen   – 246

8.6.7   Schulterinstabilitäten   – 249

8.6.8   Verletzung des Plexus bei der Geburt   – 250

8.6.9   Traumatische Plexuslähmungen   – 251

8.7   Begutachtung   – 252

8

Einleitung
Zum Verständnis der Schultererkrankungen ist die Topografie dieser Region wichtig. Über die Darstellung in den einzelnen anatomischen Lehrbüchern hinaus gilt unser Interesse vor allem der funktionellen Anatomie des korakoakromialen Nebengelenkes. Wenn man erklären kann, bei welcher Bewegung welche Sehne von welchem Knochen bedrängt wird, kann man sich wesentliche Krankheitsbilder, wie das Subakromialsyndrom (Rotatorensehnensyndrom), aus der Anatomie herleiten – Fragen beantworten sich von selbst.

!! ▶ 8.1 Funktionelle Anatomie

8.1.1 Gelenke

Die Schulter besteht aus einem Hauptgelenk zwischen Humeruskopf und Schulterpfanne (**Humeroskapulargelenk**) und den Nebengelenken:

- **Akromioklavikulares** Nebengelenk (Schultereckgelenk) und ergänzend das **Sternoklavikulargelenk**, in der Bewegung gegenüber der Klavikula.
- **Thorakoskapulares** Nebengelenk. Gleitfähige Weichteile zwischen Skapula und Thoraxwand. Werden diese Weichteile gereizt, entsteht eine Schleimbeutelentzündung (Bursitis). Klinisch erkennt man diese am Auftreten von Geräuschen und Schmerzen beim Bewegen (schmerzhaftes **Schulterblattkrachen**).
- **Subakromiales** Nebengelenk zwischen dem Tuberculum majus des Humeruskopfes und dem darüber befindlichen korakoakromialen Bogen des Schulterblatts.

Durch das Zusammenwirken dieser Gelenke ist das Schultergelenk nach allen Richtungen hin sehr gut beweglich. Selbst wenn das Schulterhauptgelenk versteift ist, sind noch Bewegungen in den Nebengelenken, vor allem im Thorakoskapulargelenk, möglich.

> ❯ **Der kleine Gelenkflächenkontakt zwischen Humeruskopf und Glenoid mit einer vorwiegend muskulärligamentären Führung macht das Schultergelenk anfällig gegen Traumen.**

Die häufigsten Verletzungen sind **Rotatorenmanschettenläsionen** und **Schulterluxationen**.

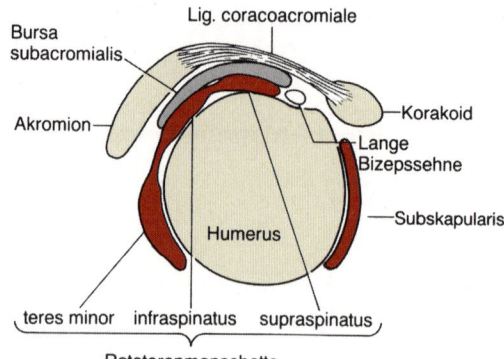

☐ **Abb. 8.1** Rotatorenmanschette im Schnittbild

8.1.2 Sehnenverhältnisse im subkorakoakromialen Raum

Über dem Humeruskopf und unter dem Dach der Schulter, gebildet aus Processus coracoideus, Lig. coracoacromiale und Akromion, befindet sich eine Sehnenplatte, die sog. **Rotatorenmanschette** (☐ Abb. 8.1), bestehend aus den am Tuberculum majus ansetzenden Sehnen der Mm. supraspinatus, infraspinatus, dem dorsal am Humeruskopf inserierenden M. teres minor sowie ventral der Sehne des am Tuberculum minus inserierenden M. subskapularis. Dieser ist der einzige Innenrotator der Rotatorenmanschette. Zwischen Rotatorenmanschette und dem korakoakromialen Bogen befindet sich die Bursa subcoracoacromialis, die sich durch den ganzen Raum erstreckt.

> ❯ **Sehnenmanschette und Bursa können unter dem Schulterdach eingeengt werden und damit Verschleißprozesse induzieren.**

Ein besonderer Engpass bildet sich dort, wo die Supraspinatussehne unter dem Lig. coracoacromiale und der vorderen Akromionkante hindurchzieht. (☐ Abb. 8.2).

> ❯ **Die mechanische Kompression der Rotatorenmanschette ist pathogenetisch bedeutungsvoll, weil es sich um ein stoffwechselträges bradytrophes Gewebe handelt, das keine oder nur unwesentliche Regenerationsmöglichkeiten besitzt.**

Risse und Defekte werden nur unzureichend repariert. Die Abduktionsbewegung im Schultergelenk ist ein komplexer Vorgang. Der M. deltoideus bewirkt die Abduktion und gleichzeitig eine Kranialverschiebung des Humeruskopfes, der gegen den korakoakromialen Bogen gedrückt wird. Die Kranialbewegung wird von der Rotatorenmanschette kompensiert. Sie hält den

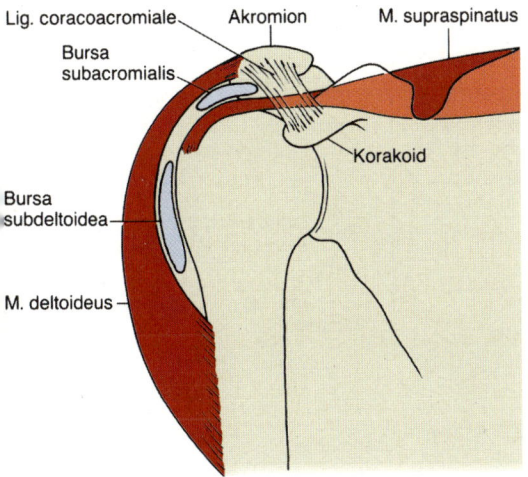

Abb. 8.2 a.-p.-Ansicht der Schulter mit der Rotatorenmanschette in Höhe der Supraspinatussehne, die durch den Engpass zwischen Akromion und dem Tuberculum majus humeri hindurchzieht

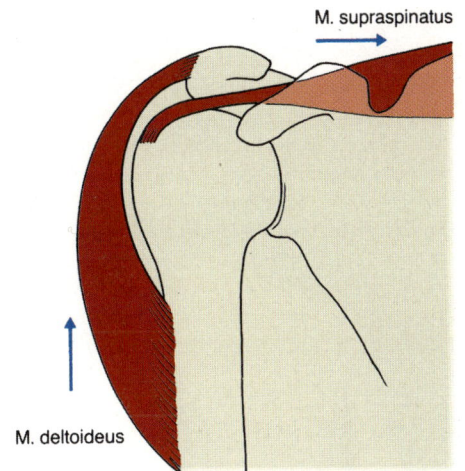

Abb. 8.3 Zusammenwirken von M. deltoideus und M. supraspinatus bei der Schulterabduktion. Der M. deltoideus bewirkt gleichzeitig eine Kranialverschiebung, der M. supraspinatus eine Medialverschiebung des Humeruskopfes mit zusätzlichem kaudalen Kraftvektor, der den Humeruskopf zentriert

Humeruskopf nach unten. Ab 90° begünstigt eine Außenrotation das Hindurchgleiten des Tuberculum majus unter dem korakoakromialen Bogen. Diese Außendrehung bewirken die Muskeln der Rotatorensehnenplatte (daher der Name), gleichzeitig zentrieren sie den Humeruskopf in die Pfanne (**Abb. 8.3**).

Bei einer Schwäche der Rotatoren überwiegt die Aktion des M. deltoideus, der den Humeruskopf nach kranial zieht (Humeruskopfhochstand). Zudem wird das Tuberculum majus humeri bei der Abduktion abnorm stark unter den subakromialen Bogen gedrückt. Der M. supraspinatus ist der Starter der Abduktionsbewegung, außerdem hilft er dem Tuberculum majus des Humeruskopfes unter dem korakoakromialen Bogen hinwegzutauchen. Dieser komplizierte Bewegungsablauf ist sehr störanfällig, deshalb kommt es im subakromialen Nebengelenk häufig zu schmerzhaften, mechanischen Reizungen des Gleitgewebes mit Bursitiden, Peritendinitis, Verklebungen und Sehnenrissen.

8.2 Klinische Untersuchung

Sie besteht, wie bei allen anderen Regionen des Bewegungssystems, aus Inspektion, Palpation und Funktionsprüfung.

■ Inspektion

Schon beim Entkleiden können sich erste Hinweise für eine Schulterproblematik zeigen (Ausgleichsbewe-

gungen beim Ausziehen des Pullovers, Vernachlässigen eines Armes).

Bei Betrachten der Schulterkulisse achtet man auf einen möglichen **Hochstand** einer Schulter. Dieser kommt beim angeborenen Schulterblatthochstand (Sprengel[1]-Deformität), bei der Skoliose durch die Thoraxdeformierung, bei einseitiger Atrophie (Lähmung) oder Aktivitätshypertrophie der Schultermuskeln (**Abb. 8.4**, ► Übersicht 8.1) vor. Eine weitere Ursache ist z. B. eine traumatische Kompression des N. thoracicus longus durch einen Thoraxgips oder einen Gurt vom Rucksack. Eine Delle unter dem Akromion, sog. **Epaulettenzeichen**, kann ein Hinweis auf eine Deltoideusatrophie nach N. axillaris-Läsion sein. Neben Muskelverschmächtigungen ist auch auf Entzündungszeichen und Hautläsionen zu achten. Weiter betrachtet man die Kulisse des Schultereckgelenks (Luxation mit sog. Klaviertastenphänomen) und der Klavikula (in Fehlstellung verheilte Fraktur).

> **Übersicht 8.1 Schulterblatthochstand**
> - Sprengel-Deformität
> - Skoliose
> - Lähmung
> - Aktivitätshypertrophie (z. B. Schwimmer durch Deltamuskeltraining)

---

1 Otto Sprengel, Chirurg, Braunschweig (1852–1915)

8

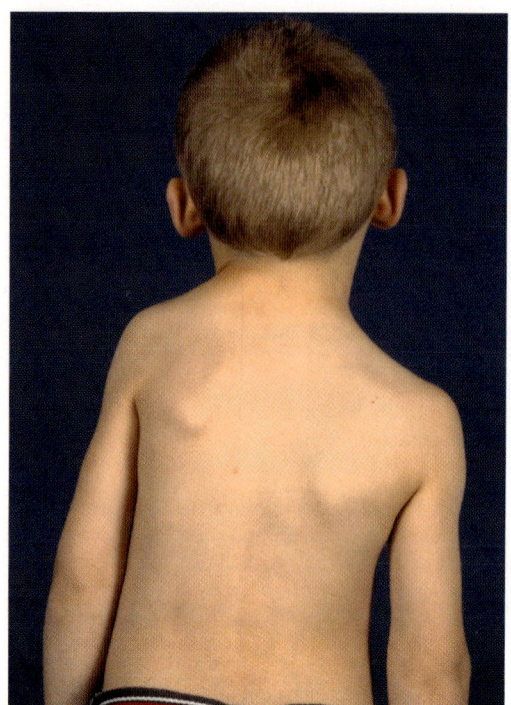

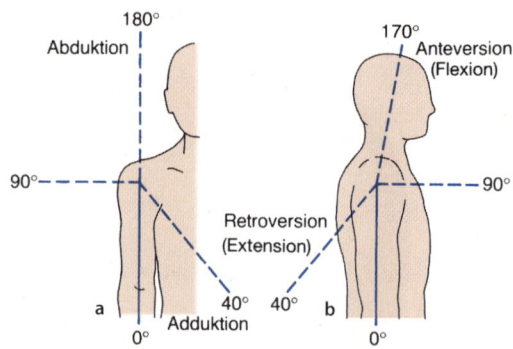

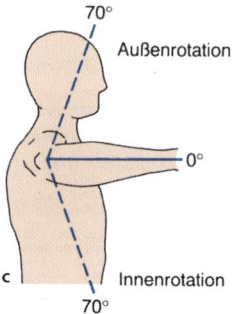

■ **Abb. 8.4** Sprengel-Deformität. Die linke Schulter steht höher als die rechte. Seitabweichung der WS

■ **Abb. 8.5** **a** Abduktion und Adduktion, **b** Rück- und Vorführung, **c** Außen- und Innenrotation (bei hängendem Arm und gebeugtem Ellenbogengelenk)

■ **Palpation**

Die Palpation orientiert sich an typischen anatomischen Punkten (landmarks). So kann man gut über dem Sulcus bicipitalis beginnen, dann subakromial ventral, lateral und dorsal (Bursa subacromialis) tasten sowie am Tuberculum majus (Bursa subdeltoidea). Ebenso ist das Akromioklavikulargelenk auf Druckempfindlichkeit (z. B. bei Arthrose) zu prüfen.

■ **Funktionsprüfungen**

An der Schulter lässt sich sowohl die Beweglichkeit, als auch die Kraft sehr gut prüfen und erlaubt eine Differenzierung der betroffenen Strukturen.

Beweglichkeitsprüfung Wird einmal durchgeführt bei fixiertem und einmal bei mitgehendem Schulterblatt. Geprüft werden die Bewegungsausschläge (■ Abb. 8.5).

Der physiologische Bewegungsumfang des Schultergelenkes beträgt für

— Abduktion/Adduktion 180°/0°/20–40°
— Anteversion/Retroversion 170°/0°/40°
— Außenrotation/Innenrotation (hängender Arm, 90° Flexion im Ellenbogengelenk, Unterarm als Zeiger) 60°/0°/95°

Als Kombinationsbewegungen für die alltägliche Beanspruchung werden geprüft:

— Schürzengriff,
— Nackengriff,
— Scheitelgriff.

Kraftprüfung Um die **Abduktionskraft** (Delta- und Supraspinatusmuskel) zu prüfen, lässt man den Patienten gegen Widerstand des Untersuchers die hängenden Arme isometrisch in Abduktion anspannen und vergleicht befallene und Gegenseite.

Um den Infraspinatus bzw. Subskapularis zu testen, lässt man isometrisch gegen Widerstand außen- bzw. innenrotieren. Dazu liegt der Oberarm seitlich am Körper an, im Ellenbogen 90° gebeugt mit horizontal nach vorne stehenden Unterarmen. Dabei auftretender Schmerz spricht für eine Ansatzerkrankung der betroffenen Sehne. Eine Schwäche ist Hinweis für eine Muskelläsion oder Ruptur.

■ **Spezifische Untersuchungsmethoden**
Painful arc (schmerzhafte Abduktion)

— Schmerzhafte Abduktion zwischen 60–120°: subakromiale Ursache

- Schmerzhafte Abduktion zwischen 120–180° (oberer schmerzhafter Bogen): Akromioklavikular(AC)-Gelenk

Test auf Vorliegen eines Impingmentsyndroms Dieser Test zeigt die Enge des Subakromialraumes.

Neer-Test Der innenrotierte, gestreckte Arm wird abrupt in Adduktion über die Horizontale passiv angehoben (Schmerz typisch zwischen 60° und 120°).

Hawkins-Kennedy-Test Eine Hand des hinter dem Patienten stehenden Untersuchers fixiert die Skapula. Die andere Hand vollzieht mit dem 90° abduzierten, 20° in der Horizontalen nach vorne gerichteten, im Ellenbogen gebeugten Arm eine Innenrotation.

Rotatorenmanschettenuntersuchung

> Bei den Rotatorenmanschettentests kommt es weniger auf die Schmerzangabe als auf die Kraftentwicklung im Seitenvergleich an.

- **Jobe-Test** (M. supraspinatus): Der 90° abduzierte, in 30° nach vorne und innenrotierte (Daumen zeigt nach unten) gestreckte Arm wird aktiv gegen den Widerstand des Untersuchers gehalten. Eine Abduktionsschwäche im Seitenvergleich ist Hinweis auf eine Supraspinatusläsion.
- **Lift-off-Test** (M. subscapularis): Der in Schürzenposition gehaltene Arm (Innenrotation) soll die Hand des Untersuchers gegen dessen Widerstand nach posterior drücken. Der Test zeigt eine Läsion/Schwäche des M. subscapularis bei Unvermögen die Hand vom Rumpf weg zu bewegen (positives Testergebnis).
- **Napoleon-Test** (Belly-press Test, M. subscapularis): Der Patient drückt die Handfläche bei 90° flektiertem Ellenbogen auf den Bauch. Bei Läsion des M. subscapularis weicht der Ellenbogen nach dorsal aus, zusätzlich kommt es zu zunehmender Flexion im Handgelenk.
- **M. infraspinatus-Test** (Außenrotation): Bei am Körper anliegendem Arm mit 90° flektiertem Ellenbogen wird die Außenrotation im Seitenvergleich gegen den Widerstand des Untersuchers getestet.
- **Drop-arm sign**: Der Patient kann den Arm nicht gegen die Schwerkraft 90° abduziert halten. Ursache ist eine komplette Rotatorenmanschettenruptur.

Instabilitätstests
- **Apprehension-Test**: Der Test imitiert eine Wurfbewegung gegen Widerstand und ist positiv nach

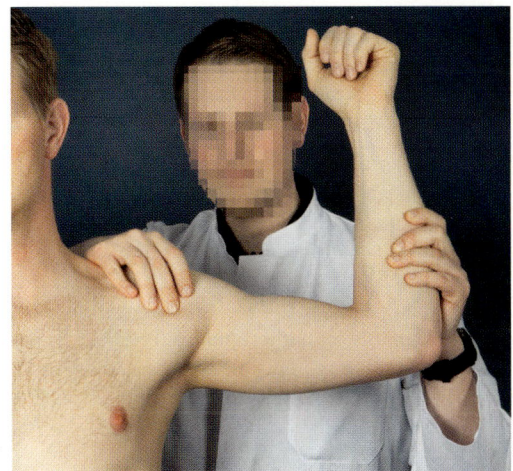

☐ **Abb. 8.6** Apprehensiontest. Der Untersucher tastet den Humeruskopf ventral mit den Langfingern und führt bei horizontalem Oberarm eine Außenrotation durch. Mit dem Daumen kann der Oberarmkopf nach ventral geschoben werden, dabei spannt der Patient gegen

einer stattgehabten vorderen Schulterluxation. Dabei wird der Oberarm in horizontaler Abduktion mit flektiertem Ellenbogen vom Untersucher gehalten. Der Untersucher führt eine Außenrotationsbewegung in der Schulter unter gleichzeitigem Druck des Untersucherdaumens auf dem Humeruskopf durch (☐ Abb. 8.6). Durch Anspannen der Schultermuskulatur versucht der Patient eine drohende erneute Schulterluxation zu vermeiden.
- **Sulcus-sign:** Bei axialem Zug an dem am Körper anliegenden Arm, kommt es bei instabilem Schultergelenk zu einer schmerzlosen Weichteileinziehung subakromial.

Bizpessehnentests
- **Palm-up-Test:** Der 90° vorgehaltene, gestreckte und supinierte Arm wird gegen den Widerstand des Untersuchers flektiert. Positiv bei Schmerzangabe über der langen Bizepssehne im Sulcus intertubercularis.
- **Yergason-Test:** Arm am Rumpf angelegt, 90° Flexion und Pronation im Ellenbogengelenk. Der Unterarm wird aus dieser Position gegen Widerstand supiniert. Positiv ist die Schmerzangabe im Sulcus intertubercularis, also der langen Bizepssehne.

AC-Gelenktest **Cross-body-Test:** Der Arm des Patienten wird in 90° Horizontalstellung Richtung kontralaterale Schulter gedrückt. Durch axiale Stauchung kommt es zur Schmerzauslösung im AC-Gelenk.

!! ▶ **8.3   Subakromialsyndrom (SAS, Periarthropathia humeroscapularis, PHS)**

Subakromialsyndrom (SAS)

Sammelbezeichnung für alle degenerativen Veränderungen unterhalb des Schulterdaches, sowie der im Zusammenhang damit auftretenden Schmerzen und Funktionsstörungen.

Periarthropathia humeroscapularis (PHS), die früher übliche Bezeichnung, sollte hervorheben, dass vor allem die periartikulären Weichteile betroffen sind.

▪▪ Ätiopathogenese

Die topografischen und funktionellen Besonderheiten des subakromialen Gelenks führen im Laufe des Lebens zu Verschleißerscheinungen an der Rotatorenmanschette und an der langen Bizepssehne mit ihren Begleitgeweben. Die Durchblutung der Rotatorenmanschettenansätze am Tuberculum majus ist kritisch und disponiert deshalb zu degenerativen Veränderungen. Ätiologie und Pathogenese verweisen auf 2 wesentliche Tatsachen:

- Das SAS gehört zum degenerativen Formenkreis.
- Das SAS ist eine Erkrankung des Erwachsenen.

▪▪ Klinik

Die Symptomatik ist durch Schulterschmerzen gekennzeichnet, die bei bestimmten Bewegungen auftreten und teilweise in den ganzen Arm ausstrahlen, allerdings nicht segmental und auch nicht mit Sensibilitäts- und Reflexstörungen einhergehend wie beim zervikobrachialen Syndrom. Die Schmerzen treten typischerweise auch nachts beim Liegen auf der erkrankten Seite auf. Weiterhin besteht oft eine Bewegungseinschränkung der Schulter (◘ Tab. 8.1). Diese ist zunächst schmerzbedingt (funktionell), weil der Patient die schmerzauslösende Abduktion und Anteversion nach vorn unwillkürlich vermeidet.

> Nach längerem Bestehen eines SAS treten auch bindegewebige Verklebungen in der Umgebung der Bursa subacromialis und der Rotatorensehnenplatte auf, die eine direkte fibröse Verbindung zwischen dem korakoakromialen Bogen und dem Tuberculum majus (humeri) schaffen.

Aus der funktionellen wird eine strukturelle **Schultersteife**. Oft lassen in diesem Stadium auch die Schmerzen nach, weil die schmerzauslösenden Reibebewegungen zwischen der Rotatorensehnenplatte und dem Lig. coracoacromiale nicht mehr durchgeführt werden.

▪▪ Diagnostik

Das **Röntgenbild** zeigt mitunter wolkige Verkalkungen, die in der Gegend der Bursa subacromialis oder an der Ansatzstelle der Supraspinatussehne lokalisiert sind. Sie sind Ausdruck des gestörten Stoffwechsels.

▪▪ Einteilung

Je nachdem, welcher Teil des periartikulären Gewebes an der Schulter gerade betroffen ist und klinische Erscheinungen verursacht, unterscheidet man im Rahmen des SAS einzelne Krankheitsbilder. Die Unterteilung erfolgt nach Schmerzlokalisation, -auslösbarkeit und -intensität, die jeweils bestimmten pathologisch-anatomischen Situationen im Kapselbandapparat zugeordnet werden können.

Beim **rezidivierenden SAS** zeichnet sich dabei ein bestimmter Verlauf ab. Am Anfang stehen vorübergehende Reizerscheinungen im Bereich der Schleimbeutel, im Peritendineum der Rotatorenmanschette und der Bizepssehne mit reversiblen, meist schmerzbedingten Bewegungseinschränkungen. Es folgen dann die strukturell bedingten Krankheitsbilder, bedingt durch Verklebungen des Gleitgewebes (Schultersteife), Kalkeinlagerungen und Sehnenrisse. Die meisten

---

◘ **Tab. 8.1** Differenzialdiagnose zwischen SAS (PHS) und zervikobrachialem Syndrom (CBS)

SAS (PHS)	CBS
An der Schulter lokalisierter Hauptschmerz	Diffuser Schulter-Nacken-Schmerz
Diffuser Armschmerz, keine Parästhesien	Segmental lokalisierter Armschmerz, Parästhesien
Schmerz abhängig von Schulterbewegungen	Schmerz abhängig von HWS-Bewegungen
Nächtlicher Schmerz nur beim Liegen auf der kranken Schulter	Nächtlicher Schmerz in jeder Lage

◘ Tab. 8.2 Stadien und Einteilung der SAS (PHS)

Erkrankung	Rotatorensehnen	Bizepssehne
SAS (PHS) simplex (funktionell)	Peritendinitis, Bursitis subacromialis, Insertionstendopathie	Peritendinitis, Tenosynovitis
SAS (PHS) deformans (strukturell)	SAS (PHS) calcificans	
	SAS (PHS) adhaesiva	
	SAS (PHS) destructiva	
	Rotatorensehnenruptur	Bizepssehnenruptur

Krankheitsbilder gehen von der Rotatorenmanschette und deren Gleitgewebe aus. Sie werden auch als **Rotatorensehnensyndrom** zusammengefasst. Eine weitere kleine Gruppe stellen die von der langen Bizepssehne ausgehenden Beschwerden dar (◘ Tab. 8.2).

8.3.1 Rotatorensehnensyndrom

Ausgangspunkt sind mechanische Irritationen der Sehnen und Gleitgewebe zwischen dem korakoakromialen Bogen und dem Tuberculum majus humeri.

❯ Beim Rotatorensehnensyndrom sind hauptsächlich Sehnenansatz und Peritendineum des M. supraspinatus und die Bursa subacromialis betroffen (◘ Abb. 8.7).

Es entsteht zunächst eine Peritendinitis und Bursitis subacromialis als einfachste und noch reversible Form des SAS (SAS simplex, ◘ Abb. 8.8).

Diese Strukturen liegen unter dem korakoakromialen Bogen dicht beieinander und rufen in der funktionellen Anfangsphase einen einheitlichen Symptomenkomplex hervor. Neben den allgemeinen Zeichen des SAS, wie Schulterschmerz auch nachts und schmerzhafte Bewegungseinschränkung, ist er meistens noch durch einen umschriebenen lokalen subakromialen Druckschmerz sowie durch das sog. **Abduktionsphänomen** gekennzeichnet. Es kommt nur in einem bestimmten Abduktionswinkel zwischen 60° und 130° zur mechanischen Irritation und damit zu Schmerzen. Darüber und darunter ist die Abduktion schmerzfrei (◘ Abb. 8.9). Innerhalb des schmerzhaften Bogens (**painful arc**) verstärken sich die Schmerzen noch bei Innenrotation sowie bei Abduktion des Arms gegen Widerstand (▶ Übersicht 8.2). Bei der relativen Enge in diesem Winkelbereich wird der aufgetriebene Schleimbeutel gequetscht.

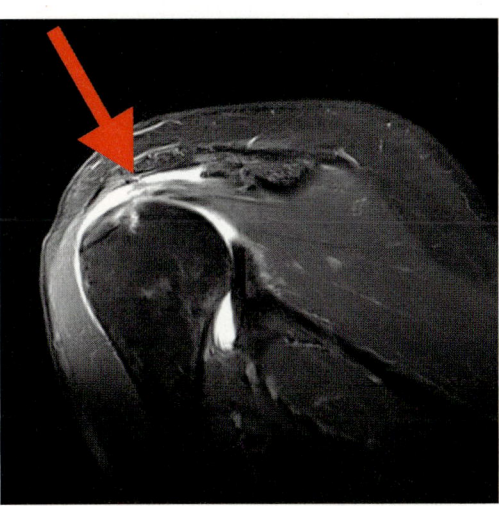

◘ Abb. 8.7 MRT: Rotatorenmanschettenruptur mit ausgeprägtem Gelenkerguss. Die Sehne ist retrahiert, weswegen man die Lücke vor dem Ansatz am Tuberkulum sieht

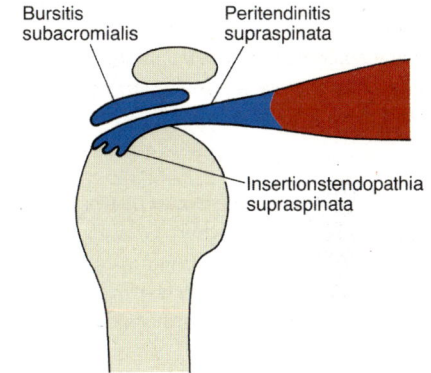

◘ Abb. 8.8 SAS simplex der Rotatorenmanschette: Bursitis subacromialis, Peritendinitis supraspinata, Insertionstendopathia supraspinata

8

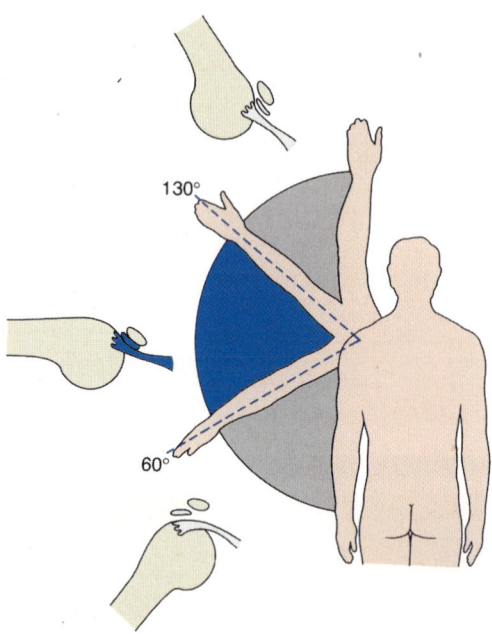

□ Abb. 8.9 Impingement-Abduktionsphänomen

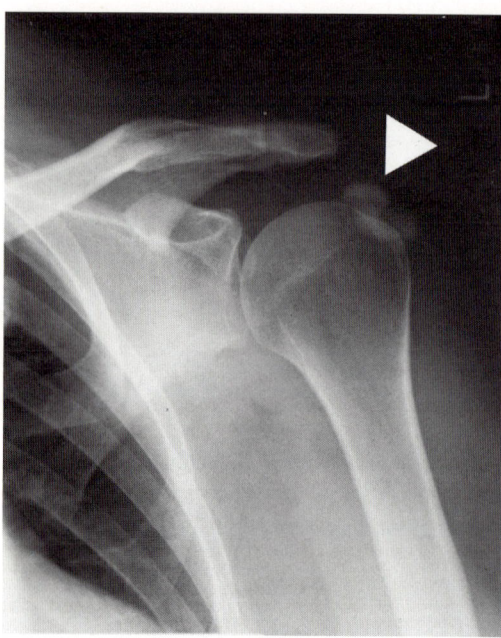

□ Abb. 8.10 Kalkeinlagerung im Sehnenbereich proximal des Ansatz am Tuberkulum, im Bereich der stoffwechselträgen Region

---

Übersicht 8.2 Schmerzen beim Rotatorensehnensyndrom

- Subakromialer Spontanschmerz
- Subakromialer Druckschmerz
- Schmerzhafter Bogen zwischen 60–130° (painful arc)

Impingement

Die Anstoß- oder Kontaktphänomene von Rotatorenmanschette und subakromialer Bursa am korakoakromialen Bogen bezeichnet man als Impingement.

Das Vorliegen eines Impingements überprüft man mit dem sog. **Impingementzeichen**. Geläufig ist ein Test, wobei der leicht innenrotierte Arm vom Untersucher brüsk hochgehoben wird. Ein oberhalb von ca. 60° auftretender Schmerz ist ein positives Impingementzeichen.

8.3.2 SAS calcificans (Subakromialsyndrom mit Kalkdepot)

SAS calcificans

Kalkdepots (meist Hydroxylapatitkristalle) entwickeln sich in der Umgebung der Sehnenansätze dicht oberhalb des Tuberculum majus humeri als Ausdruck des gestörten Stoffwechsels.

Klinisch kommt ihnen nur z. T. Bedeutung zu, denn man findet sie oft auch an der gegenüberliegenden, nicht erkrankten Schulter oder als Zufallsbefund bei Menschen, die noch nie Beschwerden an der Schulter hatten (□ Abb. 8.10).

Ein besonderes Krankheitsbild im Rahmen der Verkalkungsvorgänge ist die **Bursitis calcarea**, wenn das Kalkdepot in die Bursa subacromialis einbricht und dort einen akuten Reizzustand verursacht. Bei der Punktion entleeren sich dann größere Mengen kalkmilchhaltiger Synovialflüssigkeit. Die Kalkdepots werden meistens nach einiger Zeit spontan wieder aufgelöst. Die Auflösung geht oft mit heftigen und sehr schmerzhaften reaktiven Entzündungsprozessen einher. Deshalb werden größere Kalkdepots mitunter auch operativ entfernt.

Fallbeispiel

Carla Kalk, 52-jährige Studienrätin, klagt über chronische Schulterbeschwerden links seit einigen Monaten. Intensität und Schmerzcharakter seien wechselnd, intermittierend wäre die Schulter leicht überwärmt mit deutlichem Bewegungsschmerz. Es gäbe aber auch Phasen, in denen sie weitestgehend beschwerdefrei sei. Ein Trauma ist nicht erinnerlich.

Befund

Aktuell umschriebene Rötung, leichtgradige Überwärmung. Deutlicher Druckschmerz unter dem lateralen Akromion. Schulterbeweglichkeit im Seitenvergleich schmerzbedingt hochgradig eingeschränkt mit einer maximalen Abduktion von 70° und einer Anteflexion von 85°.

Ultraschall und Röntgen

Rotatorenmanschette intakt, ansatznahes unscharf abgrenzbares Kalkdepot im M. supraspinatus. Im Ultraschall deutliche Doppelkonturierung der Bursa subacromialis passend zu einer Bursitis.

Diagnose

Aktivierte Tendinosis calcarea.

Therapie

Konservativ: Kühlung, orale Analgetika und Antiphlogistika, Injektion mit Versuch der Aspiration verflüssigter Kalkanteile. Operativ: ggf. Ausräumung des Kalkdepots bei chronischen oder subakuten Beschwerden.

8.3.3 · SAS adhaesiva (Schultersteife, adhäsives Subakromialsyndrom)

Nach wiederholten Reizzuständen der Rotatorensehnenansätze und der Bursa subacromialis setzen proliferative Vorgänge mit Verklebungen des Gleitgewebes zwischen dem Tuberculum majus humeri und dem korakoakromialen Bogen ein.

Es entsteht das adhäsive SAS , auch Schultersteife, Schulterfibrose genannt (▶ Übersicht 8.3). Das **Leitsymptom** der Schultersteife ist die ausgeprägte schmerzhafte Einschränkung der Armbeweglichkeit, vor allen für Abduktion, Anteversion und Rotation.

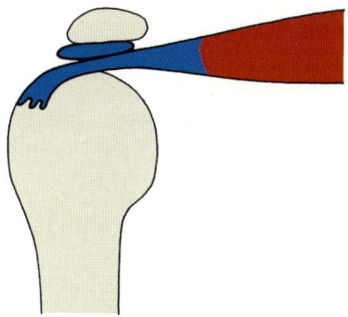

□ **Abb. 8.11** SAS adhaesiva: Durch fibröse Adhäsionen zwischen Bursa acromialis und Rotatorenmanschette »klebt« der Humeruskopf am korakoakromialen Dach

Übersicht 8.3 Schultersteife beim SAS

- Funktionell: Schmerzhafte Bewegungseinschränkung
- Strukturell: Fibröse Verklebungen im subakromialen Raum, Supraspinatussehnenriss

Davon abzugrenzen ist die sog. **frozen shoulder** oder adhäsive Kapsulitis. Hierbei finden sich eine Synovialitis ungeklärter Ursache mit nachfolgender Kapselschrumpfung und oft auch eine Tenosynovitis bicipitalis. Der Krankheitsprozess findet primär im Gelenk und nicht subakromial statt.

Der Oberrand des Tuberculum majus humeri steht unter dem korakoakromialen Bogen, was sich im Röntgenbild auch durch einen **Hochstand des Humeruskopfes** bemerkbar macht (□ Abb. 8.11, □ Abb. 8.12).

Das Ausmaß der Schultereinsteifung prüft man durch Bewegen des Oberarmes bei passiv fixiertem Schulterblatt: Eine Hand des Untersuchers liegt von dorsal auf der Schulter und fixiert mit dem Daumen und Daumenballen die Scapula. Am meisten sind Abduktion und Rotation eingeschränkt. Oft ist diese Bewegungseinschränkung dem Betroffenen nicht bewusst, weil die Bewegungen kompensatorisch im Schultergürtel erfolgen. Die inaktivierten Muskeln der Rotatorenmanschette atrophieren rasch, sodass eine Einschränkung der aktiven Schulterbeweglichkeit besteht, selbst wenn die passive durch Mobilisation wiederhergestellt ist.

Bewegungseinschränkungen der Schulter kommen auch bei anderen Erkrankungen vor, wie z. B. bei Lähmungen der Schultermuskeln (M. deltoideus), nach längerer Immobilisation der Schulter mit anliegendem Arm (Mitella, Desault) und bei allen Erkrankungen der Schulter selbst (Arthrose, Rheuma usw.).

8

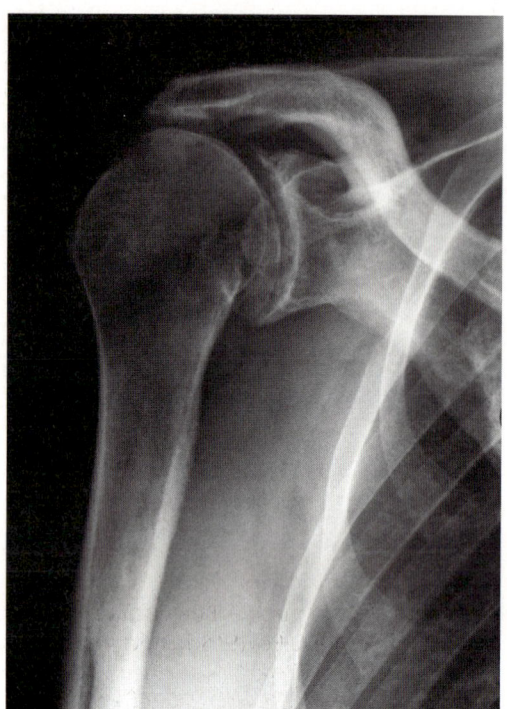

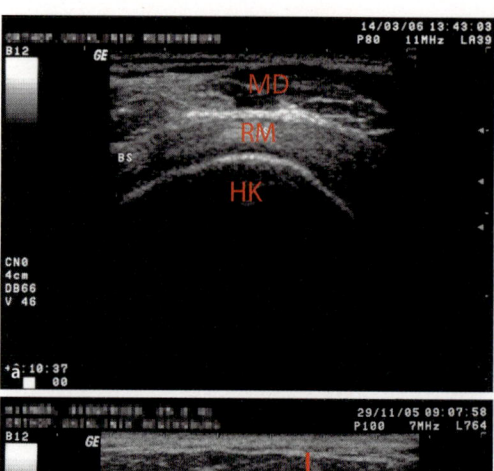

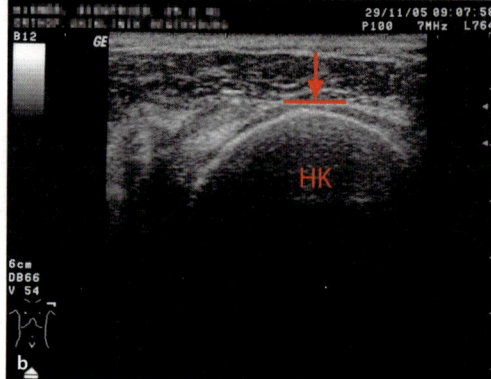

○ **Abb. 8.12** Deutlicher Humeruskopfhochstand: Der Humeruskopf tritt hoch zum Akromion, das eine reaktive Sklerosierung zeigt. Ursache ist ein großer Rotatorenmanschettendefekt, sodass der Humeruskopf keine Gegenwirkung zur kranialisierenden Kraft des Deltamuskels in der Pfanne mehr hat und nicht mehr zentriert werden kann

○ **Abb. 8.13 a** Unauffällige Kontur der Rotatorenmanschette (*RM*) über der Humeruskopfkontur (*HK*). **b** Ruptur der Rotatorenmanschette (*RM*) mit Eindellung (*Pfeil*) über der Humeruskopfkontur (*HK*) wie ein platter Reifen. *MD* ist der M. deltoideus

8.3.4 SAS destruktiva

Risse in der Rotatorenmanschette stehen oft am Ende der Reihe pathologisch-anatomischer Veränderungen im subakromialen Raum der Schulter. Sie treten deswegen meist erst nach dem 60. Lebensjahr auf. Die Kontinuitätsdurchtrennung erfolgt entweder allmählich unbemerkt oder plötzlich beim Anheben eines Gegenstandes, beim Sport oder bei einem Unfall (posttraumatische Schultersteife). Diesen Ereignissen kommt meist nur auslösende Bedeutung zu, was besonders für die **Begutachtung** wichtig ist. Ohne degenerative Vorschädigung ist eine Ruptur der betroffenen Sehnen nur selten möglich. Dadurch, dass die Sehnenansätze in der Rotatorenmanschette untereinander in Verbindung stehen, ist der Funktionsausfall bei schleichendem Verlauf und bei Teilrupturen relativ gering.

Pseudoparalytisches SAS

Akute Bewegungseinschränkung der Schulter infolge eines plötzlichen Abrisses größerer Teile im Supraspinatusabschnitt der Rotatorenmanschette (○ Abb. 8.13).

Fallbeispiel

Achim Rotor, 57-jähriger Automechaniker, klagt über Schmerzen in der linken Schulter, insbesondere bei Überkopfarbeiten. Er habe vor einigen Wochen beim Montieren eines Autoreifens auf der Hebebühne ein Reißen in der Schulter verspürt. In den Tagen danach hätte er den Arm nicht mehr richtig anheben können.

▼

Befund

Keine Rötung, keine Schwellung der Schulter. Sog. schmerzhafter Bogen zwischen 80° und 130°, positive Impingementzeichen, im Seitenvergleich verminderte grobe Kraft bei Abduktion gegen Widerstand: Keine sensiblen oder motorischen Ausfälle. Ultraschall: ansatznahe Abflachung mit Kontinuitätsunterbrechung der Sehne des M. supraspinatus. Röntgen: leichtgradiger Hochstand des Humeruskopfes mit Einengung des Subakromialraums.

Diagnose

SAS mit Impingementsymptomatik und Rotatorenmanschettenläsion.

Therapie

Konservativ: humeruskopfzentrierende und -deprimierende Krankengymnastik, ggf. subakromiale Injektionen. Operativ: arthroskopische oder offene Naht oder Refixierung der Rotatorenmanschette, oft in Verbindung mit einer subakromialen Dekompression (OP nach Neer, mit Abtragung der Osteophyten).

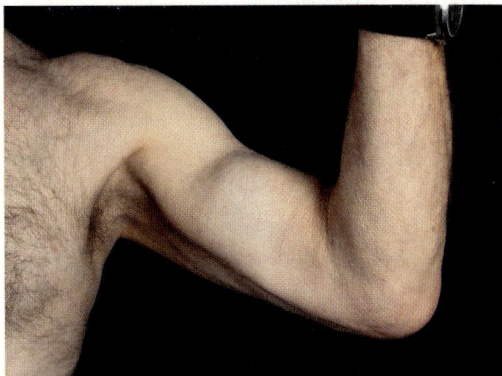

■ Abb. 8.14 Klinisches Bild eines Risses der langen Bizepssehne. Der kontrahierte Muskelbauch ist nach distal verlagert und deutlich in der Kontur erkennbar

8.3.5 Bizepssehnensyndrom

Die Leitsymptome des SAS können auch von der langen Bizepssehne und deren Umgebung verursacht werden. Diese gehören nicht eigentlich zur Rotatorenmanschette. Die lange Bizepssehne zieht, vom Oberrand der Schulterpfanne entspringend, durch das Innere des Schultergelenks vorn unterhalb in einer Rinne der Rotatorenmanschette und verläuft ventral am Humeruskopf entlang in einem Knochenkanal (Sulcus intertubercularis) zum Muskelbauch. Durch die Verflechtung der Rotatorenmanschette mit der langen Bizepssehne beeinflussen sich die Sehnen gegenseitig und bilden in den meisten fortgeschrittenen Fällen einen zusammenhängenden Symptomenkomplex, der die gemeinsame Bezeichnung SAS rechtfertigt. **Reizzustände des Peritendineums**, bedingt durch Reibungen in diesem engen Knochenkanal, bestimmten das pathologisch anatomische Bild der Anfangsphase (SAS simplex).

Klinisch findet sich ein umschriebener Druckschmerz im Sulcus intertubercularis an der Vorderseite des Schultergelenkes. Der Bizepssehnenschmerz ist außerdem bei Beugung und Supination des gestreckten Unterarms gegen Widerstand auslösbar (**Palm-up-**

Test). Die Schmerzen strahlen entlang der Beugeseite des Oberarmes aus.

Im weiteren Verlauf eines Bizepssehnensyndroms kann die Sehne auch reißen (SAS destructiva). Der Riss entsteht durch allmähliche Auffaserung der Sehnenfasern in der Knochenrinne. Bei der **Bizepssehnenruptur** finden sich klinisch anfänglich Schmerzen und ggf. Oberarmhämatom und eine schmerzbedingt leichte Beeinträchtigung der Supinationsfähigkeit.

> ❯ Vorbestehende Schmerzen können verschwinden, weil die Sehne nicht mehr im Sulkus irritiert wird.

Außerdem kann es zu einer Einschränkung der Beugung im Ellenbogengelenk kommen. Insgesamt ist der Funktionsverlust häufig nicht sehr ausgeprägt. Schleichende Rupturen bleiben oft unbemerkt, wenn das abgetrennte Sehnenende in der Knochenrinne im Zusammenhang mit den aseptisch entzündlichen Veränderungen wieder verwächst. Bei plötzlichem Riss (Bizepssehne im oder oberhalb des Sulcus intertubercularis) sieht und tastet man deutlich den Bauch des nach distal retrahierten Bizepsmuskels (■ Abb. 8.14). Die Ruptur kann spontan oder bei einer plötzlichen Kraftanstrengung eintreten. Auch hier ist der degenerative Vorschaden eine wesentliche Voraussetzung für die Läsion. Die Ruptur der langen Bizepssehne wird deswegen im Allgemeinen nicht als Unfallschaden anerkannt.

> ❯ Der Funktionsverlust nach Ruptur der langen Bizepssehne ist auf die Dauer gering, weil der kurze Bizepskopf ausreichend Kraft entfaltet.

Allerdings fehlt der humeruskopfdeprimierende Effekt der langen Sehne.

Operationen sind nur bei traumatischen Ereignissen, vor allem bei jüngeren Menschen in Erwägung zu ziehen. Dabei wird der periphere Sehnenstumpf im Sulcus intertubercularis befestigt.

Fallbeispiel

Johannes Baumfäller, 54-jähriger Waldarbeiter, klagt über einen reißenden Schmerz in der rechten Schulter und im rechten Oberarm, den er vor einigen Tagen beim Heben von Baumstämmen erlitten habe. Seit dieser Zeit habe er eine »Beule« am distalen Oberarm rechts.

Befund

Kein Druckschmerz über der Schulter. Schulterbeweglichkeit frei im Seitenvergleich. Deutlich hervortretender Muskelbauch bei Flexion im Ellenbogen gegen Widerstand. Ultraschall: keine lange Bizepssehne im Sulcus nachweisbar.

Diagnose

Proximale Ruptur der langen Bizepssehne.

Therapie

Normalerweise symptomatische konservative Therapie. Refixierung der Sehne im Bereich des Sulcus nur bei körperlich schwer arbeitenden, jungen Patienten mit traumatischer Ruptur, die eine maximale Kraft im Oberarm benötigen.

8.3.6 Therapie des SAS

Konservativ

Die Grundzüge der Therapie sind bei allen Formen des SAS gleich. Sie richten sich in erster Linie nach den im Vordergrund stehenden Symptomen. In der akut schmerzhaften Anfangsphase gibt man Analgetika, Antiphlogistika sowie lokal Kälteanwendungen. Außerdem muss der Arm geschont werden, um die schmerzauslösenden Abduktions- und Rotationsbewegungen zu vermeiden.

> Die Schulter darf aber keinesfalls mit einem Verband ruhiggestellt werden, weil sie sonst einsteift.

Zusätzlich empfiehlt sich die Applikation von Kortisonlösungen ohne Kristallbestandteile. Kristallines Kortison kann durch den länger anhaltenden Effekt die Sehnenstrukturen zerstören. Die Kortisonlösung wird in die Bursa subacromialis und in das Peritendi-

neum der Rotatorenmanschette oder der langen Bizepssehne infiltriert. Neben der antiphlogistischen Wirkung besteht auch eine antiproliferative Wirkung, die Verklebungen vermeidet. Elektro- und Bewegungstherapie bleiben mehr dem chronisch-rezidivierenden SAS vorbehalten.

▪ Krankengymnastik

Die Beweglichkeit der Schulter ist wiederherzustellen. Geeignet sind Übungen unter axialer Traktion, um den Andruck des Oberarmkopfes unter dem korakoakromialen Bereich zu reduzieren. Dasselbe erreicht man auch mit Pendelübungen des herabhängenden Armes. Überkopfbewegungen sind in der Akutphase zu vermeiden. Verhaltensweisen zur Rezidivprophylaxe (z. B. Überkopfbewegungen vermeiden) und Eigenübungen werden dem Patienten in der **Schulterschule** beigebracht.

Ziel der Krankengymnastik ist andererseits, die regulären Kraftverhältnisse zwischen Delta- und Rotatorenmuskeln und ihre Koordination wiederherzustellen. Sie kann schmerzhaft verspannte Muskeln detonisieren und zu schwache bzw. geschwächte Muskelgruppen kräftigen. Sie ist unverzichtbar bei Bewegungseinschränkungen, um die Mobilität wiederherzustellen.

▪ Physikalische Maßnahmen

Elektro-, Thermo- und Ultraschalltherapie sind begleitend, aber nicht alleine sinnvoll.

Operativ

Mit den konservativen Maßnahmen ist nur eine symptomatische Behandlung bei dem SAS möglich, da man versucht, die Reizzustände und Verklebungen im periartikulären Gewebe der Schulter zu beseitigen. Die Ursache, d. h. die Enge am subkorakoakromialen Raum, welche die Friktionen der Sehnen und ihres Gleitgewebes immer wieder auslöst, ist damit nicht beseitigt. So treten nach beschwerdefreien Intervallen immer wieder periarthritische Schübe auf.

> Bei chronisch rezidivierendem SAS sind deshalb operative Maßnahmen zur Dekompression bzw. Erweiterung des subkorakoakromialen Raumes erforderlich.

In einfachen Fällen genügt die Resektion von Randosteophyten des Akromions oder des Lig. coracoacromiale. Eine weitergehende Erweiterung wird erreicht, indem man die Vorderunterkante des Akromions entfernt (anteriore Akromionplastik n. Neer). Beide Eingriffe können heute auch arthroskopisch durchgeführt werden. Wenn ein Kalkdepot vorliegt, kann man dieses isoliert oder in Verbindung mit einer Dekompressionsoperation entfernen.

Sehnenrupturen werden bei Menschen im mittleren Lebensalter genäht, durch Transplantate überbrückt oder knöchern reinseriert. Postoperativ muss die Schulter 2–6 Wochen entweder im Gilchrist-Verband oder auf einer Abduktionsschiene ruhiggestellt werden. Sobald die Fixation im Verband oder auf einer Schiene 1 Woche überschreitet, müssen intensive passive Bewegungen erfolgen, damit die Schulterkapsel, vor allem im unteren Rezessus der Bewegungsfalte, nicht verklebt und die Schulter nicht fibrös einsteift.

> **Die Indikation zur operativen Rekonstruktion der Rotatorenmanschette hängt ab von der Rissgröße, vom Alter und vom Aktivitätsanspruch des Patienten.**

Fallbeispiel

Immer wenn Petra Hansen-Esslinger, 48 Jahre alt, Fensterteile putzt, die sich in ihrer Kopfhöhe befinden, verspürt sie Schmerzen in der rechten Schulter. Die Fensterscheiben darüber und darunter kann sie schmerzfrei bearbeiten. Nachts wacht sie auf, wenn sie auf der rechten Schulter liegt.

Befund
Druckschmerz ventral dicht unterhalb des Akromions, Bewegungsschmerzen der rechten Schulter mit Painful-arc-Symptom.

Ultraschalluntersuchung
Die rechte Schulter zeigt Anzeichen einer Bursitis subacromialis.

Diagnose
SAS.

Therapie
Wenn die Symptome trotz konservativer Behandlung persistieren: Endoskopische Bursektomie und ggf. Dekompression des Subakromialraumes.

8.4 Omarthritis, Omarthrose

Omarthritis

Entzündlich bedingte Destruktion des Schultergelenks.

Die Omarthritis kommt vor als bakterielle Entzündung – entweder spezifisch oder unspezifisch – und als rheumatische Entzündung.

Omarthrose

Degenerativ bedingte Destruktion, d. h. Arthrose des Schultergelenks.

Die meisten Reizzustände im Schulterbereich gehen nicht vom Schultergelenk selbst, sondern von den periartikulären Weichteilen und Nebengelenken aus und werden unter dem Begriff **Subakromialsyndrom** (**SAS**, früher Periarthropathia humeroscapularis, PHS, ▶ Abschn. 8.3) zusammengefasst.

Die **Omarthrose** (Arthrosis deformans des Schultergelenks) ist seltener als Arthrosen an der unteren Extremität, weil das Schultergelenk nicht wie die großen Gelenke der unteren Extremitäten statisch belastet wird. Gelenkdestruierende Erkrankungen und Verletzungen kommen deshalb hier nicht so häufig vor.

Bei der **Rotatorensehnendefektarthropathie** bildet sich mit Höhertreten des Humeruskopfes (Überwiegen der Funktion des M. deltoideus) im Rahmen degenerativer Veränderungen der Rotatorenmanschette eine **Nearthrose** (Falschgelenk) zwischen Akromion und Tuberculum majus des Humeruskopfes, gleichzeitig auch eine glenohumerale Arthrose.

▪▪ Therapie

Bei der **akuten bakteriellen Omarthritis** muss das Gelenk – neben antibiotischer Behandlung – sofort operativ synovektomiert und gespült werden, weil sonst eine Einsteifung droht.

Die **rheumatische Omarthritis** wird zunächst konservativ behandelt.

Die **Omarthrose** wird ebenfalls konservativ mit Injektionen, physikalischer Therapie und Krankengymnastik (Kräftigung der Humeruskopf-zentrierenden Muskulatur) behandelt.

Bei fortgeschrittener rheumatischer Destruktion oder Arthrose stehen **Alloarthroplastiken** (künstliche Gelenke) zur Verfügung (◻ Abb. 8.15, Oberflächenersatz, Cup-Endoprothese bis inverse Schulterendoprothese). Bei Defektarthropathie (sekundäre Omarthrose als Folge von Rotatorenmanschettendefekten) müssen spezielle Schulterendoprothesen (bipolar bzw. invers) in Betracht gezogen werden. Alternativ kommt ebenso wie bei der Gelenkzerstörung durch bakterielle Arthritiden nur die heute selten durchgeführte **Arthrodese** (operative Versteifung) in Frage.

8

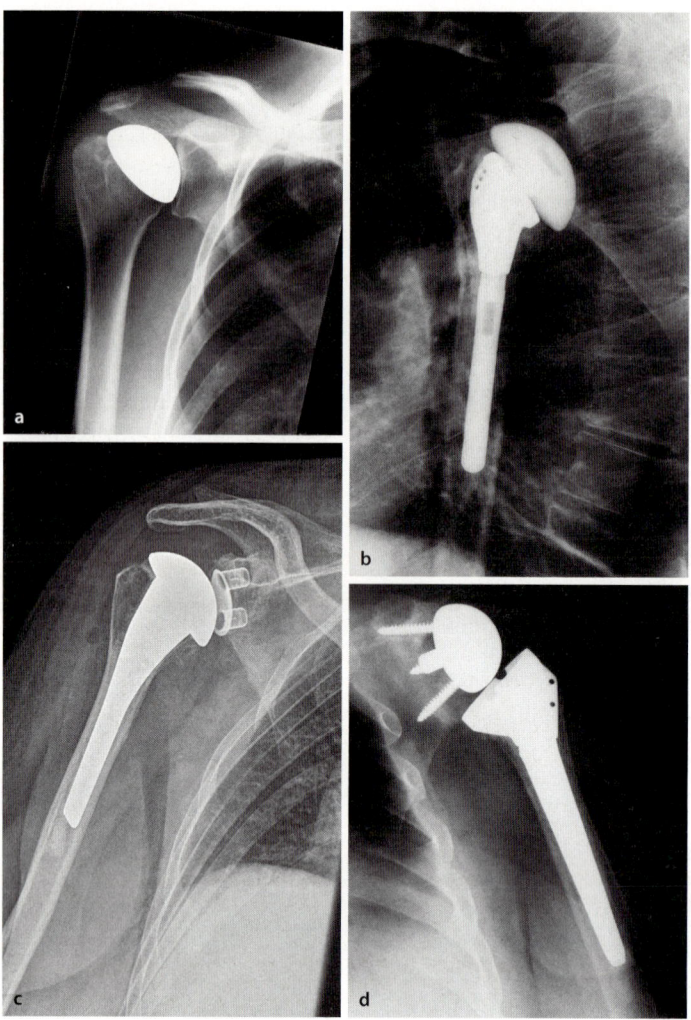

▣ **Abb. 8.15 a–d** Schulter-TEP. Hemiendoprothese: **a** nur der Humeruskopf wird ersetzt (Kappenversorgung). **b** Humerus-schaftprothese. **c** Humerusschaftprothese und Glenoidersatz. **d** inverse Endoprothese, die kugelige Gelenkfläche ist auf das Glenoid aufgebracht

---

Fallbeispiel

Erna Reinlich, 69 Jahre, bemerkt bei der Haus-arbeit eine zunehmende, schmerzhafte Bewe-gungseinschränkung in der linken Schulter. Überkopfarbeiten wie Fensterputzen o. ä. seien kaum noch möglich. Ähnliche Beschwerden habe sie auch beim Haarewaschen.

Befund

Einschränkung der Abduktion und Anteversion im linken Schultergelenk. Deutlich tastbare Krepitation. Röntgen: aufgebrauchter glenohume-raler Gelenkspalt (▣ Abb. 8.16).

Therapie

Versuch einer konservativen Behandlung mit Physiotherapie und intraartikulären Injektionen. Bei ausbleibender Beschwerdelinderung ggf. Schulterarthroskopie, bei fortgeschrittener Omarthrose endoprothetische Versorgung.

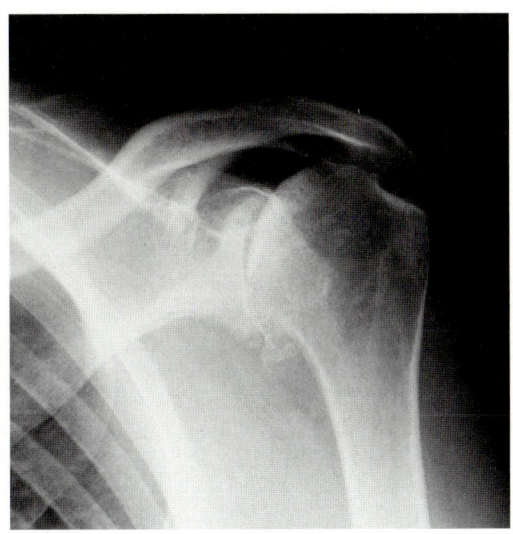

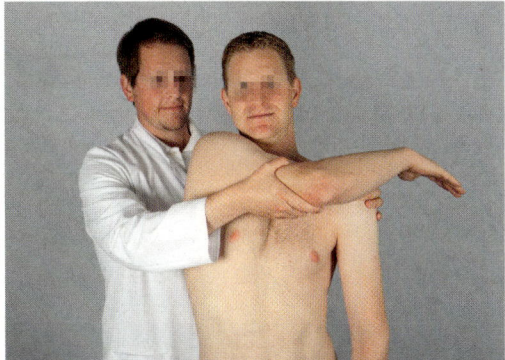

■ Abb. 8.17 Beim Cross-over- oder Cross-body-Test wird der Oberarm in der Horizontalen vor den Körper geführt, wodurch das AC-Gelenk unter Kompression gebracht wird

■ Abb. 8.16 Fortgeschrittene Omarthrose mit vollständigem Aufbrauchen des glenohumeralen Gelenkspaltes und Humeruskopfhochstand bei Rotatorenmanschettendefektarthopathie

Erweiterung des Gelenkes durch Resektion des lateralen Klavikulagelenkanteiles die Therapie der Wahl.

8.5 Arthrose des Schultereckgelenks (AC-Gelenkarthrose)

■■ Ätiologie

Ohne erkennbare Ursache (idiopathisch) oder aber posttraumatisch können Arthrosen des Schultereckgelenks eintreten. Auch rheumatische Erkrankungen können das Schultereckgelenk befallen, vor allem bei Spondylitis ankylosans, und im Endstadium zur postarthritischen Arthrose führen.

■■ Klinik, Diagnostik

Klinisch erkennt man die AC-Arthrose an der Auftreibung des Gelenks. Es liegt ein sog. hoher schmerzhafter Bogen (ab ca. 120° Armhebung) vor, sowie ein Überkreuzungsschmerz, wenn der Arm vor dem Körper aus ca. 90° Vorhebung zur Gegenseite bewegt wird (positiver **Cross-body-Test,** ■ Abb. 8.17).

Röntgenologisch stellt sich die Gelenkspaltverschmälerung mit subchondraler Sklerosierung und osteophytären Ausziehungen dar. Wenn diese nach kaudal zeigen, können sie ein Impingement der Rotatorenmanschette hervorrufen und sekundär zu einem SAS führen.

■■ Therapie

Im Frühstadium können lokale Infiltrationen den Reizzustand durchbrechen und die Beschwerden bessern. Im fortgeschrittenen Stadium ist die operative

8.6 Verletzungen der Schulter

8.6.1 Klavikulafraktur ◀ !

> Klavikulafrakturen sind häufige Verletzungen sowohl des Erwachsenen als auch des Kindes.

■■ Unfallmechanismus

Direktes Trauma durch Sturz auf die Schulter oder den ausgestreckten Arm, selten durch direkten Stoß oder Schlag.

■■ Formen

Die Frakturen werden nach ihrer Lokalisation in Frakturen des lateralen, mittleren und medialen Drittels unterschieden.

Am häufigsten ist, mit etwa 70% das **mittlere Drittel** betroffen (■ Abb. 8.18). Zumeist handelt es sich um Schrägfrakturen, manchmal ist ein Keil ausgesprengt. Das mediale Fragment steht durch den Zug des M. sternocleidomastoideus hoch.

Bei den **lateralen Klavikulafrakturen** hängt die Stabilität von der Lokalisation ab. Sie sind dann stabil, wenn die korakoklavikulären Bänder erhalten sind. Eine Sonderform der lateralen Fraktur ist die Auslösung der Klavikula aus ihrem Periostschlauch beim Kind, die auch als Sonderform der Luxation angesehen werden kann.

■■ Klinik

Mäßige Weichteilschwellung, Hämatom. Typischerweise Hochstand des medialen Fragmentes durch Zug

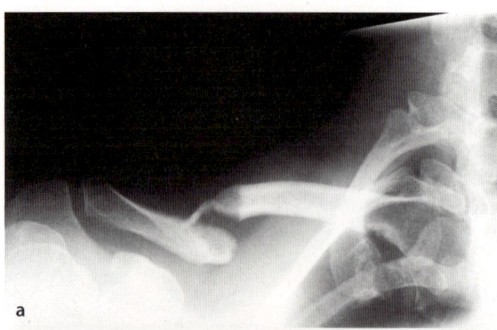

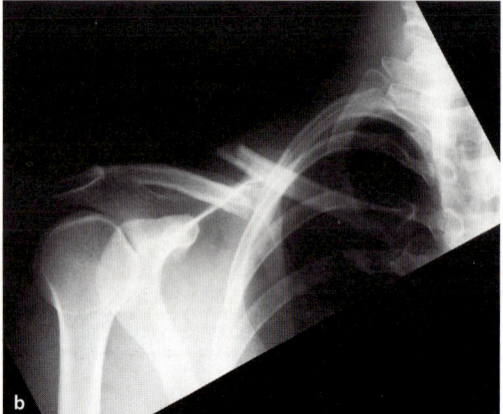

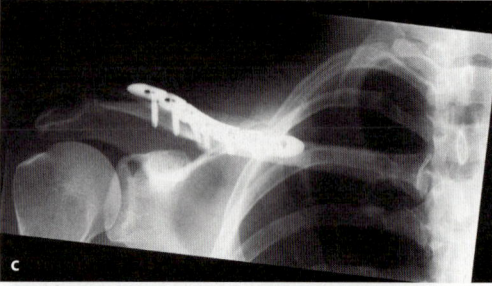

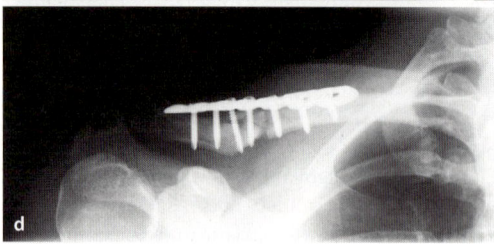

▫ Abb. 8.18 a, b Klavikulafraktur im mittleren Bereich mit Dislokation deutlich über Schaftbreite. **c, d** Nach Reposition und Plattenosteosynthese

des M. sternocleidomastoideus. Schmerzhaft aufgehobene Bewegung im Schultergelenk. Schmerz bei Kopfbewegung mit Anspannung des M. sternocleidomastoideus.

▪▪ ▶ Diagnostik
Röntgenaufnahme der Klavikula in 2 Ebenen. Evtl. Röntgenaufnahme der Schulter zum Nachweis oder Ausschluss weiterer Verletzungen.

▪▪ ▶ Begleitverletzungen
Verletzungen des Plexus axillaris oder der Gefäße sind selten. Wenn, so ist am ehesten der Ursprungsfaszikel des N. ulnaris betroffen. Eine Mitverletzung der oberen Thoraxapertur mit Hämato-Pneumothorax kann bei Rasanzverletzungen und Verschüttungen auftreten. Neben der Klavikulafraktur können weitere Frakturen im Schultergürtel vorliegen. Die Kombination von Klavikulafraktur und Fraktur des Skapulahalses führt zur Instabilität der Schulter, die als **floating shoulder** bezeichnet wird.

▪▪ ▶ Therapie
Viele Frakturen im mittleren Drittel der Klavikula können konservativ behandelt werden. Es erfolgt eine Ruhigstellung im **Rucksackverband** für die Dauer von 4 Wochen (▫ Abb. 8.19). Der Rucksackverband stabilisiert nur, wenn er fest anliegt. Er muss daher täglich nachgezogen werden. Der Zug soll so fest sein, dass dies gerade noch vom Patienten toleriert wird und keine Durchblutungsstörungen oder neurologischen Komplikationen der Arme hervorruft. Dennoch geht der Trend auch bei diesen Frakturen zur operativen Versorgung.

Eine **operative Therapie** ist indiziert bei:
- Offener Fraktur
- Mehrfragmentfraktur
- Drohender Hautperforation
- Verkürzung >25 mm
- Achsfehlstellung >25°
- Dislokation um mehr als Schaftbreite, die sich geschlossen und unter Rücksackverband nicht reponieren lässt
- Gefäß-/Nervenverletzungen
- Floating Shoulder
- Begleitverletzungen des Thorax, insbesondere Rippenserienfrakturen (Insertion der auxillären Atemmuskulatur)

Typischerweise erfolgt die operative Behandlung durch Osteosynthese mittels Rekonstruktionsplatte (▫ Abb. 8.18). Alternativ kann die Stabilisierung durch eine intramedulläre Nagelung erfolgen, die über eine kleine Inzision eingebracht wird (▫ Abb. 8.20). Bei dislozierten lateralen Klavikulafrakturen erfolgt die Osteosynthese typischerweise als Zuggurtung über von lateral durch das Akromion eingebrachte Drähte (▫ Abb. 8.20).

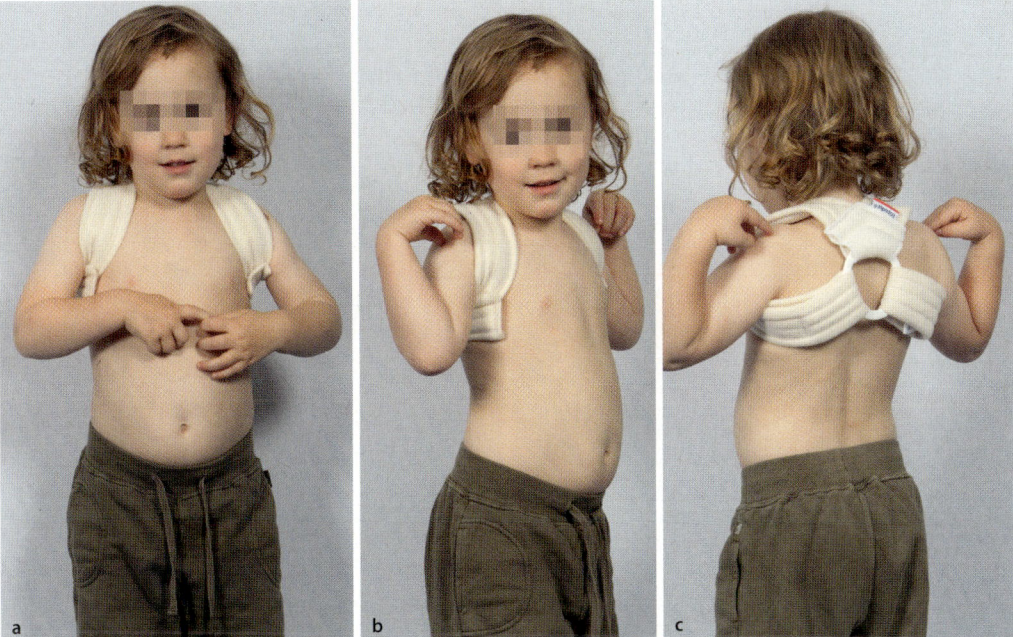

Abb. 8.19 a–c Rucksackverband: Die Bandagenführungen bringen die Schultern nach hinten. Der Verband wird über der Wirbelsäule straff angezogen

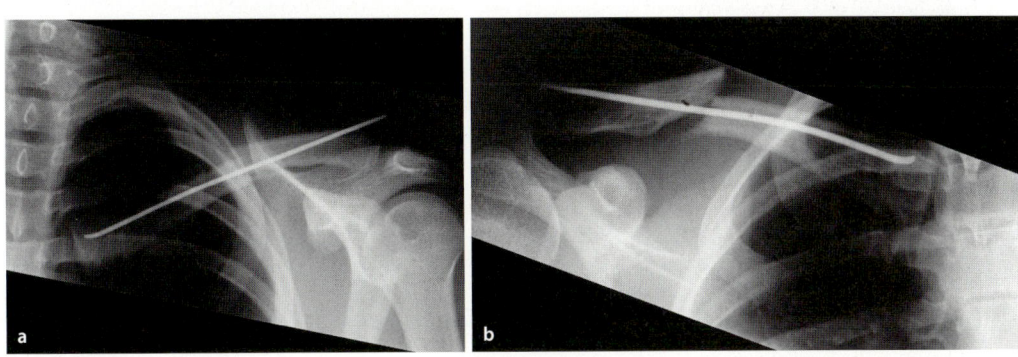

Abb. 8.20 a, b Osteosynthese bei Klavikulafraktur durch intramedullären Nagel

8.6.2 Skapula- und Glenoidfrakturen

Skapulafrakturen

■■ Unfallmechanismus
Direktes Trauma mit massiver Gewalteinwirkung.

■■ Klinik
Schmerzhafte Bewegungseinschränkung im Schultergürtel. Kontusion, Schürfwunden, Hämatom sowie Druckschmerz über dem Schulterblatt.

■■ Diagnostik
Röntgenaufnahme der Schulter a.-p. und tangential. CT der Schulter nur bei komplexen Verletzungen, vor allem bei Beteiligung der Schultergelenkpfanne.

■■ Formen
Der Frakturverlauf durch das Schulterblatt kann vielgestaltig sein. Abzugrenzen von den Frakturen des Schulterblattkörpers sind die Halsfrakturen, die Pfannenfrakturen, die Akromionfrakturen und die Korakoidfrakturen.

8

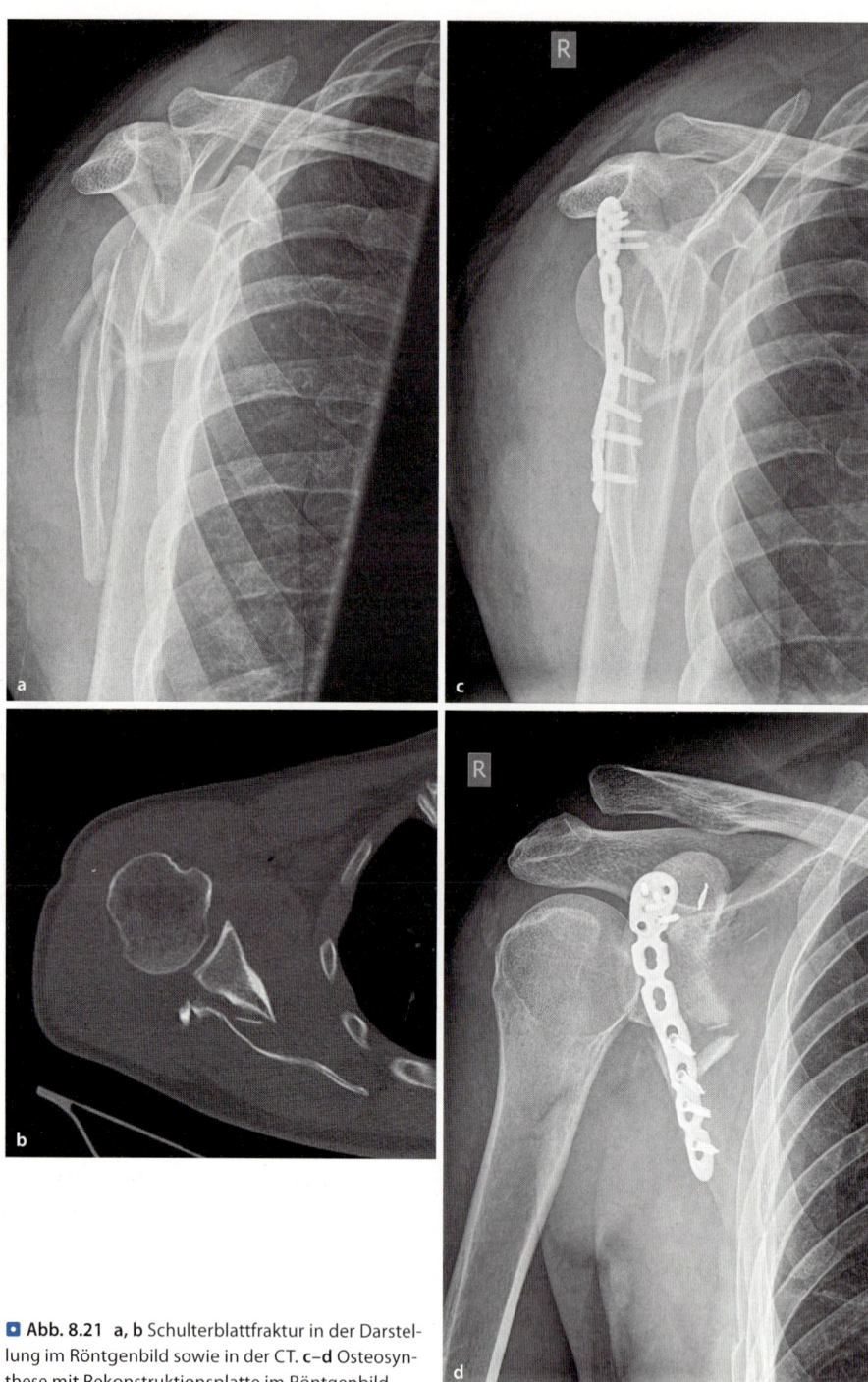

■ **Abb. 8.21 a, b** Schulterblattfraktur in der Darstellung im Röntgenbild sowie in der CT. **c–d** Osteosynthese mit Rekonstruktionsplatte im Röntgenbild

Begleitverletzungen

Pfannenfrakturen treten evtl. in Kombination mit Schulterluxationen auf. Zumeist liegen hier aber kleine knöcherne Randabsprengungen als sog. knöcherne **Bankart-Läsionen** (siehe unten) vor. Skapulahalsfrakturen in Kombination mit einer Klavikulafraktur werden als **floating shoulder** bezeichnet (▶ Abschn. 8.6.1).

Therapie

Frakturen des **Schulterblattkörpers** werden in der Regel konservativ behandelt. Initial erfolgt eine kurzzeitige Ruhigstellung (z. B. **Gilchrist-Verband**[2]) mit analgetischer Therapie. Anschließend frühfunktionelle Behandlung.

Schulterblatthalsfrakturen mit Instabilität werden operativ mittels Plattenosteosynthese versorgt (◨ Abb. 8.21).

Nicht dislozierte **Pfannenfrakturen** können konservativ, dislozierte Pfannenfrakturen müssen operativ behandelt werden. Die Osteosynthese der Pfannenfrakturen erfolgt mittels Schrauben- oder Plattenosteosynthese.

Nicht dislozierte **Akromion-** oder **Korakoidfrakturen** werden konservativ mit initialer Ruhigstellung behandelt. Dislozierte Frakturen müssen ggf. operativ versorgt werden. Die Osteosynthese erfolgt mittels Zuggurtung oder Schraubenfixation.

Glenoidfrakturen

❯ Glenoidfrakturen machen nur einen geringen Teil der Skapulafrakturen aus, nur selten sind sie disloziert und bedürfen einer operativen Behandlung.

Unfallmechanismus

Glenoidfrakturen entstehen, wenn der Oberarmkopf mit Gewalt in die Gelenkpfanne eingetaucht wird. Dies geschieht zumeist durch Sturz auf den seitwärts ausgestreckten Arm.

Klinik

Schmerzhaft eingeschränkte Beweglichkeit im Schultergelenk. In der Regel unauffällige Schulterkontur.

Diagnostik

Röntgenuntersuchung des Schultergelenkes in 3 Ebenen. Eine Dünnschicht-CT der Schulter ist zur genauen Identifikation des Frakturverlaufes sowie zur Feststellung von Dislokation und Gelenkstufen erforderlich.

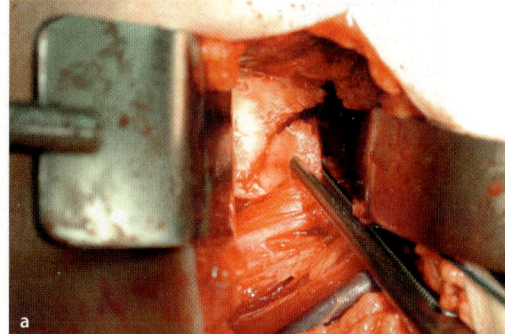

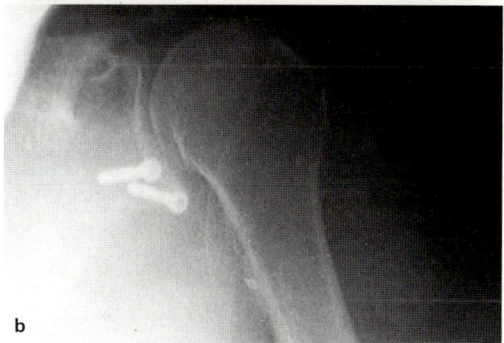

◨ **Abb. 8.22 a, b** Glenoidfraktur. **a** Das große Fragment muss anatomisch korrekt refixiert werden, um Artikulation und Stabilität zu sichern. **b** Intraoperative Bildwandlerdokumentation nach Osteosynthese

Formen

Wir unterscheiden Frakturen des Glenoidrandes von denen der Fossa glenoidalis:

- **Glenoidrandfrakturen** entstehen neben direkter Impression des Humeruskopfes auf den Glenoidrand auch als Folge einer Luxation. Im 2. Falle sind die Fragmente zumeist kleiner und werden auch als knöcherne **Bankart**[3]**-Läsion** bezeichnet. Die Glenoidrandfrakturen können sowohl den anterioren als auch den posterioren Glenoidrand betreffen.
- Die Frakturen der **Fossa glenoidalis** sind häufig Querfrakturen, was durch die anatomische Form des Glenoids bedingt ist. Die Querfraktur kann in der Höhe variieren. Bei stärkerer Gewalteinwirkung resultieren auch Mehrfragmentfrakturen.

Therapie

Etwa 90% der Glenoidfrakturen weisen keine Dislokation auf und werden konservativ mittels Ruhigstellung im Gilchrist- oder Desault-Verband behandelt. Bei bestehender Dislokation oder/und Stufenbildung ist eine Osteosynthese erforderlich (◨ Abb. 8.22). Dies gilt

---

2 Thomas Caspar Gilchrist, Dermatologe, Baltimore (1862–1927)

3 Arthur Bankart, Chirurg, London (1879-1951)

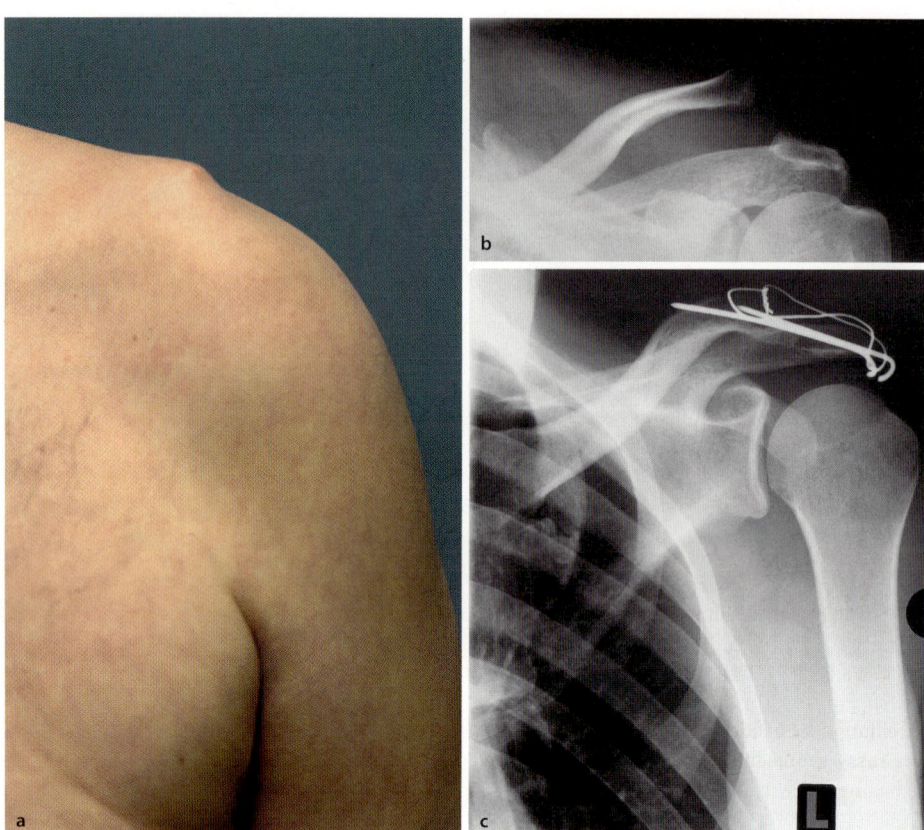

Abb. 8.23 a Klinisches Bild des Hochstands des lateralen Klavikulaendes (Klaviertastenphänomen), das wie eine Klavier-taste heruntergedrückt werden kann (Rockwood III). **b** Röntgenbild. **c** Fixation mit Zuggurtungsosteosynthese

auch, wenn bei Glenoidrandfrakturen eine Subluxa-tionsstellung des Humeruskopfes resultiert. Intraarti-kulär verbleibende Fragmente müssen entfernt wer-den. Je nach Lokalisation erfolgt der operative Zugang von ventral oder dorsal.

8.6.3 Akromioklavikulargelenk-luxationen, Schultereckgelenk-sprengung

■■ Unfallmechanismus
Sturz auf den ausgestreckten Arm oder die Schulter.

■■ Klinik
Schmerzhaft eingeschränkte Beweglichkeit im Schulter-gelenk. Vorwölbung über dem Schultereckgelenk durch Hochstand des lateralen Klavikulaendes. Druckschmerz-haftigkeit in diesem Bereich und **Klaviertasten-phänomen:** Bei Druck auf das laterale Klavikulaende Reposition in die korrekte Höhe und Zurückkehren in

die Luxationsstellung bei Nachlassen des Fingerdruckes (**■** Abb. 8.23). Hochstand- und Klaviertastenphänomen sind abhängig vom Grad der Luxation.

■■ Diagnostik
Röntgenaufnahme der Schulter a.-p., unter Zug an bei-den passiv hängenden Armen mit 10 kg, sog. Panora-maaufnahme, die oft noch in Lehrbüchern als Stan-dard genannt wird. Diese stellt den gesamten Schulter-gürtel mit beiden Schultern dar und wird aus Strahlen-schutzgründen nicht mehr gemacht. Außerdem ist die Schulter bei Einzelprojektion besser zu zentrieren. Das Gewicht darf nicht mit den Händen gehalten werden, sondern hängt mit einer Schlaufe am Handgelenk, sodass beide Arme ohne eigene Muskelaktivität in die Länge gezogen werden. Unter dem Zug zeigt sich der Klavikulahochstand des verletzten Gelenkes im Seiten-vergleich. Weiterhin Röntgen des Schultergelenkes in ergänzenden 2 Ebenen. In der transaxillären Aufnah-me zeigt sich ggf. der Seitversatz des lateralen Klaviku-laendes in der Horizontalebene.

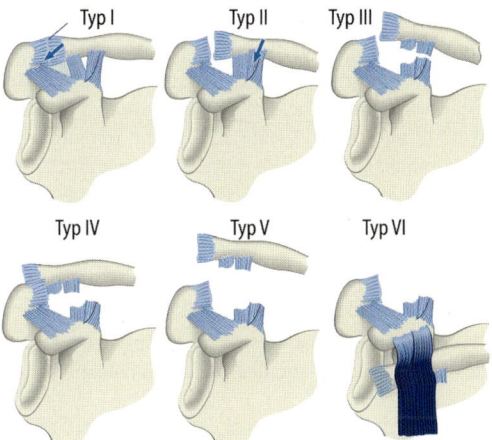

Abb. 8.24 Akromioklavikuläre Luxation, Einteilung nach Rockwood Typ I–VI

In der **Sonografie** lässt sich oft das Ausmaß der Ablösung der Deltotrapezoidfaszie von der Klavikula darstellen.

▪▪ Formen

Zur Einteilung des Luxationsgrades ist die Klassifikation von **Tossy** gebräuchlich. Diese richtet sich nach dem Röntgenbefund und umfasst 3 Typen. **Rockwood** beschreibt in seiner Klassifikation auch Verletzungen, die über den Typ Tossy III aufgrund weitergehender Instabilität hinaus gehen. Dies ist für die Therapie von Bedeutung. Die Klassifikation von Rockwood umfasst 6 Typen, Typ I–III sind identisch mit der Tossy-Klassifikation (▪ Abb. 8.24):

- **Typ I:** Die Gelenkkapsel ist **überdehnt**, ggf. partiell zerrissen. In der Röntgenbelastungsaufnahme keine eindeutige Dislokation.
- **Typ II:** Die Kapsel des AC-Gelenkes ist **zerrissen**. Die korakoklavikulären Bänder sind **gedehnt**. In der Röntgenbelastungsaufnahme kommt es zum Höhertreten der lateralen Klavikula um eine halbe Schaftbreite.
- **Typ III:** Zusätzlich Ruptur der **korakoklavikulären** Bänder (Lig. conoideum, Lig. trapezoideum). Im Röntgen Höhertreten der lateralen Klavikula gegenüber dem Akromion um Schaftbreite.
- **Typ IV:** Zusätzliche Instabilität der Klavikula in der Horizontalebene durch (partielle) Ablösung der Deltotrapezoidfaszie von der lateralen Klavikula. Typischerweise Abriss der Deltoideusinsertion und Dislokation der Klavikula **nach dorsal** in die Trapeziusmuskulatur. Die Dislokation nach ventral durch Abriss der Trapezoidfaszie ist sehr selten und in der Rockwood-Klassifikation nicht enthalten.

- **Typ V:** Komplette Zerreißung der Deltotrapezoidfaszie mit **massivem** Hochstand des lateralen Klavikulaendes (Abstand zwischen Korakoid und Klavikula mindestens doppelt so hoch wie auf der Gegenseite) und zusätzlicher **horizontaler Instabilität**.
- **Typ VI:** **Verhakung** der lateralen Klavikula unter dem **Processus coracoideus** (wurde außer von Rockwood selbst bisher nur von Wenigen beobachtet).

▪▪ Therapie

ACG-Luxationen Grad I und II werden konservativ behandelt. Bei Typ III-Luxationen besteht keine einheitliche Meinung. Es wird sowohl konservativ wie auch operativ therapiert. Untersuchungen zeigen keine Unterschiede in den Ergebnissen. Typ IV–VI werden operativ behandelt.

Die **konservative** Behandlung umfasst eine initiale Ruhigstellung, z. B. im Gilchrist-Verband für die Dauer von ca. 1 Woche und analgetische Behandlung. Anschließend ggf. Physiotherapie. Geeignete Verbände, um eine Retention der lateralen Klavikula im AC-Gelenk zu sichern sind nicht bekannt. Der Versuch kann durch einen Tape-Verband zusätzlich zum Gilchrist-Verband unternommen werden.

Die **operative** Behandlung zielt darauf ab, die Gelenkkongruenz wiederherzustellen und dauerhaft zu sichern. Es sind viele Verfahren beschrieben:

- Transfixation mit Kirschner-Drähten durch das Akromion in die Klavikula
- Zuggurtung über das AC-Gelenk durch zusätzlichen Draht oder PDS-Kordel (▪ Abb. 8.23)
- Temporäre Verschraubung von Klavikula und Korakoid nach Bosworth
- Fixieren der Klavikula in korrekter Position durch Umschlingung von Korakoid und Klavikula mit mehreren resorbierbaren PDS-Kordeln
- Resezierend-rekonstruktive Verfahren, z. B. nach Weaver-Dunn mit Resektion des lateralen Klavikulaendes und Transposition des Lig. coracoacromiale auf das laterale Klavikulaende

▪▪ Prognose

Beim Typ II bildet sich nicht selten durch Subluxation im AC-Gelenk eine schmerzhafte Arthrose aus. Diese kann auch bei der Typ III-Verletzung auftreten, da durch Narbenschrumpfung im Laufe der Zeit aus der Luxation eine Subluxation wird. Dieses Problem lässt sich operativ durch Resektion des lateralen Klavikulaendes beheben, ggf. ist eine Weaver-Dunn-Operation erforderlich.

Fallbeispiel

Ronnie Radler, 32-jähriger Mountainbiker, klagt über Schmerzen in der linken Schulter nach einem Fahrradsturz vor 2 Tagen. Er sei bei diesem Sturz »nicht aus den Pedalen gekommen« und direkt mit der Schulter auf den Boden aufgeschlagen. Seit dieser Zeit bemerkt er einen »vorspringenden Knochen« oben auf der Schulter.

Befund

Lokaler Druckschmerz über dem Akromioklavikulargelenk links. Federnder Widerstand im Bereich des distalen Klavikulaendes (Klaviertastenphänomen). Hoher schmerzhafter Bogen. Endgradig deutlich schmerzhaft eingeschränkte Adduktion der Schulter. Röntgen: im Seitenvergleich um Schaftbreite hochstehendes distales Klavikulaende links.

Diagnose

AC-Gelenksprengung links Tossy/Rockwood III.

Therapie

Konservativ: Ruhigstellung im Rucksackverband. Ggf. bei zusätzlicher horizontaler Verschiebung der Klavikula nach dorsal (Rockwood IV) oder bei körperlich aktiven Patienten operative Reposition, Bandnaht bzw. Bandverstärkung und temporäre Fixierung des AC-Gelenkes.

8.6.4 Sternoklavikulargelenk-luxationen

Die Luxation oder Subluxation im Sternoklavikulargelenk ist eine seltene Verletzung und entsteht über ein direktes oder indirektes Trauma auf das Schlüsselbein. Möglich sind Subluxation oder Luxation nach ventral oder dorsal. Die ventralen Luxationen überwiegen. Bei Luxation nach dorsal ist eine Verhakung hinter dem Sternum möglich.

▪▪ Klinik

Schmerzhafte Bewegungseinschränkung im Schultergelenk, je nach Luxationsrichtung druckschmerzhafte Schwellung oder Delle im Bereich des Sternoklavikulargelenkes. Atemabhängige Schmerzen.

▪▪ Diagnostik

Röntgenaufnahme a.-p. und halbschräg. CT bei Unklarheiten und Fragen zum Dislokationsgrad.

▪▪ Therapie

Subluxationen werden konservativ symptomatisch behandelt. Komplette Luxationen müssen operativ behandelt werden. Die alleinige Reposition in Narkose ist nicht ausreichend, eine zusätzliche Retention ist erforderlich. Diese erfolgt mittels Zerklage durch verzögert resorbierbare Kordel (PDS) oder Drahtschlinge. Die Ligg. sternoclaviculare und costoclaviculare werden genäht.

▪▪ Begleitverletzungen

Bei der hinteren Luxation sind Begleitverletzungen der Pleura, der Trachea und der großen Gefäße möglich.

8.6.5 Humeruskopffraktur

Die Humeruskopffraktur ist eine typische Fraktur des älteren Menschen.

> ❯ Durch die demographische Entwicklung unserer Gesellschaft ist die Häufigkeit ansteigend.

▪▪ Unfallmechanismus

In der Regel indirektes Trauma durch Sturz auf die ausgestreckte Hand oder den Ellenbogen.

▪▪ Klinik

Schmerzhaft aufgehobene Bewegung im Schultergelenk. Weichteilschwellung. Druckschmerz über dem Schultergelenk. In der Folge ausgedehntes Hämatom.

▪▪ Diagnostik

Röntgenaufnahmen des Schultergelenkes in 3 Ebenen (Traumaserie: a.-p.-Aufnahme, Y-Aufnahme, transaxilläre Aufnahme). Bei komplexen Frakturen CT des Schultergelenkes mit Rekonstruktion in mehreren Ebenen zur präoperativen Planung.

▪▪ Formen

Unterschieden wird zwischen Frakturen, die durch den chirurgischen Hals und solchen, die durch den anatomischen Hals verlaufen. Bei einfachen Frakturen mit nur 2 Fragmenten spricht man von **Two-Part-Frakturen**.

Der proximale Humerus wurde von Codman[4] in 4 Anteile aufgeteilt, die bei einer proximalen Humerusfraktur brechen: Es sind dies der Humerusschaft, die Kalotte, das Tuberculum majus und das Tuberculum minus (◙ Abb. 8.25). Die gebräuchlichste **Klassifi-**

---

4 Ernest Armory Codman, Chirurg, Boston (1869–1940)

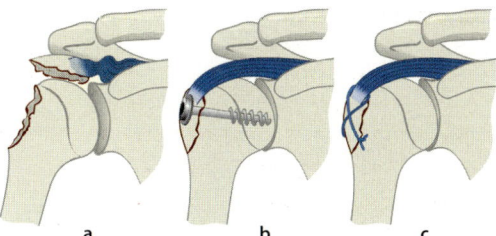

□ Abb. 8.26 a–c Abrissfraktur des Tuberculum majus (oft mit Schulterluxation kombiniert). **a** Dislozierte Fragmente müssen mit **b** Schraube oder **c** Zuggurtung reponiert und fixiert werden

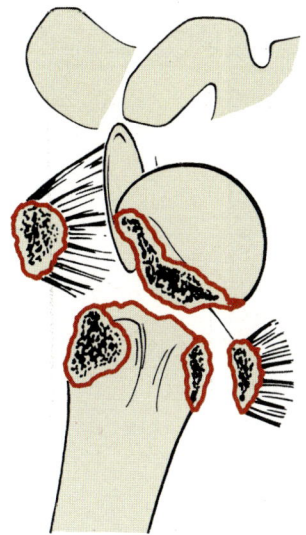

□ Abb. 8.25 4-Part-Fraktur mit Dislokation der Kopfkalotte, des Tuberculum majus und des Tuberculum minus

kation nach Neer beruht auf diesen Fragmenten. Sie unterscheidet nach Lage der Fraktur, Anzahl der Fragmente und nach einer Dislokation.

Die **AO-Klassifikation** nimmt Bezug auf die verbliebene Durchblutung bei unterschiedlichen Frakturtypen:

- Typ A bezeichnet extraartikuläre 2-Part-Frakturen,
- Typ B extraartikuläre 3-Part-Frakturen und
- Typ C artikuläre 3- und 4-Part-Frakturen.

Zu den 2-Part-Frakturen gehören auch isolierte Abrissfrakturen des Tuberculum majus und selten des Tuberculum minus.

Die Humeruskopffraktur kann mit einer Luxation im Schultergelenk vergesellschaftet sein: Wir sprechen dann von einer **Luxationsfraktur**.

Im **Wachstumsalter** kommt es zu einer Fraktur mit metaphysärem Fragment und einer Epiphysenlösung (Salter II, Aitken I). Epiphysäre oder epimetaphysäre Frakturen kommen praktisch nicht vor.

■■ Begleitverletzungen

Möglich sind eine Schädigung des **N. axillaris** (den sensiblen N. axillaris-Ast im autonomen Areal über dem proximalen dorsolateralen Oberarm prüfen), seltener – insbesondere bei Luxationsfrakturen – des Plexus axillaris. Bei den Luxationsfrakturen kann die A. axillaris komprimiert oder verletzt sein. Auf Kettenfrakturen der oberen Extremität (Ellenbogen, Hand) ist zu achten.

■■ Therapie

Nicht oder gering dislozierte Frakturen werden **konservativ** behandelt. Es erfolgt eine Ruhigstellung im Gilchrist- oder Desault[5]-Verband für die Dauer von ca. 1 Woche. Anschließend Beginn mit Physiotherapie aus dem Verband, die zunächst passiv geführt ist.

Dislozierte Frakturen werden **operativ** versorgt. Isolierte dislozierte Tuberkulumabrisse werden reponiert und mittels Schrauben- oder Zuggurtungsosteosynthese fixiert (□ Abb. 8.26). Für dislozierte 2- bis 4-Part-Frakturen besteht eine Vielzahl von operativen Varianten. Möglich sind die geschlossene Reposition und Osteosynthese durch perkutan eingebrachte Drähte oder durch, von distal intramedullär vorgeschobene Schienen. Zunehmend erfolgt die Versorgung jedoch durch offene Reposition und Osteosynthese mit winkelstabilen Plattensystemen (□ Abb. 8.27). Das hat den Vorteil, dass die Retention durch die Osteosynthese möglichst übungsstabil ist, sodass direkt postoperativ mit einer Übungsbehandlung begonnen werden kann.

Bei ausgeprägter Zerstörung der Gelenkfläche des Humeruskopfes, häufig bei dislozierten 4-Part-Frakturen mit kleiner Kopfkalotte oder Head-Split-Frakturen (frakturierte Kopfkalotte) ist die Implantation einer **Humeruskopf-Endoprothese** erforderlich. Hierbei werden die Kopfkalottenanteile reseziert. In den Schaft wird eine Endoprothese mit Kopfkalotte implantiert und die Tuberkula mit den Sehnenansätzen der Rotatorenmanschette werden an den proximalen Humerusschaft fixiert.

Sowohl bei konservativer als auch bei operativer Therapie ist bei der Humeruskopffraktur über einen langen Zeitraum Physiotherapie erforderlich, um den Bewegungsumfang im Schultergelenk wieder herzustellen.

---

5 Pierre Joseph Desault, Chirurg, Paris (1744–1795)

8

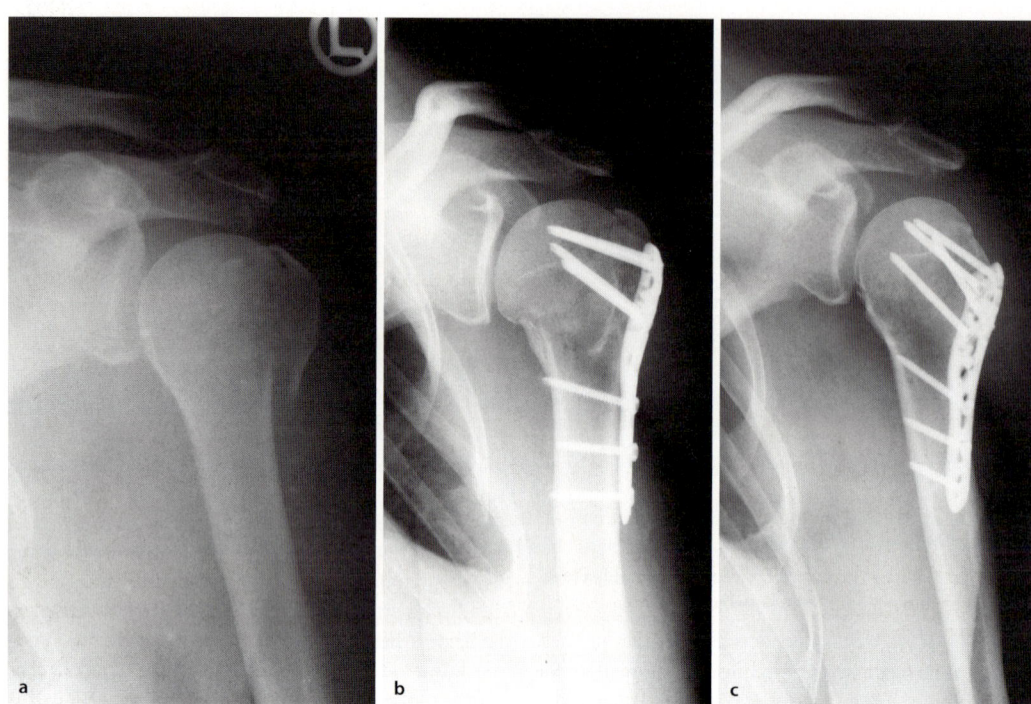

a | b | c

◩ Abb. 8.27 a Humeruskopf-3-Part-Fraktur. **b, c** Versorgung mit Philosplatte (winkelstabile Schraubenfixation in der Platte)

▪▪ Komplikationen

Aufgrund der schlechten Knochenqualität mit mangelhaftem Halt von Schrauben oder Drähten kann es sekundär zur Dislokation oder aber Schrauben- bzw. Drahtperforation kommen. Winkelstabile Humerusplatten haben die Versorgung entscheidend verbessert.

Aufgrund mangelnder Humeruskopfdurchblutung entsteht sekundär evtl. eine partielle oder vollständige Humeruskopfnekrose. Lediglich partielle Nekrosen gehen, sofern keine Implantatperforation in das Gelenk vorliegt, oft mit einer erstaunlich guten Beweglichkeit im Schultergelenk einher. Bei vollständiger Kopfnekrose resultiert eine schmerzhafte Schultersteife. Perforierende Osteosynthesematerialien müssen entfernt werden, evtl. ist eine sekundäre endoprothetische Versorgung erforderlich. Dann hilft der Vorteil, dass der proximale Humerus durch die Osteosynthese rekonstruiert ist. Dennoch treten oft nicht befriedigende Resultate auf.

▪▪ Prognose

❯ **Neben der initialen Behandlung mit guter Rekonstruktion und Fixation ist die Prognose hier vor allem von der anschließenden Physiotherapie abhängig.**

Eine Physiotherapie ist über Monate erforderlich, um die Beweglichkeit im Schultergelenk wieder herzustellen. Bei eingeschränkter Compliance bei den älteren Patienten einerseits oder wegen der Restriktionen unseres Gesundheitssystems andererseits, sind diese Voraussetzungen häufig nicht gegeben.

8.6.6 Schulterluxationen

❯ **Aufgrund der speziellen Anatomie des Kugelgelenkes mit großem Oberarmkopf und kleiner Gelenkpfanne und damit unzureichender knöcherner Gelenksicherung kommt es am Schultergelenk häufiger zu Luxationen als an jedem anderen Gelenk des menschlichen Körpers.**

Etwa 50% aller Luxationen betreffen das Schultergelenk.

▪▪ Unfallmechanismus

Hebelwirkung auf den Oberarm, meist im ausgestreckten oder gehobenen Arm (z. B. Sportverletzung des Wurfarmes). Sturz auf den ausgestreckten Arm.

▪▪ Klinik

Zwangshaltung des luxierten Armes am Körper, dieser wird häufig mit der gegenseitigen Hand festgehalten. Die passive Bewegung des Armes ist schmerzhaft. Federnde Fixation des Armes im Schultergelenk. Tastbare leere Gelenkpfanne. Durch die leere Gelenkpfanne überragt das Akromion die Oberarmkontur wie die Schulterepaulette bei einer Uniform (**Epaulettenphänomen**, ▪ Abb. 8.28).

▪▪ Diagnostik

Röntgenuntersuchung der Schulter in 3 Ebenen (Traumaserie).

▪▪ Formen

In 80–90% der Fälle luxiert die Schulter nach vorn (▪ Abb. 8.28). Die restlichen Fälle sind untere oder hintere (je ca. 5%) Luxationen (▪ Tab. 8.3). Bei manchen Autoren werden die unteren Luxationen zu den vorderen Luxationen gerechnet.

Während die vorderen und unteren Luxationen kaum diagnostische Schwierigkeiten bereiten, werden die hinteren Luxationen sehr häufig übersehen, da durch die Luxation des Humeruskopfes nach dorsokranial unter das Akromion die Schulterkontur erhalten bleibt. In der a.–p.-Röntgenaufnahme scheint der Oberarmkopf korrekt in der Pfanne zu stehen. Am aufschlussreichsten ist hier die transaxilläre Röntgenaufnahme.

> ❯ Die hintere Schulterluxation ist selten und wird sehr häufig übersehen: immer daran denken!

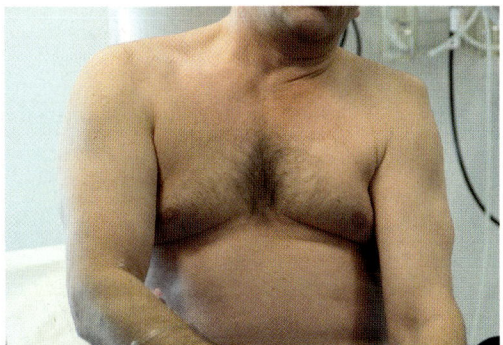

▪ **Abb. 8.28** Klinisches Bild bei Schulterluxation. Aufgrund der leeren Gelenkpfanne des linken Armes zeigt sich eine Einziehung der Weichteile unterhalb des Akromions, sodass dieses wie eine Epaulette an einer Uniform erscheint

▪▪ Begleitverletzungen

Schulterluxationen führen zu einer Überdehnung der Gelenkkapsel und der angrenzenden Muskulatur. Besonders bei jungen, sportlich aktiven Patienten ist dies von Bedeutung. Sie sind häufig von Reluxationen betroffen.

> ❯ Bei sportlich aktiven Menschen unter 30 Jahren beträgt die Reluxationsrate etwa 50% nach Erstluxation.

Schulterluxationen führen zu Folgeschäden an beiden Gelenkpartnern, sowohl der Gelenkpfanne wie auch dem Humeruskopf. Die vordere Schulterluxation führt zu typischen Läsionen:

▪ **Tab. 8.3** Luxationsformen

Form	Definition
Luxatio subcoracoidea	Vordere Luxation, Humeruskopf unter dem Korakoid
Luxatio infraclavicularis	Vordere Luxation, Humeruskopf unter der Klavikula (selten)
Luxatio axillaris	Untere Luxation, Humeruskopf unter dem Glenoid
Luxatio posterior	Hintere Luxation, Humeruskopf hinter dem Glenoid
Luxatio infraspinata	Hintere Luxation, Humeruskopf weit nach hinten unter der Spina scapulae (selten)
Sonderformen	
Luxatio (axillaris) erecta	Luxation nach unten bei abduziertem Arm, der Humeruskopf steht unter dem Glenoid, der Arm steht abduziert
Intrathorakale Luxation	Luxation in den Thorax, vergesellschaftet mit Oberarmkopf- und Thoraxverletzungen (extrem selten)
Kraniale Luxation	Luxation nach kranial bei gleichzeitiger Fraktur des Schulterdaches, nur bei schweren Traumen (extrem selten)

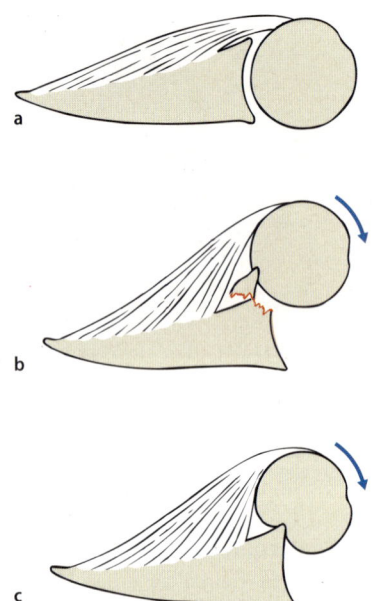

Abb. 8.29 Verletzungsmechanismus bei der vorderen Schulterluxation. **a** Unauffälliger Zustand, **b** vordere Luxation. Der Humeruskopf frakturiert den ventralen Pfannenrand und zerreißt die Kapsel (Bankart-Läsion). **c** Humeruskopfimpression im dorsalen Anteil im luxierten Zustand (Hill-Sachs-Delle)

- **Bankart-Läsion:** Abriss des Labrum glenoidale am vorderen Pfannenrand (■ Abb. 8.29b).
- **Hill[6]-Sachs-Impression:** Impression im dorsalen Humeruskopf durch Einhaken des Pfannenrandes bei der vorderen Luxation (■ Abb. 8.29c).
- Bei der ventralen Luxation kann es auch zu einer ventralen Fraktur des Glenoids bzw. einem knöchernen Abriss des Labrum glenoidale kommen, man spricht von einer **knöchernen Bankart-Läsion.**

Bei der hinteren Luxation ist ebenfalls ein Abriss des Labrum glenoidale im dorsalen Abschnitt möglich. Ebenso kann eine Impression des Humeruskopfes entstehen. Diese wird aufgrund des umgekehrten Mechanismus als **reversed Hill-Sachs-Impression** bezeichnet.

Luxationsfrakturen In Kombination mit der Schulterluxation können Frakturen des Humeruskopfes bzw. subkapitale Humerusfrakturen auftreten. Besonders häufig ist die **Abrissfraktur des Tuberculum majus.** Auch eine Fraktur des Glenoids oder Schädigung des N. axillaris (Sensibilitätsverlust über der lateralen Schulter, ggf. Lähmung des M. deltoideus) sind denk-

bar. Sehr selten werden der **Plexus brachialis** oder **Gefäße** (A. und V. axillaris) geschädigt.

■■ Therapie

❯ So rasch wie möglich Reposition der Luxation.

Hierzu sind für die **vordere** Schulterluxation mehrere Methoden bekannt:

- **Reposition nach Arlt:** Der Patient sitzt auf einem Stuhl, mit hoher, oben gepolsterter Lehne. Der Arm wird über die Lehne mit dem Polster in der Axilla gelagert. Bei rechtwinkliger Beugung im Ellenbogengelenk erfolgt langsam steigernder Zug am Oberarm. (■ Abb. 8.30a)
- **Reposition nach Hippokrates[7]:** Beim liegenden Patienten umfasst der Arzt den Arm und stellt den unbeschuhten Fuß als Hypomochlion in die Achselhöhle. Die Reposition erfolgt durch Extension am gestreckten Arm über das Hypomochlion (■ Abb. 8.30b).
- **Reposition nach Kocher[8]:** Umkehrung des Luxationsmechanismus. Bei rechtwinklig gebeugtem Ellenbogen Adduktion des Armes an den Thorax unter Zug. Bei Adduktion/Außenrotation Elevation des Armes und bei maximaler Elevation Innenrotation. Dies Manöver wird ohne Narkose in der Regel nicht toleriert.
- **Reposition nach Stimson:** In Bauchlage des Patienten hängt der betroffene Arm über den Rand der Trage und wird mit einem Gewicht beschwert. Zusätzlich kann am Schulterblatt oder Oberarm manipuliert werden. Die Reposition dauert lange.
- **Reposition nach Bosley und Miles:** In Bauchlage des Patienten wird der betroffene Arm am Rand der Trage frei gelagert. Bei Zug am Arm wird gleichzeitig die Skapulaspitze nach medial und inferior manipuliert. Die Skapulamanipulation ist sehr gewebeschonend und erfordert oft keine Narkose.

Neben den klassischen Methoden sind weitere Repositionsmanöver beschrieben worden. Auch ist es möglich, individuell durch Zug am Arm und Tasten des Humeruskopfes in den axillären Weichteilen, mit Einsetzen der Finger oder der Faust als Hypomochlion, die Schulter zu reponieren.

Je nach Patient kann die Reposition der vorderen Schulterluxation mit den genannten Methoden (Ausnahme Kocher) in Analgesie gelingen.

---

6 Harold Arthur Hill, Radiologe, Amerika (Zeitgenosse)

7 Hippokrates von Kos, Arzt und Begründer der wissenschaftlichen Medizin (ca. 460 –ca. 370 vor Christus)

8 Theodor Kocher, Chirurg, Bern (1841–1917)

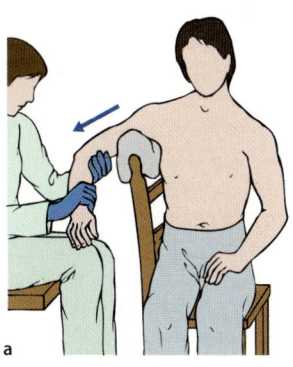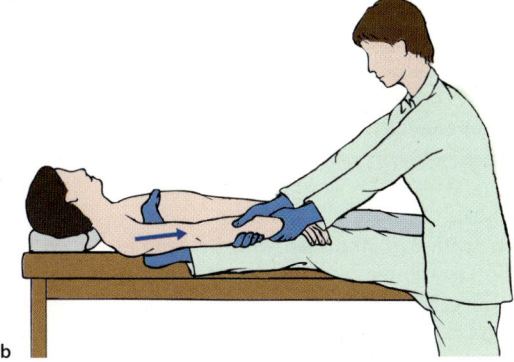

Abb. 8.30 Schultergelenkreposition: **a** nach Arlt über die Stuhllehne, **b** nach Hippokrates mit Hilfe des Fußes

> **Ist dies nicht möglich soll auf häufige Wiederholungen und insbesondere brüske Gewalt unbedingt verzichtet werden.**

Dann ist die Reposition in Narkose erforderlich.

Die **hintere Luxation** ist ausschließlich in **Narkose** zu reponieren. Oft gelingt dies trotz Narkose nicht geschlossen und die Luxation muss offen durch einen dorsalen Zugang mit Kapselrekonstruktion reponiert werden, sodass entsprechende Vorkehrungen zu treffen sind. Nach Reposition erfolgt die Ruhigstellung im Gilchrist- oder Desault-Verband. Bei jüngeren Patienten beträgt die Dauer der Ruhigstellung 2 Wochen, bei älteren Patienten 1 Woche.

Eine weitere Diagnostik zur Suche nach Begleitverletzungen schließt sich an. Beim jungen, aktiven Patienten ist nach der Bankart-Läsion zu suchen und ggf. (Ausschluss einer anlagebedingten Laxizität) eine Bankart-OP zu empfehlen. Bei älteren Patienten kommt es häufig zu einer Rotatorenmanschettenruptur, die operativ zu versorgen ist.

Begleitende Frakturen müssen in der Regel operativ versorgt werden. In Einzelfällen kommt es beim Abriss des Tuberculum majus nach Reposition der Luxation auch zu einer praktisch anatomiegerechten Reposition des Tuberkulum. Dann wird konservativ behandelt und engmaschig kontrolliert. Das gleiche gilt für die Humeruskopffraktur.

Nach der Reposition einer Erstluxation erfolgt die Ruhigstellung im Gilchrist Verband für 1 Woche gefolgt von einer krankengymnastischen Übungsbehandlung mit Limitierung der Außenrotation und Abduktion für 6 Wochen in der Schulterschule.

■■ Komplikationen

Bei der Reposition kann es zu Frakturen kommen, insbesondere, wenn diese brüsk, ohne ausreichende

Analgosedierung oder Narkose vorgenommen werden. Nach Luxationen können Instabilitäten der Schulter resultieren (▶ Abschn. 8.6.7).

■■ Prognose

Bei jungen, aktiven Patienten besteht eine hohe Reluxationsrate nach Erstluxation (bei den unter 30-Jährigen je nach Literatur bei 50–80%). Bei vorbestehender Laxizität stellen sich ebenfalls häufig Reluxationen mit habitueller Luxation ein. Bei Begleitverletzungen entscheidet die Therapie über die weitere Prognose. Grundsätzlich darf bei traumatischer Erstluxation ein konservativer Therapieversuch unternommen werden. Bei Reluxationen besteht auch die Gefahr weiterer Schädigungen. Wegen der Gebrauchsminderung sollte operativ stabilisiert werden, sonst kommt es zu Instabilitäten.

8.6.7 Schulterinstabilitäten

■■ Pathogenese

Schulterinstabilitäten können sowohl als Folge einer Schulterluxation als auch anlagebedingt auftreten.

Bei der **vorderen Luxation** (■ Abb. 8.29b) reißt in der Regel das Labrum glenoidale als Kapselansatzstruktur vom vorderen, unteren Pfannenrand ab (sog. Bankart-Läsion, ▶ Abschn. 8.6.6). Gelegentlich kommen auch knöcherne Pfannenrandabrisse mit dem Labrum vor (sog. knöcherne Bankart-Läsion). Die Diagnose des Labrumabrisses wird mit MRT gestellt und ggf. arthroskopisch bestätigt. Bei der knöchernen Bankart-Läsion kann zusätzlich ein Dünnschicht-CT erforderlich sein.

Bankart-Läsionen (mit Fraktur des vorderen Pfannenrandes) haben oft eine Schulterinstabilität zur Folge. Bei mangelnder Anheilung wird der Humeruskopf vorne nicht mehr genügend in der Gelenkpfanne stabilisiert, sodass er bei Abduktions-Außenrotationsbewegungen unkontrolliert in eine Kapseltasche luxieren kann. Diese Form bezeichnet man als **posttraumatisch-rezidivierende Schulterluxation**. Bei der klinischen Untersuchung zeigt sich ein positives Apprehension-Zeichen (◘ Abb. 8.6). Sie kann nur operativ behandelt werden.

Seltener trifft man **atraumatisch-rezidivierende (habituelle) Luxationen** an. In diesen Fällen liegt entweder anlagebedingt eine zu weite Kapsel mit übermäßiger Laxizität des Gewebes vor oder aber sehr selten eine Dysplasie in Form einer zu kleinen Pfanne oder einer Fehlorientierung von Humeruskopf und Pfanne im Sinne einer Verminderung der Retrotorsion des Humeruskopfes oder der Retroversion der Pfanne. Die Objektivierung des Befundes erfolgt durch CT.

Eine Sonderform sind rezidivierende Luxationen bei Systemerkrankungen mit Bänderschwäche wie Marfan- oder Ehlers-Danlos-Syndrom.

Bei der **willkürlichen** Schultergelenkluxation kann der Patient seine Schulter selbstständig luxieren oder subluxieren und wieder reponieren. Die willkürliche Schultergelenkluxation lässt sich inspektorisch und palpatorisch nach dem Luxationsvorgang erfassen. Willkürliche Luxation und Reposition gehen in der Regel ohne Schmerzen einher. Die Patienten provozieren die Luxation.

▪▪ Behandlung

Die Therapie sowohl der posttraumatisch-rezidivierenden wie der habituellen Luxationen ist operativ. Dabei refixiert man das vordere Labrum mit der Kapsel wieder am Pfannenrand (Operation nach Bankart). Je nach Ausmaß der Bankart-Läsion und der Weite der Kapseltasche kann die Operation arthroskopisch oder offen erfolgen. Abrisse der Subskapularissehne müssen offen operiert werden. Bei ausgeweiteter vorderer (oder hinterer) Gelenkkapsel muss diese operativ verkleinert werden.

Nur in Ausnahmefällen sind heute noch folgende Eingriffe indiziert: Knöcherne Spanplastiken am vorderen Pfannenrand nach Resch, Derotationsosteotomie des Humeruskopfes gegenüber dem Schaft nach innen (nach Weber) und der Transfer des Korakoids an den vorderen Pfannenrand (nach Patte) sind heute nur noch in Ausnahmefällen indiziert. Bei korrekt ausgeführter Operation und Nachbehandlung ist die Prognose gut. Sportfähigkeit ist wieder gegeben. Bei kompletter Lähmungsluxation, z. B. nach Ausfall des N. axillaris, kommt zur Stabilisierung nur eine Arthrodese (Versteifung) des Schultergelenks in Frage.

Fallbeispiel

Mike Eismann, 23-jähriger Snowboarder, verspürte unmittelbar nach einem Sturz mit Abstützung auf der Hand, wobei ihm der Arm »nach hinten weggerissen wurde« einen starken Bewegungsschmerz in der linken Schulter. Er kann den Arm nur noch in Schonhaltung vor dem Körper halten.

Befund

Tastbare Delle im ventral kaudalen Anteil der Schulter. Einziehung der Haut lateral am Akromion. Keine sensiblen (Test sensibler Ast N. axillaris) oder motorischen Ausfälle. Röntgen: leere Gelenkpfanne in der transthorakalen Aufnahme. Humeruskopf nach ventral kaudal luxiert. Kein Hinweis auf knöcherne Verletzungen.

Diagnose

Traumatische vordere Schulterluxation.

Therapie

Reposition in Analgosedierung. Danach erneute Röntgenkontrolle und Kontrolle der Durchblutung, Sensibilität und Motorik. Bei rezidivierenden Luxationsereignissen nach traumatischer Erstluxation operative Stabilisierung der Schulter mit Refixierung des Labrum glenoidale in der Technik nach Bankart.

8.6.8 Verletzung des Plexus bei der Geburt

Bei Geburtskomplikationen, z. B. bei hochgeschlagenem Arm, der manuell heruntergeholt werden muss, oder beim Zug am vorgefallenen Arm, kann es zu Nervendehnungen und Rissen kommen. Neben einem **Riss des M. sternocleidomastoideus** (Kopfnickerhämatom) und der **Klavikulafraktur** können **Plexusschäden** entstehen (▶ Übersicht 8.4). Bei der Zangenentbindung kann der Plexus entweder direkt durch einen nicht exakt angelegten Löffel oder indirekt durch den starken Zug am Kopf komprimiert werden.

Man unterscheidet 2 Typen von Entbindungslähmungen:
- Die **obere Plexuslähmung** (Duchenne[9]-Erb[10], ◘ Abb. 8.31) betrifft die 5. und 6. Zervikalwurzel

---

9 Guillaume Duchenne, Neurologe, Paris (1806–1875)
10 Wilhelm Erb, Neurologe, Heidelberg (1840–1921)

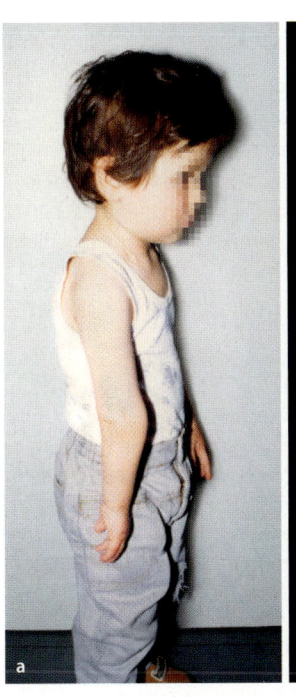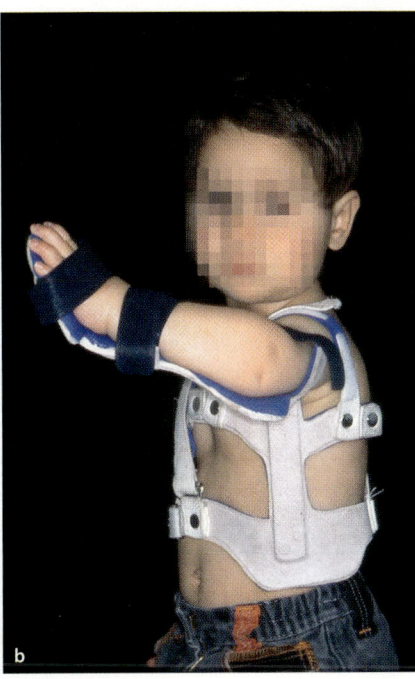

◨ **Abb. 8.31 a** Obere Plexuslähmung mit typischem klinischen Bild. Der Arm liegt dem Körper an und ist in Innenrotation gedreht, die Hand steht nach hinten (Eselsbrücke: »Die Hand wird aufgehalten« = erben). **b** Zur Lagerung auf der Orthese, zur Vermeidung von Kontrakturen wird die entgegengesetzte Einstellung gewählt: Arm in ca. 90° Abduktion und Außenrotation

(M. brachioradialis und M. biceps). Es fällt zunächst auf, dass das Kind den Oberarm nicht bewegt. Dies wird besonders deutlich bei der Prüfung des Moro-Reflexes. Bei Dauerschädigung entwickelt sich eine Adduktions-Innenrotations-Pronations-Kontraktur. Differenzialdiagnostisch muss immer eine Humerusfraktur oder Epiphysenlösung am Humeruskopf ausgeschlossen werden. Die Behandlung besteht zunächst in Lagerung, 90°-Abduktion und Außenrotation (Fechterstellung) zur Entlastung des M. deltoideus, passivem Durchbewegen sowie Elektrostimulation. Die Prognose ist gut, da es sich meistens nur um eine Dehnung handelt.

- Die **untere Plexuslähmung** (Klumpke[11]) betrifft 20% der Entbindungslähmungen. Geschädigt sind die Wurzeln C8 und Th1. Es kommt zu einem Ausfall der Nn. medianus und ulnaris. Betroffen sind vor allem die Beuger der Hand und Finger sowie die Mm. interossei und Mm. lumbricales. Es findet sich eine Krallen- oder Pfötchenstellung der Hand. Die Prognose ist hier weniger gut, da häufig komplette Rupturen und Quetschungen vorliegen. Man

sollte immer einen Neurochirurgen hinzuziehen und eine Nervennaht diskutieren. Wenn gemeinsam eine konservative Behandlung vereinbart wird, muss neben einer intensiven Krankengymnastik ebenso durch Schienenlagerung der Kontraktur entgegengewirkt werden. Bei Dauerschädigung des Armplexus kommt es zu Minderwachstum.

Übersicht 8.4 Geburtsverletzung am Hals

- M. sternocleidomastoideus
- Klavikula
- Armplexus

8.6.9 Traumatische Plexuslähmungen

▪▪ Pathogenese
Die Plexusläsionen können akut durch Trauma oder chronisch durch Kompression verursacht werden.

▪▪ Klinik, Diagnostik
Bei der vollständigen Plexuslähmung sind außer dem M. trapezius alle Schulter- und Armmuskeln ausgefal-

---

11 Augusta Klumpke, Neurologin, Paris (1859–1927)

len, der Arm hängt schlaff herab. Handelt es sich um eine bleibende Lähmung, so kommt es zur Lähmungsluxation im Schultergelenk.

Die Diagnostik umfasst die Elektrophysiologie der betroffenen Nerven und eine MRT-Untersuchung.

▪▪ Therapie

Bei einer Kompression oder Kontinuitätsdurchtrennung besteht die Therapie zunächst in einem Versuch, den lädierten Nervenstrang neurochirurgisch wiederherzustellen und evtl. eine Nerventransplantation vorzunehmen. Andernfalls erfolgt eine physiotherapeutische Behandlung. Gleichzeitig muss der Arm in Abduktion gehalten werden, um eine Adduktionskontraktur zu verhindern. Später kommen nur noch orthopädische Operationen wie Sehnentransplantationen oder Versteifung (Arthrodese) des Schultergelenks in Funktionsstellung in Frage. Die MdE (GdB) beträgt zwischen 30 und 40%. An Rehabilitations- und Umschulungsmaßnahmen ist rechtzeitig zu denken.

8.7   Begutachtung

Die Begutachtung spielt eine Rolle vor allem bei **Rotatorenmanschettenzerreißungen** infolge eines Unfalls. Hier muss man Schadensanlage (asymptomatische Degeneration) bzw. Vorschaden (manifeste Vorerkrankung, z. B. SAS simplex) von den eigentlichen Unfallfolgen trennen.

In der **gesetzlichen Unfallversicherung** werden Unfallfolgen anerkannt, wenn das Ereignis geeignet erscheint, die Rotatorenmanschette zu zerreißen, ungeachtet einer evtl. vorbestehenden Degeneration. In der **privaten Unfallversicherung** wird der Anteil einer vorbestehenden Degeneration anteilmäßig auf die späteren Folgen angerechnet.

Die **Luxation des Schultergelenks** kann auch ohne entsprechende Dysplasie traumatisch erfolgen. Bei entsprechender Gewalteinwirkung wird die Luxation als Unfall anerkannt. War die betroffene Schulter jedoch schon vor dem Unfallereignis ein- oder mehrfach luxiert, so wird bei unfallbedingter erneuter Luxation das traumatische Ereignis nur als Teilursache anerkannt.

Fallbeispiel

Rudi Rutsch, 60 Jahre, Marcumar-Einnahme, stolperte auf dem Weg zum Fitnessstudie über eine Bordsteinkante und stürzte auf die linke Schulter. Dabei verspürte er einen »Riss und ein Krachen« in dieser Region. Die linke Schulter kann er nun schmerzbedingt nicht mehr bewegen.

Befund

Starke Schwellung mit Schürfwunde über der lateralen Klavikula bis zum Oberarm ziehend. Stärkster Druckschmerz über der gesamten Schulterregion, kein Punctum maximum. Aktiv und passiv keine Schultergelenksbeweglichkeit schmerzbedingt durchführbar. Taubheitsgefühl an der Haut über dem M. deltoideus. Periphere Durchblutung, Motorik und Sensibilität intakt.

Differentialdiagnosen

- Humeruskopffraktur
- Schulterluxation
- (Laterale) Klavikulafraktur
- Schultereckgelenkssprengung
- Rotatorenmanschettenruptur
- Skapulafraktur
- Schulterprellung
- HWS-Verletzung, Rippenfrakturen, Kompartmentsyndrom linker Oberarm

Diagnostik

Klinische Untersuchung, Röntgenuntersuchung der Schulter in 3 Ebenen (Traumaserie).

Diagnose

3-Part-Humeruskopffraktur mit Verletzung des sensiblen Astes des N. axillaris.

Therapie

Operative Versorgung der Fraktur mittels offener Reposition und winkelstabiler Plattenosteosynthese des proximalen Humerus nach entsprechender Normalisierung der Gerinnung. Postoperativ sorgfältige Kompartmentüberwachung. Begleitend neurologische Mitbetreuung. 1 Jahr postoperativ vollständige Erholung des sensiblen N. axillaris-Schadens.

Arm und Hand

9.1 Entwicklungsstörungen und Anomalien – 255

9.1.1 Radioulnare Synostose – 255

9.1.2 Klumphand – 255

9.1.3 Radiusköpfchenluxation – 255

9.1.4 Madelung-Deformität – 256

9.1.5 Syndaktylie – 256

9.2 Erworbene Störungen von Ellenbogengelenk und Unterarm – 257

9.2.1 Funktionsprüfung des Ellenbogengelenks – 257

9.2.2 Arthritis, Arthrose – 257

9.2.3 Osteochondrosis dissecans (Morbus Panner) – 258

9.2.4 Myotendinosen (Epikondylopathia, Tennisellenbogen, Golferellenbogen) – 258

9.2.5 Typische Kontrakturen am Ellenbogen – 259

9.2.6 Bursitis olecrani (Studentenellenbogen, student's elbow) – 259

9.3 Verletzungen des Oberarmes und des Ellenbogengelenkes – 260

9.3.1 Humerusschaftfraktur – 260

9.3.2 Supra- und perkondyläre Oberarmfrakturen – 261

9.3.3 Ellbogengelenkluxation – 262

9.3.4 Radiusköpfchenfrakturen – 263

9.3.5 Olekranonfraktur – 265

9.3.6 Radiusköpfchensubluxation (Pronatio dolorosa Chassaignac, babysitter's elbow) – 265

9.4 Erworbene Störungen von Handgelenk und Hand – 265

9.4.1 Funktionsprüfung des Handgelenks – 265

9.4.2 Arthritis, Arthrose – 265

9.4.3 Lunatummalazie – 266

9.4.4 Rhizarthrose (Daumensattelgelenkarthrose) – 267

9.4.5 Neurogene Störungen – 268

9.4.6 Sehnen- und Sehnenscheidenerkrankungen – 268

9.4.7 Karpaltunnelsyndrom (CTS) – 269

9.4.8 Dupuytren-Kontraktur – 270

9.5   Verletzungen von Unterarm und Handgelenk – 271
9.5.1   Unterarmfrakturen   – 271
9.5.2   Distale Radiusfraktur   – 274

9.6   Verletzungen der Hand   – 275
9.6.1   Frakturen, Bandrupturen und Luxationen der Handwurzel   – 275
9.6.2   Frakturen und Luxationen der Mittelhand   – 279
9.6.3   Frakturen und Luxationen der Finger   – 281
9.6.4   Sehnenverletzungen   – 282
9.6.5   Verletzungen des Nagelbetts   – 285
9.6.6   Infektionen an der Hand   – 285

9.7   Verletzungsfolgen an Unterarm, Handgelenk und Hand   – 286
9.7.1   Fehlstellung   – 286
9.7.2   Kompartmentsyndrom des Armes   – 287
9.7.3   CRPS, complex regional pain syndrome   – 287
9.7.4   Kahnbeinpseudarthrose   – 288
9.7.5   Handgelenkinstabilitäten   – 288

Einleitung

Entwicklungsstörungen, Verletzungen und ihre funktionellen Auswirkungen an Arm und Hand müssen vor allem differenzialdiagnostisch abgegrenzt werden. Im Röntgenbild ist die proximale Handwurzelknochenreihe zu beachten (Kahnbeinpseudarthrose, Lunatummalazie), ebenso wie das distale Radiusende (Madelung-Deformität, Radiusfraktur). Einzuprägen sind alle Rheumaveränderungen der Hand, die sich z. T. hier und im Rheumakapitel (▶ Abschn. 4.6.2) finden.

9.1 Entwicklungsstörungen und Anomalien

9.1.1 Radioulnare Synostose

> **Radioulnare Synostose**
>
> Knöcherne Verbindung zwischen Speiche und Elle.

Die radioulnare Synostose tritt oft beidseitig auf, ist insgesamt aber selten (◘ Abb. 9.1).

▪▪ Therapie

Diese Fehlbildung bedarf nur selten der operativen Korrektur.

9.1.2 Klumphand

> **Klumphand**
>
> Ausgeprägte radiale Abwinkelung der Hand durch Hypo- oder Aplasie des Radius mit verkürztem Unterarm.

Die knöcherne Fehlbildung wird von abnormen Anlagen der Handmuskeln, Gefäße und Nerven begleitet, häufig sind zusätzliche Daumenfehlbildungen.

▪▪ Therapie

Die Behandlung erfolgt durch Redressionsbehandlung in den ersten Lebenstagen mit anschließender operativer Korrektur.

9.1.3 Radiusköpfchenluxation

> **Radiusköpfchenluxation**
>
> Angeborene Missbildung mit Supinations-Beuge-Behinderung.

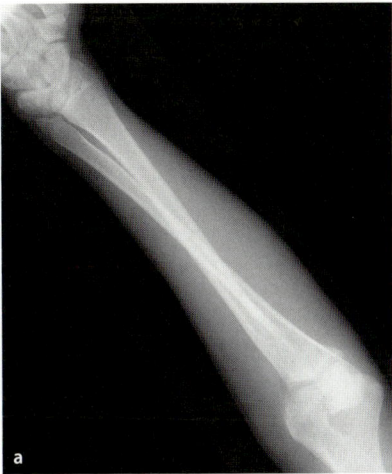

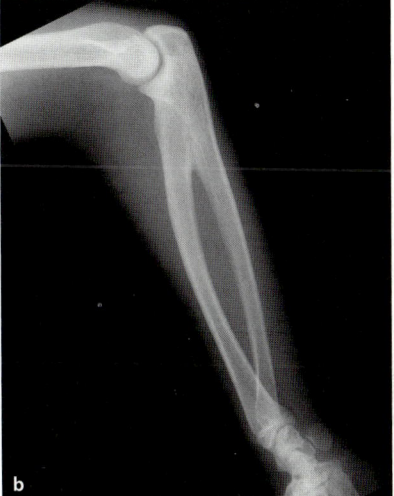

◘ **Abb. 9.1 a, b** Proximale radioulnare Synostose. Radius und Ulna sind im Diaphysenbereich in typischer Weise geschwungen

Es bildet sich ein Cubitus valgus (Abweichung des Unterarms nach lateral bei Streckstellung) mit Pronationsstellung aus. Im Röntgenbild sieht man eine Verformung des Radiusköpfchens in Luxationsstellung (◘ Abb. 9.2).

▪▪ Differenzialdiagnose

Einen Cubitus valgus gibt es auch nach in Fehlstellung verheilter suprakondylärer Humerusfraktur vor allem im Kindesalter. Dabei kann der N. ulnaris überdehnt werden.

▪▪ Therapie

Radiusköpfchenresektion, Krankengymnastik.

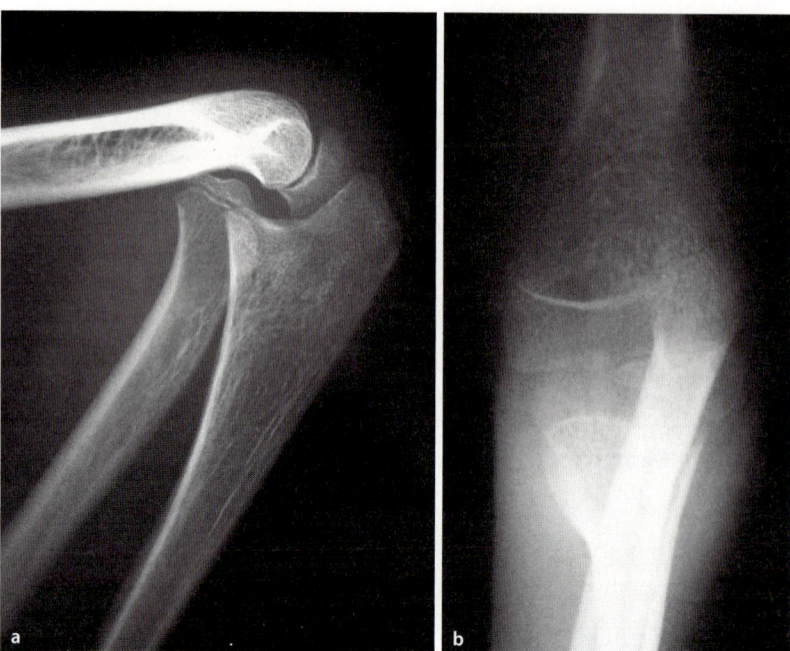

◧ Abb. 9.2 a, b Angeborene Radiusköpfchenluxation. Im Röntgenbild zeigt sich das nach beugeseitig hochstehende Radiusköpfchen, das die Bewegung hemmt. Da das Radiusköpfchen keinen Gegenhalt am Capitulum humeri hat, weicht der Unterarm in die Valgusstellung ab. Der proximale Radius ist funktionell verlängert

9.1.4 Madelung-Deformität

> **Madelung[1]-Deformität**
>
> Wachstumshemmung der distalen Radiusmetaphyse ulnarseitig mit Vorwölbung von Teilen der proximalen Handwurzel in den Defekt.

Die Madelung-Deformität zählt zu den autosomal-dominanten enchondralen Dysostosen (Knorpel-Knochen-Wachstumsstörungen). Der Karpus subluxiert nach palmar. Infolgedessen kommt es zum Ulnavorschub. Das distale Ulnaende springt beim häufigeren ulnodorsalen Typ dorsalwärts vor, beim selteneren ulnopalmaren Typ nach palmar (**Bajonett-Stellung der Hand**, ◧ Abb. 9.3). Dorsalextension, Supination und ulnare Abduktion sind beim ulnodorsalen Typ, Palmarflexion und Pronation sind beim ulnopalmaren Typ eingeschränkt.

▪▪ Differenzialdiagnose der Bajonett-Stellung
In Fehlstellung verheilte distale Radiusfraktur.

---

1 Otto Madelung, Chirurg, Rostock (1846–1926)

▪▪ Therapie
Gewöhnlich bestehen nur minimale Beschwerden, die keiner Behandlung bedürfen. Bei störender funktioneller Einschränkung kann eine intraartikuläre Korrekturosteotomie des Radius und distale Umstellungsosteotomie der Radiusmetaphyse erfolgen.

9.1.5 Syndaktylie

> **Syndaktylie**
>
> Schwimmhautbildung unterschiedlicher Ausprägung.

Dominantes Erbleiden, gibt es an Händen und Füßen ein- und doppelseitig.

> **Löffelhand/Löffelfuß**
>
> Bei einer Löffelhand bzw. einem Löffelfuß handelt es sich um eine komplette Form der Syndaktylie mit Befall aller Finger bzw. Zehen.

Bei komplexen Syndaktylien sind ossäre Fusionen sowie Anomalien von Gelenken, Sehnen, Gefäßen, Nerven und Nägeln möglich.

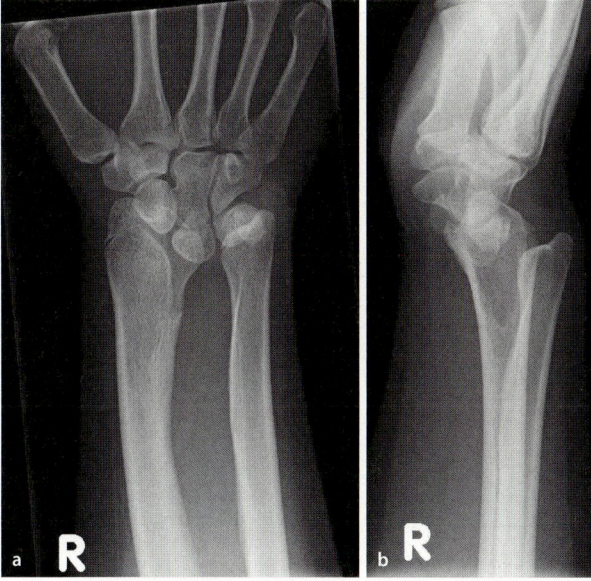

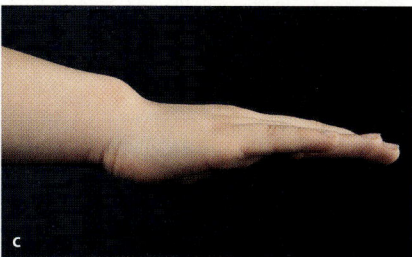

Abb. 9.3 a–c Bajonetthaltung der Hand bei Madelung-Deformität und nach fehlverheilter Radiusfraktur

▪▪ Therapie

Operative Korrektur im Säuglings- und Kleinkindesalter.

9.2 Erworbene Störungen von Ellenbogengelenk und Unterarm

9.2.1 Funktionsprüfung des Ellenbogengelenks

Zur Funktionsprüfung des Ellenbogengelenks, ▪ Abb. 9.4, ▪ Abb. 9.5.

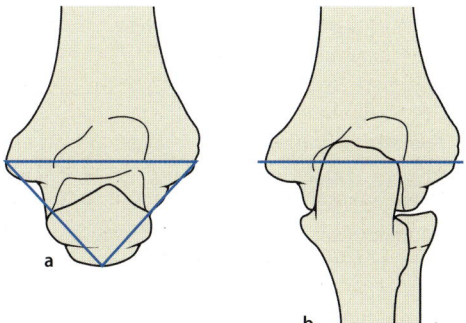

Abb. 9.4 a Beugung, Streckung und Überstreckung, **b** Supination und Pronation im Ellenbogengelenk

9.2.2 Arthritis, Arthrose

▪▪ Pathogenese, Klinik

Es gibt bakterielle und abakterielle (rheumatische) Entzündungen des Ellenbogengelenks. Am häufigsten kommt die **Arthritis** des Ellenbogengelenks im Rahmen der rheumatoiden Arthritis vor. Durch Kapselschrumpfung und Gelenkdestruktion kann sich eine typische Beuge-Pronations-Kontraktur einstellen. Im akuten Reizzustand kommt es zur Synovialitis mit Ergussbildung. Den Erguss tastet man am besten auf der Beugeseite radial der Bizepssehne.

Die **Arthrose** des Ellenbogengelenks ist meist eine sekundäre Arthrose. Sie tritt ein nach Entzündungen, Frakturen und Osteochondrosis dissecans. Die genannten Erkrankungen hinterlassen Deformitäten an

Abb. 9.5 Hueter[2]-Dreieck. **a** Epicondylus medialis und lateralis humeri sowie Olekranonspitze bilden physiologischerweise ein gleichseitiges Dreieck. **b** Bei voller Ellenbogenstreckung liegen die Punkte auf einer Linie

2 Karl Hueter, Chirurg, Greifswald (1838–1882)

den Gelenkflächen und stellen deswegen sog. prä-arthrotische Deformitäten dar.

▪▪ Therapie

Zunächst konservative Übungsbehandlung durch Krankengymnastik. Funktionell ungünstig ist insbesondere ein stärkeres Beugedefizit, weil dann die Hand beim Essen und bei der Hygiene nicht mehr zum Gesicht geführt werden kann. In diesen Fällen ist eine Synovialektomie mit Radiusköpfchenresektionen, evtl. Alloarthroplastik mit Ersatz des zerstörten Ellenbogengelenks durch ein künstliches anzuraten.

9.2.3 Osteochondrosis dissecans (Morbus Panner[3])

┌─ **Osteochondrosis dissecans** ──────────

Aseptische Knochennekrose am Humerusköpfchen (Capitulum humeri) des Ellbogens.

Der M. Panner tritt hauptsächlich bei Jungen zwischen dem 6. und 10. Lebensjahr auf.

Am Capitulum humeri radialis kommt es zur Bildung eines Knorpel-Knochen-Sequesters, der in das Gelenk abgestoßen wird und dort Einklemmungserscheinungen hervorruft. Selbst wenn der freie Gelenkkörper entfernt ist, besteht die Gefahr einer **Früharthrose** durch den Defekt in der Knorpelfläche (◘ Abb. 9.6, ▶ Übersicht 9.1).

┌──────────────────────────────────────┐
│ **Übersicht 9.1 Memo: Gelenkblockierung** │
│ **im Ellenbogen** │
│ │
│ ▬ Osteochondrosis dissecans │
│ ▬ Subluxation des Radiusköpfchens │
│ ▬ Gelenkchondromatose │
└──────────────────────────────────────┘

▪ Pressluftschaden

Durch den Vibrationsdruck kann es zu Knorpel-Knochen-Schäden in den Gelenken der oberen Extremitäten kommen. Bei individueller Disposition kann sowohl eine Nekrose des Os lunatum (**Lunatummalazie**) als auch eine **Osteochondrosis dissecans** am Ellenbogen auftreten. Die Lunatummalazie führt zum scholligen Zerfall des Mondbeins, während die Osteochondrosis dissecans zur Ellbogengelenksarthrose führt (▶ Übersicht 9.2).

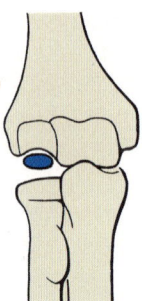

◘ **Abb. 9.6** Typische Lokalisation der Osteochondrosis dissecans am Ellenbogen: Oberarmgelenkrolle gegenüber dem Speichenköpfchen

┌──────────────────────────────────────┐
│ **Übersicht 9.2 Pressluftschäden an** │
│ **Ellenbogen und Hand** │
│ │
│ ▬ Ellenbogen: Osteochondrosis dissecans, │
│   Arthrosis deformans │
│ ▬ Hand: Nekrose des Os lunatum │
└──────────────────────────────────────┘

9.2.4 Myotendinosen (Epikondylopathia, Tennisellenbogen, Golferellenbogen)

▪▪ Pathogenese

Es handelt sich um **Überlastungsschäden** der Sehnen und Muskelansätze, insbesondere am Übergang zum Knochen. Typisches Beispiel sind der Tennisellenbogen (**Epicondylopathia radialis/lateralis humeri**) und der Golferellenbogen (**Epicondylopathia ulnaris/medialis humeri**). Pathologisch-anatomische Untersuchungen zeigen regressive Veränderungen der Sehnenursprünge und -ansätze mit Verfettungen und Aufsplitterung von Sehnenfasern. Es handelt sich meistens um Folgen von muskulärer Überanstrengung (Tennis spielen, Golf spielen). Aber nicht nur Sport, sondern auch Überanstrengungen anderer Art (z. B. Schraubbewegungen) rufen Insertionstendopathien am Ellenbogen hervor.

> ❯ Tennis – lateral/radial. Golfer – medial/ulnar.

Ähnliche Veränderungen gibt es am Processus styloideus ulnae und radii und an den Adduktorenansätzen der Hüfte, besonders am M. gracilis (**Gracilissyndrom**).

▪▪ Klinik

Bei der Untersuchung findet sich ein Druckschmerz über dem betroffenen Epikondylus. Beim Tennisellen-

---

3 Hans Panner, Radiologe, Kopenhagen (1870–1930)

bogen ruft passive Dehnung des M. extensor carpi radialis durch Ulnarduktion und Palmarflexion Spontanschmerzen am Epicondylus radialis hervor, ebenso Dorsalextension gegen Widerstand. Beim Golferellenbogen ist es umgekehrt.

> Typisches, oft einziges Symptom des Tennisellenbogens ist der Druckschmerz über dem Epicondylus lateralis humeri.

▪▪ Differenzialdiagnose

Zervikobrachialsyndrom (mit segmentaler Ausstrahlung), Arthrose des Ellenbogengelenks, freie Gelenkkörper.

▪▪ Therapie

Im Rahmen der **konservativen** physiotherapeutischen Behandlung erfolgt nach Ausdifferenzierung des bzw. der betroffenen Muskeln eine intensive Querfriktion am Ursprung, eine Weichteildehnung des betroffenen Muskelbauchs und eine Quer- bzw. Längendehnung des betroffenen Muskels. Im Anschluss daran wird die betroffene Muskulatur intensiv trainiert, wie es der jeweiligen Belastungssituation im Alltag entspricht. Ergänzend können eine Infiltration mit Kortisonkristallsuspension, eine Gipsruhigstellung oder eine Epikondylitis-Spange eingesetzt werden.

Bei Versagen der konservativen erfolgt die **operative** Therapie mit Einkerbung der Ansätze der Handgelenkstrecker am Epicondylus lateralis bzw. medialis humeri und begleitender Denervierung.

▪▪ Prognose

Die Prognose der Epicondylopathia radialis humeri ist günstig. Die Beschwerden gehen häufig von selbst auch ohne Behandlung zurück. Es entstehen keine Kontrakturen oder sonstige Folgeschäden.

Fallbeispiel

Steffi Becker, 36 Jahre, Sportlerin verspürt seit einigen Wochen Schmerzen an der rechten Ellenbogenaußenseite. Sie kann das Ellenbogengelenk voll bewegen, äußerlich ist nichts zu sehen.

Befund

Umschriebener Druckschmerz über dem Epicondylus lateralis humeri. Kein Druckschmerz über dem Radiusköpfchen. Labor und Röntgen ohne Befund.

▼

Diagnose

Epicondylopathia lateralis humeri.

Therapie

Wenn die konservative Behandlung mit Physiotherapie, vorübergehender Ruhigstellung, medikamentöser Therapie und 1–2 Kortisoninjektionen nicht hilft, sollte die operative Einkerbung der Sehnenansätze am Ellenbogen folgen.

9.2.5 Typische Kontrakturen am Ellenbogen

Nach Verletzungen am Ellenbogen stellen sich häufig **Beugekontrakturen** ein. Die Ursache liegt darin, dass die Ellenbogenbeuger wesentlich stärker sind als die Strecker und günstigere Hebelverhältnisse haben.

> Daher reicht schon die Fixation des Ellenbogens in Beugestellung über mehrere Wochen aus, um eine Beugekontraktur entstehen zu lassen.

Eine Versteifung des Ellenbogens, selbst in der Funktionsmittelstellung, bedeutet eine erhebliche Beeinträchtigung, weil eine Kompensation durch benachbarte Gelenke nicht möglich ist.

▪▪ Therapie, Prophylaxe

Frühzeitige krankengymnastische Übungsbehandlung. Falls durch Bewegungstherapie keine volle Streckung erreicht werden kann, kommen Quengelmaßnahmen (Streckungen mit mechanischen Zügeln) in Frage.

9.2.6 Bursitis olecrani (Studentenellenbogen, student's elbow)

┌─ **Bursitis olecrani** ──────────────
│ Entzündung des Schleimbeutels über dem
│ Olekranon nach starker mechanischer Beanspruchung, längerem Aufstützen und nach Fraktur.
└───────────────────────────────────

In der Bursa können sich größere Flüssigkeitsmengen ansammeln (◨ Abb. 9.7).

▪▪ Therapie

Ruhigstellung, später evtl. Entfernung des Schleimbeutels. Cave: hohe Rezidivneigung.

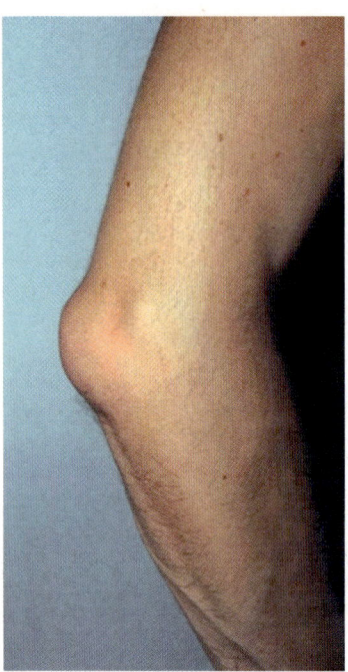

9

⬛ **Abb. 9.7** Klinisches Bild einer Bursitis olecrani. Durch die Schwellung des Schleimbeutels ist die Haut typisch vorgewölbt und erscheint palpatorisch wie ein Wasserkissen

9.3   Verletzungen des Oberarmes und des Ellenbogengelenkes

! ▶ 9.3.1   Humerusschaftfraktur

> ┌─ Humerusschaftfraktur ──────────
> │
> │ Die Humerusschaftfraktur ist die knöcherne
> │ Kontinuitätsdurchtrennung des Humerusschaftes.

▪▪ Verletzungsmechanismus, Einteilung

Sie entsteht durch ein direktes Trauma, wie Schlag auf den Oberarm oder ein indirektes fortgeleitetes Trauma, wie Sturz auf den Arm, Ellenbogen oder Hand. Indirekte Krafteinwirkung führt zu Spiralfrakturen mit und ohne Drehkeil. Direkte Krafteinwirkung verursacht in Abhängigkeit von der Richtung der Gewalteinwirkung Quer-, Spiral- oder Stückfrakturen.

Die **Einteilung** der Frakturen erfolgt nach der Höhe der Frakturlokalisation in Frakturen des proximalen, mittleren und distalen Drittels. Frakturen des mittleren Humerusdrittels sind am häufigsten, gefolgt von Frakturen im distalen Drittel

▪▪ Klinik

Der Patient zeigt eine Schonhaltung des betroffenen Armes, der Arm wird zur Schienung mit der anderen Hand eng am Körper gehalten. Es finden sich eine Schwellung, ein Hämatom, ggf. eine Deformität mit Fehlstellung und einer Verkürzung des Oberarmes.

Die klinische Untersuchung umfasst die Prüfung der peripheren Durchblutung durch Tasten der Pulse der A. radialis und A. ulnaris und die Prüfung der aktiven Handgelenk- und Fingerstreckung zum Ausschluss einer Fallhand bei frakturbedingter Läsion des N. radialis.

> ❯ **Der N. radialis kreuzt im mittleren Oberarmdrittel knochennah den Humerus und ist in dieser Region zu 10–15% begleitverletzt.**

▪▪ Röntgen

Humerus in 2 Ebenen. Bei fehlenden Pulsen und Verdacht auf Minderperfusion ist eine Angiografie zu veranlassen.

▪▪ Therapie

Bei unkomplizierter nichtdislozierter Humerusfraktur kann die Therapie **konservativ** erfolgen. Die Ruhigstellung erfolgt initial für 2 Wochen im Desault[4]-/Gilchrist[5]-Verband (⬛ Abb. 9.8). Anschließend kann die tägliche Tragezeit reduziert werden. Regelmäßige Röntgenkontrollen lassen eine sekundäre Dislokation frühzeitig erkennen.

Bei komplizierten und dislozierten Frakturen erfolgt in der Regel **operativ** die geschlossene Reposition und Marknagelosteosynthese (⬛ Abb. 9.9) oder bei offenen Frakturen mit Gefäß-Nervenbeteiligung die offene Reposition und Plattenosteosynthese, um rasch ein übungsstabiles Behandlungsergebnis zu erreichen und die negativen Folgen einer langen Ruhigstellung zu vermeiden. Bei Humerusfrakturen ist insbesondere der N. radialis durch seine enge anatomische Beziehung zum Humerusschaft gefährdet. Oberarmfrakturen bei Polytraumen werden aus Zeitgründen häufig mit einem Fixateur externe behandelt. Kindliche Frakturen werden mit Prévot-Nägeln (ESIN, **e**lastisch **s**tabile **i**ntramedulläre **N**ägel) geschient.

▪▪ Prognose

Die Prognose bei konservativer und komplikationsloser operativer Behandlung ist bei intensiver krankengymnastischer Behandlung gut.

---

4 Pierre Jean Desault, Chirurg, Paris (1744–1795)
5 Thomas C. Gilchrist, Dermatologe, Baltimore (1862–1927)

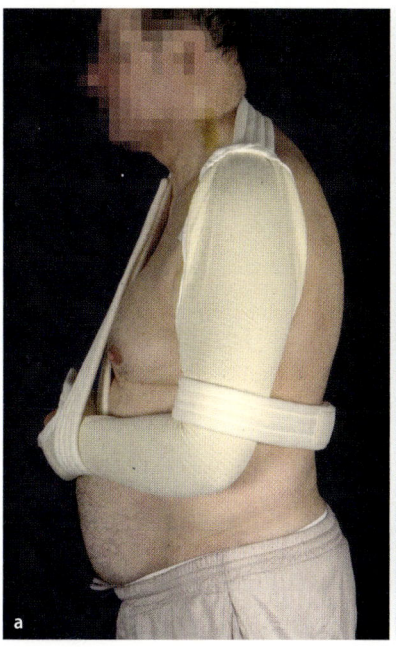
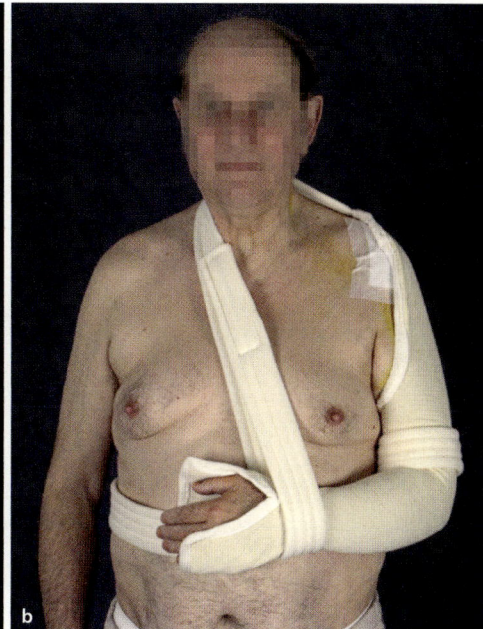

Abb. 9.8a, b Gilchrist-Verband

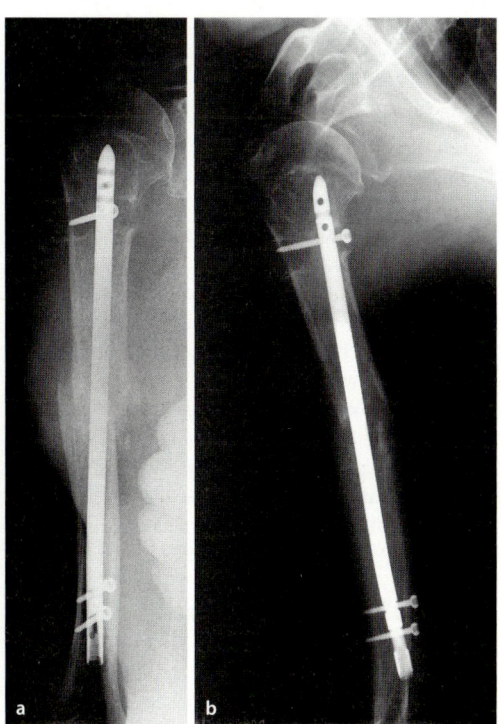

Abb. 9.9a, b Versorgung einer Humerusschaftquerfraktur mit einem Marknagel

9.3.2 Supra- und perkondyläre Oberarmfrakturen

▪▪ Verletzungsmechanismus, Einteilung

Die distale Oberarmfraktur ist eine **häufige kindliche Fraktur** (■ Abb. 9.10), beim Erwachsenen ist sie selten. Zur Verletzung kommt es in der Regel durch indirekte Gewalteinwirkung bei Sturz auf den ausgestreckten Arm oder direkte Gewalteinwirkung durch Sturz oder Schlag auf den Ellenbogen.

Bei Erwachsenen dominieren die intraartikulären distalen Oberarmfrakturen, während bei Kindern die extraartikulären Frakturen überwiegen.

Frakতureinteilung beim Kind:

- Suprakondyläre Humerusfraktur (häufigste kindliche Fraktur der Ellenbogengelenksregion)
- Fraktur des Epicondylus humeri ulnaris (mit und ohne Dislokation) mit möglicher Verletzung des N. ulnaris aufgrund seiner anatomischen Lage im Sulcus ulnaris
- Fraktur des Epicondylus humeri radialis

Frakतureinteilung beim Erwachsenen:

- Extraartikuläre Fraktur, AO-Klassifikation A-Typ
- Partielle Gelenkfraktur, AO-Klassifikation B-Typ
- Vollständige Gelenkfraktur, AO-Klassifikation C-Typ

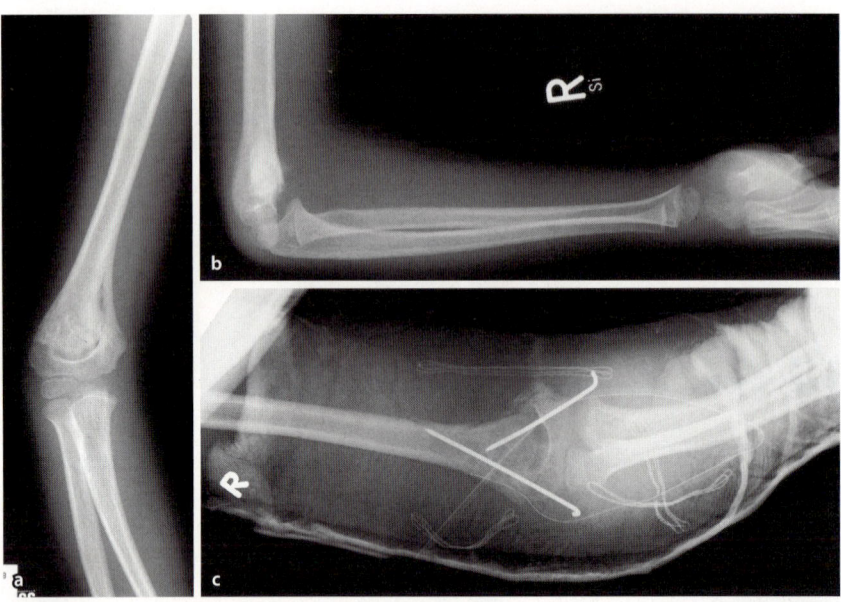

◘ **Abb. 9.10 a, b** Kindliche Fraktur und Dislokation der distalen Humerusepiphysenfuge, **c** Kirschner-Drahtfixation

9

■■ **Klinik**

Rasche Schwellung der Ellbogengelenksregion, schmerzhafte Bewegungseinschränkung des Ellbogengelenks, Fehlstellung. Bei der klinischen Untersuchung ist auf einen Hämarthros (blutiger Gelenkerguss) zu achten. Die Pulse der Aa. radialis und ulnaris sind zu palpieren, da bei Dislokation der Fraktur die Verletzung der A. brachialis möglich ist.

❯ **Die sensible und motorische Innervation der N. ulnaris, N. medianus und N. radialis sind sorgfältig zu prüfen und das Ergebnis zu dokumentieren.**

■■ **Röntgen**

Ellbogengelenk a.-p. und seitlich: Zur sicheren Beurteilung der Trochlea humeri und des Capitulum humeri sind häufig 2 zusätzliche konventionelle Röntgenaufnahmen in jeweils 45°-Ebenen erforderlich. Zur präoperativen Planung ist ggf. eine CT hilfreich.

■■ **Therapie**

Eine **konservative** Behandlung ist nur bei nichtdislozierten Frakturen indiziert. Die Ruhigstellung kindlicher, nichtdislozierter suprakondylärer Frakturen kann in Abhängigkeit vom Kindesalter durch Fixierung des Armes mit einer Blount[6]-Schlinge für 3–4 Wochen erfolgen (◘ Abb. 9.11, Cuff and Collar). Die Ruhigstellung beim Erwachsenen folgt im gespaltenen Oberarmgips. Nach Abschwellen der Weichteile

kann der Oberarmgips zirkuliert werden, die Ruhigstellung beträgt 4–6 Wochen.

Die **operative** Versorgung ist indiziert bei dislozierten Frakturen. Beim Erwachsenen erfolgt die Frakturversorgung typischerweise durch offene Reposition mit Platten- und Schraubenfixation. Operativ behandelt werden kindliche Frakturen mit Dislokation oder Epiphysenfugenbeteiligung. Die operative Versorgung kindlicher Frakturen erfolgt mit Kirschner-Drähten[7] oder Schrauben unter Schonung der Epiphysenfuge mit anschließender Ruhigstellung im Gipsverband.

■■ **Prognose**

Die kindlichen Frakturen haben eine gute Prognose, sofern die Wachstumsfuge unverletzt bleibt und die Reposition und Osteosynthese in achsgerechter Stellung erfolgt. Die Prognose der distalen Oberarmfrakturen des Erwachsenen hängt von der operativen Wiederherstellung der Gelenkflächen ab. Streckdefizite und Einschränkungen der Umwendbewegung verbleiben häufig.

9.3.3   Ellbogengelenkluxation

Die Ellbogenluxation ist nach der Schulterluxation die zweithäufigste Luxation des Menschen.

---

6 Walter Putnam Blount, Orthopäde, Milwaukee (Zeitgenosse)
7 Martin Kirschner, Chirurg, Heidelberg (1879–1942)

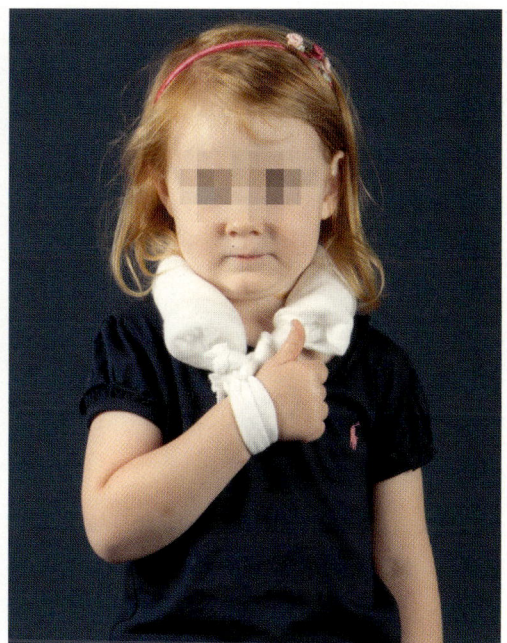

Abb. 9.11 Blount-Schlinge bei nichtdislozierten kindlichen suprakondylären Frakturen

---

Ellbogengelenkluxation

Per definitionem besteht eine vollständige Dislokation der gelenkbildenden Anteile.

▪▪ Verletzungsmechanismus

Der häufigste Unfallmechanismus ist der Sturz des Patienten mit dem Versuch das Körpergewicht auf den proniert gehaltenen ausgestreckten Arm abzufangen. Der Unfallmechanismus geht immer mit einer Zerreißung der Gelenkkapsel und des ulnaren oder radialen Seitenbandes durch Valgus- oder Varusstress einher. Die Ellbogenluxation ist häufig vergesellschaftet mit Abscherfrakturen des Processus coronoideus und des Capitulum humeri und Abrissfrakturen des Epicondylus ulnaris humeri als sog. **Ellbogenluxationsfraktur**. Die häufigste Luxationsrichtung ist die dorsale Luxation. Hierbei luxieren Radius und Ulna nach hinten und verhaken sich hinter dem Humerus. Dies führt zu einer federnden Gelenkfixation bei der Bewegungsprüfung. Ein dorsal prominentes Olekranon ist häufig zu palpieren. Es besteht eine schmerzhafte Bewegungseinschränkung.

▪▪ Röntgen

Ellbogengelenk in 2 Ebenen vor Reposition zur Beurteilung begleitender Frakturen und nach erfolgter Reposition.

▪▪ Therapie

Die Reposition ist zeitnah durchzuführen. Sie erfolgt durch Zug und Gegenzug bei Streckung des Ellbogengelenkes. Die Stabilität nach Reposition entscheidet über eine einfache Ruhigstellung oder eine operative Bandrekonstruktion.

Bei stabilem Gelenk ist die konservative Behandlung mit Ruhigstellung im Gips für 14 Tage möglich. Operativ zu behandeln sind hochgradige Instabilitäten. Zerrissene Bandstrukturen werden operativ rekonstruiert und knöchern refixiert. Begleitende Frakturen (z. B. Frakturen des Processus coronoideus) werden durch Schrauben oder Drähte stabilisiert. Bei Repositionshindernis, begleitenden Verletzung von Gefäßen und Nerven und offenen Gelenkverletzungen ist ebenfalls eine operative Versorgung erforderlich.

▪▪ Prognose

Die Prognose ist abhängig von den Begleitverletzungen. Bei komplexer Zerreißung der Seitenbänder und der Gelenkkapsel besteht die Gefahr der Reluxation bis hin zur Ausbildung einer habituellen posttraumatischen Luxation.

9.3.4 Radiusköpfchenfrakturen

> **Die Radiusköpfchenfraktur ist eine häufige Fraktur des Ellenbogens.**

▪▪ Verletzungsmechanismus

Die Radiusköpfchenfraktur entsteht typischerweise durch indirekte Gewalteinwirkung beim Sturz auf den ausgestreckten oder leicht gebeugten Arm. Die Frakturen lassen sich in die Frakturtypen Meißelfraktur, Spaltbruch, Stauchungsfraktur mit Impression der vollständigen oder eines Teils der Gelenkfläche, Trümmerfraktur und Frakturen des Radiushalses unterteilen.

▪▪ Klinik

Das klinische Beschwerdebild reicht von Druck- und Bewegungsschmerz über dem Radiusköpfchen bis zu starker Schwellung des Gelenkes mit hochgradiger schmerzhafter Bewegungseinschränkung.

> **Isolierte Radiusköpfchenfrakturen, insbesondere des älteren Menschen, können klinisch beschwerdearm sein.**

▪▪ Röntgen

Ellbogengelenk in 2 Ebenen, ggf. ergänzt durch Aufnahmen in 45°-Stellung.

9

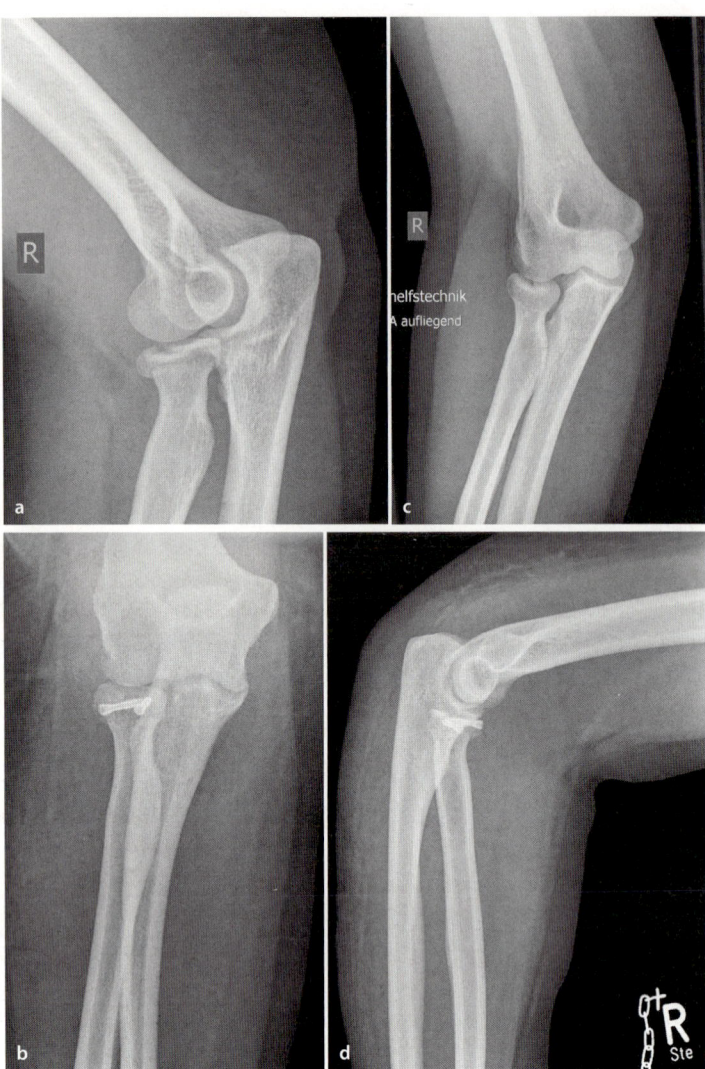

Abb. 9.12 a, b Operative Versorgung einer Radiusköpfchenfraktur (sog. Meissel-Fraktur) mit Minischrauben. **a, b** präoperativ, **c, d** postoperativ

▪▪ Therapie

Die Fraktur des Radiusköpfchens ist eine Gelenkfraktur.

Die Behandlung richtet sich nach der Dislokation der Fragmente:

- Bei nichtdislozierten einfachen Frakturen erfolgt eine frühfunktionelle Behandlung, da die Gefahr einer verbleibenden Bewegungseinschränkung unter Ruhigstellung hoch ist.
- Dislozierte Meißelfrakturen werden operativ mit Minischrauben oder bioresorbierbaren Pins versorgt (■ Abb. 9.12).

Bei kompletter Zertrümmerung des Radiusköpfchens ist eine operative Rekonstruktion oft nicht möglich. Hier ist eine Resektion des Köpfchens, ggf. mit Ersatz durch eine Radiusköpfchenprothese erforderlich.

▪▪ Prognose

Die Prognose ist abhängig vom Verletzungsausmaß. Gelingt eine achsengerechte, übungsstabile osteosynthetische Versorgung ist die Prognose gut. Eine endgradige Einschränkung der Umwendbewegung kann verbleiben. Kindliche Frakturen können zu Wachstumsstörungen führen.

9.3.5 Olekranonfraktur

▪▪ Verletzungsmechanismus

Die Olekranonfraktur entsteht typischerweise durch direkte Gewalteinwirkung auf das gebeugte Ellbogengelenk, z. B. bei einem Sturz. Indirekte Verletzungsmechanismen sind deutlich seltener. Durch den Zug des M. triceps brachii am proximalen Olekranonfragment erfolgt fast immer eine Dislokation nach proximal.

▪▪ Klinik

Rasch einsetzende Schwellung mit erheblicher schmerzhafter Bewegungseinschränkung. Gelegentlich lässt sich ein Spalt im Olekranon durch Zug des M. triceps brachii tasten. Die aktive Ellbogenstreckung ist aufgehoben.

▪▪ Röntgen

Ellbogengelenk in 2 Ebenen: Insbesondere auf der seitlichen Aufnahme ist die dislozierte Fraktur in der Regel gut zu sehen.

▪▪ Therapie

Eine **konservative** Behandlung mit Ruhigstellung im Oberarmgips kann nur bei unverschobenen oder minimal dislozierten Frakturen erfolgen.

Das **operative** Vorgehen ist erforderlich bei dislozierten Frakturen und damit bei fast allen Olekranonfrakturen.

Die stufenlose genaue anatomische Rekonstruktion mit Fixation des peripheren Fragments durch Zuggurtungsosteosynthese mit Kirschner-Drähten und Drahtschlingen in Achtertour oder Zugschraubenosteosynthese. Trümmerfrakturen erfordern häufig die Durchführung einer Plattenosteosynthese.

▪▪ Prognose

Die Prognose ist von der anatomiegerechten Reposition abhängig. Bei verbleibender Gelenkstufenbildung ist eine frühzeitige Arthrose wahrscheinlich. Komplikationen sind Wundheilungsstörungen aufgrund des geringen Weichteilmantels zwischen Haut, Subkutangewebe und Olekranon, Kirschner-Draht-Wanderung, Irritation des N. ulnaris, Pseudarthrosenbildung.

9.3.6 Radiusköpfchensubluxation (Pronatio dolorosa Chassaignac, babysitter's elbow)

▪▪ Verletzungsmechanismus

Die Subluxation des Radiusköpfchens ist eine Verletzung des Kleinkindes. Der typische Unfallmechanismus entsteht bei einem Kleinkind, das an der Hand

eines Erwachsenen geht, sich von der Hand los zu reißen versucht oder stolpert und festgehalten wird. Der dabei entstehende Zug mit Pronation des Armes löst die isolierte Subluxation des Radiusköpfchens aus. Es kommt zu einer partiellen Luxation des Radiusköpfchens aus dem Lig. anulare bei altersbedingtem, noch sehr flachem Radiusköpfchen und der Einklemmung des Bandes zwischen Radius und Capitulum humeri.

> **Das Kind hält den Arm in einer schmerzhaften Pronation (Pronatio dolorosa Chassaignac[8]), der Arm wird auffällig geschont.**

▪▪ Therapie

Die Reposition erfolgt durch gleichzeitige Streckung und Auswärtsdrehung (Supination) des kindlichen Armes mit Druck des Untersucherdaumens auf das Radiusköpfchen mit anschließend erneuter Beugung des Unterarms (Chassaignac'scher Handgriff). Eine Narkose ist für das Repositonsmanöver nicht erforderlich. Die Besserung tritt schlagartig ein. Auf eine radiologische Diagnostik kann bei typischer Anamnese in der Regel verzichtet werden.

9.4 Erworbene Störungen von Handgelenk und Hand

9.4.1 Funktionsprüfung des Handgelenks

Zur Funktionsprüfung der Hand, ◻ Abb. 9.13.

9.4.2 Arthritis, Arthrose

Eine Entzündung des Handgelenks tritt meistens im Rahmen der **rheumatoiden Arthritis** (RA, **p**rimär **c**hronische **P**olyarthritis, pcP, ◻ Abb. 9.14) auf. Spezifische und unspezifische bakterielle Entzündungen sind im Handgelenk selten.

Die **Arthrose** des Handgelenks ist eine typische sekundäre Arthrose. Als Ursache kommen in Fehlstellung verheilte Radiusfrakturen sowie spontane Osteonekrosen und Verletzungsfolgen an den Handwurzelknochen in Betracht. Typische Verletzungsfolgen sind arthrotische Deformierungen des Handgelenks nach Skaphoidfraktur bzw. Pseudarthrose und nach der Lunatummalazie.

---

8 Charles M. Chassaignac, Chirurg, Paris (1805–1879)

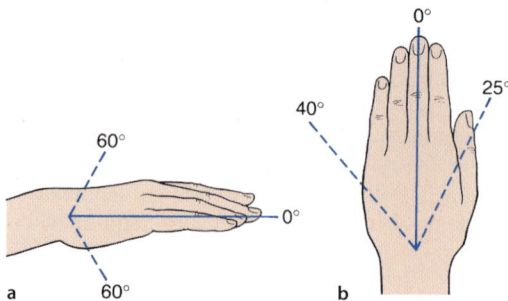

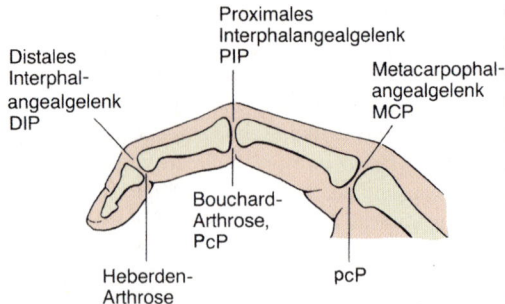

Abb. 9.13 a Dorsalextension und Palmarflexion, **b** Radial-
und Ulnarabduktion

Abb. 9.14 Fingergelenke und typischer Gelenkbefall. Bei
rheumatoider Arthritis und Lupus erythematodes ist symmetrischer Gelenkbefall charakteristisch

▪▪ Therapie

Zunächst konservativ. Falls keine Besserung erzielt
werden kann, kommt in den meisten Fällen eine operative (Teil-)Versteifung des Handgelenks (Arthrodese) in Frage. Handgelenksendoprothesen gibt es,
spielen jedoch eine untergeordnete Rolle, da die Ergebnisse oft unbefriedigend sind und keine befriedigende
Rückzugsmöglichkeit bei Versagen existiert.

‼️▶ 9.4.3 Lunatummalazie

> **Lunatummalazie**
>
> Idiopathische vaskuläre Osteonekrose (Osteo-
> chondrose) des Mondbeins.

Das Mondbein wird aufgrund seiner Vielzahl von Gelenkflächen über den Bandapparat von palmar und
dorsal mit Blutgefäßen versorgt. Die Störung der Blut-
zufuhr führt zur **aseptischen Mondbeinnekrose**. Ursächlich diskutiert werden eine idiopathische Nekrose
und die Nekrose durch starke mechanische Belastung
(berufliche Tätigkeit am Presslufthammer). Die
Erkrankung zeigt einen Altersgipfel zwischen dem
20.–40. Lebensjahr mit männlicher Häufung.

▪▪ Klinik

Der Patient beklagt Schmerzen wechselnder Ausprägung im Handgelenksbereich unter Belastung, ggf.
auch in Ruhe. Bei Fortschreiten der Erkrankung findet
sich häufig eine Bewegungseinschränkung der Dorsalextension und Palmarflexion im Handgelenk. Die Palpation des Mondbeins kann druckschmerzhaft sein.

▪▪ Röntgen

Auf den Röntgenaufnahmen der Handwurzel in 2 Ebenen (■ Abb. 9.15) lassen sich folgende 4 Stadien der
Lunatummalazie nach Decoulx einteilen:

- Stadium 1: keine Veränderung, allenfalls diskrete
  Verdichtung des Lunatums erkennbar. Die äußere
  Kontur des Mondbeins ist erhalten.
- Stadium 2: Im Mondbein sind zystische Aufhel-
  lungen erkennbar. Beginnende Deformierung.
- Stadium 3: Mondbein zerfallen mit beginnendem
  karpalem Kollaps.
- Stadium 4: zerfallenes Mondbein, karpaler Kol-
  laps, Handgelenksarthrose.

Bei klinischem Verdacht auf eine Lunatummalazie ist
bei normalem Röntgenbild eine Kernspintomografie
indiziert, da sich auch im nativ-radiologisch unauf-

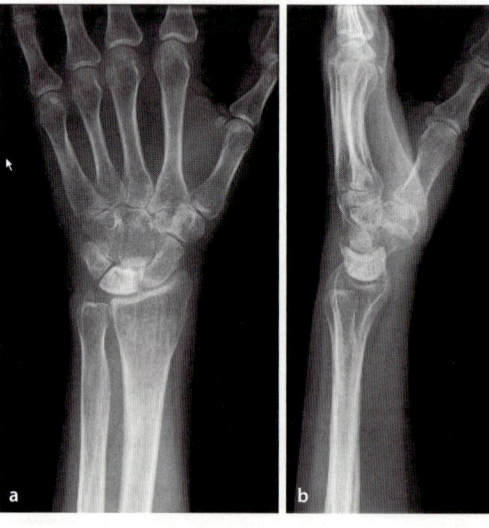

Abb. 9.15 a, b Lunatummalazie. Handgelenk eines Erwachsenen. Das Os lunatum (Mondbein: mittlerer Knochen
im proximalen Handwurzelbereich abgebildet) ist unregelmäßig konturiert, die Trabekelstruktur ist aufgehoben, zystische Aufhellungen und Verdichtungen

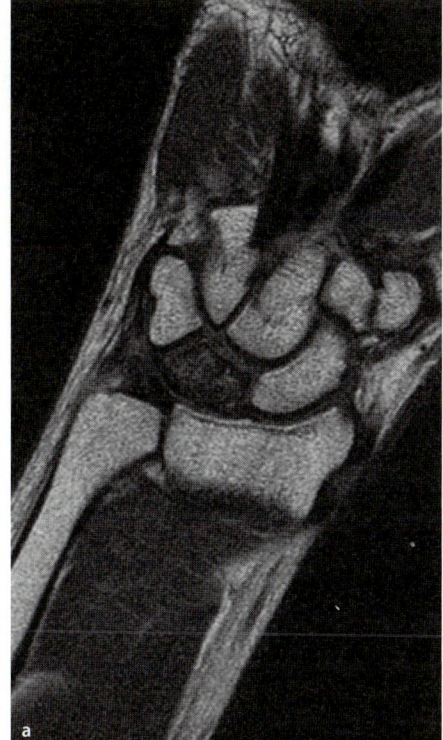

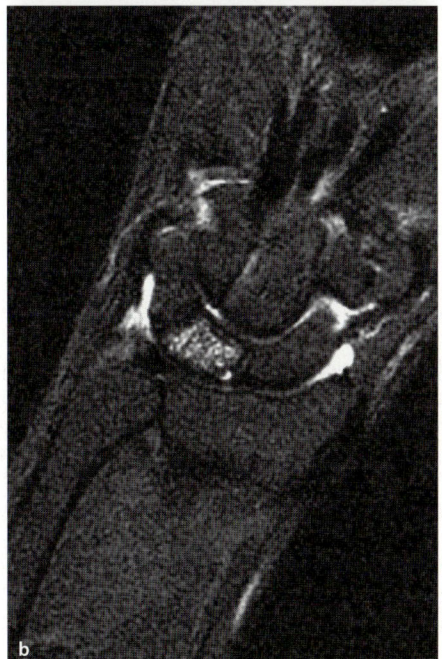

◘ Abb. 9.16 a, b Kernspintomografischer Befund bei Lunatummalazie, Stadium I. Signalarmes Mondbein im T1-gewichteten MRT als Zeichen der Osteonekrose. Signalintensitätsanhebung in T2-Gewichtung

fälligen Stadium 1 der Mondbeinnekrose kernspintomografisch sichtbare Veränderungen einstellen (◘ Abb. 9.16).

■ ■ Therapie

Im Stadium 1 kommt neben der Schonung auch kurzfristige Ruhigstellung in einer Unterarmgipsschiene in Betracht. Bei fortgeschrittener Erkrankung muss eine Radiusverkürzungsosteotomie zur Druckentlastung des Mondbeins oder eine Handgelenksteil- oder -totalarthrodese durchgeführt werden.

Die operative Resektion des Mondbeins führt nicht zur gewünschten klinischen Besserung.

> **Fallbeispiel**
>
> Paul Brösel, 28-jähriger Bauarbeiter, beklagt Belastungsschmerzen im rechten Handgelenk. Vor allem Arbeiten mit dem Presslufthammer seien schmerzbedingt kaum noch möglich.
>
> **Befund**
> Druckschmerz an der rechten Handwurzel im Bereich des Mondbeines. Schmerzauslösung ferner bei passiver Extension und Flexion im Handgelenk.
> Röntgen: Kondensiertes, abgeflachtes Os lunatum. MRT: Bestätigung der vermuteten Osteonekrose des Mondbeines.
>
> **Therapie**
> Entlastung über Monate. Ggf. Radiusverkürzungsosteotomie zur Druckentlastung, ggf. radiolunäre Teilarthrodese im Handgelenk mit lokaler Denervierung oder Totalarthodese.

9.4.4 Rhizarthrose (Daumensattelgelenksarthrose) !!

■ ■ Pathogenese

Der Daumen nimmt unter den 5 Fingern der Hand durch seine Oppositionsfähigkeit eine Sonderstellung ein. Diese Oppositionsfähigkeit wird durch das Daumensattelgelenk ermöglicht. Arthrosen im Daumensattelgelenk sind relativ häufig. Sie entstehen durch posttraumatische Veränderungen (in Fehlstellung verheilte Frakturen) oder degenerativ (◘ Abb. 9.17).

■ ■ Klinik, Diagnostik

Es kommt zur schmerzhaften Bewegungseinschränkung in diesem Gelenk.

Die Diagnostik erfolgt mittels **Kapandji[9]-Aufnahmen** 1 und 2 bei denen die Konvexität und Konkavität der Gelenkflächen exakt dargestellt werden.

▪▪ Therapie

Zunächst kann man mit einer **Daumenspange** das Gelenk schonen. Bei fortgeschrittener Arthrose kommt nur eine operative Behandlung in Frage. Diese besteht entweder in einer Versteifung des Gelenks oder in einer Entfernung des Os trapezium und Fixierung des Metacarpale I an der Metacarpale II-Basis mit einer Sehnenschlinge des M. flexor carpi radialis.

！▶ 9.4.5 Neurogene Störungen

▪▪ Pathogenese

Die peripheren Nerven am Arm können bei Verletzungen direkt geschädigt werden oder indirekt durch Hämatome, Ödeme oder überschießende Kallusbildung. Läsionen führen in Abhängigkeit vom Schädigungsort zum Vollbild der Lähmung oder einer partiellen Parese. Je nachdem, welcher Nerv betroffen ist, entstehen charakteristische Lähmungszustände an der Hand (◘ Abb. 9.18):

- Bei der **Radialislähmung** sind die Strecker des Handgelenks und sämtlicher Finger sowie der M. abductor pollicis longus gelähmt, es entsteht die Fallhand. Sensibilitätsstörungen finden sich insbesondere am Handrücken und am dorsalen Daumen, Zeigefinger und Mittelfinger.
- Bei der **Medianuslähmung** können Zeige- und Mittelfinger nicht aktiv gebeugt werden, außerdem fällt die Oppositionsfähigkeit des Daumens aus. Sensibilitätsstörungen finden sich palmarseitig am Daumen, Zeige- und Mittelfinger und an der Radialseite des Ringfingers.
- Bei der **Ulnarislähmung** stehen die Finger in den Grundgelenken überstreckt, dadurch tritt gleichzeitig eine Beugung der Mittel- und Endgelenke ein. Gelähmt sind in erster Linie die Mm. interossei. Die Finger können nicht gespreizt und geschlossen werden. Sensibilitätsstörungen finden sich palmar und dorsal am 4. und 5. Finger sowie an der Hand.

▪▪ Therapie

Durch aktive und passive Übungen müssen Kontrakturen vermieden werden. Mit Schienen bringt man die Hand wieder in eine funktionstüchtige Mittelstellung.

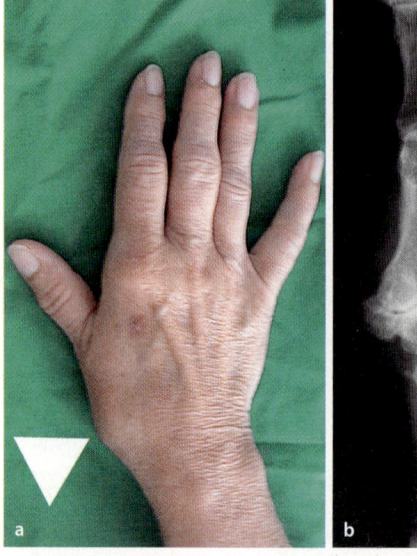

◘ **Abb. 9.17 a, b** Arthrose des Daumensattelgelenks. **a** Klinische Bild (Pfeil). **b** Ausgeprägte Verschmälerung des Gelenkspalts und Osteophytenbildung

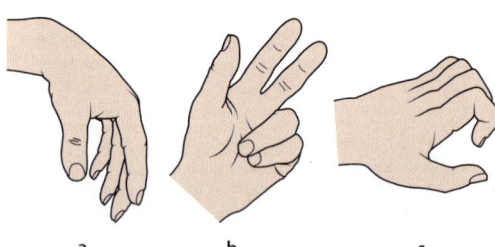

◘ **Abb. 9.18 a–c** Vollständige Lähmungszustände. **a** Fallhand (Radialis), **b** Schwurhand (Medianus), **c** Krallenhand (Ulnaris)

Bei anhaltender Parese erfolgt die Funktionswiederherstellung durch Sehnentransferoperationen und Tenodesen.

9.4.6 Sehnen- und Sehnenscheidenerkrankungen

Sehnenscheidenentzündung

▪▪ Pathogenese, Klinik

Bei rheumatoider Arthritis, durch Überanstrengung oder Trauma können sich chronische Entzündungen der Sehnenscheide entwickeln. Es kommt zur Wandverdickung mit Einengung.

Klinisch treten Schmerzen und Schwellung auf.

---

9 Adalbert I. Kapandji, Handchirurg, Frankreich (geb. 1928)

> **Insertionstendinose**
> Schmerzhafte Sehnendegeneration am Knochenansatz.

▪▪ Therapie
Ruhigstellung, Antiphlogistika.

Paratenonitis crepitans (Paratendinitis, Tendovaginitis stenosans de Quervain[10])
▪▪ Klinik, Diagnostik
Es findet sich ein Reizzustand der Sehnenhüllen des M. abductor pollicis longus und M. extensor pollicis brevis im 1. Strecksehnenfach, meist bei Frauen mittleren Alters. Typische Bewegungsschmerzen bei Betätigung dieser Sehnen durch die Tendovaginitis stenosans, dabei kann das charakteristische **Schneeballknirschen** palpiert werden.

Pathognomonisch ist der positive **Finkelstein-Test**: Hierbei vollzieht der Untersucher eine Ulnaduktion im Handgelenk. Der Daumen ist in die Hand eingeschlagen, die Langfinger zur Faust geschlossen. Der Patient gibt Schmerzen im 1. Strecksehnenfach an.

▪▪ Differenzialdiagnose
Differenzialdiagnostisch muss man an eine Rhizarthrose denken.

▪▪ Therapie
Ruhigstellung im Unterarmgips 14 Tage lang, ggf. Spaltung des Retinaculum extensorum des 1. Strecksehnenfaches, welches mehrfach septiert sein kann.

Styloiditis radii
▪▪ Klinik
Umschriebener Druckschmerz über dem Processus styloideus radii als Folge einer Insertionstendinose des M. brachioradialis. Typischerweise auch Bewegungsschmerz.

▪▪ Therapie
Symptomatische Maßnahmen mit Kühlung, medikamentöse antiphlogistische Therapie lokal und systemisch, Physiotherapie.

Schnellender Finger (Tendovaginitis stenosans)
▪▪ Pathogenese
Der erworbene schnellende Finger entsteht durch entzündliche Verdickung der Synovialis der Beugesehne mit daraus resultierender Diskrepanz zwischen dem Durchmesser der Beugesehne sowie Sehnenscheide und Ringband. Betroffen ist in der Regel das Ringband an der Beugeseite des Fingergrundgelenks.

▪▪ Klinik
Es resultieren Schmerzen auf der Beugeseite des Finger- oder Daumengrundgelenkes mit schmerzhafter Beuge- und Streckhemmung. Bei der Fingerbeugung kann der stenotische Widerstand nur durch erhöhten Kraftaufwand überwunden werden. Dies kann als **Schnappphänomen** gesehen und palpiert werden.

▪▪ Therapie
Spaltung des einengenden Ringbandes (in der Regel Ringband A1).

▪ Angeborener schnellender Finger des Säuglings
Die Ursache des angeborenen schnellenden Fingers des Säuglings ist eine umschriebene Sehnenverdickung (◻ Abb. 9.19). Die Behandlung ist ebenfalls operativ.

Ganglien
> **Ganglien**
> Mit gallertartigen Massen angefüllte, von einer Bindegewebekapsel umgebene Gebilde, die sich in der Nähe von Gelenken, Sehnen- und Nervenscheiden, aber auch in Sehnen, Kniegelenksmenisken oder im parameniskalen Gewebe entwickeln.

Ganglien sind anfangs oft mehrkammerig. Sie zählen zu den Gewebemissbildungen.

Handgelenksganglien an der Streckseite des Handgelenks sind häufig und werden wegen ihrer derben prallelastischen Konsistenz landläufig als **Überbein** bezeichnet.

▪▪ Therapie
Solange keine Verdrängungserscheinungen und Beschwerden entstehen, ist keine Behandlung erforderlich, sonst operative Entfernung.

9.4.7 Karpaltunnelsyndrom (CTS)

> **Karpaltunnelsyndrom (CTS)**
> Kompression des N. medianus durch das Lig. carpi transversum am Handgelenk.

---

10 Fritz de Quervain, Chirurg, Bern (1868–1940)

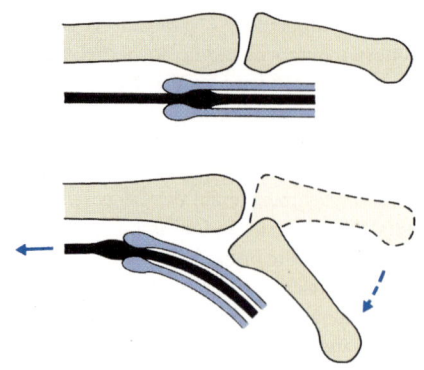

◘ Abb. 9.19 Angeborener schnellender Finger des Säuglings

Die Raumbeengung kann durch eine Synovialitis (z. B. RA) der Sehnenscheiden, nach in Fehlstellung verheilter Radiusfraktur, aber auch bei anlagebedingter Enge des Karpaltunnels oder durch vermehrte Wassereinlagerung in der Schwangerschaft entstehen. Weitere Risikofaktoren sind Übergewicht, Diabetes, Nierenerkrankung, Arthritiden, Mukopolysaccharidose, weibliches Geschlecht (Frauen : Männer, 2–3 : 1), Lebensalter (älter als 50 Jahre). Ein während der Schwangerschaft aufgetretenes Karpaltunnelsyndrom bildet sich häufig nach der Entbindung zurück.

■■ Klinik

Zuerst Sensibilitätsstörungen im Ausbreitungsgebiet des N. medianus mit Taubheitsgefühl im Daumen und Zeigefinger, Mittelfinger und an der radialen Seite des Ringfingers. Später auch motorische Schwäche der medianusversorgten Daumenballenmuskulatur mit Atrophie. Die Schmerzen treten besonders nachts auf und wecken den Patienten auf (**Brachialgia paraesthetica nocturna**). Typisch ist das Schütteln der betroffenen Hand, um die Beschwerden zu bessern. Durchblutungsstörungen oder trophische Hautveränderungen treten nicht auf.

Beklopft man das proximale Ende eines komprimierten sensiblen Nervs, in diesem Falle des N. medianus, wird ein elektrisierendes Missgefühl in dem sensibel versorgten Bereich empfunden (Tinel-Hoffmannsches[11] Zeichen).

■■ Differenzialdiagnose

Zervikalsyndrom (radikuläre Symptomatik). Für die Beurteilung einer Funktionsstörung des N. medianus ist die gemessene Reduktion der Nervenleitgeschwindigkeit entscheidend.

■■ Therapie

Spaltung des Lig. carpi transversum mit Neurolyse des Nerven.

Fallbeispiel

Karla Tunnel, 55 Jahre, leidet seit mehreren Jahren an Rheuma. Seit 3 Monaten spürt sie ein Kribbeln und Schmerzen im Mittelfinger beider Hände, besonders nachts. Außerdem hat sie hin und wieder Nackenschmerzen und kann den Hals nicht richtig bewegen.

Befund
Bewegungseinschränkung der HWS, rheumatypische Schwellungen der Fingergrund- und Fingermittelgelenke.

Zusatzuntersuchung
Messen der Nervenleitgeschwindigkeit ergibt eine N. medianus-Kompression im Bereich des Lig. carpi transversum beidseits.

Diagnose
Karpaltunnelsyndrom

Therapie
Dekompressionsoperation endoskopisch oder offen.

9.4.8 Dupuytren-Kontraktur

Dupuytren[12]-Kontraktur

Genetisch bedingte Fibromatose der Palmaraponeurose.

Die Erkrankung tritt in Skandinavien gehäuft auf, assoziiert mit Alkohol- u. Tabakmissbrauch, Diabetes, Krampfleiden, HIV. Betroffen sind meistens männliche Erwachsene. Der pathologische Umbau der Palmarfaszie führt zu einer narbenähnlichen Schrumpfung mit Ausbildung knotiger Verdickungen und Strangbildungen vorwiegend der Hohlhand und des 4. und 5. Fingers. Die fortschreitende Erkrankung betrifft fast immer beide Hände und kann zur Beugekontraktur aller Finger im Grund-und Mittelgelenk führen mit z. T. erheblicher Gebrauchseinschränkung der Hand. Die Beugesehnen bleiben immer frei. (◘ Abb. 9.20).

---

11 Jules Tinel, Neurochirurg, Paris (1879–1952), Paul
   Hoffmann, Physiologe, Freiburg (1884–1962)
12 Guillaume Dupuytren, Chirurg, Paris (1777-1835)

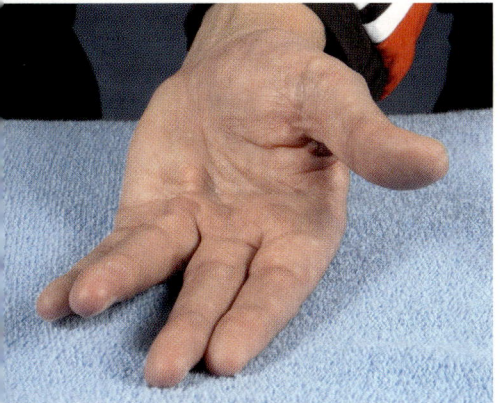

◐ **Abb. 9.20** Dupuytren-Kontraktur. In typischer Weise, vorwiegend 4. Strahl betroffen

Analog der Kontraktur der Palmaraponeurose gibt es an der Fußsohle eine Kontraktur mit Bildung derb fibröser Knoten in der Plantaraponeurose (**Ledderhose**[13]**-Syndrom**) und im Bereich des männlichen Genitale (**Induratio penis plastica**), die allerdings weniger häufig auftreten.

■■ Therapie

Die Frühstadien ohne Beugekontraktur bedürfen keiner Behandlung. Gelegentlich werden Injektionen mit Kortisonzusatz empfohlen. Bei mittel- und höhergradigen Kontrakturen ist eine operative Behandlung mit Resektion der Dupuytren'schen Stränge erforderlich, damit die Fingerstreckung wieder möglich wird. Auch eine enzymatische Therapie mit Infiltration von Kollagenose in die Stränge scheint gute Behandlungsergebnisse zu erzielen.

9.5 Verletzungen von Unterarm und Handgelenk

9.5.1 Unterarmfrakturen

> ┌─ **Unterarmfraktur** ──────────────
> Bei der Unterarmfraktur sind definitionsgemäß sowohl Elle als auch Speiche frakturiert.

Die **Unterarmschaftfraktur** ist eine häufige Verletzung des Menschen, auch bei Kindern (◐ Abb. 9.21). Unterarmschaftfrakturen entstehen meist durch direkte Gewalteinwirkung gegen den Unterarm. Typisch sind Stürze auf den Arm, z. B. Verkehrsunfälle oder Zweiradstürze.

Bei Kindern unter 10 Jahren ist der Periostschlauch besonders kräftig ausgebildet. Dies führt zum Auftreten besonderer, nur bei Kindern und Jugendlichen anzutreffenden, Frakturformen:

- Bei der kindlichen **Wulstfraktur** ist der Knochen gestaucht. Eine Kontinuitätsdurchtrennung liegt nicht vor. Die meisten dieser Frakturen entstehen durch eine axiale Stauchung und liegen in der Metaphyse.
- Bei den sog. **Grünholzfrakturen** (◐ Abb. 9.22) ist die Kortikalis auf einer Seite des Knochens frakturiert, auf der anderen Seite jedoch nur gebogen worden, sodass die Gegenkortikalis intakt ist.

Als gesonderte Frakturform ist die **isolierte Fraktur des Ulnarschaftes**, die sog. **Parierfraktur** hervorzuheben. Sie entsteht durch direkte Gewalteinwirkung auf die Ulna auf einen zum Schutz des Kopfes hoch gehaltenen Unterarm.

Bei den **Luxationsfrakturen** werden unterschieden:
- Monteggia-Fraktur[14]: Proximale Ulnafraktur mit Radiusköpfchenluxation (◐ Abb. 9.23)
- Galeazzi-Fraktur[15]: Radiusschaftfraktur mit Ruptur der Membrana interossea und Luxation der Ulna im distalen Radioulnargelenk (◐ Abb. 9.24)

Nach den **Frakturformen** können
- einfache Querbrüche von Radius und Ulna mit 2 Hauptfragmenten,
- Teilfrakturen mit Ausbruch eines Drehkeils,
- Stückfrakturen und
- Trümmerfrakturen unterschieden werden.

Abhängig vom Unfallmechanismus müssen **Kettenverletzungen** immer ausgeschlossen werden.

> ┌─ **Kettenverletzung** ──────────────
> Verletzung einer Extremität in unterschiedlicher Höhe bei Unfällen mit hoher kinetischer Energie, z. B. Oberarm-, Unterarm und Handwurzelfraktur nach Zweiradunfall.

■■ Klinik

Liegt nur ein isolierter Bruch der Elle oder Speiche mit fehlender oder geringer Dislokation vor, können insbesondere bei Kindern und älteren Menschen klinische Zeichen weitgehend fehlen. Beim Bruch beider

13 Georg Ledderhose, Chirurg, München (1855–1925)
14 Giovanni B. Monteggia, Chirurg, Mailand (1762–1815)
15 Riccardo Galeazzi, Chirurg und Orthopäde , Mailand (1866–1952)

9

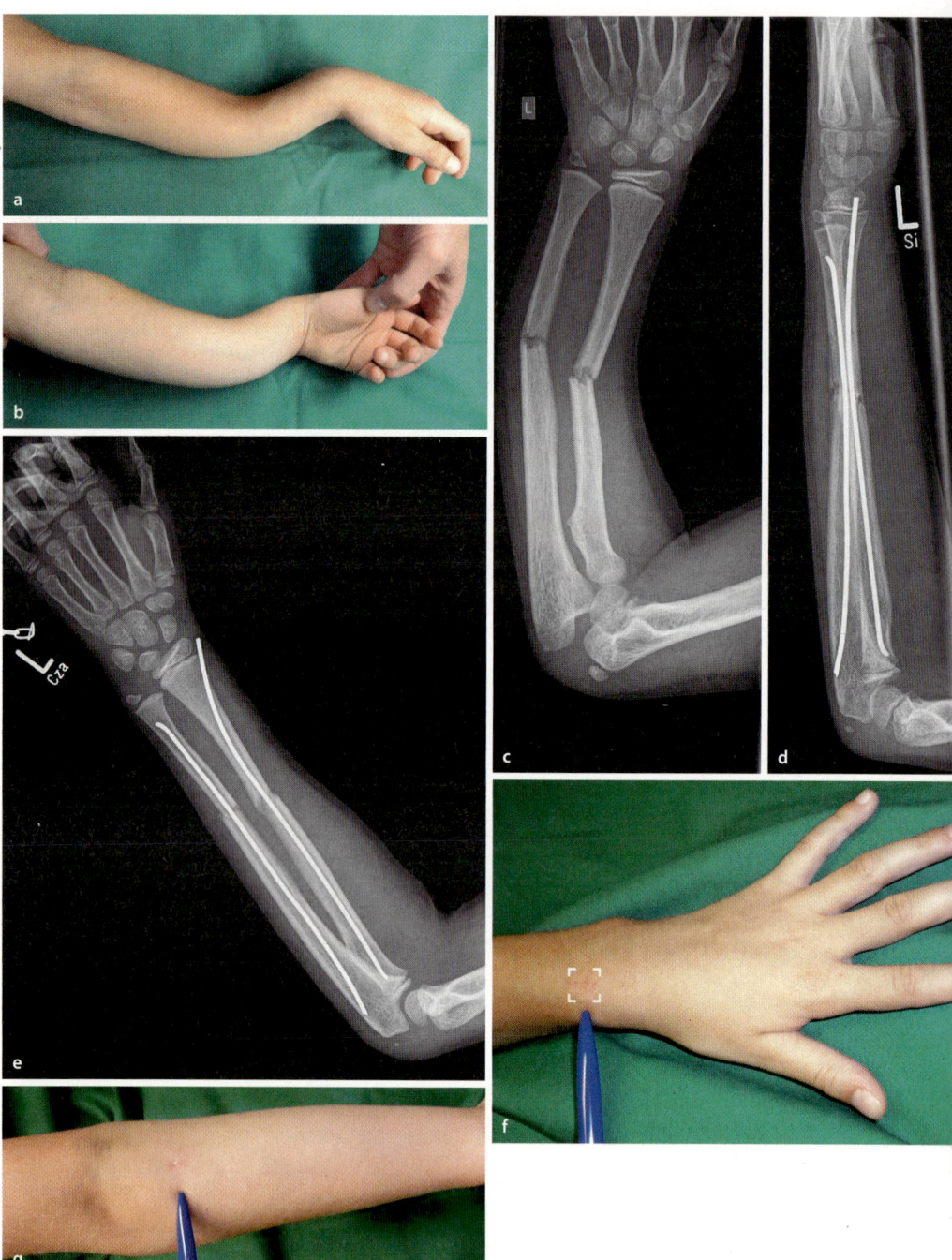

◻ **Abb. 9.21   a, b** Kindliche Unterarmschaftfraktur mit Achsknick des Unterarms. **c** Röntgenbild präoperativ. **d, e** Osteosynthese mit ESIN, der den Röhrenknochen verspannt. **f, g** Punktförmige Eintrittsstellen eines Nagels

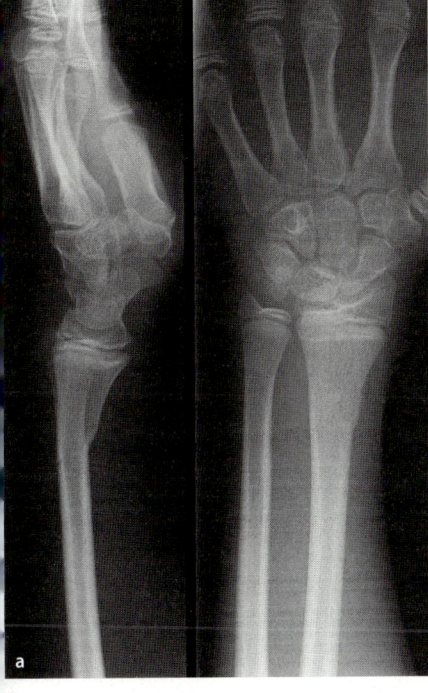

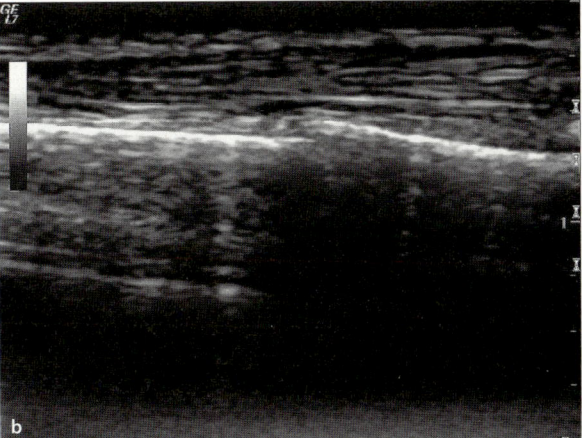

Abb. 9.22 a, b Grünholzfraktur. **a** Im Röntgenbild sieht man die Verkippung des Radius nach palmar und die typische Wulstung des Periosts wie bei einem grünen Ast. **b** Im Sonogramm zeigt sich die Unterbrechung und Verschiebung der Kortikalis bei flauer Darstellung des Übergangsbereiches als Zeichen für den Periostschlauch

Unterarmknochen finden sich die klinischen Frakturzeichen mit druckschmerzhafter Schwellung, schmerzhafter Bewegungs- und Rotationseinschränkung des Unterarms und möglicher Fehlstellung. Besonders geachtet werden muss auf die Untersuchung von Sensibilität, Motorik und Durchblutung.

Ein **Kompartmentsyndrom** des Armes zeigt sich an massiver Schwellung, unerträglichem Schmerz und Durchblutungsstörungen

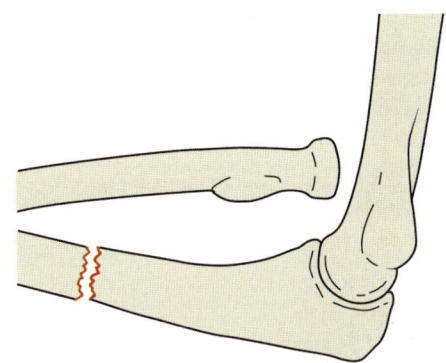

Abb. 9.23 Monteggia-Fraktur: Ulnafraktur mit Radiusköpfchenluxation. Therapie: Plattenosteosynthese der Ulnafraktur. Das Radiusköpfchen reponiert sich spontan

---

Kompartmentsyndrom

Gewebedruckerhöhung in geschlossenen, von Faszien umgebenen Räumen bewirkt eine Reduktion der Mikrozirkulation bis zur Mikrozirkulationsstase.

In Abhängigkeit von der Dauer der Druckerhöhung resultiert ein temporärer oder permanenter Schaden der in der Loge befindlichen Nerven und Muskeln. Die entstehenden Nekrosen führen zur irreversiblen Funktionseinschränkung. Behandlung ist die notfallmäßige operative Spaltung von Weichteilmantel und Faszien mit temporärer Weichteildeckung zur Druckreduktion.

Zum Ausschluss von Kettenverletzungen müssen immer Oberarm und Hand mit untersucht werden.

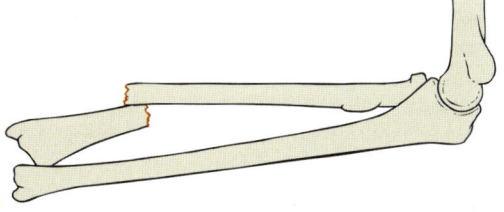

Abb. 9.24 Galeazzi-Fraktur: Radiusschaftfraktur mit Luxation der distalen Ulna. Therapie: Plattenosteosynthese der Radiusfraktur, die Luxation der Ulna reponiert sich von selbst

▪▪ Röntgen

Unterarm in 2 Ebenen mit Abbildung des benachbarten Hand- und Ellbogengelenkes zur Erfassung knöcherner und ligamentärer Begleitverletzungen.

▪▪ Therapie

Isolierte nichtdislozierte Ulnaschaftfrakturen des **Erwachsenen**, insbesondere im mittleren Ulnadrittel können **konservativ** behandelt werden. Die Ruhigstellung erfolgt primär in einem gespaltenen Oberarmgips für 2 Wochen, gefolgt von einer Ruhigstellung in einem Unterarmgips für 4 Wochen.

Kindliche Grünholzfrakturen werden in Abhängigkeit von der Fehlstellung reponiert. Das Repositionsergebnis wird in einer Oberarm-/Unterarmgipsschiene mit Ruhigstellung retiniert. Eine geringe Achsenfehlstellung wird durch das kindliche Wachstum ausgeglichen.

> **Rotationsfehlstellungen müssen immer korrigiert werden.**

Konservativ behandelte Unterarmschaftfrakturen des **Erwachsenen** bedürfen einer langen Ruhigstellung. Die Reposition ist häufig unvollkommen und die Redislokationsrate ist hoch. Daher ist die **operative** Behandlung die Therapie der Wahl.

Radius- und Ulnafrakturen des Erwachsenen werden in der Regel plattenosteosynthetisch versorgt. Bei Trümmer- und Defektfrakturen und Beeinträchtigung des Weichteilmantels kann eine Ruhigstellung im Fixateur externe erforderlich sein.

Kindliche, konservativ nicht zu retinierende Unterarmfrakturen werden intramedullär über Prevot-Nägel stabilisiert.

▪▪ Prognose

Kann eine achsgerechte Reposition mit erfolgreicher Retention konservativ oder operativ durchgeführt werden, ist die Prognose gut. Häufigste Komplikation ist eine Einschränkung der Unterarmdrehbewegung. Weitere Komplikationen sind die Pseudarthrose, die Refraktur und die Bildung von Brückenkallus und heterotopen Ossifikationen im Bereich der Membrana interossea.

! 9.5.2 Distale Radiusfraktur

> **Die distale Radiusfraktur ist die häufigste Fraktur des Menschen und macht bis zu 25% aller Frakturen aus.**

Die distale Radiusfraktur hat eine typische Altersverteilung im 6.–10. Lebensjahr und im höheren Lebensalter ab 60 Jahre (▶ Übersicht 9.3). Der typische Verletzungsmechanismus ist ein Sturz auf das Handgelenk mit dorsal extendierter Hand, um das Körpergewicht aufzufangen. Die so entstandene Fraktur vom **Extensionstyp** (**Colles**[16]**-Fraktur**) führt zur Dislokation des distalen Fragmentes nach dorsal (◘ Abb. 9.25).

Der Sturz auf die flektierte Hand ist seltener. Die **Flexionsfraktur** (**Smith**[17]**-Fraktur**) führt zur Dislokation des distalen Fragments nach palmar und radial.

Übersicht 9.3 Einteilung der Radiusfraktur nach der AO-Klassifikation

- Typ A: extraartikuläre Frakturen
- Typ B: partiell artikuläre Frakturen
- Typ C: vollständig artikuläre Frakturen

▪▪ Klinik

Es findet sich eine schmerzhafte Schwellung mit Hämatombildung und Verplumpung des Handgelenkes. Die Beweglichkeit ist schmerzhaft eingeschränkt. Bei Dislokation des Fragmentes zur Streckseite ist das distale Ende der Ulna prominent (**Fourchette-Stellung**), bei Dislokation nach palmar ist die **Bajonett-Stellung** zu sehen.

▪▪ Röntgen

Handgelenk in 2 Ebenen: Bei klinischem Verdacht auf Begleitverletzungen Röntgen des Unterarmes mit Ellbogen in 2 Ebenen.

> **Die radiologische Darstellung der Handwurzel ist bei den häufig begleitenden Handwurzelverletzungen obligatorisch.**

▪▪ Therapie

Extraartikuläre Frakturen werden je nach Ausmaß der Fehlstellung und nach Allgemeinzustand und Erwartung an die Handgelenksfunktion konservativ oder operativ behandelt.

Die **konservative** Therapie erfolgt zunächst durch Ruhigstellung in einem gespaltenen Unterarmgips, der nach Rückgang der Weichteilschwellung zirkuliert werden kann. Aufgrund der sekundären Dislokationsrate sind Röntgenverlaufskontrollen in regelmäßigen Abständen erforderlich, in der Regel nach 4 Tagen, 10 Tagen und 6 Wochen oder bei besonderen Vorkommnissen, z. B. Verdrehbewegung im Gips und akuter Schmerz.

---

16 Abraham Colles, Chirurg, Dublin (1773–1843)
17 Sir Robert W. Smith, Chirurg, Dublin (1807–1873)

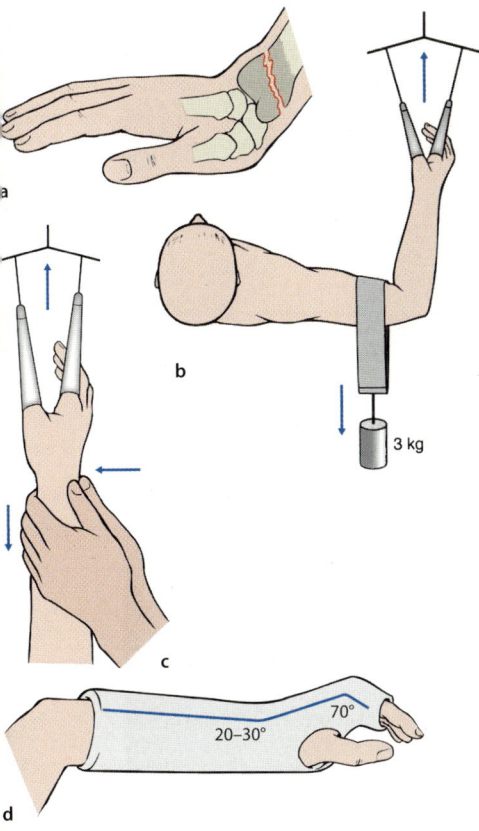

Abb. 9.25 a Typische Radiusfraktur (Colles): Sturz auf die dorsal extendierte Hand. Distales Fragment nach dorsal verschoben. **b** Aushängemanöver in Längsextension (Colles). **c** Manuelle Reposition. **d** Bei möglicher konservativer Therapie erfolgt die Gipsruhigstellung in Funktionsstellung des Handgelenks mit 20–30° Dorsalextension und, falls die Fingergrundgelenke mit eingeschlossen werden, diese in 70° Flexion

Operativ behandelt werden neben offenen Frakturen die Frakturen mit ausgeprägter Trümmerzone und erheblicher Fragmentdislokation und sekundär dislozierte Frakturen. Operative Verfahren sind die offene Reposition mit winkelstabiler Plattenosteosynthese oder seltener auch die Kirschner-Drahtosteosynthese mit anschließender Gipsruhigstellung. Bei erheblicher Weichteilkompromittierung ist der Fixateur externe ein geeignetes Osteosyntheseverfahren bis zur Konditionierung der Weichteile.

Kindliche Frakturen werden in Narkose reponiert, das Retentionsergebnis ggf. über eine Kirschner-Drahtosteosynthese stabilisiert. Es folgt eine Gipsruhigstellung für 4 Wochen.

▪▪ Prognose

Die Prognose hängt von der Mitbeteiligung der Gelenkfläche ab. Extraartikuläre Frakturen haben eine gute Prognose. Die Fraktur mit Radiusgelenkflächenbeteiligung ist prognostisch ungünstiger und kann mit einer Bewegungseinschränkung ausheilen. Begleitende Komplikationen sind die **Reflexdystrophie** (CRPS, complex regional pain syndrome), früher als Morbus Sudeck bezeichnet), das posttraumatische **Karpaltunnelsyndrom** und im Langzeitverlauf die posttraumatische **Handgelenksarthrose**.

9.6 Verletzungen der Hand

Aufgrund der besonderen topographisch anatomischen Verhältnisse der Hand werden durch Verletzungen häufig mehrere Organstrukturen verletzt, bei einer Schnittverletzung z. B. Sehnen, Gelenkkapseln, Gefäße und Nerven. Stumpfe Gewalteinwirkung wie Quetschverletzungen führen zu einer geschlossenen oder offenen Verletzung des Handskeletts. Zusätzlich liegen Verletzungen des Weichteilmantels und ggf. des Gefäßnervensystems vor. Auch Streck- und Beugesehnen können betroffen sein.

> **Fehlverheilte Verletzungen führen neben der Deformierung zu Funktionsminderungen, die an der Hand typischerweise das gesamte Organ und nicht nur die ursprünglich verletzte Struktur betreffen.**

Die Untersuchung der Hand umfasst die Inspektion im Seitenvergleich. Schwellungen des Handrückens, die bei komplexeren Handverletzungen immer auftreten, sind auf diesem Wege gut zu erfassen. Zusätzlich soll neben der Spreizung, Streckung und Beugung der Langfinger die Adduktion, Abduktion und Opposition des Daumens und die Handgelenksbeweglichkeit geprüft werden. Die Durchblutung und Sensibilität der Fingerbeeren und subungual im Kapillarbett der Nägel wird ebenfalls beurteilt.

9.6.1 Frakturen, Bandrupturen und Luxationen der Handwurzel

Die proximale Handwurzelreihe wird durch einen stabilen Bandapparat während der Bewegungen im Handgelenk in anatomisch korrekter Position gehalten. Häufigster Unfallmechanismus ist ein indirektes Trauma durch Sturz auf die Hand. Luxationen betreffen meistens das Mondbein.

9

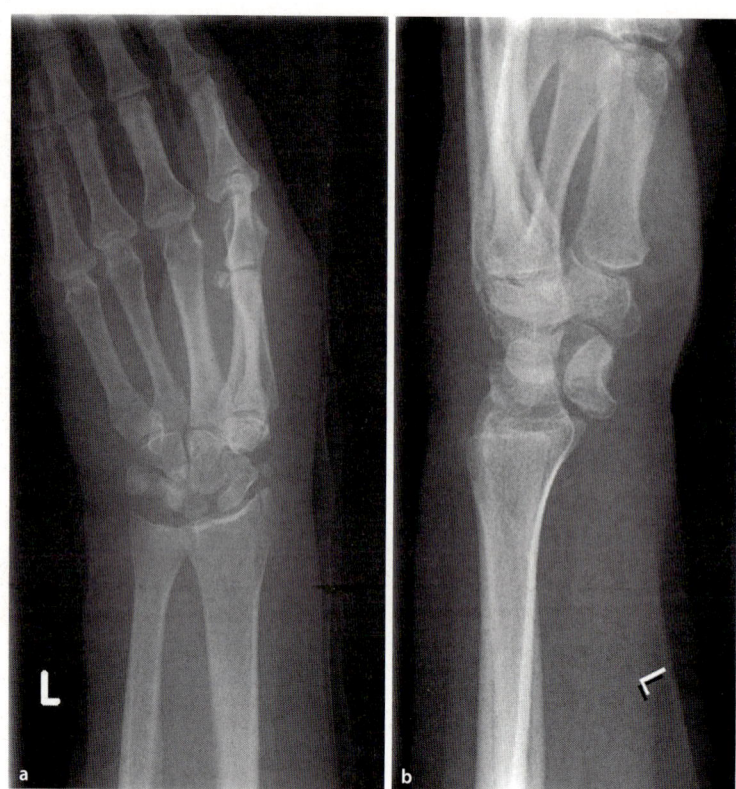

◘ **Abb. 9.26** Mondbeinluxation

Mondbeinluxation

Die Mondbeinluxation ist eine insgesamt seltene Verletzung, die aber häufig übersehen wird (◘ Abb. 9.26). Das Mondbein luxiert häufiger nach palmar als nach dorsal.

▪▪ Klinik

Belastungs- und Ruheschmerz der Hand, ggf. ist das luxierte Mondbein palpabel.

▪▪ Röntgen

Handwurzel in 2 Ebenen: In der d.-p.-Aufnahme erscheint das Mondbein atypisch dreieckig geformt. Die Karpalbögen sind unterbrochen. In der seitlichen Aufnahme ist das luxierte Mondbein zu erkennen.

▪▪ Therapie

Eine geschlossene Reposition durch vertikalen Zug an der Hand mit palmarem Repositonsdruck auf das Lunatum unter Bildwandlerkontrolle ist oft erfolgreich. Anschließend erfolgt eine Gipsruhigstellung für 6 Wochen. Die operative Behandlung wird bei einem Repositionshindernis notwendig. Neben der operativen Rekonstruktion des rupturierten Bandapparates wird die korrekte Stellung des Mondbeins häufig vorübergehend mit Kirschner-Drähten sichergestellt.

Perilunäre Handwurzelluxation

Bei der perilunären Handwurzelluxation (◘ Abb. 9.27) bleibt im Gegensatz zur lunären Luxation das Mondbein in der anatomisch korrekten Position zur Speiche stehen. Die gesamte übrige Handwurzel luxiert nach dorsal.

▪▪ Klinik

Das klinische Beschwerdebild ist ähnlich der Mondbeinverrenkung. Es findet sich eine Fehlstellung des Handgelenkes mit schmerzbedingter Bewegungseinschränkung.

▪▪ Therapie

Geschlossene Reposition, ggf. Operation.

Skapholunäre (SL-) Bandruptur

▪▪ Verletzungsmechanismus

Durch einen Sturz auf die dorsalextendierte Hand kann es zu einer Ruptur des skapholunären Bandes kommen (◘ Abb. 9.28).

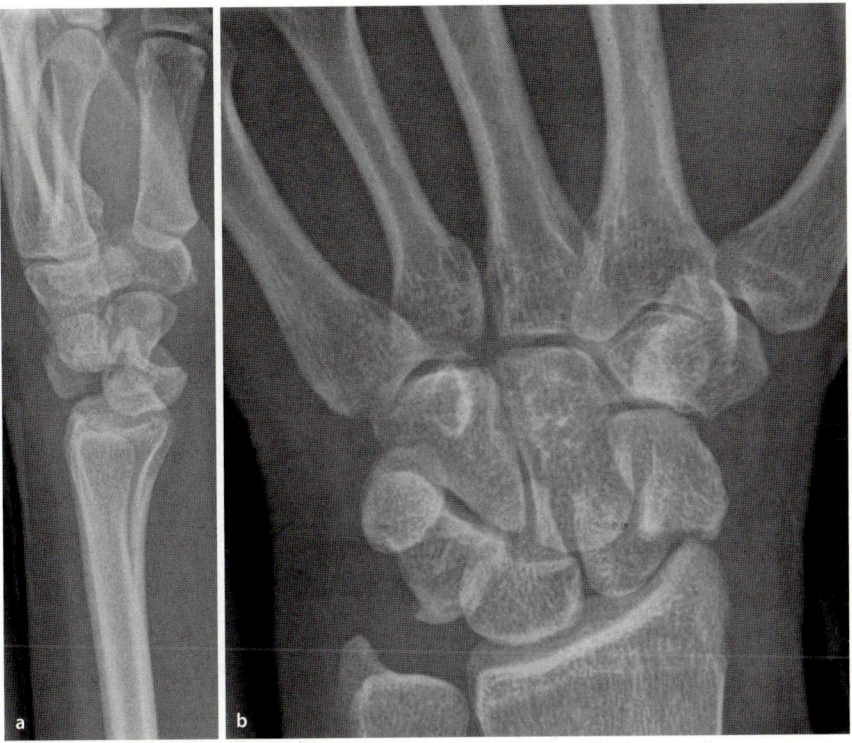

◻ **Abb. 9.27a, b** Perilunäre Handwurzelluxation

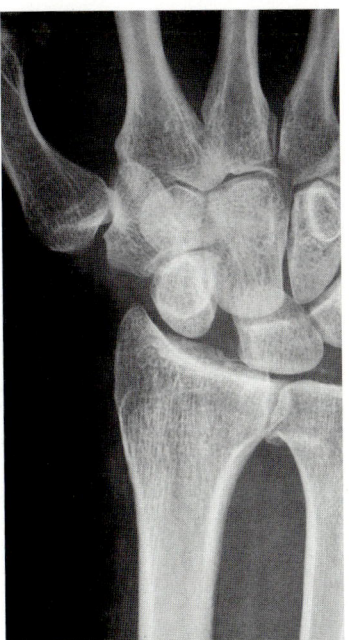

◻ **Abb. 9.28** Scapholunäre Bandruptur: Der Abstand zwischen Os scaphoideum und Os lunatum ist deutlich vergrößert

■■ **Röntgen**

Handgelenk in 2 Ebenen, ggf. Stressaufnahmen in Ulnarduktion und Radialduktion, im Zweifel erfolgt die dynamische Untersuchung unter Durchleuchtung. Hier imponiert der Abstand zwischen Os scaphoideum und Os lunatum vergrößert. Das Os lunatum bewegt sich beim Durchbewegen nicht in typischer Weise mit dem Os scaphoideum.

■■ **Therapie**

Bei frischer Verletzung ist die operative Bandrekonstruktion und temporäre Arthrodese mit Kirschner-Drähten anzustreben, um Spätfolgen zu vermeiden. Bei älteren Verletzungen kommen die Teilarthrodese oder eine Bandplastik zum Einsatz.

■■ **Prognose**

Kommt es nicht zu einer Rekonstruktion des SL-Bandes, droht eine anhaltende Instabilität.

Bei Ruptur der dorsalen Anteile des SL-Bandes kommt es zur vermehrten Flexionsfehlstellung des Skaphoids und Dorsalextensionsfehlstellung des Os lunatum. Diese Fehlstellung des Os lunatum wird als **DISI-Fehlstellung** (**d**orsiflexed **i**ntercalated **s**egment **i**nstability, ◻ Abb. 9.29) bezeichnet (. Wenn die palma-

9

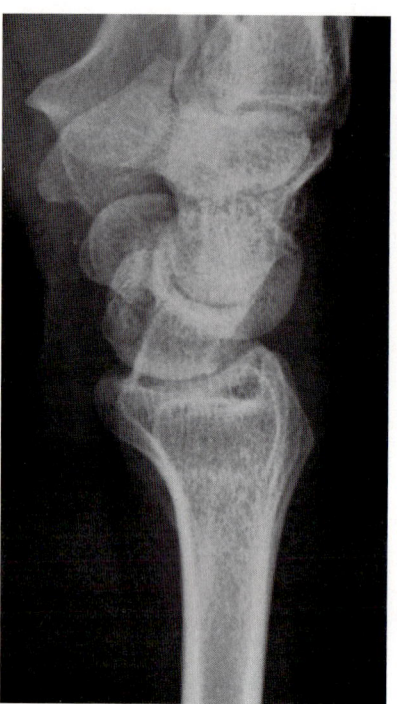

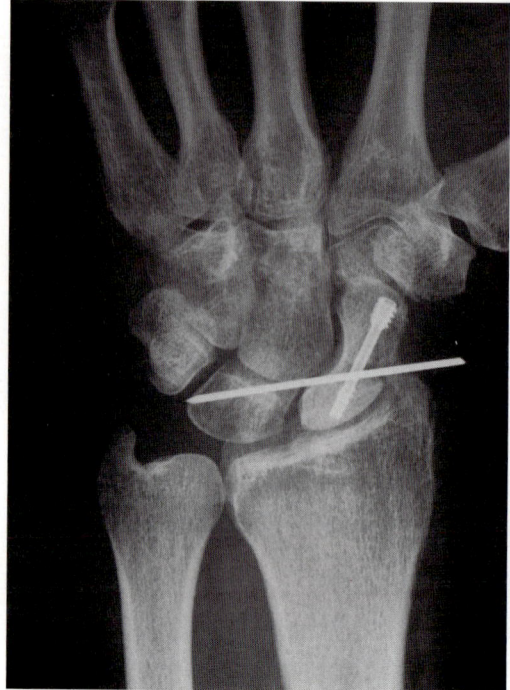

Abb. 9.29 DISI-Fehlstellung: Das Mondbein steht noch dorsal verkippt

Abb. 9.30 Bei perilunärer Handwurzelluxation und Fraktur des Skaphoids, Versorgung mit Herbert-Schraube des Skaphoids und K-Draht zur Fixation am Os lunatum

ren Anteile des SL-Bandes reißen, kommt es zu einer vermehrten Flexionsstellung des Os lunatum und damit zur sog. **PISI-Fehlstellung** (**p**almar **i**ntercalated **s**egment instability). Durch die ungünstige punktuelle Belastung kommt es zunächst zu einer vermehrten Radiokarpal- und später auch Mediokarpalarthrose. Das Vollbild ist der karpale Kollaps mit Tiefertreten des Os capitatum in den Gelenkspalt von Os scaphoideum und Os lunatum. Dieser wird als **SLAC-Wrist** (**s**caphol**u**nate **a**dvanced **c**ollapse) bezeichnet.

Die Therapie erfolgt, je nach Stadium mittels Handgelenks(teil)-Arthrodese.

Perilunäre transsskaphoidale Handwurzelluxationsfraktur (De Quervain'scher Verrenkungsbruch)

> **De Quervain'scher[18]Verrenkungsbruch**
>
> Perilunäre Handwurzelluxation mit Fraktur des Skaphoids.

▪▪ Röntgen

Handwurzel in 2 Ebenen (**Abb. 9.30**).

▪▪ Therapie

Operative Versorgung der Skaphoidfraktur mit offener Reposition der Luxation und Rekonstruktion des Bandapparates.

▪▪ Prognose

Die schwere Verletzung hinterlässt auch bei anatomisch korrektem Ausheilungsergebnis Belastungsbeschwerden.

Fraktur des Os scaphoideum

▪▪ Verletzungsmechanismus

Die Kahnbeinfraktur ist die häufigste Fraktur der Handwurzel. Der typische Unfallmechanismus ist der Sturz auf die gestreckte Hand. Kahnbeinfrakturen betreffen in der überwiegenden Zahl der Fälle Männer im Alter von 20–40 Jahren. Häufigste Frakturlokalisation ist das mittlere Drittel des Kahnbeins. Die Vaskularisation des Skaphoids ist distal am besten, sodass prognostisch die distalen Frakturen die besten Heilungsaussichten haben.

18 Fritz de Quervain, Chirurg, Bern (1868–1940)

▶▶ Klinik

Schwellung und schmerzhafte Bewegungseinschränkung des Handgelenkes, Schmerzen bei Tätigkeiten, die grobe Kraft erfordern. Klinisch findet sich bei Skaphoidfrakturen häufig ein Druckschmerz im Bereich der **Tabatière**.

▶▶ Röntgen

Handgelenk in 2 Ebenen, zusätzlich bei Verdacht auf Skaphoidfraktur Stecheraufnahme, d. h. d.-p.-Aufnahme der Handwurzel in maximaler Ulnarabduktion der Hand oder Skaphoidserie (Darstellung des Skaphoids in 4 verschiedenen Projektionen). Im Zweifelsfall ist eine CT des Skaphoids in Dünnschichttechnik in Längsrichtung des Skaphoids durchzuführen.

▶▶ Therapie

Bei achsengerechter Stellung des Kahnbeins kann eine **konservative** Therapie durch Ruhigstellung im Unterarmkahnbeingips unter Einschluss des Daumengrundgelenkes erfolgen. Die Ruhigstellung erfolgt bis zur radiologisch gesicherten Durchbauung. Die Zeitdauer reicht von 4–6 Wochen für Frakturen des distalen Drittels bis zu 8–12 Wochen bei Frakturen des proximalen Drittels.

Bei nicht durchbauenden oder sekundär dislozierten Frakturen sowie primär bereits dislozierten Frakturen ist die Indikation zum **operativen** Vorgehen gegeben. Die operative Versorgung erfolgt über eine Doppelgewindeschraube (z. B. **Herbert-Schraube**, ◻ Abb. 9.31).

▶▶ Prognose

Frakturen mit stabiler Osteosynthese haben eine gute Prognose. Ebenso Frakturen, die in anatomisch korrekter Position konservativ ausheilen. Frakturen, die in Fehlstellung ausheilen, stellen eine posttraumatische Prädisposition der Arthrose dar.

> 🔴 Die Rate der Kahnbeinpseudarthrosenbildung ist ausgesprochen hoch, da viele Skaphoidfrakturen primär nicht diagnostiziert werden.

Kommt es zu einer Pseudarthrose, so ist die Stabilität der proximalen Handwurzelreihe nicht mehr gegeben. Ähnlich wie beim SLAC-Wrist kommt es zu einer fortschreitenden Arthrose mit Entwicklung eines karpalen Kollaps, der dann **SNAC-Wrist** (**s**caphoid **n**onunion **a**dvanced **c**ollapse) genannt wird.

Fallbeispiel

Rolf Schuh, 32 Jahre, stürzt beim Inlineskaten auf die rechte Hand. Er trägt Handschuhe, keine Schoner.

Befund

Druckschmerz über der Tabatière, schmerzbedingte Bewegungseinschränkung des Handgelenkes, keine offene Verletzung, Durchblutung, Motorik und Sensibilität der Hand intakt.

Differenzialdiagnosen

Handgelenksprellung, skapholunäre Bandruptur, Skaphoidfraktur, Handwurzelluxation, distale Radiusfraktur.

Diagnostik

Handgelenk in 2 Ebenen ohne Frakturnachweis. Kahnbeinserie ohne Frakturnachweis. Dünnschicht-CT des Os scaphoideum in Längsachse zeigt eine Fraktur des Kahnbein.

Diagnose

Kahnbeinfraktur im mittleren Drittel.

Therapie

Perkutane Schraubenosteosynthese mittels Doppelgewindeschraube (Herbert-Schraube), vorübergehende Anlage einer Gipsschiene mit Daumeneinschluss.

Komplikationen

Kahnbeinpseudarthrose mit Entwicklung eines SNAC-Wrist, Handgelenksarthrose, CRPS (complexes regionales Schmerzsyndrom, M. Sudeck).

9.6.2 Frakturen und Luxationen der Mittelhand

▶▶ Einteilung

Die Mittelhandfrakturen lassen sich entsprechend ihrer anatomischen Lokalisation in Kopffrakturen (intraartikuläre Frakturen), subkapitale Frakturen, Schaftfrakturen und Basisfrakturen unterteilen. Die Frakturtypisierung wird ergänzt durch die Beschreibung des Frakturverlaufs und der Anzahl der Fragmente (Stückbruch, Querbruch, Spiralbruch, Mehrfragmentfraktur, Defektfraktur).

Die **Kopffrakturen** sind als intraartikuläre Frakturen schwierig zu behandeln. Es resultiert oft eine post-

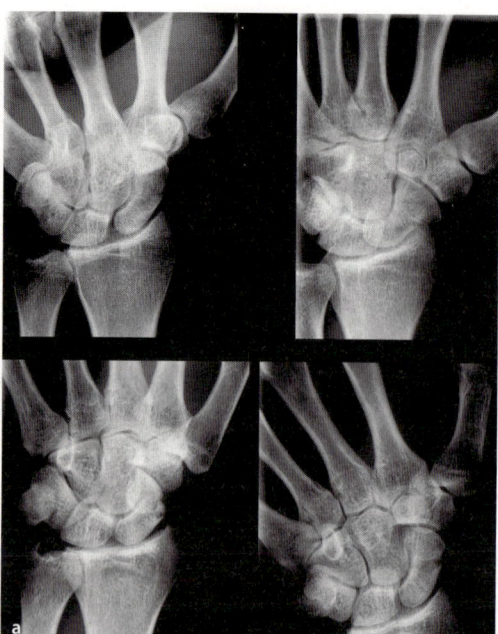

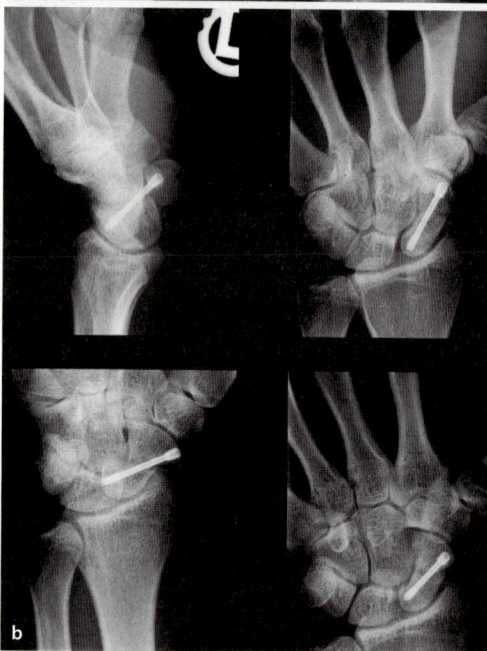

□ **Abb. 9.31 a, b** Operativ mit einer Doppelgewindeschraube versorgte Skaphoidfraktur, sog. Skaphoidquartett prä- und postoperativ. **a** Skaphoidquartett mit Darstellung der Fraktur und **b** mit Doppelgewindeschraube (Herbert-Schraube) zur Versorgung

traumatische Bewegungseinschränkung des Metakarpophalangealgelenks.

Bei den **subkapitalen Halsfrakturen** sind vorwiegend die Mittelhandstrahlen IV und V betroffen. Die subkapitale Mittelhandköpfchen V-Fraktur ist häufig Folge einer Faustschlagverletzung (**boxer's fracture**). Dabei ist auf Wunden infolge von Zahnschlag zu achten (offene, kontaminierte Fraktur).

Schaftfrakturen entstehen durch Sturz auf die Hand. Hier sind insbesondere Rotationsfehlstellungen sowie Dislokation und Versatz der Fragmente zu beachten.

Die **Basisfrakturen** des I. Mittelhandstrahls nehmen eine Sonderstellung ein:

- Extraartikuläre Basisfrakturen haben eine günstige Prognose (**Winterstein-Fraktur,** □ Abb. 9.32a).
- Bei der **Bennett-Fraktur**[19] handelt es sich um eine intraartikuläre Fraktur mit Dislokation im Karpometakarpalgelenk des 1. Strahls durch Zug des M. abductor pollicis longus am dorsoradialen Hauptfragment (□ Abb. 9.32b).
- Die **Rolando-Fraktur**[20] ist die y- oder t-förmige Fraktur mit Dislokation ebenfalls im Karpometakarpalgelenk (□ Abb. 9.32c).

Eine Sonderstellung nehmen die basisnahen Frakturen des Kleinfingers ein, da hier analog zum 1. Strahl eine Oppositionsbewegung möglich ist.

■■ **Klinik**

Schwellung im Bereich der Fraktur, die sich häufig auf den gesamten Handrücken ausdehnt, Fehlstellung und Verkürzung. Da viele Frakturen in diesem Bereich als Folge tätlicher Auseinandersetzungen auftreten, empfiehlt sich eine besonders genaue Dokumentation.

■■ **Röntgen**

Die Röntgenuntersuchung umfasst eine Aufnahme in 3 Ebenen: palmar (□ Abb. 9.33), schräg und streng seitlich. Bei Kopffrakturen wird zusätzlich eine axiale Aufnahme nach Brewerton gefertigt.

■■ **Therapie**

Die **konservative** Therapie der Mittelhandknochenkopffraktur ist problematisch und nur bei anatomisch erhaltener Gelenkfläche indiziert.

Bei Stufenbildung oder Fragmentdislokation ist eine **operative** Behandlung zur Wiederherstellung der Gelenkfläche erforderlich. Resultierende Rotations-

---

19 Edward H. Bennett, Chirurg, Dublin (1837–1907)
20 Luigi R. Rolando, Anatom, Turin (1773–1831)

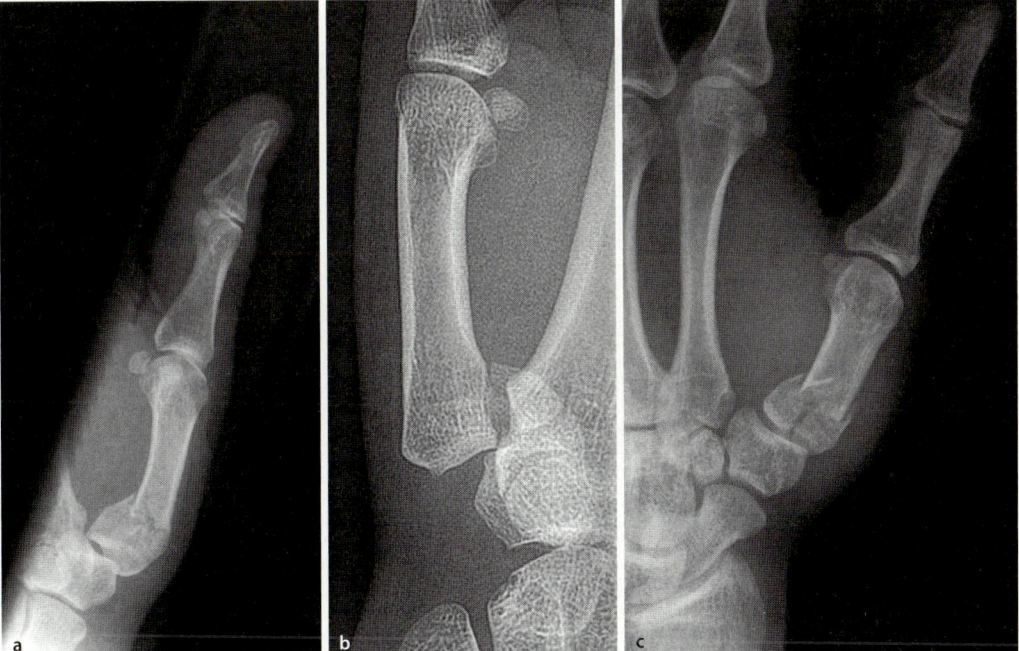

Abb. 9.32 a Winterstein-Fraktur: Schrägbruch ohne Gelenkbeteiligung. **b** Bennett-Fraktur: Abrissfraktur des 1. Mittelhand-knochens mit einem unterschiedlich großen Restfragment am Sattelgelenk. **c** Rolando-Fraktur: Y-artige Fraktur sowohl eines zentralen, als auch eines zusätzlichen radialen Gelenkfragmentes

fehlstellungen bei Metakarpalschaftfrakturen bedürfen ebenfalls der operativen Korrektur. Die konservative Behandlung gut stehender Frakturen erfolgt in einer Gipsruhigstellung in Intrinsic-Plus-Stellung für 4–6 Wochen. Die operative Behandlung fixiert das Repositionsergebnis über intramedulläre Kirschner-Drähte oder eine Plattenosteosynthese.

▪▪ Prognose

Die Prognose ist bei frühzeitig durchgeführter Übungsbehandlung nach erfolgter Stabilisierung bei extraartikulären Frakturen gut. Intraartikuläre Brüche führen häufig zu persistierenden Bewegungsein-schränkungen.

9.6.3 Frakturen und Luxationen der Finger

> **Fingerfrakturen**
>
> Frakturen der Grund-, Mittel- und Endglieder der Langfinger sowie des Grund- und Endgliedes des Daumens

Sie entstehen häufig durch Einklemm- oder Quetsch-verletzungen. Durch laufende Maschinen entstehen meist offene Frakturen mit erheblicher Verletzung der Fingerweichteile.

▪▪ Klinik

Bei der klinischen Untersuchung ist auf schmerzhafte Schwellung mit Bewegungseinschränkung, Achsen-fehlstellung und Rotationsfehlstellung zu achten. Bei offenen Frakturen erfolgt einmalig eine ausführliche Untersuchung mit sterilen Handschuhen. Hierbei wird die Sensibilität, der Zustand der tiefen und ober-flächlichen Beugesehne sowie der Strecksehne und die Durchblutung der einzelnen Finger beurteilt und genau dokumentiert. Anschließend wird die Hand steril verbunden, und der Röntgendiagnostik zuge-führt.

▪▪ Röntgen

Es erfolgt die Handaufnahme in 2 Ebenen, um Begleit-verletzungen in der Mittelhand auszuschließen. Bei zweifelhaften Befunden erfolgt die Aufnahme jedes einzelnen Fingers exakt in 2 Ebenen.

9

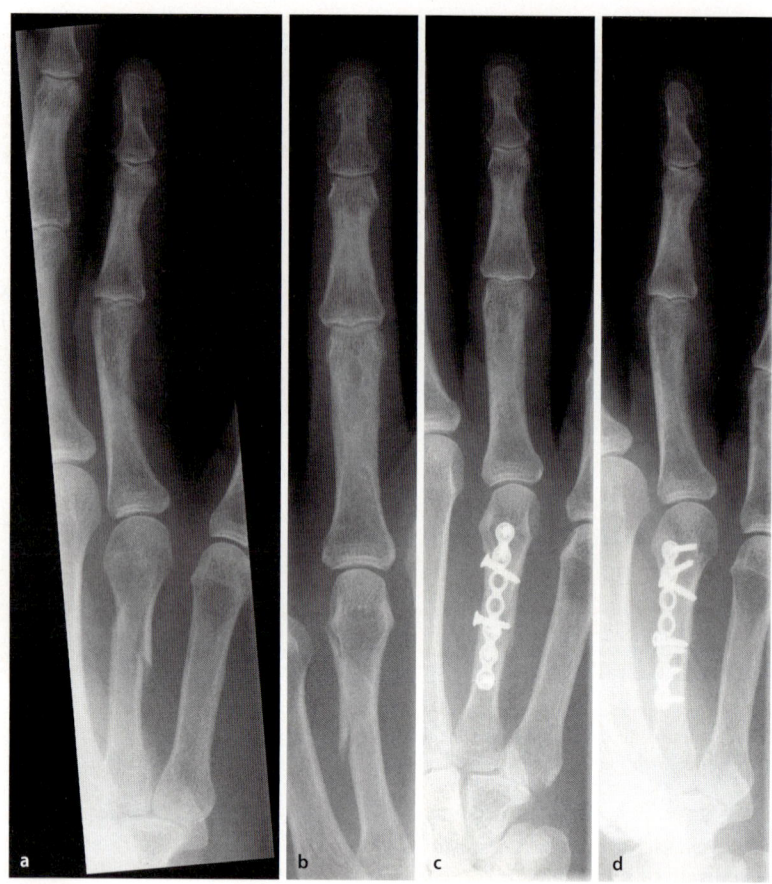

◻ **Abb. 9.33 a–d** Schaftspiralfraktur des vierten Mittelhandknochens. **a, b** Präoperativ mit Rotationsfehlstellung, **c, d** postoperativ mit Osteosynthese

■ ■ Therapie

Die Therapie hat die Wiederherstellung der Fingerbeweglichkeit zum Ziel. **Konservativ** behandelt werden können stabile, nichtdislozierte Frakturen ohne Gelenkbeteiligung und ohne Rotationsfehler. Die Ruhigstellung erfolgt auf einer Fingerschiene. Ein Großteil der Fingerfrakturen muss aufgrund von Begleitverletzungen, Gelenkbeteiligung oder Dislokation mit Kirschner-Drähten oder einer Platte operativ behandelt werden. Bei offenen Frakturen erfolgt noch in der Notaufnahme eine prophylaktische Antibiotikagabe, z. B. 2 g Cephazolin i.v.

Nagelkranzfrakturen führen häufig zu subungualen Hämatomen, die durch Hämatomdruck erhebliche Schmerzen verursachen. Hier wird der Nagel distal der Lunula zur Hämatomentlastung trepaniert. Das kann gut durch eine Büroklammer geschehen. Die Klammer wird gerade gebogen und über einer Flamme, z. B. Feuerzeug, erhitzt. Das glühende Ende wird auf den Nagel gedrückt. Das Horn des Nagels schmilzt, das Blut entleert sich mit Druck (◻ Abb. 9.34).

Eine wichtige Verletzung ist die **Kollateralbandzerreißung des Daumengrundgelenkes**. Die Zerreißung führt zu einer Gelenkinstabilität (ulnare Bandzerreißung = **Skidaumen**, ◻ Abb. 9.35; radiale Bandzerreißung = **Golferdaumen**). Da sich die Bandenden einschlagen ist die Behandlung in der Regel operativ.

9.6.4 Sehnenverletzungen

Beugesehnenverletzungen

■ ■ Verletzungsmechanismus

Beugesehnenverletzungen entstehen durch Schnittverletzungen oder im Rahmen von komplexen Handverletzungen. Bei Schnittverletzungen mit zum Zeitpunkt der Verletzung gebeugten Fingern, zieht sich der

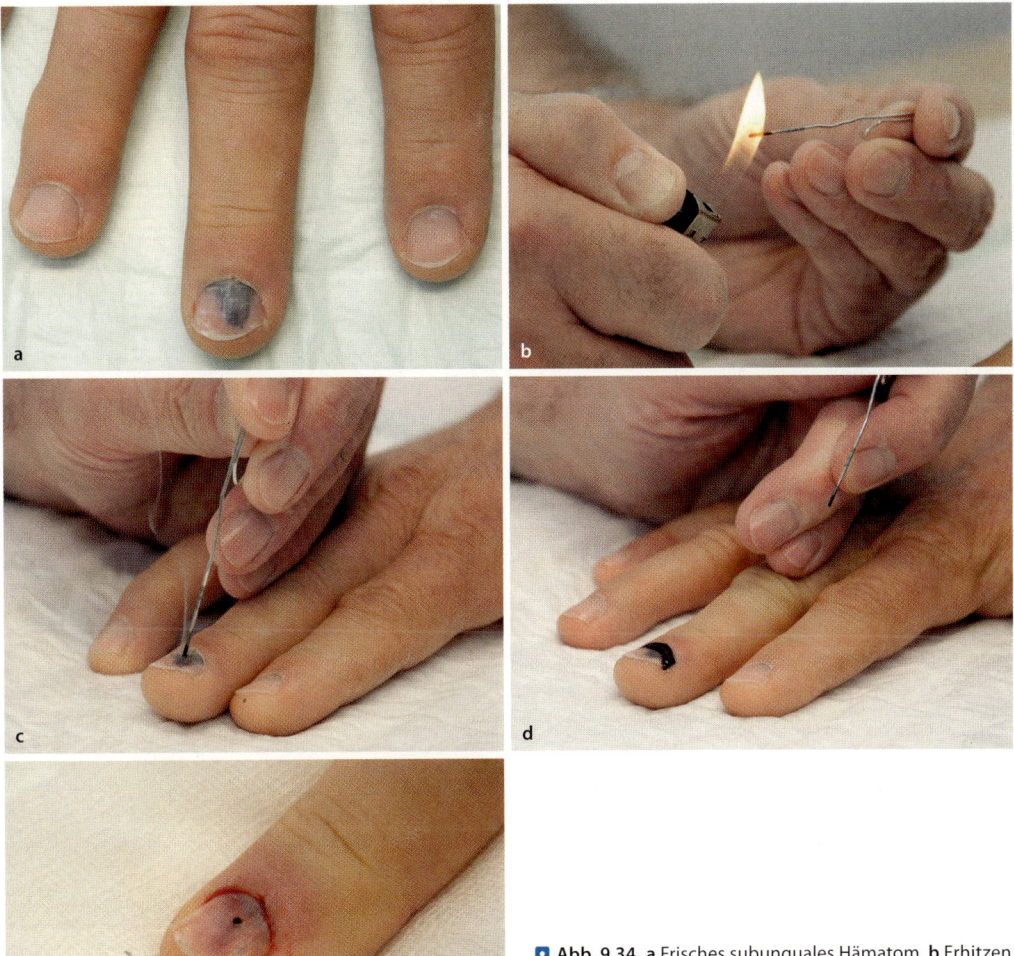

☑ **Abb. 9.34 a** Frisches subunguales Hämatom. **b** Erhitzen eines Büroklammerendes mit einem Feuerzeug. **c** Schmelzen des Nagelhorns mit einer Rauchwolke. **d** Blut tritt aus dem Nagelloch. **e** Hämatomreste nach Blutabfluss

distale Beugesehnenstumpf bei Fingerstreckung weit nach distal in die Wunde zurück.

▪▪ Klinik

Die klinische Symptomatik wird von der stark blutenden Verletzungswunde dominiert. Der Patient kommt in der Regel sofort ins Krankenhaus. Die Beugesehnenverletzung wird häufig erst im Rahmen einer genauen Untersuchung festgestellt.

> ❯ Bei jeder Wunde auf der Beugeseite von Finger, Hand und Unterarm muss die Beugesehnenfunktion sowie die Durchblutung, Motorik und Sensibilität genau geprüft werden.

Die Prüfung der Sehne des M. flexor digitorum superficialis erfolgt für jeden Finger einzeln bei gestreckt fixierten übrigen Fingern durch aktive Beugung im PIP-Gelenk. Die Prüfung der Sehne des M. flexor digitorum profundus und des M. flexor pollicis longus erfolgt durch aktive Beugung im End-Gelenk bei fixiertem PIP-Gelenk des zu prüfenden Fingers.

▪▪ Röntgen

Eine Röntgenuntersuchung des Fingers und/oder der Hand in 2 Ebenen erschließt knöcherne Verletzungen.

▪▪ Therapie

Operative Rekonstruktion der Beugesehne erfolgt zonenabhängig durch primäre End-zu-End-Sehnennaht.

9

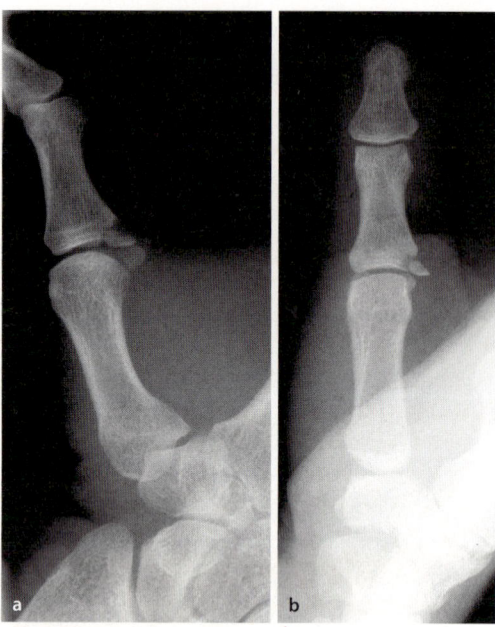

■ **Abb. 9.35 a, b** Knöcherner Ausriss des ulnaren Kollateralbandes mit Dislokation und Fehlrotation des Fragments

Bei Sehnendefektverletzungen oder Distanz der Beugesehnenenden und bei älteren Verletzungen wird eine 2-zeitige Beugesehnentransplantation durchgeführt. Die Nachbehandlung erfolgt dynamisch ohne Belastung der Sehne zunächst im **Kleinert-Gips** und dann in einer Kleinert-Anordnung. Hierbei werden die Finger mit Gummibändern in Beugung gezogen und vom Patienten aktiv gestreckt (■ Abb. 9.36).

■■ **Prognose**

Nach primärer Beugesehnenverletzung mit funktioneller Nachbehandlung im Kleinert-Gips sind die Ergebnisse bei isolierten Beugesehnenverletzungen in 90% der Fälle gut. Bei Begleitverletzungen oder Defektverletzungen sinkt die Erfolgsrate deutlich.

Strecksehnenverletzungen

■■ **Verletzungsmechanismus**

Strecksehnenverletzungen werden in geschlossene und offene Strecksehnenverletzungen eingeteilt. Bei den häufigen subkutanen Strecksehnenverletzungen in Höhe des Endgliedes reißt die Strecksehne über dem DIP-Gelenk ab, das Endglied hängt in typischer Weise nach palmar.

Durch Überstreckung im PIP-Gelenk kann sich im weiteren Verlauf sekundär eine **Schwanenhalsdeformität** entwickeln. Bei Verletzung des Mittelzügels über dem PIP-Gelenk entsteht die **Knopflochdeformität**.

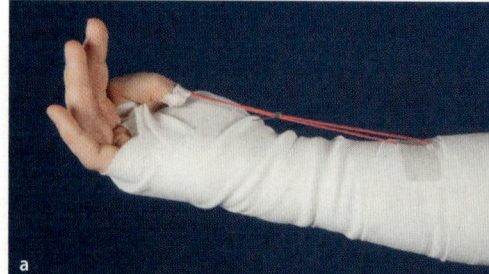

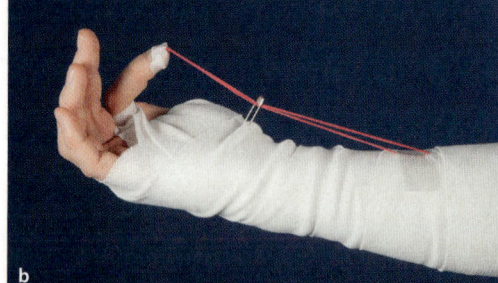

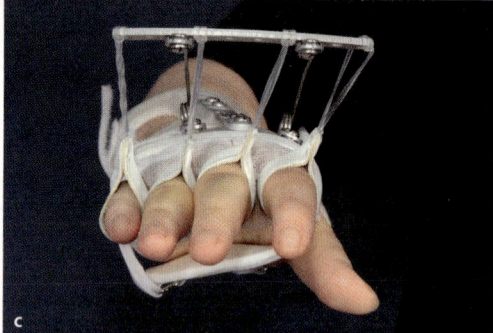

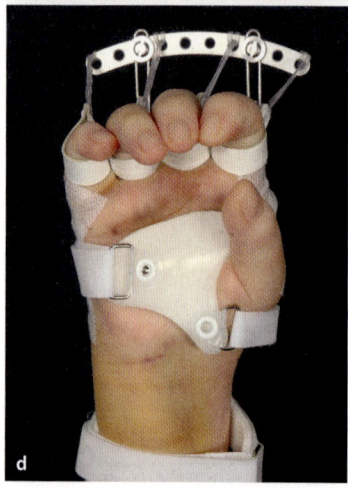

■ **Abb. 9.36 a, b** Kleinert-Anordnung mit Gummizug zur Nachbehandlung von Beugesehnennähten. **c, d** Mannerfeld-Schiene mit dorsaler Aufhängung der Finger zum Training der Beugesehnen bei Schonung der Streckersehnen

▪▪ Röntgen

Da Streckensehnenverletzungen häufig als knöcherne Ausrisse vorliegen, sollten Röntgenaufnahmen des Fingers in 2 Ebenen erfolgen.

▪▪ Therapie

Offene Verletzungen werden durch Sehnennaht versorgt. Große knöcherne Ausrisse werden refixiert. Bei **geschlossenen** Verletzungen am Endgelenk kann eine **Stack'sche Schiene** (◘ Abb. 9.37) für 8–12 Wochen angelegt werden. Am PIP-Gelenk wird eine **Knopflochschiene** angelegt.

▪▪ Prognose

Die Prognose des funktionellen Wiedergewinns der Finger- und Handstreckung ist gut, wobei degenerative Rupturen am Endgelenk häufig mit einer Endgelenksbewegungseinschränkung ausheilen. Sehnendurchtrennungen am Handrücken und in Höhe der Streckerhaube über dem Fingergrund- und Mittelgelenk neigen zu narbigen Verklebungen und führen häufig zu einer Bewegungseinschränkung.

9.6.5 Verletzungen des Nagelbetts

▪▪ Verletzungsmechanismus

Verletzungen des Nagelbetts entstehen häufig durch eine Quetschung des Endgliedes. Der Nagel kann bei der Quetschverletzung intakt bleiben. Bei Schnittverletzungen besteht häufig ein gleichzeitiger Weichteildefekt mit oder ohne Knochendefekt.

▪▪ Klinik

Klinisch findet sich neben äußeren Verletzungszeichen aufgrund der hohen Sensibilität der Fingerbeere ein ausgeprägter Ruhe- und Bewegungsschmerz.

▪▪ Röntgen

Finger in 2 Ebenen zum Ausschluss oder Nachweis einer knöchernen Verletzung.

▪▪ Therapie

❯ Distale Endgliedverletzungen sollten anatomisch rekonstruiert werden, um die Sensibilität der Fingerbeere zu erhalten.

Die sorgfältige primäre Rekonstruktion des Nagelbetts vermeidet funktionelle und kosmetische Probleme.

Bei einem Hämatom von mehr als 30% der Nagelfläche sollte distal der Lunula trepaniert werden. Zur Vermeidung von Nagelwachstumsstörungen werden Einrisse des Nagelbetts operativ rekonstruiert. Bei

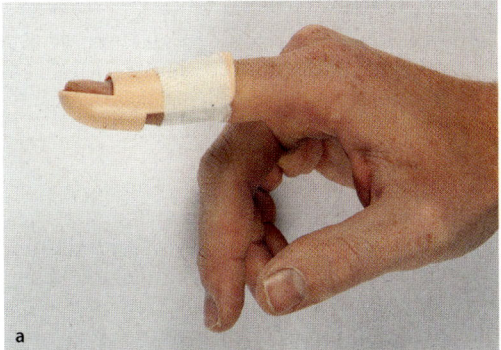
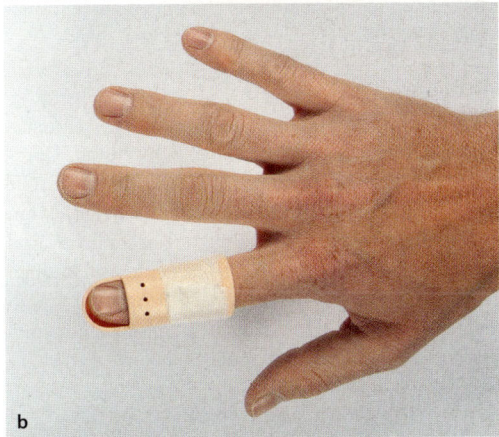

◘ **Abb. 9.37 a, b** Stack'sche Schiene zur konservativen Behandlung der Streckensehnenruptur

einer gleichzeitig vorliegenden Fraktur erfolgt die osteosynthetische Versorgung. Bei Weichteildefekten erfolgt die Defektdeckung in der Regel durch lokale plastische Maßnahmen.

▪▪ Prognose

Die Prognose für den Wiedergewinn der Funktion ist gut. Nagelwachstumsstörungen sind vom Verletzungsgrad des Nagelbettes abhängig.

9.6.6 Infektionen an der Hand ◀ !

▪▪ Pathogenese

Infektionen an der Hand entwickeln sich häufig auf dem Boden primär banaler Verletzungen. Oberflächliche lokale Entzündungen können sich durch Keimausbreitung in den Beugesehnenscheiden zu handfunktionsbedrohenden Infektionen entwickeln. Patienten mit Diabetes mellitus, Immunabwehrschwäche und i.v.-Drogenabhängige sind besonders gefährdet.

V-Phlegmone

Sonderform der Hohlhandphlegmone durch Befall der Daumen- und Kleinfingerbeugesehnenscheiden, die in der Hohlhand kommunizieren.

Stichverletzungen, Tier- und Menschenbisse inokkulieren Bakterien durch relativ kleine Eintrittspforten tief in die Gewebeschichten. Die Kontamination der Wunde mit resultierender Infektionsgefährdung wird häufig unterschätzt. Weitere Quellen von Infektionen sind offene Verletzungen der Hand und Infektionen nach ärztlich durchgeführter Injektionstherapie.

▪▪ Klinik

Die Beschwerdesymptomatik besteht aus schmerzhafter Bewegungseinschränkung, Schwellung, Überwärmung und pochendem Schmerz. Die klinische Untersuchung zeigt ggf. eine Rötung, die bei Infektion der Sehnenscheiden an der Beugeseite der Finger- und der Hohlhand oft fehlt. Sehnenscheideninfektionen führen zu Druckschmerz über den Beugesehnen und zur Schonhaltung der Finger mit typischer Beugung im PIP- und DIP-Gelenk unter Streckung der MCP-Gelenke.

▪▪ Röntgen

Eine Röntgenuntersuchung des Fingers und der Hand sollte bei Verdacht auf Fremdkörpereinsprengung und zum Ausschluss einer ossären Beteiligung erfolgen.

▪▪ Therapie

> Penetrierende Bissverletzungen müssen sorgfältig desinfiziert, exzidiert und engmaschig klinisch kontrolliert werden.

Die Therapie richtet sich nach der zugrunde liegenden Infektion.

Handinfektionen werden nach dem **DICE-Schema** behandelt:

- **D**rainage und **D**ébridement
- **I**mmobilisation
- **C**hemotherapie (Antibiotika)
- **E**levation

Die **operative** Behandlung ist erforderlich bei Vorliegen eines Abszesses und einer phlegmonösen Infektion der Sehnenscheiden, der Finger und der Hohlhand. Die operative Behandlung umfasst die vollständige Spaltung der betroffenen Sehnenscheiden mit radikalem Ausräumen des infizierten und nekrotischen Materials.

Panaritium

Panaritium

Infektion des proximalen oder seitlichen Nagelwalls, oft mit sichtbarer subkutaner Eiteransammlung.

Ein **Panaritium cutaneum** zeigt eine intrakutane, subdermale Abszessbildung. Vorsicht ist bei sog. **Kragenknopfpanaritien** geboten. Hierbei handelt es sich um einen kleinen kutanen Verhalt mit Fistelverbindung zu einer ausgedehnt befallenen subkutanen Schicht.

Ein **Panaritium ossale** entsteht durch direkte knöcherne Verletzung oder Ausbreitung eines seit längerem bestehenden subkutanen Panaritiums bei unzureichender oder fehlender Behandlung. Die Knochenbeteiligung ist oft radiologisch sichtbar.

▪▪ Therapie

Die Behandlung eines **Panaritium cutaneum** besteht in der Abtragung der sichtbaren Eiterblase. Beim **Kragenknopfpanaritium** muss ebenfalls operativ vorgegangen werden.

Fortgeschrittene Fälle des **Panaritium ossale** haben eine Knochenresektion, häufig mit Endgliedamputation zur Folge.

Die Nachbehandlung umfasst die Ruhigstellung bis zum Rückgang der Entzündung mit anschließender intensiver funktioneller Übungsbehandlung und Fingerbädern.

▪▪ Prognose

Die Prognose der Infektionen der Hand ist zeitabhängig, eine früh erkannte und korrekt behandelte Infektion heilt in der Regel folgenlos aus. Verspätet erkannte Infektionen führen häufig zu erheblichen Funktionsdefiziten mit Beeinträchtigung der gesamten Hand. Sekundäre rekonstruktive Eingriffe (Arthro- und Tenolysen), Sehnenrekonstruktionen, ggf. Arthrodesen sind in diesen Fällen häufig erforderlich.

9.7   Verletzungsfolgen an Unterarm, Handgelenk und Hand

9.7.1   Fehlstellung

Fehlstellungen an Unterarm, Handgelenk und Hand entstehen in der Regel nach Frakturheilung in Fehlstellung.

Besonders häufig werden sie am **Handgelenk** bei konservativ behandelten Frakturen älterer Menschen beobachtet. Fehlstellungen am **Ellenbogen** sind seltener. Sie werden häufig bei Jugendlichen als Folge einer Ellbogenfraktur beobachtet. Im Bereich der **Hand** imponieren Fehlstellungen als Drehfehler und als Verkürzung mit Einschränkung der Beugung und Streckung. Die Behandlung erfolgt operativ durch Korrekturosteotomie.

9.7.2 Kompartmentsyndrom des Armes

■■ Pathogenese

Das Kompartmentsyndrom des Armes und der Hand entsteht meist sekundär nach schwerem Trauma durch Schwellung der Muskulatur und resultierende Drucksteigerung in den Muskellogen. Ist der Druck in den Muskellogen höher als der Perfusionsdruck, kommt es zu einer Minderversorgung der Muskulatur und bei fehlender Behandlung zu Muskelnekrosen.

■■ Klinik, Diagnostik

Die klinische Symptomatik ist uncharakteristisch mit praller Schwellung, Schmerz und angedeuteten neurologischen Ausfallerscheinungen, Par- und Dysaesthesien bis zu Paralysen. Die Verdachtsdiagnose kann durch Kompartmentdruckmessung mit Nachweis einer Druckdifferenz in den Muskellogen festgestellt werden. Bei dringendem klinischem Verdacht sollte die OP-Indikation gestellt werden.

■■ Therapie

Operative Entlastung der Kompartments durch großzügige Spaltung, ggf. temporäre Abdeckung mit Hautersatzstoffen. Entlastung des Karpalkanals durch Spalten des Lig. carpi transversum und Spaltung der Faszienräume der Hand. Bei fehlender Behandlung kommt es zur Rhabdomyolyse mit Gefahr des **Crush-Syndroms** und drohendem akuten Nierenversagen.

Das Spätstadium des unbehandelten Kompartmentsyndroms wird **Volkmann[21]-Kontraktur** genannt und zeigt eine schwere fixierte Beugekontraktur im Sinne einer Klauenhand. Die operative Behandlung mit freiem Muskeltransfer und Nerventransfer ist aufwändig.

> **Die Volkmann-Kontraktur ist die Spätfolge eines unzureichend behandelten Kompartmentsyndroms an Unterarm und Hand.**

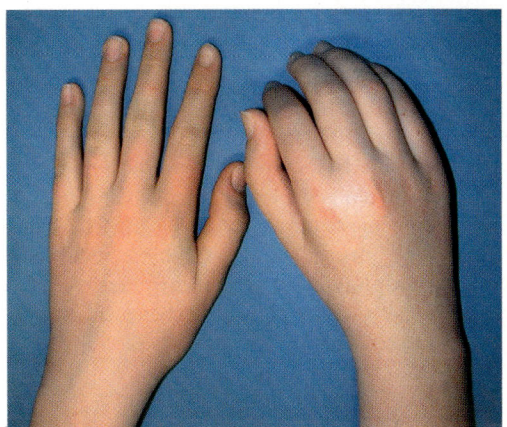

□ **Abb. 9.38** CRPS Typ I: massive Schwellung, Glanzhaut, diffuse Betroffenheit aller Finger, Hand und distaler Unterarm

9.7.3 CRPS, complex regional pain syndrome

Das CRPS (Algodystrophie, sympathische Reflexdystrophie, früher als M. Sudeck[22] bezeichnet), ist eine Erkrankung, die durch ein Trauma oder einen operativen Eingriff ausgelöst wird. Die Schwere des Traumas und des operativen Eingriffs korrelieren nicht mit der Schwere des CRPS.

CRPS

Nach äußerer Einwirkung auftretende reaktive dystrophische Erkrankung eines Extremitätenabschnitts, charakterisiert durch lokale Durchblutungsstörungen, Schmerzen und Funktionseinschränkung.

Kennzeichen des Syndroms ist eine abnorm schwere und prolongierte Manifestation einer posttraumatischen Antwort mit möglichen signifikanten anatomischen und funktionellen Folgen (□ Abb. 9.38). Eine favorisierte pathophysiologische Hypothese geht von einer Sympathikusdysregulation durch Nervenläsion oder einer zentralnervösen Beeinträchtigung aus. Als Folge pathologischer Rückkopplungseffekte resultieren gesteigerter Gefäßwandtonus mit Bevorzugung des venösen Schenkels und diffus schmerzhafte venöse Stase mit Schwellung der Extremität.

Häufig betroffen sind Frauen zwischen 30 und 50 Jahren. Sie machen oft einen sorgenvollen, ängstlichen Eindruck. Auch Rauchen scheint die Disposition zu begünstigen. Am Anfang steht oft eine Fraktur (CRPS Typ I), am häufigsten die distale Radius- und

---

21 Richard von Volkmann, Chirurg, Halle (1830–1889)
22 Paul Herman Martin Sudeck, Chirurg, Hamburg (1866–1945)

9

Ulnafraktur. Bei Nervenverletzungen (CRPS Typ II) sind die betroffenen Nervenäste der palmare kutane Ast des N. medianus, der superfiziale Ast des N. radialis und der sensible dorsale Ast des N. ulnaris.

Iatrogene Maßnahmen wie mehrfache Repositionsversuche nach Frakturen, Manipulationen in unzureichender Anästhesie, einschnürende Gipsverbände und lange Ruhigstellung in unphysiologischer Position fördern die Entwicklung des Krankheitsbildes. Eine Patientendisposition mit ängstlicher Persönlichkeit wird ebenfalls diskutiert, konnte aber nicht nachgewiesen werden.

> **Vermeide Ruhigstellung in zu engen Verbänden, vermeide wiederholte Manipulationen (z. B. durch Repositionskorrekturen), vermeide Schmerzauslösung, vermeide Überdistraktion im Fixateur externe und beachte Schmerzäußerung der Patienten.**

▪▪ Klinik, Diagnostik

Das Erkrankungsbild wird in 3 Stadien eingeteilt:
- **Stadium I:** ödematöse Schwellung, Glanzhaut, Überwärmung durch Hyperämie, Hyperhydrosis, starker brennender Schmerz, Bewegungseinschränkung.
- **Stadium II:** fixierte ödematöse Schwellung, trophische Veränderung, kühle, blasse, zyanotische Haut, Fingergelenkeinsteifung. Radiologisch Nachweis einer beginnenden Entmineralisation des Knochens.
- **Stadium III:** atrophische blasse Haut, Verlust der Hautfältelung, ein Ödem ist nicht mehr nachweisbar. Hyperhydrosis, fixierte Bewegungseinschränkung bis zur Unbrauchbarkeit der Extremität. Radiologisch Fortschreiten der knöchernen Entkalkung.

▪▪ Therapie

Multimodal mit i.v.-Applikation von α-Blockern, Stellatumblockaden, systemischer Analgetikatherapie, dosierter Krankengymnastik und Ergotherapie, psychologischer Betreuung. Im Stadium II und III: Schienenbehandlung, intensive Ergotherapie, Biofeedback-Strategie, ggf. Implantation von Stimulatoren.

! 9.7.4 Kahnbeinpseudarthrose

Die Fraktur des Os scaphoideum wird häufig übersehen. Die fehlende Ruhigstellung im Frakturspalt führt zur Entwicklung einer Pseudarthrose (▪ Abb. 9.39). Dies führt zu Belastungsbeschwerden im Handgelenk

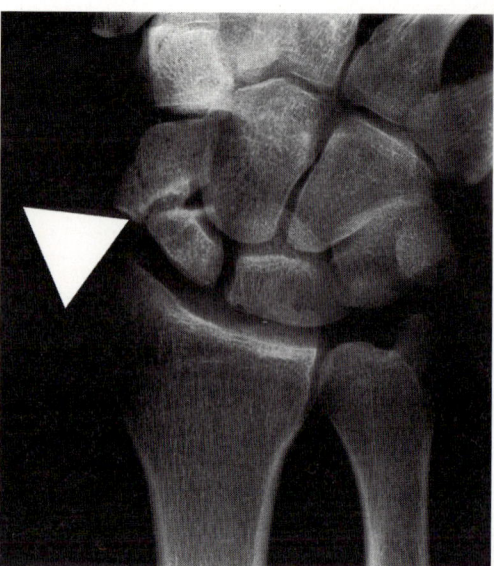

▪ **Abb. 9.39** Pseudarthrose im Skaphoid (Pfeil) nach übersehener Fraktur. Die Bruchlinie verläuft quer zur Skaphoidachse

und langfristig zu arthrotischen Veränderungen der Handwurzel und des Handgelenks.

▪▪ Diagnostik

> **Ist das primäre Röntgenbild nach Stauchungsverletzung des Handgelenks unauffällig, muss bei fortbestehenden Beschwerden nach 7 Tagen erneut geröntgt werden.**

Oft ist ein Frakturspalt im Kahnbein erst dann erkennbar. Bleibt die Diagnose unklar, erfolgt die Schichtbildgebung mit Dünnschicht-CT.

9.7.5 Handgelenkinstabilitäten

▪▪ Pathogenese

Nach Radiusfrakturen, traumatischen Bandverletzungen der Handwurzel, Mondbeinnekrosen und im Rahmen rheumatischer Handgelenkentzündungen kann eine Handgelenkinstabilität resultieren.

▪▪ Klinik, Therapie

Klinisch zeigen sich bewegungsabhängige Schmerzen. Bei der palmaren Handgelenkinstabilität ist das Mondbein gegenüber dem Radius nach dorsal subluxiert, wenn man das Handgelenk beugt.

Die Therapie besteht in frischen Fällen in einer Kapselrekonstruktion, bei veralteten Fällen in einer interkarpalen Arthrodese.

Hüftregion

10.1   Klinische Untersuchung des Hüftgelenks   – 290

10.2   Grundlagen zur Orthopädie der Hüfte   – 291

10.3   Angeborene und konstitutionell bedingte Störungen   – 292
10.3.1   Frühkindliche Hüftdysplasie (sog. angeborene Hüftluxation)   – 292
10.3.2   Coxa vara congenita   – 299
10.3.3   Pathologische Schenkelhalswinkel   – 299
10.3.4   Idiopathische kindliche Hüftkopfnekrose
(Morbus Legg-Calvé-Perthes)   – 300
10.3.5   Jugendliche Hüftkopflösung
(Epiphysiolysis capitis femoris, Epiphysenlösung)   – 303
10.3.6   Idiopathische Protrusio acetabuli   – 306

10.4   Erworbene Störungen   – 306
10.4.1   Lagebedingte Deformitäten   – 306
10.4.2   Tuberkulöse und andere bakterielle Koxitiden   – 306
10.4.3   Säuglingskoxitis (Neugeborenenkoxitis)   – 307
10.4.4   Coxitis fugax   – 308
10.4.5   Hüft-Impingement   – 308
10.4.6   Koxarthrose   – 309
10.4.7   Idiopathische Hüftkopfnekrose des Erwachsenen   – 312
10.4.8   Pathologische Frakturen   – 315
10.4.9   Schnappende Hüfte (Coxa saltans, schnellende Hüfte)   – 316
10.4.10   Femurdefekte und -fehlstellungen   – 316

10.5   Verletzungen des Beckens   – 316
10.5.1   Beckenfrakturen   – 316
10.5.2   Frakturen des Os sacrum   – 318
10.5.3   Azetabulumfrakturen   – 318

**10.6   Verletzungen des Hüftgelenkes
und des Oberschenkels   – 319**
10.6.1   Hüftluxationen   – 319
10.6.2   Hüftkopffrakturen   – 320
10.6.3   Schenkelhalsfrakturen   – 321
10.6.4   Pertrochantäre und subtrochantäre Femurfrakturen   – 323
10.6.5   Femurschaftfrakturen   – 324

Einleitung

Die Hüftregion ist Ausgangspunkt zahlreicher typischer orthopädischer Erkrankungen, sowohl im Kindes- als auch im Erwachsenenalter. Nach der Wirbelsäule gibt es hier die meisten Fragen. Für das Grundverständnis jedoch sollte man sich mit Biomechanik und Statik der Hüftregion beschäftigt haben. Wegen ihrer Frühdiagnose mit den effektiven Möglichkeiten zur Frühbehandlung besitzen Hüftluxation, Perthes und Epiphysenlösung einen hohen Stellenwert. Verbleibende Schäden führen zur Koxarthrose im Erwachsenenalter. Was man beim Säugling mit Ultraschalluntersuchung und Spreizhosenbehandlung versäumt hat, muss man im Erwachsenenalter mit einem künstlichen Hüftgelenk ausgleichen.

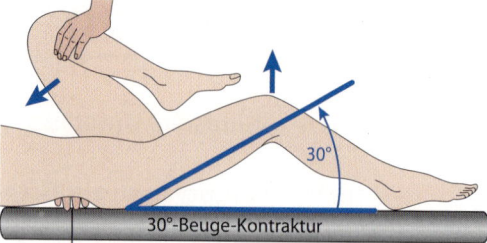

■ **Abb. 10.1** Thomas-Handgriff: Der Untersucher umfasst den Unterschenkelkopf mit der Hand und beugt das Bein in der Hüfte so weit, dass er mit der anderen Hand unter der Lendenwirbelsäule des Patienten den Ausgleich der Hyperlordose tastet. Wenn sich dabei passiv das andere Bein mit dem Oberschenkel von der Auflage der Liege abhebt, so zeigt sich die Beugekontraktur in dem Winkel zwischen Auflagefläche und abgehobenem Oberschenkel

10.1   Klinische Untersuchung des Hüftgelenks

Die Untersuchung des Hüftgelenks folgt der allgemeinen Systematik klinischer Untersuchungsgänge, gegliedert in Inspektion, Palpation und Funktionsprüfung.

■ Inspektion

Inspektorisch wird bei der Untersuchung des Hüftgelenks im Speziellen auf den Beckenstand (Rima ani lotrecht? Crista iliaca auf einer Höhe?), das Wirbelsäulenprofil (Skoliosen, Hyperlordosen?) und die Leisten-/Trochanterenregion (Rötung, Schwellung, Überwärmung?) geachtet. Ergänzend erfolgt eine Beurteilung des Gangbilds (Symmetrie, Gleichmäßigkeit, Kraftentfaltung, Insuffizienz-, Schmerz-, Verkürzungs- oder Lähmungshinken, Ataxie). Schwächen der Gluteal- und Oberschenkelmuskulatur bei neuromuskulären Erkrankungen sind oft beim Aufstehen, Hinsetzen und beim Einbeinstand erkennbar.

■ Palpation

Palpatorisch werden im Stehen die LWS und Iliosakralgelenke untersucht. Unter Palpation der Beckenkämme erfolgt die Prüfung des **Trendelenburg-Zeichens**: Beim Einbeinstand kippt dabei das Becken zur gesunden Gegenseite ab. Das Zeichen ist z. B. bei Koxarthrose, Schwäche der pelvitrochanteren Muskulatur, Läsion des N. gluteus superior, Hüftgelenkluxation, M. Perthes und Coxa vara positiv. In Rückenlage erfolgt im Anschluss die Palpation der Hüftregion (unterhalb des Leistenbands in der Mitte zwischen Spina iliaca anterior superior und Symphyse), der Trochanter-major-Region und der Sehnenansätze der Mm. gluteus medius und minimus. Ergänzend wird das Kniegelenk palpiert. Zur Untersuchung des Kniegelenks, ▶ Abschn. 11.1.1.

■ Funktionsprüfungen

Die Funktionsprüfung des Hüftgelenks beginnt mit der Testung der Bewegungsumfänge (aktiv und passiv nach der Neutral-Null-Methode).

Die Prüfung der **Flexion** wird in Rückenlage (Normal: 130–140°) mit flektiertem Kniegelenk durchgeführt.

Zur Beurteilung der **Extension** des Hüftgelenks in Rückenlage (10–15°) wird das kontralaterale Hüftgelenk maximal gebeugt, das Becken wird so in die Neutralstellung fixiert. Bleibt der Oberschenkel der untersuchten Hüftgelenkseite dabei auf der Unterlage liegen, entspricht dies einer 0°-Extension. Durch weiteres Beugen gerät das Becken in eine Flexion. Hält die Oberschenkelrückseite der untersuchten Hüftgelenkseite dabei weiter Kontakt mit der Untersuchungsliege, entspricht der erreichte Aufrichtewinkel der Hüftgelenkextension (■ Abb. 10.1).

Es schließt sich die Prüfung der **Abduktion/Adduktion** (30–45°/0°/20–30°) in Streckstellung und Rückenlage sowie die Beurteilung der **Außenrotation/Innenrotation** bei 90°-Flexion des ipsilateralen Knie- und Hüftgelenks an (50°/0°/30°).

Das Vorliegen einer **Hüftbeugekontraktur** wird mit dem **Thomas**[1]**-Handgriff** geprüft. Dabei wird eine evtl. bestehende Hyperlordose durch maximales Anbeugen der kontralateralen Hüfte bei flektiertem Kniegelenk ausgeglichen. Eine Hüftbeugekontraktur zeigt sich durch den Grad der Abhebung der Oberschenkelrückseite des untersuchten Hüftgelenks von der Unterlage.

Schmerzprovokation bei kombinierter Innenrotation und Adduktion lässt an eine Insertionstendino-

---

1 Hugh Owens Thomas, Orthopäde, London (1834–1891)

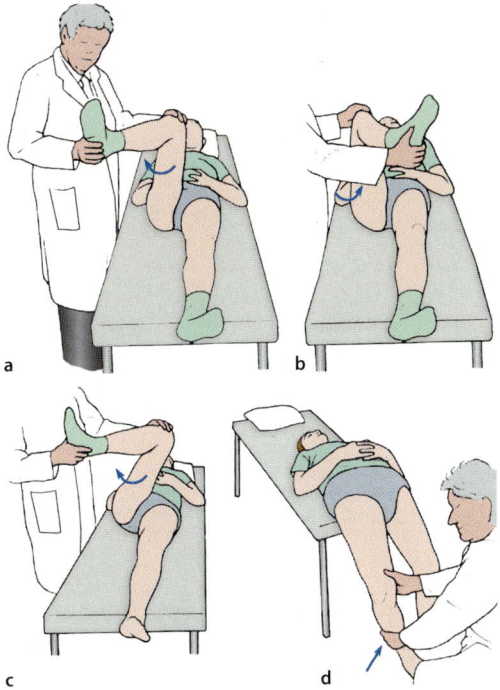

a **b**

c **d**

◻ **Abb. 10.2 a–d** Schmerzprovokation. Reduzierter Bewegungsumfang bei **a** Innenrotation in Flexion und **b** unauffällige Außenrotation sind Hinweis für ein femoroazetabuläres Impingement (FAI). Schmerzen bei **c** rascher Innenrotation in Flexion/Adduktion sprechen für ein kraniomediales FAI, Schmerzen bei **d** rascher Außenrotation bzw. Außenrotation und Abduktion für ein dorsokaudales FAI

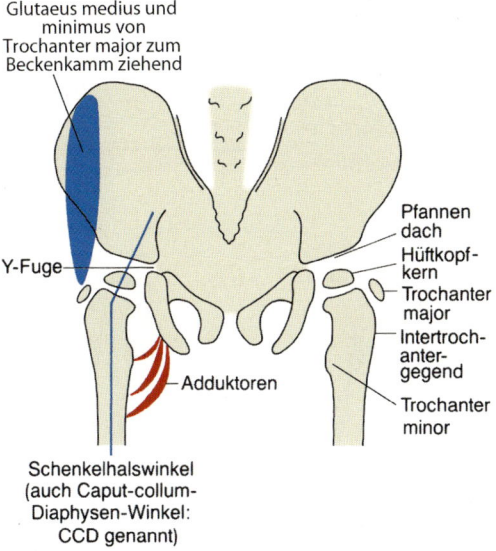

Glutaeus medius und minimus von Trochanter major zum Beckenkamm ziehend

Y-Fuge

Adduktoren

Pfannen dach
Hüftkopf-kern
Trochanter major
Intertroch-anter-gegend
Trochanter minor

Schenkelhalswinkel (auch Caput-collum-Diaphysen-Winkel: CCD genannt)

◻ **Abb. 10.3** Wichtige anatomische Strukturen in der Hüftregion

❯ **Wenn der Hüftkopf deformiert wird, können absolute Beinverkürzungen entstehen (Beispiele: M. Perthes, juvenile Epiphysenlösung, kongenitale Hüftluxation).**

pathie des M. piriformis (**Piriformis-Syndrom**) denken. Schmerzen und reduzierter Bewegungsumfang bei Innenrotation in Flexion (◻ Abb. 10.2a) bei gleichzeitig unauffälliger Außenrotation (◻ Abb. 10.2b) ist Hinweis auf ein **femoroazetabuläres Impingement (FAI)**. Schmerzen beim Provokationstest mit rascher Innenrotation in Flexion/Adduktion sprechen dabei eher für ein **kraniomediales FAI** (◻ Abb. 10.2c), ein schmerzhafter Provokationstest (◻ Abb. 10.2d) mit rascher Außenrotation bzw. Außenrotation und Abduktion in Überstreckung für ein **dorsokaudales FAI**.

10.2 Grundlagen zur Orthopädie der Hüfte

Am wachsenden Skelett sind bestimmte Abschnitte der Hüftregion von besonderem Interesse (◻ Abb. 10.3). Erkrankungen der Hüftregion im Wachstumsalter haben oft auch Auswirkungen auf die benachbarten Skelettabschnitte.

Funktionelle Beinverkürzungen sind durch **Kontrakturstellungen** im Hüftgelenk möglich, z. B. bei der Beugekontraktur und Adduktionskontraktur (Funktionsprüfung der Bewegungen im Hüftgelenk nach der Neutral-Null-Methode, ◻ Abb. 10.4). Die Kontrakturstellungen im Hüftgelenk haben auch Rückwirkungen auf die WS. Kontrakturen mit funktionellen Beinverkürzungen sind immer auch mit einem Beckenschiefstand und Seitverbiegung der WS verbunden.

❯ **Bei einem Erguss im Hüftgelenk kommt es zur Flexions-Abduktions-Außenrotations-Haltung, weil so die Spannung der Gelenkkapsel am geringsten ist.**

Eine vermehrte Innenrotation findet sich bei verstärkter Antetorsion des Schenkelhalses, oft auch bei der kongenitalen Hüftdysplasie.

Bei **doppelseitiger Beugekontraktur** kommt es zur Beckenvorneigung mit kompensatorischer Hyperlordosierung der LWS und Ausbildung eines Hohlkreuzes. Dies bringt die kleinen Wirbelgelenke (Facetten) unter vermehrten Druck (◻ Abb. 10.5).

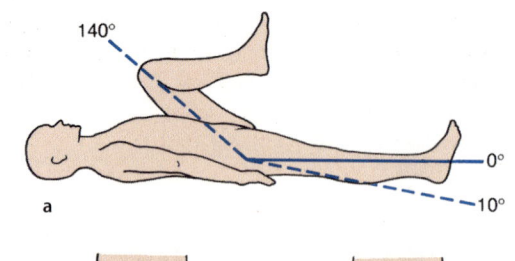

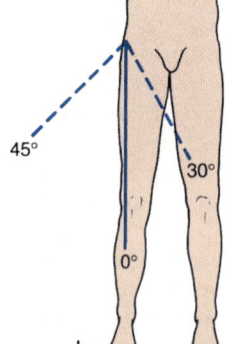

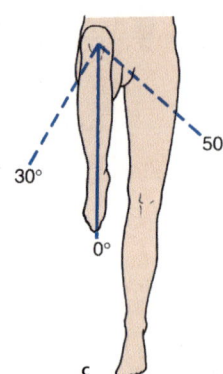

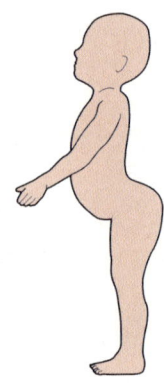

▫ **Abb. 10.5** Doppelseitige Hüftbeugekontraktur bei beidseitiger Hüftluxation mit Hyperlordose der LWS

▫ **Abb. 10.4** **a** Beugung, Streckung und Überstreckung, **b** Abduktion und Adduktion, **c** Innen- und Außenrotation (bei um 90° gebeugtem Hüft- und Kniegelenk)

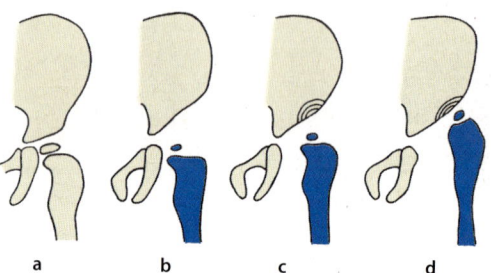

▫ **Abb. 10.6 a–d** Verschiedene Formen der Hüftdysplasie. **a** Unauffällig, **b** Hüftdysplasie ohne Luxation, **c** Subluxation mit Sekundärveränderungen, **d** Luxation mit Sekundärveränderungen

10.3 Angeborene und konstitutionell bedingte Störungen

10.3.1 Frühkindliche Hüftdysplasie (sog. angeborene Hüftluxation)

■■ **Ätiopathogenese**

Die frühkindliche Hüftdysplasie ist eine erbliche Entwicklungsstörung der Hüftpfanne, die Luxation ist lediglich eine Komplikation. Das Erbleiden tritt regional gehäuft auf (Tschechien, Sachsen, Thüringen). Das weibliche Geschlecht ist häufiger betroffen als das männliche (5,4:1).

Der Hüftkopf findet in der flachen Gelenkpfanne keinen genügenden Widerhalt und gleitet über den Pfannenrand durch Muskelzug oder später bei Belastung nach oben. Je nach Ausmaß der Entwicklungsstörung und Dauer des Zeitraums ohne Behandlung stellt sich die Missbildung dar als:

- Pfannendysplasie ohne Luxation,
- Subluxation,
- Luxation.

Sekundär kommt es zu folgenden Veränderungen:
- Der **Hüftkopfkern** bleibt im Wachstum zurück.
- Durch mangelnden Gelenkkontakt mit dem Azetabulum ändern Schenkelhals und -kopf ihre

Wachstumsrichtung nach kranial, sodass sich der Schenkelhalswinkel vergrößert: Es entsteht eine **Coxa valga**. Außerdem wächst der Schenkelhals mehr nach vorn und erfährt eine vermehrte Antetorsion (Coxa antetorta).
- Der höher getretene Hüftkopf bildet sich oberhalb der eigentlichen Gelenkpfanne ein neues Widerlager, eine **Sekundärpfanne.**
- **Weichteilveränderungen**: Die leere Pfanne füllt sich mit Weichteilgewebe. Der knorpelige obere Pfannenrand (Limbus) schlägt nach kaudal um und legt sich vor den Pfanneneingang. Das Lig. teres verdickt sich. Muskeln und Bänder verkürzen sich. Die Gelenkkapsel wird schlauchartig in die Länge gezogen und verklebt teilweise. Alle Weichteilveränderungen erschweren die Einrenkung und machen diese nach längerem Bestehen sogar unmöglich.
- Dysplastische und subluxierte Gelenke entwickeln später wegen der Inkongruenz der Gelenkpartner und vermehrten punktuellen Druck eine **Koxarthrose** (▫ Abb. 10.7).

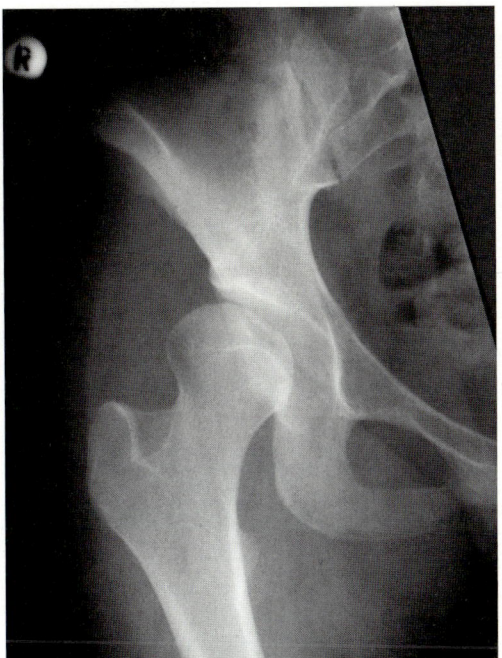

◘ **Abb. 10.7** Rechte Hüfte a.-p. eines Jugendlichen. Der Hüftkopf steht z. T. außerhalb einer abgeflachten Gelenkpfanne: Coxa valga subluxans bei kongenitaler Hüftdysplasie

▪▪ Klinik

Zu den Früherkennungszeichen nach der Geburt zählen

- Abspreizbehinderung (◘ Abb. 10.8a),
- Faltenasymmetrie (◘ Abb. 10.8b),
- Veränderungen im Sonogramm (◘ Abb. 10.8d),
- geringe aktive Beweglichkeit im betroffenen Gelenk,
- Instabilitätszeichen (nach Ortolani[2], ◘ Abb. 10.9).

Die **Instabilität** bei frühkindlicher Hüftdysplasie prüft man, indem man das Hüftgelenk des Neugeborenen beugt und abduziert. Dabei kann man ein Schnappen im Gelenk fühlen und manchmal hören. Bei einer Hüftdysplasie mit instabilem, luxationsbereitem Gelenk kommt es zur Aus- und wieder zur Einrenkung. Das Ortolani-Zeichen ist nur in den ersten Tagen nach der Geburt nachweisbar.

Später, vor allem bei eingetretener Luxation, finden sich noch Beinlängendifferenz, positives Trendelenburg-Zeichen, Hinken mit Watschelgang und Veränderungen im Röntgenbild. Die Beinlängendifferenz erkennt man beim Säugling an der unterschiedlichen Oberschenkellänge im Liegen.

Bei **doppelseitiger Hüftluxation** hat man als Frühzeichen die Abduktionsbehinderung und das Aus- und Einrenkungsphänomen, später den Watschelgang sowie eine Beckenvorkippung mit Hohlkreuzbildung und doppelseitig positivem Trendelenburg-Zeichen.

▪▪ Röntgen

Im Falle einer Subluxation oder Luxation steht der Hüftkopfkern im unteren/oberen äußeren Quadranten eines Koordinatensystems mit 4 Quadranten, das aus einer Senkrechten durch den Pfannenerker (Ombrédanne[3]-Linie) und einer Horizontalen durch den Grund beider Pfannen (Hilgenreiner[4]-Linie) gebildet wird. Der Femurkopf sollte sich normalerweise im unteren medialen Quadranten befinden. Die Linie nach Calvé ist die laterale Begrenzung vom Pfannenerker zum Schenkelhals. Normalerweise schmiegt sich diese an die laterale Begrenzung des Schenkelhalses heran.

Die Ménard-Shenton[5]-Linie – eine gedachte Linie von der oberen Umrandung des Foramen obturatum zur medialen Begrenzung des Schenkelhalses – ist bei einer dysplastischen Hüfte unterbrochen (◘ Abb. 10.11).

> **Die typischen Veränderungen im Röntgenbild sind erst nach dem 3. Lebensmonat zu erkennen.**

Es ist deshalb nicht sinnvoll, vorher ein Röntgenbild anfertigen zu lassen.

Bei der **Einteilung** der Luxationsgrade des Arbeitskreises für Hüftdysplasie wird die Stellung des kindlichen Hüftkopfes in Bezug zum Pfannenerker gesetzt. Es werden 4 Dislokationsgrade unterschieden (◘ Abb. 10.12):

- **Luxationsgrad I**: Dysplasie ohne Dislokation. Der Hüftkopf ist medial der am Pfannenerker angelegten Senkrechten (Ombrédanne-Lot) in physiologischer Stellung angelegt.
- **Luxationsgrad II**: Lateralisation. Der Hüftkopf ist lateralisiert, d. h. er steht lateral des Ombrédanne-Lots, aber unterhalb einer Waagerechten, die durch die Pfannenerker verläuft. Dies ist die typische Position bei einer reinen Hüftdysplasie.
- **Luxationsgrad III**: kranialwärtige Dislokation noch im Bereich der Primärpfanne. Der Hüftkopf ist lateral des Ombrédanne-Lots und auf der Waagerechten positioniert, entsprechend einer subluxierten Hüfte.

2 Marino Ortolani, Pädiater, Ferrara (1904–1983)

3 Louis Ombrédanne, Chirurg, Paris (1871–1956)
4 Heinrich Hilgenreiner, Chirurg und Orthopäde, Prag (1870–1954)
5 Maxime Ménard, Gerichtsmediziner, Paris (1872–1929); Edward Shenton, Radiologe, London (1872–1955)

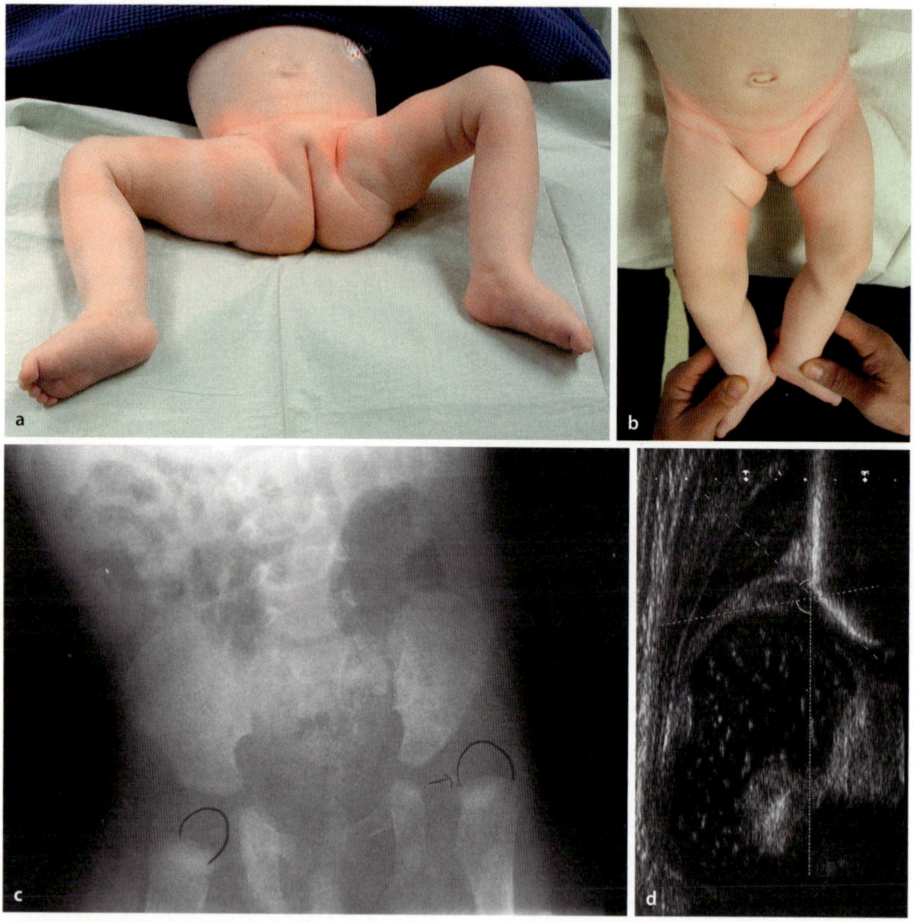

![Frühzeichen der Hüftdysplasie](a, b, c, d Bildtafel)

◘ Abb. 10.8 a–d Frühzeichen der Hüftdysplasie. **a** Abspreizbehinderung: Das Beinchen kann vom Untersucher nicht abgespreizt werden. Links ist die Abspreizung behindert. **b** Faltenasymmetrie: Die Hautfalten am Oberschenkel sind asymmetrisch. **c** Auf dem Röntgenbild sind die Hüftköpfe, die noch keine kalkhaltigen Anteile haben, markiert. **d** Das Ultraschallbild zeigt, wie der Kopf nicht mehr in der Pfanne steht, sondern bereits nach außen verlagert ist

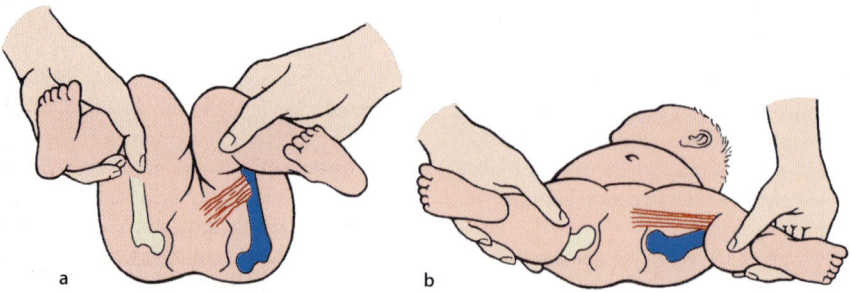

◘ Abb. 10.9 a, b Instabilitätszeichen nach Ortolani: Das Aus- und Einrenkungsphänomen prüft man, indem man das Hüftgelenk des Neugeborenen beugt und aus der Mittelstellung abduziert. Wenn der Hüftkopf bei der Abduktion über den hinteren Pfannenrand **a** vom luxierten Zustand in die Pfanne **b** zurückspringt, hört und fühlt man ein deutliches Schnappen. Wegen der möglichen Traumatisierung der Hüfte sollte das Aus- und Einrenkungsphänomen nur vom geübten Untersucher geprüft werden! Aufgrund der schonenden anderweitigen Diagnostikmöglichkeiten (Sonografie) heute kaum noch gebräuchlich

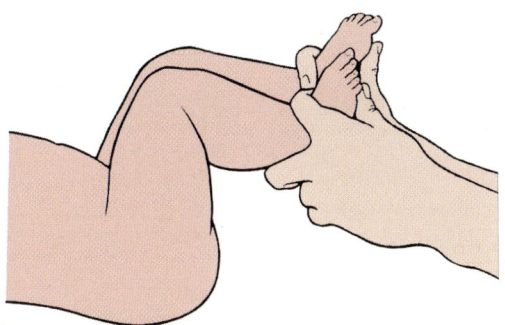

Abb. 10.10 Grobe Prüfung der Beinlängendifferenz beim Säugling mit unterschiedlicher Oberschenkellänge infolge einseitiger Hüftluxation

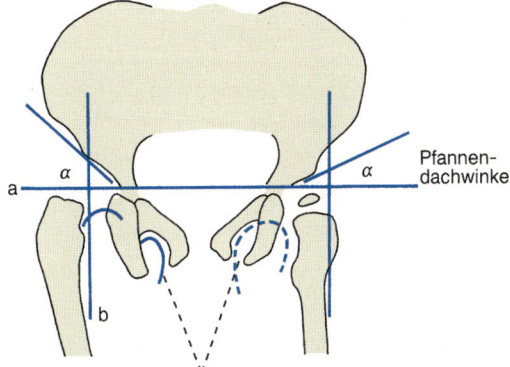

Abb. 10.11 Röntgenologische Zeichen der kongenitalen Hüftluxation. Es bilden ein Koordinatensystem: a Hilgenreiner-Linie (Horizontale durch den Grund beider Hüftpfannen) und b Ombrédanne-Linie (Senkrechte auf die Hilgenreiner-Linie in Höhe des Pfannenerkers). Menard-Shenton-Linie (*gestrichelt*), α Pfannendachwinkel

▬ **Luxationsgrad IV**: Dislokation des Hüftkopfes ohne Kontakt zur Primärpfanne. Der Hüftkopf steht lateral des Ombrédanne-Lots und oberhalb der Waagerechten. Diese Position entspricht der vollständig luxierten Hüfte.

Der Winkel zwischen der Pfannendachtangente und der queren Beckenachse, Pfannendach- oder Azetabulumwinkel, ist beim Säugling über 35°, beim 1-Jährigen über 28° und beim Kleinkind über 25° pathologisch. Der Hüftkopfkern ist kleiner als auf der gesunden Seite (**Abb. 10.13**).

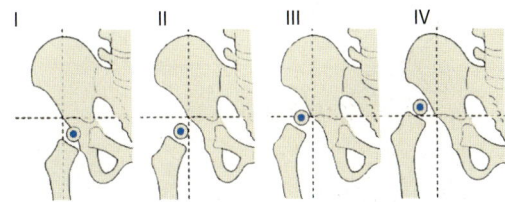

Abb. 10.12 Einteilung der Luxationsgrade des Arbeitskreises für Hüftdysplasie

■■ Sonografie

Bereits bei der Neugeborenenuntersuchung sind Hüftreifestörungen im Ultraschall zu erkennen (**Abb. 10.14**). Die Ultraschalluntersuchung sollte in den ersten Tagen nach der Geburt erfolgen, weil die Therapie bei den weichen Verhältnissen die besten Ergebnisse bringt. Bei der U3 in der 4.–5. Lebenswoche ist die Sonografie obligatorisch. Man kann die Kapselweichteile, Hüftkopf- und Pfannenknorpel sowie die Stellung des Hüftkopfes genau beurteilen. Grenzen der Sonografie ergeben sich mit zunehmender Knochenentwicklung, weil nur Weichteile dargestellt werden können.

> ⟩ Nach dem 3. Lebensmonat verdeckt der mineralisierte Hüftkopfkern die Tiefe der Pfanne, sodass die sonografischen Messwinkel nicht mehr bestimmt werden können.

Die sonografische Einteilung erfolgt nach Graf[6] (**Tab. 10.1**).

---

6 Reinhard Graf, Orthopäde, Stolzalpe (Zeitgenosse)

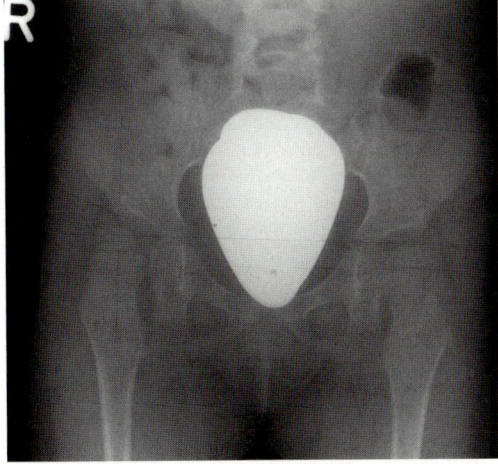

Abb. 10.13 Kongenitale Hüftluxation. Kindliches Becken a.-p. rechte Seite: Der Hüftkopfkern steht außerhalb der Pfanne. Das Pfannendach ist steil. Der Hüftkopfkern ist etwas kleiner als auf der gesunden Seite

▣ Tab. 10.1 Sonografische Hüfttypen nach Graf

Typ	Procedere
Typ I: normal ausgereifte Hüfte	Alles in Ordnung
Typ Ia: normale noch nicht ausgereifte Hüfte	Aufpassen, Kontrolle
Typ IIa: Reifungsdefizit ohne Dysplasie, zentriert	Kontrolle, breit wickeln
Typ IIb: dysplastische Hüfte ohne Luxationstendenz	Behandeln, Spreizhose
Typ IIc: dysplastische Hüfte mit zu erwartender Luxation	Behandeln, Spreizhose
Typ IId (Typ D): Hüfte »am Dezentrieren«	Sofortige Abspreizbehandlung, sichere Fixation erforderlich
Typ IIIa: luxierte Hüfte ohne Knorpelstrukturstörung am knorpeligen Erker	Reposition, Gipsfixierung
Typ IIIb: luxierte Hüfte mit Knorpelstrukturstörung am knorpeligen Erker	Reposition, Gipsfixierung
Typ IV: luxierte Hüfte mit zwischen Kopf und Perichondrium eingequetschtem Pfannendachknorpel	Schwierig zu reponieren, Gipsfixierung

10

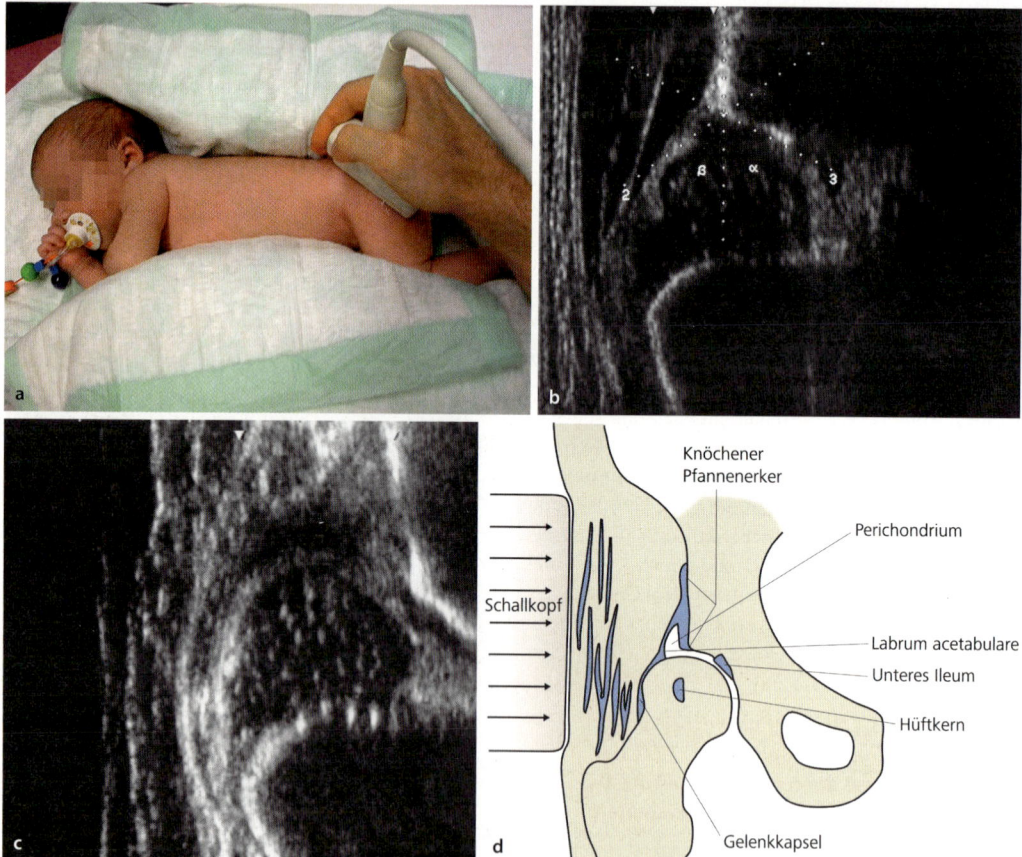

▣ Abb. 10.14 a–d **a** Ultraschalluntersuchung der Säuglingshüfte zur Frühdiagnose der kongenitalen Hüftdysplasie und -luxation. **b** Unauffälliger Befund im Ultraschallbild der Säuglingshüfte: Der Hüftkopf steht direkt unter dem gut entwickelten knöchernen Pfannenerker. **c** Sonographisches Bild bei vollständiger Hüftluxation (Typ IV). Der Kopf steht außerhalb der Pfanne. **d** Schemabild der Sonographie – Strukturen der Säuglingshüfte

> Als Screening zur Frühdiagnose einer kongenitalen Hüftdysplasie beim Neugeborenen ist die Sonografie am besten geeignet.

▪▪ Differenzialdiagnose

Hüftgelenkluxationen kommen sonst noch vor bei:
- **Säuglingsosteomyelitis:** Auch hier kann es zur Hüftluxation durch entzündliche Zerstörung des Gelenkkomplexes kommen. Laborwerte und Fieberschübe geben den diagnostischen Hinweis.
- **Teratologischen Hüftluxationen:** Sie sind mit anderen Missbildungen verbunden. Sie bestehen schon bei der Geburt und sind nicht einrenkbar.
- **Lähmungsluxationen:** bei Polio, Meningomyelozele, Zerebralparese vom spastischen Typ.
- **Traumatischer Hüftluxation:** Sie ist im Kindesalter selten.
- **Proximalen Femurdefekten.**

▪▪ Therapie

> Je früher die Hüftdysplasie erkannt und behandelt wird, umso günstiger sind die Heilungsaussichten.

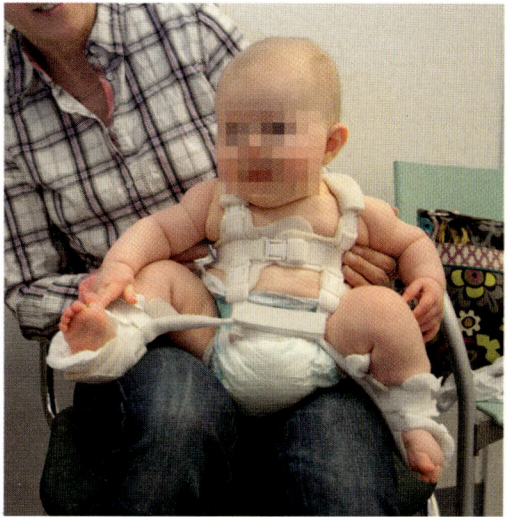

☐ **Abb. 10.15** Funktionelle Frühbehandlung der Hüftdysplasie mit der Beugespreizbandage. Anpassung und Sitz der Bandagen zur Behandlung von Hüftreifungsstörungen müssen ständig fachorthopädisch überprüft werden

Besonderer Wert wird daher auf die Früherkennung, z. B. im Rahmen der Vorsorgeuntersuchung, und funktionelle Frühbehandlung gelegt.

> Bei der funktionellen Behandlung von Entwicklungsstörungen am Bewegungssystem, wie z. B. bei der angeborenen Hüftdysplasie und Hüftverrenkung, nutzt man die Fähigkeiten des wachsenden Organismus auf Druck-, Zug- und Bewegungsreize mit einem korrigierenden Wachstum zu antworten.

Es gilt, den Ossifikationsrückstand am Pfannendach wieder aufzuholen. Beim Säugling geschieht dies am besten durch Strampelbewegungen aus der Beugespreizstellung. Um die Hüftgelenke in die Beugespreizstellung zu bringen, bedient man sich z. B. einer **Spreizhose** oder **Beugespreizbandage** (☐ Abb. 10.15). Beim Neugeborenen mit Verdacht auf Hüftdysplasie reicht zunächst breites Wickeln, d. h. man legt ein breites Windelpaket oder ein Schaumgummipolster zwischen die Beinchen, um die funktionell günstige Abspreizstellung zu erreichen. Die Behandlung mit der Spreizhose und Beuge-Spreizbandage muss engmaschig kontrolliert werden, weil bei falschem Sitz Schäden in Form von Hüftkopfnekrosen oder Heraushebbeln des Hüftkopfes aus der Pfanne auftreten können.

Bei bereits eingetretener **Hüftluxation** ist erst eine Einrenkung erforderlich. Die erfolgte in früheren Jahren durch Dauerextension über mehrere Wochen (Extensionsreposition). Heute wird ein luxierte Hüfte, die sich nicht mehr reponieren lässt (Ultraschallkontrolle) im Regelfall durch eine Operation eingestellt. Mögliche Repositionshindernisse (z. B eingeschlagene Fettkörper oder Sehnenanteile) können dabei entfernt werden. Nach der Reposition folgt die Retention, d. h. der eingerenkte Zustand muss gehalten werden. Dazu bedient man sich entweder eines Gipsverbands mit Beugespreizstellung oder besser noch spezieller Schienen, die schon frühzeitig aktive Bewegungen erlauben. Anschließend folgt, wie bei der einfachen Hüftdysplasie, die nachholende Entwicklung.

> Für die Behandlung der Hüftluxation ergibt sich folgender Ablauf: Reposition – Retention – nachholende Entwicklung.

Der funktionellen Behandlung sind Grenzen gesetzt. Nach dem 3. Lebensjahr wird die Reposition immer schwieriger, auch lässt mit zunehmendem Alter die nachholende Entwicklung zu wünschen übrig. Um keine präarthrotischen Deformitäten zu hinterlassen, muss **operiert** werden (☐ Abb. 10.16).

Für die Konstruktion einer gut überdachten Gelenkpfanne kann man Pfannendachplastiken oder Beckenosteotomien durchführen. Bei **Coxa valga** mit pathologischer Antetorsion osteotomiert man zwischen dem kleinen und großen Rollhügel und entnimmt einen kleinen Knochenkeil mit medialer Basis. Außerdem werden die osteotomierten Fragmente ge-

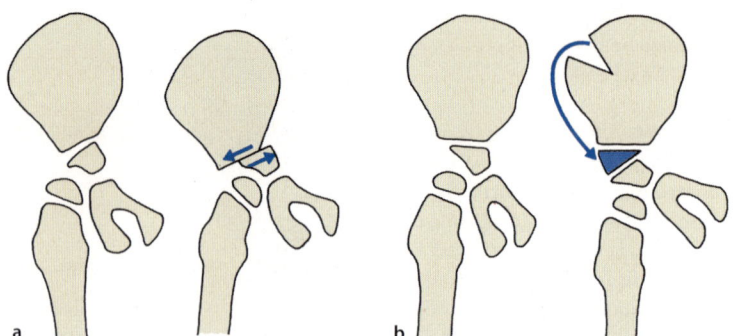

■ Abb. 10.16 a, b Pfannendachrekonstruktion durch Beckenosteotomien. **a** Nach Chiari[7]: Das Becken wird unmittelbar oberhalb der Pfanne durchtrennt. Durch Verschieben des kranialen Beckenteiles nach lateral entsteht eine bessere Überdachung des Hüftkopfes. **b** Nach Salter[8]: Durchtrennen des Beckens unmittelbar oberhalb der Gelenkpfanne. Herunterbiegen des distalen Beckenteiles durch Einklemmen eines Knochenkeiles aus dem Beckenkamm

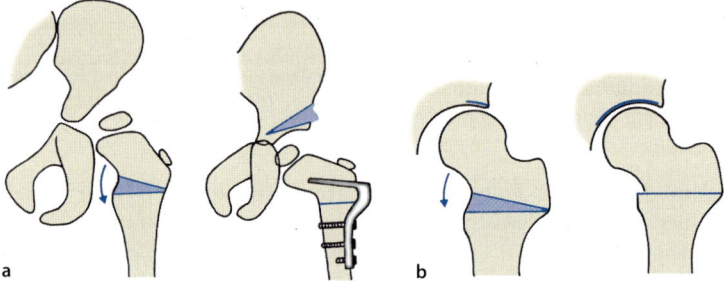

■ Abb. 10.17 a Intertrochantäre Varisierungsosteotomie und Pfannendachplastik, um die Kontaktflächen zu vergrößern (Druckreduzierung) und die **b** Arthroseentwicklung zu verzögern. Der intertrochantär entnommene Knochenkeil kann gleichzeitig als autologes Transplantat für die Pfannendachplastik verwendet werden. Fixation mit Winkelplatte und Schrauben

geneinander rotiert, um die pathologische Antetorsion auszugleichen (Derotationsvarisierungsosteotomie, **■** Abb. 10.17).

Krankengymnastik ist in allen Phasen und Stadien der Hüftdysplasie von Bedeutung.

❯ Es gilt, die hüftstabilisierenden Muskeln zu trainieren, insbesondere Mm. glutaei medius et minimus, um das Trendelenburg-Hinken abzubauen.

Postoperativ sind Gelenkmobilisierung, Thromboseprophylaxe und später Gangschulung indiziert.

Die **Gefahren** der Behandlung bestehen darin, dass man zusätzliche Schäden setzen kann. Neben Wachstumsstörungen des Schenkelhalses (Coxa valga, Ante- oder Retrotorsion), Immobilisationsschäden

und psychischen Schäden und Folgeoperationen mit Krankenhausbehandlungen sind es in erster Linie Hüftkopfnekrosen, auch Luxations-Perthes genannt, die die Prognose verschlechtern. Bei einer Nekrose kommt es meistens zur Deformierung des Hüftkopfes, die eine Beinverkürzung und später eine Koxarthrose zur Folge hat. Stets zu meiden sind ein gewaltsames Vorgehen bei der Einrenkung und die Retention in Extremstellungen. Man ist daher heute von den früher üblichen manuellen Einrenkungsverfahren und von der Retention in Extremstellungen, z. B. Froschhaltung abgekommen (▶ Übersicht 10.1).

> **Übersicht 10.1 Memo: Hüftluxation**
>
> ▬ Frühdiagnose durch Sonografie
> ▬ Frühbehandlung durch Spreizhose
> ▬ Bei später Diagnose: in der Regel operative Gelenkeinstellung

---

7 Karl Chiari, Orthopäde, Wien (Zeitgenosse)
8 Robert Salter, Orthopäde, Toronto (1924–2010)

Fallbeispiel

Sarah Trendler, 3 Jahre, hat einen komischen Watschelgang mit Hin- und Herschwanken des Oberkörpers. Sie kann schon auf einem Bein stehen, dabei sinkt das Becken beim Stand auf dem linken Bein auf der gegenüberliegenden Seite ab. Weil, wie der Arzt sagt, eine Ultraschalluntersuchung nichts mehr bringt, wird ein Röntgenbild der Hüften angefertigt.

Diagnose

Kongenitale Hüftluxation links. Weil die Ultraschalluntersuchung im Rahmen des Screenings gleich nach der Geburt verpasst wurde, konnte die Frühdiagnose mit Frühbehandlung durch eine Spreizhose nicht durchgeführt werden.

Therapie

Jetzt sind Operationen erforderlich, um den Hüftkopf in die Pfanne einzustellen und die abgeflachte Pfanne wieder aufzubauen (Derotationsvarisierungsosteotomie und Pfannendachplastik).

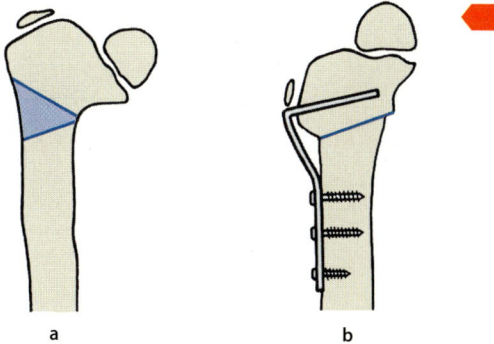

■ **Abb. 10.18 a, b** Operative Behandlung der Coxa vara. **a** Coxa vara congenita. **b** Aufrichtungsosteotomie durch Entnahme eines Knochenkeils mit lateraler Basis. Fixation mit Metallplatte und Schrauben

■■ **Klinik**

Klinisch findet sich daneben eine Einschränkung der Abduktion und durch Beckenkippung nach vorn eine Hyperlordose der LWS.

■■ **Therapie**

Aufrichtungsosteotomie (Valgisierungsosteotomie, ■ Abb. 10.18).

10.3.2 Coxa vara congenita

> **Coxa vara congenita**
>
> Angeborene Entwicklungsstörung des Schenkelhalses, bei der der Schenkelhalswinkel auf unter 120° verkleinert ist.

Durch Annäherung des Trochanters an den Darmbeinkamm kommt es zur Insuffizienz der kleinen Glutaei mit positivem **Trendelenburg[9]-Zeichen**.

Die Coxa vara congenita ist eine präarthrotische Deformität. In fortgeschrittenen und unbehandelten Fällen kann es zur spitzwinkeligen Einstellung des Schenkelhalses (unter 90°) mit Bildung der **Hirtenstabform** kommen. Durch Umbauzonen im Schenkelhalsbereich (Ermüdung) entsteht spontan eine Pseudarthrose mit Kontinuitätsunterbrechung.

❯ **Die Coxa vara congenita zeigt keine Spontankorrektur etwa im Vergleich zur Coxa antetorta oder zu O-Beinen im Kindesalter.**

10.3.3 Pathologische Schenkelhalswinkel

Der Schenkelhalswinkel beträgt bei der Geburt etwa 150° und bildet sich bis zum Abschluss des Wachstums auf 125° zurück.

Coxa valga

> **Coxa valga**
>
> Schenkelhalsschaftwinkel größer als 125°, wobei Winkel bis zu 140° noch als Sonderformen innerhalb der Variationsbreite angegeben werden können (■ Abb. 10.19, ▶ Übersicht 10.2).

Kommt vor bei der kongenitalen Hüftluxation und als Entlastungs-Coxa-valga bei allen möglichen Lähmungserscheinungen, z. B. Polio. Bei der infantilen Zerebralparese entwickelt sich die Coxa valga durch eine Spastik der Adduktoren.

Eine starke Coxa valga ist eine **präarthrotische Deformität**, weil die Biomechanik der Hüfte durch erhöhten intraartikulären Druck gestört ist. Die Hüftgelenkbelastung ist bei einer Coxa valga größer als bei einer Coxa vara.

9 Friedrich Trendelenburg, Chirurg, Leipzig (1844–1894)

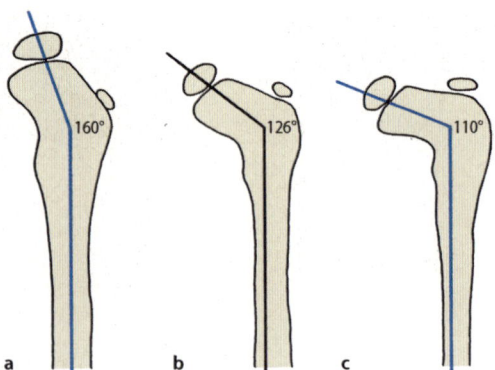

Abb. 10.19 a Coxa valga, b unauffällig, c Coxa vara

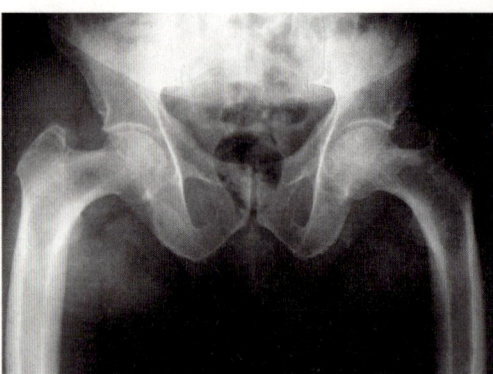

Abb. 10.20 Coxa vara: Der Trochanter major steht höher als der Hüftkopfmittelpunkt. Es resultiert eine Insuffizienz der kleinen Glutaei mit positivem Trendelenburg-Zeichen. Außerdem hat sich eine Arthrose mit Gelenkspaltverschmälerung und starken Schmerzen entwickelt. Therapie bei diesem 62-jährigen Patienten: Totalendoprothese

■■ Therapie

Der Schenkelhalsschaftwinkel kann durch intertrochantäre Osteotomie normalisiert werden.

Coxa vara

> **Coxa vara**
>
> Schenkelhalswinkel kleiner als 125°
> (Übersicht 10.2).

Die Coxa vara kommt vor:
- bei Rachitis,
- Coxa vara congenita,
- Chondrodystrophie,
- nach Schenkelhalsfraktur,
- als Begleitveränderung bei Dysostosis cleidocranialis.

Coxa antetorta

> **Coxa antetorta**
>
> Pathologisch vermehrte Antetorsion des Schenkelhalses.

Kommt vor bei der kongenitalen Hüftdysplasie, nach fehlverheilter Schenkelhalsfraktur und idiopathisch. Bis zu einem Antetorsionswinkel von 45° ist eine Kompensation durch Innenrotationsgang möglich (▶ Übersicht 10.2).

■■ Röntgen

Röntgenologische Bestimmung der Antetorsionsstellung des Schenkelhalses: Rippstein-Aufnahme (Hüft- und Kniegelenke sind jeweils 90° gebeugt, 20°-Abspreizung im Hüftgelenk und parallele Ausrichtung der Unterschenkel). Weitere Ausführungen, ▶ Abschn. 1.3.6.

> **Übersicht 10.2 Memo: Coxa**
>
> - Coxa antetorta: vermehrte Antetorsion im Schenkelhals
> - Coxa saltans: Traktusschnappen
> - Coxa valga: Schenkelhalswinkel vergrößert
> - Coxa vara: Schenkelhalswinkel verkleinert

10.3.4 Idiopathische kindliche Hüftkopfnekrose (Morbus Legg-Calvé-Perthes[10])

> **Idiop. kindl. Hüftkopfnekrose**
>
> Spontane Osteonekrose des Hüftkopfes.

Manifestationsalter 4–8. Lebensjahr. Betroffen sind meist Knaben (Knaben : Mädchen 4:1). Beidseitiges Vorkommen ist häufig (15%).

■■ Ätiopathogenese, Einteilung

Dauer der Erkrankung: 4 Jahre (▶ Übersicht 10.3). Ursache ist wahrscheinlich eine Insuffizienz der Vaskularisation in einer Zeit stärkeren Längenwachstums. In der Epiphyse kommt es zur Nekrose des Knochens und des Knochenmarks. Auch die Epiphysenfuge ist betroffen, sodass Wachstumsstörungen auftreten. Beim Befall der Metaphyse und des Schenkelhalses spricht

---

10 Georg Perthes, Chirurg, Tübingen (1869–1927)

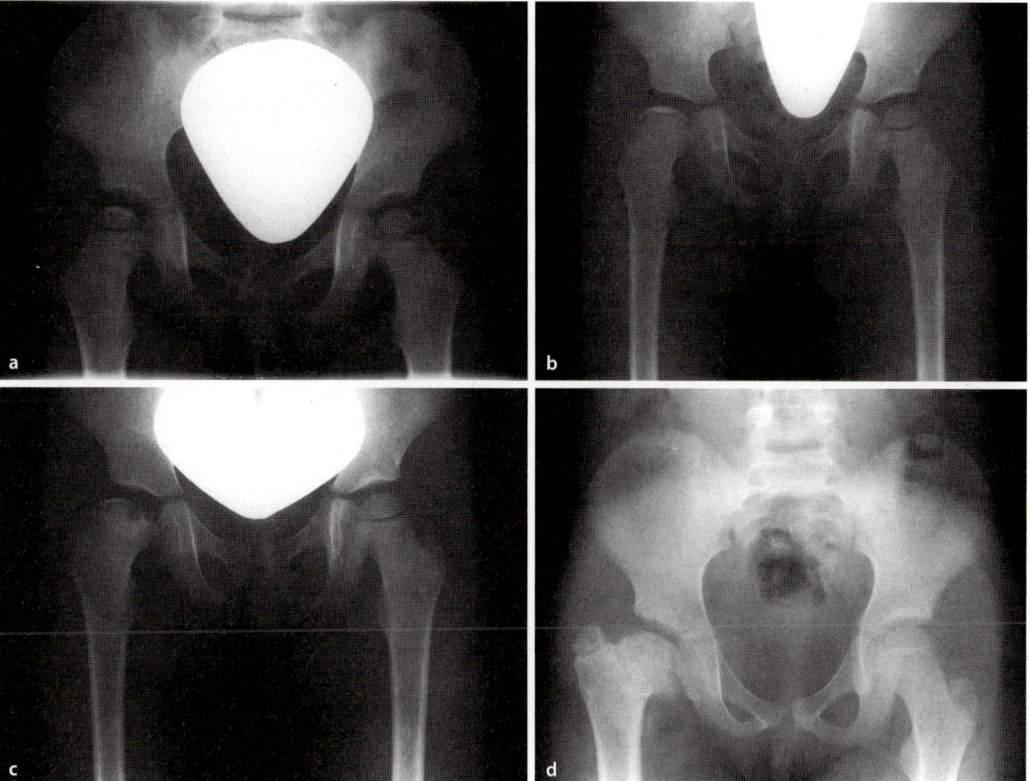

■ **Abb. 10.21** M. Perthes. **a** Initialstadium: minimale Verbreiterung des radiologischen Gelenkspaltes. **b** Kondensationsstadium: Verdichtung und Abflachung der Epiphyse. **c** Fragmentationsstadium: scholliger Zerfall hier bis zur Metaphyse. Daher schlechte Prognose. **d** Reossifikation nach intertrochanterer Umstellungsosteotomie. Ausheilung mit walzenförmiger Deformierung

man auch vom **Hals-Perthes**. Der nekrotische Knochen wird abgebaut, durch Bindegewebe ersetzt und reossifiziert.

Man unterscheidet verschiedene **Stadien nach dem Verlauf** (■ Abb. 10.21):
- Initialstadium mit Gelenkspalterweiterung
- Verdichtung (Kondensation) des Hüftkopfkernes
- Fragmentierungsstadium mit scholligem Hüftkopfzerfall
- Reossifikationsstadium, Wiederaufbau meist mit Fehlform

Die Stadien dauern jeweils 1 Jahr. Während des Ablaufs der Knochenresorption und Reossifikation kommt es zu einer Minderung der Knochenfestigkeit mit möglichen Kopfdeformierungen.

Neben der Stadieneinteilung nach dem Verlauf gibt es noch eine **Einteilung nach dem Schweregrad** (nach Catterall[11], ■ Abb. 10.22) mit sog. Risikofakto-

ren, die Prognose und Therapie bestimmen. Trifft die Diagnostik den Beginn der Erkrankung, findet sich die Nekrose anterolateral oben im Hüftkopf (Gruppen 1 und 2), später ist der gesamte Hüftkopf beteiligt (Gruppe 3) oder es kommt zur Auflösung des gesamten Hüftkopfes (Gruppe 4).

Als Risikozeichen gelten:
- Beteiligung der Metaphyse,
- Lateralisation des Hüftkopfes,
- laterale Verdichtung der Epiphyse.

Es gibt Verlaufsformen mit starker Deformierungstendenz, die man immer entlasten lassen bzw. operieren sollte, und leichtere Formen, die sogar ohne besondere Behandlung weiterbelastet werden können.

■■ Klinik

Zunächst langsam einsetzende, belastungsabhängige Schmerzen in der Hüfte mit Hypotrophie des Oberschenkels, Bewegungseinschränkung im Hüftgelenk und geringer Beinverkürzung.

---

11 Anthony Catterall, Orthopäde, London (Zeitgenosse)

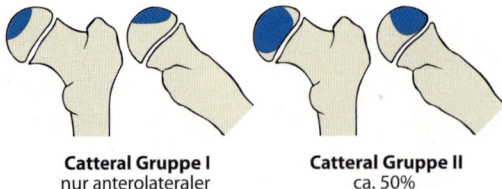

Catteral Gruppe I
nur anterolateraler
Sektor betroffen

Catteral Gruppe II
ca. 50%
der Epiphyse nekrotisch

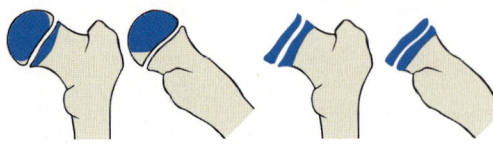

Catteral Gruppe III
gesamte Epiphyse nekrotisch

Catteral Gruppe IV
Auflösung der Epiphyse
(schlechte Prognose)

◾ **Abb. 10.22** Prognostische Einteilung des M. Perthes nach Catterall

> ❯ **Als Frühzeichen beim M. Perthes gelten rasches Ermüden bei Belastung, endgradige schmerzhafte Einschränkung der Hüftgelenkinnenrotation sowie Abduktion.**

Die Schmerzen werden häufig ins Knie projiziert. Mitunter ist sogar der projizierte Knieschmerz klinisch führend. In ausgeprägten Fällen mit Kopfsinterung ist das Trendelenburg-Zeichen positiv. Ein chronischer Verlauf über Jahre ist typisch.

▪▪ Röntgen

Das Röntgenbild zeigt initial eine Verbreiterung des Gelenkspaltes sowie eine Abflachung des Epiphysenknochens. Im Fragmentierungsstadium finden sich mehrere Verdichtungen und Aufhellungen nebeneinander. Im Reparationsstadium sieht man den Wiederaufbau eines mehr oder weniger stark veränderten Hüftkopfes. Bei starker Deformierung entsteht eine Pilz- oder Walzenform des Hüftkopfes.

In der MRT ist eine Frühdiagnose möglich.

▪▪ Prognose

Hängt vom Ausmaß der Deformierung ab. Meistens verbleiben präarthrotische Deformitäten, die später zu einer Arthrosis deformans führen.

Als Risikofaktoren für eine schlechte Prognose gelten:
- exzentrische Knochenkernanteile mit Wachstumsveränderungen der Hüftkopfrichtung nach lateral mit Subluxation,
- Verknöcherung der lateralen Epiphyse,
- Metaphysenbeteiligung.

Je jünger ein Kind ist, desto günstiger ist die Prognose.

> ❯ **Als Orientierung darf gelten: Unter 6 Jahre in der Regel konservativ erfolgreich, über 6 Jahre in der Regel OP erforderlich.**

Prognostisch entscheidend ist die Metaphysenbeteiligung.

▪▪ Differenzialdiagnose

Koxitis (typische Laborwerte, im Ultraschall Erguss, röntgenologisch Verbreiterung des Gelenkspalts).

Enchondrale Dysostosen und multiple epiphysäre Dysplasien zeigen Verformung meistens beider Hüftgelenke. Im Verlauf zeigen sich keine wesentlichen Veränderungen, keine Beschwerden.

▪▪ Therapie

Keine sofortige Operation. Das Therapieprinzip ist das **Containment** (Überdachung des gesamten Hüftkopfes durch abduzierende Maßnahmen, z. B. Schienen, Osteotomie). Eine Entlastung des erweichten Hüftkopfs im entlastenden Apparat (Thomas-Schiene) wird heute nicht mehr als sinnvoll angesehen. Bei Beteiligung der Metaphyse oder sonst ungünstiger Prognose wird eine Entlastungsoperation durch intertrochantäre Osteotomie zum Zwecke der Containmentbehandlung vor dem 7. Lebensjahr werden günstig erachtet.

> ❯ **Operationen sind nur erforderlich, wenn die oben genannten Risikofaktoren vorliegen.**

Der Einsatz der extrakorporalen Stoßwellenbehandlung kann wie bei anderen juvenilen Knochennekrosen unter Umständen sogar die Krankheitsdauer verkürzen.

▪▪ Krankengymnastik

Wenn das Bein entlastet werden soll, müssen die Muskeln durch isotonische und isometrische Übungen in Form gehalten werden. Die meist vorhandene Abduktionsbehinderung erfordert eine vorsichtige Mobilisierungsbehandlung. Günstig sind kreisförmige Bewegungen im Hüftgelenk, um den Kopf beim Aufbau rund zu formen, z. B. durch Schwimmbewegungen. Gangschulung bei erlaubter Teilbelastung. Einübung mit dem Gehapparat. Gutes Bewegungsausmaß verbessert die Prognose. Die Krankengymnastik soll für optimalen Bewegungsumfang in Knie- und Hüftgelenk über den gesamten Krankheitsverlauf sorgen.

10

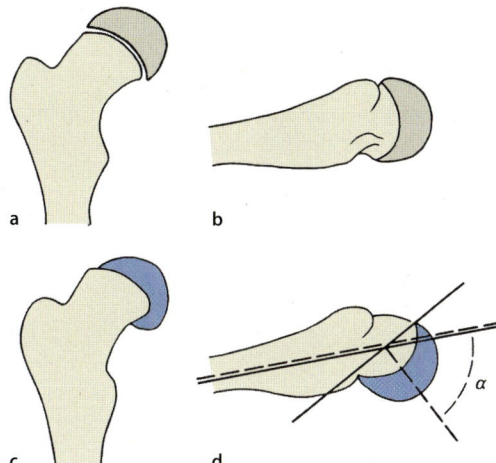

☐ **Abb. 10.23 a–d** Verschiebung des Hüftkopfes gegenüber dem Schenkelhals. **a, b** Unauffälliges Bild. **c, d** Epiphysenlösung

Fallbeispiel

Peer Tersteegen, 5 Jahre, ermüdet beim Spazierengehen rasch und klagt dann über Schmerzen im rechten Knie.

Befund

Die Knieuntersuchung ergibt keinen auffälligen Befund. An der Hüfte findet sich jedoch eine Einschränkung der Beweglichkeit. Die Blutuntersuchung ist o. B. Eine Sonografie zeigt einen Hüftgelenkerguss.

Röntgen

Die Röntgenübersichtsaufnahme zeigt eine Hüftgelenkspaltverbreiterung rechts mit partieller Hüftkopfnekrose bei guter Hüftkopfüberdachung durch die Pfanne.

Diagnose

Idiopathische kindliche Hüftkopfnekrose.

Therapie

Zur Behandlung erhält Peer Krankengymnastik und soll regelmäßig zur Kontrolle beim Arzt vorgestellt werden. Das Ganze wird in 3–4 Jahren abgeheilt sein. Leider ist mit einer verbleibenden Beinverkürzung von 1–2 cm sowie mit einer Hüftkopfdeformierung und evtl. nachfolgender Arthrose zu rechnen.

10.3.5 Jugendliche Hüftkopflösung (Epiphysiolysis capitis femoris, Epiphysenlösung)

Jugendliche Hüftkopflösung

Verschiebung in der Epiphysenfuge zwischen Oberschenkelkopf und Oberschenkelhals.

Durch Überwiegen der Außenrotatoren drehen sich Bein und Fuß nach außen, der Schenkelhals verschiebt sich nach vorn oben. Die Kopfkappe stellt sich relativ zum Schenkelhals meist nach hinten unten ein (☐ Abb. 10.23).

Die Krankheit manifestiert sich in der präpuberalen Wachstumsphase, also zwischen dem 10. und 14. Lebensjahr und tritt oft doppelseitig auf. Betroffen sind überwiegend Knaben mit einer Dystrophia adiposogenitalis oder einem eunuchoidalen Hochwuchs. Die Ursache ist wahrscheinlich eine Hormonstörung

mit Überwiegen des STH gegenüber den Sexualhormonen (▶ Übersicht 10.4).

Übersicht 10.4 Memo: Jugendliche Hüftkopflösung

- Adipöser Hochwuchs
- Leisten- und Knieschmerz
- Drehmann[12]-Zeichen
- Akut oder schleichend
- Röntgen in Lauenstein-Lagerung
- Sofortige Kirschner[13]-Drahtfixation
- Präarthrotische Deformität

Oft wird ein Unfall als Ursache für das plötzliche Abrutschen des Hüftkopfes verantwortlich gemacht. Dieser kann im Begutachtungsfall jedoch nicht als Unfallfolge anerkannt werden.

▪▪ Klinik

Klinische Verdachtszeichen sind adipöser Hochwuchs bei Jugendlichen und ziehende Schmerzen in der Leiste oder im Kniegelenk, Außenrotationsgang bei fehlender Innenrotation und Beinverkürzung. Außerdem besteht eine Bewegungsbehinderung mit dem typischen Drehmann-Zeichen (☐ Abb. 10.12).

---

12 Gustav Drehmann, Orthopäde, Breslau (1869–1932)
13 Martin Kirschner, Chirurg, Heidelberg (1879–1942)

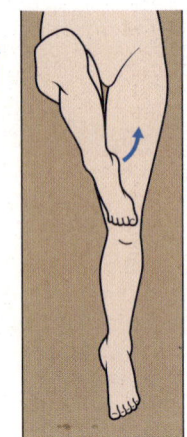

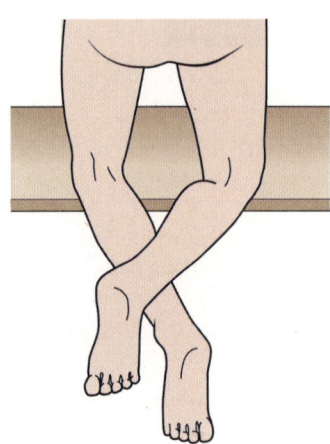

◘ **Abb. 10.24** Positives Drehmann-Zeichen

◘ **Abb. 10. 25** Scherenphänomen

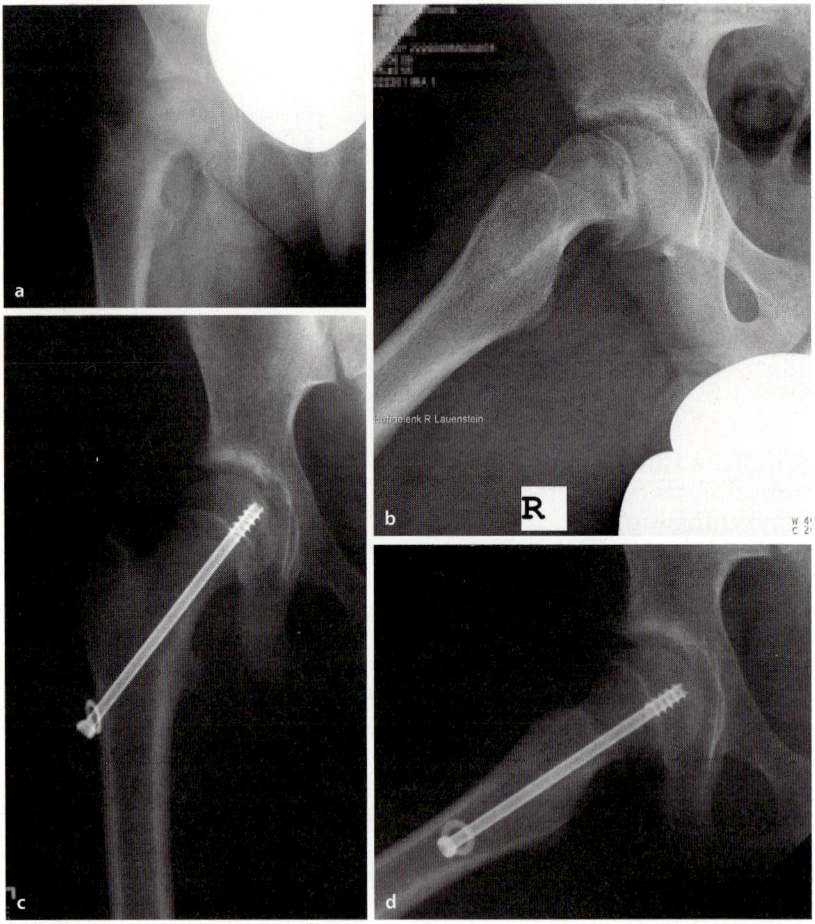

10

◘ **Abb. 10.26 a–d** Juvenile Epiphysenlösung. Rechte Hüfte **a** in a.-p.-Röntgenbild oft nur an der lateral abgeflachten Kontur der Epiphyse zu erkennen. **b** Lauenstein-Aufnahme: Ausmaß der Dislokation deutlich und Abrutschwinkel messbar. **c, d** Nach Reposition und Fixation mit kanülierter Schraube. Die Schraube steht nach lateral über, um das Wachstum des Schenkelhalses zuzulassen

Drehmann-Zeichen

Bei Hüftbeugung kommt es zwangsläufig zur Außenrotation (◧ Abb. 10.24).

Bei doppelseitiger Epiphysenlösung überkreuzen sich die Unterschenkel bei Kniebeugung (**Scherensymptom,** ◧ Abb. 10.25).

Der Abrutschvorgang kann akut oder schleichend sein (**klinische Klassifikation**):

- Beim **schleichenden Abrutsch** (Epiphysiolysis capitis femoris lenta) kommt es zu einem langsamen Verschieben zwischen Oberschenkelkopf und -hals. Die Beschwerden sind gering.
- Beim **akuten Abrutsch** kommt es zu einer plötzlichen Kontinuitätsdurchtrennung zwischen Kopf und Schenkelhals mit starker Verschiebung (◧ Abb. 10.26). Es bestehen starke Schmerzen und Bewegungseinschränkung.

Weitere klinische Symptome sind Außenrotationsstellung des Beins, Beinverkürzung, Trochanterhochstand: Das Bein liegt da wie bei einer dislozierten Schenkelhalsfraktur.

▪▪ Diagnostik

Sonografisch findet sich eine Ergussbildung und eine Unterbrechung der Kopf-/ Halskontur.

Die Diagnose wird im **Röntgenbild** gesichert. Zu Beginn sieht man eine Verbreiterung der Epiphysenfuge mit Auflockerung. Beim Abrutsch findet sich in der a.-p.-Aufnahme eine Höhenminderung der Kopfkalotte. Bei der **radiologischen Klassifikation** wird zwischen

- **drohender Epiphysenlösung** (Epiphysiolysis capitis femoris imminens) und
- **beginnender Epiphysenlösung** (Epiphysiolysis capitis femoris incipiens) differenziert.

> Bei Lauenstein-Lagerung (Flexion von 70°, Abduktion von 50°) sieht man die Dislokation in vollem Umfang.

Bei noch unauffälligem Röntgenbild kann die Auflockerung der Fuge im **Kernspin** erkannt werden.

▪▪ Prognose

Unbehandelt führt eine Verschiebung zwischen Kopf- und Schenkelhals zur Fehlbelastung mit später auftretender Arthrosis deformans. Häufig kommt es zur Hüftkopfnekrose, wenn beim Abrutschen die ernährenden Blutgefäße durchtrennt werden. Eine weitere Komplikation stellt die Chondrolyse des Gelenkknorpels dar (► Übersicht 10.5).

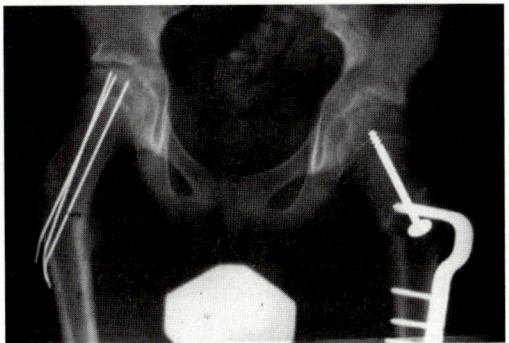

◧ **Abb. 10.27** Hüftübersicht mit Fixation der Hüftkopfepiphyse rechtsseitig mit Kirschner-Drähten, linksseitig Umstellungsosteotomie mit Winkelplatte und Verschraubung der Hüftkopfepiphyse nach Imhäuser

Übersicht 10.5 Komplikationen der jugendlichen Hüftkopflösung

- Epiphysennekrose
- Chondrolyse (Knorpelnekrose)
- Später: Arthrose

▪▪ Therapie

Wiederherstellung der normalen Achsenverhältnisse. In akuten Fällen kann man durch Extension versuchen, den Kopf wieder auf den Schenkelhals zu bekommen. Anschließend erfolgt eine Fixierung der Kopfepiphyse mit Kirschner-Drähten (◧ Abb. 10.27) oder Schraubenosteosynthese. Falls der Kopf in Fehlstellung angeheilt ist, muss man durch Osteotomien und Keilresektion im Schenkelhalsgebiet bzw. intertrochantär versuchen, achsengerechte Verhältnisse wiederherzustellen. Auch die Gegenseite muss durch Epiphysenfixierung mitbehandelt werden, weil auch dort ein Abrutsch droht.

▪▪ Krankengymnastik

Gangschulung, Üben der Teilbelastung, Gelenkmobilisation zum Abbau des Drehmann-Zeichens.

Fallbeispiel

Thomas Hamburger, 12 Jahre, fällt beim Schulsport ohne besonderen Grund hin und kann mit dem rechten Bein nicht mehr auftreten, weil er dann starke Schmerzen im Knie und in der rechten Leiste verspürt. Der Junge wird sofort mit Frakturverdacht ins Krankenhaus eingeliefert.

▼

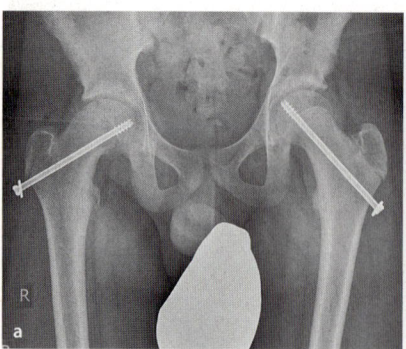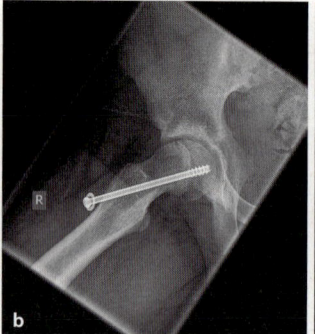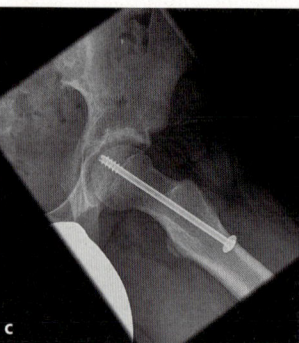

Abb. 10.28 a–c Fixation der Hüftkopfepiphyse mit kanülierten Schrauben beiderseits. In der Darstellung als **a** Hüftübersichtsaufnahme sowie **b, c** Lauensteinaufnahme von beiden Seiten. Wegen des zu erwartenden Wachstums werden die Schrauben bewusst länger belassen

Befund

Klinisch zeigt sich ein verkürztes rechtes Bein, welches außenrotiert liegt. Bei Hüftbeugung verstärkt sich automatisch die Außenrotation. Das a.-p.-Röntgenbild zeigt eine leicht abgerutschte Hüftkopfepiphyse, die sich auf einer Spezialaufnahme bei 70° Beugung und 50° Abspreizung noch deutlicher darstellt.

Diagnose

Akute juvenile Hüftkopflösung.

Therapie

Die Hüftkopfepiphyse muss sofort operativ mit Kirschner-Drähten fixiert werden, damit sie nicht noch weiter abrutscht. Die Eltern werden darauf aufmerksam gemacht, dass sich als Komplikation der Erkrankung – nicht der Operation – eine Epiphysennekrose einstellen kann.

10.3.6 Idiopathische Protrusio acetabuli

┌─ **Idiopathische Protrusio acetabuli** ─────

Vorwölbung des Hüftpfannenbodens in den inneren Beckenring aus ungeklärter Ursache.
└──────────────────────────────

Der Hüftkopf steht tief in der Pfanne (■ Abb. 10.29). Der Schenkelhalswinkel ist oft verringert (Coxa vara). Die Protrusio acetabuli führt meistens zur Arthrosis deformans. Vorher bestehen keine nennenswerten Beschwerden. Eine Protrusio acetabuli kann auch nach Einstauchungsfrakturen des Pfannenbodens entstehen oder im Spätstadium bei chronischer Polyarthritis und M. Bechterew als sekundäre Protrusio acetabuli.

10.4 Erworbene Störungen

10.4.1 Lagebedingte Deformitäten

Je nach Grunderkrankung können sich an der Hüfte verschiedene Lagerungsdeformitäten einstellen. Typisch ist die Abduktions-Außenrotations-Beugefehlstellung bei der Querschnittslähmung, vor allem im Kindesalter. Das Bein sinkt der Schwere nach in diese Fehlstellung (Froschstellung der Beine). Durch Zusammenwickeln der Beine kann man derartige Lagerungsdeformitäten vermeiden. (Fehlstellungen der Hüfte durch Beinlängendifferenz und Verkrümmungen der WS, ▶ Abschn. 1.2.3).

10.4.2 Tuberkulöse und andere bakterielle Koxitiden

> Die tuberkulöse Koxitis zählt zu den häufigsten Skeletttuberkulosen.

Eine **primär synoviale** Form der Coxitis tuberculosa ist ebenso häufig wie eine **primär ossäre.** Gelenknahe epi- oder metaphysäre Herde brechen in das Gelenk ein und führen zu Kombinationsformen.

Wichtig ist die Differenzialdiagnose gegenüber der unspezifischen bakteriellen Koxitis aufgrund der Punktion des Gelenks und des bakteriologischen Befunds. Die tuberkulöse Koxitis verläuft außerdem nicht so akut wie eine bakterielle nichttuberkulöse. Bei einer tuberkulösen Koxitis sind die gelenknahen Kno-

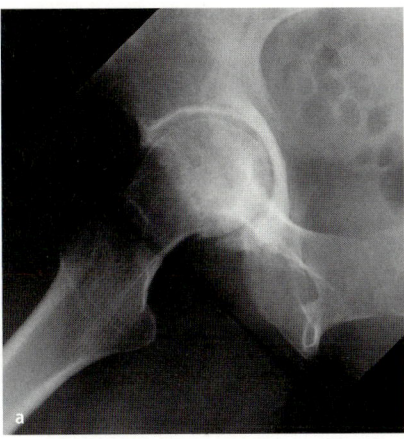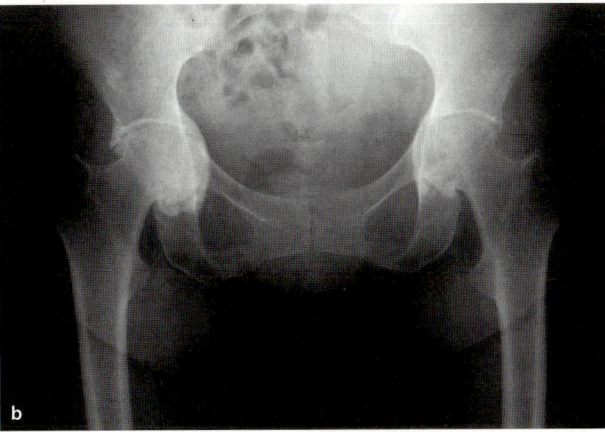

◻ Abb. 10.29 a, b Protrusio acetabuli. Man sieht wie sich insbesondere rechtsseitig das Azetabulum ins kleine Becken vorwölbt

chenabschnitte atrophisch, bei einer nichttuberkulösen bakteriellen Koxitis eher sklerotisch.

■■ Diagnostik

Tuberkulinproben, Schichtaufnahmen und schließlich eine Probeexzision mit Nachweis des spezifischen Granulationsgewebes helfen die Diagnose zu sichern.

■■ Therapie

Immobilisation (Becken-Bein-Fuß-Gipsverband) und Applikation von Tuberkulostatika. Größere Herde werden ausgeräumt. Der Eingriff ist dann mit einer Arthrodese (operative Gelenkversteifung) verbunden. Bei Tuberkulosen werden häufig sog. extraartikuläre Arthrodesen durchgeführt, d. h. das Gelenk wird von außen versteift, ohne dass der entzündliche Prozess im Gelenk selbst angegangen wird.

10.4.3 Säuglingskoxitis (Neugeborenenkoxitis)

> **❯** Die eitrige Säuglingskoxitis ist ein Notfall mit sofortigem Handlungsbedarf. Es besteht die Gefahr der irreversiblen Hüftgelenkschädigung

■■ Ätiopathogenese

Ursache ist die hämatogene Aussaat von Eitererregern (meist Strepto- oder Staphylokokken), häufig als Folge von Infektionen der Atemwege. Die Keime setzen sich zunächst im metaphysären Anteil des Schenkelhalses fest. Das Hüftgelenk ist sekundär betroffen. Aufgrund der im Säuglingsalter noch bestehenden Gefäßverbindungen der Metaphyse zur Epiphyse besteht die Gefahr

der irreversiblen Gelenkschädigung. Der Hüftkopf kann zerstört werden und sich eine Hüftluxation entwickeln, die differenzialdiagnostisch gegen eine kongenitale Hüftluxation abgegrenzt werden muss. Je nach Ausdehnung der Zerstörung kommt es zu einer Läsion der Epiphysenfuge mit Wachstumsstörungen, das Bein bleibt kürzer.

■■ Klinik

Der Untersuchungsbefund zeigt Schwellung und Rötung. Außerdem wird das Beinchen nicht bewegt. Der Säugling hat starke Schmerzen und ist unruhig. Häufig hat der Säugling Fieber und zeigt noch weitere Symptome einer Infektion (Otitis media, Pneumonie). Das CRP ist erhöht und die BSG erheblich beschleunigt.

■■ Röntgen

Das Röntgenbild zeigt zunächst nichts Auffälliges. Erst nach 2–3 Wochen sieht man neben einer Atrophie und Auflockerung der Spongiosa einen oder mehrere kleine Rundherde mit Auflösung des Knochens. Es kann eine vollständige Auflösung des Hüftkopfs entstehen. Sekundär kommt es zur Hüftluxation, die differenzialdiagnostisch gegen eine kongenitale Hüftluxation abgegrenzt werden muss. Je nach Ausdehnung der Zerstörung kommt es zu einer Läsion der Epiphysenfuge mit Wachstumsstörungen, das Bein bleibt kürzer.

■■ Therapie

Wichtig ist die frühe Diagnose der oft fulminant verlaufenden Säuglingskoxitis mittels Hüftgelenkpunktion zum Erregernachweis und zur Resistenzbestimmung. Im Ultraschall der Hüfte lässt sich die Flüssigkeitsansammlung im Gelenk häufig nachweisen. Die akut eit-

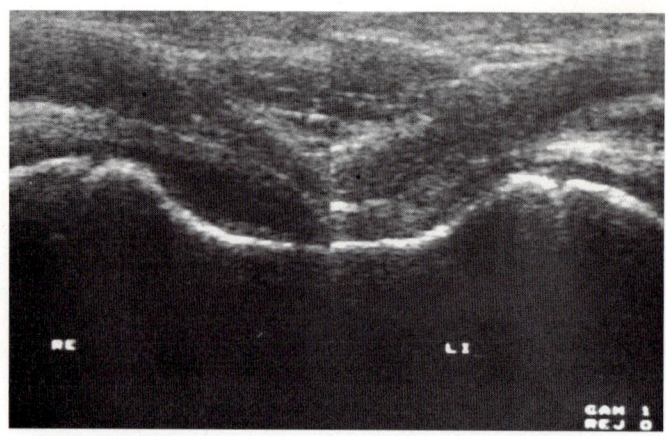

Abb. 10.30 Coxitis fugax. Man sieht den ausgeprägten intraartikulären Erguss mit abgehobener Kapsel rechts im Seitenvergleich zum unauffälligen Befund an der linken Hüfte

rige Säuglingskoxitis muss operativ durch eine Gelenkspülung behandelt werden, um eine infektbedingte Gelenkzerstörung zu verhindern. Die Behandlung wird durch Ruhigstellung und Antibiotikagabe ergänzt. Bei Fisteleiterungen muss der Herd ausgeräumt werden.

▪▪ Prognose

Die Prognose hängt vom Diagnosezeitpunkt ab. Bei fortgeschrittener Erkrankung verbleiben intraartikuläre Adhäsionen, Reifungsstörungen der Hüfte, Beinverkürzung.

!!! ▶ 10.4.4 Coxitis fugax

Die Coxitis fugax (sog. flüchtige Koxitis) ist eine Erkrankung des Kindesalters.

Als Ursache kommen partiell-allergische Reaktionen bzw. Reizungen der Synovialmembran nach Allgemeininfekten in Frage (reaktive Arthritis). Die Kinder klagen über belastungsabhängige Schmerzen im Hüftgelenk. Der Schmerz ist wie beim M. Perthes in der Leiste oder im Oberschenkel bzw. im Knie lokalisiert.

▪▪ Differenzialdiagnose, Klinik

Die Symptome mit Gelenkerguss können auch Anfangszeichen eines M. Perthes sein. Auszuschließen ist der M- Perthes durch eine Röntgenaufnahme des Beckens. Im Sonogramm sieht man eine Kapselverdickung (▪ Abb. 10.30). Zur Differenzialdiagnose von M. Perthes und Coxitis fugax wird immer mehr die MRT verwendet.

> **❯ Im Gegensatz zum M. Perthes ist bei der flüchtigen Koxitis im Kindesalter die BSG erhöht.**

Außerdem finden sich entzündliche Veränderungen im Blutbild. Die Punktion des Hüftgelenks kann unter Umständen nötig sein, um eine Erregerbestimmung durchzuführen. Bis zur Klärung der Diagnose wird eine schmerzhafte bewegungseingeschränkte Hüfte **Beobachtungshüfte** genannt. Die Diagnose erhärtet sich durch den Verlauf mit Kontrolluntersuchungen.

▪▪ Therapie

Entlastung des Hüftgelenks durch Bettruhe und Gabe von Antiphlogistika (Aspirin). Eine Coxitis fugax heilt folgenlos aus.

10.4.5 Hüft-Impingement

▪▪ Ätiopathogenese

Insbesondere bei jüngeren Patienten stellt das **femoroazetabuläre Impingement** eine Ursache für frühzeitige degenerative Veränderungen im Bereich der Hüfte dar. Es ist gekennzeichnet durch ein Anschlagen des Schenkelhalses am vorderen Pfannenrand, hervorgerufen durch Formvarianten und Abnormalitäten im Bereich des proximalen Femurs oder Azetabulums.

Am Femur imponiert eine fehlende Taillenbildung am Übergang vom Femurkopf zum medialen Schenkelhals. Im Röntgenbild zeigt sich ein asphärischer Übergang zwischen Kopf und Hals mit einem erhöhten Radius der Femurepiphyse. Bei Flexion und Innenrotation oder bei Abduktion resultiert hieraus ein **Cam-Impingement** (Nockenwellen-Impingement). Hierbei dreht der abnormale Kopf-Hals-Übergang in das Azetabulum hinein, es kommt zur Schädigung und zu vorzeitigen Veränderungen des Pfannenerkerknorpels und des anterosuperioren Labrumanteils.

Vom Cam-Impingement abzugrenzen ist das **Pincer-Impingement**. Dieses azetabuläre Impingement ist Folge eines chronischen linearen Kontaktes des Pfannenrandes mit dem Kopf-Hals-Übergang. Es kann lokal bei einer fehlorientierten Pfanne oder über den gesamten Pfannenrand mit einem breiten osteophytären Vorsprung vorkommen. Hieraus leitet sich die Namensgebung des »Beißzangen«- oder Pincer-Impingements ab. Der Kopf-Hals-Übergang ist bei der reinen Pincer-Form zunächst unauffällig, im Verlauf des Prozesses entwickeln sich aber sattelartige Knochenausziehungen am anschlagenden Schenkelhals.

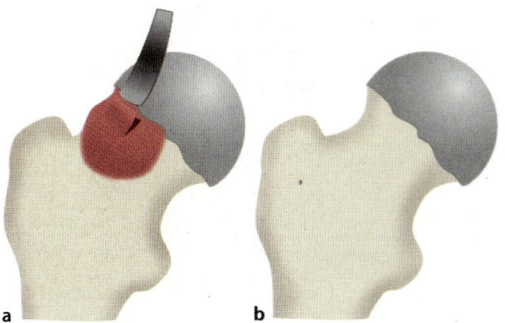

a   b

◘ **Abb. 10.31 a, b** Schematische Darstellung der Arthroplastik beim Cam-Impingement

▪▪ Klinik, Diagnostik

Meist unspezifische Beschwerden und Symptome im betroffenen Hüftgelenk (z. B. beim Rad fahren, Treppen steigen), die zunächst nur nach längerer Belastung oder sportlicher Betätigung auftreten. Typisch ist eine reduzierte Innenrotation in einer Beugestellung zwischen 40° und 90°. Darüber hinaus kann der **vordere Impingement-Test** positiv sein: Die Patienten berichten bei der Untersuchung über einen oft tiefsitzenden Leistenschmerz bei 90°-Flexion und passiver ruckartiger Innenrotation durch den Untersucher.

▪▪ Therapie

Die kausale Therapie des femoroazetabulären Impingements besteht in der Behebung der Impingement-Ursachen.

> ● Die Therapie sollte so früh als möglich durchgeführt werden, um die Entstehung bzw. ein Fortschreiten der degenerativen Veränderungen an Labrum und Knorpel im anterosuperioren Anteil zu verhindern.

Bei der operativen Therapie wird offen oder arthroskopisch die Impingement-Ursache angegangen und bei nicht lädiertem Labrum eine Refixierung vorgenommen. Bei länger bestehender Symptomatik kann das Labrum aufgefasert oder auch verknöchert sein. Abhängig von Art und Umfang des Impingements erfolgt eine partielle Knochenresektion im Bereich des Pfannenrands bei Pincer-Impingement und eine Modellierung bzw. Taillierung des Kopf-Hals-Übergangs als Ursachenbehebung eines Cam-Impingements (◘ Abb. 10.31).

▶ 10.4.6 Koxarthrose

┌─ Koxarthrose ─────────────────
│ Arthrosis deformans des Hüftgelenks.

▪▪ Ätiopathogenese

Man unterscheidet eine idiopathische Koxarthrose bei anlagebedingter Minderwertigkeit des Gelenkknorpels ohne Vorerkrankung und eine sekundäre Arthrose nach Vorerkrankungen (▶ Übersicht 10.6). Diese sind z. B. Epiphysenlösung, Perthes-Erkrankung, kongenitale Hüftdysplasie, rheumatische Arthritis, Schenkelhalsfrakturen sowie idiopathische Hüftkopfnekrosen. Sie führen meistens zu Defektheilungen und hinterlassen präarthrotische Deformitäten. Das Gelenk läuft wie ein defekter Motor unrund und verschleißt eher.

Präarthrotische Deformitäten sind auch Achsenabweichungen des Schenkelhalses wie Coxa valga, vara, antetorta oder Anlagefehler der Pfanne wie die Protrusio acetabuli.

┌──────────────────────────────────────┐
│ **Übersicht 10.6 Memo: Koxarthrose**
│
│ ▬ Präarthrotische Deformitäten
│ ▬ Aseptische Synovialitis, Kapsulitis
│ ▬ Leisten-Knie-Schmerz
│ ▬ Adduktions- und Beugekontraktur
│ ▬ Kopf deformiert
│ ▬ Entlastung
│ ▬ Umstellungsosteotomie-TEP
│ ▬ Hüftendoprothese
└──────────────────────────────────────┘

▪▪ Klinik

Die Koxarthrose beginnt mit einer schmerzhaften Bewegungseinschränkung (zuerst Innenrotation) sowie belastungsabhängigen Schmerzen. Typisch für alle Hüfterkrankungen sind Leistenschmerzen, die über die Vorderinnenseite des Oberschenkels zum Knie ausstrahlen. Mit fortschreitendem Krankheitsverlauf treten zunehmende Anlauf- und Bewegungsschmerzen hinzu, im fortgeschrittenen Stadium Ruhe- und Nachtschmerzen. Druck- und Lagerungsschmerzen

10

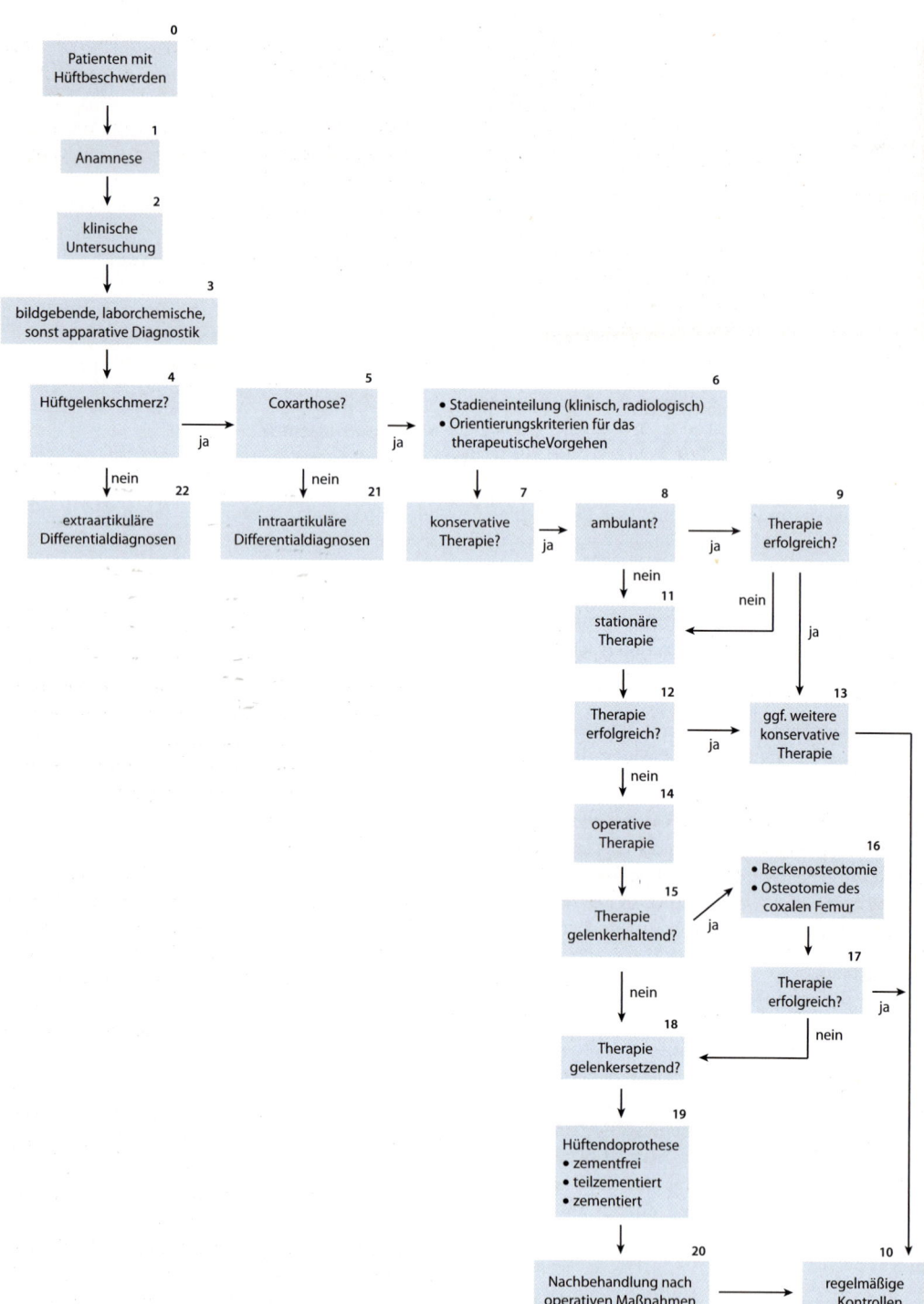

□ Abb. 10.32 Diagnostik von Hüftbeschwerden: Algorithmus von DGOOC und BVOU

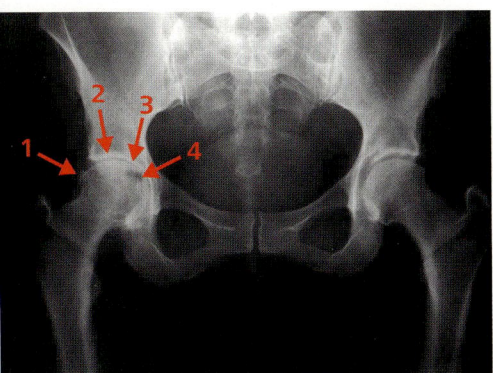

Abb. 10.33 Koxarthrose, Hüftübersicht. Ausgeprägte Koxarthrose rechts (links im Bild dargestellt) mit Osteophytenbildung (1), vermehrter subchondraler Sklerosierung (2), aufgehobenen Gelenkspalt (3) und Zysten (4). Rechts: unauffällig

im Bereich des Trochanter major weisen auf begleitende Insertionstendopathien oder auf eine Bursitis trochanterica hin. Infolge der Schmerzsymptomatik sowie der zunehmenden Kontrakturen wird das Gangbild hinkend und kleinschrittig. Die aufrechte Körperhaltung sowie Alltagstätigkeiten, beispielsweise die Fußpflege oder das Anziehen von Socken und Schuhen, werden schmerz- und kontrakturbedingt zunehmend eingeschränkt. Der Patient hinkt und verlagert zur Schmerzreduktion beim Gehen den Oberkörper auf die erkrankte Seite.

Einen strukturierten Überblick über die Abklärung von Hüftbeschwerden gibt der von der Deutschen Gesellschaft für Orthopädie und Orthopädische Chirurgie (DGOOC, ■ Abb. 10.32) und dem Berufsverband der Fachärzte für Orthopädie (BVO) erstelle Algorithmus. Die Diagnose einer Koxarthrose kann in den meisten Fällen mit hinreichender Wahrscheinlichkeit anhand von Anamnese sowie klinischem und radiologischem Befund gestellt werden (■ Abb. 10.33).

> Bei der Koxarthrose – wie bei anderen Arthrosen – sind die Schmerzen abhängig vom Ausmaß der Gelenkkapselreizung und Begleitsynovialitis und nicht vom Ausmaß der im Röntgenbild sichtbaren Deformierungen.

■ ■ Röntgen

Die DGOOC empfiehlt die Klassifikation der Koxarthrose nach Kellgren und Lawrence. Je nach radiologischem Befund wird hier die Arthrose in 4 Stadien eingeteilt:

– **Stadium I**: weitgehend normales Gelenk, geringe subchondrale Sklerosierung

– **Stadium II**: unregelmäßige Gelenkfläche, geringe Gelenkspaltverschmälerung und Osteophytenbildung

– **Stadium III**: deutliche Gelenkspaltverschmälerung und Osteophyten, deutliche Unregelmäßigkeiten der Gelenkfläche

– **Stadium IV**: ausgeprägte Gelenkspaltverschmälerung, große Osteophyten, Deformierung, Geröllzysten oder Nekrose des Hüftkopfes

> Radiologische Zeichen der Koxarthrose: Gelenkspaltverschmälerung, subchondrale Sklerosierung, Osteophyten, Geröllzysten, allmähliche Deformierung von Kopf und Pfanne.

Weitere bildgebende Verfahren (Sonografie, MRT, CT, Szintigrafie) können zur Differenzialdiagnose notwendig werden.

■ ■ Differenzialdiagnose

Koxitis (Laborwerte), Bandscheibensyndrome (segmental ausstrahlender Schmerz). In Fällen unklarer Ätiologie der klinischen Beschwerdesymptomatik (beispielsweise bei Koxarthrose und gleichzeitigem degenerativen LWS-Syndrom) kann im Rahmen differenzialdiagnostischer Überlegungen eine Gelenkinfiltration unter sterilen Kautelen und fluoroskopischer bzw. sonografischer Kontrolle weiterhelfen:

■ ■ Therapie

Konservative Therapie Wärme, Elektrotherapie, Bewegungsbäder, intraartikuläre Injektionen, weiche Schuhsohlen und Absätze, Gehstock benutzen lassen. Krankengymnastisch muss durch intensive Muskeldehnung und Gelenkmobilisation das Bewegungsausmaß im Hüftgelenk erhalten bzw. verbessert werden. Gewichtsabnahme vermindert den Gelenkinnendruck.

Operative Therapie Operative Eingriffe sind indiziert, wenn nach Ausschöpfen der konservativen Therapiemaßnahmen Schmerzen und Funktionseinschränkungen des Hüftgelenks weiterbestehen. Bei weit fortgeschrittener Arthrose sind hierbei die Schilderung von Anlaufschmerz, Einschränkung der Gehstrecke auf wenige hundert Meter, nächtlichem Ruheschmerz und der Notwendigkeit einer regelmäßigen Analgetikaeinnahme wegweisend. Die temporäre Unterbrechung der Schmerzafferenzen aus dem Hüftgelenk hilft, den Effekt einer endoprothetischen Versorgung des Hüftgelenks hinsichtlich der Beschwerdelinderung abzuschätzen und die Operationsindikation zu sichern.

Bei den operativen Verfahren werden unterschieden:

a. **Gelenkerhaltende Maßnahmen:** In Abhängigkeit von Patientenalter, des klinischen und radiologischen Bildes kommen Hüftarthroskopie, arthroplastische Umformung (d. h. minimalinvasive Umformung des Hüftgelenks mit Abtragung von Knochenwülsten und Osteophyten, ▶ Abschn. 10.4.5) oder komplexe Umstellungsoperationen am Becken und Oberschenkel in Frage.

b. **Gelenkersetzende Maßnahmen:** In Deutschland werden gegenwärtig jährlich etwa 200.000 Hüftgelenktotalendoprothesen (TEP) implantiert. Die endoprothetische Versorgung des Hüftgelenks umfasst dabei in der Regel den Ersatz der Gelenkflächen an Hüftpfanne und Femurkopf. Der Zugang zum Hüftgelenk kann über mehrere Wege erfolgen. Abhängig von der Schnittführung wird dabei eine Lagerung des Patienten in Rücken- oder Seitenlage gewählt. Neuere minimalinvasive oder »less-invasive« Zugangswege schonen dabei weichteilige Strukturen wie den Tractus iliotibialis und die Glutealmuskulatur. Sie zeichnen sich dadurch aus, dass Muskulatur nicht durchtrennt bzw. abgelöst werden muss.

Die Implantatverankerung kann dabei mit oder ohne die Verwendung von Knochenzement erfolgen. Die zementierte Verankerung war nach Einführung von Polymethylmethacrylat (PMMA) jahrzehntelang der Standard in der Hüftendoprothetik. Mittlerweile haben die zementierte Verankerung der Pfanne und des Schaftes (vollzementierte Hüftgelenktotalendoprothese), oder auch nur des Schaftes oder seltener nur der Pfanne (teilzementierte Hüftgelenktotalendoprothese oder Hybrid-Hüftgelenktotalendoprothese) im Vergleich zur zementfreien Verankerung zahlenmäßig kaum noch Bedeutung. Die Wahl der Implantatverankerung erfolgt nicht streng nach Altersgrenzen, sondern orientiert sich im Wesentlichen an der intraoperativen Beurteilung der Knochenqualität bei der Pfannen- und Schaftraumpräparation. Es ist durchaus möglich, zementfreie Implantate auch bei Patienten höheren Alters mit ausreichender Primärstabilität zu implantieren und postoperativ eine zunehmende Vollbelastung zu erlauben.

Der alternativ zu Schaftimplantaten angebotene Oberflächenersatz am Hüftgelenk muss kritisch betrachtet werden. Hier wird der Hüftkopf mit einer Metallkappe »überkront« und artikuliert dann mit einer ebenfalls metallischen Gleitfläche in der Pfanne. Beim Zurechtfräsen des Hüftkopfes besteht die theoretische Gefahr einer intraoperativen Schädigung des Schenkelhalses (»notching«) mit sekundärer Schenkelhalsfraktur und/oder einer Hüftkopfnekrose infolge einer iatrogenen Schädigung der regionalen Gefäßversorgung. Darüber hinaus wurden für diesen Prothesentyp systemische und lokale Unverträglichkeitsreaktionen infolge eines erhöhten Metallabriebs beschrieben. Aufgrund der postoperativ im Blut und Urin messbar erhöhten Metallionenkonzentrationen sollten Metall-Metall-Gleitpaarungen bei Patienten mit Niereninsuffizienz, Metallallergien sowie bei Frauen im gebärfähigen Alter nicht zum Einsatz kommen. Ein weiterer Nachteil ist die größere Pfannendimensionierung, was bei einem Wechsel einen größeren Defekt im Becken bedeutet. Versagerraten von Cup-Prothesen von über 10% nach 5 Jahren lassen die Cup-Prothesen nicht mehr als konkurrenzfähig erscheinen.

Fallbeispiel

Emil Teppler, 75 Jahre, klagt über belastungsabhängige Schmerzen in der rechten Leiste mit Ausstrahlung zur Vorderseite des Oberschenkels. Die schmerzfreie Wegstrecke wird immer kürzer. Diclofenac-Tabletten helfen nur vorübergehend und haben schon zu deutlichen Magenbeschwerden geführt. Als Begleiterkrankungen finden sich Diabetes, koronare Herzerkrankung und postthrombotisches Syndrom.

Befund
Schmerzhafte Bewegungseinschränkung der rechten Hüfte. Beinverkürzung um 2 cm. Im Röntgenbild fortgeschrittene Koxarthrose rechts.

Therapie
Totale Hüftgelenkendoprothese. Bei ausreichender Knochenqualität mit guter Primärstabilität der Implantate zementfrei.

10.4.7 Idiopathische Hüftkopfnekrose des Erwachsenen

▪▪ Ätiopathogenese

Lokale Durchblutungsstörungen am Hüftkopf können, ähnlich wie beim M. Perthes des Kindesalters, auch beim Erwachsenen zu einer Hüftkopfnekrose

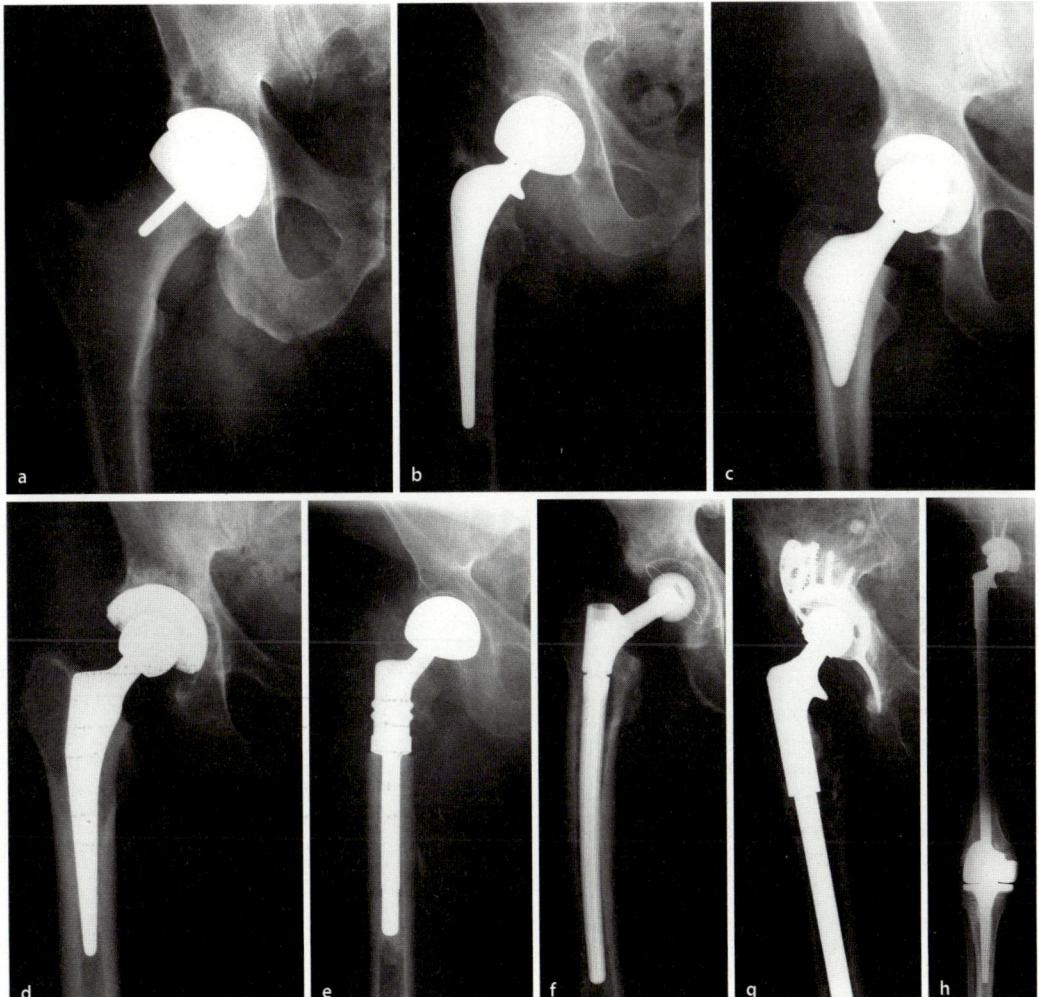

Abb. 10.34 a–h Synopse Hüftendoprothetik **a** Oberflächenersatz, sog. Cup-Prothese in der ursprünglichen Größe des Hüftkopfes und Pfannenimplantat, für das mehr Knochen im Beckenbereich geopfert werden muss. **b** Hemiarthroplastik mit Duokopfprothese ohne Pfannenersatz, ausnahmsweise bei Schenkelhalsfraktur älterer Menschen. **c** Beispiel für Kurzschaftprothesen, wichtig ist die rotationsstabile Verankerung. Ein länger erhaltender Schenkelhals gibt zusätzliche Rotationsstabilität, bedingt damit aber auch eine fixe Antetorsion entsprechend der individuellen knöchernen Vorgabe des Schenkelhalses. **d** Übliche Hüftendoprothese mit konventionellem, proximal verankerten zementfreien Schaft. **e** Tumorendoprothese mit Duokopf. Das befallene proximale Femur mit der Trochanterregion ist mit den Weichteilen entfernt und stattdessen eine Individualprothese des Schaftes implantiert. **f** Beispiel eines Revisionsschaftes, der deutlich länger ist, auch distal verankert, und in diesem Fall modular mit variabel wählbaren Anteilen und beliebig einstellbarer Ante-/Retrotorsion. **g** Revisionsschaft und Pfannenschale, Typ Burch-Schneider-Ring, zur Überbrückung von Azetabulumdefekten. Die Hüftpfanne wird in den Metallkörper des Ringes zementiert. **h** Sog. total femur. Bei großen Defekten des Femurs lässt sich kein Prothesenschaft im Knochen verankern. Deshalb Totalersatz des Femurs einschließlich Knieendoprothese

führen (■ Abb. 10.35). Als Ursache kommen Strahlentherapie, Kortisonbehandlung, Alkoholabusus, Schenkelhalsfrakturen, Zytostatikabehandlung, Caisson-Krankheit, Hyperurikämie und metabolische Störungen des Fettstoffwechsels in Frage. Pathologisch-anatomisch entwickelt sich eine Demarkierung der abgestorbenen Knochenbezirke mit nachfolgenden Deformierungen des ganzen Hüftgelenks. Der Kopf sintert in sich zusammen. Betroffen sind meistens Männer zwischen dem 30. und 50. Lebensjahr.

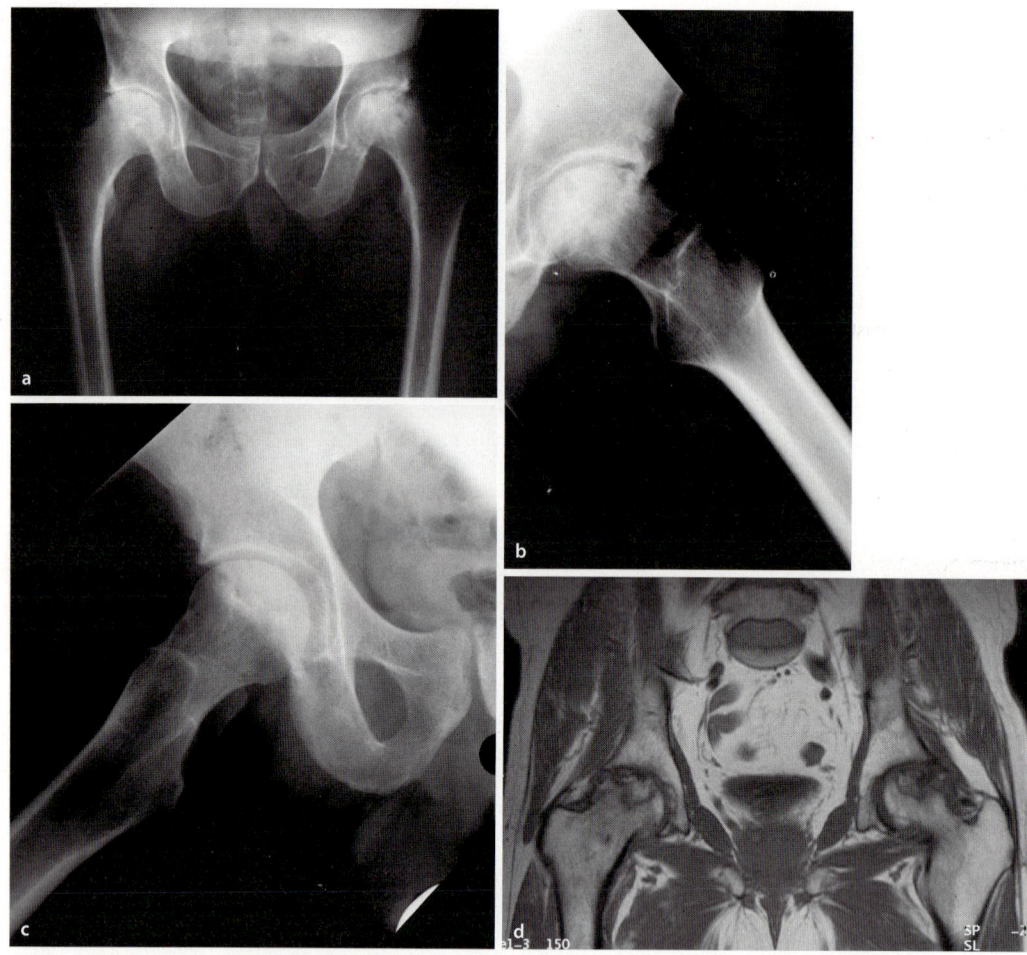

□ Abb. 10.35 a–d Idiopathische Hüftkopfnekrose mit keilförmiger Demarkierung des abgestorbenen Knochenbezirks in der Hauptbelastungszone des Hüftkopfs. **a** Das Röntgenbild a.-p. zeigt die ausgeprägte Sklerosierung beiderseits. **b, c** Die Seitaufnahmen zeigen in diesem Fall den Sektor deutlicher. **d** Die korrespondierende MRT mit deutlicher Darstellung der nekrotischen sektoralen Bezirke

> **Im Gegensatz zum M. Perthes ist bei der Hüftkopfnekrose des Erwachsenen ohne Eingriff direkt am Nekroseareal keine Reossifikation zu erwarten.**

Unbehandelt führt die höhergradige FKN (Femurkopfnekrose) in über 85% der Fälle innerhalb von einigen Monaten bis wenigen Jahren zum Einbruch des Femurkopfes mit schweren sekundären Gelenkveränderungen, die oft einen frühzeitigen endoprothetischen Gelenkersatz erforderlich machen.

Der Gelenkknorpel (Gelenkspalt) bleibt lange erhalten. Der Kopf flacht sich ab und verbreitert sich gleichzeitig durch Randwülste (► Übersicht 10.6). Die Nekrose betrifft nur den Hüftkopf und nicht die Pfanne.

Übersicht 10.6 Stadieneinteilung der idiopathischen Hüftkopfnekrose

- Stadium 1: keine Schmerzen, erste Zeichen in der MRT, Gelenkerguss in der Sonografie
- Stadium 2: Leistenschmerz, Innenrotation eingeschränkt (DD: femoroazetabuläres Impingement mit Labrumläsion)
- Stadium 3: Leistenschmerz, Innenrotation eingeschränkt, Röntgen zeigt Zysten im Hüftkopf
- Stadium 4: Schmerzen, konzentrische Bewegungseinschränkung, Röntgen zeigt Zysten mit Einbrüchen, völliger Kopfkollaps, Kontrakturen

▪▪ Klinik

Schleichender Beginn mit Leistenschmerzen und Einschränkung der Beweglichkeit zunächst bei der Innenrotation. Mit weiterer Deformierung nehmen die Beschwerden zu. Beim Übergang zur sekundären Koxarthrose kommt es zu Kontrakturen und zur Beinverkürzung durch Kapselschrumpfung.

▪▪ Röntgen

Im Anfangsstadium ist die Röntgenübersichtsaufnahme noch normal (Stadium 1, Vorröntgenstadium). Die Frühdiagnose ist im Szintigramm durch vermehrte Anreicherung, etwas später in der CT und auf Schichtaufnahmen möglich. Man sieht dann einen keilförmigen Verdichtungsbezirk. Charakteristischer Weise ist immer der anterokraniale Kopfbereich betroffen, der eine sektorartige Nekrose zeigt. Im Kernspintomogramm finden sich schon Veränderungen, noch bevor im Röntgenbild Veränderungen der verkalkten Strukturen sichtbar sind. Im Röntgenbild sieht man dann Osteolysen und Osteosklerosen bei zunächst erhaltener Kopfkontur (Stadium 2). Schließlich sintert der Kopf zusammen und sequestriert (Stadium 3 und 4).

▪▪ Differenzialdiagnose

Im Gegensatz zur **Arthrose** und **Arthritis** ist der Gelenkspalt lange erhalten (intakter Knorpel).

Bei der **transienten Osteoporose** handelt sich um eine vorübergehende Entkalkung der gelenknahen Knochen an der Hüfte, oft bis in den proximalen Schaftbereich mit einem diffus fleckigen Röntgenbild im spongiösen Bereich. Die Genese ist unbekannt, es treten keine Deformierungen auf.

▪▪ Therapie

Im Anfangsstadium und bei partiellen Nekrosen kann man eine entlastende Umstellungsosteotomie und Spongiosaunterfütterung versuchen. Meistens kommt nur eine Totalendoprothese in Frage. Die kausale Therapie der ischämischen Femurkopfnekrose ist nicht bekannt.

Konservative Therapie Der therapeutische Nutzen konservativer Therapiemaßnahmen (z. B. Stoßwellenbehandlung, hyperbare Oxygenierung, Magnetfeldtherapie) der Hüftkopfnekrose ist bis heute nicht bewiesen, Als medikamentöse Therapieansätze wird die intravenöse Gabe peripherer Vasodilatatoren (z. B. Ilomedin) oder Kalziumantagonisten beschrieben.

Operative Therapie Anbohrung mit Dekompression des Nekroseareals (sog. core decompression) in der Regel mit unterschiedlichen zusätzlichen Maßnahmen zur Stimulierung der Reparaturkapazität (Spongiosaplastik, Zytokine, Knochenwachstumsproteine). In ausgewählten Fällen kann die Umstellungsosteotomie eine Alternative zur frühzeitigen endoprothetischen Versorgung darstellen.

> ### Fallbeispiel
>
> Klaus Schluckendorf, 45 Jahre, verspürt seit einigen Wochen Schmerzen in der rechten Leiste mit Ausstrahlung zur Vorderseite des rechten Oberschenkels.
>
> **Befund**
> Einschränkung der Innenrotation der rechten Hüfte, klinisch sonst unauffällig. Die Röntgenbeckenübersicht zeigt keinen Befund. In der MRT zeigt sich eine umschriebene Verdichtung im vorderen Anteil des Hüftkopfes.
>
> **Diagnose**
> Partielle Hüftkopfnekrose.
>
> **Therapie**
> Retrograde Anbohrung mit Spongiosaunterfütterung. Die Erfolgschancen hängen unter anderem von der Patientencompliance ab, weil das operierte Bein ca. 8 Wochen mit 2 Gehstützen streng entlastet werden muss. Bricht die Nekrose ein, bleibt nur die Hüftendoprothese.

10.4.8 Pathologische Frakturen

Diese sind im Schenkelhalsbereich meistens durch Tumoren bedingt. In Frage kommen primäre metaphysär entstehende Tumoren und beim älteren Menschen vor allem Metastasen.

▪▪ Therapie

Endoprothesen. Bei großen Knochendefekten mit Verankerungsproblemen üblicher Prothesen werden Tumorprothesen oder Individualprothesen verwendet.

10.4.9 Schnappende Hüfte (Coxa saltans, schnellende Hüfte)

Diese wird durch ein Überspringen des Tractus iliotibialis über den großen Rollhügel beim Gehen hervorgerufen. Das Hin- und Hergleiten kann mit Schmerzen und einem deutlichen Geräusch (Schnappen) verbunden sein. Der über dem Trochanter major befindliche Schleimbeutel ist entzündet. Das Leiden kommt vorwiegend bei jungen Mädchen vor.

▪▪ Therapie

Fixierung des Tractus iliotibialis am Trochanter major durch subperiostale Nähte oder Z-förmige Verlängerung.

10.4.10 Femurdefekte und -fehlstellungen

Hypoplastische Entwicklungsstörungen des Oberschenkelbereichs

Vom partiellen bis zum totalen Defekt kommen alle Missbildungen vor. Eine minimale Manifestation (Entwicklungsstörung) ist die leichte Verkrümmung des Oberschenkels. **Fehlstellungen** der Oberschenkelregion treten meistens nach Frakturen auf. Eine typische Fehlstellung ist der Rotationsfehler.

> ❯ Durch Überwiegen der Außenrotatoren über die Innenrotatoren kommt es nach Frakturen, auch wenn diese a.-p. als regelrechte Beinachse erscheinen, häufig zu Außenrotationsfehlstellungen.

Ein scheinbarer **Beinlängenunterschied** kommt durch Ab- und Adduktionskontraktur im Hüftgelenk zustande. Bei der Adduktionskontraktur ist das Bein kürzer, bei der Abduktionskontraktur länger (immer nur scheinbar, ▶ Abschn. 1.2.5). Die tatsächliche absolute Beinlänge lässt sich bei geradem Knie durch den Trochanter-Innenknöchel-Abstand bzw. am genauesten in der Ganzaufnahme am Röntgenbild ausmessen.

Beinlängenunterschiede führen immer zu einer skoliotischen Ausbiegung der WS. Die Konvexität der LWS findet sich auf der Seite des kürzeren Beins. Auswirkungen finden sich erst ab 1 cm Beinlängenunterschied. Achsabweichungen, etwa im X- oder O-Sinne, Rotationsfehler, Ante- und Rekurvationsfehlstellungen, werden durch Korrekturosteotomien mit Keilentnahme oder Aufklappung mit winkelstabiler Osteosynthese korrigiert. Beinlängendifferenzen werden durch Verkürzungs- bzw. Verlängerungsosteotomien ausgeglichen.

10.5 Verletzungen des Beckens

10.5.1 Beckenfrakturen

▪▪ Verletzungsmechanismus

Beckenringverletzungen sind knöcherne und/oder ligamentäre Verletzungen des Beckens. Ursächlicher Unfallmechanismus sind erhebliche, direkte oder indirekte Gewalteinwirkungen auf das Becken, z. B. durch Sturz aus großer Höhe, Rasanztrauma (Motorradunfall, PKW-Unfall nicht angeschnallter Insassen, Überrolltrauma).

Definitionen

Schmetterlingsfraktur Beidseitige vordere Beckenringverletzung

Ipsilaterale Malgaigne[7]-Fraktur Vorderer und hinterer Beckenring einer Beckenhälfte vertikal frakturiert (◧ Abb. 10.36)

Kontralaterale Malgaigne-Fraktur Vordere und hintere Beckenringfraktur der gegenüberliegenden Beckenhälften

Die Größe der einwirkenden Gewalt und ihre Richtung bestimmen die Verletzung des Beckens. Eine frontal einwirkende Kraft führt zum Auseinanderweichen der Beckenschaufeln, eine seitlich einwirkende Kraft torquiert den Beckenring, eine axial einwirkende Kraft verschiebt die Beckenhälften vertikal gegeneinander (◧ Abb. 10.36).

Die Einteilung der Beckenringverletzungen der AO (Arbeitsgemeinschaft für Osteosynthesefragen) berücksichtigt Vorliegen und Richtung einer vorhandenen Instabilität:

- Die **Typ-A-Verletzung** ist eine Beckenringverletzung ohne Stabilitätsverlust. Hierunter fallen Frakturen des Beckenrandes, isolierte Frakturen des vorderen Beckenrings, Sakrumquerfrakturen.
- Die Beckenfrakturen vom **B-Typ** sind rotationsinstabil bei vertikaler Stabilität. Sie entstehen häufig in Folge von Gewalteinwirkung in der Frontal- oder Sagittalebene, z. B. die »open book«-Verletzung mit Symphysensprengung und Zerreißen der vorderen Sakroiliakalbänder. Das Becken erscheint wie ein aufgeschlagenes, offenes Buch.
- Die **C-Verletzungen** sind sowohl rotatorisch als auch vertikal instabil als Folge einer vollständigen Zerreißung des vorderen und hinteren Beckenrings.

---

7 Joseph-François Malgaigne, Chirurg, Paris (1806–1865)

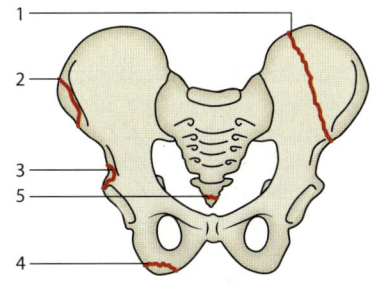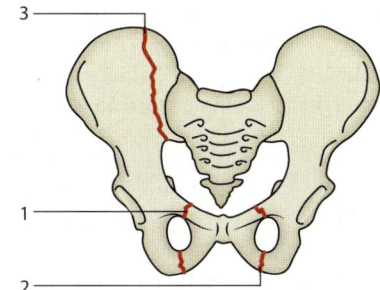

Abb. 10.36 a Beckenrandbrüche: *1* Beckenschaufel, *2* Spina iliaca anterior superior, *3* Spina iliaca anterior inferior, *4* Tuber ossis ischii, *5* Steißbeinfraktur. **b** Beckenringbrüche: *1* vorderer Ringbruch, *1+2* Schmetterlingsfraktur, *1+3* ipsilaterale Malgaigne-Fraktur

> **Beckenfrakturen sind schwere Verletzungen.**

60% der Patienten mit komplexen Beckenverletzungen sind polytraumatisiert und haben zusätzliche Verletzungen anderer Körperregionen (nach Arbeitsgruppe Becken der AO und Deutschen Gesellschaft für Unfallchirurgie):

- 69% Frakturen des peripheren Skeletts
- 40% Schädel-Hirn-Trauma
- 36% Thoraxverletzungen
- 25% Intraabdominelle Verletzungen
- 15% Wirbelsäulenverletzung
- 5% Urogenitalverletzung

Klinik

Wegweisend ist neben der Kenntnis und Analyse des Verletzungsmechanismus die Untersuchung auf äußere Verletzungen und Kontusionsmarken, Hämatome an abhängigen Körperpartien wie Skrotum, Labien, Damm. Besonderes Augenmerk muss auf sichtbare Beinlängendifferenzen, tastbare Beckeninkongruenzen und tastbare Instabilitäten gelegt werden. Bei der Stabilitätsprüfung wird ein dosierter Druck auf die Beckenschaufel nach innen bzw. nach außen ausgeübt. Die Symphyse ist gut zu palpieren. Die Untersuchung umfasst immer auch die rektale digitale Untersuchung zu klinischen Ausschluss von Blutungen. Der beckenverletzte Patient erhält einen Blasenkatheter zum Ausschluss von Verletzungen der ableitenden Harnwege. Bei wachen Patienten wird die Motorik und Sensibilität der unteren Extremität zur Erfassung eines Plexusschadens geprüft. Die Prüfung der Durchblutung der Beine und Füße schließt sich an. Die Beurteilung des Abdomens ist unabdingbarer Bestandteil der Untersuchung.

Diagnostik

Röntgen Beckenübersichtsaufnahme a.-p. als Standardaufnahme (■ Abb. 10.37), Inlet-Aufnahme (Strahlengang 60° zur Beckeneingangsebene gekippt) zur Beurteilung der Beckeneingangsebene, Outlet-Aufnahme (Strahlengang in 45° zur Röntgenplatte auf die Symphyse gerichtet) zur Darstellung des Sakrums und der Iliosakralgelenke.

Computertomografie Exakte Beurteilung des hinteren Beckenrings mit exakter Beurteilung von Azetabulum und Sakrum.

Sonografie Die Sonografie des Abdomens ist Bestandteil des Managements von Beckenverletzungen und dient der Beurteilung der parenchymatösen Bauchorgane und der Suche nach freier Flüssigkeit.

Spezialuntersuchungen
- **Ausscheidungsurogramm**: bei Verdacht auf Verletzung der Nieren und der ableitenden Harnwege.
- **Urethrografie**: Retrograde Applikation in die Harnröhre zur Beurteilung von Harnröhrenabrissen.

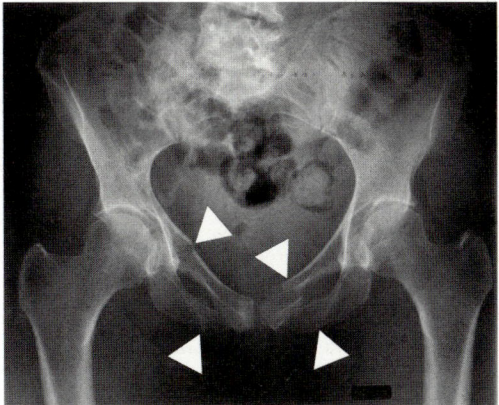

Abb. 10.37 Vordere Beckenringfraktur beidseits mit Fraktur des Scham- und Sitzbeines (sog. Schmetterlingsfraktur)

■ **Angiografie:** Darstellung arterieller Blutungen des Beckens mit dem Ziel der selektiven Embolisation als Maßnahme bei unstillbaren Blutungen nach erfolgter chirurgischer Stabilisierung des Beckens.

❯ Komplexe Beckenverletzungen führen häufig zu großen Blutverlusten und haben ein großes Thromboserisiko.

■■ **Therapie**

Die Therapie der Beckenverletzung unterscheidet sich bei Frakturen mit stabilen Kreislaufverhältnissen von Frakturen mit **hämodynamischer Instabilität**.

❯ Die hämodynamische Instabilität fordert die frühestmögliche Stabilisierung zur Stillung der lebensbedrohlichen Blutung.

Hierzu dient der ventrale supraazetabulär angelegte Fixateur externe oder die Beckenzwinge.

Bei persistierender hämodynamischer Instabilität kommt als Ultima Ratio die Tamponade (sog. peritoneal pelvic packing) zur unmittelbaren Blutstillung in Betracht. Die angiografische Mikroembolisation der Blutungsquelle ist als minimalinvasives Verfahren effektiv, bedarf aber einer entsprechenden Infrastruktur.

Stabile Beckenverletzungen mit intaktem Beckenring vom Typ A können **konservativ** behandelt werden. Nach Immobilisation über einige Tage erfolgt unter ausreichender Analgesie die Mobilisation.

Die **operative** Behandlung der B- und C-Verletzungen mit dem Ziel der definitiven anatomischen Rekonstruktion erfolgt nach hämodynamischer Stabilisierung des Patienten auf der Intensivstation zweizeitig nach abgeschlossener CT-Diagnostik. Hierbei kommen unterschiedliche Verfahren mit Plattenosteosynthesen und perkutanen Verschraubungen zum Tragen.

■■ **Prognose**

Die Prognose der Beckenringverletzung hängt von der Schwere der Beckenringzerreißung und lokalen Begleitverletzungen in der Akutphase sowie den neurologischen Folgen bei Plexus- und Nervenverletzungen in der Folgephase ab.

10.5.2 Frakturen des Os sacrum

Der knöcherne Beckenring wird dorsal durch das Os sacrum geschlossen. Für Sakrumfrakturen wird die Einteilung nach Dennis benutzt. Die Einteilung beschreibt den Frakturverlauf im Verhältnis zu den Foramina sacralia:

■ **Typ I:** Frakturverlauf lateral der Foramina durch die Massa lateralis.
■ **Typ II:** transforaminale Sakrumfraktur, in 25% der Fälle mit neurologischen Ausfällen der sakralen Wurzel vergesellschaftet.
■ **Typ III:** zentrale Sakrumfraktur mit Beteiligung des Spinalkanals, in 50% der Fälle neurologische Ausfälle, Reithosenanästhesie, Verlust des Sphinktertonus.

10.5.3 Azetabulumfrakturen

■■ **Verletzungsmechanismus**

Die Azetabulumfraktur, also Hüftpfannenfraktur, nimmt als Gelenkfraktur eine Sondereinstellung bei den Beckenfrakturen ein. Sie entsteht durch schwerstes, direktes Trauma oder als indirektes Trauma mit Kraftfortleitung durch das Femur, z. B. Knieanprall am Armaturenbrett bei einem Auffahrunfall (dashboard injury). Die Azetabulumfraktur ist häufig mit einer Hüftgelenkluxation als Luxationsfraktur vergesellschaftet.

■■ **Einteilung**

Die Frakturklassifikation berücksichtigt die stabile Verbindung des Azetabulums mit der Beckenschaufel (◨ Abb. 10.38):
■ Bei der **Typ-A-Fraktur** ist ein Pfeiler betroffen. Die hintere oder vordere Wand des Azetabulums ist frakturiert.
■ **Typ-B-Frakturen** sind Querfrakturen, die durch das Gelenk verlaufen. Ein Teil des Pfannendachs ist stabil mit dem Os ileum verbunden.
■ Bei der **Typ-C-Fraktur** liegt eine Zweipfeilerfraktur mit Fraktur der vorderen und hinteren Wand mit gleichzeitiger frakturbedingter Abtrennung des gesamten Azetabulums vom Os ileum vor.

❯ Typische Begleitverletzung der Azetabulumfraktur ist die Verletzung des N. ischiadicus (15%).

■■ **Klinik**

Die klinische Untersuchung zeigt eine schmerzhafte Bewegungseinschränkung des Hüftgelenkes. Bei einer Luxationsfraktur kann eine Beinverkürzung, eine Rotationsfehlstellung des Beines oder eine federnde Fixation des Beines im Hüftgelenk vorliegen.

■■ **Röntgen**

Beckenübersichtsaufnahme a.-p.; Ala-Aufnahme (nicht frakturierte Seite um 45° angehoben) zur Dar-

10

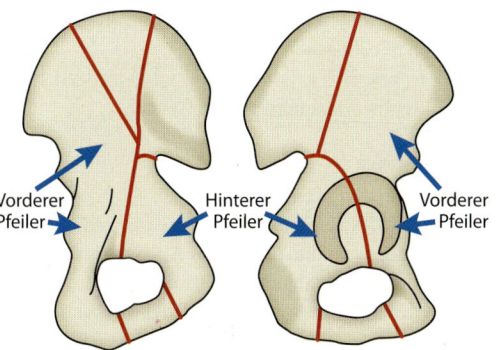

Vorderer Pfeiler — **Hinterer Pfeiler** — **Vorderer Pfeiler**

◧ **Abb. 10.38** Anatomie des Azetabulums und typische Frakturen

stellung des vorderen Azetabulumrandes, der Beckenschaufel und des hinteren Pfeilers; Obturatoraufnahme (frakturierte Seite um 45° angehoben) zur Darstellung des hinteren Azetabulumrandes, Foramen obturatorium und des vorderen Pfeilers.

Die CT erlaubt den für die operative Rekonstruktion erforderlichen Überblick über den Frakturverlauf in der Hüftgelenkpfanne.

■■ **Therapie**

Konservativ kann bei Frakturen vorgegangen werden, bei denen der tragende zentrale Anteil des Azetabulums intakt ist. Nicht verschobene Frakturen unter 2 mm und kleine Abbrüche vom hinteren Pfannenrand können unter dieser Maßgabe konservativ unter Entlastung behandelt werden.

Bei allen anderen Azetabulumfrakturen und bei Frakturen mit persistierender Luxationsneigung sollte die Behandlung **operativ** erfolgen. Operative Rekonstruktionen des Azetabulums sind technisch anspruchsvoll und sollten daher nach Stabilisierung des Patienten unter optimalen Bedingungen durchgeführt werden. Verwendet werden Schrauben und Platten.

Die **Nachbehandlung** umfasst eine Teilbelastung in Abhängigkeit vom Frakturtyp und der Stabilität der Osteosynthese von 6–12 Wochen mit schrittweiser Aufbelastung. In Abhängigkeit von dem Frakturverlauf im Azetabulum und dem operativ erzielten Rekonstruktionsergebnis besteht eine deutlich erhöhte Gefahr der Entwicklung einer posttraumatischen Arthrose. Bei Azetabulumluxationsfrakturen steigt das Risiko der Femurkopfnekrose in Abhängigkeit von der Dauer der Luxationsfehlstellung.

10.6 Verletzungen des Hüftgelenkes und des Oberschenkels

10.6.1 Hüftluxationen

■■ **Verletzungsmechanismus**

Das Hüftgelenk hat eine hohe anatomische Stabilität, da der Femurkopf durch die knöcherne Pfanne und das kräftige Labrum acetabulare umschlossen ist. Die randverstärkende Hüftgelenkkapsel und die Muskulatur wirken zusätzlich stabilisierend.

> ❯ Isolierte Hüftgelenkluxationen ohne begleitende Azetabulum- oder Hüftkopffrakturen sind aufgrund dieser anatomischen Vorgegebenheiten selten.

Für den Unfallmechanismus ist immer eine große Gewalteinwirkung erforderlich. Führende Unfallmechanismen sind Verkehrsunfälle, gefolgt von Stürzen aus großer Höhe.

■■ **Klinik**

Traumaanamnese mit Unvermögen das betroffene Bein aktiv zu bewegen. Der Patient klagt über Hüftgelenkschmerzen.

Die Hüftgelenkluxationen (◧ Abb. 10.39) werden nach der Luxationsrichtung in dorsale und ventrale Luxationen eingeteilt.

Die **dorsale Luxation** zeigt das Bild eines verkürzten innenrotierten und adduzierten Beines:
- Bei der Luxatio iliaca ist das verrenkte Bein adduziert. Die Kniegelenke des Patienten liegen nahe beieinander.
- Bei der Luxatio ischiadica ist das betroffene Bein soweit adduziert, dass das Knie auf dem Oberschenkel der gesunden Seite liegt.

Bei den **ventralen Luxationen** lassen sich Luxatio pubica und Luxatio obturatoria unterscheiden:
- Bei der Luxatio pubica ist das betroffene Bein in Außenrotation verkürzt und gering abduziert.
- Bei der Luxatio obturatoria ist das Bein außenrotiert, verkürzt und deutlich abduziert.

■■ **Röntgen**

Hüftgelenk in 2 Ebenen.

■■ **Therapie**

> ❯ Die Reposition einer Gelenkluxation ist wegen der Durchblutung des Femurkopfes ein dringlicher Eingriff.

10

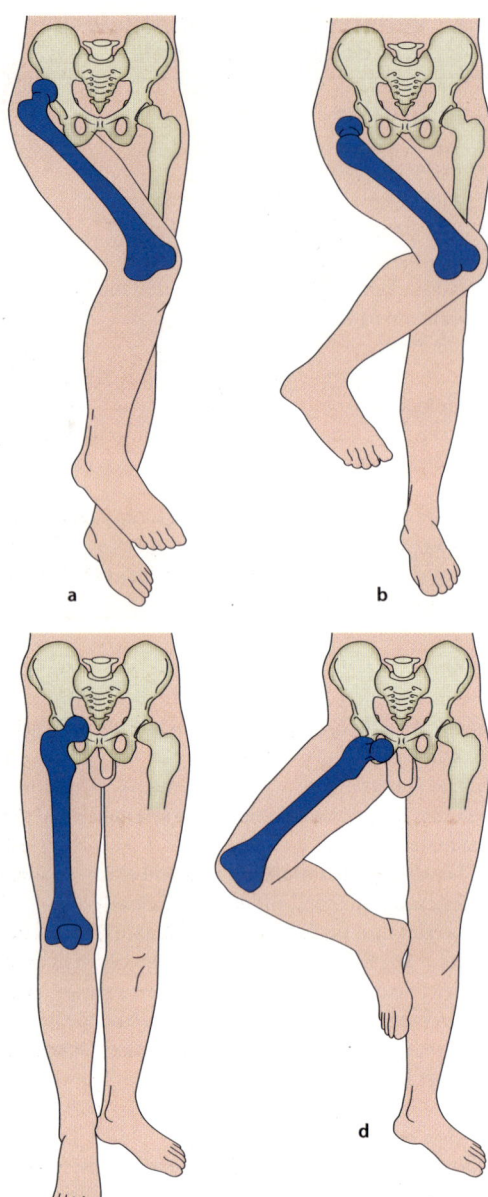

◻ Abb. 10.39 a–d Einteilung der Hüftgelenkluxationen mit jeweiliger Zwangsstellung des Beines. **a** Luxatio iliaca, **b** Luxatio ischiadica, **c** Luxatio pubica, **d** Luxatio obturatoria

Die **Reposition** wird sinnvollerweise in Vollnarkose unter Einsatz von Muskelrelaxantien durchgeführt. Nach der Reposition sind Röntgenkontrollaufnahmen des betroffenen Hüftgelenkes, ggf. auch eine CT zum Ausschluss einer knöchernen Mitbeteiligung des Azetabulums und des Femurkopfes durchzuführen.

Die Entlastung an Unterarmgehstützen sollte für 12 Wochen erfolgen.

Eine **operative** Behandlung ist erforderlich bei einem Repositionshindernis im Gelenk.

▪▪ Prognose

In 5–10% der Fälle tritt in Folge einer Hüftgelenkluxation eine **Hüftkopfnekrose** auf. Eine frühzeitige Reposition verbessert die Prognose. An Komplikationen sind Begleitverletzungen des Pfannenrandes, des Femurkopfes sowie Dehnungsschäden des N. ischiadicus und des N. femoralis zu nennen. Bei Knorpelschäden besteht die Gefahr der Entwicklung einer posttraumatischen Arthrose.

10.6.2 Hüftkopffrakturen

▪▪ Verletzungsmechanismus

Die Femurkopffraktur kann Begleitverletzung einer Hüftluxation sein. Sie tritt bei dorsalen Hüftgelenkluxationen oder Hüftpfannenfrakturen durch die Abscherkräfte an der Pfanne bei gleichzeitig axialer Stauchung des Femurs auf. Häufigster Unfallmechanismus ist eine dashboard injury (Anpralltrauma des Knies am Armaturenbrett mit fortgeleiteter kinetischer Energie).

▪▪ Einteilung

Die Femurkopffrakturen werden nach **Pipkin** eingeteilt:

- **Typ I:** kaudal der Fovea centralis, d. h. außerhalb der tragenden Belastungszone,
- **Typ II:** kranial der Fovea centralis, d. h. innerhalb der Belastungszone,
- **Typ III:** Typ I oder Typ II in Kombination mit einer Schenkelhalsfraktur,
- **Typ IV:** Typ I oder Typ II in Kombination mit einer Azetabulumfraktur.

▪▪ Klinik

Das klinische Beschwerdebild gleicht dem eines Patienten mit Hüftluxation.

▪▪ Röntgen

Hüftgelenk in 2 Ebenen, a.-p. und Lauenstein[8].

▪▪ Therapie

Die klinische Behandlung setzt die sofortige Reposition der Hüftgelenkluxation voraus, die – wenn möglich – geschlossen durchgeführt wird.

---

8 Carl Lauenstein, Radiologe, Hamburg (1850–1915)

Bei einer **Pipkin-I-Fraktur** mit regelrechter Fragmentstellung ohne Dislokationsneigung in den Kontrollaufnahmen kann eine konservative Therapie mit Entlastung versucht werden. Bei Repositionshindernis bei Pipkin-I-Frakturen erfolgen die offene Reposition und die Schraubenrefixation des Fragmentes.

Pipkin-II- bis Pipkin-IV-Frakturen erfordern in der Regel eine offene Reposition mit Osteosynthese. Kleine Kopffragmente werden entfernt. In der Nachbehandlung ist eine Entlastung mit 2 Unterarmgehstützen erforderlich. Eine MRT nach 3 Monaten wird zur Beurteilung der Durchblutung des Femurkopfes durchgeführt.

▪▪ Prognose

Die Pipkin-Frakturen haben ein erhöhtes Risiko zur Ausbildung einer **Femurkopfnekrose** (25%). Eine **posttraumatische Arthrose** entwickelt sich in 20–30% der Fälle. Komplikationen sind Begleitverletzungen des N. ischiadicus, die bei dorsaler Hüftluxation in 10–15% beschrieben werden.

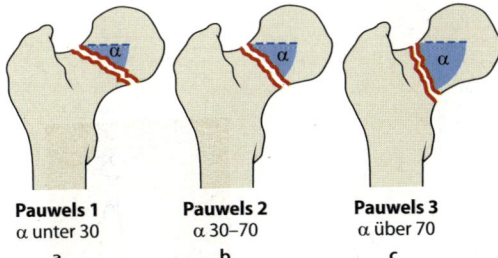

Pauwels 1	Pauwels 2	Pauwels 3
α unter 30	α 30–70	α über 70
a	b	c

◘ **Abb. 10.40** Mediale Schenkelhalsfrakturen werden nach dem Verlauf des Bruchspalts eingeteilt **a** Pauwels-Klassifikation: Pauwels I heilt in jedem Lebensalter konservativ. Pauwels II und III müssen wegen der Kopf-Abrutschgefahr mit durchbohrten Schrauben oder einer dynamischen Hüftschraube operiert werden, beim älteren Patienten wegen der hohen Kopfnekroserate am besten mit einer Endoprothese. **b** Garden-Klassifikation: *1* Garden I, eingestauchte Fraktur: Kopftrabekel verlaufen steiler als 160° zur medialen Kortikalis. *2* Garden II, unverschobene eingestauchte Fraktur. *3* Garden III, Kopf abgekippt. *4* Garden IV, Kopf richtet sich wieder auf, ist aber verschoben

10.6.3 Schenkelhalsfrakturen

▪▪ Verletzungsmechanismus

Die Schenkelhalsfraktur ist eine häufige Fraktur des alten Menschen. Sie entsteht durch einen Sturz seitlich auf die Hüfte oder auf das gestreckte Bein. Bei Osteoporose ist nur eine geringe Krafteinwirkung erforderlich. Bei den Patienten dominiert das weibliche Geschlecht (w / m 4:1).

▪▪ Einteilung

Für die Einteilung von Schenkelhalsfrakturen existieren unterschiedliche Klassifikationen.

1. **Anatomische Einteilung**:
   - **mediale** Schenkelhalsfraktur (intrakapsulär),
   - **laterale** Schenkelhalsfraktur (extrakapsulär).
2. **Einteilung nach Dislokationsrichtung und Stabilität**:
   - **Abduktionsfraktur**: Valgusstellung der Fragmente mit Fragmentverkeilung. Bei eingestauchten Bruchfragmenten besteht die Möglichkeit der konservativen Behandlung.
   - **Adduktionsfraktur**: Varusstellung, Fragmentdislokation mit Verkürzung des Beines, Abkippung des Femurkopfes nach hinten.
3. **Einteilung nach Pauwels**[9] (nach dem Winkel zwischen der Horizontalen und der Frakturlinie in der a.-p.-Aufnahme, ◘ Abb. 10.40):
   - **Pauwels Grad I**: Winkel <30°, keine Scherkräfte, konservativ behandelbar.
   - **Pauwels Grad II**: 30–70°, erfordert in der Regel eine operative Behandlung.
   - **Pauwels Grad III**: >70°, erfordert in der Regel eine operative Behandlung.

1961 publizierte Garden seine Einteilung, die auf der Richtung und dem Ausmaß der Dislokation basiert. Dies ist neben der Ausrichtung der Frakturebene ein sehr wichtiger Gesichtspunkt. Ein 3. wichtiges Kriterium wurde ebenfalls von ihm beschrieben: die Güte der Reposition. Die Trabekel sollen nach der Reposition wieder physiologisch ausgerichtet sein und das auch bei seitlicher Betrachtung.

4. **Einteilung nach Garden** (nach der Prognose, ◄ !! ◘ Abb. 10.26):
   - Garden I: eingestauchte Abduktionsfraktur mit guter Prognose.
   - Garden II: axial eingestauchte Fraktur ohne Dislokation.
   - Garden III: dislozierte Adduktionsfraktur ohne Zertrümmerung der dorsalen Kortikalis.
   - Garden IV: komplette Dislokation. Unterbrechung der Gefäßversorgung, hohe Hüftkopfnekroserate.

Garden I bezeichnet die inkomplette, impaktierte Fraktur, Garden II die vollständige, unverschobene, aber nicht impaktierte Fraktur. Bei Garden III ist der Femurkopf abgekippt und bei Garden IV komplett disloziert: Das anatomische Korrelat zu Garden IV ist die Zerstörung des für die Reposition notwendigen abstüt-

9 Friedrich Pauwels, Chirurg, Aachen (gestorben 1980)

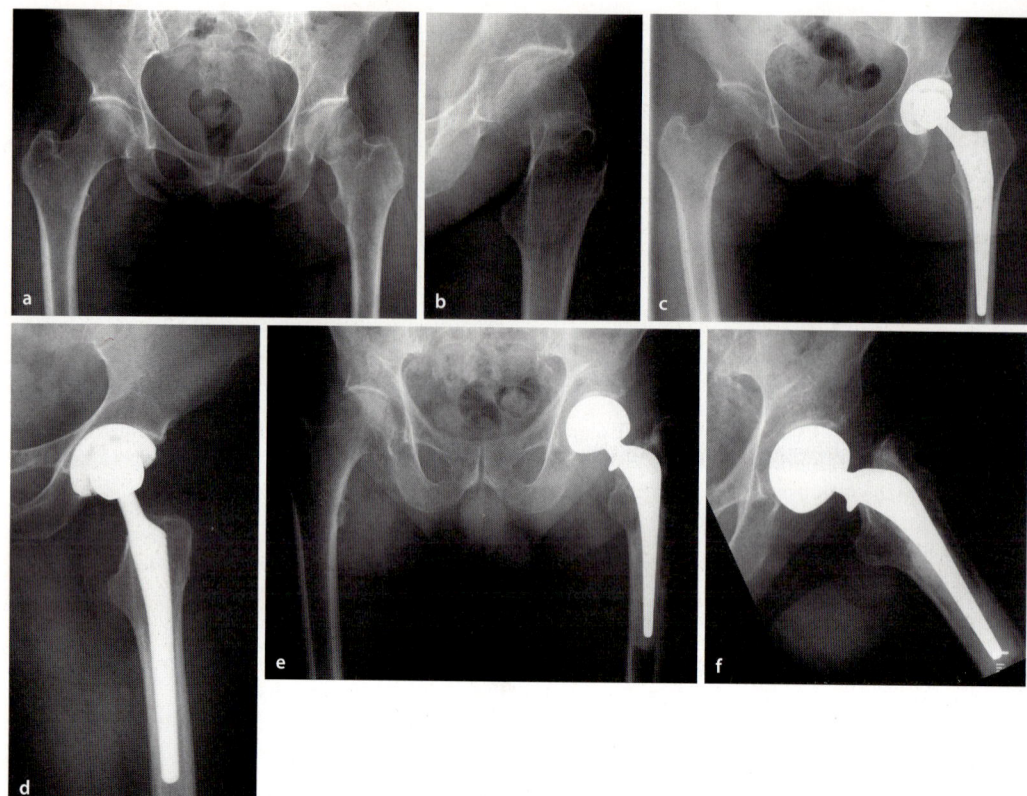

10

⬛ **Abb. 10.41 a, b** Mediale Schenkelhalsfraktur links, 65-jähriger Patient. Bei Osteosynthese Gefahr der Hüftkopfnekrose. **c, d** Übliche Hüfttotalendoprothesenversorgung mit zementfreier Press-fit-Pfanne und zementfreiem Schaft. **e, f** Nach medialer Schenkelhalsfraktur links bei einer 80-jährigen Patientin Versorgung mit zementiertem Hüftschaft und Duokopf. Sofortige Mobilisierung mit Belastung möglich

zenden zervikalen posterioren Kortex. Häufig wird vereinfacht zwischen undisloziert (Garden I, II) und disloziert (Garden III, IV) differenziert.

▪▪ Klinik

Die klinische Symptomatik umfasst Stauchungs- und Rotationsschmerz in der Leiste und im Hüftgelenk. Verstärkt besonders bei passiver Hüftgelenkbewegung durch den Untersucher. Es imponiert ein aktiver Funktionsverlust des Beines, evtl. finden sich ein lokales Hämatom und eine Prellmarke. Bei dislozierter Fraktur entsteht die typische Außenrotationsfehlstellung mit Verkürzung des Beines.

▪▪ Röntgen

Beckenübersicht, Hüftgelenk in 2 Ebenen.

▪▪ Therapie

Konservativ behandelbar sind eingestauchte, stabile Abduktionsfrakturen. Die empfohlene Teilbelastung

des Hüftgelenkes ist von älteren Menschen nicht sicher durchführbar, sodass die Mobilisation unter Vollbelastung erfolgt. Durch Röntgenverlaufskontrollen muss eine sekundäre Dislokation ausgeschlossen werden.

Eingestauchte Abduktionsfrakturen können **operativ** mit 2–3 Zugschrauben gegen ein sekundäres Abrutschen gesichert werden. Bei jungen Patienten ist innerhalb von 6 Stunden nach dem Trauma die kopferhaltene Osteosynthese mit Zugschrauben für den Erhalt der Kopfdurchblutung wichtig. Alle instabilen Frakturen werden operativ behandelt. Bei älteren Patienten wird unter Berücksichtigung des Lebensalters und des Aktivitätsgrades eine Hemialloarthroplastik mit Femurkopfprothese bzw. Duokopfprothese durchgeführt. Bei gleichzeitig bestehender Koxarthrose ist die Totalendoprothese indiziert.

Laterale Schenkelhalsfrakturen können kopferhaltend mit einer dynamischen Hüftschraube oder einem proximalen Femurnagel operativ versorgt werden. Ziel

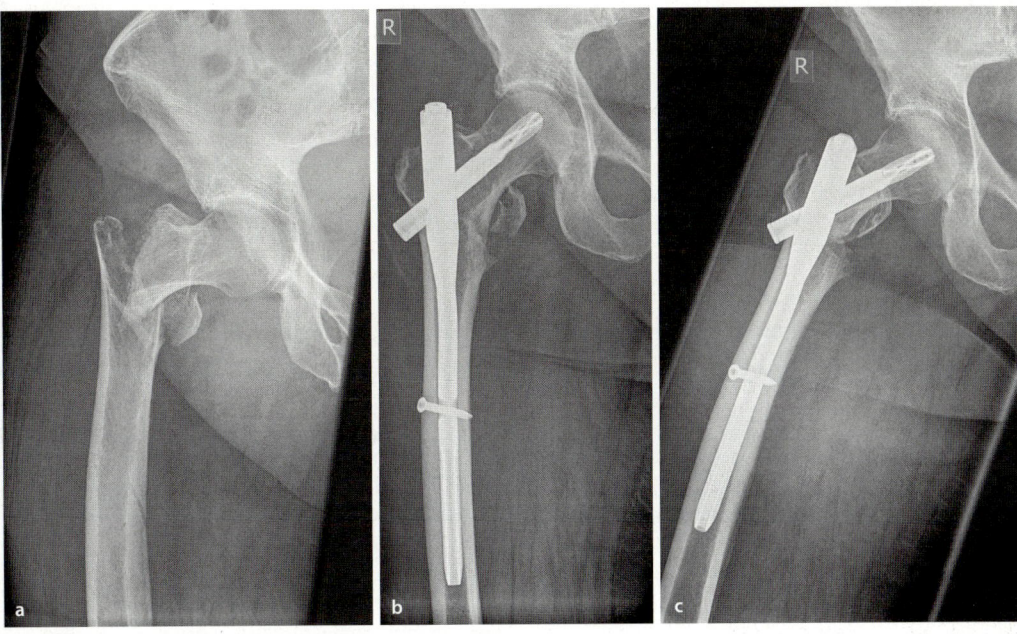

Abb. 10.42 a Pertrochantäre Femurfraktur (A2) mit Trochanter-minor-Fragment. Dadurch instabile mediale Säule **b, c** mit intramedullärer Technik versorgt: proximaler Femurnagel (PFN) mit verriegelter Klinge

der operativen Behandlung ist die rasche Mobilisation des Patienten unter Vollbelastung.

▪▪ Prognose

Die Prognose ist abhängig vom Lebensalter des Betroffenen. Bei jungen Erwachsenen steht die Kopfnekrose als Komplikation nach erfolgreich durchgeführter Osteosynthese im Vordergrund. Bei älteren Patienten besteht aufgrund der Komorbiditäten und einer längeren Bettlägerigkeit die Gefahr der Entwicklung sekundärer Komplikationen (Pneumonie, Sepsis, Thrombose). Die der Fraktur häufig zusätzlich zugrunde liegende Osteoporose muss medikamentös behandelt werden.

10.6.4 Pertrochantäre und subtrochantäre Femurfrakturen

Pertrochantäre Femurfraktur

> **Pertrochantäre Femurfraktur**
>
> Proximale Oberschenkelfraktur, bei der die Frakturlinie durch Trochanter major oder minor zieht (■ Abb. 10.42).

Die Fraktur grenzt sich dadurch von der lateralen Schenkelhalsfraktur und von der subtrochantären Fraktur ab. Typischer Verletzungsmechanismus ist der direkte Sturz auf die Hüfte. Damit ist sie wie die mediale Schenkelhalsfraktur eine typische Verletzung des höheren Lebensalters bei begleitender Osteoporose.

▪▪ Klinik

Klinisch findet sich eine Verkürzung mit Außenrotationsstellung des Beines mit Gang- und Standunfähigkeit des Patienten. Der Patient kann schmerzbedingt das Bein nicht bewegen. In manchen Fällen kann ein Hämatom oder eine Prellmarke gefunden werden. Die klinische Untersuchung umfasst die Überprüfung der peripheren Durchblutung, Motorik und Sensibilität. Das Hüftgelenk kann in der Regel schmerzbedingt nicht bewegt werden.

▪▪ Röntgen

Tief eingestellte Beckenübersichtsaufnahme a.-p., sog. Hüftübersicht, Hüfte axial in Lauenstein-Position mit angrenzendem Oberschenkel.

▪▪ Therapie

Eine konservative Therapie ist aufgrund der hohen Instabilität der Fraktur praktisch nicht möglich. Die operative Stabilisation erfolgt in Rückenlage auf dem Extensionstisch mit Reposition und präoperativer Einstellung der Fraktur unter Bildwandlerkontrolle. Anschließend erfolgt die Stabilisierung über eine dynamische Hüftschraube (DHS) oder über eine intramedulläre Hüftschraubenosteosynthese (Gammanagel, proximaler Femurnagel PFN).

■ ■ **Prognose**

Der Gammanagel, der PFN und die DHS bieten postoperativ die Möglichkeit der sofortigen Vollbelastung. Damit ist die Mobilisation der meist alten Patienten ab dem 1. postoperativen Tag möglich. Dies verbessert die Prognose deutlich.

Subtrochantäre Femurfraktur

┌─ **Subtrochantäre Frakturen** ─────────────

  Proximale Frakturen des Femurschaftes.
└──────────────────────────────────────

Sie zeigen dasselbe klinische Beschwerdebild wie pertrochantäre Frakturen. Sie werden durch intramedulläre Kraftträger wie PFN und Gammanagel stabilisiert. Die postoperative Nachbehandlung folgt dem Schema der pertrochantären Frakturnachbehandlung.

10.6.5 Femurschaftfrakturen

┌─ **Femurschaftfraktur** ───────────────────

  Die Femurschaftfraktur tritt im Bereich von der subtrochantären Region bis zum Übergang zu den Femurkondylen auf.
└──────────────────────────────────────

Das Femur ist der kräftigste Extremitätenknochen. Mit Ausnahme pathologischer Frakturen oder Frakturen bei Hochbetagten ist für die Entstehung eine erhebliche Gewalteinwirkung erforderlich. Durch direkte Gewalteinwirkung entstehen einfache Frakturverläufe (Quer-, Schräg- und Stückbrüchen). Krafteinwirkung auf den gesamten Oberschenkel führt zu Etagen- oder Trümmerfrakturen. Frakturen mit indirekter Gewalteinwirkung bei Verkehrsunfällen (Motorradfahrer, PKW-Führer) und Sturz aus großer Höhe führen zu Frakturen mit Drehkeilen oder Biegungskeilen. Defektfrakturen entstehen im Rahmen offener Frakturen bei Schuss- und Explosionsverletzungen.

❯ **20% der Patienten mit Femurschaftfraktur haben ein Polytrauma.**

Aufgrund des begleitenden kräftigen Weichteilmantels hat die Beurteilung des Weichteilschadens bei Femurfrakturen eine große Bedeutung. Der Weichteilschaden wird bei geschlossenen Frakturen nach Tscherne und Oestern und bei offenen Frakturen nach Gustilo und Anderson klassifiziert (▶ Abschn. 1.5.2).

■ ■ **Klinik**

Das klinische Bild zeigt eine Verkürzung und Fehlstellung des Oberschenkels. Der Untersucher prüft die Instabilität. Der Patient beklagt die Unfähigkeit das Bein im Hüft- und Kniegelenk zu bewegen. Femurschaftfrakturen sind sehr schmerzhaft. Auch isolierte Femurschaftfrakturen führen zu einem möglichen Blutverlust von 1500–2000 ml, der wegen der ohnehin voluminösen Oberschenkelweichteile nicht abzuschätzen ist. Zusätzlich zur klinischen Untersuchung wird nach Begleitverletzungen des Gefäß-Nerven-Systems durch Prüfung der peripheren Motorik, Sensibilität und Durchblutung gesucht.

■ ■ **Röntgen**

Zur Beurteilung der Fraktur ist die radiologische Darstellung des gesamten Femurs mit angrenzenden Gelenken erforderlich: Beckenübersicht a.-p., Hüftgelenk, Oberschenkel und Knie in 2 Ebenen.

■ ■ **Therapie**

Die Femurschaftfraktur wird in der Regel operativ behandelt. Intramedulläre Operationstechniken mit Verriegelungsmarknagelung gelten derzeit als Verfahren der Wahl. Sie bieten den Vorteil der biologischen Frakturheilung mit früher Belastbarkeit und geringem Operationstrauma.

Allgemein unterscheidet man bei den intramedullären Osteosynthesen Nagelsysteme, die kein Aufbohren des Markraums erfordern, von gebohrten Nagelsystemen. Bei Frakturen der proximalen 4/5 des Schaftes wird der Marknagel in der Regel von proximal über den Trochanter major eingebracht. Bei distalen Femurschaftfrakturen kann eine retrograde Verriegelungsnagelung mit Einbringung des Marknagels durch das Kniegelenk von distal nach proximal erfolgen. Die Plattenosteosynthese der Femurfraktur erfordert das Freilegen der Fraktur mit der Denudierung von Fragmenten und erzielt keine postoperative Belastungsstabilität. Die OP-Nachbehandlung richtet sich nach der Schwere der Gesamtverletzung und der Stabilität der Osteosynthese. In Abhängigkeit vom verwandten Implantat und vom Frakturverlauf erfolgt die Belastungssteigerung.

Traumapatienten mit instabiler Kreislaufsituation und Patienten mit kontaminierter offenen Defektfraktur können temporär mit einem lateral angelegten Fixateur externe versorgt werden, bis die erfolgte Stabilisierung eine weitere Versorgung zulässt.

Kindliche Femurschaftfraktur Kinder unter 3 Jahren werden konservativ, in Overheadextension oder mit Hilfe der elastisch stabilen intramedullären Mark-

10

raumschienung behandelt. Femurschaftfrakturen bei Kindern älter als 3 Jahre werden in der Regel geschlossen reponiert, dann erfolgt eine intramedulläre Schienung über elastische Titannägel, Einbringen der Nägel von retrograd bei Frakturen im proximalen und mittleren Schaftdrittel, Einbringen von antegrad bei Frakturen im distalen Schaftdrittel. Alternativversorgung: Plattenosteosynthese, Fixateur externe.

▪▪ Prognose

Komplikationen sind Lagerungsschäden, Kompartmentsyndrom, tiefe Beckenbeinvenenthrombose, ARDS (acute respiratory distress syndrome), Infektion, Pseudarthrose, Achsfehlstellung, Drehfehler (insbesondere bei der Marknagelosteosynthese), Beinverkürzung.

Kniegelenk

11.1 Grundlagen und funktionelle Anatomie des Kniegelenks – 328
11.1.1 Klinische Untersuchung – 329
11.1.2 Kniestreckapparat – 331

11.2 Angeborene Störungen – 332
11.2.1 Patellaluxation – 332
11.2.2 Patellafehlbildungen – 334
11.2.3 Angeborene Kniegelenkluxation – 334
11.2.4 Konstitutionelle Störungen, X-Bein, O-Bein – 334
11.2.5 Blutergelenk – 336

11.3 Entzündungen – 337
11.3.1 Infektion (Kniegelenkempyem) – 337
11.3.2 Abakterielle Entzündungen – 337

11.4 Neurogene Arthropathie – 338

11.5 Degenerative Veränderungen – 338
11.5.1 Gonarthrose – 338
11.5.2 Meniskopathie – 339
11.5.3 Chondropathia patellae – 344
11.5.4 Osteochondrosis dissecans (Morbus König) – 345
11.5.5 Morbus Osgood-Schlatter – 346

11.6 Tumoren und geschwulstartige Affektionen – 347
11.6.1 Synovialitis villonodularis (pigmentierte villonoduläre Synovialitis, PVNS) – 347
11.6.2 Synovialsarkom – 347
11.6.3 Ganglien – 347

11.7 Verletzungen des Kniegelenkes – 348
11.7.1 Supra- und perkondyläre Femurfraktur – 348
11.7.2 Patellafraktur – 348
11.7.3 Tibiakopffraktur – 349
11.7.4 Kniegelenk- und Patellaluxation – 351
11.7.5 Kreuzbandverletzungen – 353
11.7.6 Seitenbandverletzungen – 355
11.7.7 Patellarsehnenruptur – 356
11.7.8 Quadrizepssehnenruptur – 357
11.7.9 Meniskusverletzungen – 357

11.8 Begutachtung – 357

Einleitung

Wegen der häufigen Verletzungen, Überlastungser-
scheinungen und Beteiligung an orthopädischen Allgemeinerkrankungen (z. B. Rheuma) handelt es sich um
eine orthopädische Region 1. Ordnung (jede 10. Frage).
Rekapitulieren sollte man die anatomischen Strukturen
in den einzelnen Gelenkkompartments mit den jeweiligen Stabilisatoren. Überlastungs- und Verletzungs-
schwerpunkte sind Patella und Menisken mit ihren
verschiedenen Fehlbildungs- und Rissformen. Erinne-
rungswert haben auch je 3 klinische Meniskus- und
Instabilitätszeichen, sowie spontane Osteonekrosen.
Ätiologie und Pathogenese der degenerativen entzündlichen Kniegelenkserkrankungen entsprechen denen anderer Gelenke. Bei allen Erkrankungen, die sich im Knie
abspielen: Nicht die Arthroskopie vergessen!

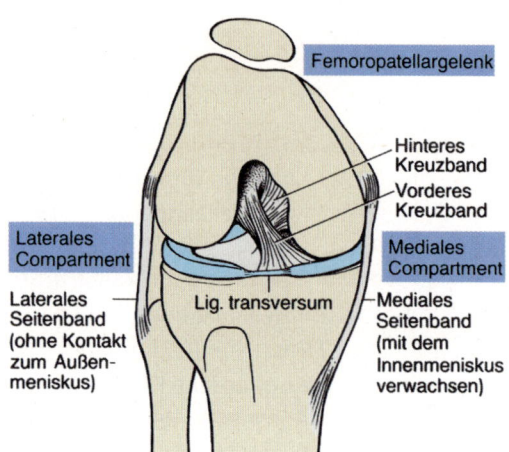

◘ **Abb. 11.1** Gelenkkompartimente und wichtige Bänder
am Knie

11.1 Grundlagen und funktionelle Anatomie des Kniegelenks

Im Kniegelenk bewegen sich Ober- und Unterschenkel
gegeneinander. Es ist das größte Gelenk des Körpers
und zugleich aufgrund seines komplizierten Kapselbandapparats und der Menisken vermehrt verlet-
zungsanfällig. Man unterscheidet **3 Gelenkkompartimente** (◘ Abb. 11.1):

- Femoropatellargelenk,
- mediales Tibiofemoralgelenk,
- laterales Tibiofemoralgelenk.

Im Kniegelenk finden verschiedene **Bewegungen**
statt:

- **Beugung – Streckung**: Dabei kommt es gleichzeitig zu einer Gleitbewegung nach vorn bzw.
  hinten. Am Ende des Streckvorgangs kommt
  es zu einer leichten Außenrotation des Unterschenkels gegen den Oberschenkel von etwa 10°
  (sog. Schlussrotation).
- **Innen- und Außenrotationsbewegung** im Kniegelenk sind bei 90° Beugung (erschlaffter Kapselbandapparat) über einen Bogenabstand von
  40–50° möglich (◘ Abb. 11.2).

Die **Stabilität** des Kniegelenks wird aufrechterhalten
durch:

- **Statische Kräfte**: Gelenkkapsel und Bänder, Wöl-
  bung der Femurkondylen, die in den tibialen Gelenkflächen gehalten werden. Die Menisken haben die Funktion als Lastverteiler und als Brems-
  klötze, quasi Stoßdämpfer mit Stabilisierungsef-
  fekt gegen Translationsbewegungen zwischen
  Femur und Tibia.

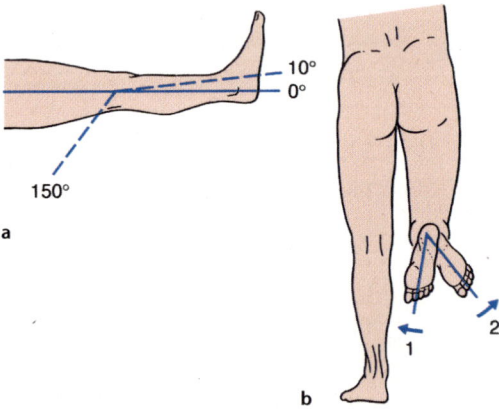

◘ **Abb. 11.2 a, b** Funktionsprüfungen. **a** Beugung,
Streckung und Überstreckung. **b** Rotationsbewegung.
1 Innenrotation, *2* Außenrotation

- **Dynamische Kräfte**: Muskelgruppen, die das
  Kniegelenk übergreifen. Die statischen und dyna-
  mischen Kräfte sind gleichmäßig um die zentrale
  Knieachse verteilt (◘ Abb. 11.3).

Beim Ausfall eines funktionell wichtigen Muskels erhalten die Antagonisten das Übergewicht, es können
Kontrakturen entstehen.

❯ **Beugekontrakturen entstehen bei Ausfall des
M. quadriceps, Streckkontrakturen mit Rekur-
vationsfehler bei Ausfall der Kniegelenksbeu-
ger (ischiokrurale Muskulatur, ◘ Abb. 11.4).**

Instabilitäten im Kniegelenk entstehen sowohl bei
Ausfall der statischen Kräfte (Kapselbandläsionen,

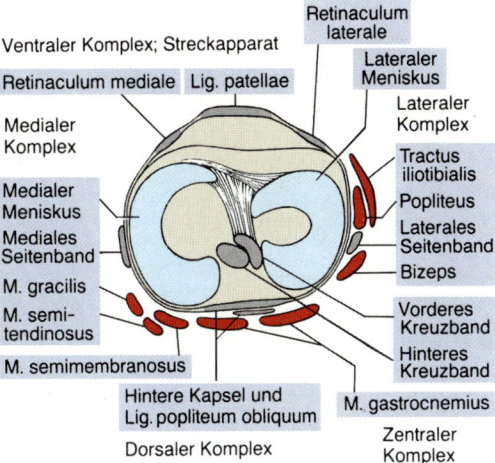

Abb. 11.3 Statisch und dynamisch stabilisierende Kräfte

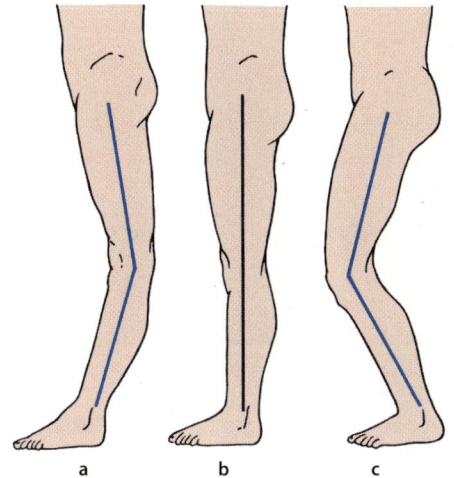

Abb. 11.4 a Genu recurvatum, b regelrecht, c Kniebeugekontraktur

Veränderungen der Gelenkflächen, z. B. bei Arthrose oder nach Trauma) als auch bei Ausfall der dynamischen Kräfte (Lähmungsluxation).

11.1.1 Klinische Untersuchung

Grundsätzlich empfiehlt sich bei der Untersuchung aller Gelenke ein systematisches Vorgehen nach einem festen Schema.

> **Aufgrund möglicher Schmerzausstrahlung ist die Untersuchung der angrenzenden Gelenke verpflichtend.**

Das nicht schmerzhafte Gelenk auf der nicht betroffenen Seite sollte immer zuerst untersucht werden und dient der Orientierung über die patientenindividuellen Kapsel- und Bandverhältnisse.

Die Untersuchung beginnt mit der **Inspektion** (► Übersicht 11.1).

Schon beim Eintreten ins Patientenzimmer lassen sich bezüglich des Kniegelenks oft Rückschlüsse auf mögliche Krankheitsursachen ziehen:

— Zeigt der Patient ein hinkendes Gangbild?
— Zeigt sich eine varische oder valgische Beinachse?

Nach der Anamnese wird die Inspektion am bis auf die Unterhose entkleideten Patienten fortgeführt. Dabei gilt es folgende Parameter zu beachten:

— Gangbild,
— Beinachse,
— typische Entzündungszeichen im Gelenksbereich,
— Hautläsionen.

Nach der Inspektion beginnt die **Palpation** inklusive **spezieller Funktionstests**. Eine Überwärmung des betroffenen Gelenks lässt sich am besten mit dem Handrücken im Seitenvergleich feststellen.

Am Kniegelenk bietet sich anschließend folgender Untersuchungsgang an: Die Tests werden allesamt – sofern nicht anders aufgeführt – in Rückenlage des Patienten durchgeführt.

Der physiologische **Bewegungsumfang** des Kniegelenkes beträgt für

— Extension/Flexion 5–10°/0°/120–150°,
— die Außenrotation/Innenrotation in 90°-Flexionsstellung beträgt 40°/0°/10–30°.

Zwischen Kniescheibe und Subkutangewebe gibt es 3 Bursen, die auch miteinander in Verbindung stehen können. Bei Reizungen, z. B. nach vermehrtem Druck, kann es zur Schleimbeutelentzündung (**präpatellare Bursitis**, Abb. 11.5) mit isolierter Schwellung auf der Patella kommen. Da die präpatellaren Schleimbeutel durch knien gereizt werden, spricht man auch von »housemaid knee«.

Ein Zeichen für die vermehrte Flüssigkeitsansammlung im Kniegelenk ist das Schwimmen bzw. sog. **Tanzen der Patella** auf Fingerdruck, die normalerweise der Femurgelenkfläche unmittelbar aufliegt. Der obere Kniegelenkrezessus wölbt sich vor. Durch die Kapselspannung besteht eine Bewegungseinschränkung in alle Richtungen (Abb. 11.6).

— **Facettendruckschmerz/Untergreifschmerz Patella:** Die Patella wird mit der einen Hand nach medial bzw. lateral aufgekippt und mit der anderen Hand die mediale/laterale Facette bzw. die Patellarückfläche palpiert.

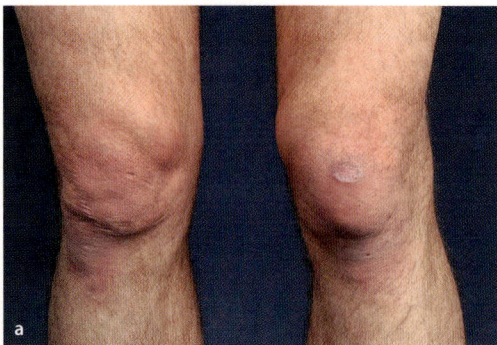

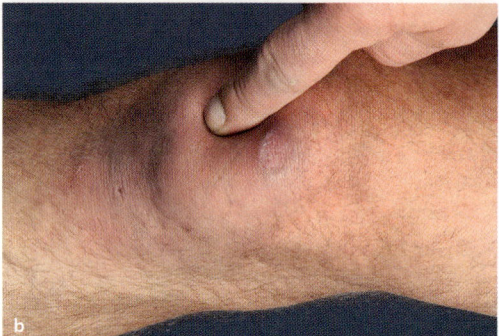

◨ **Abb. 11.5 a, b** Bursitis praepatellaris. **a** Schwellung vor der Patella des linken Knies. **b** Bei Druck mit dem Finger zeigt sich die Flüssigkeitsansammlung der präpatellaren Bursen

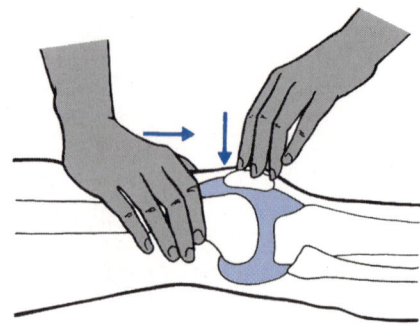

◨ **Abb. 11.6** Tanzen der Patella bei Kniegelenkerguss (Ballottement): Die rechte Hand des Untersuchers umgreift den oberen Rezessus und drückt die Flüssigkeit nach kaudal, damit sich die Flüssigkeit unter der Kniescheibe ansammelt. Mit der linken Hand drückt man die Kniescheibe auf der prallelastischen Unterlage herunter und lässt sie »tanzen«. Der Untersucher merkt, wie die Patella federnd durch die Flüssigkeit auf das Femur gedrückt wird und knöchern anschlägt

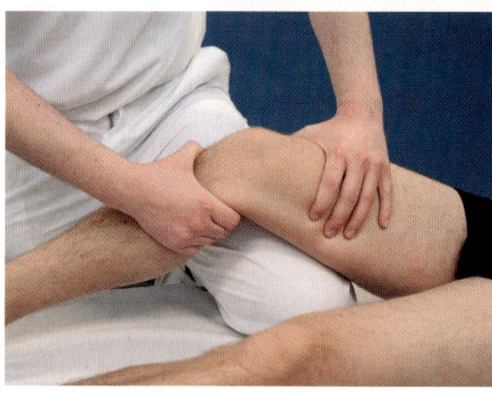

◨ **Abb. 11.7** Bei 20–30°-Kniebeugung, also bei entspannten Seitenbändern, Zug des Tibiakopfes nach vorne. Die Abbildung zeigt die Auflage des Oberschenkels des Patienten auf dem des Untersuchers (Modifikation des Lachman-Tests nach Wrobel)

- **Zohlen-Zeichen:** Der Untersucher fixiert bei gestrecktem Bein die Patella, indem er am proximalen Patellapol den Oberschenkel mit seiner Hand umgreift. Beim Anspannen des M. quadriceps gleitet die Patella über den ventralen Femurkondylus (schmerzhaft bei retropatellarem Knorpelschaden/Retropatellararthrose).
- **Gelenkspalt:** Palpation des medialen und lateralen Gelenkspalts (schmerzhaft bei Varus-/Valgusgonarthrose).
- **Bandstabilität:** Prüfung der medialen und lateralen Aufklappbarkeit bei 0° und 30° Flexion im Seitenvergleich (bei Innen- und Außenbandläsionen vermehrte Aufklappbarkeit).
- **Kreuzbandtests:**
- Die **Instabilität** teilt man in 3 Grade ein: Grad I: 3–5 mm Verschieblichkeit, Grad II: 5–10 mm, Grad III: >10 mm.
  - Die **Verschieblichkeit** kann **mit** Anschlag sein (Kreuzbandrest spannt sich an) oder **ohne**.
  - **Lachman-Test:** 20–30° Flexion im Kniegelenk. Eine Hand des Untersuchers umgreift das Femur, die andere zieht die Tibia nach

vorn. Bei Läsion des vorderen Kreuzbands (vKB) zeigt sich eine anteriore Tibiatranslation (◨ Abb. 11.7).

- **Vordere und hintere Schublade:** Rückenlage mit angestellten Beinen bei 90° Flexion im Kniegelenk. Unter Fixation des Patientenfußes wird der Tibiakopf umfasst und nach ventral gezogen (vordere Schublade) bzw. nach dorsal gedrückt (hintere Schublade). Praktischerweise setzt man sich zur Durchführung auf den Fuß des Patienten und hat so beide Hände zur Untersuchung frei (◨ Abb. 11.8).

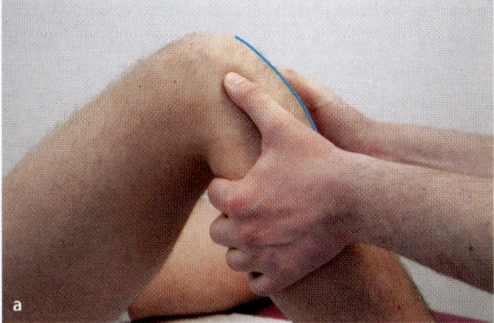

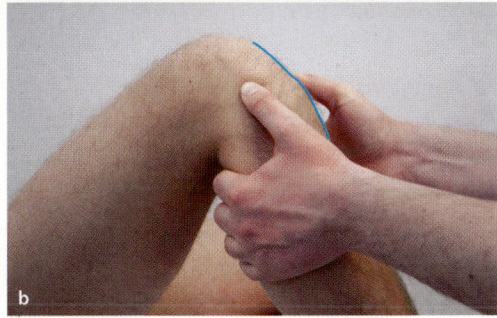

Abb. 11.8 a, b Der Tibiakopf wird mit flachen Fingern von dorsal umgriffen. Die Daumen tasten den Gelenkspalt. **a** Ausgangsbild ohne Zug. **b** Unter Zug wird der Tibiakopf merklich nach vorne verschoben

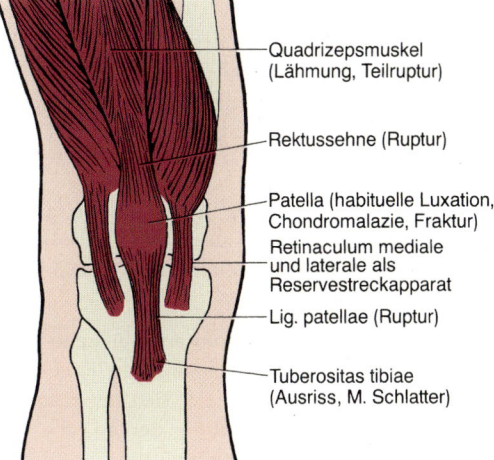

Quadrizepsmuskel (Lähmung, Teilruptur)

Rektussehne (Ruptur)

Patella (habituelle Luxation, Chondromalazie, Fraktur)

Retinaculum mediale und laterale als Reservestreckapparat

Lig. patellae (Ruptur)

Tuberositas tibiae (Ausriss, M. Schlatter)

Abb. 11.9 Kniestreckapparat: Strukturen und wichtigste Läsionen

> Eine rupturiertes bzw. insuffizientes hinteres Kreuzband (hKB) kann eine anteriore Tibiatranslation und somit eine vordere Schublade vortäuschen!

- **Pivot-shift-Test:** Aus der Streckung wird das Kniegelenk unter Innenrotation und Valgusstress flektiert. Bei Läsion des vKB kommt es zu Reposition des nach ventral subluxierten Tibiakopfes bei etwa 30° Flexion durch Zug des Tractus iliotibialis.
- **Meniskustests:**
  - **Böhler-Zeichen:** Varus- und Valgusstress am gestreckten Bein. Dadurch wird der lädierte Meniskus unter Kompression gebracht.
  - **Steinmann I:** Rotationsschmerz des Unterschenkels bei 90° gebeugtem Kniegelenk.
  - **Steinmann II:** Bei Flexion des Kniegelenkes wandert der Schmerz entsprechend der Meniskuskompression am Gelenkspalt nach dorsal.
  - **Payr:** Im Schneidersitz wird das Knie zusätzlich von der Hand des Untersuchers weiter zur Unterlage gedrückt. Dadurch wird bei der

starken Beugung des Kniegelenkes das Innenmeniskushinterhorn unter Kompression gebracht.

- **Apley-Grinding:** Bauchlage, 90° Flexion im Kniegelenk. Der senkrecht nach oben stehende Unterschenkel wird vom Untersucher druckbelastet und rotiert.

Übersicht 11.1 Memo: Untersuchungsgang

1. Inspektion
2. Überwärmung: Handrücken
3. Bewegungsausmaß
4. Patella
5. Gelenkspalt
6. Bandstabilität medio-lateral
7. Bandstabilität sagittal: vKB, hKB
8. Meniskustests

11.1.2 Kniestreckapparat

Der M. quadriceps mit seinen 4 Köpfen – Rectus, Vastus medialis, lateralis und intermedius – ist der größte und mächtigste Muskel unseres Körpers. Funktionsanatomisch gehören zum Streckapparat folgende Strukturen, ☐ Abb. 11.9. Die kräftigen Strecker ermöglichen uns das Stehen und Gehen gegen die Schwerkraft.

Im ganzen Verlauf des Streckapparats können Verletzungen und Erkrankungen auftreten. Am wichtigsten und häufigsten sind die **Läsionen der Patella**. Bei der Untersuchung des Kniegelenks weisen bestimmte Befunde auf Anomalitäten hin, so z. B. eine weit lateral und hochstehende Patella als Patella alta bei der habituellen Patellaluxation oder schmerzhaftes subpatellares Krepitieren (Crepitatio patellae) beim Hin- und Herschieben der Patella als Symptom für die Chondromalazie.

Die Gelenkhöhle des Knies ist die größte des Körpers: Entsprechend ausgedehnt ist die Innenauskleidung der Gelenkinnenhaut (Synovialmembran).

> ❯ Viele Erkrankungen, die unter Beteiligung der Gelenkinnenhäute einhergehen (Rheuma, Bluterkrankheit), spielen sich bevorzugt am Kniegelenk ab und führen dort zu entzündlichen bzw. blutigen Ergüssen.

11.2   Angeborene Störungen

‼️❯ 11.2.1 Patellaluxation

▪▪ Ätiopathogenese

Die Luxationstendenz ist in den meisten Fällen noch nicht bei der Geburt vorhanden, sondern entwickelt sich erst später während des Wachstums. Begünstigend wirken Genua valga, Patelladysplasien, Kapselbandschwächen und geänderte Motorik, z. B. beim Down-Syndrom und schlaffen Lähmungen, wie bei Polio. Eine Patellaluxation kommt auch bei Systemerkrankungen wie Ehlers-Danlos-Syndrom oder Arthrogrypose vor. In anderen Fällen scheint das distale Femurende vermehrt außenrotiert zu sein.

> ❯ Die Patellaluxation kann anlagebedingt sein oder auf Genua valga oder eine Dysplasie des ossären Gleitlagers am Femurkondylus mit Schwäche der Muskeln sowie der Bänder zurückzuführen sein.

Wenn nichts unternommen wird, entstehen Schlifffurchen und arthrotische Veränderungen im Kniegelenk, vornehmlich im Femoropatellargelenk.

▪▪ Klinik

Es handelt sich fast ausnahmslos um Subluxationen oder Luxationen nach lateral. Beim Übergang von der Streckung zur Beugung verlässt die Kniescheibe ihr Lager und wandert nach außen. Die habituelle Patellaluxation ist oft doppelseitig. Bis auf einen sog. Hochstand (Patella alta) der Patella findet sich bei der klinischen Untersuchung im Intervall meistens kein pathologischer Befund. Allenfalls zeigt sich ein Verschiebeschmerz der Patella (Zohlen-Zeichen). Nach frischer Luxation kommt es häufig zum Bluterguss (Hämarthros) durch Kapselriss. Bei Luxationen kann sich durch die Scherkräfte ein Knorpel- oder Knorpel-Knochen-Fragment aus der Patellarückfläche oder aus dem femoralen Gleitlager lösen, sog. Flake-Fraktur. Fettaugen im Gelenkpunktat sprechen für eine osteochondrale Fraktur mit Fett aus dem eröffneten Knochenmark.

In ausgeprägten Fällen der patellaren Instabilität luxiert die Patella bei jeder Beugung des Kniegelenks.

▪▪ Röntgen

Röntgenaufnahmen des Patellagleitlagers (Patella-tangential-Aufnahme) in leichter Beugung zeigen eine Lateralisierung der Patella bei Abflachung des lateralen Femurkondylus und evtl. schon eine Arthrose im Femoropatellargelenk (◻ Abb. 11.10). Die Röntgenaufnahme als rein statische Momentaufnahme ohne Krafteinwirkung kann trotz Luxationstendenz der Patella unauffällig sein.

▪▪ Therapie

Es gibt zahlreiche operative Verfahren. In leichten Fällen, mit nur wenigen Luxationen in der Anamnese, kann eine arthroskopische Operation mit Längsspaltung des lateralen Retinakulums ausreichend sein. Als Erweiterung kann man diese Operation offen mit zusätzlicher medialer Raffung der Kapsel-Bandstrukturen oder auch Muskelplastiken durchführen.

Seit einigen Jahren wird zunehmend das mediale patellofemorale Ligament operativ genäht bzw. rekonstruiert.

Weiterhin gibt es eine Reihe von Weichteileingriffen als Zügelungsplastik der Patella. In schweren Fällen wird diese kombiniert mit einer Versetzung der Tuberositas tibiae nach medial-distal (Operation nach Elmslie-Trillat).

Bei erneutem Rezidiv wird eine femorale Rotationsosteotomie durchgeführt. Dieser Eingriff sollte erst nach Wachstumsabschluss erfolgen, weil es sonst zu Wachstumsstörungen kommen kann.

Krankengymnastik Im Rahmen der konservativen Behandlung oder nach Operationen sollten die Muskeln trainiert werden, die die Kniescheibe nach innen ziehen, also vor allem der M. vastus medialis, möglichst isometrisch in Streckstellung, weil bei Kniebeugung eine Luxationstendenz besteht. Hierzu gibt es in der Knieschule gezielte Übungen.

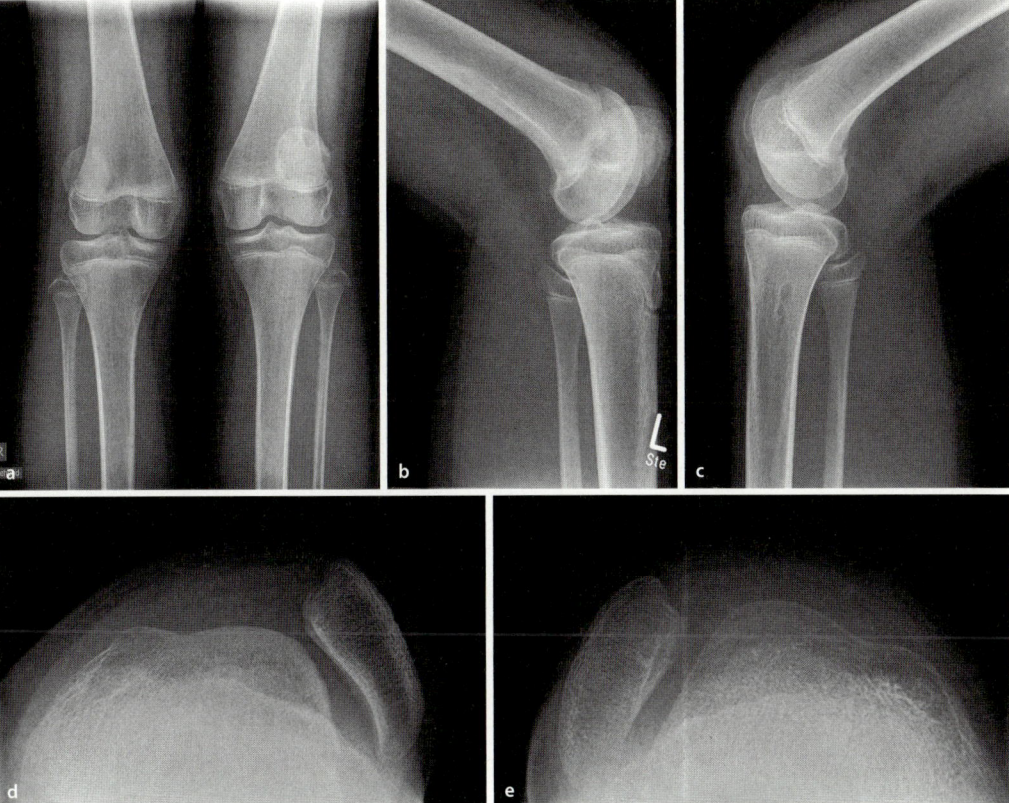

◼ **Abb. 11.10 a–e** Angeborene und luxierte Patella beidseits

Fallbeispiel

Paula Lax, 17 Jahre, rutscht beim Inlineskaten mit dem rechten Bein weg. Dabei kommt es zu einem »Herausspringen« der Kniescheibe nach außen und Sturz. Die Kniescheibe sei anschließend von selbst wieder »hereingesprungen«. Die Patientin berichtet ferner über mehrfache (Sub-)Luxationsereignisse der Patella rechts, im letzten Monat bereits 3-mal, davon 2-mal bei Alltagstätigkeiten. Jeweils selbständige Reposition der Kniescheibe.

Das 1. Luxationsereignis liegt 4 Jahre zurück. Damals wurde nach initial erfolgloser konservativer Therapie bereits eine Operation (Arthroskopie mit lateralem Release und medialer Raffung) durchgeführt. Anschließend für 2 Jahre Bschwerdefreiheit bis zu einem Knieverdrehtrauma beim Handball. Seither rezidivierende Patellaluxationen rechts, zuletzt, wie oben genannt häufig.
▼

Befund

Diskret rechtshinkendes Gangbild. Am rechten Kniegelenk äußerlich reizlose Haut- und Narben-, bei leicht geschwollen Weichteilverhältnissen. Valgische Beinachse beidseits. Diskreter intraartikulärer Erguss. Kniegelenk aktiv und passiv frei beweglich, keine Crepitatio patellae. Patella hypermobil mit leichtem Facettendruckschmerz medial. Medial und sagittal Bandstabilität bei insgesamt laxen Bandverhältnissen. Periphere Durchblutung, Motorik und Sensibilität intakt.

Diagnostik

Klinische Untersuchung, Röntgenuntersuchung Kniegelenk rechts in 2 Ebenen mit Patella-defilée-Serie, MRT rechtes Kniegelenk.

▼

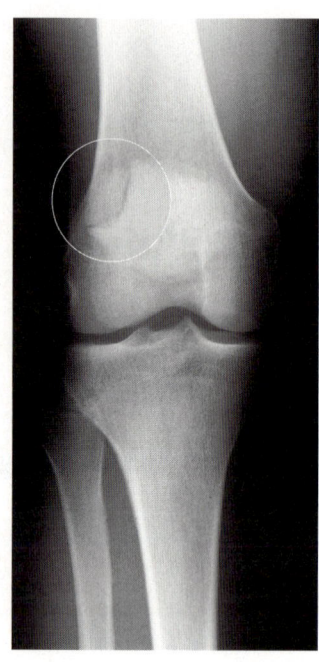

Abb. 11.11 Patella bipartita mit fehlender Verschmelzung des Knochenkerns im oberen lateralen Patellaanteil

Diagnose

Patellare Instabilität mit rezidivierender patellarer (Sub)Luxation rechts bei geschlossenen Epiphysenfugen. Im MRT ein etwa 2x2 mm großes Knorpel-Knochenflake der medialen Patellafacette.

Therapie

Planmäßige Arthroskopie des rechten Kniegelenkes mit Entfernung des Knorpel-Knochenflakes und Tuberositas-Medialisierung nach Elmslie-Trillat.

11.2.2 Patellafehlbildungen

Häufig ist die Zweiteilung der Patella (**Patella bipartita**, ▶ Übersicht 11.2, ◩ Abb. 11.11). Von einer Fraktur kann sie durch die abgerundeten Begrenzungen (Fraktur: scharfe Bruchlinie) und die klassische Lage des nicht verschmolzenen Knochenkernes im oberen lateralen Patellaanteil unterschieden werden.

Übersicht 11.2 Memo: Patella

- Patella bipartita: lateroproximaler Knochenkern nicht mit Hauptteil verschmolzen
- Chondropathia patellae: patellare Knorpelerweichung
- Patellaluxation: habituell nach lateral
- Tanzende Patella: bei Erguss
- Osteopathia patellae: aseptische Patellaspitzennekrose (M. Sinding-Larsen, ◩ Abb. 11.12)
- Patella alta: Hochstand
- Aplasia patellae: Patella fehlt
- Hypoplasia patellae: Patella zu klein

11.2.3 Angeborene Kniegelenkluxation

Durch anlagebedingtes Überwiegen des Kniestreckapparats wird das Kniegelenk überstreckt (rekurviert). Der Tibiakopf wird gegen das Femur nach vorn verschoben. Das untere Femurende kann man in der Kniekehle tasten.

▪▪ Therapie

Versuch der Extension durch Schienenanlagerung direkt nach Geburt, Einrenkung (evtl. auch durch Operation), Verlängerung des Kniestreckapparats.

11.2.4 Konstitutionelle Störungen, X-Bein, O-Bein

Alle Neugeborenen weisen zunächst leichte O-Beine auf. Bei Gehbeginn entwickelt sich daraus gewöhnlich ein physiologisches X-Bein, das bis zum 10. Lebensjahr zum Gradbein wird.

Stärkere frühkindliche O-Beine können rachitischen Ursprungs sein, was durch die Vitamin-D-Prophylaxe in Deutschland nicht mehr vorkommt. In schweren Fällen bestehen gleichzeitig Coxa vara, Femora vara und Tibiae varae, wobei der Scheitel im Unterschenkel meistens im unteren Drittel liegt (sog. Säbelscheidentibia). Daneben gibt es aber auch erbliche konstitutionelle O-Beine.

> Beim O-Bein (Crus varum, Genu varum) wird der mediale Kniegelenkanteil verstärkt belastet, beim X-Bein der laterale.

Bei progredienten X-Beinen im Wachstumsalter müssen Stoffwechselerkrankungen, z. B. auch Phosphatdiabetes und hormonelle Störungen ausgeschlossen werden. Im Rahmen einer rheumatischen Arthritis kann sich ein X-Bein durch Einsinken des lateralen Tibiakopfes entwickeln. Stärkere Achsenabweichungen erfordern Korrekturosteotomien, die meistens in Form der Pendelosteotomie oder Keilosteotomie im

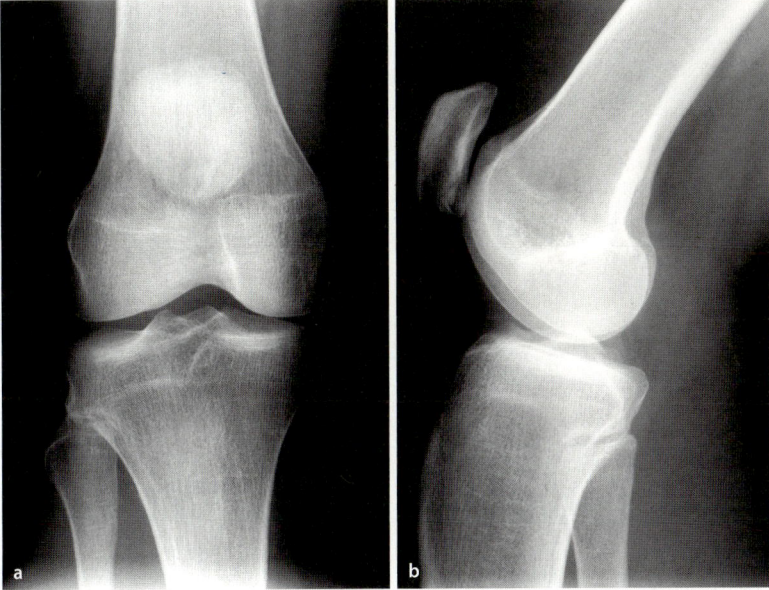

◘ **Abb. 11.12 a, b** M. Sinding-Larsen. Osteonekrose an der Patellaspitze (kaudaler Pol) im Röntgen als »unruhige« Zone zu sehen

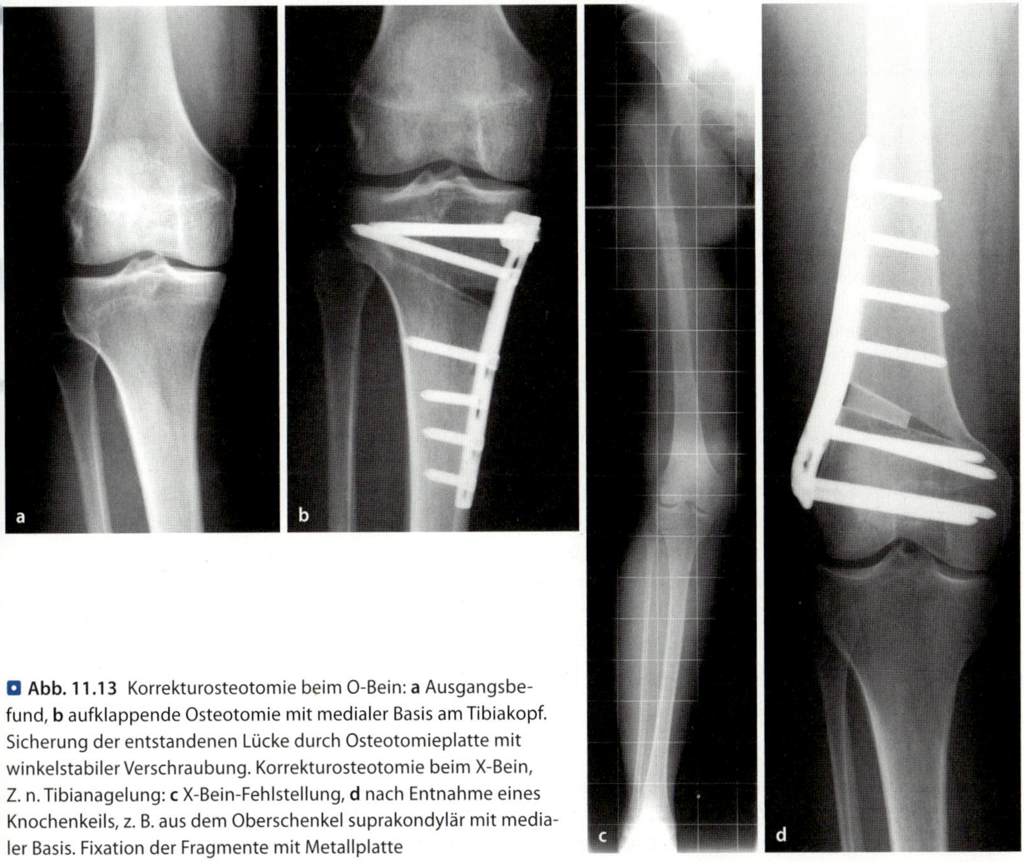

◘ **Abb. 11.13** Korrekturosteotomie beim O-Bein: **a** Ausgangsbefund, **b** aufklappende Osteotomie mit medialer Basis am Tibiakopf. Sicherung der entstandenen Lücke durch Osteotomieplatte mit winkelstabiler Verschraubung. Korrekturosteotomie beim X-Bein, Z. n. Tibianagelung: **c** X-Bein-Fehlstellung, **d** nach Entnahme eines Knochenkeils, z. B. aus dem Oberschenkel suprakondylär mit medialer Basis. Fixation der Fragmente mit Metallplatte

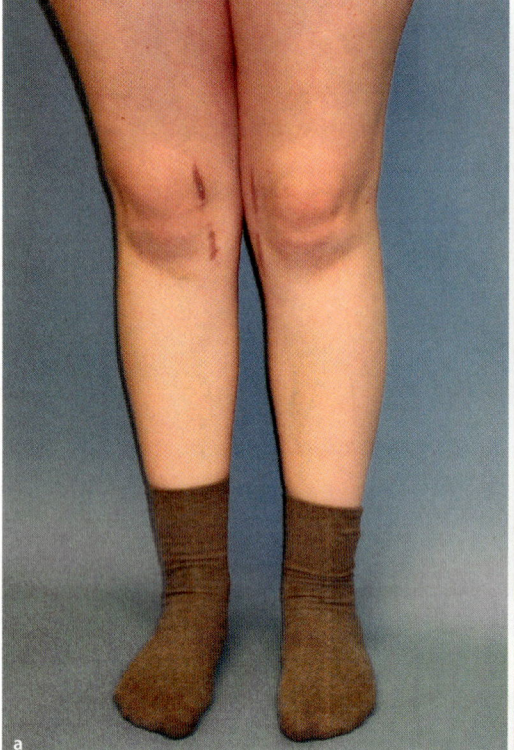

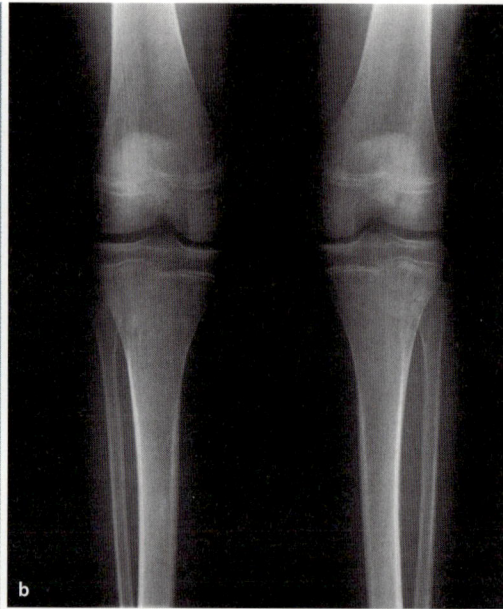

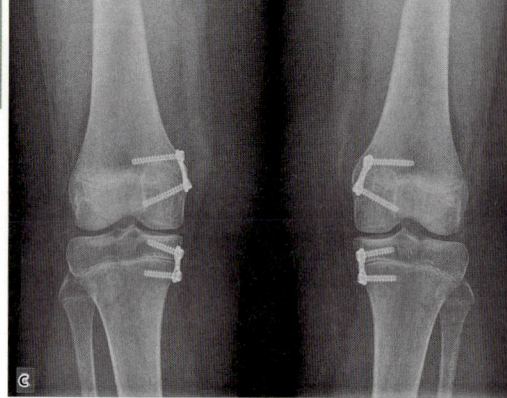

□ Abb. 11.14 Temporäre Epiphysiodese. Verklammerung der Epiphysenfugen tibial und femoral. **a** Klinisches Bild. **b** Röntgen prä-op. **c** Eight-plate: Überbrückung der Wachstumsfuge und Verschraubung femoral und tibial

11

Tibiakopfbereich durchgeführt werden. Im Wachstumsalter kann die Korrektur der Achsenfehlstellung durch **temporäre Epiphysiodese** mit Klammern oder Eight-plates erfolgen. Dadurch wird das Wachstum in diesem Fugenanteil vorübergehend gehemmt bis die Beinachse korrigiert ist. Dann werden die Klammern wieder entfernt. Viele O-Beine gehen mit einer Einwärtsrotation der Tibia und der Knöchelgabel einher.

❯ **Die kniegelenknahen Wachstumsfugen machen den größten Teil des Beinlängenwachstums aus.**

Bedeutungsvoll sind Verletzungen dieser Fuge. Es kommt dann meistens zu Achsenfehlstellungen (X-Bein, O-Bein, Genu recurvatum, Genu antecurvatum).

Die kniegelenknahen Wachstumsfugen können durch Entzündungen (Osteomyelitis) oder Tumoren irritiert werden und lokal mit vermehrtem oder vermindertem Wachstum reagieren.

11.2.5 Blutergelenk

■ ■ **Ätiopathogenese**
Rezidivierende Blutergüsse im Kniegelenk führen bei **Hämophilie** zu einer chronischen Synovialitis mit Eisenablagerungen in der Synovialmembran, Fibrinbelägen und partieller bindegewebiger Organisation und Verklebung des Gelenkinnenraums, vor allem im oberen Rezessus. Die Kapsel verdickt und verkürzt sich

besonders in den dorsalen Anteilen. Es entstehen Schrumpfungen und Kontrakturen am Kniegelenk, meistens in Form von Beugekontrakturen. Der Gelenkknorpel, der durch Diffusion von der Synovialis ernährt wird, wird durch den pathologischen Gelenkinhalt in Mitleidenschaft gezogen. Es kommt zu Knorpelarrosionen, in fortgeschrittenen Fällen zur bindegewebigen Einsteifung des Kniegelenks in Fehlstellung (fibröse Ankylose).

▪▪ Therapie

Korrekte Lagerung. Beim Auftreten von Ergüssen, wenn die Kontraktur schon eingetreten ist, muss man unter medikamentöser Kontrolle langsam geradequengeln (▶ Abschn. 3.1.2) oder operieren. An Operationen kommen in Frage: Synovialektomie (Entfernung der erkrankten Gelenkinnenhaut); bei Beugekontrakturen Verlängerung der Kniebeugesehnen oder suprakondyläre Umstellungsosteotomie.

11.3 Entzündungen

11.3.1 Infektion (Kniegelenkempyem)

Eine Infektion entsteht beispielsweise durch Eindringen von Erregern bei einer Gelenkpunktion. Aber auch auf hämatogenem Weg kann es zur Kniegelenkinfektion kommen. Die bakterielle Entzündung der Synovialis führt zur Eiteransammlung im Kniegelenk, massiver Zerstörung des Knorpels, Verdickung der Gelenkkapsel mit fibröser Einsteifung (Ankylose) des Gelenks.

> **Die Kombination von Kniegelenkverdickung durch Erguss und Kapselentzündung mit Muskelatrophie lässt das Knie spindelförmig, wie tumorartig, erscheinen (Tumor albus).**

In der Tat muss man differenzialdiagnostisch immer an einen kniegelenknahen Tumor denken. Das Knie ist ein häufiger Ort von Knorpel- und Knochentumoren.

▪▪ Therapie

Punktion, Antibiotikagabe nach Resistenzbestimmung, evtl. Saug-Spül-Drainage. Im Frühstadium führt man heute auch eine arthroskopische Synovialektomie (Entfernung der Gelenkinnenhaut) mit anschließender Bewegungstherapie durch.

▪▪ Prophylaxe

Intraartikuläre Injektionen dürfen nur nach sorgfältiger Desinfektion der Haut unter aseptischen Bedingungen durchgeführt werden.

11.3.2 Abakterielle Entzündungen ◀ !

▪▪ Ätiopathogenese

Hier ist in 1. Linie die **Rheumatoide Arthritis** zu nennen (▶ Abschn. 4.6.2).

> **Das Kniegelenk mit seiner großen inneren Oberfläche ist neben den Fingergelenken Hauptmanifestationsort der rheumatoiden Arthritis (früher chronische Polyarthritis).**

Es kommt zu rezidivierenden Kniegelenkergüssen, Fibrinablagerungen, bindegewebiger Organisation. Die Synovialis zeigt im Gelenkpunktat eine hohe Zellzahl, jedoch keine Bakterien. Die entzündlichen rheumatischen Veränderungen greifen bald auf die Knorpelgelenkflächen über. Vom Rand her wächst die entzündliche Synovialis auf den gesunden Knorpel und zerstört ihn (◘ Abb. 11.15).

Eine abakterielle Entzündung des Kniegelenks ist auch bei der **Gicht** möglich. Im Gelenkpunktat finden sich als Nachweis die typischen polarisationsoptisch doppeltbrechenden Kristallstrukturen.

> **Das Kniegelenk ist nach dem Großzehengrundgelenk der zweithäufigste Gichtmanifestationsort (Gonagra).**

▪▪ Therapie

Durch radikale Frühsynovialektomie kann der Prozess aufgehalten werden. Wichtig ist die komplette Synovialektomie und eine nachfolgende Chemo- oder Radiosynoviorthese.

Kniegelenkergüsse führen zu einer Schwächung und Überdehnung mit konsekutiver Zerstörung der Bandstrukturen, Überdehnung der Gelenkkapsel und damit zum **Wackelknie**. Zunächst werden konservative Behandlungen mit Gelenkpunktion, Druckverbänden und Applikation antiphlogistischer Medikamente durchgeführt, bei rezidivierenden Ergüssen Synovialektomie. Bei schwerer Gelenkdestruktion mit Wackelknie, Achsenabweichungen und Kontraktur kommt nur noch eine operative Behandlung in Frage. In Frühfällen von Achsenabweichungen und nach Ausrottung der Synovialitis werden Umstellungsosteotomien durchgeführt. Bei größeren Destruktionen der Gelenkflächen ist die Alloarthroplastik mit partiellem oder totalem Kniegelenkersatz erforderlich.

▪▪ Prognose

Alle chronischen Kniegelenkentzündungen entwickeln eine Tendenz zur **Kniebeugekontraktur**. Bei Kniegelenkergüssen und Knorpelreizungen ist eine leichte Kniebeugung von 20°–30° die schmerzärmste

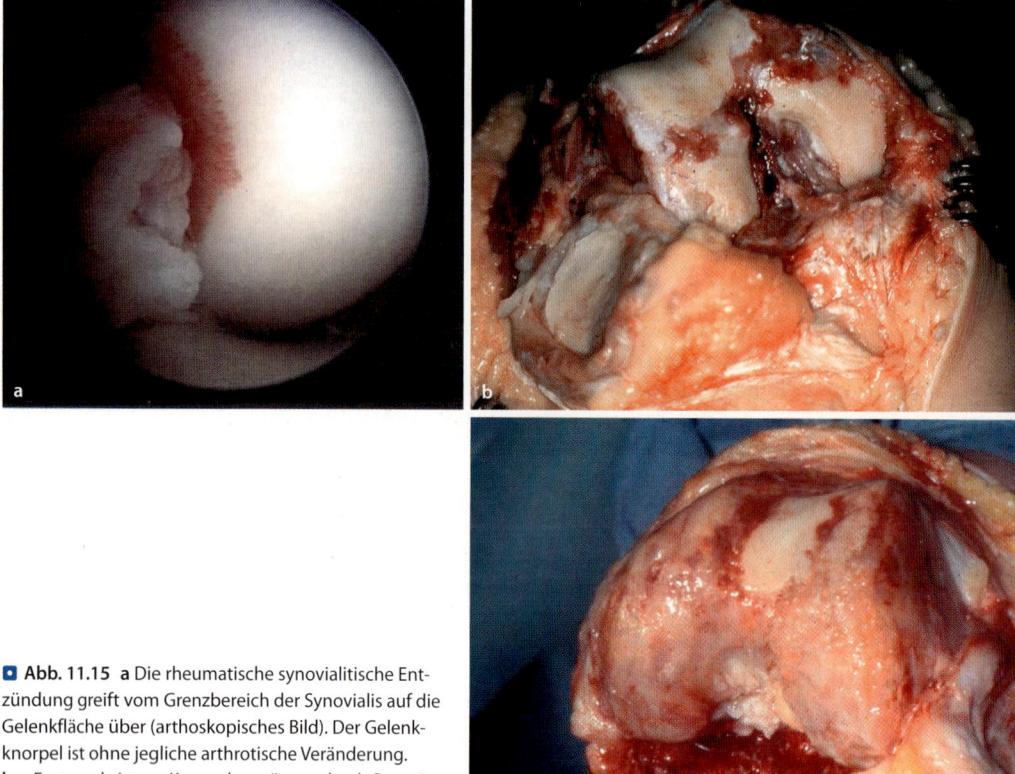

Abb. 11.15 a Die rheumatische synovialitische Entzündung greift vom Grenzbereich der Synovialis auf die Gelenkfläche über (arthoskopisches Bild). Der Gelenkknorpel ist ohne jegliche arthrotische Veränderung. **b, c** Fortgeschrittene Knorpelzerstörung durch Synovialitis. Der Gelenkknorpel wird vom Rand her zerstört

Haltung. Wenn die Kniebeugestellung bei einer Gonitis längere Zeit eingehalten wird, entsteht durch Kapselschrumpfung, Muskelverkürzung und -verklebung eine Kniebeugekontraktur, die nur durch langwieriges Üben und Quengeln behoben werden kann.

> ❯ Bei allen Kniegelenkerkrankungen, speziell bei Entzündungen, ist von Anfang an auf die richtige Lagerung in Kniestreckstellung zu achten.

11.4   Neurogene Arthropathie

Bei der tabischen Arthropathie (Folge der Syphilis im 3. Stadium) findet man fortgeschrittene Destruktionen, Deformierungen und Lockerungen der Gelenke der unteren Extremität, vorwiegend des Kniegelenks, durch mangelnde Koordination und Fehlbelastung.

Da auch eine Alloarthroplastik unter diesen Voraussetzungen nicht zum Erfolg führt, weil es auch hier durch Fehlbelastung zur Lockerung kommt, ist die orthopädie-technische Apparateversorgung angebracht.

Es werden Schienenhülsenapparate mit Scharniergelenken verordnet. Damit lässt sich z. B. eine passive Stabilisierung des Kniegelenks erreichen (▶ Abb. 3.4).

11.5   Degenerative Veränderungen

11.5.1 Gonarthrose

▪▪ Ätiopathogenese

Die Arthrosis deformans des Kniegelenks entsteht meistens nach präarthrotischen Deformitäten, wie X-Bein, O-Bein, Genu recurvatum, Genu antecurvatum oder Frakturen mit Gelenkbeteiligung (z. B. Tibiakopffraktur, Kondylenfrakturen). Aber auch Bandlockerungen, Meniskusläsionen und Kreuzbandläsionen führen zu Arthrosen. Es gibt jedoch auch Kniearthrosen ohne äußere Ursache, allein aufgrund einer anlagebedingten Minderwertigkeit des Gelenkknorpels. Die idiopathische Gonarthrose ist die häufigste Form. Evidenzbasierte Studien haben belegt, dass auch Übergewicht zur Gonarthrose führt, was für Hüfte und Sprunggelenk nicht gilt (▶ Übersicht 11.3).

Im Rahmen der Arthrose entstehen Knorpeldestruktionen, aseptische Entzündungen der Synovialis, Gelenkergüsse, Kapselüberdehnungen und sekundäre Achsenabweichungen (arthrotisches O- oder X-Bein bzw. Varus- oder Valgusgonarthrose).

Die Kniearthrose kann bei älteren Menschen mit venösen Rückflussstörungen und Varikosis betroffen sein.

■ Klinik

Belastungsabhängige Beschwerden, Spannungsgefühle im Kniegelenk, Nachtschmerz, Bewegungseinschränkungen, Ergussbildungen und Kontrakturen. Typisch ist der Anfangsschmerz beim Aufstehen, sog. **Anlaufschmerz**: Die Patienten geben an, dass sie sich immer erst »einlaufen« müssen.

Der Verlauf der Arthrosis deformans des Kniegelenks ist wellenförmig: Nach vermehrter Belastung treten akute arthrotische Reizzustände auf, die durch starke belastungsabhängige Beschwerden gekennzeichnet sind.

■ Röntgen

Im Röntgenbild beginnt die Kniearthrose mit einer Verschmälerung des Gelenkspalts und arthrotischen Ausziehungen an der Eminentia intercondylaris. Später kommen subchondrale Sklerosierungen und Zystenbildungen sowie Randkantenausziehungen hinzu. In fortgeschrittenen Fällen deformieren sich die ganzen Gelenkflächen.

■ Therapie

Belastung reduzieren, nicht soviel gehen und stehen. Handstock auf der Gegenseite benutzen, Wärmepackungen in chronischem Zustand, Kälte bei akuter Reizung und Schmerzverstärkung, Elektrotherapie, vereinzelt intraartikuläre Injektionen. Die Arthrose kann dadurch jedoch nicht aufgehalten werden. Es handelt sich um eine rein symptomatische Therapie.

Operativ frühzeitig Korrektur von Achsenabweichungen, um der Verschlechterung biomechanisch vorzubeugen.

Bei beginnender Gonarthrose kann man durch arthroskopische Revision schadhafte Meniskusanteile und Knorpelpartikel entfernen, um den Reizzustand zu reduzieren. Bei starker Deformierung der Gelenkflächen erfolgt der Ersatz der Gelenkflächen durch eine Teil- oder Vollendoprothese (◪ Abb. 11.16).

■ Krankengymnastik

Im Rahmen der konservativen Therapie, Training der kniestabilisierenden Muskeln, Dehnung der zur Verkürzung neigenden Muskulatur (M. rectus femoris, ischiokrurale Muskelgruppe), Übungen der Knieschule, auch in Eigenregie.

> ❯ **Der Krankengymnast soll den Patienten über Haltungs- und Verhaltensmaßnahmen informieren und ihm Anregungen darüber geben, wie er am besten mit seinem arthrotischen Knie im Rahmen der Knieschule umgeht.**

Dazu gehört auch die richtige Technik beim Treppensteigen, Schwimmen, Radfahren usw.

Übersicht 11.3 Memo: Gonarthrose

- Präarthrotische Deformitäten
- Eminentiaausziehung
- Aseptische Synovialitis, Kapsulitis
- Entlastungs- und Muskeltraining
- Einlaufschmerz
- Achsenkorrektur
- Beugekontraktur

11.5.2 Meniskopathie !!!

Dadurch, dass der mediale Meniskus fest mit seiner Umgebung verbunden ist (z. B. Innenband), ist er unbeweglicher und verletzlicher als der laterale Meniskus. Eine Meniskuserkrankung wird durch ein akutes Trauma, durch wiederholte Mikrotraumatisierung oder durch Alterungsvorgänge verursacht.

Meniskusdegeneration
■ Ätiopathogenese

Die zentralen 2/3 der Meniskussubstanz werden durch Diffusion aus der Synovialis ernährt, das kapselnahe Drittel (Meniskusbasis) ist gefäßversorgt. Die Übergangszone zwischen beiden Bezirken ist wegen der schlechten Ernährung gleichzeitig die Prädilektionsstelle für die Ausbildung von Rissen. Es bilden sich muzinöse (verschleimte) Ablagerungen. Dies reduziert die Meniskusstabilität. Degenerativ vorgeschädigte Menisken reißen während physiologischer Kniebewegungen.

> ❯ **Auslösender Mechanismus für die Meniskusläsion ist meistens eine Drehbewegung des Kniegelenks unter Belastung.**

Durch die Gewalteinwirkung kommt es zum Riss im Vorder- oder Hinterhorn oder zum sog. Korbhenkelriss mit streifenförmiger Ablösung des inneren Anteils, der sich nach innen in das Gelenk einschlägt. Dabei reißen die mittleren Anteile des Meniskus in Längs-

11

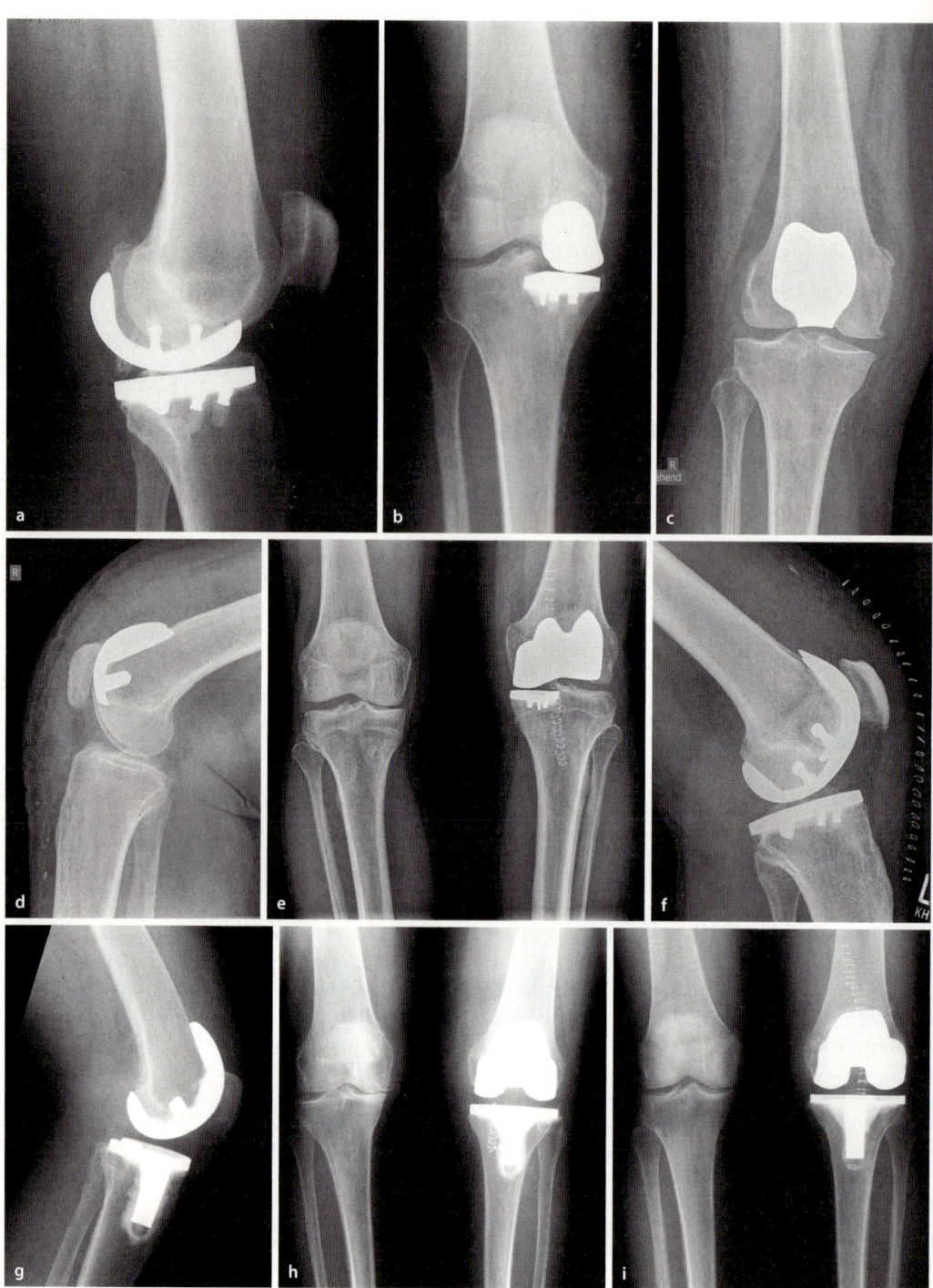

◘ Abb. 11.16 a–p

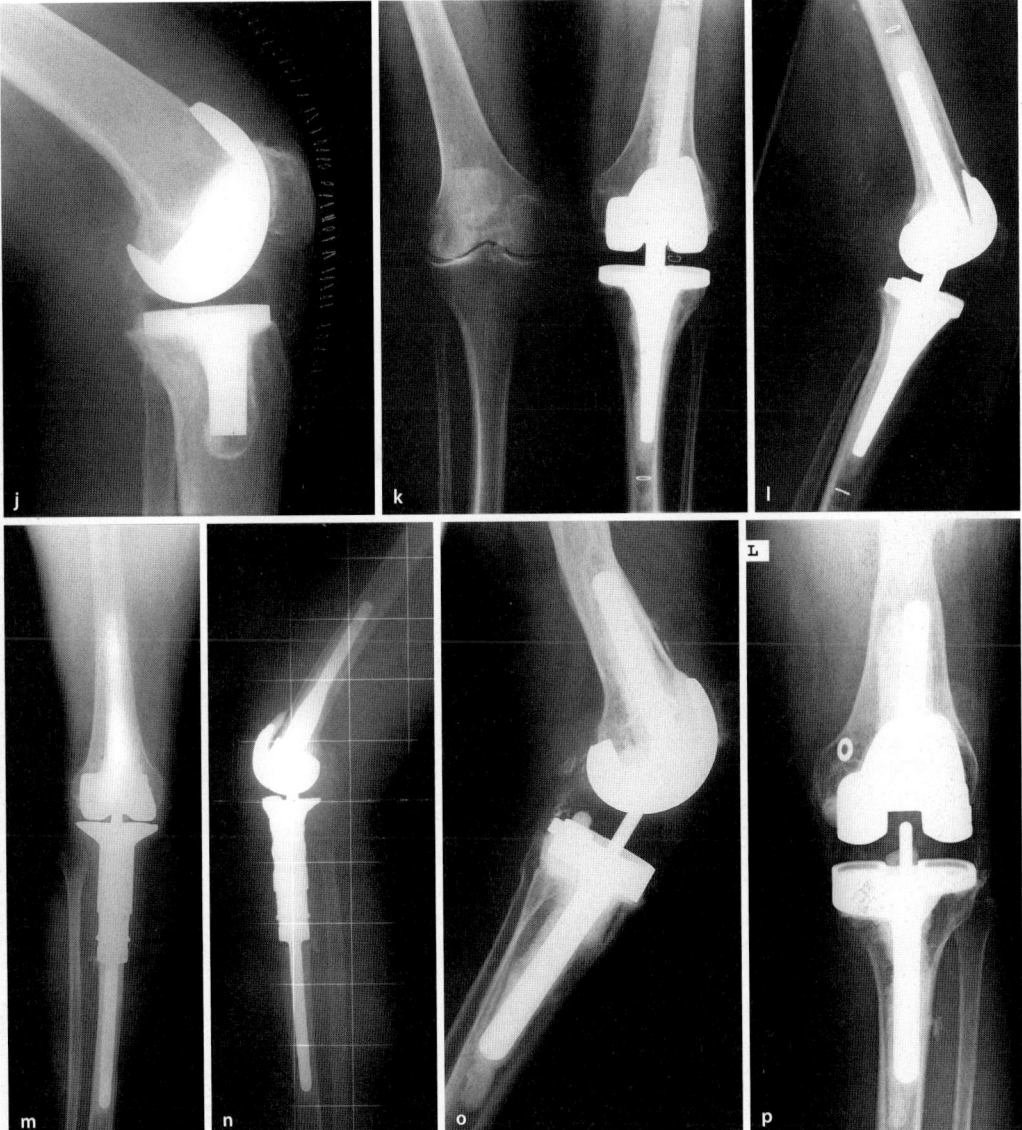

◘ **Abb. 11.16 a–p** Synopse Knieendoprothetik. **a, b** Unikompartment-Knieendoprothese in typischer Lokalisation medial mit einem vertieft eingebrachten tibialen Anteil (Inlay) und einem mit wenig Knochenresektion aufgebrachten femoralen Anteil (Onlay). In diesem Beispiel eine Individualprothese. **c, d** Unikompartmentersatz des Patellagleitlagers als seltenere Prothese. **e, f** Duokompartment-Prothese. In diesem Fall mediales und femoropatellares Kompartment. Im speziellen Ausführungsfall ebenfalls als Individualprothese. **g, h** Oberflächenersatz mit Erhalt des hinteren Kreuzbandes. In Deutschland der häufigste Typ der Knieendoprothetik. **i, j** Oberflächenersatz mit Ersatz des hinteren Kreuzbandes (Kreuzband substituierend oder posterior stabilized). Dann indiziert, wenn das hintere Kreuzband nicht stabil genug ist. **k, l** Constrained (gekoppelte) Knieprothese mit Stielverankerung in den Schäften bei Seitenbandinsuffizienz. **m, n** Tumorprothese, hier bei TU-Lokalisation im Tibiakopf. **o, p** Revisionsknieendoprothese mit speziell angebrachten, modularen Elementen zum Ausgleich knöcherner Defekte. In diesem Fall zusätzlich zu distaler Femurfraktur mit Verheilung in Fehlstellung

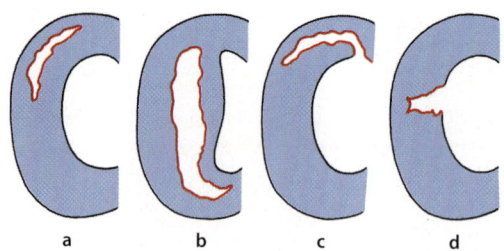

▣ **Abb. 11.17 a–d** Formen der Meniskusläsion. **a** Längsriss, **b** Längsriss mit Verschiebung (Korbhenkelriss), **c** Lappenriss, **d** Querriss

▣ **Tab. 11.1** Meniskuszeichen	
Meniskus-zeichen	**Untersuchungsgang**
Steinmann[1] I	Wird der Unterschenkel bei Knie-beugung von über 90° gegen den Oberschenkel passiv nach außen gedreht, treten am medialen Gelenk-spalt Schmerzen auf, bei Innen-rotation am lateralen Gelenkspalt
Steinmann II:	Ein Spontanschmerz am vorderen inneren Kniegelenkspalt wandert bei zunehmender passiver Kniebeugung in Höhe des Gelenkspalts von vorn nach hinten und umgekehrt

11

richtung ein, während im Bereich des Vorder- und Hinterhorns der Zusammenhang gewahrt bleibt (▣ Abb. 11.17). Schmerzen treten auf, wenn sich die abgerissenen Teile des Meniskus zwischen Femur und Tibia einklemmen und es zu Gelenkkapselzerrungen kommt. Es kann auch eine totale Bewegungssperre in leichter Beugestellung eintreten. Die Einklemmung lässt sich manchmal durch leichte Pendelbewegungen (Ausschütteln des Knies) beseitigen.

Neben dem traumatischen Einriss gibt es aber auch degenerative Meniskusläsionen, die durch vermehrte Beanspruchung zustande kommen: Berufsfußball, langjährige Arbeit in der Hocke, z. B. bei Bergleuten, Gärtnern, Fliesenlegern.

■■ **Klinik**

Überstreckungsschmerz, Überbeugungsschmerz, Bewegungseinschränkung, evtl. leichter Erguss mit Tanzen der Patella. Hypotrophie der Oberschenkelmuskeln, insbesondere des M. quadriceps (Umfangsdifferenz). Bei Korbhenkelriss federnde Beuge- und Streckhemmung.

Spezielle Meniskuszeichen Sie beruhen auf dem Versuch, durch bestimmte passive Bewegungen eine Teileinklemmung des verletzten Meniskus und dadurch charakteristische Schmerzen auszulösen (▣ Tab. 11.1, ▶ Übersicht 11.4).

■■ **Differenzialdiagnose**

Eine Streckhemmung weist auf eine Meniskuseinklemmung hin. Bänderrisse führen im Allgemeinen nicht zur Streckhemmung im Knie. Meniskusrisse, auch in Korbhenkelform, führen nicht zum Bluterguss, weil sie in der gefäßlosen Zone des Meniskus erfolgen.

■■ **Röntgen**

Normalerweise und bei frischen Fällen sieht man nichts. Bei älteren Verletzungen findet sich das **Rauber-Zeichen:**

kleine osteophytäre Ausziehung an der Tibia unterhalb des inneren Kniegelenkspalts. Üblicherweise genügt ein Röntgenbild für die Diagnose. Ein Kernspin ist nicht erforderlich. Meniskussymptome sind durch die klinische Untersuchung zu verifizieren.

■■ **Therapie**

Sparsame Entfernung der destruierten Meniskusanteile so früh wie möglich, sonst kommt es durch das Reiben der Meniskusfasern auf dem Gelenkknorpel zu arthrotischen Veränderungen.

Frische basisnahe Meniskuseinrisse können arthroskopisch genäht werden (durchblutete Zone mit Gefäßversorgung). Gerade bei jungen Patienten zeigt sich eine gute Heilungstendenz. Basisferne Meniskusanteile, die wesentlich häufiger rupturieren, müssen reseziert werden.

> ❯ Heute ist es möglich, alle Meniskusschäden arthroskopisch zu bestätigen und gleichzeitig unter arthroskopischer Kontrolle zu behandeln.

Die zerstörten Anteile von Meniskuslängsrissen, Korbhenkelrissen werden dabei arthroskopisch abgetrennt, entfernt und der Randbereich geglättet (▣ Abb. 11.18).

■■ **Krankengymnastik**

Nach der Meniskusoperation werden die Muskeln durch isometrische Spannungsübungen und funktionelle Bewegungsübungen wieder auftrainiert, besonders Quadrizepstraining.

---

1 Fritz Steinmann, Chirurg, Bern (1872–1932)

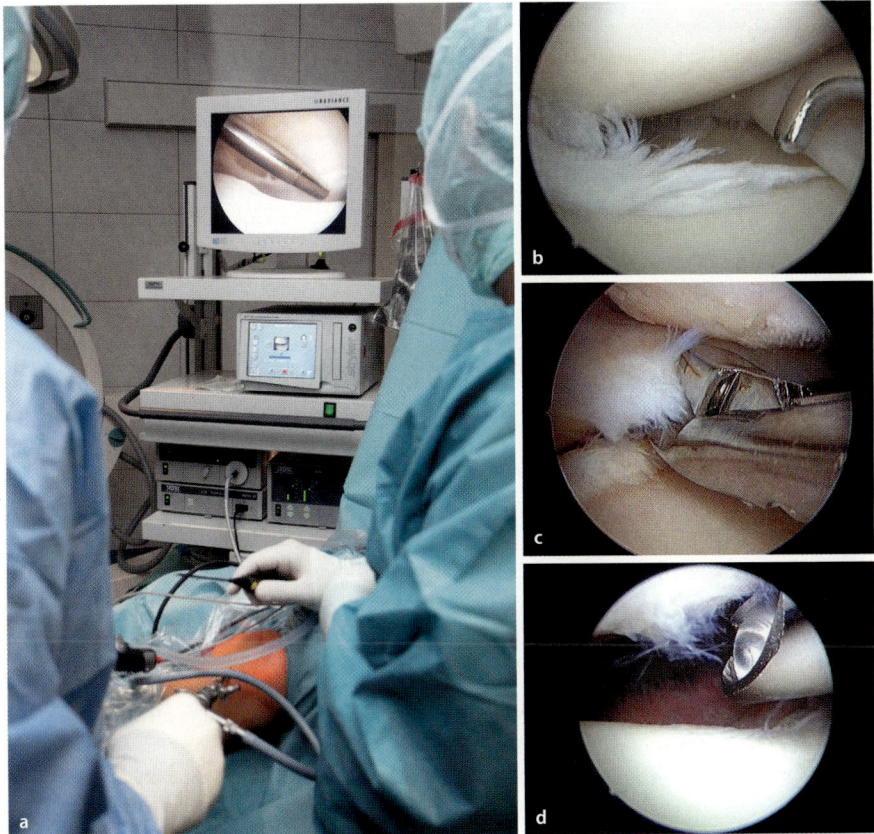

Abb. 11.18 a–d Arthroskopische Operation am Innenmeniskus. **a** Setting der arthroskopischen Operation. Operateur und Assistent führen den Eingriff mit Hilfe des Monitorbildes des intraartikulären Befundes durch. Das Gelenk wird mit dem Arthroskop (an dem sich eine Videokamera befindet) dargestellt. Über einen 2. Stichkanal werden die Instrumente, wie Tasthaken, Beißzange (Punch) und Fräser (Shaver) vorgeschoben. **b** Intraartikuläre Inspektion mit dem Tasthäkchen. **c** Bearbeiten der Meniskusauffassung mit einem Punch (Duckbill) und **d** Glätten des Gelenkknorpels mit dem Shaver

Meniskuszyste

Besonders im Außenmeniskus entstehen oft mehrkammerige Hohlräume, die mit gallertigem Inhalt gefüllt sind (Meniskusganglion, Meniskuszyste). Hier kommt es gehäuft zu Einrissen und Einklemmungserscheinungen. Operative Entfernung erforderlich (▶ Übersicht 11.4).

Scheibenmeniskus

Im lateralen Kompartment findet sich statt des Meniskus eine knorpelige Scheibe, die sich einklemmen kann (schon bei Kindern, ▶ Übersicht 11.4).

▪▪ Therapie

Entfernung der inneren Scheibenanteile (arthroskopisch) und Herstellen der halbmondförmigen Meniskuskontur.

> **Übersicht 11.4 Memo: Meniskus**
>
> ▬ Scheibenmeniskus: Außenmeniskus als Scheibe – Kinder.
> ▬ Meniskusganglion: Gallerthohlräume meistens im Außenmeniskus, zersetzen den Meniskus und können sich auch nach außen vorwölben.
> ▬ Meniskuskorbhenkel: Längsriss mit Verschiebung, Einklemmungsphänomen.
> ▬ Meniskuslappenriss: Längsriss, der zum Rand hin ausläuft und sich ins Gelenk einschlagen oder einklemmen kann.
> ▬ Meniskuszeichen: z. B. Kniebeugung und Rotation (Steinmann I).

11

Fallbeispiel

Karsten Henkel, 22 Jahre, kann nach dem Fußballspiel das rechte Knie weder voll beugen noch voll strecken. Auftreten kann er noch. Über Nacht ist es zu einer leichten Knieschwellung gekommen.

Befund
Federnde Beuge- und Streckhemmung des rechten Kniegelenkes. Bei Beugung und Außenrotation tritt ein Spontanschmerz am inneren Kniegelenkspalt auf. Deutlicher Erguss mit Tanzen der Patella.
Röntgen (Kniegelenk in 2 Ebenen) knöchern unauffällig.

Diagnose
Verdacht auf Innenmeniskuslängsriss mit Einklemmung (■ Abb. 11.17b).

Therapie
Arthroskopie mit Entfernung der abgerissenen Meniskusanteile. Präoperativ wird darauf hingewiesen, dass man bei frischem, basisnahem Riss den Meniskus wieder annähen kann, was mit längerer Schonung und Teilbelastung verbunden ist.

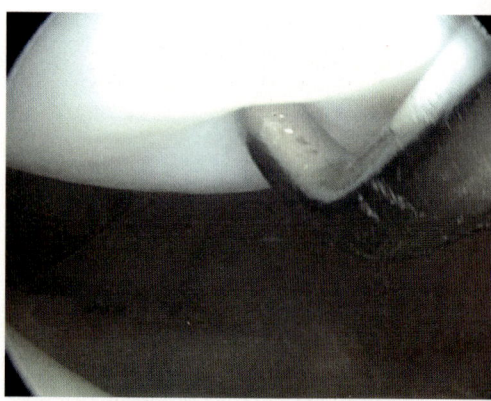

■ **Abb. 11.19** Arthroskopie-Bild Knorpelerweichung. Das Tasthäkchen lässt sich mit seinem runden Ende leicht in den Knorpel drücken, der widerstandslos nachgibt

11.5.3 Chondropathia patellae

■ ■ Ätiopathogenese
Die Chondropathia patellae ist ein sehr häufiges Leiden, hervorgerufen durch Knorpelerweichung unterhalb der Patella (■ Abb. 11.19).

Der Kniescheibenknorpel fasert sich auf und wird teilweise abgeschilfert. Manchmal entsteht ein größerer Sequester, der sich auch abstoßen und zur **Gelenkmaus** werden kann. Prädisponierend ist eine **Dysplasie** des femoropatellaren Gelenks mit Lateralisation der Patella (■ Abb. 11.20), die man mitunter in einer Röntgenaufnahme bei 30° Beugung mit Strahlengang zwischen Kniescheibe und Oberschenkelgleitlager sehen kann (sog. Axialaufnahme, ▶ Übersicht 11.5).

■ ■ Differenzialdiagnose
Spontane Osteonekrose der Patellaspitze (M. Sinding-Larsen[2], ▶ Übersicht 11.6).

■ ■ Klinik
Typisch ist der Spontanschmerz bei starker Kniebeugung, z. B. beim Treppensteigen und in der Kniebeuge oder beim Aufstehen nach längerem Sitzen.

Subpatellares Reiben, Verschiebeschmerz der Patella. Schmerz bei Quadrizepsanspannung und Patellaandruck. Wenn die Patienten mit gebeugten Knien schlafen, besteht ein nächtlicher Ruheschmerz. Das Knie kann beim Gehen auf unebenem Boden auch plötzlich nachgeben (sog. Giving way). Die Schmerzen verstärken sich beim Bergabgehen, weil dann der Quadrizeps mit konstanter Anspannung zu vermehrtem Druck auf die Kniescheibe führt.

■ ■ Therapie
Konservativ: Vermeidung der starken Kniebeugung, um den Patellaandruck zu verringern. Zudem intensive krankengymnastische Beübung mit Auftrainieren des M. vastus medialis.

Operativ: Entlastungsoperationen für die Patella, z. B. durch Versetzen der Tuberositas tibiae zur medialen Sicherung der Patella bei Bewegung oder Einkerben des lateralen Retinakulums, um den Patellaandruck zu reduzieren. Das laterale Release kann auch arthroskopisch durchgeführt werden. Dabei glättet man gleichzeitig den aufgefaserten Knorpel.

■ ■ Krankengymnastik
Im Rahmen der konservativen Behandlung und nach Operation Training des M. vastus medialis, ergänzt durch Elektrostimulation. Forcierte Kniebeugung sollte zunächst vermieden werden (Patellaandruck).

---

2 Christian Larsen, Arzt, Oslo (1986–1930)

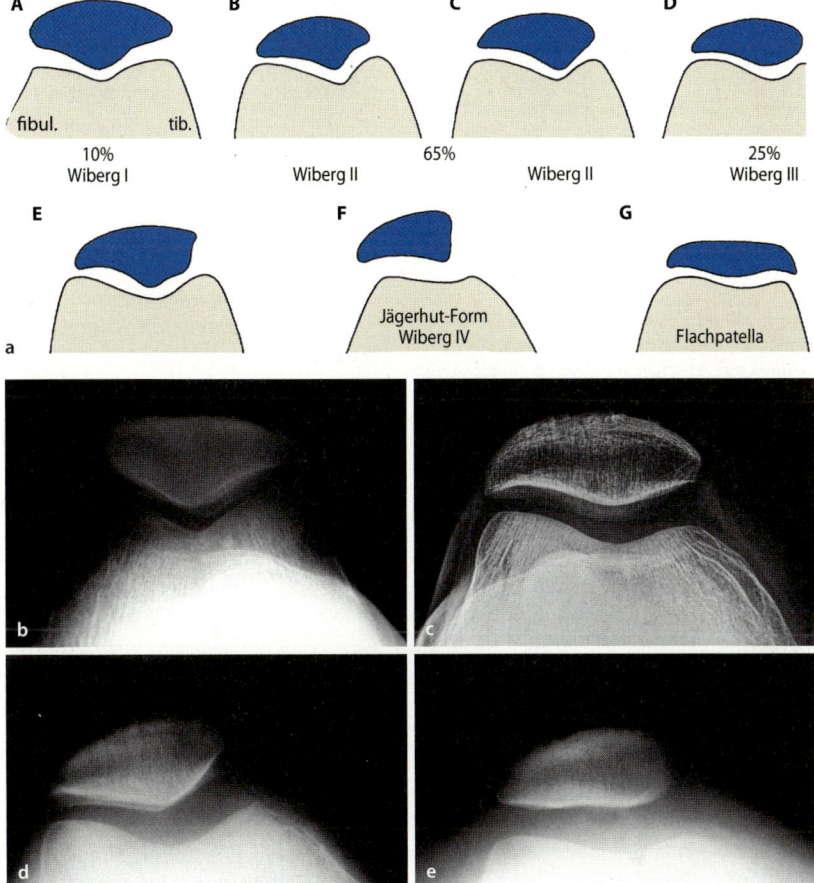

Abb. 11.20 a Patelladysplasie nach Wiberg[3], **b–e** entsprechend Wiberg I–IV: Wiberg I: unauffällige, symmetrische Ausbildung der Patella. Wiberg II (häufigster Typ): Hypoplasie des medialen Patellaanteils und Vergrößerung der lateralen Facette. Wiberg III: deutliche Dysplasie mit Verkleinerung der medialen Fläche und reduzierter medialer Druckbelastung. Wiberg IV: Jägerhutpatella mit vollständigem Fehlen der medialen Gelenkauflage. Gleichzeitig findet sich bei den ausgeprägteren Dysplasietypen oft auch eine Hypoplasie des femoralen Gleitlagers, was die Patellalateralisation und -luxation zusätzlich begünstigt

---

Übersicht 11.5 Memo:
Chondropathia patellae

- Subpatellare Knorpelerweichung
- Axialaufnahme
- Femoropatellare Dysplasie
- Vastus-medialis-Training
- Verschiebeschmerz
- Patellaentlastungs-Operation
- Giving way

---

3 Gunnar Wiberg, Orthopäde, Stockholm (1902–1988)
4 Franz König, Chirurg, Rostock (1832–1910)

11.5.4 Osteochondrosis dissecans (Morbus König[4])

!!

■■ Ätiopathogenese

Gehört zu den spontanen Osteonekrosen (▶ Übersicht 1.6). Am Kniegelenk kommt es infolge von Druck-Scher-Einwirkung zur Demarkierung eines Knorpel-Knochen-Sequesters, bevorzugt am medialen Femurkondylus zur Eminentia intercondylaris/Notch hingelegen.

> Wenn der Sequester ausgestoßen wird, entsteht ein freier Körper, der zu Einklemmungserscheinungen führen kann.

Da der freie Körper überall im Gelenk auftauchen und verschwinden kann, wird er auch **Gelenkmaus** ge-

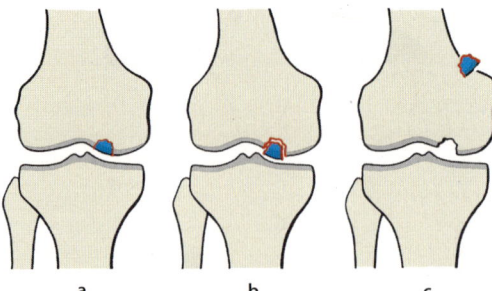

Abb. 11.21 a Ein Knorpel-Knochen-Sequester demarkiert sich am medialen Femurkondylus. **b** Der Sequester ist gelöst und liegt lose im Mausbett. **c** Der Sequester befindet sich als freier Gelenkkörper (Gelenkmaus) im Kniegelenk

nannt (**Abb. 11.21**). Der Defekt im medialen Femurkondylus ist eine präarthrotische Deformität mit Inkongruenz der Gelenkflächen. Ohne weitere Behandlung entsteht eine Arthrosis deformans. Eine Osteochondrosis dissecans kann auch im oberen Sprung-, Ellenbogen- und Hüftgelenk auftreten. Sie ist nicht mit einer **Flake-Fraktur** zu verwechseln, bei der es sich um das traumatische Ausbrechen eines Knorpelknochenstückchens aus der Gelenkfläche handelt.

▪▪ Klinik
Spontan- und Belastungsschmerzen am inneren Kniegelenkspalt. Das Knie kann nur unter Schmerzen voll gestreckt werden. Bei freien Gelenkkörpern kommt es regelmäßig zu Blockierungen.

▪▪ Therapie
Eine kausale Behandlung ist heute noch nicht möglich. Wenn die Knorpeldecke noch geschlossen ist (MRT), also der Sequester noch sicher in situ, kann der Herd seitlich von der Kondylenrolle aus angebohrt und mit Spongiosa angefrischt werden. Ist das Knorpel-Knochen-Stück gelockert, so kann es mit Stiften oder Schrauben refixiert werden. Ist der Sequester (Maus) aus dem Bett (Mausbett) gelöst, wird er entfernt. Der Defekt kann mit Spongiosa und einer Knorpeltransplantation aufgefüllt werden, um die ansonsten eintretende Arthrose möglichst zu vermeiden.

11.5.5 Morbus Osgood-Schlatter

> **Morbus Osgood[5] Schlatter[6]**
>
> Spontane Osteonekrose der Tibiaapophyse, oft beidseitig (▶ Übersicht 11.6).

Es erkranken bevorzugt Jungen im Alter zwischen 8 und 15 Jahren (**Abb. 11.22**).

▪▪ Klinik
Schwellung und Schmerzen an der Tuberositas tibiae.

---

5 Robert Osgood, Orthopäde, Boston (1873–1956)
6 Carl Schlatter, Chirurg, Zürich (1864–1934)

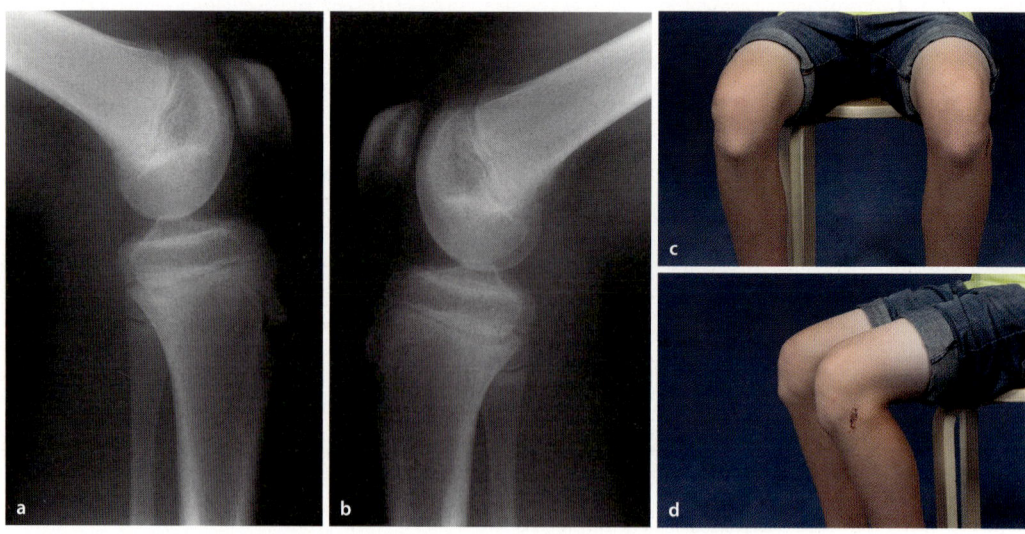

Abb. 11.22 a–d Osgood-Schlatter-Erkrankung. Ausheilung mit Defekt und vorstehender Verknöcherung der Tuberositas tibiae (sehr ausgeprägter Befund)

▪▪ Röntgen

Apophysenkern aufgelockert, fragmentiert.

▪▪ Therapie

Konservativ. Im akuten Stadium – kann bis zu 2 Jahren dauern – bei Schmerzen Entlastung mit 2 Unterarmgehstützen. Bei leichten Beschwerden vermehrte Belastungen vermeiden (keine Kniebeugen, Sportkarenz). Besondere therapeutische Maßnahmen sind nicht erforderlich.

▪▪ Prognose

Gut, heilt nach Wachstumsabschluss aus (manchmal mit Deformierung und Prominenz der Tuberositas tibiae).

Bei Ausheilung mit störender Prominenz ggf. operativ mit Ausschälen intratendinöser Ossifikationen oder Osteotomie und »Versenken« des hervorstehenden Sehnenansatz mit Schraubenosteosynthese.

> **Übersicht 11.6 Memo:**
> **Spontane Osteonekrosen am Knie**
>
> ▬ Osteochondrosis dissecans (M. König): mediale Femurkondylusmaus
> ▬ M. Osgood-Schlatter: Tuberositas tibiae, gute Prognose
> ▬ M. Sinding-Larsen: Patellaspitze, selten

11.6 Tumoren und geschwulstartige Affektionen

11.6.1 Synovialitis villonodularis (pigmentierte villonoduläre Synovialitis, PVNS)

> **Synovialitis villonodularis**
>
> Entzündung der Gelenkinnenhaut unklarer Ätiologie in chronischer Form mit Verdickung der Synovialmembran und Zottenwucherung.

Andere Gelenke sind seltener betroffen. Bei blutigem Gelenkerguss ohne Trauma ist an eine Synovitis villonodularis zu denken.

Ursache ist eine primär gutartige Vermehrung des Synovialepithels unter Bildung braungefärbter Zotten. Die Gelenkflächen sind sekundär betroffen.

▪▪ Therapie

Die Behandlung besteht in einer möglichst frühzeitigen Entfernung der Gelenkinnenhaut (Synovialektomie) mit nachfolgender Chemosynoviorthese zur Vermeidung der Zerstörung der Gelenkfläche.

11.6.2 Synovialsarkom

> **Synovialsarkom**
>
> Aus der Synovialis hervorgehende bösartige Geschwulst, die besonders am Knie-, Fuß- und Ellenbogengelenk auftritt.

Betroffen sind meistens Erwachsene. Der Tumor wächst langsam und schmerzt.

▪▪ Therapie

Die Therapie besteht in der frühzeitigen radikalen operativen Entfernung des Tumors.

11.6.3 Ganglien   !

> **Ganglien**
>
> Zystenartige Gebilde , die mit einer gallertigen Masse ausgefüllt sind.

Diese kommen am Kniegelenk, vor allem in der Kniekehle vor (**Baker[7]-Zyste**, Poplitealzyste). Sie stehen dann häufig mit dem Kniegelenk durch einen langen Stiel in Verbindung. Sie verursachen Beschwerden durch Druck auf die Umgebung und können bis zum Unterschenkel reichen. Häufig findet sich eine Baker-Zyste als Begleiterscheinung bei Arthrose oder Rheuma. Die vermehrte intraartikuläre Flüssigkeit drückt sich zur schwächsten Stelle der dorsalen Kapsel vor und bildet so die Zyste.

▪▪ Klinik, Diagnostik

Der Untersuchungsbefund zeigt eine mehr oder weniger deutliche prallelastische Vorwölbung in der Kniekehle. Sonografisch und in der MRT lassen sich solche Zysten gut darstellen.

▪▪ Therapie

Bei Behebung der Ursache (z. B. Knie-TEP bei Gonarthrose) verschwinden Baker-Zysten in der Regel spontan. Es wird also prinzipiell die zugrunde liegende Kniebinnen-Pathologie behandelt. Dann bildet sich auch die Baker-Zyste zurück. Bei starker Beschwerdesymptomatik bzw. Persistenz kann eine operative Abtragung erfolgen. Diese ist unbedingt bis zum Stiel erforderlich, möglichst mit Fasziendeckung, sonst besteht Rezidivgefahr.

---

7   William Baker, Chirurg, London (1839–1896)

11.7 Verletzungen des Kniegelenkes

11.7.1 Supra- und perkondyläre Femurfraktur

■■ Unfallmechanismus

Direkte Gewalteinwirkung durch Anprall, z. B. beim gebeugten Kniegelenk gegen das Armaturenbrett (sog. dashboard injury). Indirekt durch Einstauchen des Tibiakopfes bei gestrecktem Bein. Bei Osteoporose entstehen auch suprakondyläre Frakturen als Biegungsbrüche.

■■ Formen

Grundsätzlich ist zwischen supra- und perkondylären Frakturen zu unterscheiden:

- Bei **suprakondylären** Frakturen entstehen infolge Rasanztraumen oft Stückfrakturen. Im osteoporotischen Knochen liegen Biege- und Torsionsbrüche bis in das distale Femur vor.
- Bei der **perkondylären** Fraktur kann eine einfache 2-Fragment-Fraktur der Kondylen vorliegen. Weitere Fragmente sind möglich. Kombinationsfrakturen sind gerade bei älteren Menschen häufig.

■■ Begleitverletzungen

Durch Abkippung des distalen Fragmentes bei suprakondylären Femurfrakturen nach dorsal (Zug des M. gastrocnemius) kann es zu Verletzungen der A. poplitea kommen. Selten entstehen auch Nervenverletzungen.

■■ Klinik

Schmerzbedingt aufgehobene Bewegung im Kniegelenk. Je nach Frakturtyp Fehlstellung im distalen Oberschenkel oder Deformation des Kniegelenkes mit hämatombedingter Schwellung.

■■ Diagnostik

Röntgenuntersuchung des Kniegelenkes und des Femur in 2 Ebenen. Ergänzend sollte auch das Hüftgelenk in 2 Ebenen geröntgt werden. Bei entsprechender Klinik sind ergänzende Röntgenaufnahmen der unteren Extremität erforderlich. Bei perkondylären Stückfrakturen ist eine CT zur präoperativen Planung sinnvoll.

■■ Therapie

Die Frakturen sind oftmals disloziert und bedürfen einer operativen Behandlung.

Die **perkondylären** Frakturen werden offen reponiert und mit Spongiosazugschrauben fixiert.

Bei **suprakondylären** Frakturen erfolgt die Osteosynthese mittels Platten, z. B. als winkelstabile Platte

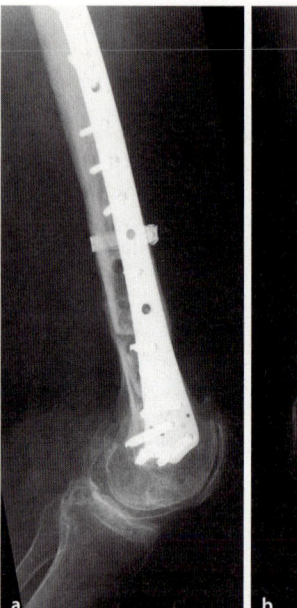
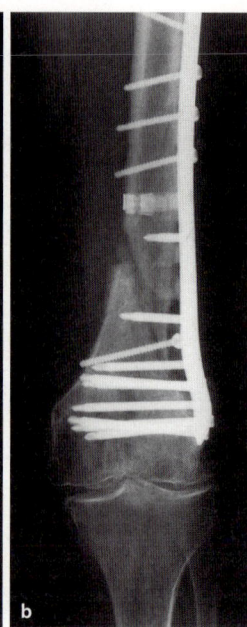

◘ Abb. 11.23 a, b Suprakondyläre Femurfraktur des linken Kniegelenkes, Stabilisierung der Femurfraktur mit LISS-System, einer Platte mit winkelstabiler Verankerung der Schrauben in der Platte

oder speziellen Platten für diese Lokalisation mit großen Schrauben für das Kondylenmassiv (DCS, LISS, NCB). Alternativ kann ein retrograder Femurnagel über das Kniegelenk nach proximal in das Femur eingebracht werden.

Kombinationsfrakturen aus supra- und perkondylärer Fraktur erfordern in der Regel auch eine Kombination aus den genannten Verfahren mit Schrauben und Platten oder Nagel. Für manche dieser Frakturen können winkelstabile Plattensysteme über einen kleinen Zugang eingesetzt werden (◘ Abb. 11.23).

11.7.2 Patellafraktur

■■ Unfallmechanismus

Direktes Trauma mit Sturz auf das Knie, in der Regel bei gebeugtem Kniegelenk. Anpralltrauma in gebeugtem Zustand, z. B. bei der Armaturenbrett-Verletzung (sog. dashboard injury).

■■ Formen

Durch den kräftigen Zug des M. quadriceps entstehen typischerweise Querfrakturen. Je nach eintreffender Gewalt entstehen auch Mehrfragmentfrakturen. Seltener liegen Längsfrakturen vor. Abscherfrakturen

11

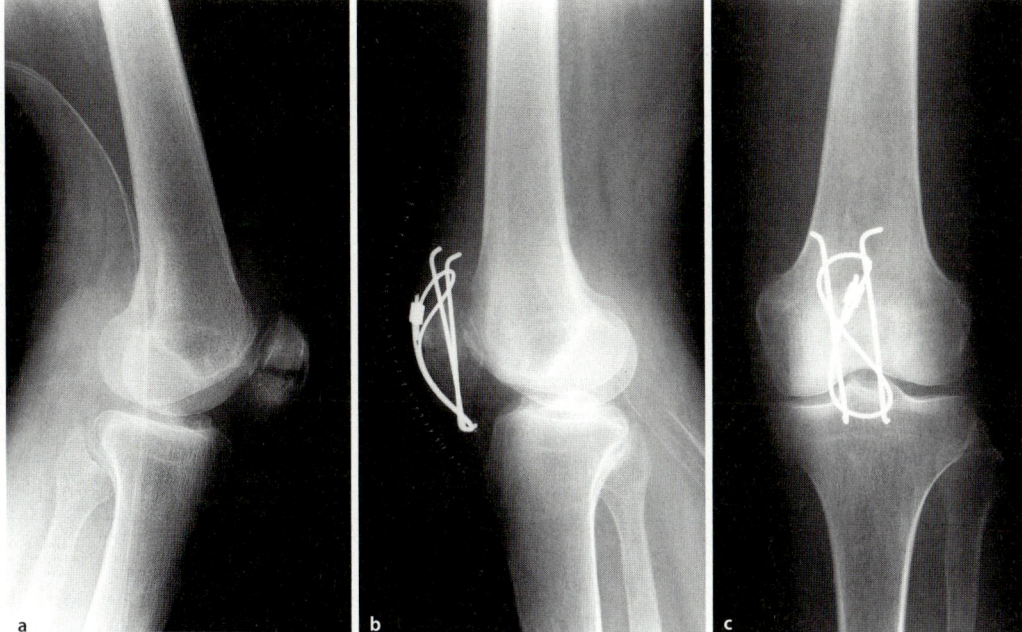

Abb. 11.24 a Patellaquerfraktur. **b, c** Typische Zuggurtungsosteosynthese mit Kirschner-Draht und gekreuzter Draht-schlinge

(Flake-Fraktur) entstehen in der Regel infolge einer Patellaluxation (▶ Abschn. 11.7.4).

■■ Klinik
Weichteilschwellung, Hämarthros, schmerzhafter Streckausfall im Kniegelenk, evtl. tastbarer Bruchspalt.

■■ Diagnostik
Röntgen: Kniegelenk in 2 Ebenen und Patella-Tangentialaufnahme.

■■ Therapie
Nicht dislozierte Längsfrakturen werden konservativ behandelt. Das Knie wird mit einer Schiene für die Dauer von 4–6 Wochen in Streckstellung ruhiggestellt. Bei dislozierten Frakturen erfolgt eine offene Reposition und Osteosynthese mittels Zuggurtung (Kirschner-Drähte und Drahtumschlingungen (■ Abb. 11.24) oder Zugschrauben.

11.7.3 Tibiakopffraktur

■■ Unfallmechanismus
Durch axiale Kompression kommt es zu Impression und Spaltung des Tibiakopfes. Bei zusätzlicher Rotations- und/oder Biegungskomponente resultieren Luxationsfrakturen. Diese sind häufig mit Kapsel-Band-Verletzungen vergesellschaftet. Rasanztraumen und starke direkte Gewalteinwirkung führen zu Trümmerfrakturen mit begleitendem Weichteilschaden. Ein typischer Unfallmechanismus hierfür ist ein von einem PKW angefahrener Fußgänger.

■■ Formen
Nach ihrer Form werden Spalt- und Impressionsfrakturen unterschieden. Aufgrund der dünneren Knochenstruktur ist das laterale Tibiaplateau häufiger betroffen als das mediale. Zur **Einteilung** ist die AO-Klassifikation gebräuchlich:
- **Typ A:** extraartikuläre Fraktur
- **Typ B:** partielle Gelenkfraktur
- **Typ C:** vollständige Gelenkfraktur

Durch die weitere Unterteilung werden die einzelnen Frakturen genauer definiert:
- **Luxationsfrakturen** sind häufig mit Kapsel-Band- und Meniskusverletzungen vergesellschaftet.
- Als **Segond-Fraktur** wird ein knöcherner Ausriss am lateralen Kapselband bezeichnet. Diese ist in der Regel mit einer Ruptur des vorderen Kreuzbandes und entsprechender Instabilität vergesellschaftet.

11

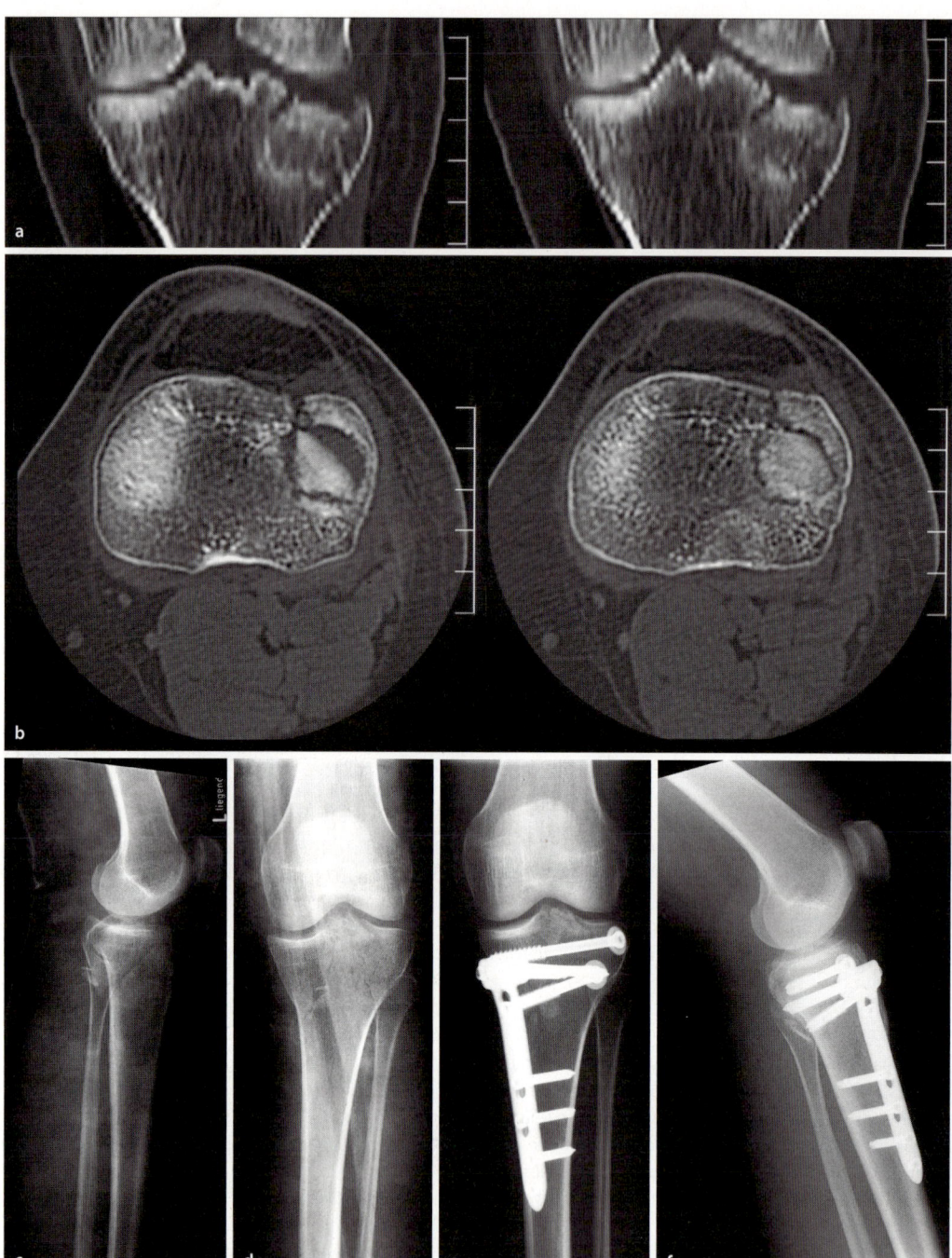

■ **Abb. 11.25** CT-Darstellung einer lateralen Tibiakopffraktur. **a–d** laterale Tibiakopfimpressionsfraktur mit eingesunkenem zentralem Fragment. **e, f** Osteosynthese mit Abstützplatte, Hochstösseln des zentralen Fragmentes, Spongiosaplastik und zusätzlichen Spongiosaschrauben

▪▪ Begleitverletzungen

Luxationsfrakturen sind mit Verletzungen der Kreuz- und Seitenbänder vergesellschaftet. Häufig liegen auch Meniskusläsionen vor. Bei Mehrfragment- und Trümmerfrakturen besteht die Gefahr eines Kompartmentsyndroms (!) des Unterschenkels.

▪▪ Klinik

Schmerzhaft aufgehobene Bewegung im Kniegelenk, praktisch immer Kniegelenkerguss (Hämarthros).

▪▪ Diagnostik

Röntgenaufnahme des Kniegelenkes in 2 Ebenen. Bei unsicherem Röntgenbefund und zur Operationsplanung CT, ggf. mit 3-dimensionaler Darstellung (◘ Abb. 11.25).

▪▪ Therapie

Nicht dislozierte oder nur minimal dislozierte Spalt- und Impressionsfrakturen können **konservativ** behandelt werden.

In aller Regel ist die Behandlung **operativ**. Das Ziel der Behandlung ist eine möglichst exakte Wiederherstellung der Gelenkfläche mit der Möglichkeit einer frühfunktionellen Übungsbehandlung postoperativ. Einfache Spaltbrüche können verschraubt werden. Kompliziertere Frakturen werden mittels Osteosynthese mit speziell geformten Tibiakopfabstützplatten durchgeführt. Die Gelenkfläche wird rekonstruiert, ein evtl. vorhandener Spongiosadefekt mit Beckenkammspongiosa oder alloplastischem Material (Kalziumphosphat, Hydroxylapatit) aufgefüllt.

Postoperativ wird das Kniegelenk rasch auf einer Motorschiene passiv durchbewegt. Eine Entlastung mit Boden-Sohlen-Kontakt ist für die Dauer von 6–12 Wochen erforderlich.

▪▪ Komplikationen

Bei Trümmerfrakturen und Luxationsfrakturen kann eine Gefäßverletzung der A. poplitea vorliegen. Im Behandlungsalgorithmus hat die Wiederherstellung der Unterschenkeldurchblutung Vorrang vor der Frakturversorgung. Selten kommen Nervenverletzungen vor.

▪▪ Prognose

Insbesondere bei Trümmerfrakturen und komplexen Impressionsfrakturen kommt es häufig zu einer posttraumatischen Gonarthrose, die später eine Knieendoprothese erforderlich machen kann.

11.7.4 Kniegelenk- und Patellaluxation

Kniegelenkluxation
▪▪ Unfallmechanismus

Traumatische Kniegelenkluxationen (◘ Abb. 11.26) sind selten. Sie entstehen durch Hochenergietraumen, zumeist infolge Verkehrs-, Arbeitsunfall und selten

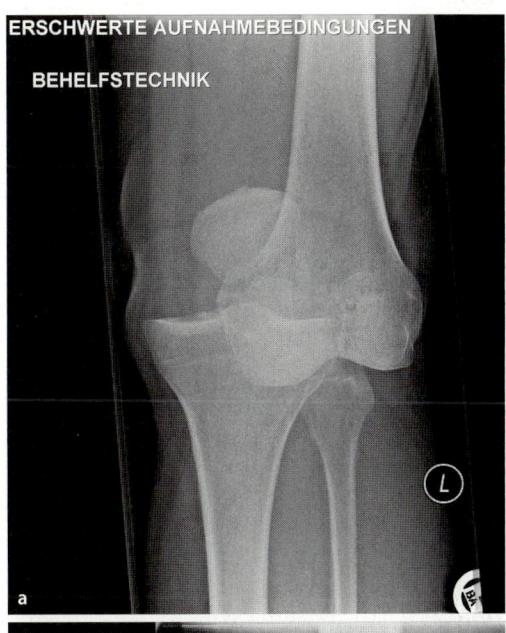
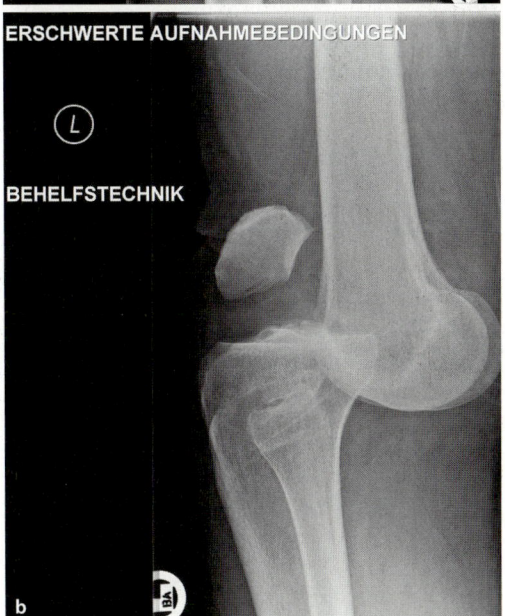

◘ **Abb. 11.26a, b** Komplette traumatische Kniegelenksluxation mit Gefäß- und Nervenläsion

Sportverletzung, und sind sehr häufig mit Gefäß- und Nervenverletzungen vergesellschaftet.

▪▪ Begleitverletzungen

Reine Luxationen mit Bandzerreißungen ohne begleitende Frakturen sind selten. Zumindest finden sich kleine Abrissfrakturen am Tibiakopf oder der Eminentia intercondylaris.

Verletzungen der A. poplitea sind in etwa 30% der Fälle vorhanden. Nervenverletzungen sind ebenfalls häufig, in der Regel ist der N. peroneus betroffen. Seltener ist auch der N. tibialis verletzt.

Auch begleitende Meniskusverletzungen finden sich häufig.

▪▪ Klinik

Starke Weichteilschwellung im Bereich des Kniegelenkes, starke Schmerzen. Oft Hämatomverfärbung in der Kniekehle. Wegen der Kapselbandzerreißungen fehlt der typische Kniegelenkerguss. Die Luxation ist in der Regel bereits reponiert, die noch bestehende Fehlstellung aufgrund der Weichteilschwellung leicht zu übersehen.

▪▪ Diagnostik

> **Die periphere Durchblutung, Motorik und Sensibilität ist sehr sorgfältig zu überprüfen.**

Vorsichtig wird eine Stabilitätsuntersuchung des Kniegelenkes sowohl für die Kreuz- wie für die Seitenbänder durchgeführt (Abb. 11.27). Nach entsprechender Stabilisierung in Luftkammer- oder Vakuumschiene Röntgenuntersuchung des Kniegelenkes in 2 Ebenen und weiterer Abschnitte der Extremität, falls die klinische Untersuchung Hinweise auf häufig vorhandene weitere Frakturen ergibt.

▪▪ Therapie

> **Die Kniegelenksluxation ist ein Notfall.**

Bei noch vorhandener Luxation wird eine sofortige Reposition in Narkose durchgeführt. Die unmittelbare Stabilisierung erfolgt am besten mittels gelenkübergreifendem Fixateur externe. Gefäßverletzungen müssen sofort operativ behandelt werden. Die operative Rekonstruktion der Kapsel-Band-Strukturen erfolgt sekundär, sobald dies der Allgemeinzustand des Patienten zulässt. Die rein konservative Therapie mit einer Ruhigstellung für die Dauer von 10–12 Wochen ist ebenfalls beschrieben. Hierbei sind verbleibende Instabilitäten zu befürchten.

Traumatische Patellaluxation
▪▪ Unfallmechanismus

Die traumatische Patellaluxation entsteht durch eine direkte Gewalteinwirkung von medial auf die Patella bei leicht gebeugtem Knie. Bei bestehender Disposition führt eine plötzliche Muskelanspannung des M. quadriceps bei gebeugtem Knie und Innenrotation des Femurs zur Zerreißungen des medialen Retinakulum und Luxation der Patella praktisch immer nach lateral.

Rein traumatische Luxationen sind selten, in der Regel wird die Patellaluxation durch anlagebedingte Fehlformen begünstigt. Dies sind vor allem dysplastische Veränderungen des Femoropatellargelenkes. Sowohl die Anatomie der Femurkondylen wie auch der Patella können verändert sein. Daneben können vorliegen: Genu valgum, Genu recurvatum, Patella alta, Rotationsfehler von Femur oder Tibia.

Rezidivierende Luxationen ohne adäquates Trauma werden als **habituelle Patellaluxation** bezeichnet (► Abschn. 11.2.1)

▪▪ Begleitverletzungen

Mit Luxation der Patella zerreißt das mediale Retinakulum. Infolge der Scherbewegung über die laterale Femurkondyle kann es zu Knorpelkontusionen oder Abscherfrakturen kommen. Diese Abscherfrakturen oder Flake-Frakturen betreffen in der Regel die Patella.

▪▪ Klinik

Schmerzhaft aufgehobene Bewegung des Kniegelenkes in Zwangshaltung (in der Regel gebeugt) mit Deformierung durch die lateral stehende Patella. Oft hat bereits eine Spontanreposition stattgefunden und es liegt eine schmerzhafte Bewegungseinschränkung des Kniegelenkes, in der Regel mit Kniegelenkerguss vor.

▪▪ Diagnostik

Röntgenuntersuchung des Kniegelenkes in 2 Ebenen und Patella-Tangentialaufnahmen zur Identifikation von Abscherfrakturen (Flake Fractures).

▪▪ Therapie

Bei noch luxiert stehender Patella erfolgt die schonende Reposition durch langsame Streckung des Kniegelenkes bei gleichzeitigem Druck gegen die Patella von lateral. Anschließend Ruhigstellung in einem gespaltenen Oberschenkelgips oder Kunststofftutor. Nach radiologischer Diagnostik wird in der Regel eine Arthroskopie des Kniegelenkes mit (arthroskopisch kontrollierter oder offener) Naht des medialen Retinakulums durchgeführt.

11

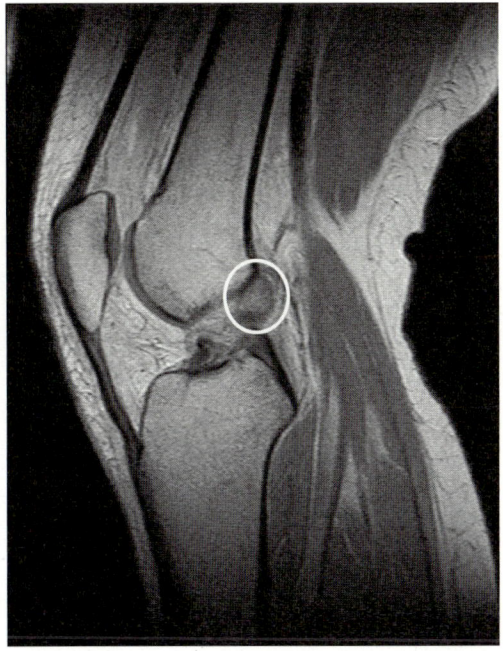

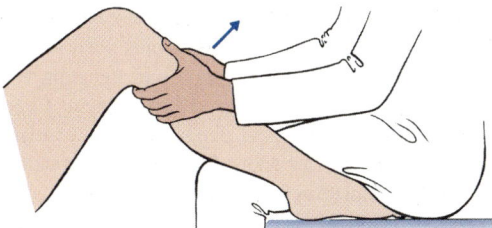

Abb. 11.28 Prüfen des Schubladenzeichens bei Verdacht auf Kreuzbandriss: Verschieben der Tibia gegen das Femur bei 90° gebeugtem Kniegelenk. Zur Stabilisierung des Unterschenkels setzt sich der Untersucher auf den Fuß des Patienten. Vorteil des Schubladenzeichens: In Rotationsstellung des Unterschenkels können auch Seitenbänder und Kapselanteile mit geprüft werden

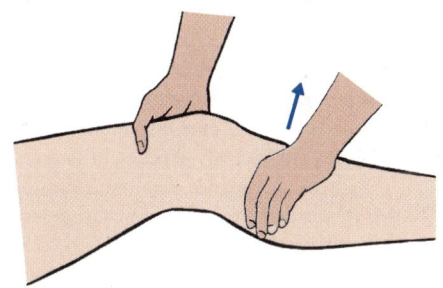

Abb. 11.27 MRT einer vorderen Kreuzbandruptur. Das vKB stellt sich nicht dar. Am oberen Ansatzpunkt findet sich ein Hämatom

Abb. 11.29 Prüfen des Lachman-Tests: Man prüft die Ventralverschieblichkeit der Tibia bei 20° Kniebeugung. Vorteil des Lachman-Tests: Beste Position für allgemeine Bandentspannung am Knie

Bei abgescherten osteochondralen oder chondralen Fragmenten an der Patella wird eine Arthroskopie des Kniegelenkes durchgeführt. Kleine Fragmente werden entfernt. Fragmente, die refixiert werden können, werden mittels kleiner Arthrotomie mit resorbierbaren Pins befestigt. Vorliegende dysplastische Veränderungen erfordern ggf. weitere operative Maßnahmen (▶ Abschn. 11.2.1).

■■ Komplikationen
Bei vorliegenden Formveränderungen kann es nach Erstluxation zu rezidivierenden Luxationen kommen.

11.7.5 Kreuzbandverletzungen

Untersuchungstechniken
Patienten mit Kreuzbandverletzungen kommen nicht nur als frisch Verletzte in ärztliche Behandlung. Häufig kommen diese Patienten mit Kniegelenkbeschwerden, ohne dass ein früheres Trauma erinnerlich ist. Bei einem Teil dieser Patienten lässt sich dann bei genauer und gezielter Befragung doch ein Trauma eruieren, jedoch wurde keine Kreuzbandruptur diagnostiziert. Teilweise haben sich diese Patienten gar nicht in eine fachärztliche Behandlung begeben. Oft führen dann

ein subjektives Instabilitätsgefühl mit Beschwerden oder Sekundärverletzungen (insbesondere Meniskus) zur Inanspruchnahme des Arztes. Die klinische Untersuchung (immer im Seitenvergleich!) führt in der Regel rasch zur Diagnose.

Dagegen ist der frisch verletzte Patient aufgrund seiner Schmerzen und entsprechender muskulärer Gegenspannung nicht so leicht zu untersuchen.

Bei Riss des **vorderen Kreuzbandes** (vKB) lässt sich die Tibia nach ventral verschieben (**vordere Schublade**, ■ Abb. 11.28).

> **Schubladenzeichen: Verschiebung der Tibia gegen den Femur bei 90° gebeugtem Kniegelenk.**

Beim **Lachman**[8]-**Test** prüft man die Ventralverschieblichkeit der Tibia bei 20°-Kniebeugung in der Stellung der größten Bandentspannung (■ Abb. 11.29).

---

8 John Lachman, Orthopäde, Philadelphia (Zeitgenosse)

Der **Pivot-shift-Test** besteht in Provokation einer Subluxation des lateralen Tibiaplateaus nach ventral durch Valgusstress, Innenrotation und Beugung von 30°. Der Funktionsverlust des vKB führt beim Übergang von der Streckung zur Beugung zu einer verlängerten Rollphase des lateralen Femurkondylus auf dem lateralen Tibiaplateau (► Übersicht 11.7).

Übersicht 11.7 vKB-Instabilitätszeichen am Kniegelenk

- Vordere Schublade: Tibia gegen Femur bei 90°
- Lachman: Tibia gegen Femur bei 20°
- Pivot: Valgusstress und Innenrotation bei 30°

Beim Riss des **hinteren Kreuzbandes** (hKB, sehr selten) lässt sich die Tibia nach dorsal, d. h. zur Kniekehle hin, verschieben (**hintere Schublade**). Die spontane hintere Schublade weist auf eine Instabilität des hinteren Kreuzbandes hin. Bei 90°-gebeugtem Kniegelenk zeigt sich beim Blick von der Seite eine veränderte Kniekontur durch den nach dorsal zurückgesackten Tibiakopf (Seitenvergleich !).

Durch den Quadrizepsanspannungstest kann der Tibiakopf vom Patienten – durch Anspannung des M. quadriceps bei 90° gebeugtem Knie – in die korrekte Position aktiv zurückgezogen werden. Bei Anwendung des Lachman-Tests besteht die Gefahr, dass dieser falsch positiv erscheint, da der Schienbeinkopf aus der hinteren Schublade nach vorn gezogen wird (► Übersicht 11.8).

Übersicht 11.8 hKB-Instabilitätszeichen am Kniegelenk

- Hintere Schublade: Tibia gegen Femur bei 90°
- Quadrizepsanspannungstest: Tibia gegen Femur bei 90°, Anspannen des M. quadriceps, Cave: Lachman-Test falsch positiv

---

Ruptur des vorderen Kreuzbandes

▪▪ Unfallmechanismus

Typischerweise führen Rotationsverletzungen mit Valgus- oder Varusstress im Kniegelenk zum Riss des vKB. Häufig geschieht dies beim Ballsport, insbesondere Fußball, wenn der Spieler sich mit dem Oberschenkel über den festgestellten Unterschenkel dreht.

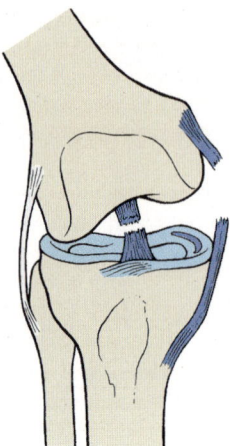

▪ **Abb. 11.30** Unhappy triad: Kniebinnenverletzung mit Innenbandriss, Innenmeniskusriss und vorderem Kreuzbandriss

▪▪ Formen

Neben der Ruptur des Ligamentes, häufig als femoraler Abriss, kommen selten auch knöcherne tibiale Ausrisse vor.

▪▪ Begleitverletzungen

Je nach Unfallmechanismus können weitere Strukturen verletzt sein. Beim Valgus-Rotationstrauma kann es zusätzlich zur Ruptur des Innenbandes und des Innenmeniskus kommen. Diese Verletzung wird als **Unhappy triad** bezeichnet (▪ Abb. 11.30). Weitere typische Begleitverletzungen sind Knorpelläsionen. Infolge chronischer Instabilität des vKB treten sekundär Meniskus- und Knorpelschäden auf.

▪▪ Klinik

Typischerweise findet sich ein Kniegelenkerguss. Es bestehen Schmerzen und häufig ein Instabilitätsgefühl. Die Ausprägung der Beschwerden, Schmerzen und Instabilitäten hängt auch von den bestehenden Begleitverletzungen ab. Nicht selten ist die Klinik nach dem akuten Ereignis deutlich geringer ausgeprägt, sodass die Patienten erst sehr viel später – aufgrund von Sekundärschäden (Meniskus, Knorpel) und Instabilitätsbeschwerden – in ärztliche Behandlung kommen. Nicht immer lässt sich der zugrunde liegende Unfall retrospektiv feststellen.

▪▪ Diagnostik

Typischerweise liegen ein positiver Lachman-Test und eine vordere Schublade vor. Das Pivot-Shift-Zeichen lässt sich nach frischer Verletzung ohne Narkose oft nicht auslösen. Als Basisdiagnostik in der Bildgebung wird immer eine Röntgenuntersuchung des Kniegelenkes in 2 Ebenen und Patella-Tangentialaufnahme durchgeführt. Darüber hinaus dient die MRT zum Nachweis von Kniebinnenverletzungen (◻ Abb. 11.27).

▪▪ Therapie

Der Verlust des vKB führt zu einer Instabilität im Kniegelenk. Nicht immer wird dies vom Patienten so empfunden. Je nach körperlicher und sportlicher Aktivität, muskulärer Kompensation und Vermeidungsverhalten, können die Auswirkungen gering sein oder völlig fehlen. Im Laufe der Zeit können sich aber auch hier Sekundärschäden einstellen. Es wird daher zunehmend seltener konservativ behandelt. Wenn dies geschieht, so sollten die Patienten darüber aufgeklärt werden, sich bei der geringsten Symptomatik vorzustellen, um dann ggf. operativ eingreifen zu können, bevor die Sekundärschäden zu groß werden.

Operativ wird die vordere Kreuzbandersatzplastik in der Regel arthroskopisch kontrolliert durchgeführt. Als Ersatz dienen die Semitendinosus- und Gracilissehne oder die Patellarsehne (Bone-Tendon-Bone). Seltener wird auch die Quadrizepssehne, z. T. mit patellarem Knochenblock, verwandt. Nach operativer vKB-Rekonstruktion ist eine Physiotherapie über Wochen erforderlich.

Als Indikation für die vKB-Ersatzplastik gilt primär die Instabilität des Gelenks (Giving-way-Symptomatik) unabhängig vom Lebensalter. In Betracht kommen vor allem junge, beruflich und/oder sportlich aktive Patienten, Kinder und Jugendliche, Kombinationen mit weiteren Kniebandverletzungen.

▪▪ Prognose

Die unbehandelte vordere Kreuzbandruptur führt bei nicht muskulär kompensierter Instabilität längerfristig gehäuft zu einem Meniskus- und Knorpelschaden die ihrerseits sekundäre Kniebinnenschäden erzeugen.

Ruptur des hinteren Kreuzbandes

▪▪ Unfallmechanismus

In der Regel führt ein direktes Anpralltrauma von ventral auf das gebeugte Kniegelenk zur Ruptur.

Hintere Kreuzbandrupturen sind deutlich seltener als die des vKB. Sehr oft werden sie primär nicht erkannt. Bei der veralteten hKB-Ruptur setzt sich zunehmend die operative Behandlung durch. Aufgrund der besseren Vaskularisierung hat die hKB-Ruptur eine deutlich bessere Heilungsaussicht als die des vorderen Kreuzbandes. Entsprechend ist bei der frischen Ruptur des hKB häufig eine konservative Behandlung mit entsprechender Schiene gerechtfertigt. Abrisse mit disloziertem knöchernem Fragment (Dashboard-

Verletzung) werden über eine Schraubenosteosynthese versorgt.

▪▪ Begleitverletzungen

Die gleichzeitige Verletzung des Außenbandes oder auch des Innenbandes können zu komplexen Instabilitäten führen.

▪▪ Klinik

Nach akuter Verletzung bestehen in der Regel ein Kniegelenkerguss und eine schmerzhaft eingeschränkte Beweglichkeit. Die klinischen Zeichen sind schwerer festzustellen. Bei der chronischen hKB-Instabilität besteht subjektiv evtl. ein Instabilitätsgefühl. Oft liegt bei 90° gebeugtem Knie eine spontane hintere Schublade vor. Bei Anspannung des M. quadriceps in 90°-Beugung des Kniegelenkes kommt es zum Ventralzug des Tibiaplateaus aus der hinteren Schublade.

▪▪ Diagnostik

Neben der klinischen Untersuchung erfolgt eine Röntgenaufnahme des Kniegelenkes. Gehaltene Aufnahmen sind nicht mehr üblich. Die MRT-Diagnostik ergänzt die klinische Untersuchung und zeigt neben Kreuzbandrissen und Einblutung auch Knorpelschäden.

▪▪ Therapie

Frische Verletzungen werden aufgrund der Heilungspotenz des hKB primär konservativ behandelt. Bei der chronischen Insuffizienz sind das Ausmaß der Instabilität und das Aktivitätsniveau des Patienten von Bedeutung. Bei hoher körperlicher und sportlicher Aktivität sowie deutlicher Instabilität erfolgt die arthroskopisch kontrollierte hKB-Ersatzplastik. Es werden die gleichen Transplantate wie bei der vKB-Plastik verwandt. Bei der konservativen Therapie ist vor allem ein Training des M. quadriceps zur Stabilisierung des Kniegelenkes erforderlich.

11.7.6 Seitenbandverletzungen ◄ !

▪▪ Formen

Von der Dehnung und Zerrung bis zum kompletten Durchriss kommen alle Übergänge vor. Meistens handelt es sich nur um Dehnungen. Die Knieinnenbandläsion ist häufig mit einer Meniskusläsion kombiniert, da beide Strukturen in Verbindung stehen (◻ Abb. 11.30).

Je nach Ausmaß der Bandverletzung werden diese entsprechend der Pathomorphologie und ihrer Instabilität in 3 Grade aufgeteilt (◻ Tab. 11.2).

◘ Tab. 11.2 Graduierung der Seitenbandverletzungen

Grad	Ausmaß der Ruptur	Aufklappbarkeit
Grad I (+)	Ruptur einzelner Fasern	Keine signifikante Aufklappbarkeit, <5 mm
Grad II (++)	Teilruptur	Geringe Aufklappbarkeit, 6–10 mm
Grad III (+++)	Komplette Ruptur	Hochgradige Aufklappbarkeit, >10 mm

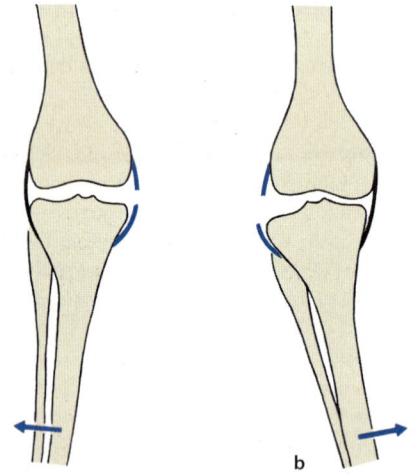

a   b

◘ Abb. 11.31 a Knieinnenbandläsion: Prüfung der vermehrten Aufklappbarkeit des inneren Kniegelenkspalts durch passive Abduktionsbewegung des Unterschenkels gegen das Femur. **b** Knieaußenbandläsion: Prüfung der vermehrten Aufklappbarkeit des äußeren Kniegelenkspalts durch passive Adduktionsbewegung des Unterschenkels gegen das Femur

▪▪ Klinik, Diagnostik

Typisch ist der **Druckschmerz** an den Innen- und Außenbandansätzen. Verstärkung des Schmerzes bei dem Versuch, das Knie in gestreckter Stellung seitlich aufzuklappen. Bei kompletter Bandruptur ist eine seitliche **Aufklappbarkeit** in Streckstellung nachweisbar. Bei Knieinnenbandläsion lässt sich das Kniegelenk durch Abduktion medial aufklappen (◘ Abb. 11.31).

Bei kompletter Ruptur kann man die vermehrte Aufklappbarkeit des betroffenen Gelenkspalts im Röntgenbild mit gehaltenen Aufnahmen objektivieren.

Innenseitenbandverletzung
▪▪ Therapie

Die Innenseitenbandverletzung weist eine gute Heilungstendenz auf. Bei isolierter Innenbandverletzung ist die Behandlung daher in der Regel konservativ. Initial erfolgt ggf. eine Ruhigstellung, anschließend eine frühfunktionelle Therapie in einer Gelenkorthese mit reduziertem Bewegungsgrad für die Dauer von 6 Wochen. Dislozierte knöcherne Bandausrisse werden operativ refixiert. Häufig bestehen Kombinationsverletzungen, z. B. mit einer vKB-Ruptur, was eine operative Therapie erforderlich macht (▶ Abschn. 11.7.5).

▪▪ Prognose

Isolierte Innenseitenbandverletzungen heilen bei konsequenter funktioneller Behandlung ohne Zugbelastung des Kollateralbandes folgenlos aus.

> **Stieda[9]-Schatten**
>
> Schalenförmiger Verkalkungsstreifen neben dem Femurkondylus bei abgelaufener Seitenbandläsion mit Ausriss einer knöchernen Schuppe oder Einblutung (◘ Abb. 11.32).

Außenbandruptur
▪▪ Formen

Isolierte Rupturen nur des lateralen Kollateralbandes existieren praktisch nicht. In der Regel zerreißt die gesamte laterale Kapselbandstruktur häufig in Kombination mit einer Kreuzbandruptur.

▪▪ Therapie

Entsprechend ist die Behandlung dieser Verletzung immer **operativ**. Die lateralen Kapselbandstrukturen werden genäht. Knöcherne Ausrisse werden refixiert. Bei Kreuzbandverletzungen wird ggf. in gleicher Sitzung eine Kreuzbandplastik vorgenommen.

> ⓘ **Die Integrität des N. peroneus muss überprüft werden.**

11.7.7 Patellarsehnenruptur

> **Patellarsehnenruptur**
>
> Teilweise oder vollständige Zerreißung des Lig. patellae durch direkte bzw. indirekte Gewalteinwirkung oder durch plötzliche körpereigene Kraftanstrengung.

9 Alfred Stieda, Chirurg, Königsberg (1869–1945)

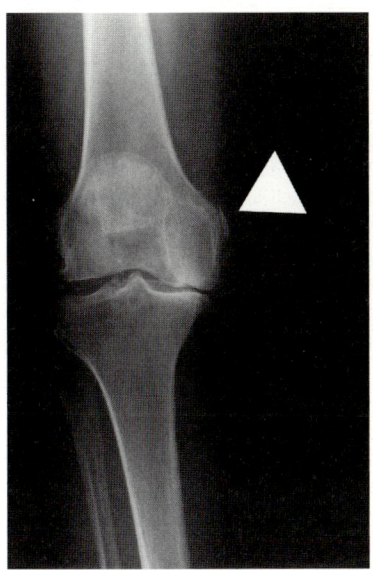

Abb. 11.32 Stieda-Pellegrini-Schatten im Röntgenbild bei alter Innenbandläsion mit typischer Verknöcherung am femoralen Ansatzbereich des Bandes (Pfeil). Außerdem medial ausgeprägte Gonarthrose mit M. Ahlbäck

Bei Systemerkrankungen (Diabetes) oder nach lokalen Kortisoninjektionen und nach Transplantatentnahme zum Kreuzbandersatz kann die Belastbarkeit der Patellarsehne ebenfalls reduziert sein.

■■ Therapie
Die Therapie besteht in einer Naht des Lig. patellae. Knöcherne Ausrisse der Tuberositas tibiae werden mittels Schrauben refixiert. Abrisse direkt an der Patella werden transossär refixiert. Die Naht oder Refixation wird durch eine Zerklage (Draht oder PDS-Kordel) gesichert. Postoperativ wird das Knie mit eingeschränktem Bewegungsausmaß physiotherapeutisch beübt.

11.7.8 Quadrizepssehnenruptur

■■ Verletzungsmechanismus
Die Ruptur der Sehne entsteht in der Regel durch ein Anspannungstrauma bei degenerativem Vorschaden. Selten liegen direkte stumpfe Gewalteinwirkungen vor. In der Regel reißt die Sehne direkt am proximalen Patellapol oder kurz darüber.

■■ Klinik, Diagnostik
Klinisch resultiert ein Streckdefizit. Häufig kann das Kniegelenk über den Reservestreckapparat aber durchaus noch gestreckt werden. Entsprechend besteht die Gefahr, diese Verletzung zu übersehen. In der Regel ist eine Delle oberhalb der Kniescheibe tastbar.

In der Röntgenuntersuchung findet sich ein Tiefstand der Patella und knöcherne Ausrisse sind sichtbar. Die Sonografie zeigt die Ruptur und ist hilfreich in der Differenzierung zwischen kompletter- oder Teilruptur.

■■ Therapie
Bei inkompletten Rissen ist eine konservative Behandlung mittels 6-wöchiger Ruhigstellung in einer Orthese ausreichend. Komplette Rupturen werden genäht, bzw. transossär knöchern refixiert.

11.7.9 Meniskusverletzungen

Akute Meniskusverletzungen entstehen in Kombination mit Bandverletzungen (insbesondere Kreuzband) des Kniegelenkes. Auch chronische Instabilitäten aufgrund alter Bandverletzungen führen zu Meniskusrissen.

Basisnahe Korbhenkelrisse beim jüngeren Patienten können durch Nähte refixiert werden. Basisferne Risse oder Radiärrisse müssen reseziert werden (▶ Abschn. 11.5.2).

11.8   Begutachtung

Die **Meniskuserkrankung** gilt unter bestimmten Voraussetzungen als entschädigungspflichtige Berufskrankheit (BK 2102), z. B. bei Bergleuten und Berufsfußballspielern. Ständige und unphysiologische Beanspruchung des bradytrophen Meniskusgewebes führt hier zu Degenerationsveränderungen, die als Berufserkrankung nach mindestens 3-jähriger beruflicher Tätigkeit anerkannt werden.

Die Anerkennung eines Meniskusschadens als Unfallfolge erfolgt nur dann, wenn es sich um einen frischen Einriss handelt. Beweisend ist das Operationsgut, in dem keine degenerativen Veränderungen gefunden werden dürfen. Ein adäquates Trauma ist außerdem Voraussetzung für die Anerkennung als Unfallfolge.

Einige Prozentwerte für die MdE bei **Knieschäden:** Kniegelenkversteifung 30–40%, Kontraktur bis 30%, Kapselbandinstabilität 20–30%.

Ab dem 01. 07. 2009 ist die Berufskrankheiten-Verordnung (BKV) um das Krankheitsbild der **Gonarthrose** (Kniegelenkarthrose) erweitert.

Es hat sich gezeigt, dass Berufsgruppen mit Tätigkeiten vor allem im Knien zu einem vorzeitigen Kniegelenksverschleiß neigen. Epidemiologische Studien zum Gonarthroserisiko in verschiedenen Berufsgruppen wie Steinkohlebergleuten, Bauarbeitern und Werftarbeitern, bei denen es nach arbeitsmedizinischer Erkenntnis teilweise zu hohen Belastungen durch Arbeiten im Knien oder vergleichbaren Kniebelastungen kommt, konnten erhöhte Raten des Kniegelenksverschleißes feststellen.

Seit Juli 2009 ist die Gonarthrose als Berufskrankheit durch eine Tätigkeit im Knien oder vergleichbarer Kniebelastung mit einer kumulativen Einwirkungsdauer während des Arbeitslebens von mindestens 13.000 Stunden und einer Mindesteinwirkungsdauer von insgesamt 1 Stunde pro Schicht anzuerkennen. Die Anerkennung erfolgt im Rahmen einer ärztlichen Begutachtung, welche sog. konkurrierende Ursachen aufdecken muss. Oftmals ist eine berufsbedingte Gonarthrose nicht eindeutig von anderen sekundären Gonarthrosen zu unterscheiden. Die MdE ist derzeit noch nicht eindeutig festgesetzt.

Fallbeispiel

Klaus Kreuz, 14 Jahre, beklagt seit 4 Wochen Schmerzen am rechten Oberschenkel, die über das Knie ausstrahlen. Seit einem Fußballspiel vor 2 Tagen hätten sich die Kniebeschwerden verschlimmert. Ein Verdreh- oder Anpralltrauma des rechten Kniegelenks ist nicht erinnerlich.

Befund
Deutlich rechtshinkendes Gangbild. Am rechten Kniegelenk äußerlich reizlose Haut- und Weichteilverhältnisse. Kniegelenk aktiv und passiv frei beweglich, endgradiger Schmerz am medialen Gelenkspalt bei Flexion. Bei Hüftbeugung fällt rechts ein positives Drehmann-Zeichen auf (Hemmung Innenrotation). Periphere Durchblutung, Motorik und Sensibilität intakt.

Differentialdiagnosen
Osteochondrosis dissecans rechtes Kniegelenk
1. Innenmeniskusschaden
2. M. Osgood-Schlatter
3. M. Sinding-Larsen
4. Kniegelenksnaher Knochentumor
5. Epiphyseolysis capitis femoris

Diagnostik
Klinische Untersuchung, Röntgenuntersuchung Beckenübersicht mit Hüftgelenk axial ▼

beidseits und rechtes Kniegelenk mit Oberschenkel in 2 Ebenen.

Diagnose
Epiphyseolysis capitis femoris beidseits.

Therapie
Notfallmäßige Operation mit Reposition und Fixation der abgerutschten Hüftkopfe mittels Schraube beidseits.

Unterschenkel und oberes Sprunggelenk

12.1 Unterschenkel – 360

12.1.1 Angeborene Schienbeinpseudarthrose
(Crus varum congenitum) – 360

12.1.2 Entzündliche Störungen am Schienbein – 361

12.1.3 Traumatische Störungen am Schienbein – 361

12.1.4 Weichteilschwellungen und thrombotische Syndrome
am Unterschenkel – 362

12.2 Verletzungen und Verletzungsfolgen des Unterschenkels – 362

12.2.1 Unterschenkelschaftfrakturen – 362

12.2.2 Kompartmentsyndrom – 364

12.2.3 Pilon-tibiale-Fraktur – 366

12.3 Verletzung des oberen Sprunggelenkes – 367

12.3.1 Sprunggelenkfraktur – 367

12.3.2 Bandverletzungen des oberen Sprunggelenkes – 369

12.3.3 Verletzungsfolgen des oberen Sprunggelenkes – 370

12.3.4 Sehnenschäden – 370

Einleitung
Unterschenkel und Fuß sind von zentraler Bedeutung für die Statik. Erkrankungen und Verletzungen sind unter diesem Aspekt zu beurteilen und zu therapieren.

12.1   Unterschenkel

Die Unterschenkelknochen (Tibia und Fibula) können anlagebedingt verkürzt oder verbogen sein. Die Verbiegung im O-Sinne heißt Crus varum, die Verbiegung im X-Sinne Crus valgum. Im Gegensatz zum Genu varum und valgum liegen die Hauptkrümmungen im Unterschenkel. Achsenabweichungen in der Sagittalebene mit Antekurvation (Verbiegung nach vorn) und Rekurvation (Verbiegung nach hinten) kommen vor allem nach Unterschenkelfrakturen vor, die in Fehlstellung verheilt sind.

Einseitige Verkürzungen und Verbiegungen des Unterschenkels führen über eine Beinverkürzung zum Beckenschiefstand mit Seitverbiegung der WS. Bei einer Beinverkürzung von mehr als 3 cm kommt es bei fehlendem Beinlängenausgleich zum kompensatorischen Spitzfuß.

Achsenabweichungen des Unterschenkels stören die Statik und Funktion, besonders im Knie und in den Sprunggelenken. Aufgrund der Fehlbelastung können dort Arthrosen entstehen. Deswegen sind Korrekturen erforderlich.

12.1.1 Angeborene Schienbein-pseudarthrose (Crus varum congenitum)

▪▪ ▪ Ätiopathogenese
Es handelt sich um ein seltenes, fast immer einseitiges Erbleiden. Je nach Stärke des endogenen Faktors gibt es Erscheinungsformen mit nur leichter Verkrümmung und solche mit stärkerer Verkrümmung und starker Verdünnung der Unterschenkelknochen bis zur Pseudarthrose. Betroffen sind Tibia und Fibula (◘ Abb. 12.1). Häufig besteht gleichzeitig eine Neurofibromatose.

▪▪ ▪ Klinik
Die angeborene Verbiegung ist oft knickartig, ihre Konvexität nach vorn außen gerichtet, seltener nach

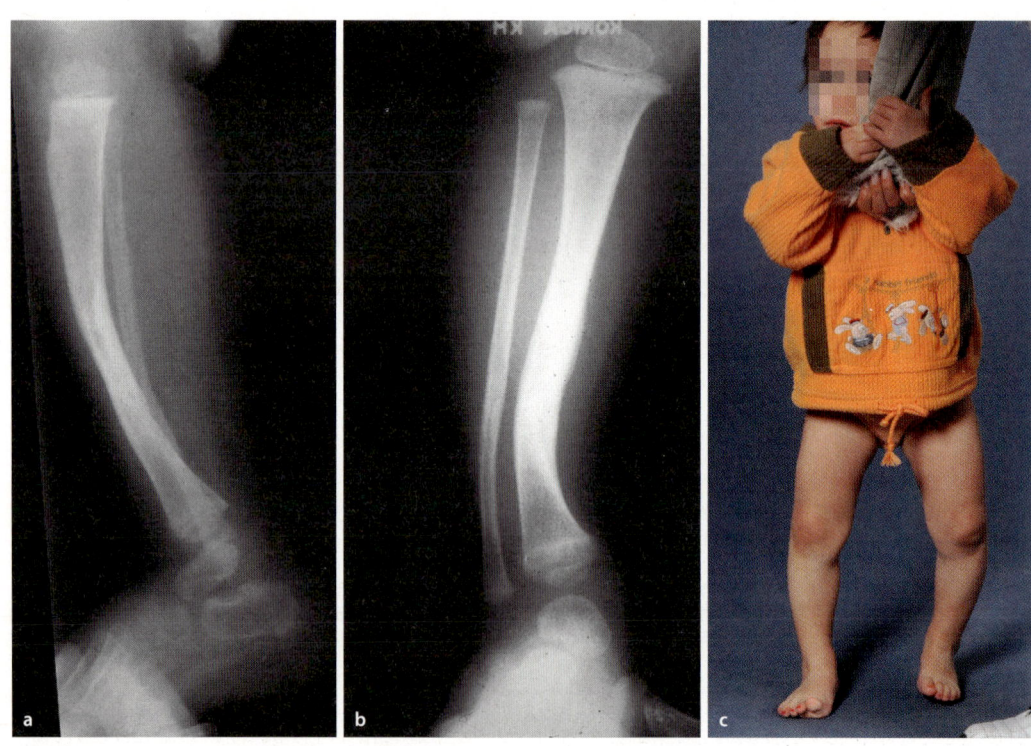

◘ **Abb. 12.1** Crus varum congenitum. **a–c** Die Verkrümmung und Verdünnung von Fibula und Tibia befinden sich im unteren Anteil des Unterschenkels, die Konvexität ist nach vorn außen gerichtet. Die Pseudarthrose entwickelt sich allmählich im Belastungsscheitel vorn innen (Crus valgum congenitum) oder nach hinten (Crus recurvatum congenitum). Durch die O-förmige Verbiegung beim Crus varum kommt es zur vermehrten Belastung des Fußaußenrandes mit Ausprägung eines sekundären Sichelfußes. Am Kniegelenk entsteht eine stärkere Belastung der medialen Kniegelenkanteile, was hier zu einer Arthrose führen kann.

Die Unterschenkelpseudarthrose ist entweder bei starker Ausprägung des endogenen Faktors bereits bei der Geburt vorhanden (angeborene Unterschenkelpseudarthrose) oder sie entsteht erst im Krümmungsscheitel unter zunehmender Belastung durch Umbauzonen und Spontanfrakturen.

■■ Diagnostik

Im Röntgenbild sieht man, dass sich die verbogene Tibia gegen den Krümmungsscheitel hin verschmächtigt. Es finden sich Umbauzonen und evtl. pseudarthrotische Spalten. Die Knochenenden sind dann zum Defekt hin ausgezogen und sklerosiert (► Übersicht 12.1).

Übersicht 12.1 Memo: Crus varum

- Einseitig
- Genetische Ursache
- Verdünnung und Verbiegung
- Pseudarthrosegefahr
- Rezidive nach Operation

■■ Differenzialdiagnose

Bei A(Hypo-)chondroplasie und bei Rachitis sind O-Beine immer doppelseitig.

■■ Therapie

Korrekturosteotomie, autologe Spongiosaplastik, ggf. vaskularisierter Fibulaspan, stabile Osteosynthese.

❯ **Wegen der Gefahr erneuter Spontanfrakturen muss lange entlastet werden.**

12.1.2 Entzündliche Störungen am Schienbein

Das Schienbein zeigt am Übergang vom mittleren zum unteren Drittel seine schwächste Stelle. Hier findet sich auch eine unzureichende Weichteildeckung. Folgen sind häufige Frakturen, schlechte Frakturheilung, Pseudarthrosebildung, Infektionsgefahr und Osteomyelitis (► Übersicht 12.2).

Übersicht 12.2 Mögliche Folgen von Verletzungen und Operationen am Unterschenkel

- Achsen- und Drehfehler
- Pseudarthrosen
- Osteomyelitis
- Neurologische Störungen (N. peroneus)
- Arterielle Durchblutungsstörungen (Gefäßverletzung)
- Postthrombotisches Syndrom
- Tibialis-anterior-Syndrom

Die **Osteomyelitis** des Schienbeins kann auf hämatogenem Weg (► Abschn. 4.3.1), am häufigsten aber im Zusammenhang mit Verletzungen und Operationen entstehen. Gefürchtet ist die Osteomyelitis der Tibia nach offener Unterschenkelfraktur und nach operativer Versorgung von Frakturen in diesem Bereich. Als Konsequenz resultieren umfangreiche Revisionen, oft in Verbindung mit plastisch-chirurgischen Maßnahmen zur Weichteildeckung. Eine Unterschenkelamputation bei chronischer Fistelung ist als Ultima Ratio heute nur noch selten in Betracht zu ziehen.

■■ Therapie

Konservativ Ruhigstellung im Oberschenkelgips oder mit Hilfe einer individuell gefertigten Orthese (immer die benachbarten Gelenke, also Sprung- und Kniegelenk mit einbeziehen), Antibiotika. Operative Ausräumung des Eiterherdes. Bei infizierter Pseudarthrose ausgiebiges Debridement, nach Herdsanierung Anlagerung von autologer Spongiosa aus dem Beckenkamm und definitive Osteosynthese. Bei größeren knöchernen Defekten kann auch ein Segmenttransport nach Ilizarov[1] erforderlich werden.

■■ Prognose

Bei der chronischen Osteomyelitis des Schienbeins ist die Prognose getrübt durch die hohe Rezidivrate. Auch nach Jahren scheinbarer Ruhe kann die Eiterung immer wieder aufbrechen.

12.1.3 Traumatische Störungen am Schienbein

Die Tibia ist wegen ihrer exponierten Lage direkt unter der Haut und infolge der statischen Beanspruchung besonders verletzungsgefährdet. Die Frakturen betreffen vornehmlich den Tibiaschaft. Häufigste Heilungs-

---

1 Gavriil Abramovich Ilizarov, Orthopäde, Kurgan (1921–1992)

störungen solcher Frakturen sind Pseudarthrose und Osteomyelitis. Finden die Brüche an den Knochenenden im Kindesalter in der Nähe der Wachstumsfugen statt, kann es zu einer vorübergehenden oder dauernden Störung des Epiphysenwachstums kommen. Besonders die distale Wachstumsfuge des Schienbeins, dicht oberhalb der Knöchelgabel, ist davon betroffen. Als Folge eines Epiphysenfehlwachstums in der distalen Wachstumsfuge der Tibia können entstehen:

- Beinverkürzung durch vorzeitigen Schluss der Epiphysenfuge,
- Beinverlängerung durch angeregtes Wachstum infolge Hyperämie im Frakturbereich,
- asymmetrisches Epiphysenwachstum mit X-, O-, Ante- oder Rekurvationsfehlstellung im unteren Unterschenkeldrittel.

12.1.4 Weichteilschwellungen und thrombotische Syndrome am Unterschenkel

Man behandelt sie nach längerer Ruhigstellung durch aktive Übungsbehandlung (Muskelaktivität des Patienten). Die Extremitäten müssen hochgelagert werden, um den Lymphabstrom und den Rückfluss des venösen Bluts zu erleichtern. Außerdem legt man Stütz- und Dauerverbände an, z. B. in Form von elastischen Binden, Gummistrümpfen, Zinkleimverband.

Postthrombotisches Syndrom

Chronisch-venöse Insuffizienz mit Weichteilschwellung, Ödem, bläulich-livider Verfärbung, sekundären Varizen, trophischen Störungen und evtl. Ulcus cruris.

▪▪ Therapie
Kompressionsstrümpfe, Krankengymnastik.

▪▪ Prophylaxe
Rasche Mobilisation, Heparinisierung mit Heparin oder niedermolekularen Heparinen.

12.2 Verletzungen und Verletzungsfolgen des Unterschenkels

12.2.1 Unterschenkelschaftfrakturen

▪▪ Verletzungsmechanismus
Die Unterschenkelschaftfraktur ist eine Fraktur ohne Beteiligung des angrenzenden Kniegelenkes und des angrenzenden Sprunggelenkes. Die Verletzungsursachen sind vielfältig. Alle Arten direkter und indirekter Gewalteinwirkung auf den Unterschenkel, wie z. B. bei Verkehrs- und Sportunfällen, gehen mit Unterschenkelschaftfrakturen einher.

▪▪ Formen
Bei Polytraumatisierten tritt die Unterschenkelschaftfraktur häufig als Kettenverletzung auf.

Kettenverletzung

Frakturen einer Extremität in unterschiedlicher Höhe, z. B. proximale Oberschenkelfraktur, Unterschenkelschaftfraktur und Fußbrüche desselben Beines.

Die geringe Weichteildeckung des Unterschenkels, insbesondere im Bereich der Schienbeinvorderkante, bedingt einen hohen Prozentsatz offener Unterschenkelschaftfrakturen mit komplikationsbehafteten Heilverläufen.

Unterschieden werden isolierte Tibiafraktur, isolierte Fibulafraktur und Unterschenkelschaftfraktur (Fraktur von Tibia und Fibula). Die Fraktureinteilung unterscheidet in der AO-Klassifikation:

- einfache Frakturen der Diaphyse **Typ A,**
- Keilfrakturen der Tibiadiaphyse **Typ B,**
- komplexe Frakturen, insbesondere der distalen Tibia vom **C-Typ.**

▪▪ Klinik
Es finden sich häufig begleitende Weichteilschäden, Schürfwunden der Haut, offene Frakturen, Hämatom, Weichteilschwellung. Bei offenen Frakturen sind die Knochenenden sichtbar. Die Unterschenkelfehlstellung ist gut sicht- und tastbar. Die Patienten klagen über ausgeprägten Bewegungsschmerz, Unvermögen das Bein von der Unterlage hochzuheben und den Unterschenkel im Knie zu beugen. Die Krepitation der Fraktur ist eindrucksvoll zu beobachten. Zu untersuchen sind die peripheren Pulse (A. dorsalis pedis und A. tibialis posterior), die Sensibilität am Fuß (N. peroneus superficialis, N. suralis) und die motorische Funktion des N. peroneus profundus und des N. tibialis. Bei geschlossenen Frakturen und Quetschverletzungen ist nach Hinweisen für ein Kompartmentsyndrom zu suchen.

▪▪ Röntgen
Unterschenkel in 2 Ebenen mit angrenzenden Gelenken.

Bei Pulslosigkeit und/oder klinisch sichtbarer Durchblutungsstörung ist eine sofortige dopplersono-

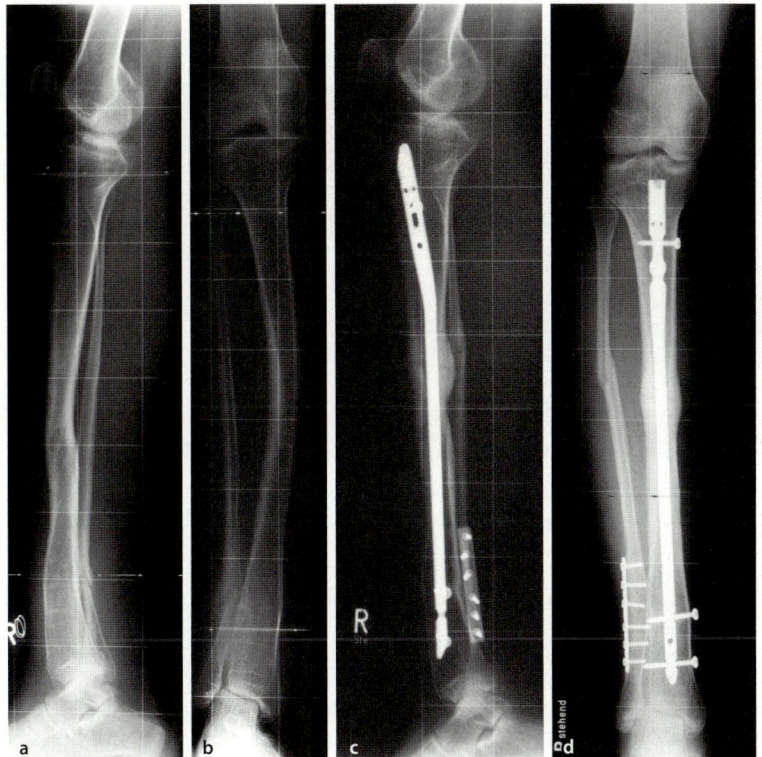

Abb. 12.2 a, b Unterschenkelschaftfraktur **c, d** Tibia versorgt mit unaufgebohrtem Marknagel mit proximaler und distaler Verriegelung

grafische Untersuchung erforderlich. Bestehen nach dieser Untersuchung weiterhin Zweifel, ist eine Angiografie erforderlich.

▪▪ Therapie

Funktionell **konservativ** behandelt werden können isolierte hohe Fibulafrakturen nach Prüfung der regelrechten Sprunggelenksstellung sowie nicht dislozierte Tibia- und Unterschenkelschaftfrakturen. Bei regelrechter Stellung erfolgt die Retention im gespaltenen Oberschenkelgips bis zum Rückgang der Weichteilschwellung. Nach Zirkulieren des Gipses kann der Oberschenkelgips nach 2–4 Wochen gegen einen Gehgips für 4 Wochen, ggf. auch einen Sarmientogips, der Kniegelenksbeugung und -streckung erlaubt, gewechselt werden. Die Thromboseprophylaxe ist obligat.

Ebenfalls konservativ behandelt werden kindliche Frakturen ohne Dislokation und inkomplette Frakturen.

Die **operative** Behandlung ist indiziert bei offenen Frakturen, dislozierten Frakturen, Trümmerfrakturen, Frakturen mit Gefäß-/Nervenverletzungen und bei fehlender knöcherner Durchbauung nach konservati-

ver Therapie (mehr als 12–16 Wochen). Abgesehen von Fibulafrakturen mit Beteiligung des oberen Sprunggelenkes (▶ Abschn. 12.3.1) wird operationstaktisch in der Regel nur die Tibia versorgt. Bei Schaftfrakturen der Tibia ist die Marknagelosteosynthese (◨ Abb. 12.2) das Verfahren der Wahl. Sie kommt als primäre operative Versorgung und als Umstiegsverfahren nach vorausgegangener Gipsruhigstellung oder Fixateur-externe-Behandlung in Betracht. Die intramedulläre Stabilisierung erfolgt nach Reposition. Das Repositionsergebnis wird meistens über eine Längsextension am Fersenbein am Extensionstisch gehalten. Der Marknagel wird proximal der Tuberositas tibiae knapp unterhalb der Gelenkfläche nach Spalten des Lig. patellae eingebracht. Unaufgebohrte Marknagelsysteme werden proximal und distal gegen Rotation verriegelt. Trümmer- und Defektfrakturen und Frakturen mit begleitenden, erheblichen Weichteilverletzungen werden über einen von ventral angebrachten Fixateur externe stabilisiert (◨ Abb. 12.3). Die Fixateur-externe-Anlage kann rasch erfolgen und stellt daher ein gutes Verfahren zur Stabilisierung bei kreislaufinstabilen Patienten (Polytrauma) dar.

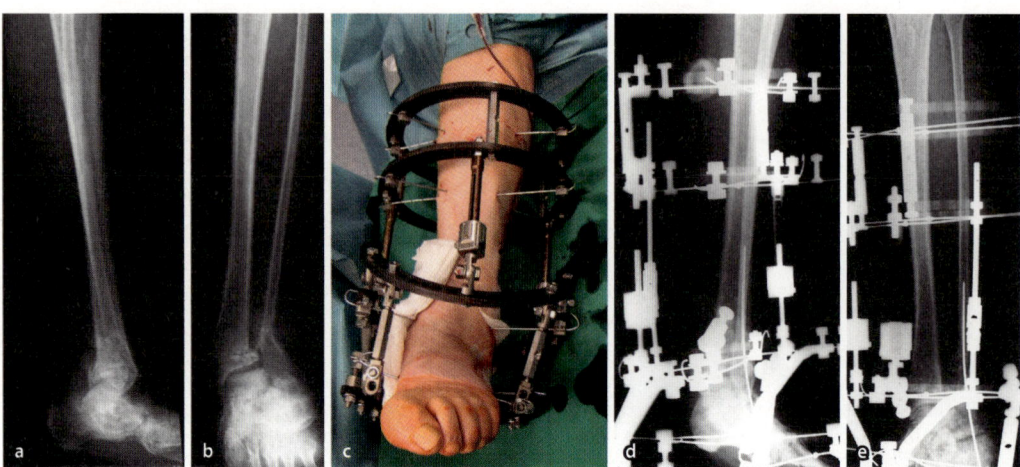

Abb. 12.3 a–e Distale offene Tibiafraktur **a, b** präoperativ und **c–e** nach Reposition mit Retention über einen Fixateur externe

> **Der Fixateur ist ein belastungsstabiles Osteo-**
> **syntheseverfahren, ist aber gleichzeitig mit**
> **dem Risiko der Pin-Infektion belastet.**

Frakturen, die entweder aufgrund der Gesamtsituation des Patienten oder der Weichteilsituation am Unterschenkel nicht anders behandelt werden können, werden mit einem Fixateur externe suffizient stabilisiert. Eine Extensionsbehandlung des Unterschenkels über einen Pin im Fersenbein mit Dauerzug über Rollen und hochgelagerten Unterschenkel über einen Extensionsbügel mit einem Gewicht von 2–3 kg in Abhängigkeit vom Körpergewicht des Patienten wird heute nur noch selten durchgeführt, da sie den Patienten im Bett immobilisiert.

Unterschenkelfrakturen des **Kindes** werden in der Regel konservativ behandelt. Eine marknagelosteosynthetische Versorgung scheidet wegen der offenen Wachstumsfugen aus. Eine Versorgung mit der elastisch stabilen intramedullären Nagelung (ESIN), alternativ einer Plattenosteosynthese oder Fixateur externe kommen bei geschlossenem Weichteilmantel in Betracht.

Trotz moderner Frakturbehandlung verbunden mit modernen anästhesie- und intensivmedizinischen Verfahren muss berücksichtigt werden, dass bei Begleitverletzungen die komplexe Verletzung von Knochen und Weichteilen des Unterschenkels eine erhebliche Belastung insbesondere für Patienten im Schock darstellt. Die Erhaltung eines schwer verletzten Unterschenkels um jeden Preis kann den Patienten daher vital gefährden. In diesen Fällen ist nach der »life before limb«-Regel zu verfahren und die **primäre Amputation** durchzuführen. Die frühzeitige Amputation rettet in diesen Fällen das Leben des Patienten, verkürzt den Leidensweg und beschleunigt die Rehabilitation.

▪▪ Prognose

Die Prognose von Unterschenkelfrakturen hängt wesentlich von der begleitenden Weichteilverletzung ab. Bei intakten Weichteilen ist die Wahrscheinlichkeit der knöchernen Konsolidierung groß. Defektfrakturen und Frakturen mit Weichteildefekten, z. B. nach Decollement-Verletzungen stellen auch heute eine Herausforderung dar. Bei zeitlich verzögerter knöcherner Durchbauung können ergänzende operative Maßnahmen (Spongiosaplastik) durchgeführt werden.

Komplikationen sind der Gefäß-/Nervenschaden, die Pseudarthrose, die Infektion, Achsendrehfehler, Thrombose, Kompartmentsyndrom (▶ Abschn. 12.2.2).

12.2.2 Kompartmentsyndrom

Das Kompartmentsyndrom ist eine folgenschwere Komplikation einer Unterschenkelverletzung, welche aber auch durch schnürende Verbände oder Gipse bedingt sein kein.

Ursächlich ist die Gewebedruckerhöhung in den anatomisch durch Faszien geschlossenen 4 Unterschenkelkompartments mit Störung der Mikrozirkulation, Perfusionsminderung und fehlendem Abtransport von Stoffwechselabbauprodukten. Die vorübergehende Funktionsminderung geht im Vollbild in einen dauerhaften Funktionsverlust mit Muskel- und Nervennekrosen über.

Das **Tibialis-anterior-Syndrom** entspricht im klinischen Vollbild der isolierten ischämischen Nekrose der Muskulatur der Tibialisloge (M. tibialis anterior, M. extensor digitorum longus, M. extensor hallucis longus). Neben Verletzungen kommen primäre Durchblutungsstörungen und eine Überbeanspruchung der Fuß- und Zehenextensoren, z. B. durch einschnürende Verbände oder lange Märsche in Frage. Sekundäre Ursache kann eine ischämische Lähmung des N. peroneus profundus sein.

Neben dem Unterschenkel kann das Kompartmentsyndrom mit identischem Erscheinungsbild an Unterarm und Fuß auftreten.

▪▪ Klinik

Die klinische Symptomatik des Kompartmentsyndroms ist differenzialdiagnostisch schwierig abzugrenzen, der zeitliche Ablauf ist jedoch charakteristisch. In der Frühphase findet sich eine Weichteilschwellung (◘ Abb. 12.4) mit Ruheschmerz, Muskeldruckschmerz und Schmerzauslösung durch passive Dehnung der Muskulatur. Die passive Überstreckung der Zehen durch den Untersucher prüft das Kompartment der tiefen Beuger, die Extension des Fußes das Kompartment der oberflächlichen Beuger. Neurologische Ausfallerscheinungen wie Parästhesien und Paralyse treten hinzu.

> ❯ **Die Fußpulse sind erhalten!**

Das Vollbild des Kompartmentsyndroms ist der nekrotische Umbau der Muskulatur mit Entwicklung einer ischämischen Kontraktur und persistierenden Nervenausfällen.

Zur **Kompartmentdruckmessung** setzt man eine Druckmesssonde, basierend auf einer piezosensitiven Druckregistrierung, ein (◘ Abb. 12.5). Aussagekräftig sind Druckdifferenzen von mehr als 30 mm Hg in verschiedenen Kompartments. In diesen Fällen ist von einem Kompartmentsyndrom auszugehen.

Beim **Tibialis-anterior-Syndrom** klagen die Patienten über starke Schmerzen, Schwellung und partiell oder vollständig aufgehobene Funktion der Fußheber und eine herabgesetzte oder aufgehobene Sensibilität zwischen der 1. und 2. Zehe.

▪▪ Differenzialdiagnose

Das Kompartmentsyndrom ist klinisch von einer **Thrombose** mit Schwellung, Druckschmerz, Überwärmung, von einer **arteriellen Perfusionsminderung** mit Ischämieschmerzen, kaltem Bein, fehlenden Fußpulsen (Diagnostik Dopplersonografie, Angiografie), von einem **postoperativen Infekt** (klinische Infektionszeichen, Rötung, Fieber, laborchemische Veränderung, CRP-Erhöhung, Leukozytose) und von einem **Nervenschaden** des N. peroneus profundus (Anästhesie zwischen D1 und D2, Parese lateraler Fußzehenheber und Großzehenheber) abzugrenzen.

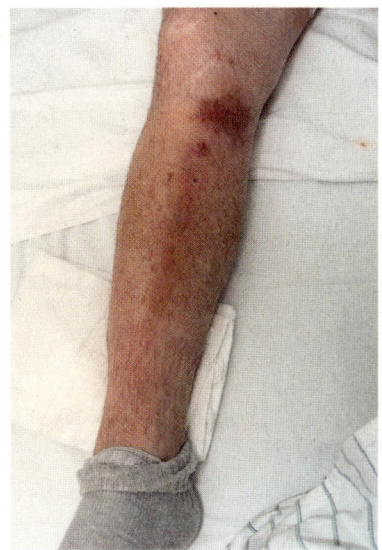

◘ **Abb. 12.4** Kompartmentsyndrom des Unterschenkels nach stumpfem Weichteiltrauma

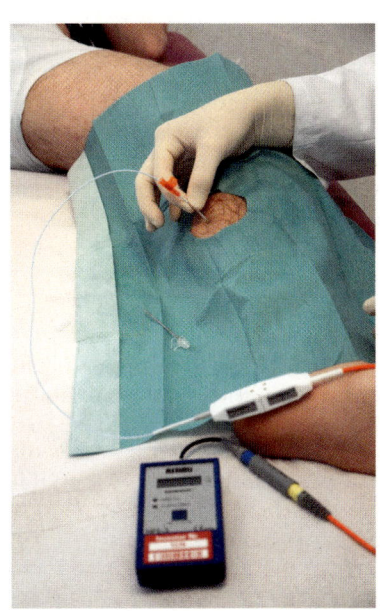

◘ **Abb. 12.5** Kompartmentdruckmessung mit Sonde

> ❯ **Frühleitsymptom des Kompartmentsyndroms ist der Muskeldehnungsschmerz der betroffenen Muskulatur.**

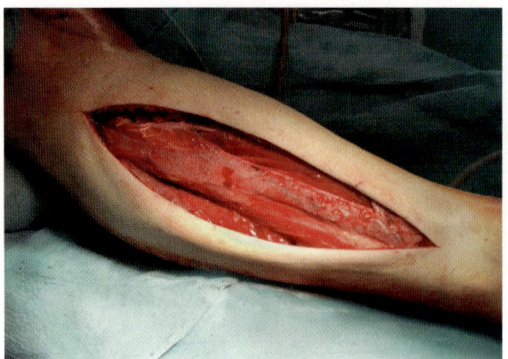

Abb. 12.6 Intraoperativer Aspekt nach unilateraler Fasziotomie des lateralen, ventralen, sowie des oberflächlichen und tiefen Beugerkompartments

Therapie

Als Sofortmaßnahme sind einengende Verbände zu öffnen und Gipsruhigstellungen aufzuspreizen, ggf. zu entfernen. Die betroffene Extremität wird flach gelagert.

> **Keinesfalls Hochlagern der betroffenen Extremität!**

Eine uni- oder bilaterale Fasziotomie eröffnet über eine oder zwei Inzisionen das laterale, ventrale und das oberflächliche und tiefe dorsale Beugerkompartment (Abb. 12.6). Der Weichteilmantel wird in Abhängigkeit vom Befund ggf. vorübergehend mit Kunsthaut gedeckt. Die Wunden werden nach Rückbildung des Kompartmentsyndroms sekundär verschlossen.

Prophylaxe

Grundsätzlich bei jeder Operation am Unterschenkel Redondrainagen gegen Hämatombildung einlegen, Hochlagern des Beins, strangulierende Fasziennaht vermeiden.

12.2.3 Pilon-tibiale-Fraktur

Pilon-tibiale-Fraktur

Bei der Pilon-tibiale-Fraktur handelt es sich um eine distale intraartikuläre Tibiafraktur.

Entsprechend der **AO-Klassifikation** werden Gelenkfrakturen in
- Klasse A (extraartikulär),
- Klasse B (Frakturlinie im Gelenk) und
- Klasse C (Trümmerzone der Gelenkfläche) eingeteilt.

Der Unfallmechanismus sind die Einstauchung des Talus in die distale Tibia bei Sturz aus großer Höhe sowie das Rasanztrauma. Aufgrund des anatomisch geringen Weichteilmantels handelt es sich in 1/4 der Fälle um offene Frakturen.

Klinik

Die klinische Untersuchung zeigt eine Fehlstellung im Unterschenkel mit Hängen des Fußes, tast- und sichtbaren Knochenverschiebungen und deutlicher Weichteilschwellung und Hämarthros des Sprunggelenkes. Die Fraktur ist unverzüglich zu reponieren. Anschließend wird die Durchblutung und die periphere Motorik und Sensibilität geprüft.

Röntgen

Unterschenkel mit Sprunggelenk in 2 Ebenen, CT zur OP-Planung.

Therapie

Die Behandlung bei nicht dislozierten A- und in seltenen Fällen B-Frakturen kann **konservativ** im gespaltenen Oberschenkelgipsverband erfolgen. Nach Rückgang der Weichteilschwellung kann ein zirkulärer Unterschenkelgehgips angelegt werden.

Dislozierte Pilon-tibiale-Frakturen mit Gelenkstufenbildung, Gelenkversatz und Trümmerzonen des Gelenkes werden **operativ** behandelt. Als OP-Verfahren kommen die Überbrückung des oberen Sprunggelenkes durch einen angelegten Fixateur externe mit begleitender minimalinvasiver Osteosynthese der Gelenkfläche der Tibia oder die primär offene Reposition mit interner Fixation über Platten und Schrauben, ggf. auch mit Spongiosaplastik in Betracht. Aufgrund der erheblichen Weichteilschwellung müssen viele Frakturen notfallmäßig über einen gelenküberbrückenden Fixateur externe behandelt werden. Nach proximal reichende Tibiafrakturen werden mit durchgeschobenen, winkelstabilen Implantaten behandelt. Die häufig begleitenden Fibulafrakturen des Sprunggelenkes werden osteosynthetisch über Schrauben und Platten stabilisiert.

Prognose

Die Prognose ist abhängig von der Zerstörung der Gelenkfläche und der operativ möglichen Wiederherstellung. In 25–30% der Fälle verbleibt ein schlechtes funktionelles Ergebnis.

Komplikationen

Wundheilungsstörungen, Weichteildefekte, Infektionen, Pseudarthrosenbildung, Varus-/Valgusfehlstellung, Thrombose, Kompartmentsyndrom.

12

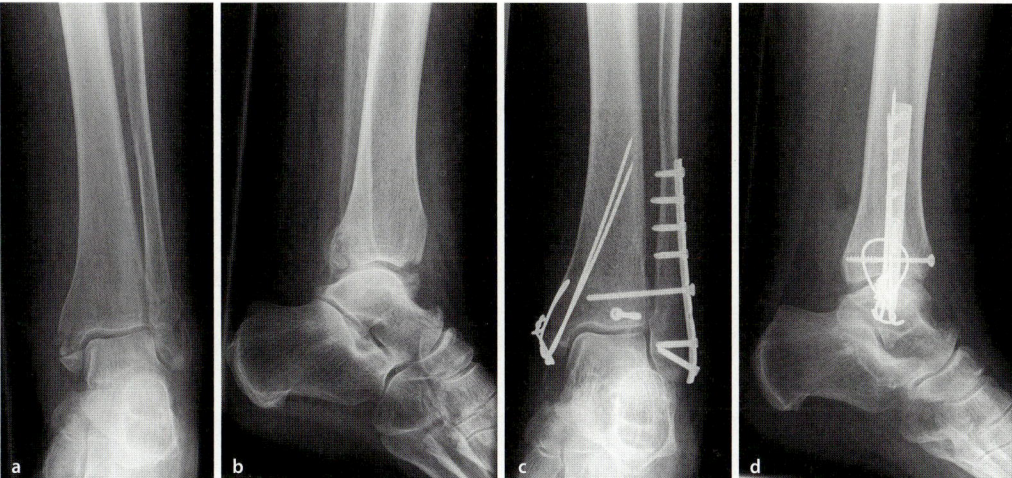

Abb. 12.7 Trimalleolarfraktur. **a, b** präoperativ, **c, d** postoperativ, Volkmann´sches Dreieck über die vordere Schraube fixiert

12.3 Verletzung des oberen Sprunggelenkes

12.3.1 Sprunggelenkfraktur

Formen

Die **Malleolarfraktur** ist die Fraktur des Außenknöchels und/oder des Innenknöchels, häufig begleitet von einer Fraktur der vorderen oder hinteren Tibiakante (Volkmann-Fraktur), und mit und ohne Ruptur der vorderen und hinteren Syndesmose und mit und ohne Ruptur der Außenbänder und Innenbänder.

Unterschieden werden:

- **Bimalleolarfraktur:** Fraktur des Innen- und Außenknöchels
- **Trimalleolarfraktur:** Bimalleolarfraktur und zusätzlich Fraktur der vorderen oder zumeist hinteren Tibiakante (hinteres Volkmann's Dreieck, ▪ Abb. 12.7)

Der Verletzungsmechanismus ist eine Pro- oder Supination mit resultierender Subluxation des Talus aus der Sprunggelenkgabel. Die Malleolarfraktur des Außenknöchels wird nach **Danis und Weber** (▪ Abb. 12.8) wie folgt eingeteilt:

- **Weber-A-Fraktur:** distal der vorderen Syndesmose (Syndesmose intakt)
- **Weber-B-Fraktur:** auf Höhe der vorderen Syndesmose (Syndesmose rupturiert oder intakt)
- **Weber-C-Fraktur:** proximal der vorderen Syndesmose mit Ruptur der Syndesmose und der Membrana interossea

> **Maisonneuve-Fraktur**
>
> Die Maisonneuve-Fraktur ist eine hohe Fibulafraktur mit begleitender Ruptur der Membrana interossea und der vorderen Syndesmose.

Bei einem Trauma des Sprunggelenks muss immer auch die proximale Fibula zum Ausschluss einer Maisonneuve-Fraktur kontrolliert werden.

Die **Lauge-Hansen Klassifikation** benutzt die Entstehung der Verletzung zur Klassifikation:

- **Supinations-Adduktionsfraktur:** Umknicken über den lateralen Fußrand
- **Supinations-Außenrotationsfraktur:** Umknicken über den lateralen Fußrand und Außenrotation des Fußes
- **Pronations-Abduktionsfraktur:** Umknicken über den medialen Fußrand
- **Pronations-Außenrotationsfraktur:** Umknicken über den medialen Fußrand und Außenrotation des Fußes

> **Die Sprunggelenkluxationsfraktur ist eine hochgradig instabile Fraktur und bedarf der unverzüglichen Reposition und Retention.**

Die klinische Untersuchung zeigt ein Hämatom mit Schwellung und Druckschmerz über dem Außen- bzw. Innenknöchel mit schmerzhafter Bewegungseinschränkung, ggf. ist eine Luxationsstellung des Fußes erkennbar.

Röntgen

Sprunggelenk in 2 Ebenen.

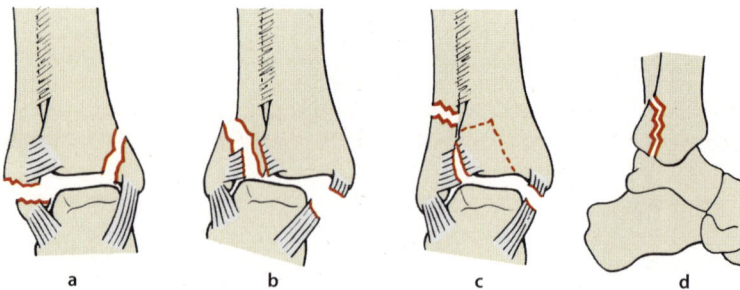

Abb. 12.8 a–c Malleolarfrakturen. **a** Weber-A-Fraktur mit Abscherfraktur des Innenknöchels, Bänder intakt. **b** Weber-B-Fraktur mit zusätzlicher Innenbandruptur. **c** Weber-C-Fraktur mit zusätzlicher Innenbandruptur und **d** Hinterkantenabbruch der Tibia (Volkmann-Dreieck)

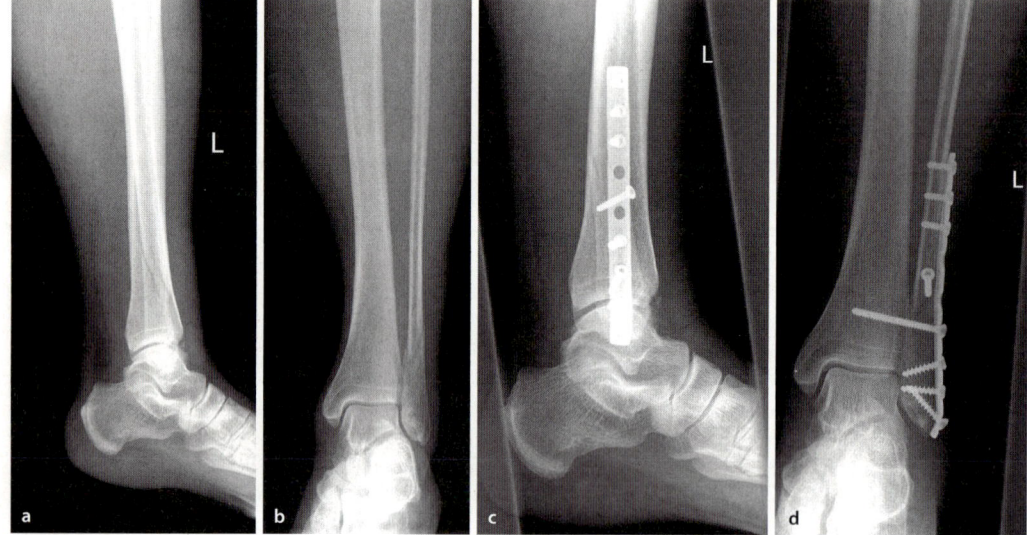

Abb. 12.9 a, b Weber-C-Fraktur mit Ruptur der Syndesmose. **c, d** Plattenosteosynthese, Naht der vorderen Syndesmose und Stellschraube

12

■■ Therapie

Nicht dislozierte, isolierte distale Außenknöchelfrakturen vom Typ Weber A können **konservativ** im Unterschenkelgips behandelt werden. Achsengerecht stehende Weber-B-Frakturen ohne Syndesmosenruptur können gleichfalls konservativ behandelt werden.

Dislozierte Außenknöchelfrakturen und Frakturen mit Ruptur der Syndesmose werden **operativ** mit Zugschrauben und ggf. über eine dorsolateral angebrachte Drittel-Rohr-Platte osteosynthetisiert. Die rupturierte Syndesmose wird genäht. Die Syndesmosennaht wird durch eine temporäre Stellschraube, die Fibula und Tibia fixiert, geschützt (Abb. 12.9, Stellschraubenentfernung nach 6 Wochen).

Die Innenknöchelfraktur wird über eine Schraubenosteosynthese oder eine Zuggurtungsosteosynthe-se versorgt. Das Volkmann'sche Dreieck wird durch eine Schraubenosteosynthese refixiert, sofern der frakturierte Teil 1/4 der Gelenkfläche überschreitet. Oft stellt sich das Volkmann'sche Dreieck gut über die Ligamentotaxis ein.

Die Maisonneuve-Fraktur wird durch Reposition der Fibula, korrekte Längeneinstellung, Stellschraubeneinbringung und Syndesmosenrekonstruktion behandelt. Wichtig ist es die hohe Fibulafraktur zu erkennen, deswegen bei Sprunggelenkverletzungen immer auch die proximale Fibula palpieren, ggf. Ultraschall oder Röntgen veranlassen.

Ziel der operativen Behandlung ist die sofortige übungsstabile Osteosynthese. Die **Mobilisation** erfolgt unter Entlastung an Unterarmgehstützen unter krankengymnastischer Anleitung. Die volle Belastungs-

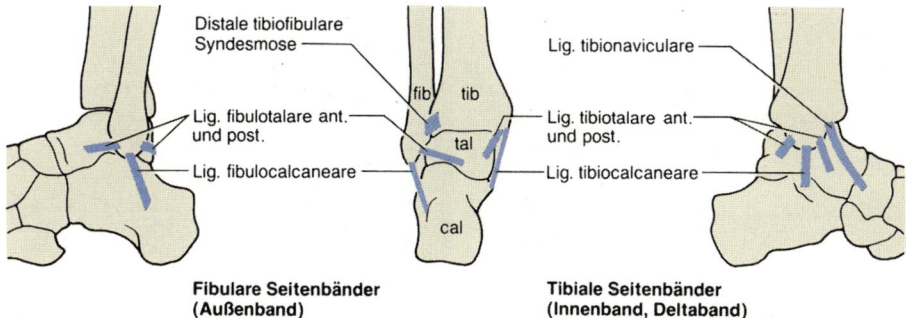

Abb. 12.10 Ligamentäre Stabilisierung der Knöchelgabel

fähigkeit wird in Abhängigkeit von der knöchernen Durchbauung nach 6–8 Wochen erreicht. Die funktionelle Nachbehandlung stößt bei den Frakturen älterer Menschen aufgrund fehlender Fähigkeit zur Entlastung bei gleichzeitiger Minderung der Knochenqualität durch Osteoporose an ihre Grenzen.

▪▪ Prognose

Die Prognose ist bei achsengerechter Wiederherstellung der Gelenkarchitektur gut. Als Komplikationen können Verletzungen des N. peroneus superficialis und N. saphenus mit Sensibilitätsstörungen auftreten.

12.3.2 Bandverletzungen des oberen Sprunggelenkes

▪▪ Verletzungsmechanismus

⊙ **Die häufigste Bandverletzung des oberen Sprunggelenkes ist die Außenbandruptur.**

Die anatomische Einteilung erfolgt in die Ligg. fibulotalare anterius, fibulocalcaneare und fibulotalare posterius (▪ Abb. 12.10). Die Sprunggelenksdistorsion als Dehnung dieses Bandapparates und die Ruptur selbst entstehen als Folge eines typischen Varus-Umknicktraumas (Supination) – häufig bei Ballsportarten – in Supination und Adduktion des Fußes.

Aufgrund dieses Mechanismus ist das häufigste rupturierte Band das Lig. fibulotalare anterius gefolgt vom Lig. fibulocalcaneare. Das hintere Lig. fibulotalare rupturiert selten und nur bei erheblicher Gewalteinwirkung. Die Ruptur kann auch im Röntgen mit Aufklappbarkeit dargestellt werden (▪ Abb. 12.11).

Pronationstraumen mit Ruptur des Lig. deltoideum sind sehr viel seltener. Diese werden häufig von gleichzeitiger knöcherner Mitverletzung des Außenknöchels begleitet.

▪▪ Klinik

Weichteilschwellung, Bewegungseinschränkung, Sprunggelenkskapselhämatom, Druckschmerz über dem Bandverlauf. Vermehrte seitliche Aufklappbarkeit im Seitenvergleich und vermehrter Talusvorschub im Seitenvergleich.

▪▪ Röntgen

Sprunggelenk in 2 Ebenen.

▪▪ Therapie

Die Therapie der Außenbandrupturen erfolgt **konservativ** funktionell. Die Sofortmaßnahmen sind Kühlung, Kompression und Hochlagerung. Bei erheblichen Schmerzen und Instabilität kann eine temporäre Ruhigstellung und Abschwellung in einem Unterschenkelgips für einige Tage durchgeführt werden. Orthesen/Bandagen sichern das Sprunggelenk vor erneuter Distorsion. Diese Schienen müssen konsequent über 6 Wochen getragen werden. Im weiteren Verlauf der Therapie erfolgt das Training der Propriorezeptoren durch krankengymnastische Übungsbehandlung. Pronierende Stützverbände helfen bei bestehenden Instabilitäten bei der Sportausübung.

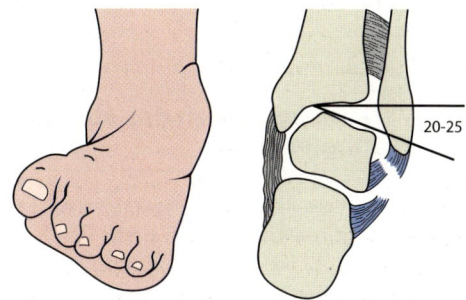

Abb. 12.11 Außenbandruptur nach Supinationstrauma im oberen Sprunggelenk. Pathologische laterale Aufklappbarkeit auf der gehaltenen Röntgenaufnahme

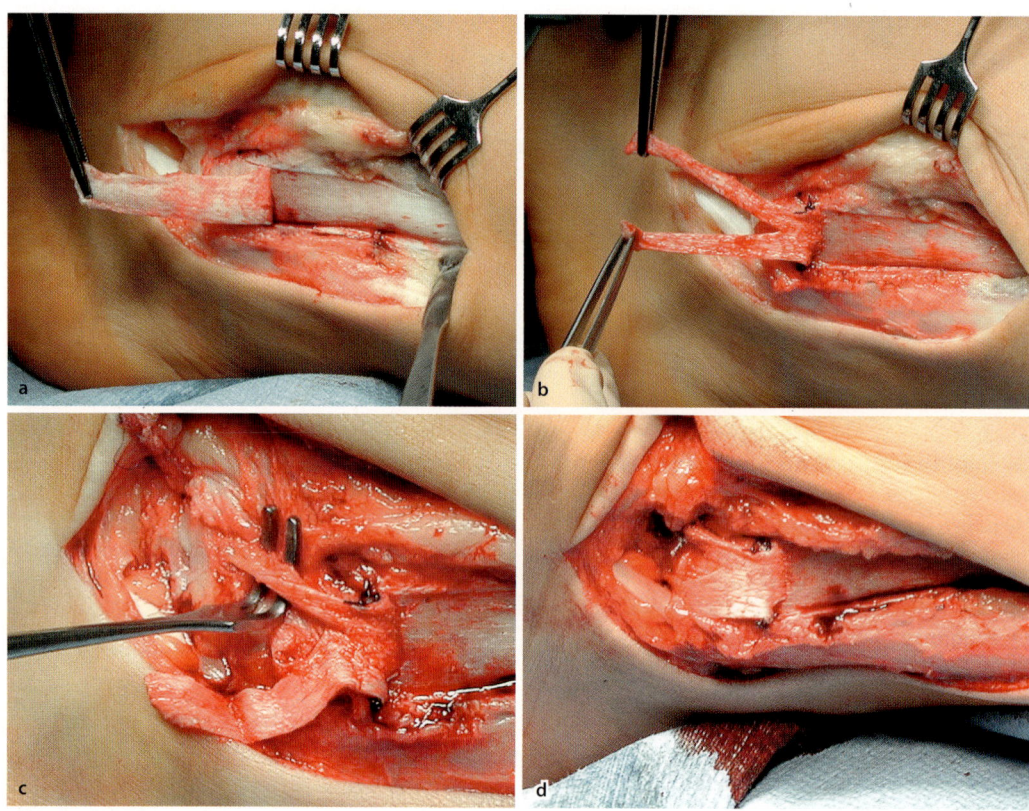

Abb. 12.12 a–d Ligamentäre Stabilisierung des Außenbandapparates mit Periostlappenplastik von der distalen Fibula gestielt und im Talus im knöchernen Kanal verankert. Bei chronischer Instabilität posttraumatisch ohne seinerzeitige ausreichende funktionelle Behandlung

Eine **operative** Behandlung ist nur im Ausnahmefall bei Ruptur aller 3 Bänder und vollständiger Instabilität oder chronischer Instabilität zu erwägen (**Abb. 12.12**). Die Ruptur des Lig. deltoideum erfordert in der Regel eine operative Naht.

■■ Prognose
Die Prognose ist bei konsequenter funktioneller Therapie gut.

12.3.3 Verletzungsfolgen des oberen Sprunggelenkes

Bei gehäuft auftretenden Umknickereignissen kann eine **Instabilität** resultieren, die operativ durch eine Bandplastik (z. B. Periostlappenplastik) gebessert werden kann. Bei anhaltenden Belastungsschmerzen nach Distorsionstrauma muss an ein vorderes **Sprunggelenkimpingementsyndrom** gedacht werden. Dies kann arthroskopisch diagnostiziert und durch Debri-

dement therapiert werden. Bei hartnäckig anhaltenden Beschwerden kann auch eine **Flake Fracture** das Beschwerdebild verursachen.

Sprunggelenkarthrosen resultieren als posttraumatische Arthrosen bei verbliebener Gelenkfehlstellung des Sprunggelenkes nach Malleolarfrakturen. In einem erheblichen Prozentsatz treten sie als Folge einer Pilon-tibiale-Fraktur auf. Die operative Behandlung ist die Arthrodese des oberen Sprunggelenkes.

12.3.4 Sehnenschäden

Am bedeutendsten in dieser Region sind die Schäden an der **Achillessehne** bei gleichzeitig schlechter Stoffwechselversorgung des bradytrophen Sehnengewebes. Bei entsprechender Disposition führen beide Faktoren zu degenerativen Veränderungen im Sehnengleitgewebe sowie in den Sehnenfibrillen selbst. Bei Dauerbeanspruchung (Langlauf) und insbesondere bei schnellen Kraftleistungen (Sprung) kommt es zu krankhaften

◻ Tab. 12.1 Überlastungsschäden der Achillessehne	
Krankheitsbild	**Ursache**
Paratendinitis	Entzündung des Sehnengleitgewebes
Achillodynie	Insertionstendopathie
Achillessehnenriss	Degenerative Vorschädigung

Erscheinungen, die je nach Lokalisation und Schweregrad verschiedene Formen zeigen (◻ Tab. 12.1).

Paratenonitis (Paratendinitis) achillae

Es handelt sich um einen entzündlichen Reizzustand des Sehnengleitgewebes. Bei Fußbewegungen tastet man über der Sehne ein charakteristisches Knirschen, verbunden mit Reibegeräuschen (Paratenonitis crepitans).

▪▪ Therapie

Schonung, Kühlung und Antiphlogistika.

Achillodynie

> **Achillodynie**
>
> Alle Schmerzzustände in der Achillessehnengegend, die vornehmlich nach Belastung auftreten.

Der Schmerz kann am Sehnenansatzpunkt an der Ferse lokalisiert sein im Sinne einer **Insertionstendopathie** oder sich diffus auf den ganzen Sehnenabschnitt verteilen. Mitunter tritt eine spindelförmige Auftreibung auf. Bei degenerativen Veränderungen der Stoffwechselversorgung tritt die Degeneration und Verdickung typischerweise im Bereich der schlechtesten Ernährung, ca. 4 cm oberhalb des kalkanealen Sehnenansatzes, auf. Histologisch findet man umschriebene zentrale Nekrosen des Sehnengewebes oder muzinöse (schleimhaltige) Veränderungen.

▪▪ Therapie

Schonung, milde Absatzerhöhung und weiche Fersenauftrittsfläche.

> **Auf keinen Fall Kortisoninjektionen.**

Diese beseitigen zwar vorübergehend den Reizzustand, verhindern jedoch aufgrund ihrer antiproliferativen Wirkung die reparativen Vorgänge und führen schließlich zur Achillessehnentotalruptur. Bei anhaltenden Beschwerden und spindelförmiger Auftreibung der Achillessehne operative Ausräumung der Nekrosen und Schleimeinlagerungen.

Achillessehnenriss ◀ !

▪▪ Ätiopathogenese

Voraussetzung dafür sind degenerative Veränderungen im Sehnengewebe. Hinzu treten indirekte Gewalteinwirkungen, wie sie bei Sprungübungen, Ballspielen, Skilauf usw., manchmal auch ohne jede adäquate Belastung, vorkommen. Es gibt partielle und komplette Rupturen.

Prädilektionsstelle der Achillessehnenruptur ist der am schlechtesten ernährte Bereich 2–6 cm oberhalb der kalkanealen Sehneninsertion.

> ❯ **Achillessehnenrisse ereignen sich vor allem aufgrund degenerativer Veränderungen und durch Maximalanspannungen beim Sport, z. B. bei Sprungbelastungen oder Ausfallschritten.**

▪▪ Klinik

Der Betroffene verspürt einen plötzlichen Ruck, der mit einem deutlich vernehmbaren knallenden Geräusch (Peitschenknall) verbunden ist. Er kann sich anschließend nicht mehr auf die Fußspitze stellen. Es treten starke Schmerzen auf. Unmittelbar nach dem Ereignis sieht und tastet man eine Delle in der Achillessehnenkontur, etwa 3 Querfinger oberhalb der Ferse. Später kann dieser Befund durch ein ausgedehntes Hämatom verdeckt sein. Die aktive Plantarflexion ist zwar durch den erhaltenen M. plantaris nicht aufgehoben, aber stark geschwächt und schmerzhaft. Beim Zusammendrücken der Wadenmuskulatur verbleibt der Fuß in Neutralstellung, normalerweise kommt es hierbei zur Plantarflexion (**Wadenkneiftest nach Thompson**).

Mit der **Sonografie** lassen sich heute alle Einzelheiten des Defektes darstellen.

▪▪ Differenzialdiagnose

Muskelfaserriss, Achillodynie, Paratenonitis achillae. Eine Fußsenkerschwäche mit der Unmöglichkeit sich auf die Zehenspitzen zu stellen, gibt es auch beim S1-Syndrom (❯ Abschn. 5.4).

▪▪ Therapie

Die Naht der Sehne sollte möglichst sofort nach der Verletzung erfolgen, um eine Retraktion des M. triceps surae zu verhindern. Nach Auffrischen der Sehnenenden wird mit festem Nahtmaterial eine End-zu-End-Naht vorgenommen (◻ Abb. 12.13). Zusätzliche Sicherungen, insbesondere bei veralteter Ruptur mit Dehiszenz, bieten Plastiken mit zusätzlicher Durch-

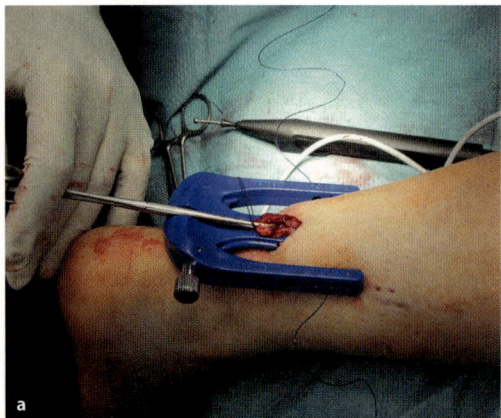

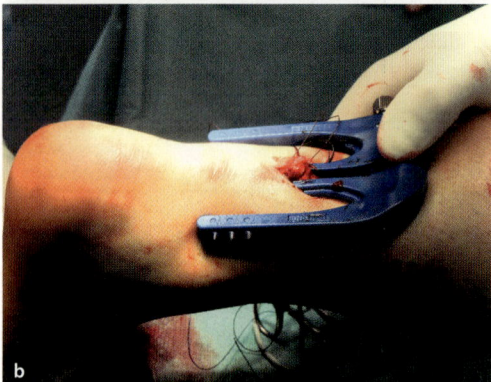

12

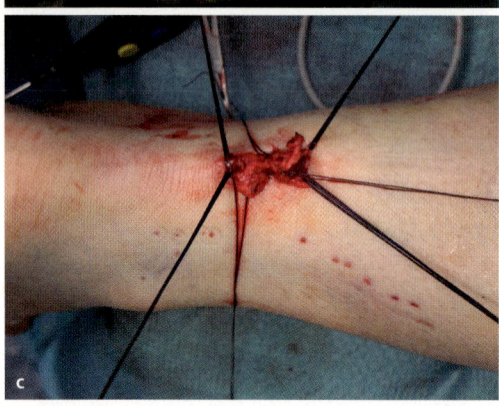

☐ **Abb. 12.13 a–c** End-zu-End-Naht bei frischer Achillessehnenruptur, minimalinvasiv mit spezieller Instrumentierung.
Der Rahmen hat Zielperforationen für den Fadendurchzug

flechtung mit der Plantaris-longus-Sehne, Faszien-
transplantationen und Umkehrplastiken.

Nach der Operation muss ein Gipsverband in
Spitzfußstellung angelegt werden (zur Entlastung der
genähten Achillessehne).

Konservativ-funktionelle Therapieversuche sind
wegen des schlechten Ergebnisses mit reduzierter
Plantarflexionskraft (Treppensteigen, Fahrradfahren)
gescheitert.

Fallbeispiel

Achim Lessner, 45 Jahre, verspürt nach einem
Sprung beim Beachvolleyball im Urlaub einen
Knall im linken Unterschenkel und Knöchelbe-
reich. Fuß und Unterschenkel schwellen sofort
stark an, er kann aber noch auftreten. Zur
Anamnese gibt er weiterhin an, dass er häufig
an Ischias leide und auch schon mal eine
Thrombose nach Kniegelenksoperation hatte.
Da sich im Röntgenbild keine Knochenverlet-
zung zeigt, lässt sich Herr Lessner an seinen
Heimatort bringen und sucht 3 Tage nach dem
Ereignis einen Arzt auf.

Befund
Stark geschwollener Fuß und Unterschenkel.
Patient kann auftreten, sich aber nicht auf die
Zehenspitzen stellen. Im Bereich der Achilles-
sehne findet sich in Knöchelhöhe eine tastbare
Lücke. Der Wadenkneiftest (Thompson-Test) ist
positiv.

Diagnose
Achillessehnenriss, Sicherung durch Sonografie und Wadenkneiftest (Thompson).

Differenzialdiagnose
Fußsenkerparese bei S1-Syndrom mit Throm-
bose, Ausschluss durch Doppelsonografie, ggf.
CT und MRT der Lendenwirbelsäule.

Therapie
Achillessehnenrekonstruktion.

Fuß

13.1 Grundlagen zur Orthopädie des Fußes – 375

13.2 Angeborene Deformitäten – 377
13.2.1 Klumpfuß – 377
13.2.2 Hackenfuß (Pes calcaneus) – 380
13.2.3 Plattfuß (Pes planus congenitus, Schaukelfuß, Tintenlöscherfuß) – 381
13.2.4 Sichelfuß (Pes adductus) – 381
13.2.5 Hohlfuß (Pes excavatus) – 381
13.2.6 Spaltfuß und Spalthand – 383
13.2.7 Polydaktylie, Syndaktylie – 383
13.2.8 Einseitiger Riesenwuchs – 383
13.2.9 Anatomische Variationen – 384

13.3 Erworbener Plattfuß, Spreizfuß – 384

13.4 Entzündliche und degenerative Veränderungen – 386

13.5 Aseptische Nekrosen – 386
13.5.1 Morbus Köhler I – 386
13.5.2 Morbus Köhler II – 387

13.6 Knochenvorsprünge am Fuß, Fersenschmerzen – 388
13.6.1 Kalkaneussporn – 388
13.6.2 Haglund-Ferse (Haglund-Exostose, hohe Ferse) – 388
13.6.3 Fersenschmerzen – 388

13.7 Neurogene Störungen (Lähmungsfolgen) – 389

13.8 Tarsaltunnelsyndrom – 389

13.9 Zehendeformitäten – 390
13.9.1 Hallux valgus – 390
13.9.2 Hallux rigidus – 391
13.9.3 Hammer- und Krallenzehen – 392
13.9.4 Hühneraugen (Klavi) – 393

13.10   Verletzungen des Fußes   – 393

13.10.1 Talusfraktur   – 393

13.10.2 Kalkaneusfraktur   – 394

13.10.3 Fußwurzelfrakturen und Bandverletzungen   – 395

13.10.4 Mittelfußfrakturen   – 396

13.10.5 Zehenfrakturen   – 397

13.11   Verletzungsfolgen des Fußes   – 397

Einleitung

Verletzungen und Erkrankungen des Fußes sind wegen der hohen funktionellen Bedeutung von besonderer Relevanz. Pathologisch-anatomische Schwerpunkte bilden die proximalen Fußwurzelknochen mit ihren Gelenken, Vorfußquergewölbe und Großzehenregion. Den angeborenen Klumpfuß muss man wegen seiner guten Behandlungsmöglichkeit bei Frühdiagnose in allen Einzelheiten kennen. Senk-, Knick- und Spreizfüße sind sehr häufig und werden leider im Untersuchungsbefund oft »vergessen«. Die übrigen angeborenen und erworbenen Fußfehlformen sollte man sich vor allem wegen ihrer differenzialdiagnostischen Bedeutung als Distraktoren bei IMPP-Fragen einprägen. Die Frakturen, insbesondere der Fußwurzel, führen in vielen Fällen zur Heilung in knöcherner Fehlstellung und bedürfen einer orthopädischen Schuhversorgung.

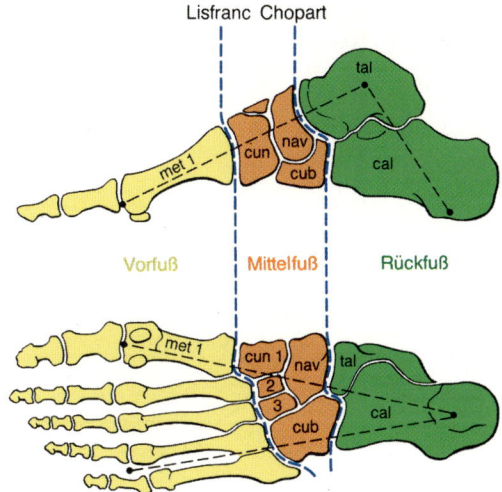

■ **Abb. 13.1** Einteilung des Fußskeletts

13.1 Grundlagen zur Orthopädie des Fußes

Der anatomische Bauplan des Fußes umfasst Fußwurzelknochen (Tarsalia), Mittelfußknochen (Metatarsalia) und Zehen (Phalangen).

Funktionell hat sich die Einteilung in Rück-, Mittel- und Vorfuß als zweckmäßig erwiesen (■ Abb. 13.1).

Die Abgrenzung erfolgt durch die **Lisfranc**[1]- bzw. **Chopart**[2]-Gelenklinie.

Das Fußskelett bildet eine **Tragstrahlkonstruktion** mit 3 Hauptbelastungspunkten an der Fußsohle: Fersenbein, Mittelfußköpfchen I und V.

Von diesen Stützpunkten errichten sich 3 Tragstrahlen, die sich im Talus treffen:

━ hinterer Tragstrahl: Talus – Kalkaneus,
━ vorderer medialer Tragstrahl: Talus – Navikulare – Kuneiforme I– Metatarsale I,
━ vorderer lateraler Tragstrahl: Kalkaneus – Kuboideus – Metatarsale IV und V.

Zwischen den vorderen Tragstrahlen liegt das Quergewölbe des Vorfußes mit den Auflagepunkten an den Mittelfußköpfchen I und V (■ Abb. 13.2).

Hinterer und vorderer medialer Tragstrahl bilden das wichtige **mediale Längsgewölbe** des Fußes. Zu den wichtigsten Bänder, die das Längsgewölbe in seiner Form halten, ▶ Übersicht 13.1, ■ Abb. 13.3.

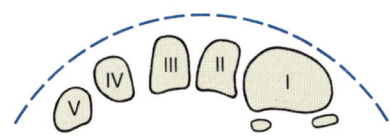

■ **Abb. 13.2** Quergewölbe des Vorfußes

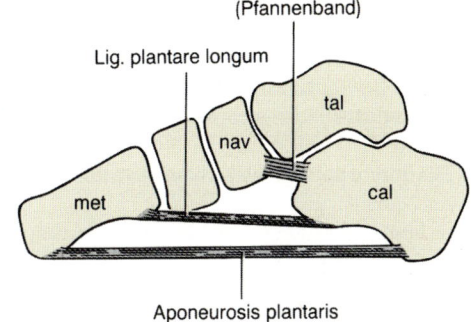

■ **Abb. 13.3** Die wichtigsten Bänder für das Längsgewölbe

Übersicht 13.1
Bänder, die das Fußlängsgewölbe halten

━ Lig. calcaneonaviculare
━ Lig. plantare longum
━ Aponeurosis plantaris

---

1 Jaques Lisfranc, Chirurg, Paris (1790–1847)
2 François Chopart, Chirurg, Paris (1743–1795)

Eine **aktive Haltefunktion** üben neben den kurzen Fußsohlenmuskeln vor allem die Steigbügelmuskeln

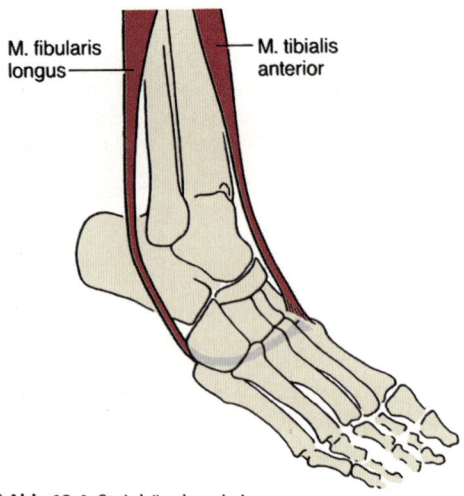

Abb. 13.4 Steigbügelmuskeln

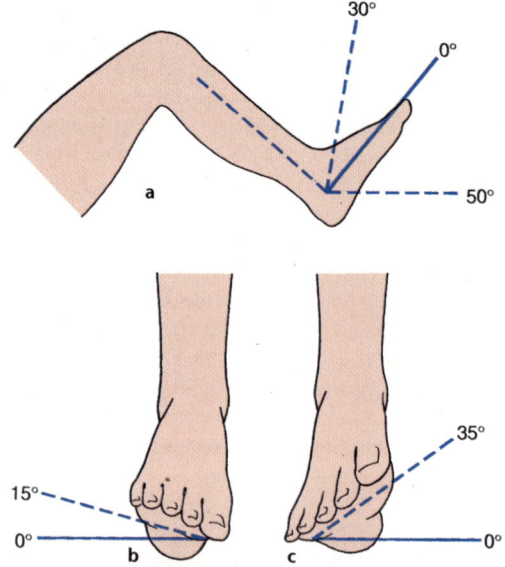

Abb. 13.5 a Dorsalextension und Plantarflexion des oberen Sprunggelenks. **b** Pronieren und **c** Supinieren der Tarsalgelenke

aus (M. tibialis anterior und M. fibularis longus, **Abb. 13.4**). Die Supinatoren (M. triceps surae, M. tibialis posterior) greifen am Rückfuß an, die Pronatoren vorn am Fußaußenrand.

Am Fuß unterscheiden wir 2 Hauptgelenke:
- Im **oberen Sprunggelenk** (Talokruralgelenk) sind 2 Bewegungen möglich:
  - Vorfuß anheben (**Dorsalextension**) zur Hackenfußstellung und
  - Vorfuß senken (**Plantarflexion**) zur Spitzfußstellung.
  Die Beweglichkeit misst man an der Kalkaneusauftrittsfläche, nicht an dem flexiblen Vorfuß.
- Das **untere Sprunggelenk** besteht anatomisch aus 2 Abteilungen:
  - hintere Abteilung: Articulatio talocalcanearis (subtalaris),
  - vordere Abteilung: Articulatio talocalcaneonavicularis.

Diese Gelenke lassen die Dorsalextension, Plantarflexion, Pronation und Supination zu (**Abb. 13.5**) und als Mischbewegungen
- die Inversion (Einwärtskantung), bestehend aus Vorfußadduktion, Plantarflexion, Supination, Varusferse (nach innen),
- und die Eversion (Auswärtskantung), bestehend aus Vorfußabduktion, Dorsalextension, Pronation, Valgusferse (nach außen, **Abb. 13.6**, **Tab. 13.1**).

Der **Sohlenabdruck** des Fußes gibt eine bildliche Darstellung der Fußauftrittsfläche.

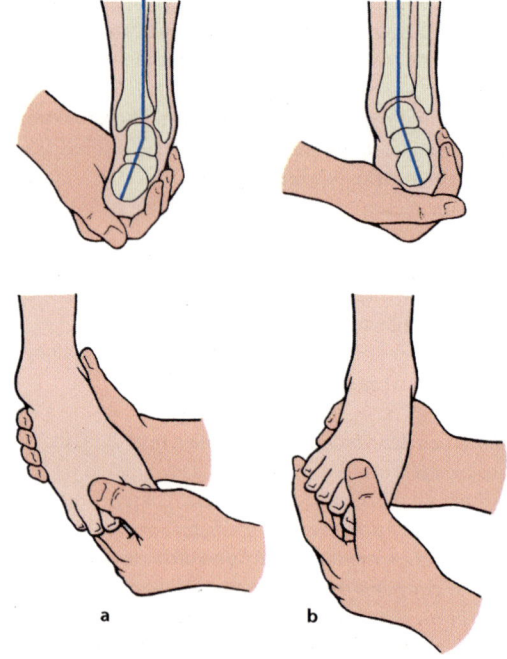

Abb. 13.6 a Inversion (Modell Klumpfuß), **b** Eversion (Modell Knickfuß)

Tab. 13.1 Mischbewegungen am Fuß	
Inversion	**Eversion**
Adduktion	Abduktion
Plantarflexion	Dorsalextension
Supination	Pronation
Varusferse	Valgusferse

> Beim Plattfuß ist der Sohlenabdruck vergrößert, beim Spreizfuß vorn verbreitert, beim Hohlfuß verkleinert und beim Sichelfuß vorn nach innen verbogen.

13.2 Angeborene Deformitäten

13.2.1 Klumpfuß

▪▪ Ätiopathogenese

Dieses Erbleiden betrifft Jungen doppelt so häufig wie Mädchen. Die Missbildung wird durch eine Störung des Muskelgleichgewichts mit Überwiegen der Plantarflexoren und Supinatoren verursacht (□ Abb. 13.7, □ Abb. 13.8, □ Abb. 13.9). Der M. tibialis posterior als starker Supinator und Plantarflexor wird daher auch als Klumpfußmuskel bezeichnet.

Diese Symptome sind bereits bei der Geburt deutlich vorhanden (▶ Übersicht 13.2).

> **Übersicht 13.2 Komponenten des Klumpfußes**
> - Spitzfuß – equinus
> - Hohlfuß – excavatus
> - Vorfußadduktion – adductus
> - Supinationsfuß mit Varusstellung der Ferse – varus

Außerdem besteht eine deutliche Hypotrophie der Wadenmuskulatur (Klumpfußwade).

Ursachen **sonstiger Klumpfüße** sind:
- Schlaffe und spastische Lähmungen, z. B. bei Polio, MMC, neurologischen Erkrankungen
- Verletzungen des N. peroneus
- Frühkindliche Hirnschädigungen
- Apoplektische Insulte

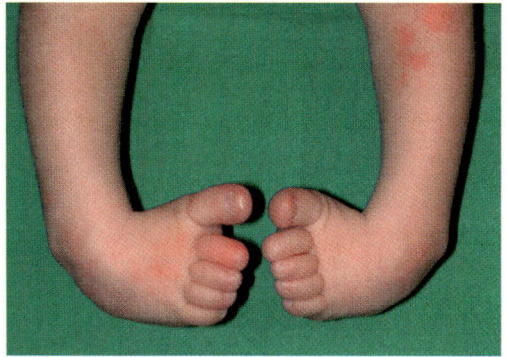

□ **Abb. 13.7** Kindliche Klumpfüße. Die ausgeprägte Supination und Adduktion sind leicht zu erkennen

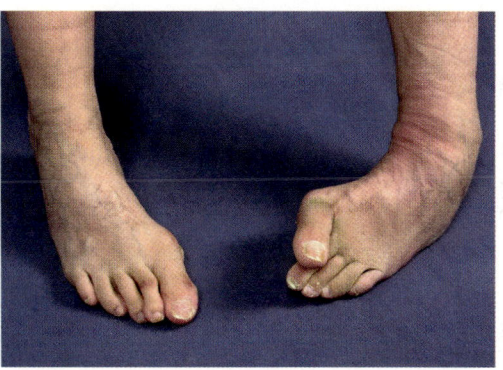

□ **Abb. 13.8** Klumpfüße im Erwachsenenalter. Beide Füße stehen supiniert. Die Vorfüße sind adduziert, hohes Längsgewölbe beidseits. Links zeigt sich eine ausgeprägte Varusstellung mit nach innen gekippter Ferse. Der Patient läuft links auf dem Fußaußenrand

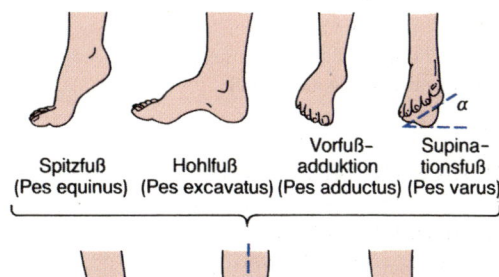

Spitzfuß (Pes equinus) · Hohlfuß (Pes excavatus) · Vorfußadduktion (Pes adductus) · Supinationsfuß (Pes varus)

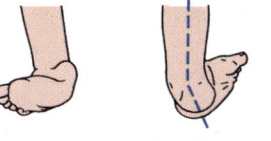

Von der Seite · Von hinten · Von vorn

□ **Abb. 13.9** Klumpfuß (Pes equinovarus, eigentlich Pes equino-excav-adducto-varus)

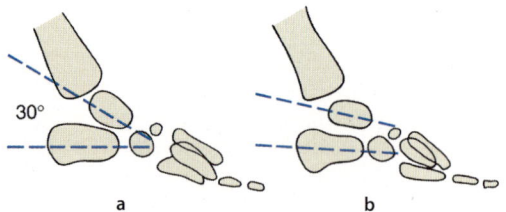

Abb. 13.10 Schema seitliches Röntgenbild vom Fuß. **a** Unauffälliger Rückfuß, **b** Klumpfuß

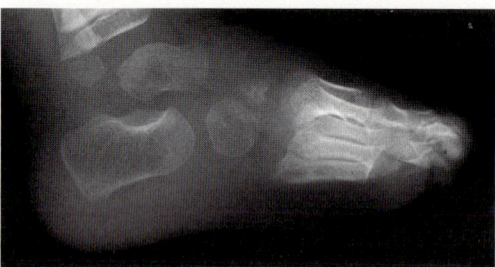

Abb. 13.11 Seitliches Röntgenbild eines Klumpfußes

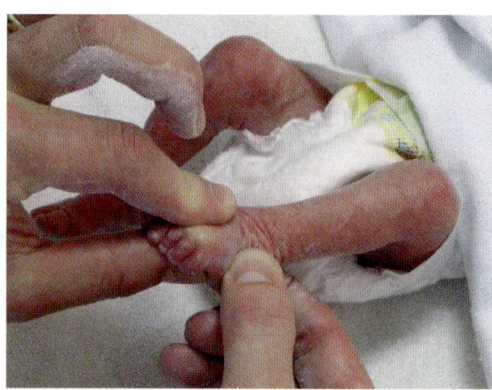

Abb. 13.12 Beispiel einer Klumpfußredression. Erstes Ziel ist die Talusrepositionierung, der Fußaußenrand wird angehoben und die Ferse wird nach kaudal gedrückt

Ein Klumpfuß kann auch nach
— Frakturen (Talus, Kalkaneus) oder durch
— Narbenzug entstehen (▶ Übersicht 13.3).

Übersicht 13.3 Klumpfußursachen

- Angeborene Missbildung
- Lähmung: Polio, Myelomeningozelen, Zerebralparese
- Verletzung: Läsion des N. peroneus, Talus-Kalkaneus-Fraktur, Narbe

---

Beim Klumpfuß nach Lähmungen spricht man auch vom **paralytischen Klumpfuß.**

■■ Röntgen
Wichtigster Befund: Auf dem Seitbild stehen die Achsen des Talus und des Kalkaneus nahezu parallel, normalerweise bilden sie einen nach hinten offenen Winkel von etwa 30° (■ Abb. 13.10, ■ Abb. 13.11).

■■ Differenzialdiagnose
Beim **Sichelfuß** (Pes adductus) ist nur die Vorfußadduktion vorhanden. Die Ferse steht unauffällig oder sogar in leichter Valgusstellung.

❯ **Viele Neugeborene haben eine physiologische Supinationshaltung des Fußes.**

Diese ist jedoch aktiv und passiv voll ausgleichbar. Das Röntgenbild zeigt einen unauffälligen Winkel zwischen Talus und Kalkaneus.

■■ Therapie
Schonendes **Redressement** des Fußes, das schon so früh wie möglich, also in den ersten Tagen nach der Geburt, ausgeführt werden sollte.

❯ **Orthopädenspruch: Der Klumpfuß wird vor dem Abnabeln therapiert.**

Das bedeutet, dass nur die frühe Therapie bei noch weichen Verhältnissen erfolgreich ist. Durch bestimmte Handgriffe werden alle einzelnen Komponenten bis zur Korrektur bzw. sogar Überkorrektur redressiert (■ Abb. 13.12). Die erreichte Korrekturstellung wird im Gipsverband oder Soft-Cast-Verband festgehalten (Retention). Der Gipsverband muss alle 3–4 Tage gewechselt werden, damit keine Druckschädigungen der Haut entstehen.

Beim Redressement nach der **Methode von Ponseti**[3] wird ein anderes Vorgehen gewählt. Hierbei wird zuerst der Hohlfuß, dann die Vorfußadduktion und zuletzt die Varusstellung des Rückfußes korrigiert. Die am Ende verbleibende Spitzfußstellung wird nach 3 Monaten mit einer Tenotomie der Achillessehne behandelt. Lagerungsschienen stabilisieren das Ergebnis bis das Kind das Laufen beginnt.

❯ **Etappenredressement als Frühbehandlung beim angeborenen Klumpfuß.**

Etappenredressements und Gipsverbände werden bis zur leichten Überkorrekturstellung durchgeführt. Die Behandlung des Kalkaneushochstands, falls dieser

---

3 Ignatio Ponseti, Orthopäde, Iowa (1914–2009)

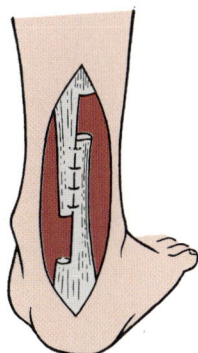

Abb. 13.13 Z-förmige Verlängerung der Achillessehne zur Beseitigung des Spitzfußes

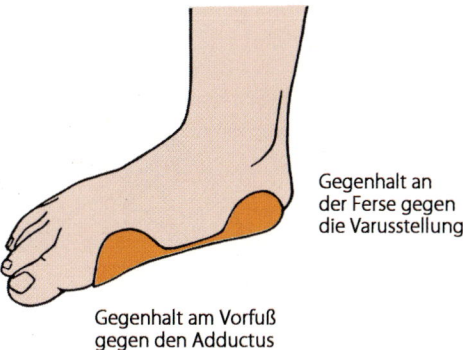

Gegenhalt an der Ferse gegen die Varusstellung

Gegenhalt am Vorfuß gegen den Adductus

Abb. 13.14 Einlage zur Nachbehandlung beim Klumpfuß

verbleibt, wird später mit der operativen Achillessehnenverlängerung beseitigt. Bei dieser Operation lässt man an der Ferse den lateralen Achillessehnenansatz stehen, um der Varusstellung des Rückfußes entgegenzuwirken (■ Abb. 13.13).

In Ergänzung und Vorbereitung der Etappenredressements sollte auch der **Krankengymnast** vorsichtige passive Dehnungen der verkürzten Muskeln vornehmen, die Fußwurzelgelenke mobilisieren und die Eltern anleiten, damit die Behandlung täglich erfolgt (▶ Übersicht 13.4).

> **Übersicht 13.4 Konservative Behandlung beim angeborenen Klumpfuß**
> - Redressement in Etappen
> - Gipsverband zur Retention
> - Antivarusschienen für die Nacht
> - Korrigierende Einlagen
> - Krankengymnastik

> **❯ Behandlungsfehler beim angeborenen Klumpfuß** sind neben Druckstellen und Frakturen vor allem das falsche Redressieren mit Hochbiegen des Vorfußes, während der Rückfuß unverändert bleibt.

Es entsteht ein **Schaukel-** oder **Tintenlöscherfuß**. Zunächst muss die Adduktionskomponente beseitigt werden, damit der Talus seinen Platz einnehmen kann.

Da die Ursache des angeborenen Klumpfußes – die Störung des Muskelgleichgewichts – durch die Redression und Retention nicht beseitigt wird, ist eine langdauernde Beobachtung und Nachbehandlung zur Rezidivprophylaxe erforderlich. Dazu dienen in erster Linie aktive Bewegungsübungen, außerdem Nachtschienen und speziell zugerichtete Einlagen (■ Abb. 13.14).

> **Rebellischer Klumpfuß**
>
> Man spricht von einem rebellischen Klumpfuß, wenn die Rezidivneigung sehr groß ist.

Wenn die konservative Behandlung nicht ausreicht, sind **Operationen** erforderlich. Neben der Achillessehnenverlängerung (s. oben) werden während des Wachstums vorwiegend Weichteiloperationen durchgeführt. Am wichtigsten ist die mediale Bandentflechtung und damit die Korrektur der Adduktionsstellung. Andere Weichteiloperationen sind die Verpflanzung des M. tibialis anterior auf den Fußaußenrand. Nach Abschluss des Wachstums kommen Knochenoperationen in Betracht, vorher wären Wachstumsanomalien zu erwarten. Durch Osteotomie und Entnahme von Knochenkeilen im Rück- und Mittelfuß wird die Fußform normalisiert. Die funktionell nicht so wichtigen Gelenke zwischen den Fußwurzelknochen werden dabei weitgehend versteift (■ Abb. 13.15, ▶ Übersicht 13.5).

> **Übersicht 13.5 Operative Behandlung beim angeborenen Klumpfuß**
> - Achillessehnenverlängerung
> - Verpflanzung der Sehne des M. tibialis anterior
> - Arthrodese der hinteren Fußwurzelknochen

Beim **paralytischen Klumpfuß** versucht man nach eingetretener Lähmung der Verschlimmerung und Kontraktur entgegenzuwirken durch aktive und passive Übungen mit Widerstandsgymnastik, spezielle Schienen, die den Vorfuß heben und Nachtlagerungsschienen, die bis zum Unterschenkel reichen um die Hebelkräfte gut zu nutzen. Schuhe allein reichen nicht.

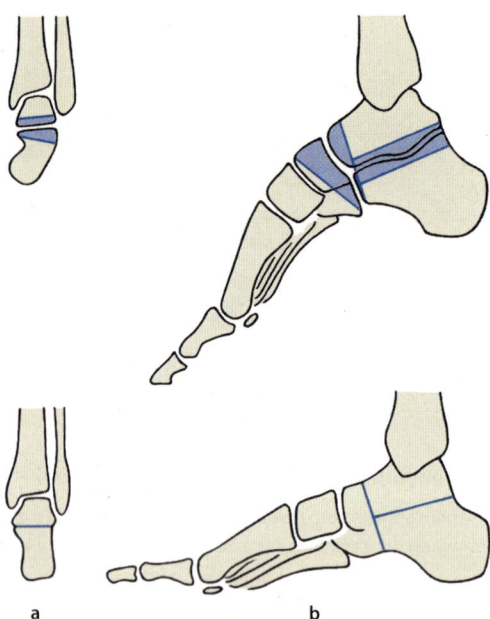

a   b

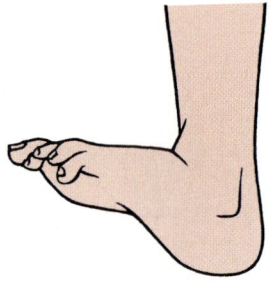

Abb. 13.16 Pes calcaneus

Abb. 13.15 a, b Endgültige skelettale Eingriffe zur Normalisierung der Stellung beim Klumpfuß nach Wachstumsabschluss. **a** Arthrodese des Talokalkanealgelenks mit Entnahme eines Knochenkeils mit lateraler Basis zur Korrektur der Varusstellung im Rückfuß. **b** Im Mittelfuß wird ein Teil mit dorsaler Basis zur Spitzfußkorrektur entnommen (sog. T-Arthrodese: Die Osteotomieflächen entsprechen der Form eines T)

Fallbeispiel

Bei dem neugeborenen Thorsten Spitzner stehen beide Füße nach innen, sodass er auf seine Fußsohlen schauen könnte. Bei Spontanbewegungen kommt es nicht zur Normalstellung.

Diagnose

Angeborene Klumpfüße. Erhärtung der Diagnose durch ein seitliches Röntgenbild mit Parallelstellung von Talus und Kalkaneus (**Abb. 13.11**).

Therapie

Sofortige Redression beider Füße am Tag nach der Geburt und Halten des erreichten Korrekturergebnisses zunächst in einem Verband. In den darauffolgenden Tagen wird ein Gips, der immer wieder erneuert wird, angelegt. In einem 0,5–1 Jahr muss wahrscheinlich eine Achillessehnenverlängerung vorgenommen werden.

13.2.2 Hackenfuß (Pes calcaneus)

> **Hackenfuß (Pes calcaneus)**
>
> Vermehrte Dorsalextension bei behinderter Plantarflexion des Fußes.

Die Ursache des **angeborenen** Hackenfußes (**Abb. 13.16**) liegt entweder in einem genetisch bedingten Muskelungleichgewicht oder in einer neuromuskulären Störung, die bereits intrauterin bestand (Hirnschaden, Spina bifida, Myelodysplasie). Weiterhin wird eine Entstehung durch Zwangshaltung im Uterus mit Überdehnung der Wadenmuskulatur diskutiert. Oft findet sich beim Neugeborenen eine ausgeprägte Hackenfußhaltung, die sich jedoch innerhalb weniger Tage spontan ausgleicht.

> **Der Hackenfuß ist häufig kombiniert mit einer Valgusstellung der Ferse (Knick-Hacken-Fuß).**

Der **erworbene** Hackenfuß entsteht durch eine Schädigung der Gastroknemiusmuskulatur (neurogen durch Lähmung der vom N. tibialis versorgten Muskulatur) oder der Achillessehne. In Frage kommen Verletzungen, Entzündungen, Lähmungen (Polio) oder eine überdosierte operative Verlängerung der Achillessehne (► Übersicht 13.6).

Übersicht 13.6 Memo: Hackenfuß

- Präarthrotische Deformitäten
- Valgusferse
- Dorsalextension
- Redression
- Angeboren – erworben
- Rückfußosteomie

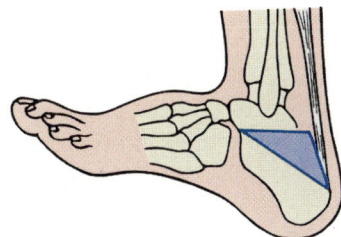

Abb. 13.17 Entnahme eines Knochenkeils aus dem Rückfuß zur Korrektur des Pes calcaneus

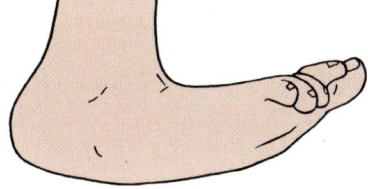

Abb. 13.18 Pes planus congenitus

■■ Therapie

Die konservative Behandlung beim Neugeborenen besteht in der manuellen Redression und in einer anschließenden Schienen- bzw. Gipsredression. Zur Nachbehandlung werden Nachtschienen in Überkorrektur (Spitzfußstellung) angelegt. Der endgültige skelettäre Eingriff erfolgt nach Wachstumsabschluss durch Rückfußosteotomie mit Knochenkeilentnahme (■ Abb. 13.17).

13.2.3 Plattfuß (Pes planus congenitus, Schaukelfuß, Tintenlöscherfuß)

■■ Ätiopathogenese

Das Längsgewölbe ist bereits bei der Geburt nach unten durchgebogen, die Fußsohle konvex, der Fußrücken konkav geformt. Die Ferse steht hoch. Der tiefste Punkt des Fußskeletts wird vom Kuboid gebildet (■ Abb. 13.18). Weitere Merkmale sind Vorfußabduktion, Vorfußdorsalextension, Rückfußvalgus und Fersenhochstand.

> **Wesentliches röntgenologisches Kennzeichen beim angeborenen Plattfuß ist der Talus verticalis (Steilstellung des Talus, ■ Abb. 13.19).**

Der angeborene Plattfuß kommt häufig auch bei anderen Skelettmissbildungen vor, so z. B. bei MMC, Hüftluxation.

■■ Therapie

Die Behandlung beruht auf einer Operation, bei der das Fersenbein aufgerichtet wird. Die Nachbehandlung erfolgt mit Nachtschienen und Einlagen.

Nach dem Wachstumsabschluss werden bei Restdeformitäten skelettäre Eingriffe durchgeführt, meistens in Form einer Arthrodese im Rückfußbereich.

13.2.4 Sichelfuß (Pes adductus)

■■ Ätiopathogenese

Der Sichelfuß ist durch eine Adduktionsstellung des Vorfußes (meist doppelseitig) aufgrund eines Überwiegens des M. adductor hallucis und/oder tibialis anterior gekennzeichnet (■ Abb. 13.20). Der Kalkaneus steht unauffällig.

> **Beim Sichelfuß steht die Ferse lotrecht oder in Valgusstellung, während zum Klumpfuß eine Varusstellung der Ferse gehört.**

■■ Differenzialdiagnose

Lagedeformitäten sind abzugrenzen (z. B. bei häufiger Bauchlage des Säuglings), die passiv voll ausgleichbar sind und keiner weiteren Behandlung bedürfen.

■■ Therapie

Manuelle Redression und anschließende Fixierung im Gips. Später werden Schienen und korrigierende Einlagen gegeben. Führt diese Behandlung nicht zum Erfolg, so wird eine Operation mit medialer Kapselerweiterung bzw. später eine Korrekturosteotomie im Bereich der Mittelfußknochen durchgeführt.

13.2.5 Hohlfuß (Pes excavatus)

■■ Ätiopathogenese

Das Längsgewölbe ist erhöht. Je nachdem, ob die Ferse oder der Vorfuß den tiefsten Punkt bildet, spricht man vom Hacken- bzw. Ballenhohlfuß (■ Abb. 13.21). Begleitdeformierungen sind: Varusstellung der Ferse, Pronationsstellung des Vorfußes, Krallenstellung der Zehen. Die Ursache des Hohlfußes liegt in einer Störung des Muskelgleichgewichts. Als Ursachen kommen in Frage: Rückenmarkmissbildungen (Myelodysplasien, Spina bifida), Muskelerkrankungen (z. B. progressive Muskeldystrophie), Lähmungen und die hereditäre Ataxie. Er tritt also häufig bei neurologischen

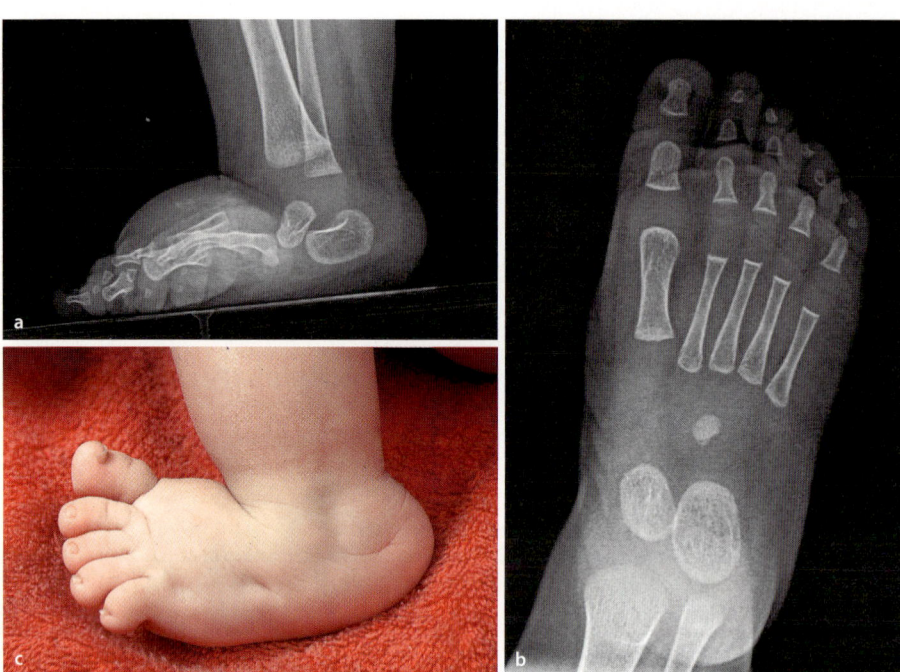

◘ **Abb. 13.19** Angeborener Plattfuß. **a, b** Röntgenbild. Der Talus steht vertikal. Der seitliche Talus-Kalkaneus-Winkel ist vergrößert (über 30°). **c** Klinisches Bild

13

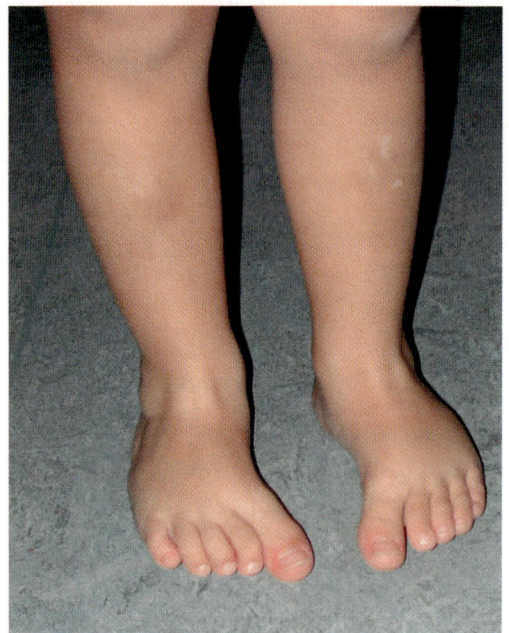

◘ **Abb. 13.20** Pedes adducti

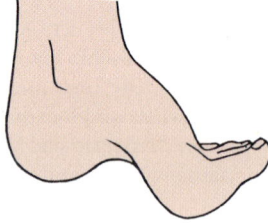

◘ **Abb. 13.21** Pes excavatus

Erkrankungen auf. Er kann aber auch ohne neurologische Störung beim muskelkräftigen Typ vorliegen. Die Ferse steht oft im Varus.

Friedreich[4]-Fuß

Hohlfuß mit Krallenstellung der Zehen, besonders der Großzehe, als Symptom der hereditären Friedreich-Ataxie.

Am häufigsten ist der idiopathische Hohlfuß unklarer Ätiologie, der sich zwischen dem 8. und 12. Lebensjahr entwickelt und bis zum Wachstumsabschluss weiter fortschreitet (▶ Übersicht 13.7).

4 Nicolaus Friedreich, Internist, Würzburg (1825–1882)

Übersicht 13.7 Memo: Hohlfuß

- Längsgewölbe erhöht
- Varusferse
- Hacken oder Ballen
- Krallenzehen
- Friedreich
- Spreizfuß

▪▪ Klinik

Neben den obengenannten Deformierungen treten Druckstellen über dem Großzehengelenk sowie Klavi (Hühneraugen) auf den Krallenzehen auf. Durch die vermehrte Vorfußbelastung kommt es zum Spreizfuß (Hohlspreizfuß).

▪▪ Therapie

Zunächst konservativ durch Einlagenversorgung zur Entlastung der Druckstellen, ggf. werden orthopädische Schuhe verordnet. Nach Wachstumsabschluss werden in schweren Fällen Mittelfußosteotomien mit dorsaler Keilentnahme zur Abflachung des Längsgewölbes durchgeführt.

13.2.6 Spaltfuß und Spalthand

> **Spaltfuß und Spalthand**
>
> Erbliche, keilförmige Defekte der primitiven Hand- bzw. Fußanlage.

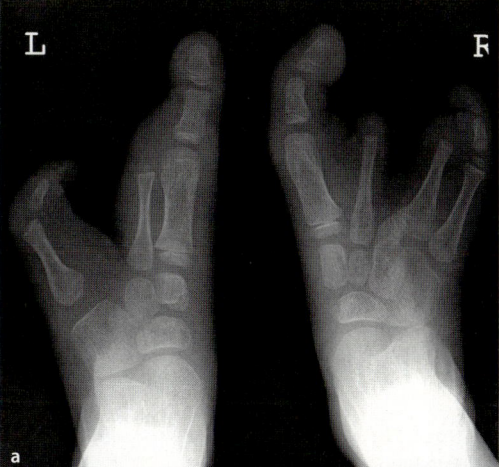

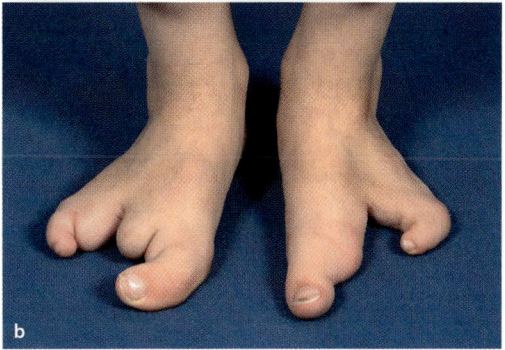

☐ **Abb. 13.22** Spaltfuß. **a** Röntgendarstellung. **b** Klinisches Bild

Die Entwicklung der mittleren Strahlen ist unterdrückt. Im Extremfall bleiben nur die Randstrahlen (I und V) stehen, sodass hummerscherenartige Gebilde an den Extremitätenenden entstehen (☐ Abb. 13.22). Diese Missbildungen zählen zu den Ektrodaktylien (▶ Abschn. 4.1.1). In der Regel sind beide Füße, nicht selten sogar alle Extremitäten betroffen.

▪▪ Therapie

Eine kausale Behandlung ist nicht möglich. Mit plastischen Operationen kann die funktionelle Situation etwas verbessert werden, um z. B. einen ausreichenden Zangengriff der Hand zu erreichen.

13.2.7 Polydaktylie, Syndaktylie

Bei der **Polydaktylie** sind mehr als 5 Zehen (an der Hand mehr als 5 Finger) vorhanden. Bei der **Syndaktylie** sind die Phalangen zusammengewachsen. Man teilt sie ein in solche mit Schwimmhautbildung und solche mit einer knöchernen Syndaktylie.

Am Fuß sind diese Missbildungen bedeutungslos. An der Hand müssen plastische Operationen zur Trennung der Verwachsungen vorgenommen werden.

13.2.8 Einseitiger Riesenwuchs

Dieser kann die ganze Extremität oder aber auch nur Teile betreffen. Beim **Klippel[5]-Trénaunay-Weber-Syndrom** (▶ Abschn. 4.1.1) finden sich neben der Hypertrophie des betroffenen Extremitätenabschnitts auch Gefäßveränderungen (Nävi, arteriovenöse Fisteln).

▪▪ Therapie

Bei störender Größe Operation mit Reduktion des überflüssigen Weichteil- und Knochengewebes.

---

5 Maurice Klippel, Neurologe, Paris (1858–1942)

13.2.9 Anatomische Variationen

Diese treten am Fuß häufig auf. Verwechslungen mit traumatischen Veränderungen sind möglich. So gibt es z. B. angeborene knöcherne Verbindungen (**Synostosen**) unter den einzelnen Fußwurzelknochen, am häufigsten zwischen Talus, Kalkaneus, Navikulare und Kuboid.

Die akzessorischen Knochenelemente am Fuß ergeben häufig Verwechslungsmöglichkeiten mit traumatischen Absprengungen. Akzessorische Knochen sind rundlich begrenzt und liegen an typischer Stelle (▶ Übersicht 13.8, ◘ Abb. 13.23).

> **Übersicht 13.8 Häufigste akzessorische Knochen am Fuß**
>
> — **Os tibiale externum**: neben dem Os naviculare in Verlängerung des Innenknöchels
> — **Os trigonum**: auf der Seitaufnahme hinter dem Talus in der Gegend des Processus posterior tali
> — **Os supratalare**: an der Vorderseite des Talus

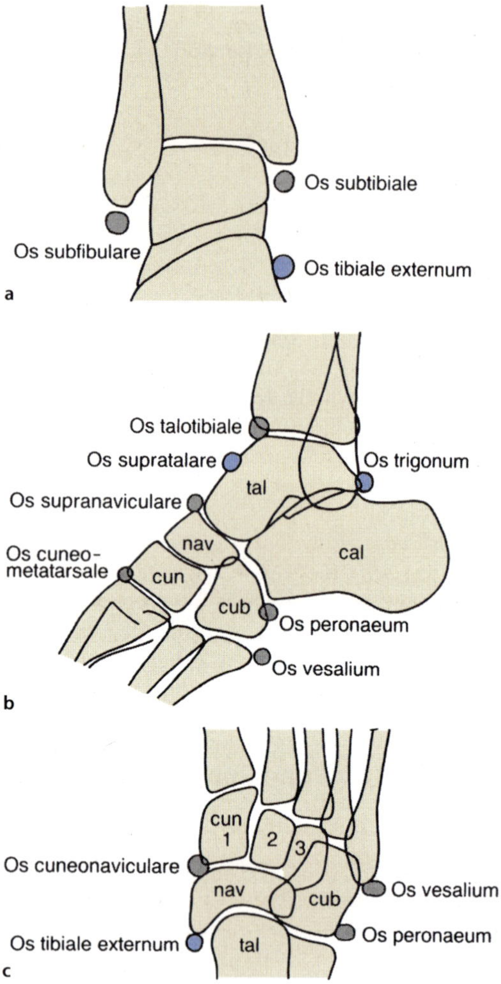

! ▶ 13.3   Erworbener Plattfuß, Spreizfuß

■ ■ Ätiopathogenese

Der **erworbene Plattfuß** (▶ Übersicht 13.9) entsteht durch ein Einsinken des Fußlängsgewölbes infolge Insuffizienz der Muskeln und Bänder. Durch das Tragen von Schuhen haben Fuß und Zehen nicht die notwendige Bewegungsfreiheit, um ein Training der Muskulatur zu erlauben. Aber sie halten beim Training alle Reize, welche die Muskeln aktivieren, von der Fußsohlenhaut fern.

> ┌─ **Plattfuß** ────────────
> Beim Plattfuß steht der Vorfuß in relativer Supination und die Ferse im Valgus.

Dadurch wird das Längsgewölbe aufgehoben und der Fuß kippt auf die Innenseite.

Durch Einsinken des vorderen medialen Tragstrahles kommt es zu einer Valgusstellung der Ferse: Es entsteht der bänderschlaffe **Knick-Senk**- bzw. **Knick-Platt-Fuß** (◘ Abb. 13.24). In Fehlstellung verheilte Fersenbeinfrakturen mit verändertem Tubergelenkwinkel führen zu einem posttraumatischen Knick-Platt-Fuß.

a

Os subtibiale
Os subfibulare
Os tibiale externum

b

Os talotibiale
Os supratalare
Os trigonum
tal
Os supranaviculare
Os cuneo-metatarsale
nav
cal
cun
cub
Os peronaeum
Os vesalium

c

cun 1 2 3
Os cuneonaviculare
nav
cub
Os vesalium
Os tibiale externum
tal
Os peronaeum

◘ **Abb. 13.23** Akzessorische Knochenelemente am Fuß. Die 3 häufigsten sind blau markiert. **a** a.-p.-Bild, **b** Seitbild, **c** Aufsicht

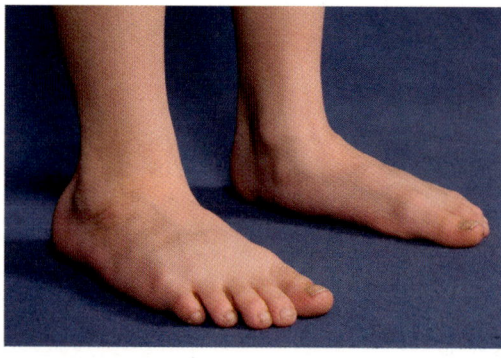

◘ **Abb. 13.24** Pes planovalgus (Knick-Platt-Fuß). Flach auf dem Boden aufliegender medialer Fußbereich, Pronationsstellung (Valgus) der Ferse unter Belastung

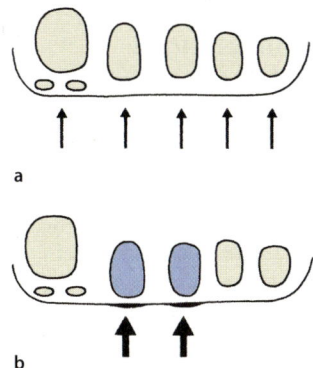

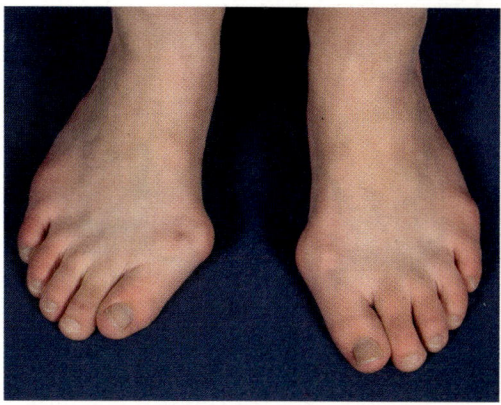

Abb. 13.25 **a** Beim unauffälligen Quergewölbe wird der Druck beim Auftritt gleichmäßig auf alle 5 Mittelfußknochen verteilt. **b** Beim Spreizfuß richtet sich der Hauptdruck auf die Mittelfußköpfchen II und III. Dort entstehen an der Fußsohle Schwielen

Abb. 13.26 Spreizfuß beidseits mit der typischen Verbreiterung des Vorfußes. Außerdem zeigt sich eine Hallux valgus-Deformität beidseits

Der **entzündliche** oder **kontrakte Plattfuß** stellt eine Sonderform des Plattfußes dar. Schmerzen und Bewegungseinschränkungen stehen ganz im Vordergrund. Insbesondere sind die Bewegungen in den unteren Sprunggelenken bei der Pro- und Supination eingeschränkt. Ein kontrakter Plattfuß entsteht bei Jugendlichen und Erwachsenen, die ihre Arbeit stehend verrichten müssen. Dauerbelastungen im Talonavikular- und Talokalkanealgelenk führen zu Knorpeldegenerationen und arthrotischen Reizzuständen. Durch Verkürzung der Gelenkkapseln und Verstärkungsbänder entsteht aus dem zunächst muskulär-kontrakten Plattfuß der ligamentär-kontrakte und schließlich, aufgrund der knöchernen arthrotischen Deformierungen, der ossärkontrakte Plattfuß.

> **Übersicht 13.9 Memo: Plattfuß**
> - Medialer Tragstrahl sinkt ein
> - Schmerzen am Lig. calcaneonaviculare
> - Auch posttraumatisch (Fersenbeinbruch)
> - Doppelter Innenknöchel
> - Kombiniert mit Knick-Spreiz-Fuß
> - Einlagen, Krankengymnastik

Beim Einsinken des Vorfußquergewölbes entsteht der **Spreizfuß** (**Abb. 13.25**, **Abb. 13.26**). Er kommt sowohl in Verbindung mit dem Senk- bzw. Plattfuß als auch mit dem Hohlfuß vor. Frauen sind häufiger betroffen.

Der **Spreizfuß** ist häufig mit dem Plattfuß kombiniert. Der Spreizfuß ist durch eine Verbreiterung des Vorfußes gekennzeichnet.

■■ Klinik

Typisch für den **erworbenen Plattfuß** sind Schmerzen am Fußlängsgewölbe in der Gegend des Lig. calcaneonaviculare sowie in der Wadenmuskulatur (medialer Gastroknemiusbauch). Die Beschwerden sind belastungsabhängig. Beim Einsinken des knöchernen Längsgewölbes kann der Taluskopf medial hervorragen und lässt den Eindruck eines 2. Innenknöchels entstehen.

Beim **Spreizfuß** treten Schmerzen im Vorfuß beim Gehen und längeren Stehen auf. Klinisch bedeutsam sind Schwielen und Druckschmerzen an den Mittelfußköpfchen 2 und 3 sowie ein Kompressionsschmerz des Mittelfußes. Als Folge von Spreizfüßen treten fast immer Zehendeformitäten auf (Hallux valgus, Hammerzehen, **Abb. 13.26**).

■■ Differenzialdiagnose

Beim erworbenen Plattfuß steht der Talus im Gegensatz zum **angeborenen Plattfuß** radiologisch unauffällig.

> ❯ Im Kindesalter ist eine leichte Valgusstellung der Ferse physiologisch (**Abb. 1.1**) und korrigiert sich meist spontan.

Bei stärkerer Abwinkelung der Ferse nach außen (valgus) unter Belastung spricht man vom **kindlichen Knickfuß**, der behandlungsbedürftig ist. Ein Plattfuß ist beim Kind meistens noch nicht vorhanden. Er wird häufig nur durch Weichteilpolster in der Fußsohle vorgetäuscht. Die Behandlung des kindlichen Knickfußes erfolgt am besten mit Fußgymnastik, Barfußlaufen auf weichem Boden (Sand, Gras, Teppichboden) und Einlagen.

■■ Therapie

Verordnung von Einlagen sowie Übungen zur Kräftigung der Unterschenkel- und Fußmuskeln. Die Einlagen unterstützen das Längsgewölbe in der Gegend des Lig. calcaneonaviculare (Längsgewölbepelotte) und das Quergewölbe unmittelbar hinter den Mittelfußköpfchen (Vorfußpelotte), ▶ Übersicht 13.10. Schwere Deformierungen und Beschwerdezustände erfordern orthopädische Schuhe. Bei chronisch-rezidivierenden arthrotischen Reizzuständen in den Fußwurzelgelenken sind operative Eingriffe, z. B. in Form einer talokalkanearen Arthrodese bzw. Talonavikulararthrodese, erforderlich. Bei Kindern und Jugendlichen versucht man zunächst, ohne orthopädische Hilfsmittel auszukommen, und verordnet Fußübungen, häufiges Barfußlaufen und Konfektionsschuhe mit weichen Sohlen, die der Fußsohle noch ausreichend Beweglichkeit garantieren und ein gewisses Bodengefühl vermitteln, um die Aktivität der Fuß- und Unterschenkelmuskeln anzuregen. Der Schuh darf nicht zu klein gewählt werden, damit freies Zehenspiel gewährleistet ist. Absatzerhöhungen, insbesondere in ihrer Megaform als Pumps, sind (nicht nur) beim Spreizfuß nicht angebracht. Zwischen vorderem und hinterem Schuhanteil müssen noch leichte Torsionen möglich sein. Deswegen sind feste Sohlen (Holz) zu vermeiden.

Übersicht 13.10 Häufige Indikationen für Schuheinlagen

- Spreiz- und Plattfußbeschwerden
- Neuromuskuläre Fußdeformitäten (Ballenhohlfüße)
- Schmerzhafter plantarer Kalkaneussporn (▶ Abschn. 13.6)
- Nach Hallux-valgus-Operationen (▶ Abschn. 13.10.1)
- Sichelfuß (▶ Abschn. 13.2.4)
- Klumpfuß (▶ Abschn. 13.2.1)
- Entzündliche Erkrankungen
- Posttraumatische Deformitäten

■■ Physiotherapie

Training der gewölbestützenden Muskeln, speziell der Steigbügelmuskeln (▶ Abschn. 13.1), dazu Mobilisation der Mittelfußknochen und Zehengrundgelenke, die oft schmerzhaft kontrakt sind. Fußbäder und tiefe Friktionen mit Querdehnung der kurzen Fußmuskeln unterstützen diese Maßnahmen.

13.4 Entzündliche und degenerative Veränderungen

Rheumatische **Entzündungen** betreffen vorwiegend das obere Sprunggelenk und die Zehengrundgelenke. Differenzialdiagnostisch sind Reizzustände bei Arthrosen in Erwägung zu ziehen. Röntgenbild und Laborwerte sichern die jeweilige Diagnose. Beim Gichtanfall entzündet sich in der Regel zunächst die Umgebung des Großzehengrundgelenks.

> **Bei allen entzündlichen Veränderungen am Fuß ist auf eine korrekte Lagerung zu achten, um Fehlstellungen, insbesondere in Spitzklumpfußform, zu vermeiden.**

Ursachen **degenerativer** Veränderungen am Fuß:
- Oberes Sprunggelenk: Zustand nach in Fehlstellung verheilten Knöchelbrüchen
- Unteres Sprunggelenk: Zustand nach Fersenbeinfraktur, Fehlbelastung beim Plattfuß, Klumpfuß, Defektheilung nach aseptischer Nekrose des Os naviculare und bei angeborenen Knochenverschmelzungen, z. B. bei der Coalitio calcaneonavicularis (Knochenverschmelzung)
- Großzehengrundgelenk: anlagebedingte Arthrosis deformans (Hallux rigidus)

13.5 Aseptische Nekrosen

Am Fuß sind 2 aseptische Nekrosen bedeutungsvoll:
- Morbus Köhler[6] I (Kahnbein)
- Morbus Köhler II (Mittelfußköpfchen)

13.5.1 Morbus Köhler I

Morbus Köhler

Spontane Osteonekrose des Kahnbeins (Os naviculare) am Fuß.

Typischerweise tritt der M. Köhler I zwischen dem 8.–12. Lebensjahr auf (◘ Abb. 13.27). Jungen sind häufiger betroffen als Mädchen.

■■ Klinik

Spontanschmerzen bei Belastung sowie Druckschmerz und Schwellungen über der Kahnbeingegend.

---

6   Alban Köhler, Radiologe, Wiesbaden (1874–1947)

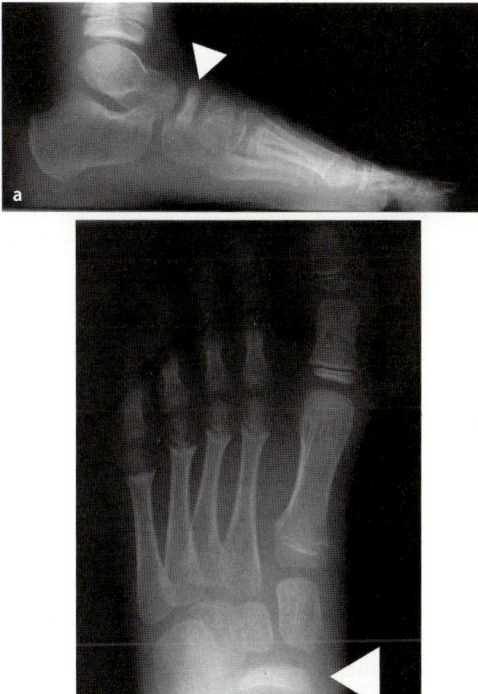

Abb. 13.27 a, b Morbus Köhler I. Das Os naviculare ist verschmälert und verdichtet (Pfeil). Die angrenzenden Gelenkspalten sind verbreitert

■■ Röntgen

Im Röntgenbild tritt zunächst, ähnlich wie beim M. Perthes, eine Kondensation des Knochens mit Verbreiterung der benachbarten Gelenkspalten auf. Das Kahnbein kann sich bis zu einer schmalen Scheibe verschmälern und u. U. nach dorsal luxieren.

■■ Therapie

Einlagenversorgung. Das Fußlängsgewölbe muss während der Erkrankung, die sich ähnlich wie beim M. Perthes über mehrere Jahre hinzieht, unterstützt werden. Bei stärkeren Reizzuständen legt man vorübergehend einen Unterschenkelgehgipsverband mit guter Anmodellierung des Längsgewölbes oder eine Orthese an.

13.5.2 Morbus Köhler II

> **Morbus Köhler II**
>
> Spontane Osteonekrose der Mittelfußstrahlen II, III oder IV.

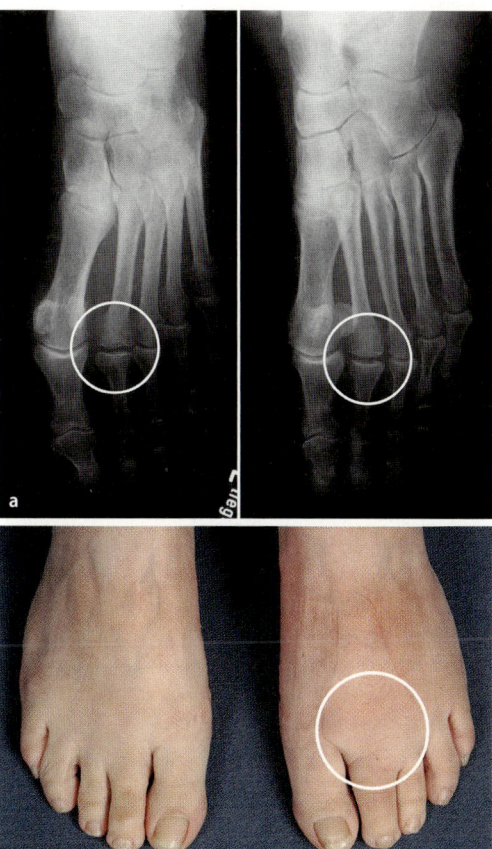

Abb. 13.28 Morbus Köhler II. **a** Destruktion und Deformierung des Mittelfußköpfchen II im Röntgenbild in 2 Ebenen. Deutliche Abflachung der sonst gewölbten Gelenkfläche. **b** Ausgeprägtes klinisches Bild mit Schwellung und Verplumpung der dorsalen Kontur

Häufig findet sich ein Zusammenhang mit Spreizfüßen. Die Erkrankung tritt in der Adoleszenz auf und betrifft häufiger Mädchen. Vielfach wird der Zustand nach M. Köhler II erst später entdeckt, wenn bereits arthrotische Veränderungen in den betroffenen Zehengrundgelenken eingetreten sind.

■■ Röntgen

Betroffene Metatarsalköpfchen sind abgeflacht, verkürzt, verbreitert.

■■ Therapie

Unterstützung des Fußquergewölbes unmittelbar hinter den Mittelfußköpfchen (retrokapital) durch Einlagen. Im floriden Stadium kann der Einsatz der Stoßwelle die Nekrose revitalisieren. Falls keine Besserung eintritt, wird das deformierte Mittelfußköpfchen modelliert, im Extremfall entfernt.

13.6 Knochenvorsprünge am Fuß, Fersenschmerzen

13.6.1 Kalkaneussporn

▪▪ Formen

Am Fersenbein treten spornartige Ausziehungen an bestimmten Punkten auf (◘ Abb. 13.29):

- Der **untere** Fersensporn findet sich im Bereich des Ursprungs der Plantaraponeurose am Tuber mediale calcanei. Man findet die mehr medial unter der Fersenauftrittsfläche liegende Stelle, indem man die Großzehe dorsal extendiert und den Faszienstrang vom Längsgewölbe zum Fersenansatz verfolgt. Bei einer Fersenspornsymptomatik ist typischerweise eine Druckschmerzhaftigkeit auszulösen. Oft wird aber der Röntgenbefund überbewertet und ist nicht für die Schmerzen verantwortlich. Wichtig ist auch, ob die Ferse im Valgus steht. Dann kommt es zu Überlastungen am medialen Kalkaneusbereich.
- Seltener ist der **hintere** Fersensporn als Ansatzverknöcherung im Bereich der Achillessehne.

▪▪ Therapie

Zunächst konservativ. Evtl. Wärmeapplikation sowie Hohllegung der Druckstelle im Schuh durch Abpolsterung bzw. Hohllegung mit einer Einlage. Die Fersenmitte muss eine gute Auflagefläche haben, Einlagen mit einem Loch mittig unter der Fersenauftrittsfläche sind falsch. Auf die korrekte Aufrichtung der Ferse aus dem Valgus ist zu achten. Nur bei Therapieresistenz wird der untere Fersensporn operativ abgetragen oder die Plantarfaszie gekerbt, wobei die Erfolgsraten bei 50% liegen.

❗▶ 13.6.2 Haglund-Ferse (Haglund-Exostose, hohe Ferse)

> **Haglund[7]-Ferse**
>
> Abnorme knöcherne Ausziehung der Hinteroberkante des Fersenbeins.

Über dem Knochenvorsprung bildet sich ein störender Schleimbeutel, die Achillessehne wird gereizt.

---

7 Patrik Haglund, Orthopäde, Stockholm (1870–1937)

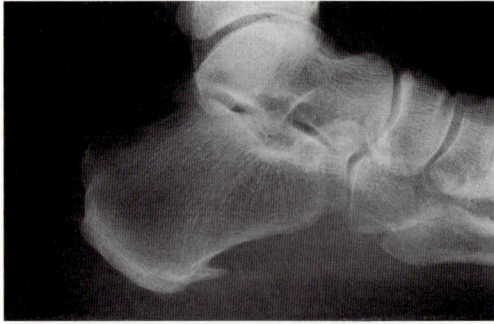

◘ **Abb. 13.29** Fersensporn: Spornartige Ausziehung unter dem Kalkaneus an der Ansatzstelle der Plantaraponeurose. Dieser Sporn kann beim Auftreten Beschwerden unter der Ferse zur Innenseite hin verursachen

Wenn die Druckentlastung im Schuh nicht gelingt, muss die Kante abgemeißelt werden.

> ❯ **Die Haglund-Ferse darf nicht verwechselt werden mit der Apophysitis calcanei (M. Haglund) als spontane Osteonekrose der Kalkaneusapophyse.**

13.6.3 Fersenschmerzen

Kommen außer beim Fersensporn und bei der Haglund-Ferse auch bei anderen Erkrankungen vor (▶ Übersicht 13.11):

- Typisch ist der Fersenschmerz als Frühsymptom vom M. Bechterew.
- Juvenile Zysten kommen bevorzugt im Kalkaneus vor.
- Neuerdings beobachtet man Ermüdungsfrakturen im Kalkaneus bei Extremjoggern.
- Anlagebedingt und bei Belastung schmerzhaft ist auch die Coalitio calcaneonaviculare.
- Nicht zu vergessen bei der Differenzialdiagnose ist das S1-Syndrom mit Schmerzdermatom bis zur Ferse.

> **Übersicht 13.11 Ursachen für Schmerzen im Bereich der Ferse**
>
> - Haglund-Ferse
> - Coalitio calcaneonaviculare
> - Fersensporn
> - S1-Wurzelsyndrom
> - M. Bechterew
> - Durchblutungsstörungen
> - Fraktur

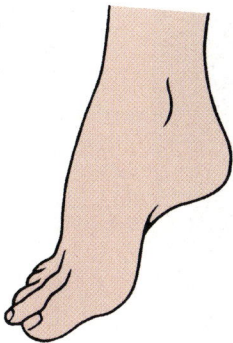

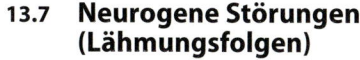
Abb. 13.30 Pes equinus

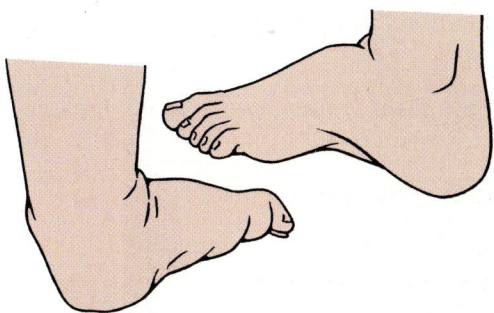
Abb. 13.31 Pes calcaneovalgus

13.7 Neurogene Störungen (Lähmungsfolgen)

Je nachdem, welche Fuß- und Unterschenkelmuskeln ausfallen, entstehen zunächst haltungsbedingte und später irreversible **Fußdeformitäten**. So entwickelt sich z. B. beim Ausfall der Dorsalextensoren (N. peroneus) ein Lähmungsspitzfuß (Pes equinus), der funktionell-anatomisch einer Beugekontraktur im oberen Sprunggelenk entspricht (■ Abb. 13.30).

Beim Überwiegen der Pronatoren und Ausfall der Gastroknemiusmuskulatur entsteht der Lähmungs-Knick-Hacken-Fuß (Pes calcaneovalgus, ■ Abb. 13.31). Bei Ausfall des N. tibialis entsteht ein Hackenhohlfuß (■ Tab. 13.2).

▪▪ Therapie

Die konservative Behandlung von Fußdeformitäten als Lähmungsfolge erfolgt durch Schienen und orthopädische Schuhe. Operativ wird beim Spitzfuß die Achillessehne verlängert (■ Abb. 13.13) und beim Knickhackenfuß eine Verlängerung bzw. Durchtrennung der Pronatoren durchgeführt. Falls die Deformierungen schon längere Zeit bestehen und Ankylosen der Gelenke eingetreten sind, kann man die Fußstellung nur durch Operationen mit Keilentnahme (■ Abb. 13.17) korrigieren.

Chronische Ulzera am Fuß entstehen durch trophische Störungen bei Lähmungen, Durchblutungsstörungen und Stoffwechselstörungen, z. B. Diabetes. Diabetische Spätfolge bei Sensibilitätsverlust ist das trichterförmig in die Tiefe führende Ulcus, das Malum perforans pedis (neuropathische Osteoarthropathie).

Wenn entzündliche Vorgänge auf den Knochen übergreifen, kommt es zu einer fortschreitenden **Entzündung** der Fußwurzel- und Mittelfußknochen (z. B. Strahlenosteomyelitis nach Radiatio). Vielfach bleibt dann nur noch die Vorfußamputation.

▪▪ Krankengymnastik

Ein Spitzfuß kann durch fehlerhafte Lagerung eines gelähmten oder über längere Zeit bewusstlosen bzw. bewegungsunfähigen Patienten entstehen. Deswegen ist eine **Spitzfußprophylaxe** erforderlich. Dazu dienen:
- Aktives und passives Durchbewegen der Sprunggelenke
- Bettkasten, Schlauchbinde, um den Vorfuß in Mittelstellung zu halten
- Training der Fußhebermuskeln
- Vorsichtiges Aufdehnen der verkürzten Gastroknemiusmuskulatur durch manuelle Redression
- Soweit möglich, Patient hinstellen, Fersen auf den Boden

13.8 Tarsaltunnelsyndrom   ◀ !

> **Tarsaltunnelsyndrom**
>
> Irritation des distalen N. tibialis hinter dem Innenknöchel.

Örtlicher Kompressionsschaden des N. tibialis posterior im Canalis malleolaris, dem vom Retinaculum musculorum flexorum überdachten Durchtrittskanal, z. B. durch Trauma, Überanstrengung, vermehrtem Calcaneus valgus und Fußüberlastung.

■ Tab. 13.2 Lähmungsfolgen

Nerv	Muskeln	Fußform
N. peroneus	Dorsalextensoren	Spitzfuß
N. tibialis	Plantarflektoren	Hackenfuß

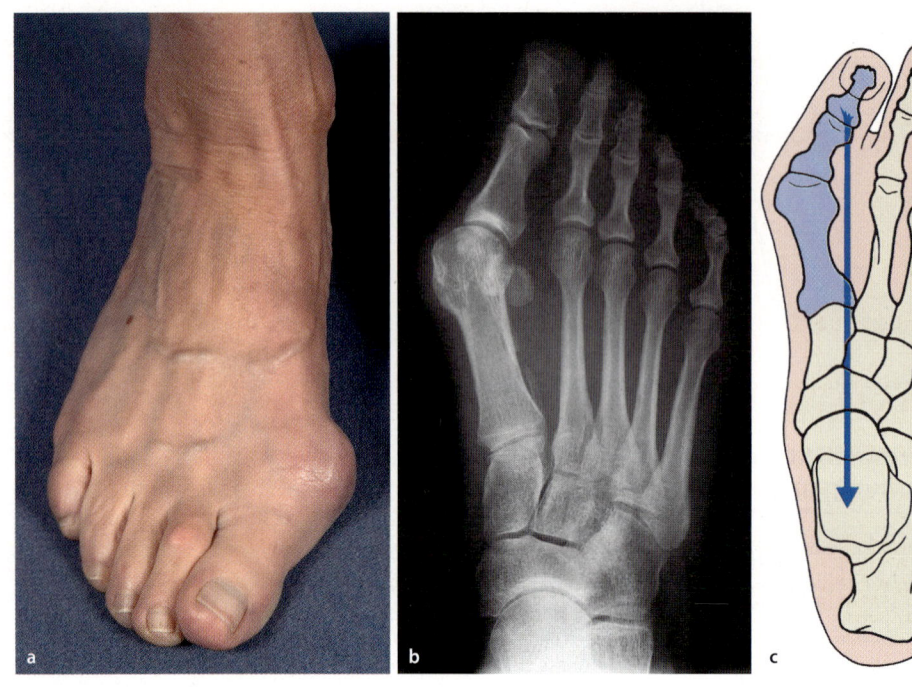

■ Abb. 13.32 a, b Hallux valgus. **a** Typische Schiefstellung der Großzehe mit Prominenz der Pseudoexostose (Ballen), pronatorischer Aufdrehung der Großzehe und Bedrängung der Kleinzehen. **b** Korrespondierendes Röntgenbild. **c** Schematische Darstellung des Sehnenzuges, der zur Progredienz des Hallux valgus führt

■■ Klinik

Druckschmerz unterhalb des Innenknöchels, Nachtschmerz mit Parästhesien.

■■ Therapie

Einlagen zur Fersenaufrichtung, Entlastung des Fußlängsgewölbes. Operative Spaltung des Retinakulums, Neurolyse.

13.9   Zehendeformitäten

!! ▶ 13.9.1 Hallux valgus

> **Hallux valgus**
>
> Abwinkelung der Großzehe im Grundgelenk nach lateral.

Die Abweichung wird in Winkelgraden angegeben. Durch die Abspreizung des 1. Mittelfußknochens mit Vorstehen des 1. Mittelfußköpfchens wird eine Exostose vorgetäuscht. Auf dem Knochenvorsprung bildet sich ein Schleimbeutel. Der Hallux valgus ist an das Vorhandensein eines Spreizfußes gebunden

(■ Abb. 13.26, ▶ Übersicht 13.12). Die Extensorensehne wird im Vergleich zur Knochenstrecke relativ zu kurz. Mit dem Auseinanderweichen der Mittelfußstrahlen wandern die Streck- und Beugesehnen der Großzehe nach lateral und ziehen die Großzehe weiter in die Fehlstellung (■ Abb. 13.32) mit Tendenz zur Subluxation. Der M. adductor hallucis verliert seine varisierende Wirkung und proniert und flektiert die Großzehe. Deswegen dreht sich die Großzehe um die eigene Achse in Pronationsrichtung. Sobald diese pronatorische Drehung eingetreten ist, die besonders an der Verkippung des Großzehennagels zu erkennen ist, nimmt die Valgusdeviation progredient zu.

Mit dem Lebensalter nimmt sowohl die Häufigkeit als auch die Schwere der Deformität zu. Die Rolle der Schuheinwirkung (vorn spitz zulaufend) wird meist überschätzt. Die Subluxation im Großzehgrundgelenk führt häufig zur Arthrosis deformans mit Bewegungseinschränkung. Ein Hallux valgus kann auch posttraumatisch nach Fraktur (selten) oder postarthritisch (bei Rheuma) entstehen.

Eine Sonderform ist der **Hallux valgus interphalangeus**. Hier steht die proximale und distale Gelenkfläche des Grundgliedes nicht parallel.

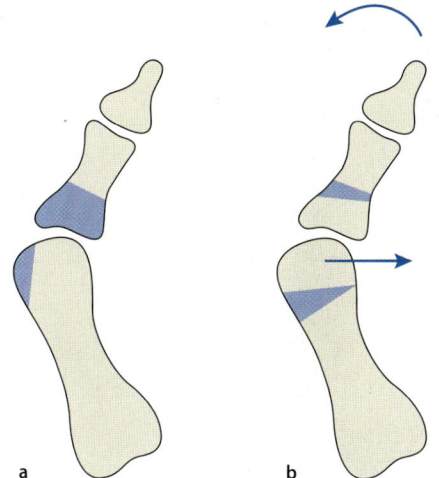

Abb. 13.33 Operationen zur Korrektur des Hallux valgus.
a Operation nach Keller-Brandes als Resektionsarthoplastik,
b Osteotomie Metatarsale I mit subkapitaler Keilentnahme
und Lateralisation des Köpfchens und Grundgliedosteotomie (Akin)

■■ Therapie

Krankengymnastisch erfolgt Dehnen der verkürzten
Sehnen an der Großzehe, Mobilisation des Großzehgrundgelenks und Training des M. abductor hallucis.

Eine **Operation** ist in den meisten Fällen nicht erforderlich, weil kaum Beschwerden bestehen. Ist die
Abweichung zu stark, und kommt es zu Druckstellen
mit schmerzhaften Schwielen, muss **operiert** werden
im Sinne einer korrigierenden Osteotomie, Keilentnahme und Verschiebung nach lateral. Es sind über
100 Operationsverfahren zur Behandlung beschrieben.
Heute werden meistens bei einem Intermetatarsalwinkel (Winkel zwischen dem 1. und 2. Mittelfußknochen)
unter 15° subkapitale Korrekturosteotomien (z. B. nach
Chevron), bei einem Intermetatarsalwinkel über 15°
basisnahe oder Schaftosteotomien (z. B. Scarf Osteotomie) durchgeführt. Arthrodesen zwischen dem 1. Mittelfußstrahl und dem Os cuneiforme mediale (sog. Lapidusarthrodese) werden bei gleichzeitigen Instabilitäten vorgenommen. Zusätzlich werden die reaktiv entstandene Pseudoexostose und die Bursa an der
Medialseite der Großzehe abgetragen. Ein Weichteilrelease wird zusammen mit der Korrekturosteotomie
durchgeführt. Die Nachbehandlung erfolgt im Vorfußentlastungsschuh für 6 Wochen und einer Nachtlagerungschiene oder Bandage zur Stellungskorrektur.

Die Akin-Osteotomie korrigiert den Hallux valgus
interphalangeus durch knöcherne Keilentnahme am
Großzehengrundglied und korrigiert die Stellung der
proximalen und distalen Grundgliedgelenkflächen.

Die Verkürzung der Knochenstrecke durch Resektion eines Teils des Großzehgrundglieds (Keller-Brandes[8]-OP als Resektionsarthroplastik) opfert das eigentliche Grundgelenk und erfolgt daher nur noch
selten.

> **Übersicht 13.12 Memo: Hallux valgus**
> – Großzehe nach lateral
> – Pseudoexostose
> – Kombiniert mit Spreizfuß
> – Osteotomie Metatarsale I oder Resektionsarthroplastik

Fallbeispiel

Bei Frau Helena Valgus, 74 Jahre, verbiegen
sich seit einigen Jahren die Großzehen fortschreitend nach außen. Sie klagt über Druckstellen am Ballen und unter dem Vorfuß. Außerdem leidet sie an Diabetes mellitus, der mit
Tabletten eingestellt ist, und allgemeinen
Durchblutungsstörungen.

Diagnose
Spreizfüße mit Hallux valgus beidseits.

Therapie
Wegen des Operationsrisikos zunächst konservativ mit Einlagen zur Unterstützung des Fußquergewölbes. Bei Therapieresistenz modifizierte Resektionsarthroplastik, z. B. nach Keller-Brandes (Abb. 13.33), die eine sofortige Belastung postoperativ erlaubt.

13.9.2 Hallux rigidus

┌─ **Hallux rigidus** ──────────────────
│ Arthrose im Großzehgrundgelenk ohne Hallux
│ valgus.

Als entzündliche Ursache kommt eine Gicht oder eine
rheumatische Arthritis in Frage (Abb. 13.34).

■■ Klinik

Der Hallux rigidus ist gekennzeichnet durch eine
schmerzhafte Bewegungseinschränkung im Großzeh-

---

8 Max Brandes, Orthopäde, Dortmund (1881–1976)

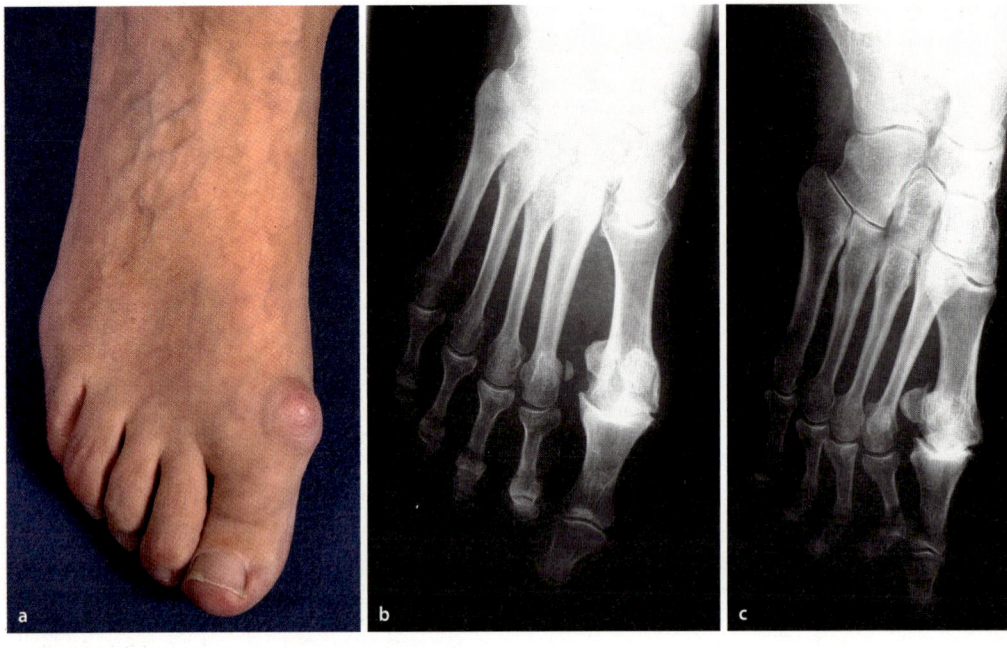

⬛ Abb. 13.34 Hallux rigidus. **a** Typisches klinisches Bild mit Exostose mediodorsal (Rosendorn), die die Dorsalextension behindert. Deswegen kompensatorische Dorsalextension im Interphalangealgelenk (IP). **b, c** Röntgen d.-p. und Schrägaufnahme mit typischen Exostosen

13

grundgelenk vorwiegend für die Streckung, sodass der Abrollvorgang behindert ist.

▪▪ Therapie

Daher gibt man als konservative Maßnahme zunächst eine Abrollhilfe an der Schuhsohle. Die Behandlung besteht wie beim Hallux valgus in einer Teilresektion des Großzehengrundglieds, um eine Artikulation der geschädigten Gelenkpartner zu vermeiden. Vor der operativen Behandlung kann man noch Versuche mit intraartikulären Injektionen, gelenküberbrückenden Einlagen und Abrollhilfen zur Sohlenversteifung durchführen.

13.9.3 Hammer- und Krallenzehen

Diese kommen bevorzugt beim Spreiz- und Hohlfuß vor:

- Die **Krallen-** bzw. **Klauenzehe** ist durch eine Überstreckung im Grundgelenk und Beugekontraktur im Mittel- und Endgelenk gekennzeichnet. Schwielen und Hühneraugen (Klavi, ▶ Abschn. 13.9.4, ▶ Übersicht 13.13) bilden sich über der Streckseite des Mittelgelenks.
- Die **Hammerzehe** stellt eine isolierte Beugekontraktur im Endgelenk dar. Meist ist die 2. Zehe

betroffen. Die Entstehung dieser Zehendeformitäten ist auf eine relative Verkürzung der Beugesehnen durch Veränderungen im Fußskelett (Spreizfuß, Ballenhohlfuß) zurückzuführen (⬛ Abb. 13.35, ⬛ Abb. 13.36).

Übersicht 13.13 Memo: Krallenzehe, Hammerzehe

- Krallenzehe: Überstreckung im Grundgelenk, Beugung im Mittel- und Endgelenk
- Hammerzehe: Beugung im Endgelenk

▪▪ Therapie

Falls die konservative Behandlung mit Hohllegung der Druckstellen keinen Erfolg bringt, ist eine operative Behandlung, meist in Form der Hohmann-Resektion eines Teiles des Grundglieds, erforderlich.

Digitus quintus superductus (varus)

Der Digitus quintus superductus (varus) stellt eine angeborene Zehenfehlbildung dar (⬛ Abb. 13.37). Dabei legt sich die 5. Zehe über der 4. und verursacht Druckerscheinungen.

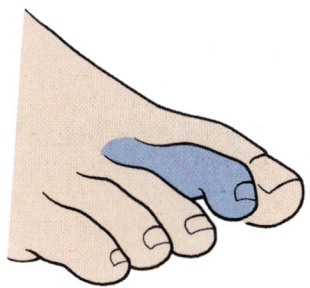

Abb. 13.35 Hammerzehe: Flexionskontraktur nur im Endgelenk

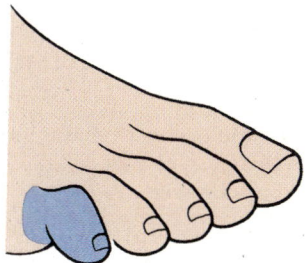

Abb. 13.36 Krallen- bzw. Klauenzehe: Flexionskontraktur im Mittelgelenk

■■ **Therapie**

Strecksehnenverlängerung, unter Umständen subkapitale Osteotomie analog zum Hallux valgus.

13.9.4 Hühneraugen (Klavi)

■■ **Ätiopathogenese**

Immer wenn Knochenvorsprünge der Zehengelenke sich unmittelbar unter der Haut befinden und Druck ausgesetzt sind, entstehen Hühneraugen. Um den Knochen nicht durchspießen zu lassen, entwickelt die Epidermis eine Hyperkeratose, die trichterförmig in die Tiefe wächst und mit ihrem Epithel manchmal bis zum Knochen reicht. Die Stachelzellschicht entwickelt sich im Gegensatz zur Schwiele, die nur oberflächlich bleibt, bis in die Tiefe.

■■ **Klinik**

Druckschmerz, Entzündungsneigung.

■■ **Therapie**

Beseitigung der Ursache, also der Zehendeformation durch knöcherne Resektion (OP nach Hohmann) bzw. des Schuhdrucks.

13.10 Verletzungen des Fußes

13.10.1 Talusfraktur

■■ **Unfallmechanismus, Formen**

Talusfrakturen entstehen durch axiale Kompression bei Dorsalextension des Fußes im oberen Sprunggelenk, z. B. bei einem Sturz aus großer Höhe, Verletzungen im Fußraum bei PKW-Kollision.

In Abhängigkeit von der Intensität und Richtung der einwirkenden Gewalt kommt es zu Verletzungen des Sprunggelenkes und des Kalkaneus. Unterschieden wer-

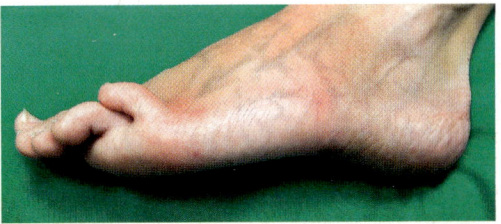

Abb. 13.37 Digitus quintus superductus. Die 5. Zehe liegt auf der 4. Zehe

den zentrale Frakturen des Taluskopfes, des Talushalses und des Taluskörpers sowie periphere Frakturen mit Brüchen des Processus posterius/lateralis. Die Fraktur kann mit einer Luxation im Chopart-Gelenk verbunden sein.

■■ **Klinik**

Es findet sich eine Belastungsunfähigkeit des betroffenen Fußes. Bei der Untersuchung zeigt sich eine Schwellung mit Hämatom. Bei peripheren Frakturen kann das klinische Beschwerdebild weniger ausgeprägt sein.

■■ **Röntgen**

Röntgenaufnahme a.-p. und lateraler Strahlengang des Sprunggelenkes, a.-p.-Aufnahmen in 30°-Innenrotation und Plantarflexion des Fußes zur Beurteilung der Talusschultern, Schrägaufnahme mit Einstellung des subtalaren Gelenkes. Computertomografie: Darstellung des Frakturverlaufes in Relation zum Subtalargelenk und zum Talonavikulargelenk.

■■ **Therapie**

Nicht dislozierte Frakturen von Taluskörper und -hals ohne Gelenkinkongruenz können **konservativ** behandelt werden. Es erfolgt die Ruhigstellung in einem Unterschenkelgips für 6–8 Wochen in Abhängigkeit von der knöchernen Durchbauung unter Entlastung für 6 Wochen. Die achsengerechte Stellung und die knöcherne Durchbauung werden im Behandlungsverlauf kontrolliert.

Dislozierte Frakturen erfordern ein **operatives** Vorgehen.

> ❯ **Bei Luxationsfrakturen ist eine notfall-mäßige geschlossene oder ggf. auch offene Reposition erforderlich.**

Einfache Frakturen des Halses werden schrauben-osteosynthetisch mit 2–3 durchbohrten Kleinfrag-mentschrauben versorgt. Bei zentralen Frakturen des Taluskörpers ist häufig eine Innenknöchelosteotomie erforderlich, um alle Fragmente anatomiegerecht zu reponieren. Knöcherne Defekte werden mittels Spon-giosaplastik aufgefüllt. Eine primäre Sprunggelenksar-throdese sollte vermieden werden. Die eingebrachten Schrauben sollten so positioniert werden, dass eine Implantatentfernung nicht erforderlich ist.

Die **Nachbehandlung** erfolgt in Abhängigkeit vom Frakturtyp nach Möglichkeit funktionell unter Entlastung, ggf. auch durch postoperative Gipsruhig-stellung.

▪▪ Prognose

Zentrale Frakturen haben ein hohes Risiko der Osteonekroseentwicklung. Dislozierte Korpus- und Halsverletzungen haben ein Risiko der Nekrosen-entwicklung von über 50%. Eine posttraumatische Ar-throse entwickelt sich in 40–90% der Fälle in Abhän-gigkeit vom primären Gelenkknorpelschaden und von der postoperativ verbleibenden Gelenkinkongruenz. Die posttraumatische Arthroserate des subtalaren Ge-lenkes ist häufiger als die des oberen Sprunggelenkes.

Die Rate der Pseudarthrosen beträgt 15%. Die ope-rative Behandlung der Osteonekrose und der schweren posttraumatischen Arthrose ist die Sprunggelenksar-throdese.

❗ 13.10.2   Kalkaneusfraktur

▪▪ Unfallmechanismus, Formen

Die Fersenbeinfraktur ist die häufigste tarsale Fraktur (◻ Abb. 13.38). Sie entsteht durch Sturz aus großer Höhe als Fersenbeinimpressionsfraktur, häufig beid-seits, oder im Rahmen von Einklemmmechanismen unter den Pedalen im PKW-Fußraum. Umknicktrau-men können mit extraartikulären Fersenbeinfrakturen vorwiegend des anterioren und medialen Prozessus vergesellschaftet sein. 60–75% der Fersenbeinfraktu-ren sind dislozierte intraartikuläre Frakturen. Die Mehrzahl der Fersenbeinfrakturen betrifft Männer im Alter zwischen 20 und 45 Jahren.

> ❯ **Kalkaneusfrakturen sind zu einem hohen Prozentsatz Arbeitsunfälle.**

▪▪ Klinik

Die Patienten beklagen Schmerzen im Bereich des Rückfußes und der Ferse. Klinisch findet sich eine druckschmerzhafte Schwellung, eine Verkürzung des Rückfußes mit Verplumpung der Fersenkontur sowie eine aufgehobene Beweglichkeit im unteren Sprungge-lenk bei Belastungsunfähigkeit des Fußes. Die klini-sche Untersuchung umfasst die Prüfung der Durch-blutung und Sensibilität.

> ❯ **Begleitende Verletzungen der kleinen Fuß-muskeln können über ein Kompartmentsyn-drom zu Muskelnekrosen mit Krallenzehen-fehlstellung führen.**

▪▪ Röntgen

Fersenbein seitlich und axial. Ggf. Schrägaufnahmen nach Broden. Für eine operative Rekonstruktion und zur Beurteilung des Subtalargelenkes und des Kalka-neokuboidalgelenkes ist eine mehrschichtige Compu-tertomografie erforderlich.

▪▪ Therapie

Die **konservative** Behandlung kann bei nicht dislo-zierten Frakturen ohne Nachweis einer Gelenkstufen-bildung unter Entlastung in Gipsruhigstellung oder Orthese erfolgen. Die Entlastung ist für einen Zeit-raum von 6–12 Wochen erforderlich.

Operativ behandelt werden dislozierte Frakturen. Der operative Zugang erfolgt lateral. Die anatomische Rekonstruktion ist technisch anspruchsvoll, die Im-pressionsfrakturen erfordern eine gleichzeitige Spon-giosaplastik. Das Repositionsergebnis wird über eine winkelstabile Plattenosteosynthese oder eine Schrau-benosteosynthese gehalten. Das Ziel ist die Wiederher-stellung der angrenzenden Gelenkflächen und der Anatomie des Rückfußes.

Die **Nachbehandlung** sollte funktionell unter Entlastung erfolgen. In vielen Fällen ist auch bei ope-rativ durchgeführter Behandlung eine individuelle Schuhversorgung durch einen Orthopädiemechaniker erforderlich.

▪▪ Prognose

Die operative Behandlung hat ein hohes Risiko beglei-tender Wundheilungsstörungen und Wundrandnek-rosen. Verletzungen des N. suralis können als Folge des lateralen Zugangs auftreten. Trümmerfrakturen füh-ren zu erheblicher funktioneller Behinderung mit chronischer Schmerzentwicklung unter Belastung. In

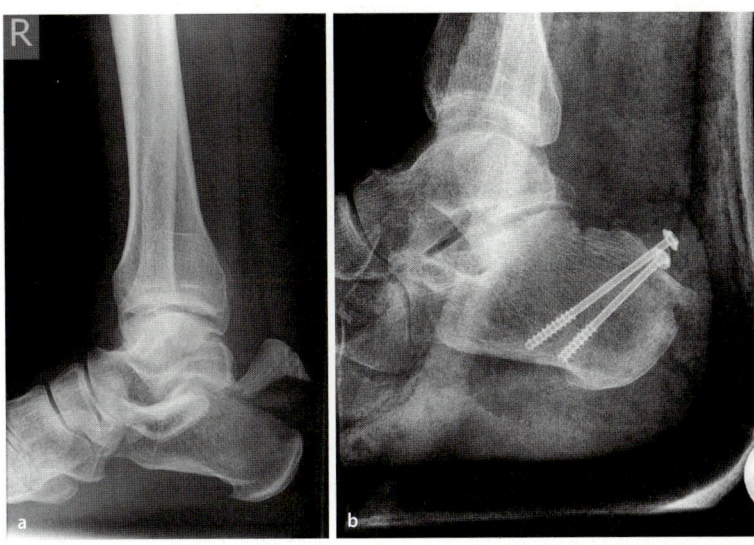

Abb. 13.38 a, b Fersenbeinfraktur mit deutlicher Dislokation (Entenschnabelfraktur) und Schraubenosteosynthese

Abhängigkeit vom Beschwerdebild erfolgt die Behandlung mittels Orthese, einer subtalaren Arthrodese oder einer Triplearthrodese.

13.10.3 Fußwurzelfrakturen und Bandverletzungen

▪▪ Unfallmechanismus, Formen

Die Fußwurzelfrakturen werden nach ihrer Verletzungshöhe in Bezug zur Chopart- und Lisfranc-Linie eingeteilt.

Die Verletzungen umfassen häufig sowohl knöcherne als auch ligamentäre Verletzungen. Isolierte Luxationen sind selten. Häufig sind Luxationsfrakturen in der Lisfranc'schen Gelenklinie und Subluxationen der Chopart'schen Gelenklinie.

Häufigster Unfallmechanismus ist das Rasanztrauma mit einer Torquierung des Vorfußes gegenüber dem Mittelfuß. Dies ist ein typischer Mechanismus bei Einklemmung im PKW-Fußraum. Verletzungen der Chopart'-/Lisfranc'schen Gelenklinie treten häufig kombiniert mit auffälligeren Verletzungen im Rahmen eines Polytraumas auf. Daher werden diese Frakturen initial oft übersehen und erst sekundär mit daraus resultierenden schlechteren Behandlungsergebnissen diagnostiziert.

▪▪ Klinik

Der betroffene Patient berichtet über Schmerzen im Fuß, verstärkt unter Belastung. Die klinische Untersuchung zeigt eine Schwellung mit Druckschmerz-

haftigkeit im Bereich des Fußrückens. Bei polytraumatisierten Patienten ist im Rahmen der körperlichen Untersuchung auch auf klinische Zeichen einer Fußwurzelverletzung zu achten.

▪▪ Röntgen

Fuß in 3 Ebenen: Dorsoplantar, exakt seitlich, Schrägaufnahmen. Die Computertomografie ist das Verfahren der Wahl zur Abklärung unklarer Befunde und zum Nachweis okkulter Frakturen.

▪▪ Therapie

Primär ist die Reposition aller Gelenkluxationen erforderlich, wenn möglich sollte die Reposition geschlossen erfolgen. Ist eine offene Reposition erforderlich, ist diese baldmöglichst durchzuführen. Problematisch ist die immer vorhandene Weichteilschwellung. Die **konservative** Behandlung umfasst die geschlossene Reposition und Retention im Unterschenkelgipsverband für 6 Wochen. Aufgrund der Redislokationsneigung sind engmaschige Röntgenverlaufskontrollen erforderlich. Die Redislokationsrate steigt bei zu früher Belastung, die Teilbelastung ist unter engmaschiger Kontrolle ab der 4. Woche möglich.

Geschlossen nicht reponierbare und retinierbare Luxationen müssen **operativ** behandelt werden. Sofern die geschlossene Reposition gelingt, wird das Repositionsergebnis über eine gedeckte Kirschner-Drahtosteosynthese mit Transfixation gehalten. Falls erforderlich werden Frakturen gedeckt mit Schrauben versorgt. Der Fixateur externe wird zum Längenausgleich bei Trümmerfrakturen der Fußwurzel benutzt, die ohne Fixateur

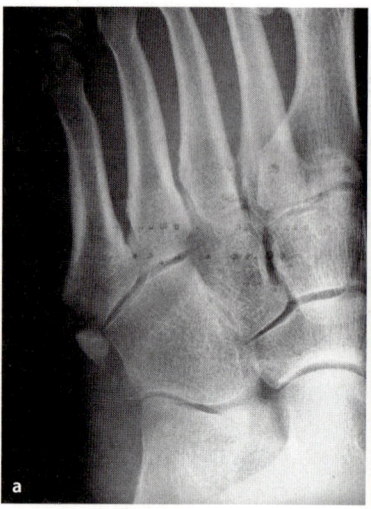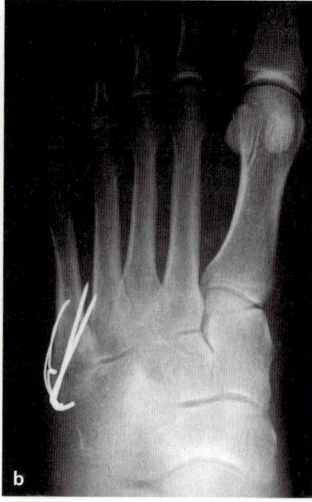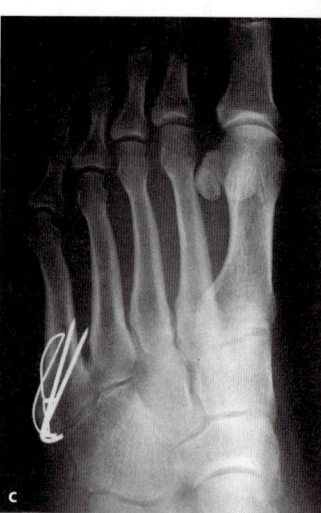

Abb. 13.39 a Dislozierte Metatarsale-V-Basisfraktur (Jones-Fraktur). Man sieht den unregelmäßig, spongiösen Bruchrand. Ein akzessorischer Knochen wäre gerundet. **b, c** Versorgung mit Zuggurtung

in Fußverkürzung ausheilen würden. Postoperativ ist in der Regel eine Gipsruhigstellung erforderlich.

Isolierte Fußwurzelfrakturen ohne Tendenz zur knöchernen Verkürzung oder interossären Instabilität und ohne Stufenbildung der gelenkbildenden Fläche werden ebenfalls konservativ behandelt. In allen übrigen Fällen ist eine operative Rekonstruktion erforderlich. Bei erheblichen Zerstörungen können primäre Arthrodesen erforderlich sein.

In vielen Fällen ist bei verbleibenden Fußfehlstellungen oder Belastungsbeschwerden eine orthopädische Schuhzurichtung erforderlich.

■■ **Prognose**

Die Prognose hängt ab von der Schwere der Verletzung und von der zeitgerechten Durchführung der Behandlung. Spätfolgen sind die posttraumatische Arthrose mit Beeinträchtigung der Fähigkeit lang anhaltende, stehende Tätigkeiten zu verrichten.

13.10.4   Mittelfußfrakturen

■■ **Unfallmechanismus, Formen**

Das Fußgewölbe wird von den Metatarsalia I–V zusammen mit den Fußwurzelknochen Os cuboideum, Os naviculare und den Ossa cuneiformia I–III gebildet. Für das Fußgewölbe sind der 1. und 5. Metatarsalstrahl von besonderer Bedeutung.

Der typische Verletzungsmechanismus ist die direkte äußere Gewalteinwirkung auf den Fuß. Daher sind häufig mehrere Mittelfußknochen betroffen. Iso-

liert frakturiert ist am häufigsten die Basis des Metatarsale V. Im Gegensatz zur Abrissfraktur der Tuberositas MFK V ist die Jones[9]-Fraktur der Bruch des Metatarsale V am metaphysär-diaphysären Übergang. Aufgrund des Ansatzes der Peronealsehne zeigen viele dieser Frakturen eine Dislokation. Diaphysäre Metatarsale-V-Frakturen werden als Ermüdungsfrakturen (sog. Marschfraktur bei Soldaten und Langstreckenläufern) gesehen. Aufgrund des anatomisch stabileren Knochens des I. Strahls sind isolierte Verletzungen des Metatarsale I nicht häufig.

■■ **Klinik**

Die betroffenen Patienten berichten über Schmerzen im Bereich des Mittelfußes verbunden mit der Belastungsunfähigkeit des Fußes. Häufig besteht zusätzlich eine erhebliche Weichteilschwellung.

■■ **Röntgen**

Fuß in 3 Ebenen: Dorsoplantar, streng seitlich, Schrägaufnahmen mit angehobenem Fußaußenrand.

■■ **Therapie**

Nicht dislozierte und gering ohne Verkürzung dislozierte Frakturen können **konservativ** mit Gipsruhigstellung/Orthese für 6 Wochen behandelt werden. Die sukzessive Belastungssteigerung sollte in Abhängigkeit vom Frakturtyp und nach radiologischer Kontrolle erfolgen.

Dislokationen des 1. und 5. Strahls werden zur Wiederherstellung der korrekten Länge und Achse

---

9   Sir Robert Jones, Chirurg, Liverpool (1857–1933)

offen reponiert. Schaftfrakturen können plattenosteosynthetisch versorgt werden. Die Metatarsale-V-Basisfraktur wird mit einer Zuggurtungsosteosynthese oder einer Zugschraubenosteosynthese behandelt. Die Plantarabkippung der Metatarsale II, III und IV sollte nicht mehr als 30° betragen. Der räumliche Versatz sollte in keiner Ebene 4 mm überschreiten. Die Behandlung besteht nach Möglichkeit in der geschlossenen Reposition und der Transfixation über einen intramedullär eingebrachten Kirschner-Draht.

▪▪ Prognose

Die Prognose bei isolierten Schaftfrakturen der Metatarsalia I und V sind bei erfolgreicher anatomischer Rekonstruktion gut. Bei Frakturen mehrerer Mittelfußknochen, unzureichender anatomischer Rekonstruktion oder Trümmerfrakturen kann es zur Ausbildung eines posttraumatischen Spreiz- und Plattfußes kommen. Quetschverletzungen des Mittelfußes bergen das Risiko der Ausbildung eines Kompartmentsyndroms. Pseudarthrosen sind selten und sie werden gelegentlich nach Abrissfrakturen des Metatarsale V (Jones-Fraktur) gesehen. Die Osteitis ist eine Komplikation offener Frakturen.

13.10.5   Zehenfrakturen

▪▪ Unfallmechanismus, Formen

Zehenfrakturen entstehen in der Regel als isolierte Verletzung durch direkte, äußere Gewalteinwirkung. Typischer Unfallmechanismus ist das Anpralltrauma des unbekleideten Fußes. Am häufigsten betroffen ist die Grundphalanx der kleinen Zehe, der Sturz schwerer Gegenstände auf die Zehen verursacht Frakturen, u. a. mit Trümmerzonen mehrerer Zehen.

▪▪ Klinik

Das klinische Beschwerdebild reicht vom subungualem Hämatom bis zum Hämatom der gesamten Zehe mit Schmerzen und Belastungsunfähigkeit. Die betroffene Region ist bei der Untersuchung druckschmerzempfindlich.

▪▪ Röntgen

Röntgenaufnahme des Vorfußes in 2 Ebenen, ggf. ergänzt durch Schrägaufnahmen. Bei der Großzehe ist eine Röntgenaufnahme der Großzehe in 2 Ebenen sinnvoll.

▪▪ Therapie

Gering oder nicht dislozierte Frakturen werden **konservativ** behandelt. Bei Verletzung einer isolierten Zehe wird durch einen Pflasterzügelverband die verletzte Zehe geschient. Bei den Kleinzehen evtl. mit einer benachbarten, unverletzten Zehe. Die Teilbelastung erfolgt schmerzabhängig. Bei Mehrzehenverletzungen erfolgt die Ruhigstellung in einem Gipsschuh (Geisha-Schuh). Unter Vermeidung der Abrollbewegung kann der Fuß voll belastet werden.

Bei instabilen Frakturen der Großzehe kann eine schrauben- oder plattenosteosynthetische Versorgung erwogen werden. Stufenbildung des Großzehengrundgelenkes sollten **operativ** korrigiert werden, um die Abrollbewegung des Fußes schmerzfrei zu ermöglichen. Kirschner-Drahtosteosynthesen werden bei Frakturen der Zehen II–V verwendet.

▪▪ Prognose

Die Prognose ist günstig. Die posttraumatische Arthrose wird bei Beteiligung des Großzehengrundgelenkes gesehen.

13.11   Verletzungsfolgen des Fußes

Verletzungsfolgen des Fußes führen zu Beschwerden bei längerem Stehen und Gehen und sind daher problematisch bei der Ausübung vieler Berufe. Auch das Tragen berufsspezifischen, aber auch modischen Schuhwerks kann beeinträchtigt sein. Die spätere Funktionsbeeinträchtigung der Fußverletzungen wird in der Initialphase häufig unterschätzt. Operative Rekonstruktionen im Spätstadium sind kaum möglich, daher ist auf die primäre anatomische Rekonstruktion Wert zu legen. Fußverletzungen werden häufig von Verletzungen anderer Organsysteme begleitet, sodass auf die Versorgung dieser Verletzungen häufig das Hauptaugenmerk gerichtet wird. Insbesondere bei Mehrfachverletzten ist gezielt nach Fußverletzungen zu suchen. Die konservative Behandlung umfasst die Versorgung mit orthopädischem Schuhwerk und Einlagenversorgung nach Maß.

Die sekundäre operative Behandlung ist oft nur als Arthrodese möglich. Arthrodesen stellen den physiologischen Abrollmechanismus des Fußes nicht wieder her. Auch bei erfolgreicher operativer Behandlung des Patienten ist die Belastungsfähigkeit des Fußes häufig gemindert. Daher ist in all diesen Fällen die operative Indikation mit dem Patienten sorgfältig individuell abzuwägen. Eine Resektionsarthroplastik kommt nur im Bereich der Zehengrundgelenke in Betracht. Das Alternativverfahren ist die Arthrodese.

> Bei berufsgenossenschaftlichen Unfällen führen Fußwurzelverletzungen in einem nicht unerheblichen Maß zu Minderung der Erwerbsfähigkeit in rentenberechtigtem Ausmaß.

Begutachtung

14.1 Versicherungen – 400

14.1.1 Deutsche Gesetzliche Unfallversicherung – 400

14.1.2 Private Unfallversicherung – 400

**14.2 Soziales Entschädigungsrecht
und Schwerbehindertenrecht** – 401

14.3 Gutachtenform – 401

Einleitung

Begutachtung ist eine ärztliche Aufgabe. Der Arzt beschreibt aufgrund seines medizinischen Wissens verbliebene Unfallfolgen oder körperliche Schäden. Er muss über Kenntnisse in der gesetzlichen und privaten Unfallversicherung sowie dem sozialen Entschädigungsrecht und Schwerbehindertenrecht verfügen, um die körperlichen Schäden entsprechend bewerten zu können.

14.1 Versicherungen

Ärztliche Gutachten werden entweder für die Deutsche Gesetzliche Unfallversicherung (DGUV, das sind die Berufsgenossenschaften) oder private Versicherungen erstellt. Bei den privaten Versicherungen handelt es sich zumeist um Unfallversicherungen, seltener um Berufsunfähigkeitsversicherungen. Für die Rentenversicherungsträger sind Gutachten über Berufs- und/oder Erwerbsunfähigkeit zu erstellen.

In Streitfällen zwischen Versichertem und Versicherer wird der Arzt als Gutachter für die Sozialgerichte tätig. Auch im Arzthaftungsrecht kann der Arzt vor Gericht oder für die Schlichtungsstellen der Ärztekammern zur Gutachtenerstellung aufgefordert sein.

14.1.1 Deutsche Gesetzliche Unfallversicherung

Die DGUV tritt für Schäden ein, die ein Arbeitnehmer in Folge eines Arbeitsunfalls davon trägt. Außerdem ist es auch Aufgabe der **Berufsgenossenschaften** (Träger der gesetzlichen Unfallversicherung) präventiv tätig zu sein. Sie wirken darauf hin, in den Betrieben die Risiken zur Entstehung eines Arbeitsunfalls oder einer Berufserkrankung zu minimieren.

Versichert sind alle Arbeitnehmer sowie Kindergartenkinder, Schüler und Studenten. Auch ehrenamtlich tätige Personen und Nothelfer fallen unter diesen Versicherungsschutz. Finanziert wird die gesetzliche Unfallversicherung durch Beiträge der Arbeitgeber. Versichert sind Unfälle während der Arbeit selbst und auf dem Weg von und zu der Arbeit (**Wegeunfälle**).

Ein Unfall ist ein plötzlich von außen eintreffendes Ereignis, das unfreiwillig zu einer Gesundheitsschädigung führt.

> ❯ Ein Leiden, welches lediglich während der Arbeitszeit eingetreten ist, für das aber die ausgeübte Tätigkeit nicht ursächlich (kausal) ist, z. B. Lumbago durch »Verheben«, erfüllt nicht die Kriterien eines Arbeitsunfalls.

Verbleiben 6 Monate (nach der 26. Woche) nach einem Arbeitsunfall gravierende Unfallfolgen, so besteht evtl. ein Rentenanspruch des Arbeitnehmers. Durch das ärztliche Gutachten ist dieser festzustellen. Bewertet wird die **Minderung der Erwerbsfähigkeit (MdE)** auf dem allgemeinen Arbeitsmarkt. Die Bewertung geschieht nach funktionellen Gesichtspunkten. Sie ist nicht auf die spezielle berufliche Tätigkeit des Versicherten abgestellt.

Neben Unfallfolgen kann ein Versicherungsanspruch auch durch das Vorliegen einer **Berufskrankheit** bedingt sein. Diese sind durch chronisch schädigende Wirkung am Arbeitsplatz bedingt und in der Berufskrankheitenverordnung definiert. In einem Gutachten ist hier zunächst zu prüfen, ob die arbeitsplatztechnischen Voraussetzungen für die Erkrankung überhaupt vorliegen, bevor ggf. eine MdE festgelegt wird.

Berufskrankheiten im orthopädischen und unfallchirurgischen Fachgebiet sind die BK2101–2112 (◘ Tab. 14.1). Die wichtigsten beiden hierbei sind die Nummer 2108 (bandscheibenbedingte Erkrankung der Lendenwirbelsäule durch langjähriges Heben oder Tragen schwerer Lasten) und die Nummer 2102 (Meniskusschäden nach mehrjährigen andauernden oder häufig wiederkehrenden, die Kniegelenke überdurchschnittlich belastenden Tätigkeiten). Im Jahr 2011 wurde noch die Gonarthrose durch anhaltende kniebelastende Tätigkeiten (als BK2112 anerkannt) hinzugekommen.

14.1.2 Private Unfallversicherung

Bei der privaten Unfallversicherung wird die dauerhafte unfallbedingte Invalidität entschädigt. Grundlage sind die allgemeinen Unfallversicherungsbedingungen (AUB).

> ❯ Abweichend von der gesetzlichen Unfallversicherung kann hier die Minderung der Erwerbsfähigkeit durchaus auf die Berufstätigkeit des Versicherten bezogen sein.

Entsprechend kann sie von der Einschätzung für die gesetzliche Unfallversicherung abweichen.

Typischerweise werden bei der privaten Unfallversicherung Unfallschäden nach der sog. **Gliedertaxe** entschädigt. Hierbei wird festgelegt, in welchem Bruchteil die Funktion der verletzten Extremität (Arm oder Bein) oder auch nur eines Teils der Extremität (Hand, Finger, Fuß) gemindert ist. Eine Extremität hat jeweils einen Anteil an der Gesamtversicherungssumme, sodass sich diese durch den Bruchwert der Gliedmaße oder Teilgliedmaße entsprechend nochmals ver-

◼ Tab. 14.1	Orthopädisch-chirurgisch relevante Erkrankungen aus der Berufskrankheitenliste
Nummer	**Beschreibung**
2	Durch physikalische Einwirkungen verursachte Krankheiten
21	Mechanische Einwirkungen
2101	Erkrankungen der Sehnenscheiden oder des Sehnengleitgewebes sowie der Sehnen- oder Muskelansätze
2102	Meniskusschäden nach mehrjährigen andauernden oder häufig wiederkehrenden, die Kniegelenke überdurchschnittlich belastenden Tätigkeiten
2103	Erkrankungen durch Erschütterung bei Arbeit mit Druckluftwerkzeugen oder gleichartig wirkenden Werkzeugen oder Maschinen
2104	Vibrationsbedingte Durchblutungsstörungen an den Händen
2105	Chronische Erkrankungen der Schleimbeutel durch ständigen Druck
2106	Druckschäden der Nerven
2107	Abrissbrüche der Wirbelfortsätze
2108	Bandscheibenbedingte Erkrankungen der Lendenwirbelsäule durch langjähriges Heben oder Tragen schwerer Lasten oder durch langjährige Tätigkeiten in extremer Rumpfbeugung
2109	Bandscheibenbedingte Erkrankungen der Halswirbelsäule durch langjähriges Tragen schwerer Lasten auf der Schulter
2110	Bandscheibenbedingte Erkrankungen der Lendenwirbelsäule durch langjährige, vorwiegend vertikale Einwirkung von Ganzkörperschwingungen im Sitzen
2111	Erhöhte Zahnabrasionen durch mehrjährige quarzstaubbelastende Tätigkeit
2112	Gonarthrose durch langjährige Kniebelastung
22	Druckluft
2201	Erkrankungen durch Arbeit in Druckluft

ringert. Der Verlust eines Armes oder eines Beines wird mit 70% der Versicherungssumme entschädigt. Resultiert z. B. nach einem Ellenbogengelenkbruch eine Funktionsminderung des Armes von 2/5, so entspricht dies einer Entschädigung von 28%. Der Arzt als Gutachter legt jedoch lediglich die Funktionsminderung fest.

14.2 Soziales Entschädigungsrecht und Schwerbehindertenrecht

Der Gesetzgeber sieht im Schwerbehindertenrecht vor, dass chronische Erkrankungen und Behinderungen, die zu Nachteilen im Arbeitsleben führen, ausgeglichen werden. Dies umfasst unter anderem steuerliche Vorteile, verlängerte Urlaubszeiten und verbesserten Kündigungsschutz. Festgelegt wird der **Grad der Schä-**digungsfolge (GdS), früher **Grad der Behinderung (GdB)**. Dieser wird in Prozent ausgedrückt. Eine Schwerbehinderung liegt ab einem GdB von 50%, unter Umständen bereits ab 30% vor. Neben dem Grad der Behinderung sind ggf. besondere Merkzeichen festzustellen, die aus der Behinderung resultieren. Dies sind z. B. eine Gehbehinderung (G), eine außergewöhnliche Gehbehinderung (aG), die Notwendigkeit einer ständigen Begleitung (B) oder Hilflosigkeit (H).

14.3 Gutachtenform

Von privaten Unfallversicherern werden häufig **Formulargutachten** angefordert. Bei der gesetzlichen Unfallversicherung ist bei den Standardgutachten (**1. und 2. Rentengutachten**) ebenfalls eine Form vorgegeben. Ansonsten werden Gutachten in freier Form erstattet.

Der Gutachter sollte sein Gutachten in allgemein verständlicher Form abfassen, sodass dies von einem Nichtmediziner (Laien) nachvollzogen und verstanden werden kann. Entsprechend sollten medizinische Fachbegriffe soweit als möglich vermieden bzw. eingedeutscht werden.

Es empfiehlt sich, nach einem standartisierten Schema vorzugehen. Bei der **Anamnese** sind neben der allgemeinen Krankenvorgeschichte auch die Berufs- und Sozialanamnese sowie ggf. eine spezielle Unfallanamnese von Bedeutung. Die geltend gemachten Beschwerden (»Klagen des Verletzten«) sind genauestens zu erfassen und möglichst getreu – durchaus auch in Originalwortlaut – wiederzugeben.

Der Untersuchungsbefund gliedert sich in einen **Allgemeinbefund** und einen **speziellen Untersuchungsbefund**. Bei Unfallbegutachtungen liegt der Schwerpunkt auf dem speziellen Untersuchungsbefund im Hinblick auf den Unfallschaden. Vorhandene bildgebende Diagnostik ist ebenfalls miteinzubeziehen. Sie ist für die Einschätzung aber nicht entscheidend, da die Funktion bewertet wird.

In einer **Zusammenfassung** werden die relevanten Befunde aufgelistet. Bei einem Unfallgutachten sind die Unfallfolgen von unfallunabhängigen Befunden zu trennen. In der Beurteilung der Unfallfolgen erfolgt die Bewertung hinsichtlich der MdE, der MdS oder der Gliedertaxe. Ggf. werden Vorschläge für weitere Behandlungsmaßnahmen gemacht. Eventuell erfolgt eine Stellungnahme zur Prognose.

14

Raritätenlexikon/ besondere Bezeichnungen

A

Affenhand: Bei der Medianuslähmung kommt es zur Schwurhand. Liegt der Daumen dem Zeigefinger an und kann wegen Lähmung der Daumenballenmuskulatur sowie der Mm. flexores pollicis longus und brevis nicht opponiert werden, sieht die Hand wie beim Affen aus

Ahlbäck-Erkrankung: Spontane Osteonekrose im Kniegelenkbereich des Erwachsenen, am medialen Femurkondylus zum medialen Knochenrand gelegen. Eine frühzeitige Diagnose ist mittels Magnetresonanztomographie möglich

Akrozephalosyndaktylie: Erbleiden mit Turmschädel und Syndaktylie

Albers-Schoenberg-Erkrankung: Marmorknochenkrankheit, Osteopetrose, Osteosklerose. Erbliche Kompaktknochenbildung durch mangelnde Osteoklastentätigkeit. Der Markraum wird mit Knochen ausgefüllt. Folge: Anämie, extramedulläre Hämatopoese, Splenomegalie

Amniotische Abschnürung: Intrauterine Abschnürung von Gliedmaßen durch Simonart-Bänder oder Nabelschnurverschlingung. Da es auch erbliche Amputationen (Peromelien) gibt, kann die Diagnose nur dann gestellt werden, wenn der einengende Amnionfaden oder freiliegende Extremitätenabschnitte gefunden werden

Amyloidose: Amyloid als komplexes fibrilläres Protein lagert sich auch in Knochen und Gelenken ab (bilateral)

Apert-Syndrom: Turmschädel und Syndaktylien an allen Extremitäten (▶ Akrozephalosyndaktylie)

Apley-Meniskuszeichen: In Bauchlage und 90° Kniebeugung: Unterschenkel drehen

B

Battered-child-Syndrom: Symptome von Kindesmisshandlungen auch am Bewegungssystem

Benjaminsyndrom: Minderwuchs, graziler Knochenbau, hydrozephaler Schädel bei konstitutioneller Anämie mit starker Poikilozytose

Berlin-Syndrom: Ektodermale Dysplasie u.a. mit Minderwuchs, dünnen Beinen und Hautatrophie (Erstbeschreibung durch C.J. Berlin, Dermatologe in Tel Aviv)

Beugehandschuh: Passive Herbeiführung einer Finger- und Daumenbeugestellung in den ersten Wochen nach eingetretener Querschnittslähmung mit Tetraplegie, um später das passive Greifvermögen zu ermöglichen

Bindegewebsmassage: Reflexzonenmassage, bei der Haut und subkutanes Bindegewebe tangential mit der Fingerkuppe durchstrichen werden

Blount-Erkrankung: ▶ Tibia vara infantum

Böhler-Zeichen: Eines der vielen Meniskuszeichen. Bei passiver Adduktion in Streckstellung schmerzt der lädierte Innenmeniskus, bei Abduktion der Außenmeniskus

Bonnevie-Ullrich-Syndrom: Minderwuchs, Nagelatrophie, Schwimmhäute, Gelenkanomalien, Pterygium colli, Patellafehlbildung

Borggreve-Plastik: Resektion des Oberschenkels wegen Osteosarkoms. Replantation des Unterschenkels am verbliebenen Femuranteil um 180° gedreht: Das Sprunggelenk wird zum funktionellen Knie

Bouchard-Arthrose: Fingermittelgelenkarthrose mit dorsaler Knotenbildung und Gelenkverdickung

Brachialgia nocturna: Nächtliche schmerzhafte Parästhesien im Medianusgebiet beim Karpaltunnelsyndrom

Brachydaktylie: Zu kurze Finger: mit verschiedenen Typen z. B. nur alle Mittelphalangen, nur 5. Finger, nur Endphalangen 2–5, nur Daumen usw.

Brachyolmie: Zu kurzer Rumpf mit lauter Plattwirbeln (Platyspondylie)

Brinon-Syndrom: Bilaterale aseptische Knochennekrose des Os cuneiforme

Bumerang-Dysplasie: Osteochondrodysplasie mit Bumerang-ähnlichen Verformungen der proximalen Röhrenknochen

Burning-feet-Syndrom: Brennende Missempfindungen beider Füße, bei Polyneuropathie, Diabetes, Alkohol usw.

C

Café-au-lait-Flecken: Bräunliche Pigmentanomalien der Haut bei fibröser Knochendysplasie und Neurofibromatose Recklinghausen

Calvé-Erkrankung: Vertebra plana (Plattwirbel) als eosinophiles Granulom eines Wirbels im Jugendalter. Im Röntgenbild sieht man einen platten Wirbel bei normalen Bandscheiben. Therapie: Korsettbehandlung

Cam-Impingement: Einschränkung der Hüftbeweglichkeit in Flexion und gleichzeitiger Innenrotation durch Verplumpung des Kopf-Hals-Überganges des Femurs (Nockenwellen-Deformität)

Camurati-Engelmann-Krankheit: Erbliche symmetrische Kortikalisverdickung im Bereich der Diaphysen der langen Röhrenknochen

Caplan-Syndrom: Polyarthritis mit Silikose

Carpe-bassu: Exostose am Handrücken bei Arthrose in den Gelenken zwischen Metacarpale II und III und Os capitatum

Cast-Syndrom: Gipskorsett-Syndrom mit ileusartiger Symptomatik beim Rumpfgips. Therapie: sofort abmachen

Chaissaignac-Luxation: Traumatische Subluxation des Radiusköpfchens bei Kleinkindern durch Kind-am-Arm-hochnehmen und drehen

Charcot-Gelenk: Arthropathia tabica. Störungen der Schmerzempfindung und Tiefensensibilität bei Tabes dorsalis führen zu Gelenkdestruktionen an der unteren Extremität

Chester-Erdheim-Erkrankung: Xanthomatose des Skelettsystems mit Lipideinlagerungen in Sehnen und Knochen

Chinesinnenfuß: Hackenhohlfuß (Pes calcaneus excavatus)

Chiragra: Gicht im Handgelenk

Chondrodysplasia punctata (calcarea): Sonderform der Achondroplasie (Chondrodystrophie) mit punktförmiger Verkalkung der knorpeligen Skelettabschnitte, meist letaler Ausgang

Chondrodystrophia calcarea: Multiple Kalkschatten in den Epiphysen schon beim Neugeborenen, mit Wachstumsstörungen einhergehend

Containment: Möglichst vollständige Überdachung des Hüftkopfs als Therapieziel bei Hüftdysplasie und M. Perthes

Conradi-Hünermann-Syndrom: Chondrodysplasia punctata als angeborene Systemerkrankung mit strippchenförmigen Verkalkungen der Epiphysen, Zwergwuchs und Skoliose

Corona phlebectatica paraplantaris: Venenstauung und Erweiterung am Fußsohlenrand

Coxa magna: Übergroßer Hüftkopf, z. B. durch Wachstumsstörung bei M. Perthes

Crest-Syndrom: Form der Sklerodermie (Kollagenose) mit lokalen Veränderungen an Haut und inneren Organen wie Calcinosis cutis, Raynaud-Syndrom, ösophageale Dysfunktion, Sklerodaktylie, Teleangiektasie

Crush-Syndrom: Ausgedehnter Muskelfaseruntergang führt zu Nierenversagen z. B. nach Trauma-Operationen

D

Daumen, flottierender: Vollständige Aplasie des I. Strahles mit rudimentärer Anlage des Grund- und Endglieds

Deltaphalanx: Dreiecksform eines Finger- oder Zehenknochens bei bogenförmiger Wachstumsfuge

De-Quervain-Erkrankung: Stenosierende Tenosynovitis des Extensor pollicis brevis und Abductor pollicis longus

Diastematomyelie: Zweiteilung des Rückenmarkes durch ein fibröses, knorpeliges oder knöchernes Septum. Diagnose durch CT, Myelographie oder NMR

Diastrophischer Zwergwuchs: Kurze Extremitäten, Kontrakturen, Klumpfüße

Dietrich-Erkrankung: Spontane Osteonekrose am Metakarpalköpfchen

Digitus mortuus: Toter Finger, Leichenfinger bei vasomotorischen Störungen

Dolichostenomelie: ▶ Marfan-Syndrom

Dreschflegelsyndrom: Abnorme Kniebeweglichkeit mit Schlottergelenk bei tabischer Arthropathie

Duchenne-Griesinger-Erkrankung: Typ der progressiven Muskeldystrophie im Bereich der unteren Extremitäten

Duplay-Krankheit: früher gebräuchlicher Begriff für ▶ Periarthropathia humeroscapularis/Subakromial-Syndrom, wie diese von Duplay beschrieben wurden

Dysostosis cleidocranialis: Seltene erbliche mesenchymale Verknöcherungsstörung, oft mit verbreitertem Schädel und Fehlen der Schlüsselbeine. Als Begleitmissbildung kommen Coxa vara, Trichterbrust, Skoliose und Zahnanomalien vor

E

Eaton-McKusick-Syndrom: Tibiadefekt + Polydaktylie + Dreigliederdaumen

Ehlers-Danlos-Syndrom: Hypermobilität der Gelenke, Bindegewebsschwäche mit Auftreten von Hernien, Hyperlaxität der Haut, Skoliose. Ursache ist eine Kollagenreifungsstörung

Eichhoff-Finkelstein-Zeichen: Ulnarabduktion der Faust mit eingeschlagenem Daumen. Ruft Schmerzen im 1. Strecksehnenfach an den Sehnen des M. abductor pollicis longus und M. ext. poll brevis bei stenosierender Tenosynovitis hervor

Elfenbeinwirbel: Osteosklerose im Wirbel, homogene knöcherne Verdichtung eines Wirbels mit Aufhebung der Spongiosastruktur. Kommt bei der chronisch-myeloischen Leukämie vor

Epaulettenphänomen: Bei Betrachten der Schulterkulisse achtet man auf eine Delle unter dem Akromion. Die Schultersilhouette erhält die Form wie eine Militäruniform mit Schulterstück, auf dem Rangabzeichen eingenäht sind. Dies kann Hinweis auf eine Schulterluxation oder eine Deltoideusatrophie nach N. axillaris Läsion sein

Erbmuskeldystrophie: Typ der progressiven Muskeldystrophie als juvenile skapulohumerale Form

F

Facies leontina: Löwengesicht bei M. Paget mit Befall des Gesichtsschädels

Fanconi-Syndrom: Renale glykosurische Rachitis. Erbleiden mit rachitisähnlichen Veränderungen, generalisierter Osteoporose und Ermüdungsfrakturen, Aminoazeturie

Felty-Syndrom: Rheumasonderform im Erwachsenenalter mit Polyarthritis, Splenomegalie, Leuko- und Thrombopenie, Lymphknotenschwellung, Leberschwellung

Femoroazetabuläres Impingement: Einklemmung, die bei Hüftgelenksbeugung und Innenrotation deutlich ist ▶ Pincer, ▶ Cam

Fiessinger-Leroy-Reiter-Syndrom: Morbus Reiter

Finkelstein-Zeichen: siehe Eickhoff-Finkelstein-Zeichen

Fischwirbel: An Grund- und Deckplatten konkav verformter Wirbelkörper bei Osteoporose

Flaschenzeichen: Abduktions- und Oppositionsbeeinträchtigung des Daumens beim Umgreifen einer Flasche durch Nervus-medianus-Läsion.

Floppy-Infant: Angeborene Muskelhypotonie unterschiedlicher Ursache mit abnormer Gelenkbeweglichkeit

Flossenfuß: Pes adductus

Fluorose: Periostaler Knochenzuwachs durch Fluorintoxikation (industrielle Exposition oder überdosierte Fluortherapie bei Osteoporose) mit erhöhter Knochendichte, ektopischen Knochenbildungen, Zahnschmelzveränderungen

Friedrich-Erkrankung: Spontane Osteonekrose des Schlüsselbeins

Froschdeformität: Hüft-Abduktions-Außenrotations-Beugekontraktur bei der thorakalen Form der Myelomeningozelen. Das Kind liegt da wie ein Frosch

Fründ-Zeichen: Klopfempfindlichkeit der Patella in Rechtwinkelstellung bei Chondropathia patellae

Fußhöcker, dorsaler: Knöcherne Vorwölbung auf dem Fußrücken meist mit einem Schleimbeutel darauf. Ursächlich sind Randwülste an den Gelenkenden des Os naviculare und metatarsale I. Therapie: Im Schuh hohllegen oder mit dem Meißel abschlagen

G

Gaenslen-Zeichen: Schmerz der rheumatisch erkrankten Fingergrundgelenke bei kräftigem Händedruck

Garn-Index: Kortikalisbreite der Metacarpalia als Index für die Osteoporose

Gaucher-Erkrankung: Lipidspeichererkrankung, Ansammlung u.a. im Knochen mit Durchsetzen des Knochenmarks, Auftreibung der langen Röhrenknochen, Verschmälerung der Kortikalis

Gigantomelie: Riesenwuchs

Gilchrist-Verband: Zur Ruhigstellung der Schulter mit Schlauchbinden

Gnomenwaden: Pseudohypertrophie der Waden bei progressiver Muskeldystrophie

Gonagra: Gicht im Knie

Grisel-Syndrom: bei Racheninfekten auftretende Reizung des Atlantodental-Gelenkes bis hin zur Sublaxation, typisch mit fixierter Kopffehlhaltung

Hoffa-Syndrom: Lipomatöse Entartung des Corpus adiposum genu mit Schmerzen und lokaler Synovitis

Hundeohrpfanne: Nach kranial ausgezogene Pfanne bei kongenitaler Hüftdysplasie

Hyperostose, hereditäre generalisierte: Vermehrter periostaler Knochenanbau an Diaphysen, Wirbelsäule und Gelenken

Hyperphosphatasie: Juveniler Morbus Paget mit erhöhter alkalischer Phosphatase. Schädelverdickung, symmetrische Knochenverdickungen und -verbiegungen

Hyperthyreose: Vorzeitiger Epiphysenschluss, vermehrtes Längenwachstum, später Osteoporose, Muskelschwäche

Hypophosphatämie, familiäre: Vitamin-D-resistente Rachitis, erblich

Hypophosphatasie: Angeborene Synthesestörung der alkalischen Phosphatase führt zu unterentwickelten Knochen mit unzureichender Ossifikation

Hypothyreose: Störung der enchondralen Ossifikation und verzögerter Epiphysenschluss bewirken disproportionierten Minderwuchs

H

Hallux flexus: Einsteifung des Großzehgrundgelenks in Beugestellung

Hallux malleus: Hammerzehe des Großzeheninterphalangealgelenks

Hammerfinger: Beugefehlstellung des Endgelenks nach Abriss der Strecksehne an der Endgliedbasis

Hämochromatose – Hämosiderose: Pathologische Eisenablagerungen, z. B. bei hämolytischer Anämie u.a. in der Synovialmembran

Hegemann-Syndrom: Spontane Osteonekrose der Trochlea humeri

Hessing-Sandale: Sohlenplatte als unterster Teil eines Schienenhülsenapparats

Hill-Sachs-Läsion: Oberarmkopfimpression bei Schulterluxation als knöcherne Begleitverletzung

I

Impingement: Einklemmung z. B. bei Rotatorenläsion der Schulter bei SAS, einer Synovialzotte im Gelenk, Bewegungseinschränkung durch Läsion des Pfannenlabrums

J

Jeanskrankheit: Schmerz- und Taubheitsgefühl in der Leiste und am Beckenkamm durch Läsion des Nervus iliohypogastricus oder Nervus cutaneus femoris lateralis

K

Kalzinose: Subkutane Kalkablagerungen in der Umgebung von Gelenken, meist beidseitig

Kamptodaktylie: Angeborene Fingerbeugekontraktur, meist 4 und 5

Kegler-Daumen: Parästhesien der ulnaren Daumenseite durch Läsion des Nervus digiti proprius

Kerzenwachstropfenphänomen: ▶ Melorheostose

Kletterfuß: Pes supinatus

Klinodaktylie: Zu kurzes Mittelglied des 5. Fingers plus Radialabweichung des Endglieds

Kniebohrergang: Als sog. **Kneeing** in bei nach innen gedrehtem Oberschenkel mit Knie bei gerader Unterschenkel- und Fußstellung

Knocheninsel: Solitäre Enostose, Osteom, solitäre rundliche bis erbsengroße harmlose Knochenverdichtung

Kokzygodynie: Chronischer Steißbeinschmerz traumatisch oder idiopathisch

Kolumnotomie: Korrekturosteotomie an der Wirbelsäule

Krukenberg-Operation: Umformung des Unterarmstumpfes und der Unterarmknochen zu einer Greifzange bei doppelseitigem Handverlust

Krückenlähmung: Radialis-Lähmung durch Krückendruck in der Axilla

Kryotherapie: Lokale Anwendung von Eis, z. B. als Gelpackung nach Distorsion

Kuboidexkochleation: Ausräumung des Kuboids beim Klumpfuß als Operation bei noch wachsendem Skelett

Kugelhand: Bei der Epidermiolysis bullosa dystrophica verbacken die Finger durch die entzündlichen Vorgänge untereinander

Kümmel-Erkrankung: Keilwirbelbildung nach Kompressionsfraktur

L

Landouzy-Djerine-Erkrankung: Typ der progressiven Muskeldystrophie als infantile faszioskapulohumerale Form

Larsen-Syndrom: Angeborene bilaterale Luxation der Knie-, Hüft- und Ellenbogengelenke mit abgeplattetem Gesicht und prominenter Stirn. Dysproportionierter Minderwuchs

Ledderhose-Krankheit: Induration der Plantarfaszie, teils knötchenförmig, entsprechend der Dupuytren-Krankheit an der Hand

Lehrlingsplattfuß: Akut kontrakter Plattfuß durch Überlastung des Fußskeletts bei Jugendlichen

Léri-Weill-Syndrom: Dyschondrosteosis L.W. mit Minderwuchs von Radius, Ulna, Tibia und Fibula

Leyden-Erkrankung: Typ der progressiven Muskeldystrophie mit Atrophie des Beckengürtels

Lorenz-Stellung: Froschstellung. Früher übliche Hüfteinstellung mit 90°-Beurteilung und 90°-Abduktion zur Retention einer eingerenkten kongenitalen Hüftluxation, mit der großen Gefahr der Hüftkopfnekrose

M

Mafucci-Kast-Syndrom: Chondrome, Angiome und Venektasien, Maltrecking der Patella bei Lateralisation mit schlechtem Lauf im Femoropatellargelenk

Malum coxae puerilis: Morbus Perthes

Malum coxae senilis: Hüftarthrose im Alter infolge Versagens des Knorpelstoffwechsels

Marfan-Syndrom: Arachnodaktylie. Erbliche mesoektodermale Störung mit Herz- und Gefäßanomalien, Linsenschlottern, Spinnengliedrigkeit, Knick-Senk-Füßen, Fersensporn, Hochwuchs, Haltungsinsuffizienz, Überstreckbarkeit der Gelenke mit Luxationstendenz

Marie-Bamberger-Syndrom: Hypertrophische pulmonale Osteoarthropathie. Symmetrische diaphysäre periostale Knochenneubildung bei Lungenerkrankungen

Marmorknochenkrankheit: ▶ Albers-Schoenberg-Erkrankung

Maskengesicht: Myotonie (▶ dort) mit Primärbefall der Kernmuskulatur

Mausarm: Er tritt durch vermehrte Arbeit mit der Computermaus auf und ist gekennzeichnet durch Schwellung, Schmerzen im Unterarm, z. T. bis zum Nacken ziehend, als Repetive Strain Injury.

Medial shelf: Plica mediopatellaris, medial der Kniescheibe verlaufende Synovialfalte, die gelegentlich einreißt

Melorheostose: Erbliche wachstropfartige, streifenförmige Knochenverdichtungen durch vermehrte Osteoblastenaktivität

Meralgia paraesthetica: Taubheitsgefühl an der Oberschenkelvorderseite durch Läsion des Nervus cutaneus femoris lateralis

Metartarsus varus: ▶ Sichelfuß

Micromelia chondromalacia: ▶ Chondrodystrophie

Mietens-Syndrom: Beugekontrakturen, Minderwuchs, Hornhauttrübungen, Hüftluxation und Radiusköpfchenluxation als Erbleiden

Mikulicz-Linie: Beinachse im Röntgenbild, gemessen von der Hüftkopfmitte über die Kniemitte zur Mitte des Spaltes am oberen Sprunggelenk

Milkman-Syndrom: Form einer renalen Osteopathie mit multiplen knöchernen Umbauzonen beim Erwachsenen

Moeller-Barlow-Krankheit: Vitamin-C-Hypovitaminose. Herabgesetzte Osteogenese durch ungenügende Knochengrundsubstanz. Die typische Gefäßbrüchigkeit mit Blutungsneigung führt zu subperiostalen Hämatomen mit Schmerzen

Morton-Metatarsalgie: Durch ein Neurinom zwischen den Mittelfußknochen II–III oder III–IV kommt es dort zu stechenden Schmerzen, Taubheit, Parästhesien, meistens zusammen mit dem Spreizfuß. Lokalanästhesie sichert die Diagnose. Wenn Einlagen nicht helfen, operative Entfernung des Neurinoms, das manchmal schwer zu finden ist

Mouchet-Erkrankung: Spontane Osteonekrose an der Gelenkrolle des Talus

Myelosklerose – Myelofibrose: Neoplastische Knochenmarkfibrose und -sklerose mit Knochenmarkverdrängung

Myodese: Fixierung der Muskulatur am knöchernen Stumpf bei Amputation

Myotonia congenita (Thomsen-Erkrankung): Erbliches Leiden mit Verkrampfung von Muskeln im Anschluss an eine normale willkürliche Muskelinner-vation durch eine unbekannte anhaltende Membrandepolarisation

N

Naevus varicosus osteohypertrophicus: ▶ Klippel-Trénaunay-Weber-Syndrom. Partieller Riesenwuchs und Venenerweiterung

Nanosomie, pituitäre: Mangel an Wachstumshormon vom Hypophysenvorderlappen

Nearthrose: Neues oder falsches Gelenk, z. B. bei einer Pseudarthrose oder wenn sich der luxierte Hüftkopf in der Beckenschaufel einen Pfannenersatz schafft

van-Neck-Krankheit: Spontane Osteonekrose des Scham-, und Sitzbeins. (Syn.: Synchondrosis ischiopubica)

Nukleotomie: ▶ Diskotomie

O

Ochronose: Schwarzfärbung von Bindegewebe durch Homogentisinsäure und ihre Oxidationsprodukte

Ollier-Krankheit: Chondrome, die nur eine Körperhälfte befallen, sitzen in Epiphysennähe und rufen Wachstumsstörungen, z. B. Achsenabweichungen und halbseitigen Minderwuchs, hervor

Omagra: Gicht in der Schulter

Osteochondrosis ischiopubica: ▶ van-Neck-Krankheit

Osteoklasie: Knochendurchtrennung

Osteolyse: Knochenauflösung hereditär und idiopathisch meist an den Akren, es gibt verschiedene Typen

Osteomesopyknose: Rumpfbetonte Osteosklerose mit vermehrter Kyphose

Osteoonychodysplasie: Nagelpatellasyndrom. Erbliche Störung mit Nagelmissbildungen, Patellaluxation, Augenpigmentstörungen und ggf. weiteren Skelettanomalien

Osteopathia striata: Voorhoeve-Erkrankung. Symmetrische längsgerichtete streifenförmige Verdichtung im Knochen, gutartig

Osteopetrose: ▶ Albers-Schoenberg-Krankheit

Osteopoikilie: Erbleiden mit punktförmigen Knochenverdichtungen. Ohne klinische Bedeutung

Ostitis pubis: Schmerzen durch Periostreizung an der Symphyse

Otopalatodigitales Syndrom: Dysostose mit Schwerhörigkeit, Gaumenspalten, Finger- und Zehendeformitäten

Over-head-Extension: Besondere Form der geschlossenen Einrenkung der kongenitalen Hüftluxation durch Extension und starke Hüftbeugung

P

Parkbanklähmung: Lagerung des Oberarmes auf einer harten Kante mit Radialisparese

Payr-Zeichen: Schmerzen am inneren Kniegelenkspalt im Schneidersitz verstärken sich, wenn man das Knie herunterdrückt: Innenmeniskusschaden

Pectus infundibiliforme: Trichterbrust

Periarthrosis coxae: Tendomyosen in der Umgebung des Hüftgelenks bei Koxarthrose und statischen Störungen. Beinlängendifferenz

Peronaeus-Sehnenluxation: Das Retinaculum am Außenknöchel ist insuffizient und lässt die Sehnen (sub)luxieren

Pes olens: Stinkfuß

Phosphatdiabetes: gestörtes Knochenwachstum im Kleinkindalter, wie Rachitis. Ursächlich ist eine erhöhte Phosphatausscheidung über die Niere (keine Rückresorption) wegen Genmutation. Dadurch fehlt ein Membranprotein. Wegen sinkendem Phosphat auch weniger Kalzium im Knochen eingebaut. Deswegen rachitistypische Knochendeformierung

Pincer-Impignement: Bewegungseinschränkung bei Hüftbeugung und Innenrotation wegen ausgeprägter Pfannenrandosteophyten (Zangen-Impignement)

Pinchtest: Kneiftest. Die rheumatische Tenosynovitis der Beugesehnen verhindert beim Kneifen das Bilden einer Hautfalte und bestätigt den entzündlich bedingten Druckschmerz

Piriformis-Syndrom: Schmerzhafte Hüftabduktion- und Außenrotation gegen Widerstand, Druckschmerz

Plikasyndrom: Schmerzen an der medialen Knieseite, hervorgerufen durch eine übergroße Falte der Synovialmembran (Plica mediopatellaris)

Podagra: Gicht im Großzehengrundgelenk

Poland-Syndrom: Aplasie des Musculus pectoralis einseitig mit Anomalien der gleichseitigen Hand und Aplasie der gleichseitigen Niere

Pollux rigidus: Angeborene Beugekontraktur im Daumenendgelenk

Polyserositis rheumatica: Befall vieler Gelenke und Sehnenscheiden bei der rheumatischen Arthritis

Pott-Trias: Bei der Spondylitis tuberculosa mit paravertebralem Abszess, Wirbelsäulenverkrümmung (Gibbus) und Lähmung

Prader-Willi-Syndrom: Chromosomenanomalie mit Minderwuchs und Skoliose

Preiser-Krankheit: Spontane aseptische Nekrose des Kahnbeins

Pronatio dolorosa: Schmerzhafte Pronationsbehinderung durch Einklemmung des Lig. anulare zwischen Capitulum humeri und Radiusköpfchen

Pronator-teres-Syndrom: Krämpfe und Parästhesien der radialen Finger durch Kompression des N. medianus am Durchtritt durch den M. pronator teres

Prune-Belly-Syndrom: Faltiges Abdomen – wie Trockenpflaume – durch Aplasie der Bauchmuskeln + Anomalien im Urogenitaltrakt

Pufferabsatz: Weicher Absatz, um den Fersenauftritt abzufedern

R

Radfahrerlähmung: Daumenballenmuskellähmung durch chronischen Druck gegen den peripheren Ast des Nervus medianus

Radspeichenhand: Bei Spreizung gleich lange Finger bei Chondrodystrophie

Rhizomelie: Verkürzte Oberarme und Oberschenkel

Rigid-Spine-Syndrom: Kongenitale Myopathie mit zunehmender Flexionseinschränkung der Wirbelsäule

Rippstein-Aufnahme der Hüfte: Röntgenaufnahme der Hüfte in 20° Abduktion und 90° Beugung zur Messung des Antetorsionswinkels

Röhrenabszess: Ausgedehnte Knochentuberkulose

Rucksacklähmung: Scapula alata durch Serratusparese. Betroffen ist der Nervus thoracicus longus

S

Sacroileitis condensans: (Syn.: Ileitis condensans, Ostitis condensans) Sklerosierungszone im Os ileum an die Kreuzdarmbeinfuge grenzend. Ursache unbekannt, harmlos

Sacrum acutum: Spitzsakrum. Fast horizontal stehendes Os sacrum mit annähernd rechtem Winkel zur unteren LWS

Sacrum arcuatum: Bogensakrum. Dorsal konvexes Os sacrum, steht in Verlängerung der LWS-Linie

Saphenusnerven-Kompressionssyndrom: Syndrom im Adduktorenkanal mit Schmerzen an der Innenseite von Ober- und Unterschenkel

Schanz-Verband: Halswickel aus Watte und Binden bei akutem Schiefhals und Zervikalsyndrom

Schede-Laufrad: Dreirad, auf dem sich Kinder sitzend mit den Füßen abstoßend fortbewegen können, z. B. zur Teilbelastung nach Hüftoperation

Schmetterlingsrolle: Schmetterlingsförmige Abrollhilfe am Schuh bei Spreizfußbeschwerden mit Entlastung der mittleren Metatarsalköpfchen

Schneider Aufnahme der Hüfte: Konturaufnahme des Femurkopfs im ventralen und dorsalen Anteil durch Kippen der Röntgenröhre um 30° bzw. Hüftbeugung

Sichelzellenanämie: Weite Knochenräume, Osteoporose, Fischwirbelbildung

Sjögren-Syndrom: Polyarthritis mit Konjunktivitis, Parotitis, Tränendrüsenentzündung und Schleimhautbefall

Skorbut: Vitamin-C-Mangel verursacht am Skelett subperiostale Blutungen, Epiphysenablösungen und Osteoporose

Sprungschanzenphänomen: Ausdruck für das knopfförmige Vorspringen des Dornfortsatzes bei der Spondylolisthese, z. B. dorsal vorstehender Dornfortsatz L5 bzw. Spondylodese L5/S1

Stinkfuß: Pes olens; in der Orthopädensprechstunde leider keine Rarität. Behandlung nach K.L. Krämer: Hydrotherapie

Sulcus-ulnaris-Syndrom: Bei Flexion des Ellenbogens an der ulnaren Handkante durch Kompression des N. ulnaris im Sulcus N. ulnaris

Supinatortunnel-Syndrom: Streckschwäche der Finger durch Kompression des N. radialis beim Durchtritt durch den M. supinator

Synbrachydaktylie: Missbildung mit Verkürzung der Finger und/oder Zehen, die noch dazu miteinander verwachsen sind

T

Tapirschnauze: Lähmung des M. orbicularis oris führt zur Schwellung der Oberlippe

Tatzenhand: Gleich lange Finger bei der Chondrodystrophie

Thalassämie: Hämolytische Anämie verursacht u.a. Osteoporose, Markraumerweiterung, Kortikalisverdünnung, Säbelbeine, Kyphoskoliose, Bürstenschädel, mahagonibraune Farbe des Knochenmarks

Thiemann-Erkrankung: Spontane Osteonekrose an den Phalangenköpfchen von Fingern und Zehen

Tibia vara infantum: Von Blount beschriebene spontane Osteonekrose (oder enchondrale Dysostose) des medialen metaphysären Tibiakopfes mit O-Bein. Im Gegensatz zum Crus varum congenitum liegt der Scheitel weiter proximal

Tietze-Syndrom: Unklare schmerzhafte Schwellungen der Brustbein-Rippenübergänge der 2. bis 4. Rippe

Toeing in: Typisch Innenrotationsgang z. B. bei idiopathischer Coxa antetorta

Totenlade: Schalenförmige Sklerosierungen um einen osteomyelitischen Knochenherd

Tourniquet-Syndrom: Nach Eröffnen der Blutleere bei Extremitätenoperationen mit Blutdruckabfall, Pulsanstieg, Azidose, Hypoxämie

Tripelarthrodese: Versteifung des Talokalkaneal-, Talonavikular- und Kalkaneokuboidalgelenks

Tripleosteotomie: Pfannenosteotomie bei Dysplasie mit Durchtrennung von Os ilium, ischium, pubis und Schwenken des Pfannensegmentes

Trommlerlähmung: Spontanriss der Sehne des Musculus extensor pollicis longus

Turmschädel: Ergibt kombiniert mit Syndaktylien das Krankheitsbild der Akrozephalosyndaktylie

Ulnartunnel-Syndrom: Druckläsion des N. ulnaris im präformierten Engpass am Handgelenk mit Hypästhesie des Kleinfingers und Parese der Handbinnenmuskeln

Ulrich-Turner-Syndrom: Fehlen eines X-Chromosoms mit Minderwuchs, Pterygium colli, Cubitus valgus und verkürztem Mittelhandknochen IV

Wilhelm-Operation bei Epicondylopathia radialis humeri (Tennisellenbogen) mit Denervation der Gelenkäste des N. radialis und Desinsertion der radialen Extensoren

Xanthom des Knochens: Nichtossifizierendes Fibrom

Z

Zwerchsackhygrom: Tuberkulose der Sehnenscheiden, betroffen sind die Beugesehnen des Handgelenks, seltener die Strecksehnen

Stichwortverzeichnis

A

abbreviated injury score (AIS) 44
Abduktionskontraktur 11
Abduktionsphänomen 229
Abrissbruch 29
Abscherbruch 29
Abspreizbehinderung 293
AC-Gelenkarthrose 237
AC-Gelenktest 227
Achillessehne 370
Achillessehnenruptur 371
Achillessehnenverlängerung 379
Achillodynie 137, 371
Achondroplasie 97, 361
Achsfehler 8
Adduktionskontraktur 11
Adoleszentenkyphose 161
Adson-Test 216
AIS (abbreviated injury score) 44
Akin-Osteotomie 391
Akromionplastik, anteriore n. Neer
     234
Akupunktur 73
Ala-Aufnahme 318
Algodystrophie 287
Alloplastik 75
Altersrundrücken 6, 103
Alterung 21
Ameisenkribbeln 187
Amelie 95
Amyloidose 114, 140
Anamnese 48
Ankylose 17, 138
Anlaufschmerz 339
Antekurvation 8, 360
Aplasia patellae 334
Apley-Grinding, Kniegelenk 331
Apophyse 7
Apophysitis calcanei 388
Apprehension-Test 227
Arbeitsunfall 400
Arnold-Chiari-Syndrom 170
Arthritis 138, 139
– bakterielle 138
– fugax 147
– juvenile idiopathische 140
– Lyme-Borreliose 139
– M. Bechterew 147
– M. Reiter 146
– psoriatica 147
– purulenta 138
– rheumatische 137
– rheumatoide (RA) 140
– transitorische 147
– Tuberkulose 139
– urica 144
Arthrodese 75

Arthrogryposis multiplex congenita
     134
Arthropathie, tabische 338
Arthrorise 75
Arthrose 22, 138, 148
– DIP-Gelenke 149
– Heberden-Arthrose 149
Arthrosis deformans 138, 148
Arthroskopie 62
Arthrotomie 74
asymmetrisch tonischer Nackenreflex
     (ATNR) 151
Athetose 151
Atlantoaxialgelenk 169
Atlantookzipitalgelenk 169
Atlasassimilation 171
Atlas, Verletzung 203
ATNR (asymmetrisch tonischer
     Nackenreflex) 151
Augmentationsplastik 77
Außenbandruptur 369
Außenrotationsgang 14
Axialaufnahme 344
Axis, Verletzung 203
Azetabulumfraktur 318
Azetabulumluxationsfraktur 319

B

Baastrup-Syndrom 173, 193
babysitter's elbow 265
Bajonett-Stellung 256, 274
Baker-Zyste 347
Ballenhohlfuß 381
Ballenrolle 71
Ballonkyphoplastie 208
Bambusstabform 177
Bandruptur, skapholunäre 276
Bandscheibe 182, 184, 194
Bandscheibenbelastungsdruck 183
Bandscheibendegeneration 22, 182
Bandscheibenlockerung 190, 191
Bandscheibenprolaps 182
Bandscheibenprotrusion 182, 190
Bandscheibensyndrom, lumbales
     190
Bandverletzung 40
Bankart-Läsion 241, 248, 249
Bankart-Operation 250
Beckenfraktur 316
Beckengradstand 12
Becken
– Kartenherzform 100
– kyphosiertes 12
– lordosiertes 11
– peritoneal pelvic packing 318
– Schmetterlingsfraktur 316

Beckenringverletzung 316
Beckenrückkippung 12
Beckenschiefstand 10
Beckenvorkippung 12
Begleitarthritis 147
Begutachtung 79, 400
– Knie 357
– Schulter 232
Behandlung, funktionelle 84
Beinlängendifferenz 7, 10, 69, 316,
     360
Bein-Schienen-Schellen-Apparat
     153
Beinverkürzung 10, 291
Belly-press Test 227
Bence-Jones-Protein 132
Bendingaufnahme 167
Bennett-Fraktur 280
Beobachtungshüfte 308
Berufsgenossenschaft 400
Berufskrankheit 79, 400
Berufskrankheitenverordnung
     (BKVO) 79
Berufsunfähigkeit 80
Beugekontraktur 150, 259, 291
Beugesehnenverletzung 282
Beugespreizbandage 297
Bewegungsschiene 64
Bewegungssegment 198, 201
Bewegungssperre 193
Bewegungsumfang 49
Biegungsbruch 29
Bimalleolarfraktur 367
Biomechanik 20
Biopharmazeutika 143
Bisphosphonate 105, 111
Bizepssehnenruptur 229, 233
Bizepssehnensyndrom 233
Bizpessehnentest 227
BKVO (Berufskrankheitenverordnung)
     79
Blockwirbel 180
Blount-Schlinge 262
Blutgelenk 148
Böhler-Zeichen 331
boxer's fracture 280
Brachialgia paraesthetica nocturna
     270
Bragard, Test 159
brauner Tumor 109, 127
Brettsymptom 200
Brodie-Abszess 115
Brustkorbverletzung 216
Brustkyphose 103
Brustwirbelsäule, Verletzungen 206
bulging disc 182, 191, 198
Bursa subcoracoacromialis 224
Bursa subdeltoidea 226

Bursitis 138
Bursitis calcarea 230
Bursitis olecrani 259
Bursitis praepatellaris 330

C

C6-Syndrom 187
C7-Syndrom 187
C8-Syndrom 187
Cage 207
Cam-Impingement 308
Caput quadratum 107
Caput-ulnae-Syndrom 141, 142
CBS (zervikobrachiales Syndrom)
 185, 187, 228
Chassignacscher Handgriff 265
Chondroblastom 119
Chondrodystrophie 97
Chondrokalzinose 146
Chondrom 118, 126
Chondromatose 119
Chondropathia patellae 344
Chondrosarkom 127
Chopart-Gelenklinie 375, 395
Chorda dorsalis 156
Chorea minor 140
Claudicatio intermittens 199
Claudicatio spinalis 199
CMS (zervikomedulläres Syndrom)
 185
Codman-Dreieck 128
Codman-Tumor 119
Colles-Fraktur 274
complex regional pain syndrome
 (CRPS) 275, 287
Containment 302
core decompression 315
Coxa antetorta 6, 13, 292, 300
Coxa saltans 316
Coxa valga 299
Coxa vara 300
Coxa vara congenita 299
Coxitis fugax 308
Coxitis tuberculosa 139
CPK (Kreatinphosphokinase) 136
Cross-body-Test 227, 237
CRPS (complex regional pain syn-
 drome) 275, 287
Crus antecurvatum 111
Crush-Syndrom 287
Crus recurvatum congenitum 361
Crus valgum 360
Crus valgum congenitum 361
Crus varum 334, 360
Crus varum congenitum 360
CT (Computertomografie) 58

CTS (Karpaltunnelsyndrom) 269
Cubitus valgus 255
Cup-Prothese 312

D

Daumengrundgelenk, Kollateralband-
 zerreißung 282
Daumensattelgelenkarthrose 267
Daumenspange 268
Dead arm sign 227
Deformität, lagebedingte 306
– präarthrotisch 148
– präarthrotische 24, 258, 299, 309
– prädiskotische 24
Degeneration 20
Densfraktur 203
De Quervain'scher Verrenkungsbruch
 278
Dermatome 159
Derotationsvarisierungsosteotomie
 298
Desault-Verband 241
Detritussynovialitis 148
DEXA, Dual-Röntgen-Absorptiometrie
 104
DHS (dynamische Hüftschraube) 90,
 323
DICE-Schema 286
Digitus quintus superductus 392
Diplegie 151
disease modifying antirheumatic drug
 (DMARD) 140, 143
DISI-Fehlstellung (dorsiflexed inter-
 calated segment instability) 277
Diskose 181, 182
Diskotomie 198
Dislocatio ad axim 31
Dislocatio ad latus 31
Dislocatio ad longitudinem cum
 contractione 31
Dislocatio ad longitudinem cum
 distractione 31
Dislocatio ad peripheriam 31
Dislokation, atlantoaxiale 170
Distorsion 40
– Sprunggelenk 369
DMARD (disease modifying anti-
 rheumatic drug) 140, 143
dorsiflexed intercalated segment
 instability (DISI-Fehlstellung)
 277
Drehbruch 29
Drehgleiten 192
Drehmann-Zeichen 304
Dreizackhand 98
Druckpunkte 49

Druckschäden 27
Dual-Röntgen-Absorptiometrie (DEXA)
 104
Duchenne-Hinken 15
Duokompartment-Prothese, Knie-
 gelenk 341
Duokopfprothese 313
Dupuytren-Kontraktur 270
Durchblutungsstörungen, arterielle 26
dynamische Hüftschraube (DHS) 90,
 323
Dysostose, enchondrale 101
Dysplasie 95
– Femoropatellargelenk 344
Dysraphie, dorsale 152
Dystrophia musculorum progressiva
 136

E

Eigenanamnese 48
Einlagen 71, 379, 386
Ektromelie 95
elastisch stabile intramedulläre
 Nagelung (ESIN) 87, 260
Elektrotherapie 72
Ellbogengelenkluxation 263
Ellbogenluxationsfraktur 263
Ellenbogengelenk
– Arthritis 257
– Arthrose 257
Elmslie-Trillat-Operation 332
EMG (Elektromyografie) 53
Enchondrom
– stammfernes 118
– stammnahes 126
Endoprothese 76
englische Krankheit 107
Engpasssyndrom, Hals-Thorax-
 Übergang 215
Entenschnabelfraktur 395
Entenwatscheln 15
Entlastungshaltung 65
Entwicklungsstörungen 95
Entzündungen 22
Epaulettenphänomen 247
Epaulettenzeichen 225
Epicondylitis lateralis humeri 137
Epikondylopathia 258
Epiphysenfraktur 42
Epiphysenfuge
– Kontusion 42
– Verletzung 41
Epiphysenlösung 303
Epiphysiodese, temporäre 336
Epiphysiolyse 41
Epiphysiolysis capitis femoris 303

Ergotherapie 68, 151
Erwerbsunfähigkeit 80
Erythema anulare 140
ESIN, elastisch stabile intramedulläre Nagelung 87, 260
Etagenfraktur 30
Eversion 376
Ewing-Sarkom 130
Exerzierknochen 134
Exostose, kartilaginäre 117
Exostosenkrankheit 117
Extension 64
Extensionsbehandlung 83

F

Facettendruckschmerz 329
Facettensyndrom 190, 192
Facharzt für Orthopädie und Unfallchirurgie 3
FAI (femoroazetabuläres Impingement) 291
failed back surgery syndrome 198
Faktoren, biomechanische 20
Fallhand 260, 268
Falschgelenkbildung 36
Faltenasymmetrie 293
Familienanamnese 48
Fanconi-Syndrom 109
Fasziotomie 366
Faustschlusstest 216
Fazilitation, propriozeptive neuromuskuläre (PNF) 67
FBA (Finger-Boden-Abstand) 157, 176
Fehlhaltung 164
– ischiadische 194
Fehlstellungen, postraumatische 23
Femoralisdehnungsschmerz 194
Femoralisdehnungstest 159
femoroazetabuläres Impingement (FAI) 291
Femoropatellargelenk 328
Femur
– Entwicklungsstörung 316
– Rotationsfehler 316
Femurfraktur 348
– pertrochantäre 323
– subtrochantäre 324
Femurkopffraktur 320
Femurkopfnekrose (FKN) 314
Femurnagel, proximaler (PFN) 324
Femurschaftfraktur 324
– kindliche 324
Ferse, hohe 388
Fersenbeinfraktur 394
Fersenschmerz 388
Fersensporn 388

Fettaugen 39, 332
Fibrom, nichtossifizierendes 121
Fibrosarkom 130
Fibuladefekt 96
Finger-Boden-Abstand (FBA) 17, 157, 176
Fingerfraktur 281
Finkelstein-Test 269
Fischwirbel 100, 104
Fisteleiterung 113
Fixateur externe 88, 363
FKN (Femurkopfnekrose) 314
Flake-Fraktur 332, 346, 349, 352, 370
Flexionskontraktur 134
Flexionsorthese 197
floating shoulder 238, 241
Formulargutachten 401
Formveränderung 49
Fourchette-Stellung 274
Fragilitas osseum hereditaria 99
Fragment, osteochondrales 39
Fraktur 28
– Abscherfraktur 352
– Azetabulum 318
– Becken 316
– Dens axis 203
– distaler Oberarm 261
– distaler Radius 274
– Femur 348
– Fußwurzel 395
– geschlossene 34
– Hüftkopf 320
– Kalkanueus 394
– kindliche 40
– Maisonneuve 367
– Mittelfuß 396
– Mittelhand 279
– offene 34
– Okzipitalkondylen 203
– Os sacrum 318
– Os scaphoideum 278
– osteochondrale 332
– osteoporotische 208
– Pilon-tibiale-Fraktur 366
– Sprunggelenk 367
– Talus 393
– Tibia 362
– Tibiakopf 349
– Ulnarschaft 271
– Unterschenkel 362
– unvollständige 30
– Wirbelkörper 206
– Zehe 397
Frakturbehandlung
– konservativ 82
– operativ 82, 84
Frakturdislokation 31
Frakturheilung 32, 36

Frakturklassifikation 30
Frakturkrankheit 36
Frakturtyp 28, 31
Frakturzeichen 31, 49
Friedreich-Fuß 382
Froschbauch 107
Froschstellung 306
frozen shoulder 231
Funktionsmittelstellung 64
Funktionsprüfung 49
– Handgelenk 265
Funktionsstellung 82
Fuß
– akzessorische Knochen 384
– Anatomie 375
– aseptische Nekrose 386
– Bandverletzung 395
– Bewegung 376
– Deformität 389
– Degeneration 386
– Entzündung 386, 389
– Lähmungsfolge 389
– Redressement 378
– Sohlenabdruck 376
– Ulkus 389
– Verletzung 393, 395
– Verletzungsfolgen 397
Fußwurzelfraktur 395

G

Galeazzi-Fraktur 271
Gammanagel 324
Gamma-Nagel 90
Gangbild 13, 158, 200, 290
– Koxarthrose 309
Ganglien 269
Ganglion 347
– intraossäres 123
Gang, spastischer 15
Gangstörung 13
Garden, Schenkelhalsfraktur 321
Gargoylismus 97
GdB (Grad der Behinderung) 79, 401
GdS (Grad der Schädigungsfolge) 79, 401
Gehhilfen 16
Gelenkchondromatose 119
Gelenkempyem 138
Gelenkerkrankung, degenerative 148
Gelenkleiden, neuropathische 148
Gelenkmaus 344, 345
Gelenkrheumatismus, chronischer 140
Gelenktuberkulose 139
Gelenkverschleiß 148
Genu recurvatum 8, 10, 329
Genu valgum 5, 8

Genu varum 8, 334
Geröllzyste 123
Gestaltwandel 5
Gibbus 180
Gicht 144, 337
Gichtanfall 144
Gilchrist-Verband 261
Gipsverband 82
Giving way 344
Glasgow Coma Scale 43
Glasknochenkrankheit 99
Glenoidfraktur 241
Gliederstarre, angeborene 134
Gliedertaxe 80, 400
Glockenthorax 107
Golferdaumen 282
Golferellenbogen 258
Gonagra 337
Gonarthrose 338
Gracilissyndrom 137, 258
Grad der Behinderung (GdB) 79, 401
Grad der Schädigungsfolge (GdS) 79, 401
Granulom, eosinophiles 124
Großzehe
– Hallux rigidus 391
– Hallux valgus 390
Grünholzfraktur 41, 107
– Unterarm 271
Gutachten, ärztliches 400, 401

H

Hackenfuß 380, 389
Hackengang 15
Hackenhohlfuß 389
Haglund-Exostose 388
Haglund-Ferse 388
Halbseitenriesenwuchs 95
Hallux rigidus 391
Hallux valgus 385, 390
Halo-Fixateur 203
Hals-Perthes 301
Halsrippe 171, 215
Halswirbelsäule
– Beschleunigungsverletzung 205
– Verletzungen 202
Haltung 49, 160
Haltungsschaden 13, 160
Haltungsschwäche 160
Haltungsstörung 13
Haltungstest nach Matthiaß 160
Hämatothorax 217
Hammerzehe 385, 392
Handgelenk
– Arthritis 265
– Arthrose 265

Handgelenkinstabilität 288
Handinfektion 285
Handskoliose 141, 143
Handwurzelluxation, perilunäre 276
Handwurzelluxationsfraktur, perilunäre transskaphoidale, 278
Hangman-Fracture 203
Harrison-Furche 107
Hautemphysem 216
Hawkins-Kennedy-Test 227
Heberden-Arthrose 149
Hemiplegie 151
Herbert-Schraube 279
Hexenschuss 190, 192, 194
Hilgenreiner-Linie 293
Hill-Sachs-Impression 248
Hinken 14
Hirnschaden, frühkindlicher 150
Hirnschädigung, frühkindliche 13
Hirtenstabform 299
Histiozytosis X 124
hKB (hinteres Kreuzband) 331, 341, 353
Hohlfuß 377, 381
Hohlhandphlegmone 286
Hohlspreizfuß 383
housemaid knee 329
Hueter-Dreieck 257
Hüftbeugekontraktur 290
Hüftdysplasie
– frühkindliche 292
– kongenitale 96
Hüfte
– anatomische Strukturen 291
– schnappende 316
– schnellende 316
Hüftendoprothese 76
Hüftgelenk
– Arthrosis deformans 309
– Funktionsprüfung 290
– Luxationsfraktur 318
Hüftgelenktotalendoprothese (TEP) 312
Hüft-Impingement 308
Hüftkopffraktur 320
Hüftkopflösung, jugendliche 303
Hüftkopfnekrose 320
– Containment 302
– idiopathische des Erwachsenen 312
– idiopathische kindliche 300
Hüftlendenstrecksteife 190, 200
Hüftluxation 20, 319
– angeborene 292
– kongenitale 8, 9
Hüftpfannenfraktur 318
Hühnerauge 393
Hühnerbrust 107
Humeroskapulargelenk 224

Humerusfraktur, distale 261
Humeruskopf-Endoprothese 245
Humeruskopffraktur 244
Humeruskopfhochstand 225, 231, 237
Humeruskopfnekrose 246
Humerusschaftfraktur 260
Humerusschaftprothese 236
Humpeln 14
Hydrozephalus 152
Hyperkyphose der BWS, thorakale juvenile 163
Hyperparathyreoidismus 110
Hyperphalangie 95
Hyperurikämie 144
Hypoplasia patellae 334

I

ICP (infantile Zerebralparese) 150
Immobilisation 24, 64, 150
Impingement 230, 237
– Cam-Impingement 308
– femoroazetabuläres 291, 308
– Pincer-Impingement 308
– Sprunggelenkimpingement-syndrom 370
Impingement-Test 309
Impingementzeichen 230
Implantat 75
Implantatbruch 78
Implantatlockerung 77
Impression, basiläre 170
Induratio penis plastica 271
infantile Zerebralparese (ICP) 150
Injury severity score (ISS) 43
Inlet-Aufnahme 317
Innenrotationsgang 13
Insertionstendinose 269
Insertionstendopathie 137
Inspektion 48
Instabilitätszeichen, Ortolani 293
Interkostalneuralgie, vertebragene 189
Intrinsic-plus-Stellung 64
Inversion 376
Ischialgie 181, 190, 193, 194
Ischias 190, 193
ISS, (Injury severity score) 43

J

Jefferson-Fraktur 203
Jobe-Test 227
Jones-Fraktur 396
Jones-Kriterien 140

K

Kahnbeinfraktur 278
Kahnbeinpseudarthrose 288
Kalkaneusfraktur 394
Kalkaneussporn 388
Kalkspritzer 126
Kapandji-Aufnahme 268
Kapselphlegmone 138
Karpaltunnelsyndrom (CTS) 137,
 141, 269
Kaudakompressionssyndrom 197,
 200
Kauda-Syndrom 190
Keilwirbel 100, 107, 156, 163
Kennmuskel 158
Kennreflex 158
Kettenverletzung 271, 362
Kielbrust 214
Kinderlähmung
– spastische 150
– spinale 152
Kirschner-Draht 83, 87
kissing spine 173, 193
Klauenzehe 392
Klaviertastenphänomen 225, 242
Klavikulafraktur 237
Klavus 393
Kleinert-Gips 284
Klippel-Feil-Syndrom 171, 221
Klippel-Trénaunay-Syndrom 95,
 383
Klumpfuß 96, 377
Klumphand 255
Knickfuß. kindlicher 385
Knick-Hacken-Fuß 380
Knick-Platt-Fuß 384
Knick-Senk-Fuß 384
– kindlicher 5
Kniebeugekontraktur 328, 337
Knieendoprothese 77
Kniegelenk
– abakterielle Entzündung 337
– Arthrosis deformans 338
– Aufklappbarkeit 355
– Blutergelenk 336
– Endoprothese 341
– Fettaugen 332
– funktionelle Anatomie 328
– Ganglien 347
– Gicht 337
– Instabilität 328, 353, 354
– Kreuzbandverletzung 352
– rheumatische Arthritis 337
– Seitenbandverletzung 355
– Synovialitis villonodularis 347
– Untersuchung 329
– Verletzung 348

Kniegelenkempyem 337
Kniegelenkerguss 330, 354
Kniegelenkinfektion 337
Kniegelenkluxation 351
– angeborene 334
Knieschule 67, 81
Kniestreckapparat 331
Knochenbildung, metaplastische
 134
Knochenbruchheilung 32, 84
Knochenbrüchigkeit, abnorme 99
Knochendichte 53, 105
Knochendichtemessung 104
Knochendysplasie, fibröse 123
Knochenentzündung 37
Knochenhämangiom 125
Knocheninfektion 114
Knochenkerne 7
Knochenmetastasen 132
Knochennekrose 7, 25
Knochensequester 113, 114
Knochentransplantation 74
Knochentumor 116, 125
Knochenverdichtung 54
Knochenverdünnung 54
Knochenzement 76, 312
Knochenzyste 123
– aneurysmatische 125
– juvenile 122
Knopflochdeformität 141, 284
Knopflochschiene 285
Knorpelabscherung 39
Kollaps, karpaler 278, 279
Kompartmentdruckmessung 365
Kompartmentsyndrom 35, 273, 364
– Arm 287
Kompressionsfraktur 30
Kontraktur 17, 36, 151
– Dupuytren 270
– Hüftgelenk 291
– Kniebeugekontraktur 328, 337
– Narbenkontraktur 27
– Schmerzkontraktur 17
Kontusion 39
Kopfnickerhämatom 220, 250
Korbhenkelriss 339
Korsett 69
Kortikalisschraube 85
Kostoklavikularsyndrom 215
Koxarthrose 292, 309
Koxitis
– flüchtige 308
– Säuglingskoxitis 307
– tuberkulöse 306
– unspezifische bakterielle 306
Kraftträger 85
Kragenknopfpanaritium 286
Krallenhand 268

Krallenzehe 383, 392, 394
Kraniotabes 107
Krankengymnastik 65, 105, 151
Kreatinphosphokinase (CPK) 136
Krepitation 49, 217
Kreuzband
– hinteres (hKB) 331, 341, 353
– vorderes (vKB) 330, 353
Kreuzbandtest 330
Kreuzbandverletzung 352
Kreuzschmerzen 190, 192
Kryotherapie 66
Küntscher-Nagel 87
Kurzhals 221
Kurzschaftprothese 313
Kyphoplastie 208
Kyphose 161
– anguläre 164
– arkuäre 164
– juvenile 161
– posttraumatische 210

L

L5-Syndrom 195
Lachman-Test 330, 353
Lähmungsluxation 19
Längendifferenzen 8
Längenmessung 51
Längsgewölbe, Fuß 375
Lapidusarthrodese 391
Lasègue 159, 173, 194
Lauenstein-Aufnahme 54, 304
Lauenstein-Lagerung 305
Lauge-Hansen Klassifikation 367
LBB (Lenden-Becken-Beinwinkel) 12
Ledderhose-Syndrom 271
Lehrlingsrücken 161
Lenden-Becken-Beinwinkel (LBB) 12
Lendenrippe 171
Lendenwirbelsäule, Verletzungen
 206
Lendenwulst 8, 166
Lift-off-Test 227
Lisfranc-Gelenklinie 375, 395
LLS (lokales Lumbalsyndrom) 190,
 192
Löffelfuß 256
Löffelhand 256
lokales Lumbalsyndrom (LLS) 190,
 192
Looser-Umbauzone 108, 109
LS (Lumbalsyndrom) 190
Lumbago 190, 192
Lumbalgie 190
Lumbalisation 171
Lumbalorthese 71

Lumbalskoliose 192
Lumbalstenose 198
Lumbalsyndrom (LS) 190
– akutes 190
– lokales 192
– oberes radikuläres 190
– pseudoradikuläres 190, 193
– radikuläres 190
– unteres radikuläres 190
Lumboischialgie 190, 193
Lunatummalazie 258, 266
Lunatumosteonekrose 25
Luxatio iliaca 319
Luxatio ischiadica 319
Luxation 19, 23, 38
– Akromioklavikulargelenk 242
– atlanto-okzipitale 203
– Ellbogengelenk 262
– Mittelhand 279
Luxationsfraktur 30
– Unterarm 271
Luxations-Perthes 298
Luxation, Sternoklavikulargelenk 244
Luxationszeichen 38
Luxatio obturatoria 319
Luxatio pubica 319
LWS-Syndrom 190

M

Madelung-Deformität 95, 101, 256
Maisonneuve-Fraktur 367
Malgaigne-Fraktur 316
Malignitätskriterien 128
Malleolarfraktur 367
Mannerfeld-Schiene 284
manuelle Therapie 72, 196
Marknagelosteosynthese 87
Marschfraktur 396
Massage 73
M. Bechterew 147, 176
McGregor-Linie 170
McRae-Linie 170
MdE (Minderung der Erwerbsfähigkeit) 79, 210, 400
Medianuslähmung 268
Meissel-Fraktur 264
Ménard-Shenton-Linie 293
Meningomyelozele (MMC) 152
Meniskopathie 339
Meniskus, arthroskopische Operation 343
Meniskusdegeneration 339
Meniskusganglion 343
Meniskus, Scheibenmeniskus 343
Meniskustest 331

Meniskusverletzung 357
Meniskuszeichen 342
Meniskuszyste 343
Mennell, 3-Stufen-Hyperextensionstest 159, 176
Metastasen, Knochen 133
Metatarsalfraktur 396
M. Haglund 26, 388
Migraine cervicale 188
Minderung der Erwerbsfähigkeit (MdE) 79, 210, 400
Minerva-Gips 203
Minusbildungen 95
Mittelfußfraktur 396
Mittelfußrolle 71
Mittelhandfraktur 279
M. Jaffé-Lichtenstein 123
M. Kahler 132, 200
M. Kienböck 26
M. Köhler 386, 387
M. Köhler I 26
M. Köhler II 26
M. König 26, 345
M. Legg-Calvé-Perthes 300
MMC (Meningomyelozele) 152
M. Ménière 188
Mobilisation 65
Mondbeinluxation 276
Mondbeinnekrose 266
Monteggia-Fraktur 271
Morgensteife 176
Morgensteifigkeit 142
Moro-Reflex 151
Morquio-Syndrom 98
M. Osgood Schlatter 346
M. Osgood-Schlatter 26
Mottenfraß 128
M. Paget 111
M. Panner 26, 258
M. Perthes 26, 148, 302, 308
M. Recklinghausen 109
M. Reiter 146
MRT (Magnetresonanztomografie) 60
M. Scheuermann 161
M. Schlatter 7
M. Sinding-Larsen 334
M. Still 140
M. Sudeck 36, 275, 287
Mukopolysaccharidose 97
multiples Myelom 132
Muskelaktivität 20
Muskeldehnungsschmerz 365
Muskeldystrophie, progressive 136
Muskelkontrakturen 134
Muskelkräftigung 65
Muskelnekrose 35
Myelografie 58

Myogelosen 133
Myositis ossificans 134
Myotendinose 258
Myotendinosen 133, 137

N

Nagelbettverletzung 285
Nagelkranzfraktur 282
Napoleonhut 173
Napoleon-Test 227
Narbenkontrakturen 27
Narbenschiefhals 222
Neer-Test 227
Neugeborenenkoxitis 307
Neurulation 152
Neutral-Null-Methode 49, 157
Nidus 120
Nockenwellen-Impingement 308
Non-Hodgkin-Lymphom, Knochen 131

O

O-Bein 7, 8, 108, 334
O-Beinstellung, physiologische 5
Oberschenkelfraktur 323
Obturatoraufnahme 319
Okzipitalisneuralgie 186
Olekranonfraktur 265
Omarthose 235
Omarthritis 235
Ombrédanne-Linie 293
Operation, arthroskopische 74
Operation nach Keller-Brandes 391
Orthese 68, 196
Orthopädie 3
Orthopädieschuhtechniker 3
Orthopädietechniker 3
orthopädischer Blick 3
Os lunatum, Nekrose 258
Ossifikation 7, 134
Ossifikationspunkte 7
Osteitis 37
Osteoarthropathie, neurogene 26
Osteoblastom 121
Osteochondrom 117
Osteochondrose 25, 182, 183
Osteochondrosis dissecans 26, 258, 345
Osteodensitometrie 104
Osteodystrophia deformans 111
Osteodystrophia fibrosa generalisata 109
Osteofibrosis deformans juvenilis 123

Osteogenesis imperfecta 99
Osteoidosteom 120
Osteoklastom 127
Osteom 119
Osteomalazie 109
Osteomyelitis 113
– akute Säuglingsosteomyelitis 114
– posttraumatische 114
– sclerosans 116
– Tibia 361
Osteonekrose 25, 56
– Kahnbein 386
– Kalkaneusapophyse 388
– Mittelfuß 387
– Osteochondrosis dissecans 345
– Patellaspitze 335
– Tibiaapophyse 346
Osteopenie 103
Osteophyten 22, 55
Osteoporose 102, 109
– transiente 315
Osteosarkom 112, 128
Osteosynthese 74, 84
Osteosynthesematerial 77
Osteosyntheseverfahren 85
Osteotomie 74
Ostitis deformans 111
Ott-Zeichen 158
Outlet-Aufnahme 317

P

Paget-Sarkom 128
Paget-Wirbel 111
painful arc 226, 229
Palmaraponeurose, Fibromatose 270
palmar intercalated segment instability
   (PISI-Fehlstellung) 278
Palm-up-Test 227, 233
Palpation 49
Panaritium 286
Pannus 138
Paraplegie 151
Paraproteinämie 132
Paratendinitis 269
Paratendinitis achillae 371
Paratenonitis achillae 371
Paratenonitis crepitans 269, 371
Parathormon 109
Parathyrin 109
Parierfraktur 271
Patella alta 332
Patella bipartita 334
Patella,
– Fehlbildung 334
– Läsionen 331
– Verschiebeschmerz 344

Patellafraktur 348
Patellaluxation 19, 332
– habituelle 352
– traumatische 352
Patellarsehnenruptur 356
Patellaspitzennekrose 334
Patellaspitzensyndrom 137
Pauwels, Schenkelhalsfraktur 321
Payr, Kniegelenk 331
pcP (progressiv chronische Poly-
   arthritis) 140
PDS (Postdiskotomiesyndrom) 198
PECH-Regel 28
Pectoralis-minor-Syndrom 215
Pectus carinatum 214
Pectus excavatum 214
Peitschenknall 371
PE (Probeexzision) 62
Periarthropathia humeroscapularis
   (PHS) 228
Periostlamellierung 129
peritoneal pelvic packing 318
Peromelie 95
Pes adductus 378, 381
Pes anserinus tendinits 137
Pes calcaneovalgus 389
Pes calcaneus 380
Pes equinovarus 377
Pes equinus 389
Pes excavatus 381
Pes planus congenitus 381
PFN (proximaler Femurnagel) 324
Phokomelie 95
Phosphatdiabetes 108
PHS (Periarthropathia humero-
   scapularis) 228
Pilon-tibiale-Fraktur 366
Pincer-Impingement 308
Pin-Infektion 364
Pipkin, Femurkopffraktur 320
Piriformis-Syndrom 291
PISI-Fehlstellung (palmar inter-
   calated segment instability)
   278
Pivot-shift-Test 331, 353
Plantaraponeurose, Fibromatose
   271
Plasmozytom 132, 200
Plattenosteosynthese 85
Plattfuß 381, 384
Plattwirbel 104, 124
Plexuslähmung 250
Plusbildungen 95
Pneumothorax 217
PNF (propriozeptive neuromuskuläre
   Fazilitation) 67
Podagra 144
Poliomyelitis 152

Polyarthritis
– akute 140
– chronische 137, 140
– progressiv chronische (pcP) 140
Polyarthrose 149
Polydaktylie 95, 383
Polymyalgia rheumatica 136
Polytrauma 42
Ponseti, Redressement-Methode 378
Poplitealzyste 347
Postdiskotomiesyndrom (PDS) 198
postthrombotisches Syndrom, Unter-
   schenkel 362
Pott'sche Trias 180
Prävention 78
Prellung 39
Pressluftschaden 258
Probeexzision (PE) 62, 116
Processus uncinatus 185
Prolaps 182, 190
Pronatio dolorosa Chassaignac 265
Prothese 72
Protrusio acetabuli, idiopathische 306
Protrusion 182, 190
Pseudarthrose 36, 75
Pseudogicht 144, 146
Pseudospondylolisthesis 172, 176
Psoasschatten 180
PVNS (pigmentierte villonoduläre
   Synovialitis) 347
Pyrophosphatgicht 146

Q

QCT, quantitative Computertomografie
   104
Quadrizepsanspannungstest 353
Quadrizepssehnenruptur 356
quantitative Computertomografie
   (QCT) 104
Quengelgips 64
Quengelverband 64
Quergewölbe, Fuß 375
Querschnittslähmung 152, 201, 210
Querschnittssyndrom, lumbosakrales
   190

R

Rachitis 107, 214
rachitischer Rosenkranz 107
Rachitis, familiäre hypophosphatä-
   mische 108
Radialislähmung 268
Radikulopathie 193
Radiometrie 57

Radiusdefekt 96
Radiusfraktur, distale 274
Radiusköpfchenfraktur 263
Radiusköpfchenluxation 255
Radiusköpfchensubluxation 265
Randwulst, spondylotischer 183
RA (rheumatoide Arthritis) 140
Rauber-Zeichen 342
Rechtwinkeldeformität 141
Redression 64
Reflexdystrophie 275
Reflexdystrophie, sympathische 287
Reflexe 151
Rehabilitation 3, 79, 92
Reiterknochen 134
Reithosenanästhesie 200
Rekurvation 8, 360
Release, laterales 344
Rentengutachten 401
Reposition 65, 82
Retention 4, 64, 82
Retikulumzellsarkom 131
Retothelsarkom 131
Retrolisthesis 173, 192
Revised trauma score (RTS) 43
Rhabdomyom 136
Rhabdomyosarkom 136
Rhachischisis posterior 152
Rheumafaktoren 142
Rheumaknoten 142
rheumatisches Fieber 140
Rheumatoid 147
Rheumazeichen 141
Riesenwuchs
– einseitiger 383
– partieller 95
Riesenzelltumor 127
Rinnenbrust 214
Rippenbuckel 8, 165
Rippenserienfraktur 216
Rippenstückfraktur 216
Rippstein-Aufnahme 300
Risser-Zeichen 167
Rizarthrose 267
Robbengliedrigkeit 95
Rolando-Fraktur 280
Röntgenaufnahme 53
– Ala-Aufnahme 318
– Aufklappbarkeit 369
– Axialaufnahme 344
– Degenerationszeichen 54
– Entzündungszeichen 55
– Funktionsaufnahmen 57
– Inlet-Aufnahme 317
– Kontinuitätsunterbrechung 57
– Lauenstein-Aufnahme 54, 304
– Obturatoraufnahme 319
– Projektionsphänomen 54

– Rippstein-Aufnahme 300
– Strukturstörungen 57
– Zirkulationsstörungen 56
– Outlet-Aufnahme 317
Rotationsfehler, Femur 316
Rotatorenmanschette 224, 228, 231, 232, 233
Rotatorenmanschettenruptur 229
Rotatorenmanschettenuntersuchung 227
Rotatorensehnendefektarthropathie 235
Rotatorensehnenruptur 229
Rotatorensehnensyndrom 229
RTS (Revised trauma score 43
Rückenschule 66, 80
Rucksackverband 238
Ruptur 40
Ruptur, Achillessehne 371
Rutschhaltetest 162

S

S1-Syndrom 195
Säbelscheidentibia 111
Sakralisation 171
Sakroileitis 176
Sakrumfraktur 318
Sarkom
– immunoblastisches 131
– Knochen 128
Sarmientogips 363
SAS adhaesiva 231
SAS calcificans 230
SAS destructiva 232
SAS, pseudoparalytisches 232
SAS simplex 233
SAS (Subakromialsyndrom) 228
SAS, Therapie 234
Säuglingskoxitis 114, 307
Säuglingsosteomyelitis 114
Säuglingsskoliose 169
Saug-Spül-Drainage 113
2-Säulen-Modell nach Whiteside 201
3-Säulen-Modell nach Denis 201
scaphoid nonunion advanced collapse (SNAC-Wrist) 279
scapholunate advanced collapse (SLAC-Wrist) 278
Schaukelfuß 379, 381
Scheibenmeniskus 343
Schenkelhals
– Antetorsion 8
Schenkelhalsfraktur 321
Scherengang 13, 15
Scherensymptom 305
Schiebegang 15, 200

Schiefhals 96, 220
– akuter 185, 186
Schienbein, Osteomyelitis 361
Schienbeinpseudarthrose, angeborene 360
Schipperkrankheit 210
Schleudertrauma 205
Schlottergelenk 19
Schlussrotation 328
Schmerzkontraktur 17
Schmetterlingsfraktur 316
Schmetterlingswirbel 173
Schmorl-Knorpelknötchen 161
Schnapphänomen 269
Schneeballknirschen 269
schnellende Finger 269
Schober-Zeichen 17, 158
Schraubenosteosynthese 85
Schublade 330, 353, 355
Schuhausgleich 10
Schuh, orthopädischer 71
Schulter
– Begutachtung 252
– Beweglichkeitsprüfung 226
Schulterblatthochstand 225
Schulterblattkrachen 224
Schultereckgelenk 224, 225
– Arthrose 237
Schultereckgelenksprengung 242
Schulterfibrose 231
Schultergelenk 224
– Arthrosis deformans 235
– frozen shoulder 231
Schulterinstabilität 249
Schulter
– Instabilitätstest 227
– Kraftprüfung 226
Schulterkulisse 225
Schulterluxation 19, 246
– Luxationsfraktur 248
– Reposition 248
– rezidivierende 250
– willkürliche 250
Schulterschule 234, 249
Schultersteife 228, 231, 232
Schussbruch 30
Schwanenhalsdeformität 141, 284
Schwurhand 268
Scoring-Systeme 43
Segond-Fraktur 349
Sehnen, Luxation 40
Sehnenschaden 370
Sehnenscheidenentzündung 137, 268
Seitenbandverletzung 355
Senkungsabszess 179, 180
Sensus orthopaedicus 4
Sequester, Kniegelenk 345
Serienfraktur 30

Sichelfuß 361, 378, 381
Sitzkyphose 107, 161
Skalenussyndrom 215
Skaphoidfraktur 279
Skaphoid, Pseudarthrose 288
Skapulafraktur 239
Skeletttuberkulose 139, 179, 306
Skidaumen 282
Skoliose 96, 157, 164
– posttraumatische 210
Skoliosebehandlung 168
SLAC-Wrist (scapholunate advanced
  collapse) 278
SL-Bandruptur 276
Smith-Fraktur 274
SNAC-Wrist (scaphoid nonunion
  advanced collapse) 279
Sohlenabdruck 376
Sohlenrollen 71
Sonografie 52
Spaltfuß 383
Spalthand 383
Spaltheilung 34
Spickdrahtosteosynthese 88
Spicula 128
Spina bifida 152, 171
Spinalkanalstenose, lumbale 198
Spindelschatten 180
Spitzfuß 377, 379, 389
Spitzfußkontraktur 9, 10
Spitzfußprophylaxe 389
Spondylarthritis ancylopoetica 147
Spondylarthritis, enteropathische 148
Spondylitis 179, 195
Spondylitis ankylosans 176
Spondylitis anterior migrans 179
Spondylitis tuberculosa 139, 181
Spondylodese 207
Spondylodiszitis 179
Spondylolisthesis 172
– degenerative 192
Spondylolyse 172
Spondylophyt 172
Spondyloptose 172
Spondylose 172, 182, 183
Spondylosis hyperostotica 183
Spongiosaschraube 85
Spreizfuß 383, 385, 387
Spreizhose 297
Sprengel-Deformität 225
Sprunggelenk 376
– Arthrose 370
– Bandverletzung 369
– Verletzungsfolgen 370
Sprunggelenkfraktur 367
Sprunggelenkimpingementsyndrom
  370
Sprungschanzenphänomen 173

Stachelbecken 177
Stack'sche Schiene 285
Stauchungsbruch 30
Stecheraufnahme 279
Steigbügelmuskel 375
Steinmann, Kniegelenk 331, 342
Stellung 49
Steppergang 15
Sternoklavikulargelenk 224
Stieda-Schatten 356
Storchengang 15
Störungen
– funktionelle 7
– hormonelle 25
– neurogene 268
– statische 9
– strukturelle 7
Stoßwellenbehandlung 73
Strecksehnenverletzung 284
Stückbruch 30
Studentenellenbogen 259
student's elbow 259
Stufenlagerung 196
Stumpfkrankheiten 72
Stützapparat 68
Styloiditis radii 137, 269
Subakromialsyndrom, adhäsives 231
Subakromialsyndrom mit Kalkdepot
  230
Subakromialsyndrom (SAS) 228
Subluxation 19, 38
Sudeck-Dystrophie 26
Sulcus-sign 227
Supinationsfuß 377
Supinationstrauma 369
Supraspinatussehne 224
Supraspinatussehnensyndrom 137
Syndaktylie 256, 383
Syndesmophyt 176
Synostose, radioulnare 255
Synovialektomie 74
Synovialitis 138, 141
– pigmentierte villonoduläre (PVNS)
  347
Synovialsarkom 347
Synoviektomie, chemische 73
Synoviorthese 73, 119
Systemfaktoren 24
Szintigrafie 60

Tannenbaumrücken 6, 103
Tanzen der Patella 329
Tarsaltunnelsyndrom 389
T-Arthrodese 380
Tendosynovialektomie 143
Tendovaginitis 137
Tendovaginitis stenosans 269
Tennisellenbogen 258
Tenosynovialitis 141
Tenosynovitis 137
TEP (Hüftgelenktotalendoprothese)
  312
Tetraplegie 151
– spastische 13, 15
Thomas-Handgriff 290
Thomas-Schiene 69
Thoracic-outlet-Syndrom 215
Thorakalsyndrom 189
Thoraxdrainage 217
Thoraxstarre 176
Thoraxtrauma 216
Thyreokalzitonin 111
Tibiakopffraktur 349
Tibialis-anterior-Syndrom 364
Tibia, Wachstumsfuge 362
Tibiofemoralgelenk 328
Tinel-Hoffmannsches Zeichen 270
Tintenlöscherfuß 379, 381
Tonnenwirbel 177
Torsionsfehler 8
Torsionsfraktur 29
Torsionsskoliose 165
Torticollis 186, 220, 221
Totalendoprothese, Ossifikation 136
total femur 313
Totenlade 37
Traktion 196
Transplantat 74
Trendelenburg-Hinken 15
Trendelenburg-Zeichen 16, 290, 299
Trichterbrust 214
Trimalleolarfraktur 367
Tripelskoliose 165
Trümmerbruch 30
Tuberkulosespondylitis 179
Tumor albus 139, 337
Tumorendoprothese 313, 341
tumor like lesions 116

T

Tabatière 279
Tabes dorsalis 148, 338
Talokruralgelenk 376
Talusfraktur 393
Talus verticalis 381

U

Überbein 269
Ulnarabweichung 141
Ulnarislähmung 268
Umfangsmessung 51
Unfallversicherung 400
Unhappy triad 354

Unterarmfraktur 271
Unterarmkahnbeingips 279
Unterarmschaftfraktur 271
Unterschenkelpseudarthrose 361
Unterschenkelschaftfraktur 362
Unterschenkel, Verletzungsfolgen 361, 362
Uratarthropathie 144
Usuren 145

V

Valgusabweichung 51
Valgusferse 380
Varusabweichung 51
Varusferse 383
Verbundosteosynthese 90
Verrenkung 38
Verrenkungsbruch 30
Verriegelungsnagel 87
Versicherung 400
Vertebra plana 124
Vertebroplastie 106
Vitamin D3 105, 107, 109
Vitaminmangelkrankheiten 25
vKB (vorderes Kreuzband) 330, 353
Volkmann-Dreieck 368
Volkmann-Kontraktur 36, 287
Vorsorgeuntersuchung 79
V-Phlegmone 286

W

Wachstumsfuge, kniegelenknahe 336
Wachstumsschmerzen 6
Wackelknie 337
Wackel-Schlotter-Gelenk 20
Wackelsteife 22
Wadenkneiftest nach Thompson 371
Weaver-Dunn-Operation 243
Weber-Fraktur 367
Wegeunfall 400
Winddorn 139
Winkelmessung nach Cobb 167
Winterstein-Fraktur 280
Wirbelfehlbildung 171
Wirbelgleiten 175, 176, 195
Wirbelkanalstenose, lumbale 198
Wirbelkörperfraktur 206
Wirbelkörper, Röntgenanatomie 156
Wirbelsäule, Bewegungssegment 158, 182
– degenerative Erkrankungen 182
– Entwicklung 156
Wirbelsäulensyndrom 181
– Begutachtung 210

Wirbelsäulenverletzung 201
– Spätfolgen 210
Wirk-e-Prinzip 52
Wulstbruch 41
Wulstfraktur 271
Wurstfinger 147
Wurzelkompression 194
Wurzelreizsyndrom
– zervikales 187
– hohes lumbales 193
– lumbales 193
– thorakales 181
Wurzeltod 194

X

X-Bein 7, 8, 334
X-Beinstellung, physiologische 5

Y

Yergason-Test 227

Z

Zahngelenk 169
Zahnradphänomen 151
Zehen, Deformität 390, 391
Zehenfraktur 397
Zehenrolle 71
Zerrung 40
Zervikalstütze 203
Zervikalsyndrom 185
– lokales 185
– posttraumatisches 205
zervikobrachiales Syndrom (CBS) 185, 187, 228
– posttraumatisches 205
Zervikobrachialgie 181
zervikomedulläres Syndrom (CMS) 185, 188
zervikozephales Syndrom 185, 188
– posttraumatisches 205
Zohlen-Zeichen 330, 332
Zuggurtungsosteosynthese 88
Zugschraube 85
Zwischenwirbelabschnitt 156, 181